青岛卫生健康年鉴

Qingdao Municipal Health Yearbook 2019

青岛市卫生健康委员会　主办
青岛市卫生健康科技教育中心　承编

中国海洋大学出版社
·青岛·

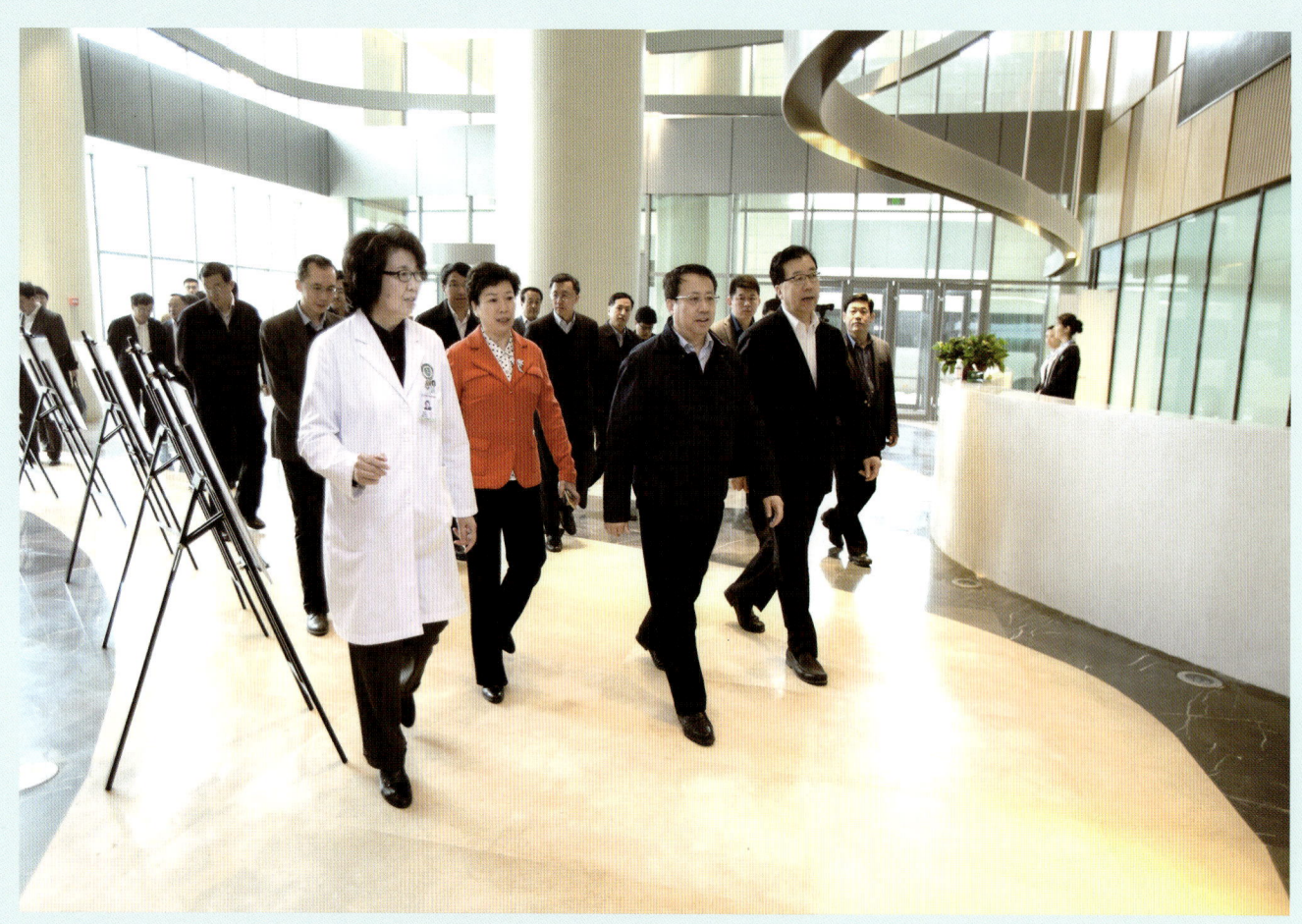

2018年3月28日,山东省省长龚正(前排右2)一行视察青岛市市立医院东院二期工程上海合作组织青岛峰会保障专区筹备工作。

政治举要

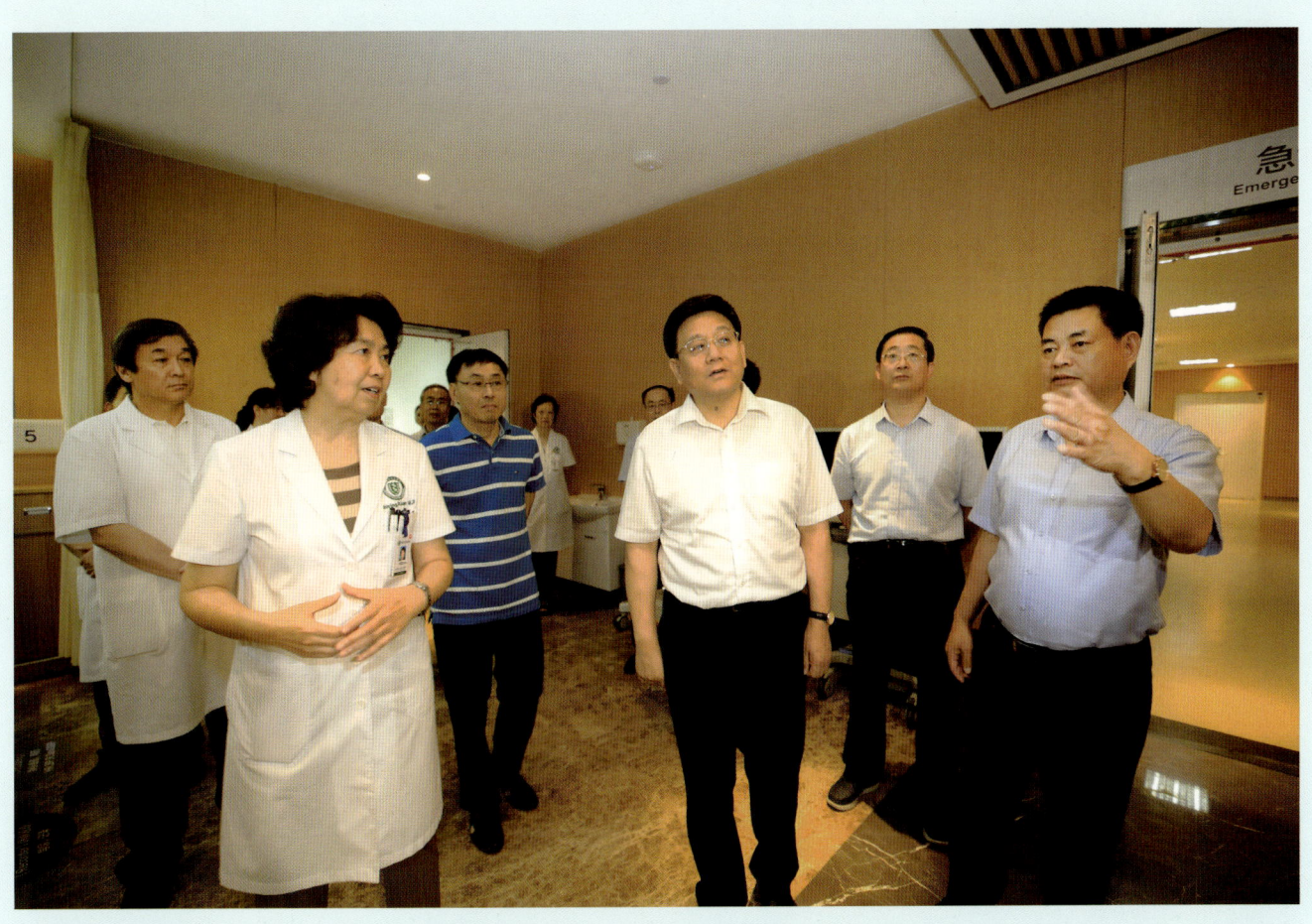

2018年7月30日,国家卫生健康委副主任王贺胜(前排中)一行对青岛市市立医院综合改革工作进行调研。

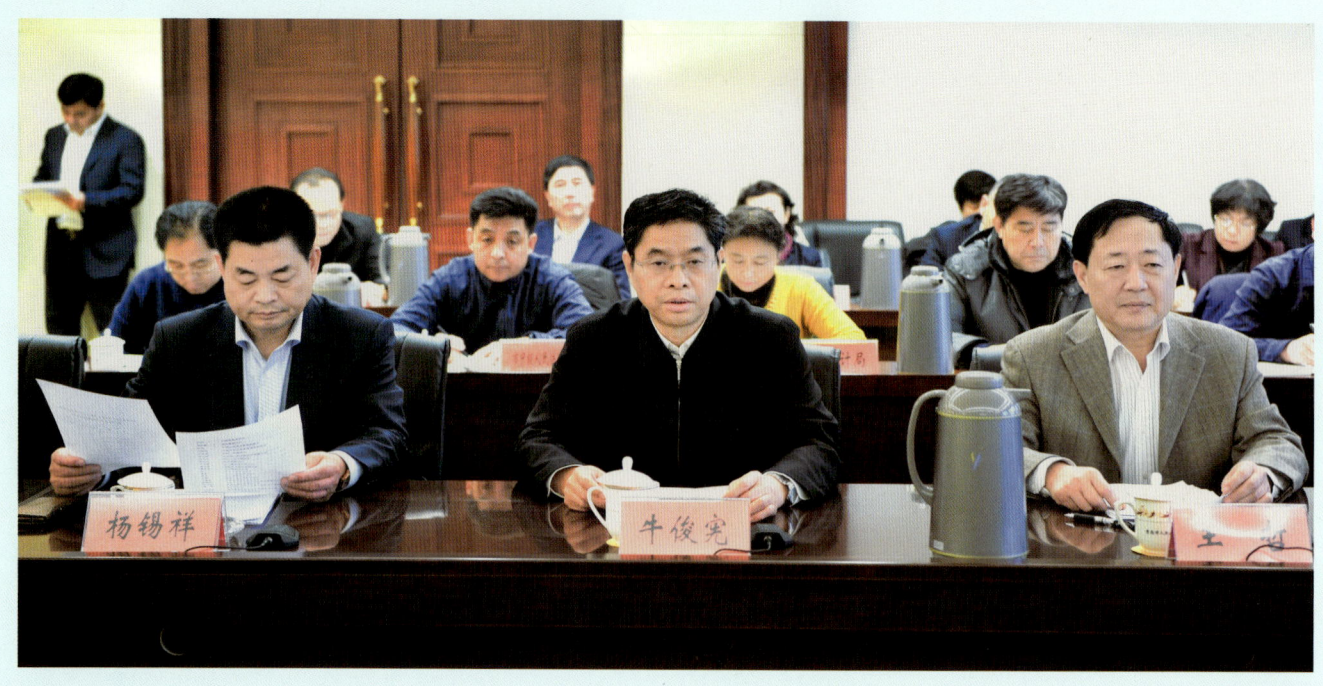

2018年1月8日~10日，山东省人口和计划生育考核组一行6人，对青岛市2017年度人口和计划生育工作目标管理责任制执行情况进行考核。图为市委副书记牛俊宪作汇报发言。

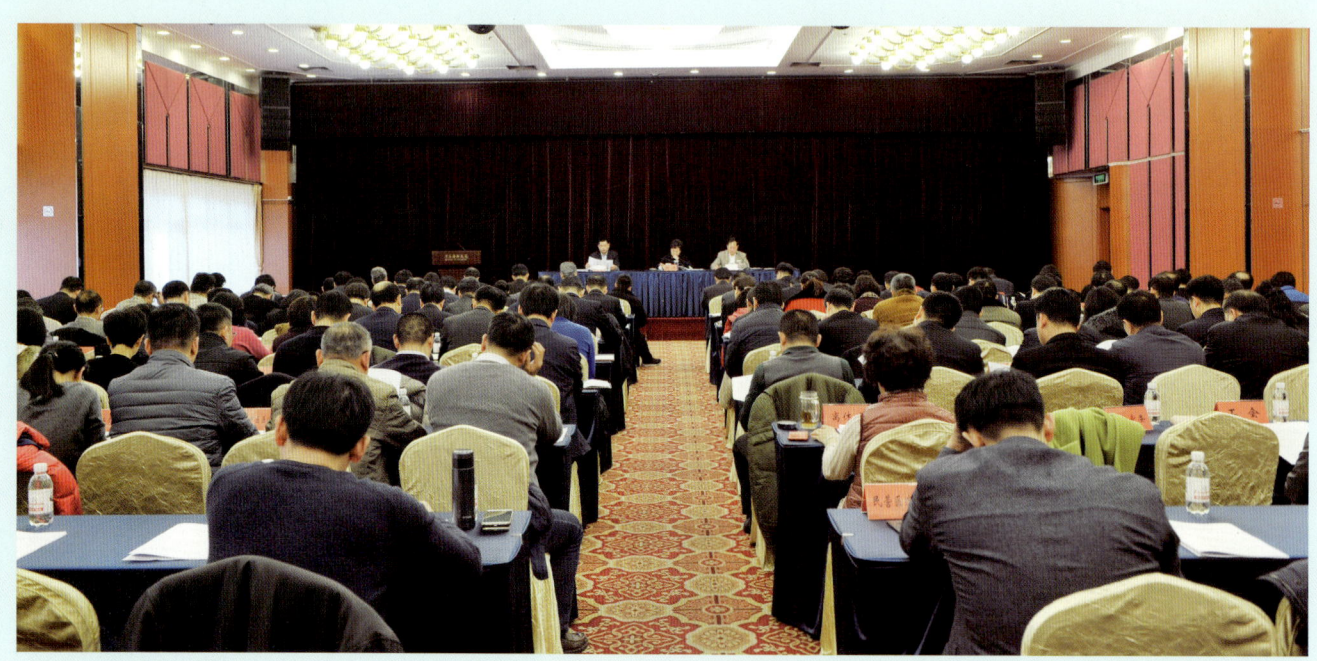

2018年1月31日，全市卫生计生暨中医药工作会议在市级机关会议中心召开。青岛市副市长栾新出席会议并讲话，市政府副秘书长王哲主持会议并通报2017年全市计生考核情况，市卫生计生委党委书记、主任杨锡祥作工作报告。

重要会议

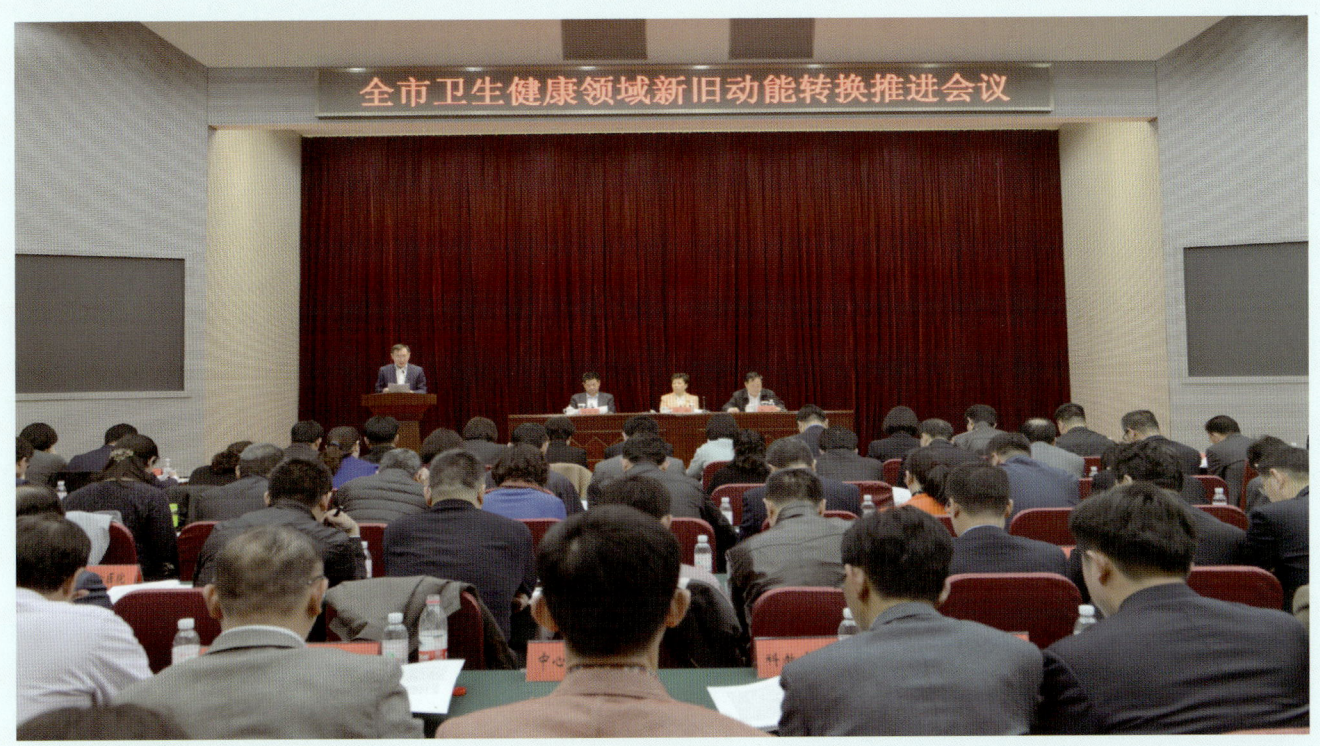

2018年3月26日,全市卫生健康领域新旧动能转换推进会议召开。副市长栾新出席会议并讲话,市政府副秘书长王哲主持会议。

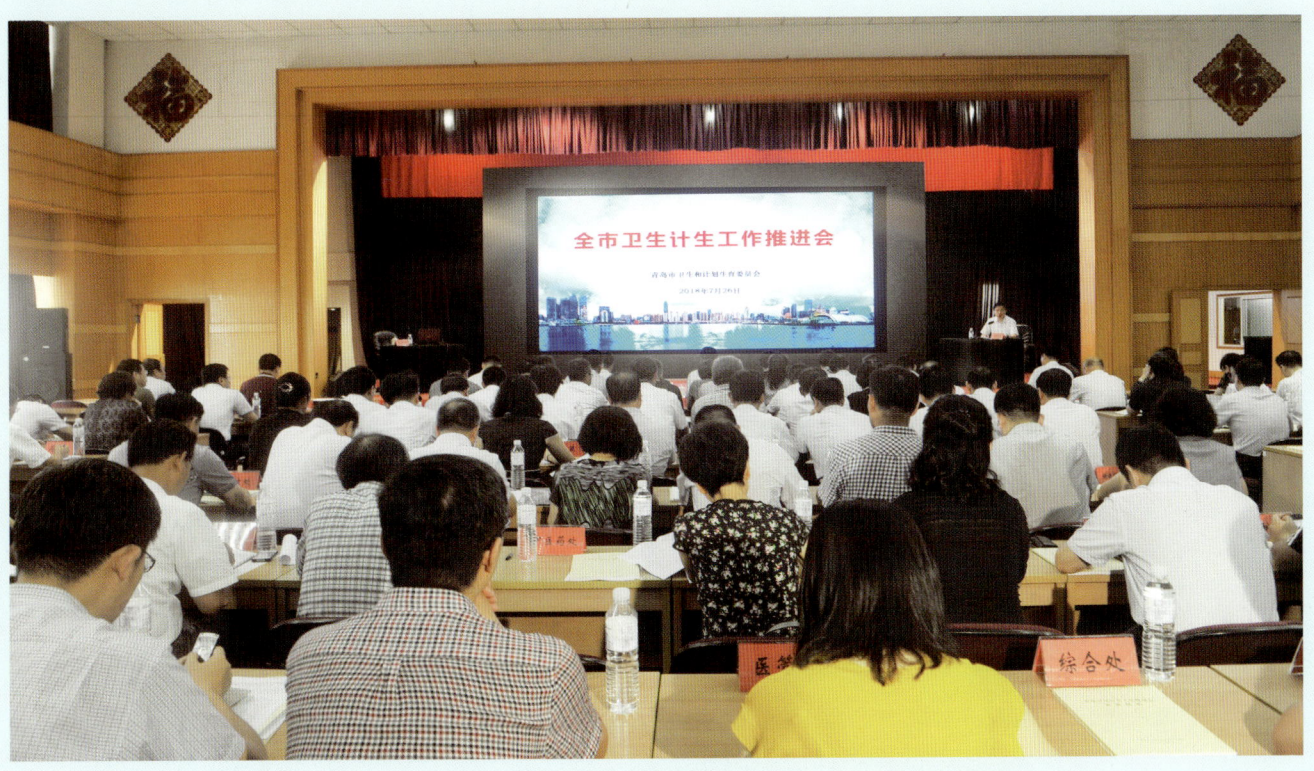

2018年7月26日,全市卫生计生工作推进会议在青岛市疾病预防控制中心召开。

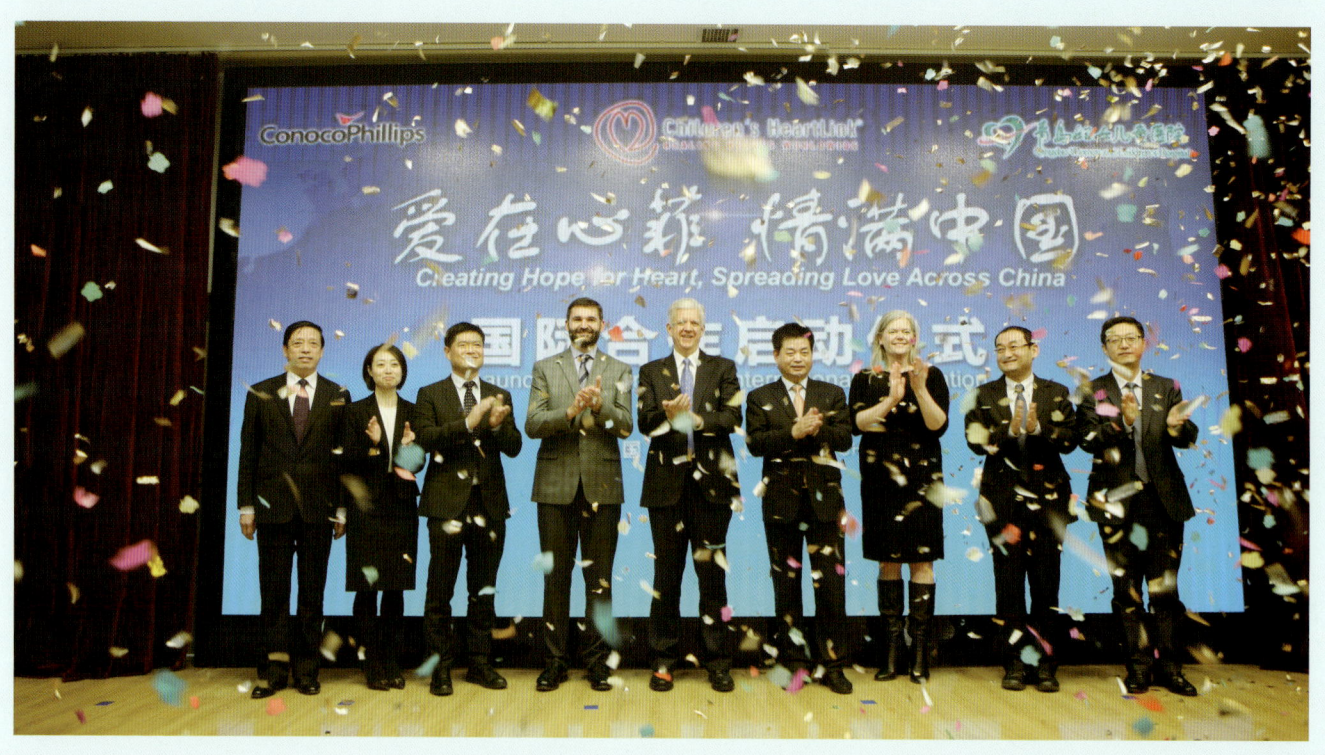

2018年1月25日，青岛市妇女儿童医院、康菲中国和非营利机构美国儿童心连心组织签订合作协议，启动"爱在心'菲'"医疗培训青岛项目。

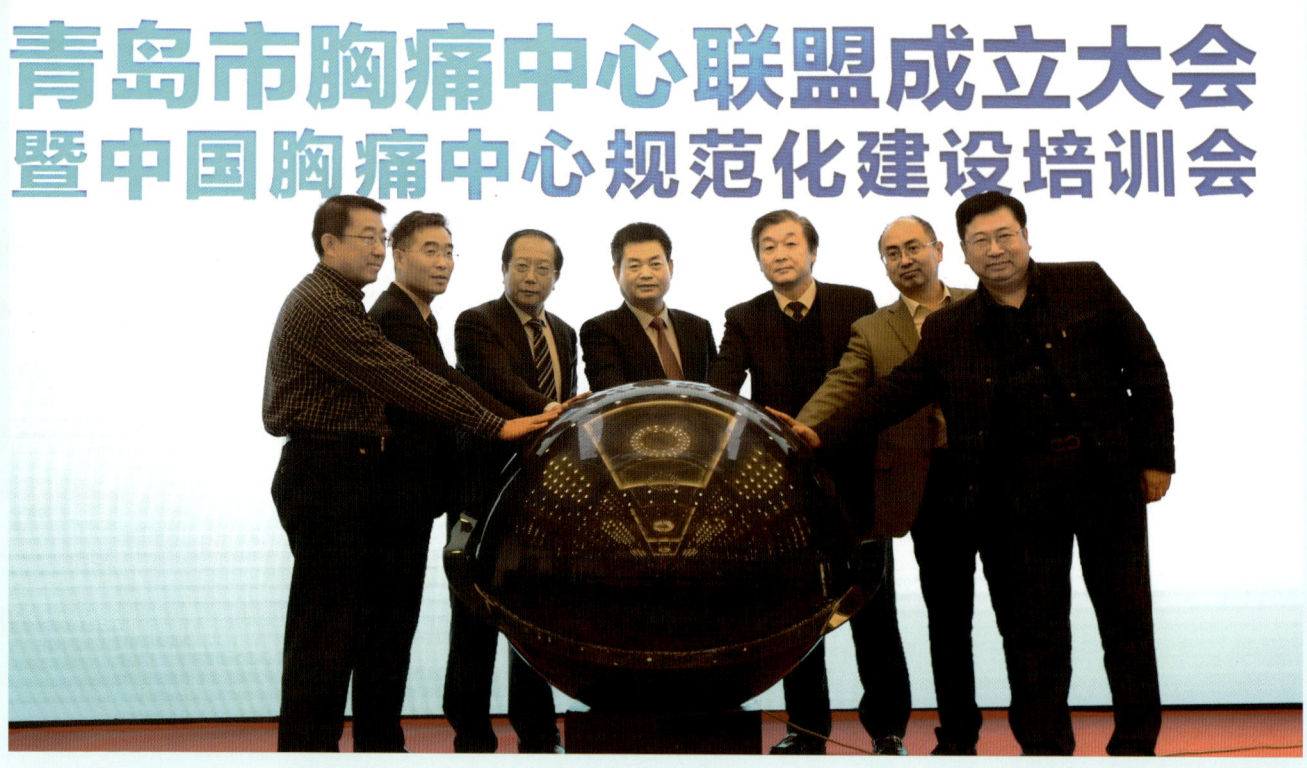

2018年3月10日，青岛市胸痛中心联盟成立大会暨中国胸痛中心规范化建设培训会在青岛召开。

重点工作

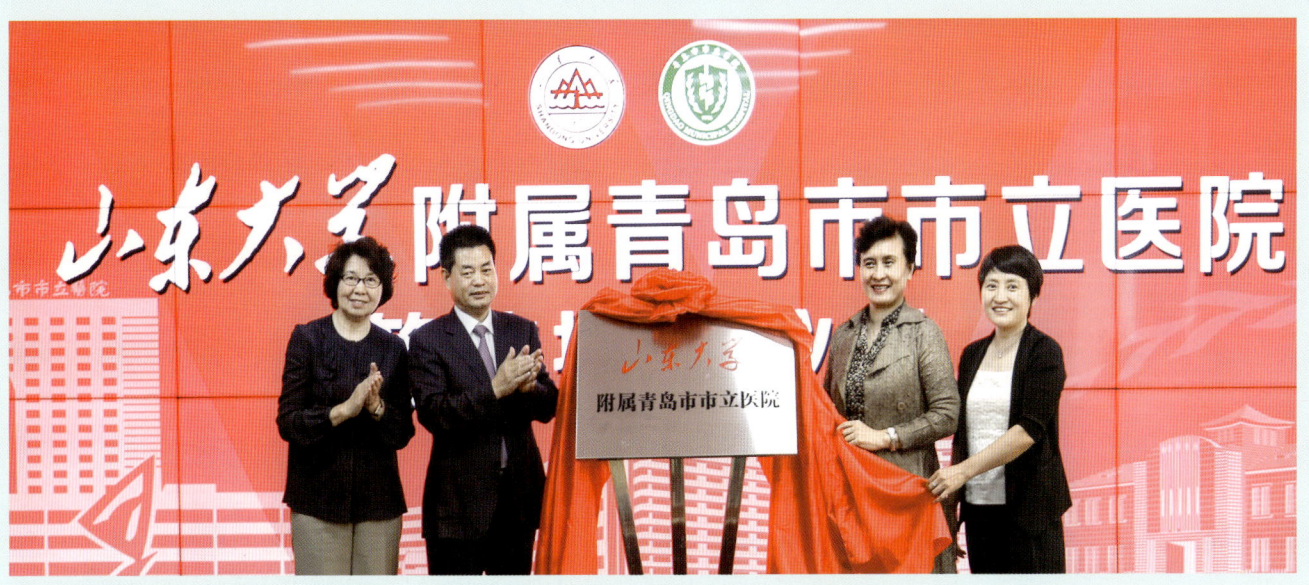

2018年9月25日,青岛市市立医院挂牌山东大学附属青岛市市立医院,标志着青岛市综合医院步入国家重点院校医学教育队列。

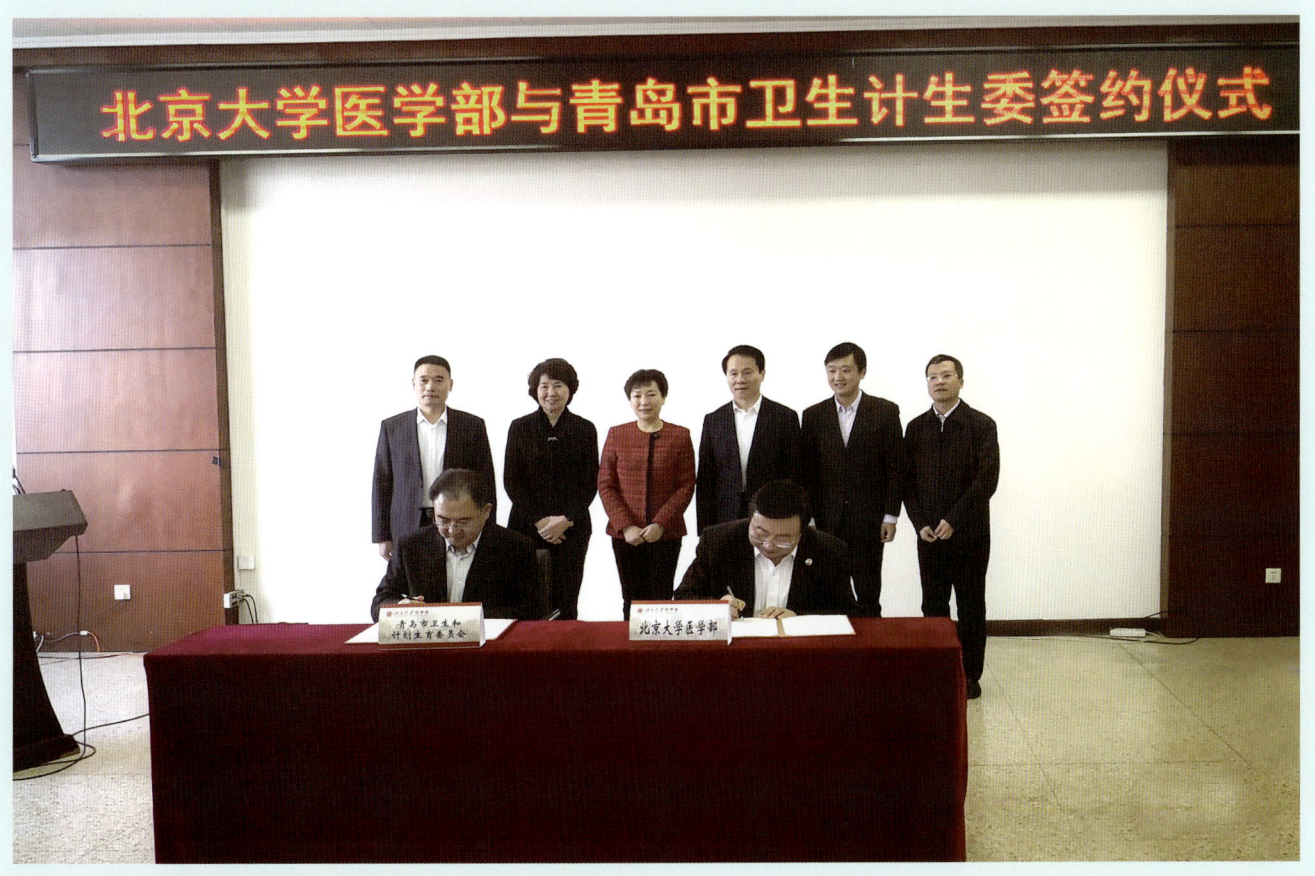

2018年12月26日,青岛市卫生计生委与北京大学医学部《深化医疗卫生领域合作协议》签约仪式在北京举行。

健康青岛

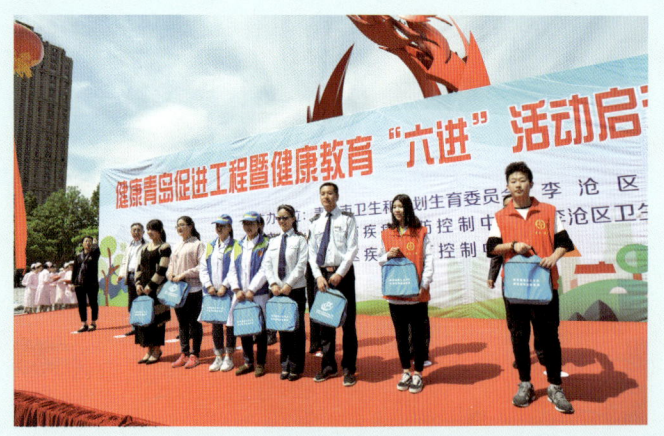

2018年5月8日,健康青岛促进工程暨健康教育"六进"活动启动仪式在青岛市李沧区文化广场举行。图为基层健康指导员领取健康工具包。

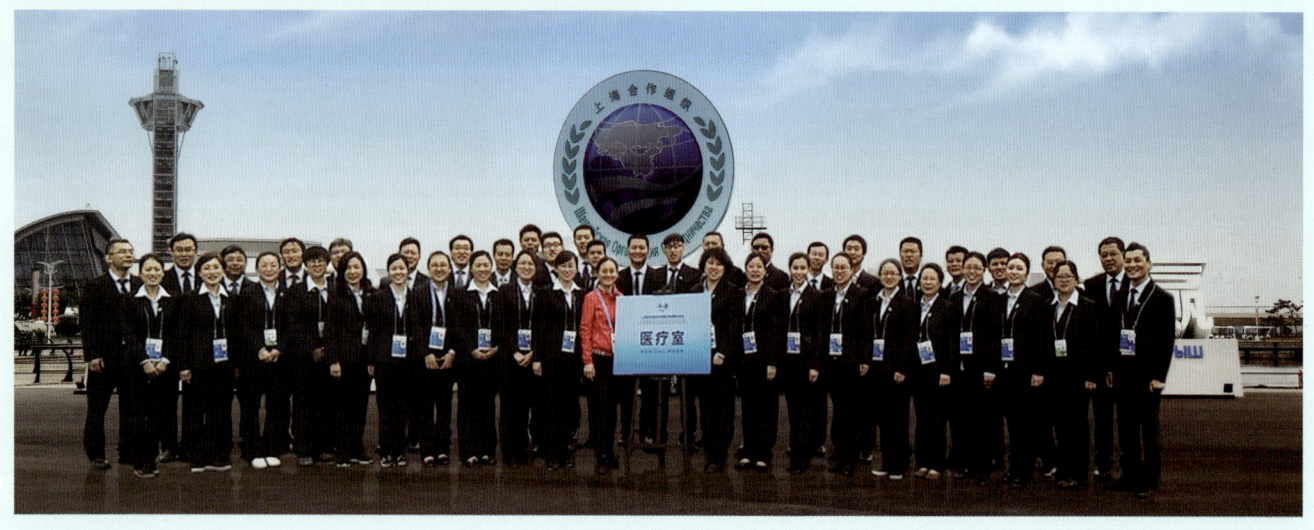

2018年6月10日,青岛市卫生计生委组织各医院成立的医疗卫生工作组圆满完成上合组织青岛峰会医疗保障任务。

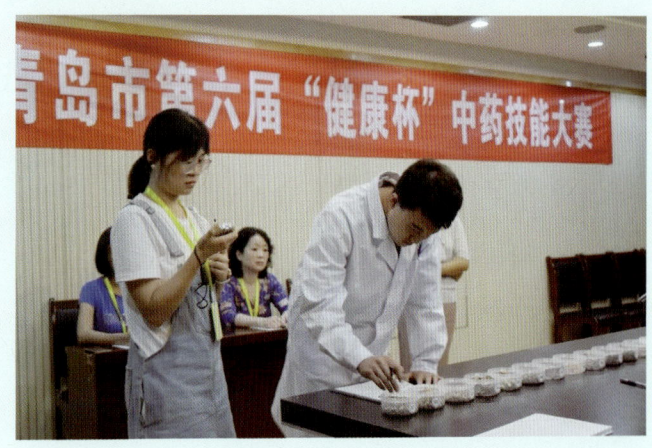

2018年9月21日,青岛市举办第六届健康杯中药技能大赛。

2018年12月6日,青岛市卫生计生委举行第二届"最美天使"颁奖仪式。图为援助坦桑尼亚医疗团队获奖。

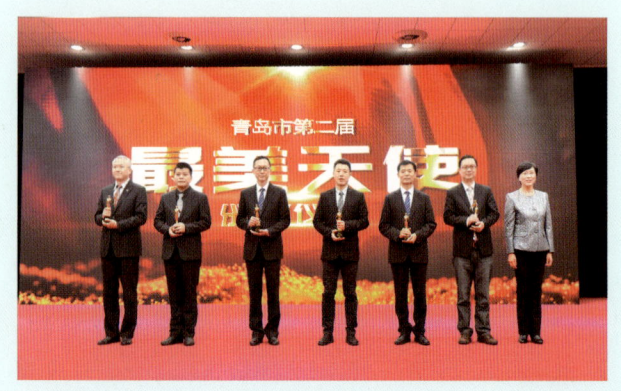

编辑说明

一、《青岛卫生健康年鉴》创刊于1997年,创刊名《青岛卫生年鉴》。《青岛卫生健康年鉴》是由青岛市卫生健康委员会主办的行业性年鉴,系统地反映青岛市卫生健康行业各方面的工作情况,每年编辑出版一册,已连续出版22卷。旨在逐年记述上一年度青岛市卫生健康行业的基本情况,为有关部门查询资料信息,交流情况,推动卫生健康事业的全面发展提供服务。

二、《青岛卫生健康年鉴》2019卷共设11个栏目:(1)特载;(2)专文;(3)综述;(4)2018年青岛市卫生健康工作大事记;(5)工作进展;(6)青岛市卫生健康机构工作概况;(7)青岛市区(市)卫生健康工作概况;(8)卫生健康界人物;(9)典型经验材料与调研报告;(10)统计资料;(11)附录。

三、本年鉴根据全年卫生健康工作大事,选择刊登市卫生健康委及部分单位201张照片,制作57幅宣传彩页,图文并茂地反映了青岛市卫生健康系统整体形象。

四、本年鉴采取分类编排法,为便于国内外读者查阅,编辑了索引,目录使用汉、英两种文字。

五、本年鉴由青岛市卫生健康委机关各处室、委直属单位、各区(市)卫生健康局及有关医疗卫生单位撰写供稿,并经单位领导审查,由《青岛卫生健康年鉴》编辑部组织统编。凡涉及的卫生健康统计数字均以青岛市卫生健康委发展规划处统计资料为准,截止时间为2018年12月31日。

六、本年鉴是青岛市卫生健康委机关各处室、委直属各单位、各市区(市)卫生健康局及中央、省驻青有关医疗卫生单位领导和广大作者通力合作的结果,谨向他们表示衷心的感谢,并希望继续得到支持。疏漏、错误之处,热诚欢迎批评指正。

《青岛卫生健康年鉴》编辑部

2019年11月

《青岛卫生健康年鉴2019》编纂委员会

主　任　隋振华

副主任　孙敬友　赵宝玲　周长政　魏仁敏
　　　　　张　华　杜维平　宣世英　董新春
　　　　　赵国磊　王达友　吕富杰

委　员　张充力　武迎春　杨少梅　别清华
　　　　　赵士振　李传荣　杨　军　许万春
　　　　　张万波　刘可夫　李　兵　侯德志
　　　　　卢成梁　吕坤政　孙　森　陈美文
　　　　　李红军　王少梅　汪运富　王丽华
　　　　　刘　原　周　晓　程　毅　李双成

《青岛卫生健康年鉴》编辑部

编　审　孙敬友
主　编　王者令
副主编　王永成　付广聚
编　辑　张浣虹

审稿人名单（按姓氏笔画排序）

丁文龙	于衍萍	马祥兴	王明民	王春霞
王爱莹	邓　凯	兰克涛	田　宇	邢立泉
邢泉生	邢晓博	刘　宏	刘梦龙	闫家安
李　蕾	李兴水	李智成	杨　岩	何贤德
吴炳君	陈　冰	周　刚	赵旭军	赵殿臣
姜卫东	姜瑞涛	宣世英	徐美丽	逄金华
高汝钦	郭春庆	盛学岐	崔云龙	韩春山
韩德福	税　源	薛立群		

撰稿人名单（按姓氏笔画排序）

丁　慧	于洪臣	马　滨	王　钦	王文静
王捷音	王新元	牛　静	冯　涛	孙　帅
李　君	李　斐	李　璇	李艳妮	吴　寒
张　燕	张　蕾	张真真	杨　志	杨光正
宋玉鹏	宋晓慧	陈　晓	苟书梅	周　晓
周　骞	姜文娟	姜亦凤	宫　晖	徐　媛
殷　龙	高献青	郭　冰	郭　鹏	郭德茂
焉　琴	梁天珍	梁志强	葛宝栋	董　霄
韩　琛	臧　洁	薛丞君		

目 录

特 载

谋改革　促发展　努力推进健康青岛建设 ……… 1

专 文

青岛市深化社会医疗保险支付方式改革实施方案
　青政办字〔2018〕45 号 …………………… 8
2018 年全市卫生和计划生育工作要点
　青卫政发〔2018〕2 号 ……………………… 11

综 述

2018 年卫生计生工作综述……………………… 17
2018 年全市卫生计生暨中医药工作会议概述…… 19
2018 年机构设置及主要领导名录……………… 20

2018 年青岛市卫生计生工作大事记

………………………………………………… 24

工作进展

体制改革
深化分级诊疗制度建设 …………………… 30
深化公立医院综合改革 …………………… 30
完善多层次医疗保险体系建设 …………… 31
完善药品供应保障机制 …………………… 31
加强综合监管体系建设 …………………… 31
健全中医药健康服务体系建设 …………… 32

法制建设
依法全面履行政府职能 …………………… 32

完善依法行政制度体系 …………………… 33
健全依法决策制度机制 …………………… 33
规范公开文明执法 ………………………… 33
强化行政权力制约和监督 ………………… 33
完善矛盾纠纷多元化解机制 ……………… 33
提高法治思维和依法行政能力 …………… 33

规划发展与信息化建设
新旧动能转换 ……………………………… 33
"双招双引"工作 …………………………… 34
卫生计生服务体系建设 …………………… 34
信息惠民利民工程 ………………………… 34

疾病预防控制
疾病预防控制体系建设 …………………… 35
重大突发疫情及重大疾病防控与干预 …… 35
免疫规划 …………………………………… 35
地方病防治 ………………………………… 35
艾滋病防治 ………………………………… 35

医药管理
上合组织青岛峰会保障 …………………… 36
优化服务体系 ……………………………… 36
医院管理 …………………………………… 36
改善医疗服务 ……………………………… 37

基层卫生
基层医疗卫生机构建设 …………………… 38
家庭医生签约服务 ………………………… 38
基层服务体系建设 ………………………… 39

卫生应急
应急体系建设 ……………………………… 39
卫生应急保障核心能力建设 ……………… 39
重大活动保障 ……………………………… 40
应急保障物资装备信息化管理 …………… 40

科技教育与交流合作

重点学科和优青人才项目管理 …………… 40
科研与奖励申报 …………………………… 40
实验室生物安全管理 ……………………… 41
住院医师规范化培训 ……………………… 41
全科医师培训 ……………………………… 41
继续教育和学会建设 ……………………… 41
出访管理和对外交流合作 ………………… 41

综合监督与食品安全监测

卫生计生综合监督体系建设 ……………… 42
上合组织青岛峰会监督保障工作 ………… 42
综合监督重点专项整治工作 ……………… 42
食品安全风险监测工作 …………………… 42

妇幼保健

母婴保健 …………………………………… 43
出生缺陷综合防治 ………………………… 43
公共卫生项目实施 ………………………… 43
培训和宣传教育 …………………………… 43
监督与考核 ………………………………… 44
信息监测和统计 …………………………… 44

人口监测与家庭发展

目标管理工作 ……………………………… 44
"全面两孩"政策实施 ……………………… 44
基层服务管理 ……………………………… 44
出生人口性别比综合治理 ………………… 44
扩展家庭发展政策 ………………………… 45
医养结合工作 ……………………………… 45
流动人口服务 ……………………………… 45
人口信息化管理 …………………………… 45

健康教育与宣传

健康教育与促进 …………………………… 45
科学普及与社会宣传 ……………………… 46
新闻宣传 …………………………………… 46
舆情监测处置 ……………………………… 46
典型宣传 …………………………………… 46

中医药工作

中医药事业发展规划 ……………………… 46
中医机构建设及中医药内涵建设 ………… 47
中医药科研工作 …………………………… 47
中医药人才培养 …………………………… 47
中医药健康服务 …………………………… 47
中医药文化建设 …………………………… 48
对外交流合作 ……………………………… 48

行业安全管理

安全生产工作 ……………………………… 48
平安医院建设 ……………………………… 48
信访工作 …………………………………… 48

医疗保健工作

完善保健工作体系 ………………………… 49
医疗保健服务工作 ………………………… 49
保健人才队伍建设 ………………………… 49
上合青岛峰会核心医疗保障工作 ………… 49
重要会议、重大活动医疗保障工作 ……… 50

人事管理

人才发展规划 ……………………………… 50
人才引进 …………………………………… 50
资格考试及职称评审工作 ………………… 50
干部岗位培训工作 ………………………… 50
综合考核工作 ……………………………… 51

财务管理

医院经济运行情况 ………………………… 51
内部审计 …………………………………… 51
政府采购 …………………………………… 51

机关党委工作

概况 ………………………………………… 52
党建工作 …………………………………… 52
精神文明建设 ……………………………… 52
工会工作 …………………………………… 53
共青团工作 ………………………………… 54

离退休干部工作

文化养老 …………………………………… 54
志愿服务 …………………………………… 54
关心下一代工作 …………………………… 55
敬老文明号创建工作 ……………………… 55
老干部教育服务管理工作 ………………… 55

计划生育协会工作

概况 ………………………………………… 55

学术团体活动

青岛市医学会 ……………………………… 56

青岛市预防医学会 … 57	青岛市计划生育药具管理站 … 105
青岛市中医药学会 … 57	青岛市卫生和计划生育宣传教育中心 … 106
青岛市护理学会 … 58	青岛市卫生计生发展研究中心 … 106

青岛市卫生健康机构工作概况

综合医院

青岛市市立医院 … 60
青岛市海慈医疗集团 … 63
青岛市中心医疗集团 … 64
青岛市第三人民医院 … 65
山东青岛中西医结合医院(青岛市第五人民医院) … 67
青岛市第八人民医院 … 68
青岛市第九人民医院 … 69
青岛市胶州中心医院 … 70

专科医院

青岛市妇女儿童医院 … 72
青岛市胸科医院 … 74
青岛市第六人民医院 … 76
青岛市精神卫生中心 … 77
青岛市口腔医院 … 78
青岛阜外心血管病医院 … 80
山东省眼科研究所(青岛眼科医院) … 81

高等医学院校附属医院

青岛大学附属医院 … 83
山东大学齐鲁医院(青岛) … 85
青岛大学附属心血管病医院 … 87

职工医院

青岛市商业职工医院 … 89
青岛市红岛人民医院 … 90
青岛市交通医院 … 91

委属事业单位

青岛市卫生和计划生育委员会综合监督执法局 … 91
青岛市疾病预防控制中心(青岛市预防医学研究院) … 94
青岛市急救中心 … 96
青岛市中心血站 … 98
山东省青岛卫生学校 … 100
山东省青岛第二卫生学校 … 102
青岛市卫生计生科技教育中心 … 103
青岛市卫生和计划生育人才综合服务中心 … 104

青岛市区(市)卫生健康工作概况

市南区

青岛市市南区卫生和计划生育局 … 108
青岛市市南区人民医院 … 110
青岛市市南区卫生计生综合监督执法局 … 111
青岛市市南区疾病预防控制中心 … 112
青岛市市南区妇幼保健计划生育服务中心 … 113
青岛市市南区社区卫生服务管理中心 … 114

市北区

青岛市市北区卫生和计划生育局 … 115
青岛市市北区人民医院 … 118
青岛市市北区卫生和计划生育局综合监督执法局 … 119
青岛市市北区疾病预防控制中心 … 120
青岛市市北区妇幼保健计划生育服务中心 … 121

李沧区

青岛市李沧区卫生和计划生育局 … 122
青岛市李沧区中心医院 … 124
青岛市李沧区卫生计生综合监督执法局 … 125
青岛市李沧区疾病预防控制中心 … 125
青岛市李沧区妇幼保健计划生育服务中心 … 125
青岛市李沧区社区卫生服务工作办公室 … 126
青岛市李沧区李村街道社区卫生服务中心 … 126
青岛市李沧区永清路社区卫生服务中心 … 126
青岛市李沧区九水街道社区卫生服务中心 … 126
青岛市李沧区湘潭路街道社区卫生服务中心 … 127
青岛市李沧区沧口街道社区卫生服务中心 … 127

崂山区

青岛市崂山区卫生和计划生育局 … 128
青岛市崂山区卫生计生综合监督执法局 … 130
青岛市崂山区疾病预防控制中心 … 131
青岛市崂山区妇幼保健计划生育服务中心 … 133
青岛市崂山区社区卫生服务中心 … 133
青岛市崂山区沙子口卫生院 … 134
青岛市崂山区王哥庄街道社区卫生服务中心 … 135
青岛市崂山区北宅卫生院 … 136

城阳区

青岛市城阳区卫生和计划生育局 …………… 137
青岛市城阳区人民医院 ………………………… 141
青岛市城阳区第二人民医院 …………………… 142
青岛市城阳区第三人民医院 …………………… 143
青岛市城阳区卫生和计划生育局综合监督执法局 …… 144
青岛市城阳区疾病预防控制中心 ……………… 145
青岛市城阳区妇幼保健计划生育服务中心 …… 146

青岛西海岸新区

青岛西海岸新区卫生和计划生育局 …………… 147
青岛西海岸新区人民医院 ……………………… 150
青岛西海岸新区中心医院 ……………………… 151
青岛西海岸新区中医医院 ……………………… 153
青岛西海岸新区第二中医医院 ………………… 155
青岛西海岸新区第二人民医院 ………………… 157
青岛西海岸新区第三人民医院 ………………… 158
青岛西海岸新区卫生计生综合监督执法局 …… 159
青岛西海岸新区疾病预防控制中心 …………… 159
青岛西海岸新区妇幼保健计划生育服务一中心 …… 161
青岛西海岸新区妇幼保健计划生育服务二中心 …… 162
青岛海海岸新区急救中心 ……………………… 162

即墨区

青岛市即墨区卫生和计划生育局 ……………… 163
青岛市即墨区人民医院 ………………………… 167
青岛市即墨区中医医院 ………………………… 169
青岛市即墨区第二人民医院 …………………… 171
青岛市即墨区第三人民医院 …………………… 171
青岛市即墨区卫生计生综合监督执法局 ……… 172
青岛市即墨区疾病预防控制中心 ……………… 172
青岛市即墨区妇幼保健院 ……………………… 173
青岛市即墨区急救指挥中心 …………………… 174
青岛市即墨区精神卫生中心 …………………… 174
青岛市即墨区环秀医院 ………………………… 175

胶州市

胶州市卫生和计划生育局 ……………………… 175
胶州市人民医院 ………………………………… 178
胶州市心理康复医院 …………………………… 180
胶州市疾病预防控制中心 ……………………… 181
胶州市卫生计生综合监督执法局 ……………… 183
胶州市妇幼保健计划生育服务中心 …………… 184
胶州市第三人民医院 …………………………… 185
胶州市卫生计生干部培训中心 ………………… 186
胶州市急救中心 ………………………………… 187

平度市

平度市卫生和计划生育局 ……………………… 188
平度市人民医院 ………………………………… 190
平度市中医医院 ………………………………… 191
平度市第二人民医院 …………………………… 191
平度市第三人民医院 …………………………… 193
平度市第四人民医院 …………………………… 194
平度市第五人民医院 …………………………… 195
平度市精神病防治院 …………………………… 196
平度市卫生和计划生育综合监督执法局 ……… 196
平度市疾病预防控制中心 ……………………… 197
平度市妇幼保健计划生育服务中心 …………… 198
平度市皮肤病防治站 …………………………… 199
平度市呼吸病防治所 …………………………… 200
平度市120急救调度指挥中心 ………………… 200

莱西市

莱西市卫生和计划生育局 ……………………… 201
莱西市人民医院 ………………………………… 203
莱西市市立医院 ………………………………… 204
莱西市中医医院 ………………………………… 205
莱西市卫生计生综合监督执法局 ……………… 206
莱西市疾病预防控制中心 ……………………… 206
莱西市妇幼保健计划生育服务中心 …………… 207
莱西市120急救调度指挥中心 ………………… 208
莱西市皮肤病医院 ……………………………… 208
莱西市水集中心卫生院 ………………………… 209
莱西市南墅中心卫生院 ………………………… 210
莱西市夏格庄中心卫生院 ……………………… 210
莱西市马连庄中心卫生院 ……………………… 211
莱西市李权庄中心卫生院 ……………………… 212
莱西市沽河中心卫生院 ………………………… 212
莱西市河头店中心卫生院 ……………………… 213
莱西市姜山中心卫生院 ………………………… 213
莱西市日庄中心卫生院 ………………………… 214
莱西市院上中心卫生院 ………………………… 214
莱西市望城卫生院 ……………………………… 215
莱西市店埠卫生院 ……………………………… 215
莱西市武备卫生院 ……………………………… 216
莱西市孙受卫生院 ……………………………… 216
莱西市梅花山卫生院(莱西市结核病防治所) …… 217
莱西市经济开发区卫生院 ……………………… 218

卫生计生界人物

2018年青岛市卫生和计划生育委员会机关人员名单 …… 219

2018年青岛市卫生和计划生育委员会委机关干部及委属单位领导干部任免名单 …… 221

2018年度青岛市卫生技术职务资格高级评审委员会评审通过人员名单 …… 224

2018年度青岛市基层卫生技术职务资格高级评审委员会评审通过人员名单 …… 226

2018年全国卫生专业中、初级技术资格考试青岛市合格人员名单 …… 227

典型经验材料与调研报告

以医疗价格改革为切入点推动建立公立医院科学补偿机制 …… 241

落实政府责任 强化投入保障 持续深化公立医院综合改革 …… 242

青岛市推进建立现代医院管理制度研究 …… 243

青岛市"全面两孩"政策执行情况研究 …… 248

统计资料

青岛市2018年卫生健康统计信息简报 …… 252

2018年青岛市医疗卫生机构、床位、人员数 …… 256

2018年青岛市医疗卫生机构收入与支出 …… 258

2018年青岛市医疗卫生机构门诊服务情况 …… 260

2018年青岛市医疗卫生机构病床使用情况 …… 261

2018年青岛市妇女常见病筛查情况 …… 262

2018年青岛孕产妇保健和健康情况 …… 263

2018年青岛市七岁以下儿童保健和健康情况 …… 264

2018年青岛市各区(市)居民粗死亡率(1/10万) …… 265

2018年青岛市各年龄组人群性别死亡人数及死亡率(1/10万) …… 265

2018年青岛市居民主要死因减寿年数(年)及平均减寿年数(年) …… 266

2018年青岛市人口一般情况表 …… 267

附 录

重点学科、学科带头人名单 …… 268

青岛市第二届"最美天使"获选名单 …… 275

2018年国家级媒体新闻宣传报道条目 …… 276

2018年青岛市个体医疗机构概况 …… 278

2018年中等医学教育情况一览表 …… 300

索 引

…… 301

CONTENTS

Special Features

Seeking Reform and Promoting Development, Give Impetus to Qingdao Construction in a Healthy Way ··· 1

Special Articles

Implementation Plan for Deepening the Reform of Payment Mode of Social Medical Insurance in Qingdao Qzbz [2018] No. 45 ············· 8

Key Points of Health and Family Planning in 2018 Qwzf [2018] No.2 ································ 11

Overview

Summary of Health and Family Planning Work in 2018 ·· 17

Overview of Health and Family Planning and TCM Working Conference in 2018 ············ 19

Institution Setting and List of Main Leaders in 2018 ·· 20

Highlights of Health and Family Planning Work in Qingdao in 2018

·· 24

Work Progress Structural Reform

Deepen the construction of hierarchical diagnosis and treatment system ·· 30
Deepening the comprehensive reform of public hospitals ············ 30
Improve the construction of multi-level medical insurance system ··· 31
Improve the drug supply guarantee mechanism ················ 31
Strengthen the construction of comprehensive supervision system ··· 31
Improve the construction of health service system of Traditional Chinese Medicine ···································· 32

Legal System Construction

Fully perform government functions in accordance with the law ·· 32
Improve the system of administration in accordance with law ······ 33
Improve the mechanism of decision-making in accordance with law ·· 33
Standardize public and civilized law enforcement ·················· 33
Strengthen the restriction and supervision of administrative power ·· 33
Improve the multiple resolving mechanisms of contradictions and disputes ·· 33
Improve the thinking and administrative ability of the rule of law ·· 33

Planning Development and Information Construction

Conversion of new and old kinetic energy ························ 33
"Double Recruitment and Double Guidance" work ················· 34
Construction of health and family planning service system ········· 34
Information benefiting and benefiting the people project ············ 34

Disease Prevention and Control

Construction of disease prevention and control system ············· 35
Prevention, control and intervention of major outbreaks and diseases ·· 35
Immunization program ·· 35
Prevention and control of endemic diseases ························ 35
AIDS prevention and treatment ·· 35

Medicine Management

Guarantee of SCO Qingdao Summit ································· 36
Optimize service system ·· 36
Hospital management ··· 36

Improve medical services ········· 37

Primary Healthcare
Construction of basic medical and health institutions ········· 38
Family doctor contract services ········· 38
Grass roots service system construction ········· 39

Health Emergency
Emergency system construction ········· 39
Core capacity building of health emergency supporting ········· 39
Guarantee of major activities ········· 40
Information management of emergency supporting materials and equipments ········· 40

Science &Technology Education, Exchange & Cooperation
Key disciplines and project management of excellent young talents ········· 40
Scientific researches and reward applications ········· 40
Laboratory bio-safety management ········· 41
Standardized training for residents ········· 41
General practitioner training ········· 41
Continuing education and societies building ········· 41
Visiting management and foreign exchange and cooperation ········· 41

Comprehensive Supervision and Food Safety Monitoring
Construction of health and family planning comprehensive supervision system ········· 42
Supervision and guarantee of the SCO Qingdao Summit ········· 42
Comprehensive supervision of key special renovation work ········· 42
Food safety risk monitoring ········· 42

Maternal and Children Healthcare
Maternal and infant healthcare ········· 43
Comprehensive prevention and treatment of birth defects ········· 43
Implementation of public health project ········· 43
Training and publicity education ········· 43
Supervision and assessment ········· 44
Information monitoring and statistics ········· 44

Population Monitoring and Family Development
Objective management ········· 44
Implementation of the policy of "two children in an all-round way" ········· 44
Grass roots service management ········· 44
Comprehensive management of sex ratio of birth population ········· 44
Expand family development policy ········· 45
Medical and nursing work ········· 45
Floating population services ········· 45
Population information management ········· 45

Health Education and Publicity
Health education and promotion ········· 45
Scientific popularization and social propaganda ········· 46
News propaganda ········· 46
Public opinion monitoring and disposal ········· 46
Typical publicity ········· 46

Traditional Chinese Medicine Work
Development plan of Traditional Chinese Medicine ········· 46
Construction of TCM institutions and connotation ········· 47
Scientific research of Traditional Chinese Medicine ········· 47
Personnel training of Traditional Chinese Medicine ········· 47
TCM health services ········· 47
Culture construction of Traditional Chinese Medicine ········· 48
Foreign exchange and cooperation ········· 48

Industry Safety Management
Work in production in a safe way ········· 48
Construction of Ping An hospital ········· 48
Petition work ········· 48

Medical and Health Work
Improve the healthcare system ········· 49
Healthcare services ········· 49
Healthcare talent team building ········· 49
Core medical security work of the SCO Qingdao Summit ········· 49
Medical security work for important meetings and events ········· 50

Personnel Management
Talent development plan ········· 50
Talent introduction ········· 50
Qualification examination and title evaluation ········· 50
On the job training of cadres ········· 50
Comprehensive assessment ········· 51

Financial Management
Hospital economic operation ········· 51
Internal auditing ········· 51
Government procurement ········· 51

Party Committee Work
Survey ········· 52
Party building work ········· 52
Spiritual civilization construction ········· 52
Trade union work ········· 53
Work of the Communist Youth League ········· 54

Retired Cadres' Work
Endowment in a cultural way ········· 54
Volunteer service ········· 54

Care for the next generation ……………………………… 55
Civilization establishment of the honoring the aged ……………… 55
Education service management of veteran cadres ……………… 55
Family Planning Association Work
Survey ……………………………………………………… 55
Academic Group Activities
Medical Association of Qingdao ……………………………… 56
Preventive Medicine Association of Qingdao ……………… 57
Society of Traditional Chinese Medicine of Qingdao ……………… 57
Society of Nursing of Qingdao ……………………………… 58

Survey of Main Work of Health Institutions in Qingdao

General Hospitals
Municipal Hospital of Qingdao ……………………………… 60
Haici Medical Group of Qingdao ……………………………… 63
Central Medical Group of Qingdao …………………………… 64
Qingdao Third People's Hospital of Qingdao ………………… 65
Shandong Qingdao Integrated Traditional Chinese and Western
　Medicine Hospital (Qingdao Fifth People's Hospital) ………… 67
The Eighth People's Hospital of Qingdao …………………… 68
The Ninth People's Hospital of Qingdao ……………………… 69
Jiaozhou Central Hospital of Qingdao ………………………… 70

Specialized Hospitals
Women's and Children's Hospital of Qingdao ……………… 72
Chest Hospital of Qingdao ……………………………………… 74
The Sixth People's Hospital of Qingdao ……………………… 76
Mental Hygiene Center of Qingdao …………………………… 77
Dental Hospital of Qingdao …………………………………… 78
Fuwai Cardiovascular Hospital of Qingdao …………………… 80
Shandong Institute of Ophthalmology (Qingdao Ophthalmic Hospital)
　……………………………………………………………… 81

Affiliated Hospitals of Medical Colleges
Affiliated Hospital of Qingdao University ……………………… 83
Qilu Hospital of Shandong University (Qingdao) ……………… 85
Cardiovascular Hospital Affiliated to Qingdao University ……… 87

Staff Hospitals
Commercial Staff Hospital of Qingdao ……………………… 89
Hongdao People's Hospital of Qingdao ……………………… 90
Communications Hospital of Qingdao ………………………… 91

Commission's Affiliated Institutions
Commission Comprehensive Supervision and Law Enforcement Bureau
　of Municipal Health and Family Planning of Qingdao ………… 91

Center for Disease Control and Prevention of Qingdao (Qingdao
　Institute of Preventive Medicine) …………………………… 94
Emergency Aid Center of Qingdao …………………………… 96
Central Blood Station of Qingdao ……………………………… 98
Health School of Qingdao Shandong Province ……………… 100
The Second Health School of Qingdao Shandong Province ……… 102
Qingdao Health and Family Planning Science & Technology
　Education Center ………………………………………… 103
Qingdao Health and Family Planning Talents Comprehensive
　Service center …………………………………………… 104
Qingdao Family Planning Drug Administration Station ………… 105
Qingdao Health and Family Planning Publicity and Education Center
　……………………………………………………………… 106
Qingdao Health and Family Planning Development Research Center
　……………………………………………………………… 106

General Situation of Health Work in Qingdao

In Shinan District
Qingdao Shinan District Health and Family Planning Bureau …… 108
Qingdao Shinan District People's Hospital …………………… 110
Qingdao Shinan District Health and Family Planning Comprehensive
　Supervision and Law Enforcement Bureau ………………… 111
Disease Prevention and Control Center of Shinan District, Qingdao
　……………………………………………………………… 112
Qingdao Shinan District Maternal and Child Health and Family
　Planning Service Center …………………………………… 113
Qingdao Shinan District Community Health Service Management
　Center ……………………………………………………… 114

In Shibei District
Qingdao Shibei District Health and Family Planning Bureau …… 115
Qingdao Shibei District People's Hospital …………………… 118
Qingdao Shibei District Health and Family Planning Bureau
　Comprehensive Supervision and Law Enforcement Bureau …… 119
Qingdao Shibei Disease Prevention and Control Center ……… 120
Qingdao Shibei District Maternal and Child Health and Family
　Planning Service Center …………………………………… 121

In Licang District
Qingdao Licang District Health and Family Planning Bureau …… 122
Qingdao Licang District Central Hospital …………………… 124
Qingdao Licang District Health and Family Planning Comprehensive
　Supervision and Law Enforcement Bureau ………………… 125
Qingdao Licang Center for Disease Control and Prevention …… 125

Qingdao Licang District Maternal and Child Health and Family Planning Service Center ················ 125
Qingdao Licang District Community Health Service Office ······ 126
Qingdao Licang Licun Street Community Health Service Center ················ 126
Qingdao Licang Yongqing Road Community Health Service Center ················ 126
Qingdao Licang Jiushui Street Community Health Service Center ················ 126
Qingdao Licang Xiangtan Road sub Community health service center ················ 127
Qingdao Licang Cangkou street Community health service center ················ 127

In Laoshan District

Qingdao Laoshan District Health and Family Planning Bureau ················ 128
Qingdao Laoshan District Health and Family Planning Comprehensive Supervision and Law Enforcement Bureau ················ 130
Qingdao Laoshan Disease Prevention and Control Center ········ 131
Qingdao Laoshan District Maternal and Child health and Family Planning Service Center ················ 133
Qingdao Laoshan Community Health Service Center ·············· 133
Qingdao Laoshan Shazikou Health Center ················ 134
Qingdao Laoshan Wanggezhuang Street Community Health Service Center ················ 135
Qingdao Laoshan Beizhai Health Center ················ 136

In Chengyang District

Qingdao Chengyang District Health and Family Planning Bureau ················ 137
Qingdao Chengyang District People's Hospital ················ 141
Qingdao Chengyang District Second People's Hospital ············ 142
Qingdao Chengyang District Third People's Hospital ············· 143
Qingdao Chengyang District Health and Family Planning Bureau Comprehensive Supervision and Law Enforcement Bureau ······ 144
Qingdao Chengyang District Center for Disease Control and Prevention ················ 145
Qingdao Chengyang District Maternal and Child Health and Family Planning Service Center ················ 146

In Qingdao West Coast New Area

Qingdao West Coast New Area Health and Family Planning Bureau ················ 147
Qingdao West Coast New District People's Hospital ·············· 150
Qingdao West Coast New Area Central Hospital ················ 151
Qingdao West Coast New Area Traditional Chinese Medicine Hospital ················ 153
Qingdao West Coast New Area Second Traditional Chinese Medicine Hospital ················ 155
Qingdao West Coast New Area Second People's Hospital ········· 157
Qingdao West Coast New Area Third People's Hospital ·········· 158
Qingdao West Coast New Area Health and Family Planning Comprehensive Supervision and Law Enforcement Bureau ······ 159
Qingdao West Coast New Area Disease Prevention and Control Center ················ 159
Qingdao West Coast New District Maternal and Child Health and Family Planning Service Center 1 ················ 161
Qingdao West Coast New District Maternal and Child Health and Family Planning Service Center 2 ················ 162
Qingdao West Coast New Area Emergency Center ················ 162

In Jimo District

Qingdao Jimo District Health and Family Planning Bureau ······ 163
Qingdao Jimo District People's Hospital ················ 167
Qingdao Jimo District Hospital of Traditional Chinese Medicine ················ 169
Qingdao Jimo District The Second People's Hospital ················ 171
Qingdao Jimo District TheThird People's Hospital ················ 171
Qingdao Jimo District Health and Family Planning Comprehensive Supervision and Law Enforcement Bureau ················ 172
Qingdao Jimo Center for Disease Control and Prevention ········ 172
Qingdao Jimo District Maternal and Child Health Hospital ····· 173
Qingdao Jimo Emergency Command Center ················ 174
Qingdao Jimo Mental Health Center ················ 174
Qingdao Jimo District Huanxiu Hospital ················ 175

In Jiaozhou City

Jiaozhou Health and Family Planning Bureau ················ 175
Jiaozhou People's Hospital ················ 178
Jiaozhou Psychological Rehabilitation Hospital ················ 180
Jiaozhou Center for Disease Control and Prevention ················ 181
Jiaozhou Health and Family Planning Comprehensive Supervision and Law Enforcement Bureau ················ 183
Jiaozhou Maternal and Child Health and Family Planning Service Center ················ 184
Jiaozhou The Third People's Hospital ················ 185
Jiaozhou Health and Family Planning Cadre Training Center ··· 186
Jiaozhou Emergency Aid Center ················ 187

In Pingdu City

Pingdu Health and Family Planning Bureau ················ 188

Pingdu People's Hospital ································ 190
Pingdu Hospital of Traditional Chinese Medicine ········ 191
Pingdu The Second People's Hospital ···················· 191
Pingdu The Third People's Hospital ······················ 193
Pingdu The Fourth People's Hospital ····················· 194
Pingdu The Fifth People's Hospital ······················· 195
Pingdu Psychiatric Hospital ································ 196
Pingdu Health and Family Planning Comprehensive Supervision and Law Enforcement Bureau ················· 196
Pingdu Center for Disease Control and Prevention ········· 197
Pingdu Maternal and Child Health and Family Planning Service Center ··· 198
Pingdu Skin Disease Prevention and Control Station ······· 199
Pingdu Respiratory Disease Prevention and Control Institute ······ 200
Pingdu 120 Emergency Dispatching Command Center ········ 200

In Laixi City

Laixi Health and Family Planning Bureau ·················· 201
Laixi People's Hospital ···································· 203
Laixi Municipal Hospital ··································· 204
Laixi Traditional Chinese Medicine Hospital ··············· 205
Laixi Health and Family Planning Comprehensive Supervision and Law Enforcement Bureau ························· 206
Laixi Center for Disease Control and Prevention ··········· 206
Laixi Maternal and Child Health and Family Planning Service Center ··· 207
Laixi 120 Emergency Dispatch and Command Center ········· 208
Laixi Dermatology Hospital ································ 208
Laixi Shuiji Central Health Center ························· 209
Laixi Nanshu Central Health Center ······················· 210
Laixi Xiagezhuang Central Hospital Center ················ 210
Laixi Malianzhuang Central Hospital Center ··············· 211
Laixi Liquanzhuang Central Hospital Center ··············· 212
Laixi Guhe Central Health Center ························· 212
Laixi Hetoudian Central Health Center ···················· 213
Laixi Jiangshan Central Hospital Center ··················· 213
Laixi Rizhuang Central Health Center ····················· 214
Laixi Yuanshang Hospital Center Center ··················· 214
Laixi Wangcheng Health Center ··························· 215
Laixi Dianbu Health Center ································ 215
Laixi Wubei Health Center ································ 216
Laixi Sunshou Health Center ······························ 216
Laixi Meihuashan Health Center (Laixi Tuberculosis Control Institute) ·· 217
Laixi Economic Development Zone Health Center ·········· 218

Figures in the Field of Health and Family Planning

List of Personnel of Qingdao Health and Family Planning Commission in 2018 ······················ 219
List of Appointment and Removal of Cadres of the Commission and Leaders of Subordinate Units of Qingdao Health and Family Planning Commission in 2018 ·························· 221
List of Personnel Who Passed the Review of 2018 Qingdao Senior Health Technology Qualification Review Committee ···················· 224
List of Persons Who Passed the Evaluation of 2018 Qingdao Basic Level Health Technical Post Qualification High Evaluation Committee ·· 226
List of Qualified Personnel in 2018 National Health Professional Middle and Primary technical Qualification Examination in Qingdao ··· 227

Typical Experience Materials and Research Reports

Promoting the Establishment of Scientific Compensation Mechanism in Public Hospitals From the Perspective of Medical Price Reform ··· 241
Carry out the Responsibility of the Government, Strengthen the Input Guarantee, and Continuously Deepen the Comprehensive Reform of Public Hospitals ·························· 242
Study on Promoting the Establishment of Modern Hospital Management System in Qingdao ··· 243
Study on the Implementation of the Two Children Policy in Qingdao ························ 248

Statistical Data

Report on Health Statistics of Qingdao in 2018 ··· 252

Medical and Health Institutions, Hospital Beds and Stuff in Qingdao in 2018 256

Revenue and Expenditure of Medical and Health Institutions in Qingdao in 2018 258

Outpatient Services of Medical and Health Institutions in Qingdao in 2018 260

Use of Hospital Beds in Medical and Health Institutions in Qingdao in 2018 261

Screening of Common Diseases among Women in Qingdao in 2018 262

Healthcare and Health of Pregnant Women in Qingdao in 2018 263

Healthcare and Health Status of Children under Seven in Qingdao in 2018 264

Gross Mortality Rate of Qingdao Residents in all Districts (cities) in 2018 (1/100000) 265

The Number of Sex Related Deaths and Mortality among all Age Groups in Qingdao in 2018 (1/100000) 265

Number of Years of Life Lost due to Major Causes of Death and Average Number of Years of Life Lost in Qingdao in 2018 266

General Information of Qingdao Population in 2018 267

Appendixes

List of Key Disciplines and Discipline leaders 268

Qingdao's Second "the Most Beautiful Angels" list 275

2018 National Media News Coverage Items 276

Overview of Individual Medical Institutions in Qingdao in 2018 278

Summary of Secondary Medical Education in 2018 300

Index

.... 301

特　载

谋改革　促发展
努力推进健康青岛建设
——2018年全市卫生计生暨中医药工作会议报告

市卫生计生委主任、党委书记　杨锡祥

（2018年1月31日）

这次会议是在深入学习贯彻党的十九大精神关键时期，为落实国家卫生计生工作会议和中医药工作会议精神召开的一次重要会议。市委、市政府一直高度重视卫生计生工作，多次听取工作汇报，研究解决重大问题。今天，栾新副市长出席本次会议，并作重要讲话，我们要认真学习领会，切实抓好贯彻落实。现在，我就2017年工作情况和2018年工作任务报告如下。

一、围绕主线，深化改革，促进卫生计生事业健康持续发展

2017年是实施"十三五"规划、推进健康青岛建设的重要一年，也是建设卫生强市打基础、利长远的关键一年。全市卫生计生系统以习近平新时代中国特色社会主义思想为指导，在市委、市政府的坚强领导下，以推进健康青岛建设、促进卫生计生转型发展为主线，进一步深化医药卫生体制改革、推进"全面两孩"政策实施、增强群众的"获得感"，统筹做好卫生计生各项工作，人民健康水平和人口素质明显提升。人均期望寿命达到80.9岁，高于全国平均水平4.6岁，

列全省第一。成为国家第一批医养结合国家试点市，医养结合青岛模式被中央电视台予以报道。

（一）坚持健康优先，健康青岛建设呈现新态势

市委、市政府隆重召开第一次全市卫生与健康大会，研究部署全市卫生与健康工作，明确提出把人民健康放在优先发展的战略地位，全面推进健康青岛建设。市委、市政府出台了《关于加快卫生与健康事业改革发展的意见》，全社会关注健康的氛围更加浓厚，健康青岛建设更加具体化。实施全民健康促进计划，把工作重心由治病向防病转变。创建国家慢病综合防控示范区，人均筹资标准提高到54元，服务慢性病患者等重点人群162万人次。加快发展健康产业，打造"一心、四城、一园、一带"健康产业布局，崂山湾国际健康城成为国家首批示范基地。市南区与国家卫生计生委卫生发展研究中心建立合作机制，共同开展健康产业统计指标体系研究，填补了国内空白。

（二）坚持深化医改，公立医院改革实现新突破

全市57所公立医院深化综合改革，全面取消药品加成，巩固联合控费机制，门诊和住院次均费用增幅下降明显。全市纳入改革范围的41家公立医院建

立了符合实际的法人治理结构管理体制、运行机制。完善药品供应保障体系,在全市公立医疗机构建立药品集中采购、联合议价机制,全面推行药品采购"两票制",减少流通环节,为群众节省药费支出21亿元。加快推进医联体建设,19家三级医院全部建成医联体,区(市)医院建成11个医共体,覆盖382家医疗机构,基层首诊、双向转诊和小病在基层、康复回社区就医新秩序正在形成。

(三)坚持转型发展,计划生育服务管理水平有新提高

稳妥落实"全面两孩"政策,引导群众科学安排生育,全市户籍人口出生11.57万人,合法生育率达到99%,继续保持全省前列。全面推行网上办理、代理服务和微信办理生育登记,推进"一次登记、全程服务"。积极应对生育政策调整带来的生育高峰,合理调配医疗服务资源,全年医疗机构接生13.93万人,孕产妇死亡率下降近1/3。推进叶酸补服、孕妇产前筛查、新生儿疾病筛查等出生缺陷综合防治项目和农村妇女"两癌"筛查等重大公共卫生项目,产筛高风险孕妇免费基因检测和诊断服务项目列入市政府市办实事,140余万人次受益。全面落实计划生育家庭各项优先优惠政策,96万人次受益,妥善解决独生子女父母退休一次性养老补助等遗留问题,建立计划生育特殊家庭保障体系。加大出生人口性别比综合治理力度,超额完成省下达的出生人口性别比指标任务。推进流动人口基本公共服务均等化,为外来人口提供基本公共服务19万人次。《中国人口报》推介了城阳区流动人口同质化服务的做法,2个社区荣获国家流动人口社会融合示范社区称号。

(四)坚持优化升级,卫生服务质量有新提升

全市医疗机构提供门急诊服务5800万人次、住院服务122万人次,社会办医疗机构达到2983家。全市重点卫生工程投资73.54亿元,新开工建设市公共卫生中心、市第八人民医院东院区。深化"三优工程",与6个全球知名医学中心开展技术交流合作,同哈佛医学院、中国中医科学院等34家高端医疗机构开展项目合作,引进2名院士、133名高层次医学人才。强化院前服务体系建设,开工建设16个院前急救站,开展航空医疗救援服务,出动急救车辆7.05万车次,抢救重急症患者6.7万人次。37家医疗机构实行提前、延时和错峰门诊服务,方便群众就医。广泛开展健康义诊,3.5万人次群众享受了减免费用服务。推进"智慧健康·信息惠民"工程,全市大型医院均实现了诊疗"一卡通",为400多万市民提供了医院间无障碍预约挂号、诊间缴费、检验结果互认等服务。积极完善防、医、养、康、护一体化医养结合"青岛模式",建立近700个医养结合服务机构,服务老年人20万人次。

(五)坚持体系建设,基层卫生和公共卫生服务有新亮点

强化基层卫生队伍建设,推行乡村医生合同制管理和定向培养,创新建立乡村医生"区市管镇聘村用"管理模式,多渠道培养引进6364名乡村医生、846名全科医生。实施家庭医生签约服务,为150万签约居民提供7种慢性病免费基本药物和8个种类的签约服务包。启动第三批健康促进示范区(市)创建活动、启动"千名专家送健康"行动。儿童口腔疾病预防项目和低保老年人义齿修复项目分别惠及7万余名小学生和500余名低保老人。崂山区社区卫生服务中心和李沧区沧口街道社区卫生服务中心获得"2017全国百强社区卫生服务中心"称号。

(六)坚持创新发展,中医药特色优势进一步发挥

突出特色建设国家中医药综合改革试验区,在国内率先开展了中医药健康文化素养全域调查。实施"十百千万"工程,引进8个国医大师团队,建立56个知名中医药专家工作室和全国知名中医药专家门诊,举办"国医名师大讲堂暨首届青岛市国医大师论坛"。实施中医药服务能力提升工程"十三五"行动计划,青岛市政府与中国中医科学院签订了战略合作协议,山东中医药大学青岛中医药科学院即将启用。组建市中医药发展集团,建成114个国医馆、152个中医专病(专技)特色门诊。加强中医药服务网络建设,建成5家中医医养结合医院,建立了5个省级中医药文化建设示范单位、7个市级中医药文化宣传教育基地,全市所有社区卫生服务中心和镇卫生院、85%的社区卫生服务站、70%的村卫生室能够提供中医药服务,黄岛区、李沧区、崂山区率先实现中医药服务"全覆盖"。

(七)坚持依法行政,综合监管力度持续加大

深化"放管服"改革,出台17项措施进一步优化政务环境,梳理公布58项公共服务事项目录,推进行政审批网上直办。加强依法行政制度建设,修订《青岛市社会医疗急救管理规定》等4件政府规章,出台《重大行政决策合法性审查制度》和行政执法三项制度,推进行政决策科学化、民主化、法治化。全面开展"双随机、一公开"抽查工作,完善"一单两库",建立"专业双随机"和"行业双随机"抽查机制。深入推行医疗机构"3+1"监管模式,实现了医疗机构事前、事

中、事后管理中的无缝隙衔接。持续加大监督执法力度，全年监督检查4万户次，监督覆盖率99.95%，查处案件1640件，人均办案5.39起，位列全省第一。

（八）坚持从严要求，党建和行风建设取得新进展

全系统牢固树立"四个意识"，自觉在思想上政治上行动上同以习近平同志为核心的党中央保持高度一致。全面加强党的建设，以政治建设为统领，推进"两学一做"学习教育常态化制度化，推动解决干部队伍在思想上、政治上、组织上、作风上的问题。坚决贯彻落实中央八项规定精神，纠正"四风"。坚持"管行业必须管行风"，开展大型医院巡查，推动行业"九不准"落实落地。队伍精神面貌发生深刻变化，敬业干事的氛围愈加浓厚，行业风气大为改观。青岛西海岸新区护士代表全国卫生计生行业出征第五届全国品牌故事总决赛并获奖。

一年来，全系统坚决贯彻落实市委、市政府决策部署，牢固树立以人为本的发展理念，攻坚克难，创新实干，卫生计生改革发展取得明显成效，群众得到更多实惠。这些成绩的取得，是市委、市政府坚强领导的结果，得益于相关部门和社会各界的大力支持，凝聚着卫生计生系统全体人员的心血汗水。在此，我代表市卫生计生委向关心支持我们事业改革发展的各级领导、相关部门、社会各界人士，向全系统工作人员，表示衷心感谢！

在肯定成绩的同时，我们也应该清醒地认识到，我们的工作还存在一些问题和不足，发展不平衡不充分的问题尚未得到有效解决，医疗质量管理仍存在薄弱环节，计划生育工作转型发展需要进一步深化，行业作风还存在差距，群众在看病就医方面还有不满意的地方。对这些问题，我们要高度重视，在今后的工作中下大力气推动解决。

二、创新驱动，提升标准，全面完成2018年各项任务

2018年是全面贯彻落实党的十九大精神开局之年，是改革开放40周年，是决胜全面建成小康社会、实施"十三五"规划承上启下的关键一年。2018年全市卫生计生工作总体思路是：以习近平新时代中国特色社会主义思想为指引，深入学习贯彻落实党的十九大和国家、省、市卫生与健康大会精神，按照市委、市政府总体部署和"一三三五"工作举措要求，围绕健康青岛建设率先走在前列目标任务，积极争创"全省卫生医疗改革龙头、全国区域医疗中心、国际健康养生宜居名城"，深化改革，创新驱动，提升标准，狠抓落实，实施"十大工程"，开展"十大行动"，全方位、全周期维护和保障人民健康，统筹做好卫生计生各项工作，为把青岛建设得更加富有活力、更加时尚美丽、更加独具魅力提供健康服务保障。

（一）实施健康青岛促进工程，开展居民健康素养提升行动

一是加快推进疾控体系建设。落实市政府加强疾控体系人员编制、基础设施建设和装备配备要求，年内全部达到省级标准；改革完善相关政策，推进疾病预防控制中心规范化管理，提升重大疾病专业防控能力。

二是加强重大疾病防治工作。推进艾滋病综合防控示范区、慢病综合防控示范区和市级基层传染病防控示范基地建设，开展预防接种门诊"十统一"规范化建设，成立全市慢病综合防控中心，10个区（市）全部创建市级健康促进示范区（市），做好艾滋病、结核病等传染病和高血压、糖尿病等慢性病防治工作，及时妥善处置各类突发事件和传染病聚集性疫情。全面落实精神卫生服务体系建设，突出严重精神障碍患者的管控，确保"应收尽收、应治尽治"。

三是积极推进健康促进工作。加强覆盖生命全周期、健康全过程的群众健康教育，建立市民健康大学堂，每个区（市）至少建成1处健康教育基地。开展健康促进"六进""千名专家送健康""健康知识进万家"活动，举办1000场健康教育讲座，为市民提供义诊咨询服务5万人次以上，居民健康素养水平达19%。

四是创新医养结合服务。完善提升医养结合"青岛模式"，开展农村和居家医养结合服务工作试点，探索建立农村和居家老年人防、医、养、康、护一条龙服务。开展智慧健康养老服务试点，探索构建智能化医养结合服务体系。

五是推进健康医疗领域新旧动能转换。完善"一心、四城、一园、一带"的大健康产业发展总体布局，加快健康医疗与互联网、养老、旅游、体育、食品等多业态融合发展，培育中医药特色、康复疗养、休闲养生等健康服务新业态，发展大健康产业。积极支持崂山湾国际生态健康城国家健康旅游示范基地建设提升工作。

（二）推进医改深化联动工程，实施现代医院管理创新行动

一是创新三医联动，改革医疗收费方式。完善市、区（市）两级医药卫生体制改革领导小组、公立医院管理委员会运行机制，落实政府办医责任，完善"三医联动"等政策措施，逐步破解在卫生与健康改革领

域的体制机制难题。在2017年筛选110个病种测算研究的基础上,2018年启动按病种收费工作,协调社保部门按病种结算出院病人费用。

二是深化公立医院综合改革。按照国家、省部署,抓好公立医院综合改革示范建设,建立健全改革效果激励约束机制,确保改革成效。深化部门联动控费机制,医疗费用增幅控制在10%以下。落实"两个允许"要求,推进薪酬制度改革,探索建立多劳多得、优绩优酬的激励机制。要通过改革,提高人员支出占医院业务支出的比例。

三是推进现代医院管理制度建设。制定建立现代医院管理制度实施方案,选择2~3家医院开展试点,建立健全医院治理体系。建立以公益性为导向的公立医院绩效考核评价机制,全面推行医院预算化管理,推进医院政府采购工作,将医疗设备采购纳入政府采购范畴。推进医院标准化建设,通过现场评审、社会评价和不定期专项检查,持续改进医疗质量。

四是推进分级诊疗制度。总结推广医联体建设"四种模式",重点完善医联体内部管理措施和考核机制,强化资源同用、药耗同购、学科同建、信息同享、质量同质、管理同步"六大支撑",形成可复制、可推广的"青岛模式"。三级公立医院要发挥引领作用,县级公立医院全部参与医联体建设,城阳、黄岛、即墨三区和三市至少建成1个有明显成效的县域医共体,医联体内由二、三级医院向基层转诊人数增长10%以上。

五是改革完善药品保障供应机制。做好药品集中采购、联合议价工作,探索建立跨区域联合采购机制。所有公立医疗机构全面推行药品采购"两票制",在市立医院等3家三级甲等综合医院开展"一票制"试点。探索在公立医院和基层医疗卫生机构药品采购联合议价中选择部分用量较大、市场供应渠道简单的药品,试行药品采购"一票制"。做好高值医用耗材集中采购,将低值医用耗材、体外试剂及其他卫生材料等纳入省平台进行阳光采购。免费向高血压、糖尿病、重性精神疾病患者提供基本药物。试点建立医院总药师制度,强化药师队伍建设。

(三)深化强基固本工程,开展基层卫生标准化建设行动

一是推进基层医疗机构标准化建设。坚持以基层为重点,在政策导向上要坚持保基本、强基层、建机制、补短板的原则,从限制基层发展向鼓励基层发展转变,把更多的人才技术、新增资源、优惠政策向基层倾斜,进一步提高基层诊疗服务能力。持续推进基层医疗卫生机构"四类五化"标准化建设,积极创建优质服务示范社区卫生服务中心和群众满意镇街卫生院,新建200家中心村卫生室。在基层全面推广电子门诊病历和门诊病历查询系统,深化基层医疗卫生机构综合改革,理顺基层医疗服务项目和价格,完善基层价格补偿政策。

二是开展基层卫生"三下三强"活动。全面实行基层卫生重心下移、资源下沉、专家下乡,通过强基层、强队伍、强服务,提升基层医疗服务水平。组织百名区市及以上医院专家下沉基层,通过在基层设立工作室、科室结对等方式定期开展诊疗服务;组织10家市级医院优质医疗资源下沉基层,与区(市)级医院合作办医和帮扶中心卫生院提升服务能力;组织疾控、妇幼、精神等专业机构专家成立健康知识宣讲团下沉基层,向居民巡回宣讲健康知识和发放健康知识手册,提高群众健康素养水平。

三是建立家庭医生签约服务慢病"三高共管"和"三约合一"服务模式。出台青岛市家庭医生签约服务慢病"三高共管"工作方案,将家庭医生签约服务、慢病健康管理有机融合,形成完备的工作任务和工作流程,建立完善预防、治疗和康复的一体化综合服务措施。全面推进"三约合一"实名制签约,实行家庭医生签约、医保门诊签约和基本公共卫生服务签约"三约合一",畅通医保、公卫、家医资金和服务渠道,有效提高居民签约吸引力和真实性。

(四)实施医疗服务改善工程,开展群众满意度提升行动

一是加强医疗质量精细化管理。强化医疗服务质量"大数据"分析,对全市二级以上医疗机构住院病案首页进行信息化分析与量化,实现疾病手术等相关编码的统一。依托市、区(市)两级临床检验、医学影像质控中心,对全部二级以上医疗机构的检验科和放射科进行室间质评,逐步向基层医疗卫生机构延伸,提高检查、检验同质化程度,推动检查、检验结果互认。

二是推行医疗精心化服务。二、三级医院全面建立门诊和住院多学科诊疗模式,所有三级医院设立多学科综合门诊,增加患者医疗服务便捷性,提高疾病综合诊疗水平。完善各项便民、利民服务举措,二级及以上医疗机构平均门诊预约率超过50%,80%以上的三级综合医院开展日间手术,建立提前、延时、错峰、分段等服务机制,实现急慢分治的就医模式。推进院前、院中和院后全程信息化医疗服务,提高连续化服务水平。

三是改善群众就医环境。加强卫生重大项目建

设,完成市立医院东院二期、青大附院东院区综合病房楼建设并投入启用。加快推进市公共卫生中心、市第八人民医院东院区、市民健康中心等在建项目。启动市立医院本部院区改扩建、市海慈医疗集团康复中心改造、第五人民医院扩建项目。开展市妇女儿童医院危重症救治中心、市职业病防治院等项目前期工作。

（五）深化引医"三优"工程，开展人才学科提升行动

一是实施人才引进战略。深化"三优工程"，加大引进优质医疗机构、优势医学学科、优秀医学人才力度，年内引进2家以上国内外高水平医院。实施2018年医疗卫生人才全球引进战略，重点引进院士专家团队，引进20名高层次人才，招聘博士、硕士500名，提高优秀高层次人才补贴标准，加大引智引才资金扶持力度，对新引进的院士工作站和国医大师工作室以及高端人才实施奖补政策。

二是加强学科建设。实施重点学科和人才培养项目，支持市级6个A类、60个B类、15个C类重点学科发展。加强学科内涵建设，做好学科发展规划，完善学科立体布局，逐步形成优势学科突出、学科群作用明显、人才梯队合理的"医教研"学科体系。开展临床循证研究、转化医学研究和精准医学研究，加快自主创新性成果转化和推广。

三是加强人才培养。科学制定人才发展规划，实施市医疗卫生优秀人才培养项目。依托国内高校，实施干部分类培训班。加强60名学科带头人和90名优秀青年医学人才培养，鼓励学科团队加强对外交流，派出超过400名人次的医学骨干赴国内外一流医疗机构进修学习。深化"强基固本"工程，加强全科医师规范化培训，鼓励具备资格的医师参加住培带教。做好第二、第三届青岛青年优秀医学专家的境内外培训和培养工作。

（六）深化"十百千万"工程，开展振兴国医行动

一是加快国家中医药综合改革试验区建设。推出中医药综合改革10项创新举措，形成试验区标志性成果。成立青岛市中医药改革发展专家咨询委员会，深化中医优势病种收费方式改革，开展社会办中医试点，实行中医诊所备案制管理，开展中医医术确有专长人员医师资格认定，促进社会力量举办并做大做强中医医疗机构。建立中医医院医疗质量信誉等级评定制度，公布中医医院医疗质量信誉等级。深化"十百千万"工程，实施中医药传承与创新人才项目，引进中医药高端人才、学科及团队，举办"青岛市第二届国医大师论坛"，建立10个国医大师工作室、100个名中医工作室，建成山东中医药大学青岛中医药科学院，启动与中国中医科学院的首批合作项目。

二是实施中医临床优势培育工程。实施基层中医药服务能力提升工程"十三五"行动计划，建立3个重大疑难疾病中西医临床协作组、20个精品国医馆，使60%的家庭医生签约团队能够提供中医药服务，4个区（市）实现中医药服务"全覆盖"。大力发展"简、便、廉、验"的中医非药物疗法，推进标准化区（市）级中医医院建设，创新中医诊疗模式，试点开设中医经典门诊和病房，实施中医医院"一科一策"工作法，充分彰显中医药优势特色。

三是创新实施"中医药＋"战略。推进中医药健康服务发展，打造4个省级中医药健康旅游基地（项目），推出10个"中医药特色小镇（街区）"、10个养生馆。加强中医药文化宣传，举办"中医药文化节"，建立5个省级中医药文化示范单位、10个市级中医药文化宣传教育基地，举办"经方家园·名家讲堂"，提升广大市民的中医药健康文化素养。创新中医药服务模式，发布全市中医药特色服务电子地图，推出市民养生自测与调养APP系统，探索中医上门服务，提升居民中医药获得感和满意度。

（七）实施智慧医疗提升工程，开展"互联网＋健康"行动

一是加快推进智慧医疗建设。统筹推进市、区（市）两级全民健康信息平台建设，完善标准体系，整合业务应用系统，年底前所有公立医疗机构全部接入平台，实现互联互通、协同应用。加快数字化医院建设，开展互联互通成熟度测评和电子病历应用水平等级测评活动，有条件的医院开展数据中心"云化"和集成平台建设。完善居民健康信息服务平台，实现全市二级以上公立医院、妇幼保健院（所）全部联网运行。

二是创新推进云医院建设。深化"互联网＋健康医疗"行动，依托实体医院医疗资源，推进2所以上云医院建设，充分利用云计算、物联网、移动互联网以及传感器技术，开展互联网医疗服务，推进机构间的医疗协作。推进健康医疗大数据在临床医疗、疾病预防、健康管理、行业监管领域的深化应用，发展精准医疗、人工智能辅助医疗等医疗服务新模式。

三是推进"智慧卫监"建设。通过建立健全智能移动执法、全过程执法记录、在线监测（控）预警、双随机指挥决策等信息化手段，实现监督执法工作法治化、规范化、信息化。年内，市、区（市）两级监督机构全部接入和使用省卫生计生监督信息平台和业务应用系统。

（八）推进计生转型发展工程，开展妇幼健康提升行动

一是推广计划生育管理服务新模式。落实"规范服务、融合发展"的工作理念，进一步深化计划生育服务管理改革，在全市探索推广资源共享、优势互补、生育全程服务的计划生育管理服务新模式，推动鼓励群众按政策生育，构建生育友好的社会环境，有效提升群众对卫生计生服务的满意度。

二是探索创新建立计划生育特殊家庭全方位全周期服务体系。研究整合计划生育特殊家庭政策，探索建立"1+N"管理模式，以计划生育特殊家庭联系人为主，根据需要，增加家庭医生签约服务、养老服务、志愿者服务、社工服务等内容。探索开展计划生育特殊家庭健康管理试点，通过可穿戴设备，运用智能化手段实时监测计划生育家庭成员的身体状况，及时发现紧急情况，及时救治。

三是加强母婴安全保障。增加妇幼特别是儿科医疗资源，满足服务需求。开展危重孕产妇和新生儿救治中心能力建设，完善救治网络。严格孕产妇妊娠风险筛查和分类评估管理，提高快速反应和处置能力，有效控制孕产妇和婴儿死亡率。开展生育全程12项妇幼健康免费优质服务活动，降低出生缺陷发生率。

四是深化流动人口均等化服务和社会融合发展。拓展流动人口健康促进试点范围，开展流动人口健康促进示范企业、示范学校、健康家庭创建活动，年内每个区（市）至少新增2个流动人口健康促进示范企业、2个示范学校、4个健康家庭。深化流动人口卫生计生基本公共服务均等化示范点创建，确保年内至少2个区（市）进入全国示范点行列。实施流动人口社会融合试点，广泛开展流动人口关怀关爱活动，加强农村留守儿童健康关爱工作。

（九）实施医疗保障能力提升工程，开展应急救治服务行动

一是提升应急响应能力。推进卫生应急装备、能力建设，完善"平战结合"机制，开展应急保障大练兵，提升应急保障水平。实施市民卫生应急行为素养提升行动，广泛开展卫生应急知识"五进"宣传活动，提升市民自我防护、自救互救水平。

二是提升急诊急救能力。完善全市急救服务网络，新增18个院前急救站（点），缩短院前急救服务半径。以重大疾病为重点，完成全市胸痛中心、卒中中心网络布局，启动创伤中心建设，畅通就近就急、协作联动的生命急救绿色通道，提高危重患者的抢救成功率。年内，全部三级综合医院和50%以上的二级综合医院开展胸痛中心、卒中中心建设，每个区（市）至少建成一个胸痛中心及卒中中心。

三是提升医疗保障能力。以上合组织青岛峰会、省全运会等重大活动医疗保障为契机，全方位提升本市医疗保障服务能力。加快定点医院改造，建设应急指挥平台，强化保障队伍培训，推进全市医疗服务环境再提升、医疗服务流程再优化、医疗服务水平再提高、医疗服务设施再完善，打造专业优质、协同有序、保障有力、应急高效的医疗卫生保障综合防线，创建具有青岛特色的医疗卫生保障体系。

（十）全面推进管党治党建设工程，开展治理能力提升行动

一是深入开展党的十九大学习宣传贯彻活动。全面加强卫生计生系统党的建设，做好处级以上领导干部集中轮训，开展"不忘初心、牢记使命"主题教育，抓好"两学一做"学习教育常态化制度化，把"四个意识"落实在岗位和行动上。以提升基层党组织的组织力为重点，抓好公立医院党建工作。

二是落实全面从严治党要求。把党的政治建设摆在首位，加强行业作风、效能建设、文化建设、法制建设，提升创新能力、执行能力、落实能力。立足卫生计生工作实际，有的放矢地开展"两严两实两提升"党建主题活动（"两严"即全面从严治党、从严整风肃纪；"两实"即求真务实、狠抓落实；"两提升"即全面提升基层党组织的组织力、全面提升党员的执行力），打造一支干事有激情、做事高标准、遇事敢担当、处事讲原则的党员干部队伍。抓好基层党组织建设三级联创，依托党建协作区，促进党建工作创新。落实党风廉政建设主体责任和监督责任，强化监督执纪问责，以零容忍态度惩治腐败。

三是加强干部队伍建设。按照要求推行公务员职务职级并行试点，做好领导干部选拔、任职调整和交流，充实和加强基层单位领导班子的力量，强化年轻后备干部的培养和锻炼，落实为改革者壮胆、为实干者撑腰、为担责者负责的"三个保障"。

四是加大宣传力度。围绕卫生计生重点工作，开展"局长院长访谈""医院开放日、市民体验日""岛城媒体看卫生"等主题宣传活动，积极挖掘、提炼、宣传先进典型，提升卫生计生社会形象。举办第二届国医大师论坛、全球华人医师年会，开展第二届"最美天使"评选活动，推出20个以上国家、省、市级卫生计生先进人物（团队），开展"医者仁心、大爱无疆"职业精神系列宣传活动。

五是加强卫生计生法制建设。推动建立"健康优

先"的综合决策机制,建设卫生计生智库,组织开展卫生与健康领域重大政策前瞻性研究,加强卫生计生立法和规范性文件制定工作。在部分三级医院开展医院法治建设试点,制订医疗领域依法执业方案,依法规范医院经营管理和医疗服务。

六是加大卫生计生综合监督执法力度。加强行政执法公示、全过程记录、法制审核"三项制度"建设。开展"蓝盾亮剑工程",加强医疗卫生、公共卫生、计划生育等专项执法检查,严厉打击非法行医、"两非"等违法违规行为。继续推进基层执法资源优化整合,完善卫生计生全行业监管、全范围覆盖的执法架构,年内75%镇(街道)层级完成卫生计生执法资源整合,强化基层卫生计生监督执法网络建设。

七是深化卫生计生"放管服"改革。落实卫生计生领域优化政务环境17项措施,组织完成市、区(市)、镇(街道)三级卫生计生系统清理规范中介服务和证明材料工作。推进行政审批"一窗式"改革,畅通重点建设项目卫生审查绿色快速通道,对部分行政审批事项实行立即办、当天办、网上办,结合审批证照快递送达,实现申请人"只跑一次"或"零跑腿"。

八是加强信访维稳工作。推行信访安全"清零"工程,加强各级领导干部接访、包案、调处重点信访工作,加大信访骨头案、钉子案化解力度,实现进京访数量同比下降50%。扎实开展各类安全生产大检查活动,及时排查消防安全等各类安全隐患。推进第三批民营医疗机构安全生产标准化创建活动,确保年内全部达标验收。

九是加强行政效能和文化建设。创新科学发展考核办法,简化考核形式,加大创新权重,完善指标体系。抓好精神文明系列创建活动,打造"守护健康"服务品牌,开展"优秀工作成果""优质服务最佳实事"等创先争优活动和群众性精神文明创建活动。加强院务公开民主管理和职代会制度落实,提高工会工作水平。弘扬"工匠"精神,掀起学技术、当标兵、争状元热潮。扎实开展青春建功主题活动,实施青春扶贫行动。组织实施志愿服务"效果提升年"工程,推进"社工+志愿者"工作模式建设。做好离退休干部工作,丰富精神文化生活。

同志们,2018年卫生计生工作的思路、目标和任务都已明确,关键是抓好落实。让我们在市委、市政府的坚强领导下,不忘初心、牢记使命、锐意进取、埋头苦干,全面推进健康青岛建设,为提升人民健康水平,为把青岛建设得更加富有活力、更加时尚美丽、更加独具魅力作出更大的贡献!

专 文

青岛市深化社会医疗保险支付方式改革实施方案

青政办字〔2018〕45号

为更好保障参保人员权益、规范医疗服务行为、控制医疗费用不合理增长,充分发挥医保对医改的基础性作用、对医疗机构的激励约束作用以及对医疗资源合理配置的引导作用,根据国务院办公厅《关于进一步深化基本医疗保险支付方式改革的指导意见》(国办发〔2017〕55号)和省政府办公厅《认真贯彻落实〈关于进一步深化基本医疗保险支付方式改革的指导意见〉的通知》(鲁政办字〔2018〕49号),结合我市实际,制定本方案。

一、总体要求

(一)指导思想。以习近平新时代中国特色社会主义思想为指导,深入贯彻落实党的十九大精神,紧紧围绕深化医药卫生体制改革目标,正确处理政府和市场关系,全面建立并不断完善符合我市实际的医保支付体系。健全医保支付机制和利益调控机制,推进医保支付方式改革的社会治理创新,实行精细化管理,推动医疗机构规范行为、控制成本、合理收治和转诊患者,引导医疗资源合理配置和患者有序就医,支持建立分级诊疗模式和基层医疗卫生机构健康发展,切实保障广大参保人员基本医疗权益和医保制度长期可持续发展。

(二)基本原则。保障基本。加强医保基金收支预算管理,坚持以收定支、收支平衡、略有结余。合理控制医疗费用增长速度,促进医疗卫生资源合理利用,不断提高医保基金使用效率,着力保障参保人员基本医疗需求,筑牢保障底线。

健全机制。建立区域内医疗卫生资源总量、医疗费用总量与经济发展水平、医保基金支撑能力相适应的宏观调控机制。发挥医保的"第三方"优势,健全医保对医疗行为的激励约束机制以及对医疗费用的控制机制。完善医保经办机构与医疗机构间公开透明的协商谈判机制和"结余留用、合理超支分担"的奖惩机制,提高医疗机构自我管理的积极性,促进医疗机构从规模扩张向内涵式发展转变。

强化管理。建立健全以保证质量、控制成本、规范诊疗为核心的医疗服务评价与监管体系,加强对医疗服务行为和费用的调控引导与监督制约,逐步将医保对医疗机构的监管延伸到医务人员的医疗服务行为。

统筹推进。统筹推进医疗、医保、医药各项改革,注重改革的系统性、整体性、协调性,加强协同配合,发挥人力资源社会保障、财政、卫生计生、物价等部门合力,多措并举,实现政策叠加效应。

(三)主要目标。进一步加强医保基金收支预算管理,完善医保基金总额控制办法,全面推行以按病种、按人头付费为主的多元复合式支付方式改革。不断扩大按病种付费的病种数量和实施范围,到2018年年底,按病种付费的病种数量达到150种。开展基于疾病诊断相关分组(DRGs)的绩效评估及付费试点。积极开展按区域人头总额付费改革,引导医疗资源合理配置和患者有序就医,促进分级诊疗建设,2018年在区(市)医疗共同体(以下简称医共体)或城市紧密型医疗联合体(以下简称医联体)开展试点,2019年逐步推开。到2020年年底,医保支付方式改革覆盖所有医疗机构及医疗服务,在全市范围内全面实施适应不同疾病、不同服务特点的多元复合式医保支付方式,按项目付费占比明显下降。

二、主要内容

(一)加强医保基金收支预算管理。

1. 科学编制医保基金收支预算。按照"以收定支、收支平衡、略有结余"的原则,科学编制并严格执行社会医疗保险基金收支预算。根据缴费基数(缴费标准)、缴费率、参保人数等因素,全面、准确、完整地编制基金收入预算。综合考虑以前年度支出规模、本市医疗费用水平、医疗费控制目标、参保人年龄结构、享受待遇人数、待遇政策调整、病种结构变化等因素,编制基金支出预算。探索建立社会医疗保险精算制度,开展医保基金精算分析。(责任单位:市财政局、市人力资源社会保障局)

2. 全面实施总额预算管理。在医保基金年度支出预算范围内,对医保住院、门诊大病、社区门诊统筹、长期护理保险等各项业务支出全面实施总额预算管理。采取市级统筹、分级管理的经办管理模式,合理确定医疗机构年度预算总额。根据上年度基金实际支出和预计支出增长情况,结合区域卫生规划医疗机构设置、推进分级诊疗和基本医疗服务数量质量等因素确定本年度预算总额,原则上医保基金支出增幅控制在10%以内。总额控制指标向基层医疗卫生机构、中医医疗机构、儿童医疗机构等适当倾斜。(责任单位:市人力资源社会保障局、市财政局)

3. 健全总额控制办法。完善与总额控制相适应的考核评价体系和动态调整机制,以上年度医保实际拨付数为基数,综合医保基金支付能力、奖惩激励、合理增长速度等因素确定当年度医保支付额度。对超出总额控制指标的医疗机构合理增加的工作量,可根据考核情况按协议约定在基金支出预算范围内给予补偿,保证医疗机构正常运行。逐步实行按区域、级别、类别医疗机构医保基金总额控制代替具体医疗机构总额控制,促进医疗机构之间分工协作、有序竞争和资源合理配置。(责任单位:市人力资源社会保障局、市卫生计生委、市财政局)

(二)积极推进多元复合式支付方式改革。

1. 实行多元复合式支付方式。在全面实施总额预算的基础上,积极推进医保多元化、复合式付费方式改革,对住院及门诊大病医疗服务主要实行按病种付费,积极探索按疾病诊断相关分组付费对精神类疾病住院治疗、住院康复治疗等长期、慢性病医疗服务实行按床日付费对门诊统筹实行按人头付费积极开展对医联体、医共体的按区域人头总额付费试点并逐步推广。探索符合中医药服务特点的支付方式,鼓励提供和使用适宜的中医药服务。(责任单位:市人力资源社会保障局、市卫生计生委)

2. 重点推行按病种付费。在总结住院病种按病种付费经验的基础上,选择临床路径明确、诊疗技术成熟、质量可控且费用离散度不大的病种实行按病种付费,不断扩大按病种付费的病种数量和实施范围。将日间手术病种纳入按病种支付范围,鼓励有条件的医疗机构开展日间手术。逐步将符合条件的中西医病种门诊治疗纳入医保基金病种付费范围。建立健全医保与定点医疗机构的协商谈判机制,以既往费用数据和医保基金支付能力为基础,在保证疗效的基础上合理确定付费标准,引导适宜技术使用,节约医疗费用。(责任单位:市人力资源社会保障局、市卫生计生委、市物价局)

3. 积极推进按区域人头总额付费。按照"规划引导、试点先行"的原则,在城区组建多个城市医联体,在各区(市)分别组建县域紧密型医共体。理顺紧密型医联体和医共体的内部管理、运行和评估机制。对紧密型医联体和医共体医保实行按人头总额付费,形成正向激励引导机制,推动医疗卫生服务从"以治病为中心"向"以健康为中心"转变,促进"基层首诊、双向转诊、急慢分治、上下联动"分级诊疗服务体系加快形成。2018年在青岛西海岸新区、即墨区和莱西市开展试点工作,2019年逐步推广到其他区(市)。[责任单位:市卫生计生委、市人力资源社会保障局,各区(市)政府]

4. 探索按疾病诊断相关分组进行绩效评估和付费试点。按照疾病病情严重程度、治疗方法复杂程度和实际资源消耗水平等分组规则进行病种分组,结合实际确定和调整完善各组之间的相对比价关系。探索建立以疾病诊断相关分组技术为支撑的医疗机构诊疗成本与疗效评价体系,加强不同医疗机构的横向比较，利用评价结果完善医保付费机制，促进医疗机构提升绩效、控制费用，加快提升医保精细化管理水平。逐步探索将点数法与按疾病诊断相关分组相结合的付费方式。（责任单位：市人力资源社会保障局、市卫生计生委、市物价局、市财政局）

（三）强化医保监督管理。完善医保服务协议管理，将监管重点从医疗费用控制转向医疗费用和医疗质量双控制。全面推开医保智能监控，实现医保费用结算从部分审核向全面审核转变，从事后纠正向事前提示、事中监督转变，从单纯管制向监督、管理、服务相结合转变。不断完善医保信息系统，确保信息安全。积极探索将医保监管延伸到医务人员医疗服务行为的有效方式，探索将监管考核结果向社会公布，促进医疗机构强化医务人员管理。（责任单位：市人力资源社会保障局、市卫生计生委）

三、改革措施

（一）创新医保社会治理。建立由人力资源社会保障、财政、卫生计生、物价等部门和医院管理专家、临床专家、定点医疗机构代表等多方参与的医保管理委员会，研究定点医疗机构分类分级管理方案、考核评估办法、总额控制预算指标分配和年终决算规则。完善以医保服务数量和服务质量绩效为基础的绩效考核评估体系，提高总额控制预决算的科学性、合理性和公平性。健全医保经办机构与医疗机构之间的协商谈判机制，鼓励同级别、同类别医疗机构进行集体协商，以透明促共识，协商分配总额控制预算指标。定期召开各级别、各类别定点医疗机构医疗费和总控预算指标执行情况分析会议，建立级（类）别内定点医疗机构自我协商、自我平衡、自我约束机制。（责任单位：市人力资源社会保障局、市卫生计生委、市财政局、市物价局）

（二）完善医保支付政策。充分考虑医保基金支付能力、社会总体承受能力和参保人员个人负担能力，坚持基本保障和责任分担的原则，按照规定程序调整待遇政策。科学合理确定药品、医疗服务项目和基本服务设施的医保支付标准。按照国家改革部署要求，严格规范基本医保责任边界，基本医保重点保障符合"临床必需、安全有效、价格合理"原则的药品、医疗服务和基本服务设施相关费用。（责任单位：市人力资源社会保障局、市卫生计生委、市物价局）

（三）夯实医疗信息化管理基础。加快推行医疗服务项目技术规范，统一疾病分类编码、手术与操作编码系统，明确病历及病案首页书写规范并加强质量控制，制定完善符合基本医疗需求的临床路径等行业技术标准，为全面推行按病种付费和按疾病诊断相关分组付费打下良好基础。探索运用大数据方法、卫生经济学和疾病诊断相关分组管理原理，建立病种组合指数集，测算医疗机构平均病种指数和指数单价费用等管理指标，优化绩效考核的调控引导与监督制约作用。（责任单位：市卫生计生委、市人力资源社会保障局、市物价局）

（四）加快推进分级诊疗。结合分级诊疗模式和家庭医生签约服务制度建设，引导参保人员优先到基层首诊，对符合规定的转诊住院患者可以连续计算起付线，探索对纵向合作的医联体等分工协作模式实行医保总额付费，合理引导双向转诊。完善门诊保障制度，积极推进家庭医生签约服务，签约服务费主要由基本公共卫生服务经费、医保基金和签约居民付费等分担，发挥家庭医生在居民健康和医保控费方面的"守门人"作用。采取有效措施鼓励定点零售药店做好慢性病和重特大疾病用药供应保障，完善重特大疾病患者特供药店购药保障制度。差别化设置不同等级医疗机构的报销比例，降低未转诊患者的报销比例，适当提高二、三级医疗机构的起付标准。（责任单位：市卫生计生委、市人力资源社会保障局、市财政局）

（五）积极推进医药卫生体制相关改革。区域卫生规划应充分考虑城乡分布特点、医保基金支付能力、人群密度及就医意向等因素，合理规划医疗机构分布和数量，做到布局合理、服务有序、供需平衡。建立区域内医疗卫生资源总量、医疗费用总量与经济发展水平、医保基金支付能力相适应的宏观调控机制，控制医疗费用过快增长。推行临床路径管理，提高诊疗行为透明度。推进同级医疗机构医学检查检验结果互认，减少重复检查。建立医疗机构效率和费用信息公开机制，将费用、患者负担水平等指标定期公开，接受社会监督，并为参保人就医选择提供参考。完善公立医疗机构内部绩效考核和收入分配机制，引导医疗机构建立以合理诊疗为核心的绩效考核评价体系，体现多劳多得、优劳优酬。规范和推动医务人员多点执业。[责任单位：各区（市）政府，市卫生计生委、市人力资源社会保障局]

四、组织保障

（一）加强组织领导。各级各有关部门要充分认识深化医保支付方式改革的重要性，在市深化医药卫生体制改革领导小组领导下，立足长远、统筹兼顾、加强领导、落实责任,协调推进医保支付方式及相关领域改革,妥善做好政策衔接,发挥政策合力。

(二)明确部门职责。人力资源社会保障、卫生计生、财政、物价等部门要根据各自职能,协同推进医保支付方式改革,明确时间表、路线图,做好规划和组织落实工作。人力资源社会保障部门要充分发挥牵头部门的职责和作用,加强组织协调,深入调查研究,不断完善医保支付方式改革政策;卫生计生部门要督促医疗机构建立健全医疗费用控制机制,加强医疗服务精细化管理,推进医疗机构全成本核算和规范化诊疗工作;财政部门要按职责对医保基金的收支、管理实施监督;物价部门要会同卫生计生、人力资源社会保障部门合理确定公立医院医疗服务价格,做好按病种等收费、付费政策衔接工作。

(三)做好效果评估。及时开展改革效果评估,对改革前后医疗费用、医疗服务数量和质量、医保待遇水平、参保人员健康水平等进行综合评估,通过评估发现支付方式改革过程中存在的问题,并予以完善。重视支付方式改革对特殊群体的影响,确保社会稳定。加强对定点医疗机构的督导,促进定点医疗机构规范行为,提高基本医疗保险基金的使用效率。妥善做好支付方式改革的全面衔接,避免出现推诿患者现象,实现平稳过渡。

(四)强化宣传引导。坚持正确的舆论导向,充分调动各方参与医保支付方式改革的积极性、主动性和创造性。定期公布支付方式改革的进展及成效,主动接受新闻媒体和社会各界的监督,及时解答社会各界关心的问题,争取各方理解和支持,为支付方式改革营造良好的舆论氛围和社会环境。

发文机关:青岛市人民政府办公厅
发文时间:2018年5月31日

2018年全市卫生和计划生育工作要点

青卫政发〔2018〕2号

2018年是全面贯彻落实党的十九大精神开局之年,是改革开放40周年,是决胜全面建成小康社会、实施"十三五"规划承上启下的关键一年。2018年全市卫生计生工作总体思路是:以习近平新时代中国特色社会主义思想为指引,深入学习贯彻落实党的十九大和全国、全省、全市卫生与健康大会精神,按照市委、市政府"创新+三个更加"目标要求和"一三三五"工作举措及工作总体部署,围绕健康青岛建设率先走在前列目标任务,深化改革,创新驱动,提升标准,狠抓落实,实施"十大工程",开展"十大行动",全方位、全周期维护和保障人民健康,统筹做好卫生计生各项工作。

一、实施健康青岛促进工程,开展居民健康素养提升行动

一是加快推进疾控体系建设。落实市政府加强疾控体系人员编制、基础设施建设和装备配备要求,年内全部达到省级标准。加快全市疾控信息化建设,尽快实现疾病防控监测系统与全市医疗卫生信息平台对接。开展疾病预防控制中心综合评价与优质服务示范岗评比工作,推进疾病预防控制中心规范化管理,提升疾病预防控制机构服务能力。二是全力做好重大传染病防控。实时监控重大疫情动态,科学、快速、有效处置聚集性疫情。深化市级基层传染病防控示范基地建设。推进艾滋病综合防控示范区建设。将65岁以上老年人、糖尿病患者的结核病主动筛查列入基本公共卫生项目,将结核病检查列为学生健康体检必查项目。开展预防接种门诊"十统一"规范化建设。推进预防接种询问诊系统建设,年内覆盖率达到30%。完善"琴岛微苗"公众号接种预约、查验等服务功能,提升疫苗接种效率。三是推进慢病综合防控体系建设。巩固国家级慢病综合防控示范区创建成果,加快创建省级慢病综合防控示范区,成立全市慢病综合防控中心,10个区(市)全部创建市级健康促进示范区(市)。开展全市口腔健康流行病学调查、居民健康状况和危险因素调查,完成健康素养监测分析工作。持续做好儿童口腔疾病基本预防项目和低保老年人义齿修复项目。全面落实精神卫生服务体系建设,突出严重精神障碍患者的管控,确保"应收尽收、应治尽治"。加快即墨、胶州、西海岸新区等区市精神卫生诊疗机构改扩建,强化对社区精神障碍康复机构的技术指导,区(市)成立心理危机干预分中心,规范心理危机援助热线。四是积极推进健康促进工作。加强覆盖生命全周期、健康全过程的群众健康教育,建立市民健康大学堂,每个区市至少建成1处健康教育基地。开展健康促进"六进""千名专家送健康""健康知识进万家"活动,举办1000场健康教育讲座,为市民提供义诊咨询服务5万人次以上,居民健康素养水平达19%。五是加快推进医养结合工作。完善提升医养结合"青岛模式"。开展农村和居家医养结合服务工作试点,开展防、医、养、康、护一条龙服务;开展智慧健康养老服务试点,构建智能医养结合服务体系。六是推进健康医疗领域新旧动能转换。完善"一心、四城、一园、一带"的大健康产业发展总体布局,加快健康医疗与互联网、养老、旅游、体育、食品等多业态融合发展,培育中医药特色、康复疗养、休闲养生等健康服务新业态,发展大健康产业,满足人民群众多层次、多样化的健康服务需求。积极支持崂山湾国际生态健康城国家健康旅游示范基地建设提升工作。

二、推进医改深化联动工程,实施现代医院管理创新行动

一是加强医改推进机制建设。完善市、区(市)两级医药卫生体制改革领导小组、公立医院管理委员会运行机制,落实政府办医责任,完善"三医联动"政策措施,努力破解在卫生与健康改革领域的体制机制难题。学习借鉴国家深化医改推广经验,形成"青岛特色"改革经验,扩大改革成果。二是深化公立医院综合改革。健全公立医院补偿政策,全面破除"以药补医"。深化部门联动控费机制,医疗费用增幅控制在10%以下。改革医疗收费方式,启动按病种收费。落实"两个允许"要求,推进薪酬制度改革。开展公立医院综合改革第三方绩效评价,抓好公立医院综合改革示范建设,建立健全改革效果激励约束机制,确保改革成效。三是完善现代医院管理制度。制订建立现代医院管理制度实施方案,选择2~3家医院开展试点。健全医院决策机制和管理制度,完善以公益性为导向的公立医院绩效考核评价机制。全面推行医院预算化管理,推进医院政府采购工作,将医疗设备采购纳入政府采购范畴。推进医院标准化建设,通过现场评审、社会评价和不定期专项检查,持续改进医疗质量。四是推进分级诊疗制度。完善医联体建设"四种模式",强化资源同用、药耗同购、学科同建、信息同享、质量同质、管理同步"六大支撑",形成可复制、可推广的"青岛模式"。县级公立医院全部参与医联体建设,三区三市至少建成1个有明显成效的县域医共体,初步形成符合城乡医疗服务体系特点、就医患者有序流动、医疗资源按需调配、医疗服务一体化的分级诊疗格局,医联体内由二、三级医院向基层转诊人数增长10%以上。五是改革完善药品保障供应机制。做好药品集中采购、联合议价工作,探索建立跨区域联合采购机制。公立医疗机构全面推行药品采购"两票制",减少药品流通中间环节。选择部分三级甲等综合医院开展"一票制"试点,在公立医院和基层选择部分用量较大、市场供应渠道简单的药品试行药品联合议价采购"一票制"。做好高值医用耗材集中采购,将低值医用耗材、体外试剂及其他卫生材料等纳入省平台进行阳光采购,杜绝违规网下采购行为。按照国家和省部署,免费向高血压、糖尿病、重性精神疾病患者提供基本药物。加强合理用药管控。试点建立医院总药师制度,强化药师队伍建设。六是建立健全综合监管制度。落实国家《关于改革完善医疗卫生行业综合监管制度的指导意见》,制定配套的贯彻落实措施。加大"双随机一公开"监督抽查力度,推进卫生计生领域社会信用建设。探索建立涉医违法犯罪联合惩戒备忘录制度,开展联合惩戒。对新型健康服务机构、跨界融合服务等新产业、新业态,采取包容审慎的监管方式,促进其健康发展。

三、深化强基固本工程,开展基层卫生标准化建设行动

一是推进基层医疗机构标准化建设。深化基层医疗卫生机构"四类五化"标准化建设,积极创建优质服务示范社区卫生服务中心和群众满意镇街卫生院,新建200家中心村卫生室。实施镇街卫生院等级评审,实行分类管理。开展社区卫生服务机构专项治理活动,规范社区医疗服务行为。在基层全面推广电子门诊病历和门诊病历查询系统。深化基层医疗卫生机构综合改革,理顺基层医疗服务项目和价格,完善基层价格补偿政策。二是开展基层卫生"三下、三强"活动。全面实行基层卫生重心下移、资源下沉、专家下乡,通过强基层、强队伍、强服务,提升基层医疗服务水平。制定加强基层卫生人才队伍建设若干措施的实施意见。在部分三级医院和医学高校设立市级基层卫生人才培养示范基地,组织开展基层医疗卫生机构岗位练兵竞赛活动。落实乡村医生"区市管镇聘村用"工作模式,保障在岗乡村医生和老年乡村医生待遇。三是家庭医生签约服务扩面提质。建立家庭医生签约服务慢病"三高共管"服务模式，完善预防、治疗和康复一体化服务措施。推行家庭医生、医保门诊和基本公共卫生服务"三约合一"实名制签约，提升签约真实性。开展家庭医生签约服务示范点建设，完善家庭医生绩效考核体系，落实免费基本药物政策，拓展签约服务包和服务项目。开展家庭医生签约服务进机关、进企业、进楼宇、进社区、进乡村、进学校，提升群众参与度。推进签约服务信息化建设，实现与医保、基本医疗、公共卫生、健康促进等信息的无缝对接。年内家庭医生签约服务实现全覆盖，签约服务人员达270万人以上。四是完善基本公共卫生服务。提高基本公共卫生服务经费标准，调整完善市增服务项目。建立区市基本公共卫生信息数据库，完善移动查体和规范查体信息采集流程，开展健康档案专业化复核，确保健康档案信息真实性。推行基本公共卫生信息化考核。出台接生医院与基层机构的孕产妇和新生儿随访服务相结合的工作制度，破解城区妇保儿保落实难问题。五是做好健康扶贫工作。全面完成健康扶贫"八个一"工程、"三个一批"等年度工作任务，为省、市指定的1.66万名患病贫困人口提供健康服务。完善城乡医院对口支援工作，加强日常管理，充分发挥支援基层医师的帮扶提升作用。

四、实施医疗服务改善工程，开展群众满意度提升行动

一是加强医疗质量精细化管理。完善临床路径管理质量控制、效果评价和绩效考核等制度。强化医疗服务质量"大数据"分析，对二级以上医疗机构住院病案首页进行信息化分析与量化，实现疾病手术等相关编码的统一。依托市、区（市）两级临床检验、医学影像质控中心，对全部二级以上医疗机构的检验科和放射科进行室间质评，逐步向基层医疗卫生机构延伸，提高检查、检验同质化程度，推动检查、检验结果互认。二是开展医疗要素精准化监管。推进医疗机构、医护人员电子证照管理，完成新旧系统过度。开展医疗服务要素"空心化"专项清理整顿行动，促进依法执业。完善执法、质控、医管联合督导服务机制，加强血液透析、消毒供应、医疗废物等重点环节督导督查，减少安全事故。建设大型医院巡查长效机制，开展首轮巡查"回头看"活动，启动第二轮巡查工作。三是推行医疗精心化服务。二、三级医院全面建立门诊和住院多学科诊疗模式，所有三级医院设立多学科综合门诊，增加患者医疗服务便捷性，提高疾病综合诊疗水平。完善各项便民、利民服务举措，二级及以上医疗机构平均门诊预约率超过50%，80%以上的三级综合医院开展日间手术，建立提前、延时、错峰、分段诊疗等服务机制。推进院前、院中和院后全程信息化医疗服务。四是改善群众就医环境。加强卫生重大项目建设，完成市立医院东院二期、青大附院东院区综合病房楼建设并投入启用。加快推进市公共卫生中心、市第八人民医院东院区、市民健康中心、眼科医院红岛院区、平度中心医院、市第二卫生学校产科实训基地等在建项目。启动市立医院本部院区改扩建、市海慈医疗集团康复中心改造、第五人民医院扩建项目。开展市妇女儿童医院危重症救治中心、市职业病防治院等项目前期工作。

五、深化引医"三优"工程，开展人才学科建设提升行动

一是深化引医引智引才。以国际一流为标杆，深化"三优"工程，实施医疗卫生人才全球引进战略，年内引进2家以上国内外高水平医院，新引进一批国内外医学领军人才，提升危急重症、疑难病症诊疗水平，促进我市医疗卫生管理、技术和服务水平与国际接轨。加大引智引才资金扶持力度，重点引进院士专家团队，引进20名以上高层次人才，招聘500名以上博士、硕士。提高优秀高层次人才补贴标准，对新引进院士工作站、国医大师工作室、高端人才实行奖补政策。探讨与国内外知名人才服务机构共建高层次优秀人才工作服务平台。举办全球华人医师协会年会。二是加强学科建设。加强学科内涵建设，做好学科发展规划，完善学科立体布局，逐步形成优势学科突出、学科群作用明显、人才梯队合理的"医教研"学科体系。实施重点学科和人才培养项目，重点支持市级6个A类、60个B类、15个C类重点学科发展。开展临床循证、转化医学和精准医学研究，加快自主创新性成果转化和推广。三是加强人才培养。科学制定人才发展规划，实施市医疗卫生优秀人才培养项目。依托国内高校，实施干部分类培训班。加强60名学科带头人和90名优秀青年医学人才培养，鼓励学科团队加强对外交流，派出超过400人次的医学骨干赴国内外一流医疗机构进修学习。加强医学紧缺人才，加强全科、儿科、产科、精神卫生、护理、院前急救等紧缺人才的引进与培养。完善人才评价体系，建立学科和人才激励约束机制，建立学科述评和"约谈"制度，加大奖惩力度。加强住院医师规范化培训，鼓励具备资格的医师参加住培带教。

六、深化"十百千万"工程,开展振兴国医行动

一是推进国家中医药综合改革试验区建设。推出中医药综合改革10项创新举措,形成试验区标志性成果。成立青岛市中医药改革发展专家咨询委员会,深化中医优势病种收费方式改革。开展全市民间中医、中药资源普查,做好国家级社会办中医试点工作,实行中医诊所备案制管理,促进社会力量举办并做大做强中医医疗机构,推出十大中医药健康服务连锁(联盟)品牌机构。建立中医医院医疗质量信誉等级评定制度。加快推进"十百千万"工程,实施中医药传承与创新人才项目,举办"青岛市第二届国医大师论坛",建立10个国医大师工作室、100个名中医工作室,建成山东中医药大学青岛中医药科学院,启动与中国中医科学院的首批合作项目。二是实施中医临床优势培育工程。支持中医药发展集团建设,实现集团成员单位之间的资源共享。提升基层中医药服务能力,建立20个精品国医馆,60%的家庭医生签约团队能够提供中医药服务,4个区(市)实现中医药服务"全覆盖"。大力发展"简、便、廉、验"的中医非药物疗法,推进标准化区(市)级中医医院建设,试点开设中医经典门诊和病房,实施中医药学科建设"一科一策"工作法。三是创新实施"中医药+"战略。打造一批中医药养生旅游点(线),推出10个"中医药特色小镇(街区)"、10个养生馆。加强中医药文化宣传,建立5个省级中医药文化示范单位、10个市级中医药文化宣传教育基地,举办"经方家园·名家讲堂",提升广大市民的中医药健康文化素养。发布全市中医药服务电子地图,推出市民养生自测APP系统,探索中医上门服务。

七、实施智慧医疗提升工程,开展"互联网+健康"行动

一是加快推进智慧医疗建设。统筹推进市、区(市)两级全民健康信息平台建设,完善标准体系,整合业务应用系统,所有公立医疗机构全部接入平台,实现互联互通、协同应用。深化"互联网+健康医疗行动",推进2所以上云医院建设,开展互联网医疗服务,推进机构间的医疗协作。完善居民健康信息服务平台,实现二级以上公立医院、妇幼保健院(所)全部联网运行。二是促进和规范健康医疗大数据应用发展。建设健康医疗网络可信体系,推进健康医疗大数据在临床医疗、疾病预防、健康管理、卫生计生行业监管领域的深化应用,发展精准医疗、人工智能辅助医疗等医疗服务新模式。三是推进"智慧卫监"建设。建立健全智能移动执法、全过程执法记录、在线监测(控)预警、双随机指挥决策等信息化手段,实现监督执法工作法治化、规范化、信息化。省卫生计生监督信息平台和省卫生计生监督业务应用系统在市、区(市)两级监督机构全部正式运行,实现全覆盖。四是加强网络与信息安全管理。健全综合防护体系,实行等级保护,完善预警与通报机制,确保网络与信息安全。

八、深化计生转型发展工程,开展妇幼健康提升行动

一是积极稳妥实施全面两孩政策。做好生育政策宣传、解读、培训,加强人口发展研究,开展"全面两孩"政策实施效果评估。定期监控通报人口变动和计划生育基层服务管理情况,全面完成人口均衡发展目标。坚持和完善目标管理责任制,落实目标管理考核责任、"一票否决"和责任追究制度。二是深化基层管理服务改革。落实"规范服务、融合发展"工作理念,推行资源共享、优势互补、生育全程服务的基层计划生育管理服务新模式,完善村(居)、镇街计划生育工作规范,做好生育登记和生育审批、统计管理和信息交流。实现生育登记网上办理。打造基层基础示范点。稳定基层网络队伍,加强基层计生干部和工作人员能力提升培训。三是加强母婴安全保障。增加妇幼特别是儿科医疗资源,满足服务需求。加强妇幼保健机构标准化建设和规范化管理,开展危重孕产妇和新生儿救治中心能力建设,完善救治网络。严格孕产妇妊娠风险筛查和分类评估管理,提高快速反应和处置能力,有效控制孕产妇和婴儿死亡率。开展生育全程12项妇幼健康免费优质服务活动,降低出生缺陷发生率。四是提高家庭发展能力。全面落实计划生育家庭奖励优惠政策,及时落实农村部分计划生育家庭奖励扶助制度和独生子女父母年老一次性养老补助政策,做好城镇其他人员独生子女父母年老奖励政策衔接。建立计划生育特殊家庭全方位全周期服务保障体系,探索建立"1+N"管理模式,开展计划生育特殊家庭智慧健康管理试点。落实相关措施,解决计划生育特殊家庭实际困难。强化综合治理出生人口性别比工作,完成省下达的目标任务。深化"新家庭计划——家庭发展能力建设"项目,开展家庭科学育儿、青少年健康发展、养老照护试点和"营养进万家"活动。五是深化流动人口均等化服务和社会融合发展。拓展流动人口健康促进试点范围,开展流动人口健康促进示范企业、示范学校、健康家庭创建活动,每

个区(市)至少新增2个流动人口健康促进示范企业、2个示范学校、4个健康家庭。深化流动人口卫生计生基本公共服务均等化示范点创建活动,至少2个区(市)进入全国示范点行列。实施流动人口社会融合试点,广泛开展流动人口关怀关爱活动,加强农村留守儿童健康关爱工作。

九、实施医疗保障能力提升工程,开展应急救治服务行动

一是提升应急响应能力。推进卫生应急装备、能力建设,完善"平战结合"机制,开展应急保障大练兵,提升应急保障水平。实施市民卫生应急行为素养提升行动,广泛开展卫生应急知识"五进"宣传活动,提升市民自我防护、自救互救水平。二是提升急诊急救能力。完善全市急救服务网络,新增18个院前急救站(点),缩短院前急救服务半径。完成全市胸痛中心、卒中中心网络布局,启动创伤中心建设,畅通就近就急、协作联动的生命急救绿色通道,提高危重患者的抢救成功率。所有三级综合医院和50%以上的二级综合医院开展胸痛中心、卒中中心建设,每个区(市)至少建成一个胸痛中心及卒中中心。三是提升医疗保障能力。全力以赴做好2018年重大活动、省全运会等医疗卫生保障工作,推进全市医疗服务环境再提升、医疗服务流程再优化、医疗服务水平再提高、医疗服务设施再完善,打造专业优质、协同有序、保障有力、应急高效的医疗卫生保障综合防线,建立具有青岛特色的医疗卫生保障体系,提高医疗卫生保障标准化、现代化、信息化、国际化水平。

十、全面推进管党治党建设工程,开展治理能力提升行动

一是深入开展党的十九大学习宣传贯彻活动。做好处级以上领导干部学习贯彻党的十九大精神集中轮训,开展"不忘初心、牢记使命"主题教育,抓好"两学一做"学习教育常态化制度化。二是落实全面从严治党要求。把党的政治建设摆在首位,加强行业作风、效能建设、文化建设、法制建设,提升创新能力、执行能力、落实能力。立足卫生计生工作实际,有的放矢地开展"两严两实两提升"党建主题活动("两严"即全面从严治党、从严整风肃纪;"两实"即求真务实、狠抓落实;"两提升"即全面提升基层党组织的组织力、全面提升党员的执行力),制订方案,突出特色,抓好督导落实,打造一支干事有激情、做事高标准、遇事敢担当、处事讲原则的党员干部队伍,将全委党建工作提升到新水平。抓好基层党组织建设三级联创,依托党建协作区,促进党建工作创新。落实党风廉政建设主体责任和监督责任,强化监督执纪问责,以零容忍态度惩治腐败。三是加强干部队伍建设。做好领导干部选拔、任职调整和交流,充实和加强基层单位领导班子的力量,强化年轻后备干部的培养和锻炼,落实为改革者壮胆、为实干者撑腰、为担责者负责的"三个保障"。加强干部的日常管理、考核和监督,组织开展处级以上干部个人有关事项报告工作。强化对委属事业单位中层干部选拔任用备案工作。四是加大宣传力度。围绕卫生计生重点工作,开展"局长院长访谈""医院开放日、市民体验日""岛城媒体看卫生"等主题宣传活动,积极挖掘、宣传先进典型。开展第二届"最美天使"评选活动,推出20个以上国家、省、市级卫生计生先进人物(团队),开展"医者仁心、大爱无疆"职业精神系列宣传活动。五是加强卫生计生法制建设。推动建立"健康优先"的综合决策机制,建立"健康青岛智库联盟",加强卫生与健康领域重大政策前瞻性研究,组织开展重要民生政策评估评价。加强卫生计生立法和规范性文件制定工作。组织部分三级医院开展医院法治建设试点,建立医院法律顾问制度,制定医疗领域依法执业方案,加强重点风险管控,依法规范医院经营管理和医疗服务。六是加大卫生计生综合监督执法力度。加强行政执法公示、全过程记录、法制审核"三项制度"建设,促进规范文明执法。开展"蓝盾亮剑"行动,加强医疗卫生、公共卫生、计划生育等专项执法检查,严厉打击非法行医、"两非"等违法违规行为。推进基层执法资源优化整合,完善卫生计生全行业监管、全范围覆盖的执法架构,75%镇(街道)层级完成卫生计生执法资源整合。七是深化卫生计生"放管服"改革。落实卫生计生领域优化政务环境17项措施,组织完成市、区(市)、镇(街道)三级卫生计生系统清理规范中介服务和证明材料工作。推进行政审批"一窗式"改革,畅通重点建设项目卫生审查绿色快速通道,对市轨道交通工程、学校托幼、医养结合养老机构等政府投资项目及民生重点项目实施"大容缺、大并联"等创新改革,对部分行政审批事项实行立即办、当天办、网上办,加快实现申请人"只跑一次"或"零跑腿"。八是加强信访维稳工作。推行信访安全"清零"工程,加强各级领导干部接访、包案、调处重点信访工作,加大信访骨头案、钉子案化解力度,实现进京访数量同比下降50%。扎实开展各类安全生产大检查活动,及时排查消防安全等各类安全隐患。选定1~2家医院,开展安全生产风险分级管控与隐患排查治理试点。推进第三批民营医疗机构安全生产标准化创建活动,确保年内全部达标验收。九是加强行政效能和文化建设。创新科学发展考核办法,简化考核形式,加大创新权重,完善指标体系。抓好精神文明系列创建活动,打造"守护健康"服务品牌,开展"优秀工作成果""优质服务最佳实事"等创先争优活动。深化全市卫生计生系统文明单位、创建全国文明城市、军民共建等各项群众性精神文明创建活动。加强院务公开民主管理和职代会制度落实,探索引入QC管理办法,提高工会工作水平。弘扬"工匠"精神,掀起学技术、当标兵、争状元热潮。举办形式多样的文化体育活动,提高职工凝聚力。开展青春建功主题活动,实施青春扶贫行动。组织实施志愿服务"效果提升年"活动,推进"社工+志愿者"工作模式建设。做好离退休干部工作。

发文机关:青岛市卫生和计划生育委员会

发文时间:2018年1月29日

综 述

2018年卫生计生工作综述

卫生计生事业概况

2018年,青岛市各级各类卫生健康机构8028个(含村卫生室4283个)。其中:医院318个(按等级分:三级医院23个、二级医院123个、一级医院138个、未定级医院34个);卫生院103个;社区卫生服务机构280个(其中:卫生服务中心72个、社区卫生服务站208个);村卫生室4283个;门诊部、诊所、卫生所、医务室2918个;妇幼保健机构12个;疾病预防控制机构26个;卫生监督机构11个;计划生育技术服务机构23个;其他医疗卫生机构54个。全市医疗卫生机构提供诊疗服务6587.35万人次(含村卫生室861.11万人次);提供住院服务167万人次。全市人均期望寿命80.86岁,婴儿死亡率为2.21‰,孕产妇死亡率为8.7/10万。全年青岛市出生8.86万人(户籍人口,下同),出生率10.92‰,人口自然增长率为3.70‰,出生性别比105.77。

促进健康青岛实施

完善健康青岛体系建设。制订"健康青岛2030"行动方案,完善全市精神卫生、慢性病、职业病和艾滋病、结核病等重点疾病中长期防治规划。处置各类传染病85.4万例,科学处置长春长生生物疫苗事件,安全接种各类疫苗300万剂次,无重大传染病暴发流行。实施全民健康促进计划,筹建市、区两级慢性病综合防治中心,开展健康教育"六进"活动和"一二三四奔健康"专项行动,科学引导市民健康生活方式。为695万居民建立健康档案,开展14项基本公共卫生免费服务项目,服务老年人、慢病患者、孕产妇和儿童160万人。强化严重精神障碍患者集中收治和管控,规范管理率同比提高35.65%。加快推进医养结合工作。青岛市被确定为山东省6个医养结合示范先行市之一,建成医养结合机构279个、医养结合联合体141个、社区居家诊疗点490个,为老年人提供便捷优质的健康服务。全市人均期望寿命达80.86岁,高于全国平均水平4.16岁。

深化医疗改革联动

实施现代医院制度创新行动。全市二级以上公立医院医药费用增幅下降3.12%,药占比下降1.36%,联合控费取得预期成效。开展居民医保费用按区域人头总额预付支付方式改革试点和公立医院薪酬制度改革试点工作,3所医院列入国家、省级试点。建立医疗服务价格动态调整机制,110个病种实行按病种收费。加快推进分级诊疗,19家三级医院全部参与"医联体"建设,组建医疗集团6个、县域"医共体"11个,覆盖335家医疗机构,促进优质医疗资源下沉基层;成立妇儿、精神、感染性疾病等专科联盟7个、远程协作网9个,实现区域医疗资源共享。成立省内首个跨区域药品采购联合体,协议价格较省网价下降18.8%,80%的药品达到全国最低。全面推行药品采购"两票制",在18家二级以上公立医院实施部分药品"一票制",减少流通环节,集中采购药品67.42亿元,减轻群众负担20.2亿元。建立健全综合监管体系。强化监督执法、社会信用管理,监督检查3.3万余次,立案721件,保障广大群众的健康权益。

基本卫生标准化建设

开展基层医疗卫生机构标准化、队伍专业化"双提升"工程,创建25家国家级示范单位,创新乡村医生管理模式,定向培养60名医学生。推行家庭医生签约服务,组建1512个家庭医生服务团队,签约服务群众269万人。投入健康扶贫资金609万元,服务1.7万名贫困患者。

改善医疗服务

推进医院标准化建设,3家医院开展医疗质量JCI国际认证,市、区级质控中心达183个。在全国率先实施血液物联网解决方案,实现血液区域调配和全流程安全监管。强化重点疾病一体化管理,建成41个卒中、胸痛专病中心和11个癌症规范化示范病房。细化便民惠民措施,71%的医院实现门诊电子叫号,36家医院开展远程医疗,67家基层医疗机构建立双向转诊平台,二级以上医院优质护理服务病房实现全覆盖。

强化引医"三优"工程

加大引进优质医疗机构、优秀医学人才、优势医学学科力度,投资30亿元,开工建设哈佛(青岛)妇产医学中心等优质医疗项目,青岛新世纪妇儿医院正式开业;与美国、德国、新加坡、日本、加拿大等12个国家的知名机构签约实施合作办医;与北京大学医学部等6家优质医疗机构达成合作意向。引进4个院士团队、80名高层次人才和909名博士硕士。加大人才、学科投入,培养89个重点学科、150名学科骨干,引进国内、省内领先技术350余项,43个学科名列全国百强。

深化"十百千万"工程

开展振兴国医行动。依托国家中医药综合改革试验区,与中国中医科学院、山东中医药大学建立战略合作关系,建成山东中医药大学青岛中医药科学院研究生院,引进建立10个国医大师工作室、70个知名中医药专家工作室。将门诊中医优势病种纳入统筹支付范围并按病种结算,试点病种达到18个属全国首创。实行中医医疗质量信誉等级评定制度,完善中医专家存案制度,备案中医诊所53个。加快胶州市中医医院重建,建成133个国医馆,镇街以上医疗机构实现中医药服务全覆盖。建成全国综合(专科)医院中医药工作示范单位6个,遴选中医药C类重点学科6个。打造6家医养结合中医医院,启动中西医结合康复中心项目。在国内率先发布10项家庭中医药适宜技术。

实施医疗领域新旧动能转换

制定推进健康产业发展五年规划,推出促进健康产业十大发展举措,对61个健康产业项目实施动态管理,全面启动国家健康旅游示范基地建设,开工建设韩国延世大学青岛世福兰斯医院、健康城产业孵化基地、海尔国际养生度假酒店等项目。青岛市市立医院东院二期、青岛大学附属医院东区综合病房楼工程正式启用,加快推进青岛市公共卫生中心、青岛市第八人民医院东院区、青岛市第五人民医院扩建工程,青岛市海慈医疗集团康复中心建设项目开工建设。开展"互联网+健康"行动。青岛市和8个区(市)建成全民健康信息平台并实现数据互联互通,推进28项"互联网+医疗健康"便民惠民服务事项。区域诊疗"一卡通"注册用户达535万人,累计预约3531万人次。

推进计生转型发展

积极稳妥实施"全面两孩"政策,预计全市户籍人口出生8.8万人,比上年同期减少1.8万人,出生人数符合预期。推广网上办理、一站式和村居代办服务,为群众办理生育登记9.5万个。推广公共场所"爱心妈妈"建设模式,建成各类母婴设施329所。推行卫生计生融合服务,开通计划生育特殊家庭就医绿色通道,深化流动人口均等化服务和社会融合发展,服务流入孕产妇、儿童8.3万人。

提升医疗保障能力

开展应急救治服务行动。完成86个救护站和

100余部急救车辆标准化配置,推进紧急医学救援体系和核应急处置军地联动机制建设。新增18个急救站,开展航空医疗救援服务,推广"心脑绿色通道"APP,打造心脑血管急症30分钟救治圈。构建陆空救援立体医疗保障体系,圆满完成上合组织青岛峰会、省运会等30个重大活动医疗保障任务。

2018年全市卫生计生暨中医药工作会议概述

2018年1月31日,全市卫生计生暨中医药工作会议在市级机关会议中心召开。副市长栾新出席会议并讲话,市政府副秘书长王哲主持会议并通报2017年全市计生考核情况,市卫生计生委主任、党委书记杨锡祥作工作报告,市北区人民政府、即墨区人民政府、市第三人民医院、市疾病预防控制中心作交流发言。

这次会议是在全市卫生计生系统深入学习贯彻党的十九大精神关键时期召开的一次重要会议。会议的主要任务是:全面深入贯彻党的十九大及全国卫生计生工作会议精神,以习近平新时代中国特色社会主义思想为指导,总结2017年全市卫生计生改革发展工作,部署2018年卫生计生各项重点任务,奋力推进健康青岛建设。

会议指出,2017年是实施"十三五"规划、推进健康青岛建设的重要一年。市政府隆重召开第一次全市卫生与健康大会,出台《关于加快卫生与健康事业改革发展的意见》,研究部署全市卫生与健康工作,明确提出把人民健康放在优先发展的战略地位,全面推进健康青岛建设。全市卫生计生系统以习近平新时代中国特色社会主义思想为指导,在市委、市政府的坚强领导下,以推进健康青岛建设、促进卫生计生转型发展为主线,坚持健康优先,健康青岛建设呈现新态势;坚持深化医改,公立医院改革实现新突破;坚持转型发展,计划生育服务管理水平有新提高;坚持优化升级,卫生服务质量有新提升,坚持体系建设,基层卫生和公共卫生服务有新亮点,坚持创新发展,中医药特色优势进一步发挥;坚持依法行政,综合监管力度持续加大;坚持从严要求,党建和行风建设取得新进展。事业得到长足发展,改革取得明显成效,人民得到更多健康实惠,跨入了健康青岛建设新阶段。

会议强调,2018年全市卫生计生工作要以习近平新时代中国特色社会主义思想为指引,深入学习贯彻落实党的十九大和国家、省、市卫生与健康大会精神,按照市委、市政府总体部署和"一三三五"工作举措要求,围绕健康青岛建设率先走在前列目标任务,积极争创"全省卫生医疗改革龙头、全国区域医疗中心、国际健康养生宜居名城",深化改革,创新驱动,提升标准,狠抓落实,实施"十大工程",开展"十大行动",全方位、全周期维护和保障人民健康,统筹做好卫生计生各项工作,为把青岛建设得更加富有活力、更加时尚美丽、更加独具魅力提供健康服务保障。

副市长栾新在讲话中充分肯定全市卫生计生工作并指出,2017年是不平凡的一年,在市委、市政府的领导下,全市卫生计生系统全面落实党的十九大精神,以推进健康青岛建设为主线,以抓落实为主旋律,攻坚克难、开拓进取,深化改革、优化服务、强化管理,圆满完成年度各项目标任务,取得初步成效。要求2018年各级各部门要用习近平新时代中国特色社会主义思想统领卫生计生事业发展,坚持以人民为中心的发展理念,坚持把人民对美好生活的向往作为始终不渝的奋斗目标,与"更加富有活力、更加时尚美丽、更加独具魅力"城市发展定位紧密结合,坚定不移地深化改革,强化责任担当,狠抓推动落实,完善医疗卫生计生制度和优质高效的卫生计生服务体系,以普及健康生活、优化健康服务、完善健康保障、建设健康环境、发展健康产业为重点,全面推进健康青岛建设。

2018 年机构设置及主要领导名录

(截至 2018 年 12 月)

青岛市卫生和计划生育委员会

孙敬友　　党委副书记(正局级)
周长政　　党委委员、市计划生育协会常务副会长(正局级)
魏仁敏　　二级巡视员
张　华　　党委委员、副主任
杜维平　　党委委员、副主任
张　艳　　党委委员、市纪委驻市卫生计生委纪检组组长
宣世英　　副主任、农工党市委主委、市市立医院院长
董新春　　市计划生育协会专职副会长
赵国磊　　市中医药管理局专职副局长
王达友　　市计划生育协会专职副会长
吕富杰　　副巡视员、医政医管处处长

委属单位

名称	主要领导姓名、职务	
青岛市卫生和计划生育委员会综合监督执法局	孟宪州	局长、党支部书记(正处级)
青岛市市立医院	宣世英	院长
	杨九龙	党委书记
青岛市海慈医疗集团	刘宏	院长
	赵军绩	党委书记
青岛市中心(肿瘤)医院	兰克涛	院长
	宋岩	党委书记
青岛市第三人民医院	邢晓博	院长
	牛锡智	党委书记
青岛市第五人民医院	丁文龙	院长
	辛善栋	党委书记
青岛市第八人民医院	郭冰	院长
	张红梅	党委书记
青岛市第九人民医院	池一凡	党委书记兼行政负责人
青岛市胶州中心医院	邢立泉	副院长(主持行政工作)
	宋守正	党委副书记(主持党委工作)

(续表)

名称	主要领导姓名、职务	
青岛市妇女儿童医院	邢泉生	院长、党委书记
青岛市胸科医院	邓 凯	院长
	王 军	党委书记
青岛市第六人民医院	王明民	院长
	江建军	党委书记
青岛市精神卫生中心	王春霞	院长
	孙顺昌	党委书记
青岛市急救中心	盛学岐	主任
	董 夏	党支部书记（正处级）
青岛市中心血站	逄淑涛	站长
	闫家安	党委书记
青岛市口腔医院	王万春	院长
	王爱莹	党支部书记（正处级）
青岛市疾病预防控制中心	高汝钦	主任、党委书记
山东省青岛卫生学校	李智成	校长
	王秋环	党委书记
山东省青岛第二卫生学校	姜瑞涛	校长
	马桂莲	党委书记
青岛市卫生计生科技教育中心	王者令	主任、党支部书记（正处级）
青岛市干部保健服务中心	李慧凤	主任（副处级）
青岛市卫生和计划生育人才综合服务中心	徐 建	党支部书记、主任
青岛市计划生育药具管理站	崔云龙	站长
青岛市卫生和计划生育宣传教育中心	田 宇	主任（挂职兼任）
青岛市卫生计生发展研究中心	张万波	主任（挂职兼任）
青岛市公立医院经济管理中心	尚 涛	副主任
青岛山大齐鲁医院	马祥兴	院长、党委书记

青岛市市南区卫生和计划生育局

局　　长：于衍萍
党委书记：尹　君
党委委员、纪委书记：孙永明
党委委员、副局长：郑宝东、刘　洁、杨　光

青岛市市北区卫生和计划生育局

党委书记、局长：徐美丽
党委委员、副局长：王顺增、赵　艳
副　局　长：马海莉
二级调研员：李友良、杨仁庆

青岛市李沧区卫生和计划生育局

党委副书记、局长：李　蕾
党委委员、纪委书记：刘路明
党委委员、副局长：黄　磊、宫　伟、张红燕、刘继章

青岛市崂山区卫生和计划生育局

党委书记、局长：李兴水
纪委书记：于俭滨
副　局　长：孟庆萍、曹鹏利

青岛市城阳区卫生和计划生育局

党组书记、局长：郭春庆
党组副书记：宋淑青
党组成员、副局长：江喜范、张明福、韩香萍、韩通极
党组成员：牛锡志、陈正杰、刘世友
正　处　级：孙开旬
副　局　长：于　芝

青岛西海岸新区卫生和计划生育局

党委副书记、局长：薛立群
党委书记：单宝剑
党委委员、副局长，区深化医药卫生体制改革领导小组办公室主任、区公立医院管理委员会办公室主任：张秀山
党委副书记、纪委书记：孙炳荣（正局级）
副　局　长：杨学军、刘守田、安玉灵、周淳莉、薛建波、王本军、徐　刚

青岛市即墨区卫生和计划生育局

党委书记、局长：杨　岩
副　局　长：梅亦工、于朝晶、姜　杰、王　娟
纪委书记：王希良

胶州市卫生和计划生育局

党委书记、局长：周　刚
党委委员、副局长、市计生协会常务副会长：牟学先
副　局　长：刘汝芳
党委委员：李　亮
党委委员、市第三纪工委派出委员：贾维放
党委委员、副局长：孙卫刚
党委委员、市人民医院理事长、院长：张建顺
党委委员、工会主席：张吉祥
副主任科员：赵金凤
市计生协会副会长：杨维昂
副科级干部：吴淑芹

平度市卫生和计划生育局

党委书记、局长：赵旭军
计生协会专职副会长：王锡海
党委委员、二级调研员：贾学胜
副　局　长：丁勇力、郑美英、郭源圣、邢德相、郭雅丽
红十字会副会长：吴　洲

莱西市卫生和计划生育局

党组书记、局长：何贤德
党组成员、市红十字会常务副会长：郭　坤
党组成员、市老龄委办主任：徐鹏程
党组成员、副局长：张代波、田晓芳
党组成员：臧田华
党组成员、副局长：徐玉华
党组成员：李　宏

2018年青岛市卫生计生工作大事记

1月

8~10日 山东省人口和计划生育考核组一行6人,对青岛市2017年度人口和计划生育工作目标管理责任制执行情况进行考核。

19日 青岛市第五届"健康杯"技能大赛颁奖仪式隆重举行,全市卫生计生系统50余个参赛单位领导及300多名获奖人员和医务员工代表参加仪式。

25日 青岛市妇女儿童医院、康菲中国和非营利机构美国儿童心连心组织签订合作协议,启动"爱在心'菲'"医疗培训青岛项目。

31日 青岛市卫生计生委召开全市卫生计生系统安全生产工作会议。

31日 全市卫生计生系统"万人流动血库"无偿献血暖冬行动在市级机关中心大院正式启动。

31日 全市卫生计生暨中医药工作会议在市级机关会议中心召开。青岛市副市长栾新出席会议并讲话,市政府副秘书长王哲主持会议并通报2017年全市计生考核情况,市卫生计生委党委书记、主任杨锡祥作工作报告,市北区人民政府、即墨区人民政府、市第三人民医院、市疾病预防控制中心作交流发言。

2月

5日 青岛市副市长栾新对青岛市中心医院和青岛市第三人民医院安全生产工作进行督导检查,市卫生计生委主任杨锡祥和市安监局、市公安消防局有关人员陪同检查。

10日 青岛市卫生计生委党委书记、主任杨锡祥带队到扶贫帮扶村崔家集镇前洼村走访调研,平度市副市长于敬军、卫生计生局局长万作平,崔家集镇党委书记夏英平、市卫生计生委派驻前洼村"第一书记"周晓陪同走访调研并介绍情况。

14日 青岛市委副书记牛俊宪、副市长栾新到青岛市妇女儿童医院走访慰问春节期间坚守工作岗位的一线医务人员,对他们的奉献敬业表示感谢,向全市医护人员及家属致以节日的问候。

3月

26日 青岛市政府召开全市第一个新旧动能转换重大工程实施的单项会议——卫生健康领域新旧动能转换推进会议,深入贯彻习近平新时代中国特色社会主义思想、党的十九大和新一届全国"两会"精神,全面贯彻落实山东省委、省政府全面展开新旧动能转换重大工程动员大会和省政府创建全国医养结合示范省启动会议精神,迅速全面展开全市卫生健康领域新旧动能转换重大工程。副市长栾新出席会议并讲话,市政府副秘书长王哲主持会议。

31日 青岛市卫生计生委机关"健康彩虹"志愿者集中走进各对接联系医院,开展"美丽医院"机关奉献日活动。

4月

18日 青岛市卫生计生委召开全市卫生计生系统国家卫生城市复审工作暨健康教育"六进"活动动员大会,部署安排复审迎检工作和健康教育"六进"活动。各区(市)卫生计生局、委属单位、驻青医疗机构主要负责人和分管复审、健康教育工作负责人,共计120人参加会议。

5月

8日 健康青岛促进工程暨健康教育"六进"活动在青岛市李沧区李村广场举行启动仪式。市卫生计生委主任杨锡祥、市中医药管理局专职副局长赵国磊、李沧区副区长刘春花、李沧区政协副主席李蕾共同开启启动仪式杆,全市6个健康教育基地的专家,李沧区属各医疗卫生单位负责人和各街道公共卫生办主任,以及健康家庭、学校、企业、健康彩虹志愿者、医务人员代表等300多人参加启动仪式。

6月

23~24日 2018年中国医师协会中西医结合医师分会、山东中西医结合学会治疗传染病、肝病学术年会在青岛举办,来自全国各地的200余位专家、学者参加会议。

29日 由国际关节镜—膝关节外科—骨科运动医学协会(ISAKOS-China)、亚太膝关节—关节镜—运动医学学会(APKASS-China)、上海市医药卫生发展基金会、复旦大学附属华山医院主办,青岛市市立医院承办的第15届国际骨科运动医学与关节镜外科论坛(15th IFOSMA)暨首届"一带一路"运动医学及关节镜国际合作峰会在青岛市举行。来自美国、俄罗斯、德国、乌克兰、爱沙尼亚、立陶宛、荷兰、波兰、日本、韩国等10多个国家,以及中国香港、中国台湾的30多位中外著名运动医学专家学者、100余位运动医学同道出席。

7月

2日 青岛市卫生计生委党委书记、主任杨锡祥一行与青岛港集团党委书记、董事长郑明辉来到青岛阜外医院心脏中心看望在院手术治疗的来自贵州省安顺市的17名贫困先心病儿童及家长,杨主任代表卫生计生委给予本次救助活动8万元资金支持。

3~4日 山东省卫生计生委考核组一行7人来青岛市进行2017年度重大公共卫生服务妇幼项目考核工作,市计生协会常务副会长周长政陪同考核。

3~6日 由青岛市卫生计生委和青岛行政学院联合举办的第15期全市卫生计生管理干部专题研讨班在青岛行政学院举行,来自全市各镇(街道)党委政府、各区(市)卫生计生局、委属各单位卫生计生管理干部以及委机关各处室负责人等200余人参加了本期专题研讨班。

4日 全市深化中医药综合改革振兴国医行动现场推进会在青岛市海慈医疗集团召开。各区(市)卫生计生局,全市二级以上公立医院和妇幼保健机构负责人,青岛市中医药发展集团成员单位以及"国医馆"项目单位代表等近200人参加会议。

10日 国家卫生健康委妇幼司司长秦耕、巡视员王巧梅、出生缺陷防治处处长许宗余到青岛市妇女儿童医院调研出生缺陷防治工作。山东省卫生计生委巡视员宋新强,市卫生计生委党委书记、主任杨锡祥,党委委员、市计生协会常务副会长周长政陪同调研。

16日 为认真贯彻习近平总书记视察山东、视察青岛重要讲话精神,大力抓好招商引资和招才引智工作,加快实施新旧动能转换,青岛市卫生计生委党委书记、主任杨锡祥带领青岛市市立医院、青岛市妇女儿童医院负责人赴上海,分别走访复旦大学附属儿科医院、复旦大学附属华山医院,就引进优质医疗资源来青岛进行对接磋商,取得初步成果。

17日 青岛市在城阳区召开家庭医生签约服务工作现场会,市卫生计生委党委书记、主任杨锡祥,巡视员魏仁敏,城阳区副区长吕永翠出席会议,各区(市)卫生计生局主要负责人和责任科室负责人、市卫生计生委相关处室负责人等80余人参加会议。

20日 "陈孝平院士专家工作站"落户青岛市市立医院。"陈孝平院士专家工作站"以陈孝平院士任首席专家,由张志伟、张万广、董汉华、项帅、陈琳、程琪和罗鸿萍等国内知名专家共同组成。此次院士工作站的建立是青岛市"三优工程"和新旧动能转换重大工程下所结出的又一硕果,标志着青岛市在推进卫生领域产、学、研合作方面迈出新步伐。

25日 为普及食源性疾病防控科学知识,预防食源性疾病发生,青岛市卫生计生委、青岛市疾病预防控制中心、李沧区卫生计生局在李沧区李村文化广场,举办以"尚德守法 食品安全让生活更美好"为主题的2018食品安全宣传周卫生系统主题宣传日活动。

26日 全市卫生计生工作推进会议在青岛市疾病预防控制中心会议厅召开。会议总结全市上半年卫生计生工作情况,分析形势,查找问题,研究部署下半年重点工作任务。青岛市卫生计生委党委书记、主任杨锡祥讲话。

28日 青岛市妇女儿童医院国际部暨青岛新世

纪妇儿医院正式开业。副市长栾新出席开业仪式并致辞。

30～31日 全国卫生健康财务工作座谈会暨卫生健康经济大讲堂在青岛召开。

31日 青岛妇女儿童医院多学科联合为一名孕26周胎儿进行国内首例单中心的胎儿肺动脉闭锁实施介入治疗，成为国内接受胎儿介入治疗最小孕周的案例，标志着青岛妇女儿童医院在胎儿心脏介入技术上取得重大突破。

8月

2日 由迪士尼儿童医院专项基金支持的迪士尼欢乐屋在青岛市妇女儿童医院落成。

6日 青岛市副市长栾新对青岛市妇女儿童医院国际部暨青岛新世纪妇儿医院安全生产工作进行检查。

7～9日 山东省健康促进示范区（市）创建评估专家组一行5人在东营市卫生计生委副主任司传珍的带领下，对青岛市市北区、胶州市省级健康促进示范区（市）创建工作进行现场评估验收。

8日 北京大学肿瘤医院与青岛市中心医院远程医疗协作单位签约仪式在青岛市中心医院学术报告厅举行。青岛市卫生计生委主任杨锡祥、北京大学肿瘤医院院长季加孚出席签约仪式。

8～10日 贵州省安顺市副市长周丽莉带领安顺市卫生计生系统考察组一行15人到青岛市开展对口帮扶工作对接和健康产业考察交流。青岛市副市长栾新出席两地对口帮扶做工作座谈会，市政府副秘书长王哲，市卫生计生委党委书记、主任杨锡祥参加有关活动。

9日 青岛市卫生计生委与安顺市卫生计生委对口帮扶交流合作座谈会在青岛市级机关会议中心举行，共商两地卫生计生发展事宜，协商对口支援工作。会议由青岛市副市长栾新主持，安顺市考察团和青岛市卫生计生系统相关单位负责人参加座谈。

10～11日 贵州省安顺市考察组一行先后到青岛大学附属医院、青岛市妇女儿童医院和青岛市中心血站等医疗单位以及市百洋制药集团、华仁药业股份有限公司、中康颐养护理院、明月海藻健康科技园等医疗健康企业进行考察调研，主要调研学习大健康产业、妇幼卫生发展相关经验，了解人员编制、设备配备、学科建设、医疗水平、工资待遇、实际需求等方面的情况。青岛市政府副秘书长王哲、市卫生计生委主任杨锡祥、市卫生计生委副巡视员李中帅陪同考察。

12日 青岛市市立医院东院二期医疗综合楼试运行。该综合楼建有国内最大屋面医疗救援停机坪，配有山东半岛首台高端CT Revolution GSI X tream、Discovery ISG 730机器人、青岛市首台瓦里安Trilogy直线加速器、国际最先进的大孔径4D-CT模拟定位机等先进医疗设备。该综合楼项目是青岛市市办实事之一，旨在缓解老龄化社会进程中出现的老年病、心脏病等诊疗需求快速增长问题，进一步推进健康青岛建设。

16日 国家自然科学基金委员会公布2018年度国家自然科学基金项目评审结果，青岛市市立医院有9项课题获立项资助。

18日 青岛市召开首个"中国医师节"庆祝大会，副市长栾新出席会议并讲话，全市医师代表、卫生计生部门、行业协会和有关医疗卫生机构负责同志300多人参加会议。

21日 青岛市人大常委会主任宋远方一行调研青岛市深化医药卫生体制改革情况。市人大常委会副主任刘圣珍、秘书长杨鹏鸣等参加调研。副市长栾新、市卫生计生委主任杨锡祥、市卫生计生委二级巡视员魏仁敏、市社会保险事业局局长刘卫国、市财政局副局长陈伟、市食品药品监管局副局长柏建超、市慈善总会专职副秘书长赵军、市物价局副巡视员于红军等陪同调研。

23日 为进一步贯彻落实《青岛市控制吸烟条例》，推动青岛市控烟工作的深入开展，青岛市疾病预防控制中心举办青岛市控烟执法专题研讨会。中国疾病预防控制中心控烟办、国家卫生监督中心、国际肺病与防痨组织、卫健策略的相关专家受邀出席会议。

24日 青岛市卫生计生委在青岛市卫生计生发展研究中心视频会议室召开区域信息互联互通工作推进会议。

24日 青岛市卫生计生系统召开2018年扶贫协作和对口支援工作推进会。

9月

4日 青岛市卫生计生委举办"医道无界 爱洒非洲——青岛市第24批援坦医疗队事迹报告会"。

4～6日 国家中医药综合改革试验区第三方评估专家组莅临青岛，对青岛市试验区建设工作进行中期评估。

6日 由中华医学会肝病学分会主办的"第八届全国非酒精性脂肪性肝病和酒精性肝病学术会议"会上举行第二批"全国脂肪肝规范诊疗中心"授牌仪式，青岛市第六人民医院被授予"全国脂肪肝规范诊疗中心"，成为青岛市首家脂肪肝规范化诊疗中心。

10日 全国人大常委会委员、全国人大宪法和法律委员会委员、全国人大常委会法制工作委员会副主任许安标一行到青岛市疾病预防控制中心，就"基本医疗卫生与健康促进法（草案）"立法工作进行视察调研。

11日 为进一步加强全市出生缺陷综合防治工作，青岛市卫生计生委成立青岛市出生缺陷综合防治中心。中心挂靠青岛市妇女儿童医院、青岛市妇幼保健计划生育服务中心开展工作。

20日 "青岛市第二届国医大师论坛"在青岛市黄海饭店举办。论坛邀请李今庸、张学文、雷忠义和沈宝藩4位国医大师现场"传经送宝"。青岛市副市长栾新，市卫生计生委主任杨锡祥、市中医药管理局专职副局长赵国磊出席论坛，副市长栾新发表开幕致辞。

20日 第四届国际医学论坛在青岛市举办。此次论坛围绕学科建设、疾病前沿诊治、管理机制等主题展开深入探讨。青岛市副市长栾新，市卫生计生委党委书记、主任杨锡祥，中国医师协会会长张雁灵，世界华人医师协会理事长石丽英，海军军医大学附属长海医院李兆申，中华医学会杂志社副社长刘冰等领导出席论坛并致辞。

20～21日 世界华人医师协会在山东青岛举行2018世界华人医师年会暨互联网医疗与质量提升高峰论坛。会议由世界华人医师协会、中国医师协会、青岛市人民政府联合主办，青岛市卫生计生委、青岛市市北区政府、菩提医疗健康产业集团共同承办。此次年会的主题是"互联网医疗与质量提升"。

20～22日 由世界华人麻醉医师协会主办、青岛市医学会麻醉学分会协办、青岛市市立医院承办的第一届世界华人麻醉学年会在青岛市举行。此次会议由美国哈佛医学院谢仲淙教授主持，世界华人麻醉医师协会主席左志义教授出席并致辞。来自美国匹兹堡大学的章利铭教授、澳大利亚莫纳什大学的吴爱华教授、中华医学会麻醉学分会主任委员熊利泽教授等国内外知名专家以及来自国内各地的300余名麻醉医师参加会议。

21日 "2018青岛国际精神医学高峰论坛暨山东半岛精神心理联盟第二届联盟大会"在青岛举行。会上，青岛市精神卫生中心与加拿大女王大学签订战略合作协议，搭建与国际精神医学合作新平台。来自国内35家精神专科医院专家120余人参加此次论坛。

25日 青岛市市立医院举行山东大学附属青岛市市立医院签约揭牌仪式，双方同时签署《国家辅助生殖与优生工程技术研究中心与山东大学附属青岛市市立医院学科建设合作协议》，青岛市市立医院步入国家重点院校的医学教育队列。

10月

9日 国家中医药管理局公布2018年全国中药特色技术传承人才培训项目培养对象名单，青岛市黄岛区中医医院1人获选，青岛市累计有3名优秀中药人员入选全国中药特色技术传承人才培训项目。

11日 青岛市疾病预防控制中心性病艾滋病防制科主任姜珍霞入选由中央文明办、国家卫生健康委举办的全国道德模范与身边好人"中国好医生、中国好护士"月度人物。

12日 中国创伤救治联盟"青岛市中心医院 青岛市肿瘤医院创伤中心"建设签约启动仪式在青岛市中心医院举行。中心的成立标志着青岛市中心（肿瘤）医院正式加入国家级创伤救治大平台，也成为青岛市首家中国创伤救治联盟创伤中心建设单位。

19～21日 第二届中国中西医结合治疗糖尿病足研讨会、2018中国中西医结合学会周围血管病专业委员会中医外治与外用药物专家委员会成立大会、"中西医结合治疗周围血管疾病优势"继续医学教育学术会在青岛市召开。

24日 国家呼吸与危重症医学科（PCCM）专家评审组对青岛市中心医院PCCM规范化建设项目进行现场评审。青岛市中心（肿瘤）医院通过国家呼吸与危重症医学科规范化建设现场评审。

26日 中国抗癌协会癌症康复与姑息治疗专业委员会"难治性疼痛规范化诊疗示范基地"揭牌仪式在青岛市中心（肿瘤）医院举行，标志着青岛市首家、山东省第三家"难治性疼痛规范化诊疗示范基地"正式成立。

11月

3日 青岛、安顺、陇南三地卫生计生监督机构对口协作交流会在青岛市举办。来自青岛市和贵州省安顺市、甘肃省陇南市三地的卫生计生监督执法机构代表40余人参加此次交流活动。协作交流会上，青岛市卫生计生综合监督执法局与安顺市卫生监督所签订新一轮对口合作协议书，青岛市所辖崂山区、西海岸新区、即墨区分别与陇南市所辖礼县、武都区、文县卫生计生监督机构代表签订《对口合作协议书》。

9日 山东省卫生计生委公布全省21家"省级健康促进示范县（区、市）"，青岛市市北区、胶州市入选。

12日 为深入推进健康青岛建设，加快实施新旧动能转换重大工程，促进医养健康产业发展，市政府印发《青岛市医养健康产业发展规划（2018—2022年）》，从基础环境、总体思路、区域布局、重点领域、主要任务、保障措施等6个方面对青岛市医养健康产业进行全面谋划。

13日 北京大学医学部副主任肖渊、北京大学第三医院副院长王健全等一行11人到青岛市考察合作，实地调研青岛市市立医院与北京大学第三医院运动医学学科合作、青岛市中心医院与北京大学肿瘤医院远程医疗和肿瘤专科"医协体"建设、青岛市海慈医疗集团与北京大学第三医院泌尿外科微创治疗基地建设、青岛市口腔医院与北京大学口腔医院全面合作等前期开展项目，并在青岛市市立医院召开座谈会。青岛市副市长栾新出席座谈会，会见考察来宾。

15日 由国家卫生计生委医政医管局指导，健康界传媒主办的2018"进一步改善医疗服务行动计划"全国医院擂台赛总决赛在青岛国际会展中心举行。青岛市中心医院参赛的主题案例荣获"健全危急重症救治体系"主题第二名。

18日 青岛市市立医院心脏中心本部心内科手术团队通过冷冻球囊消融术帮助两位房颤病患成功摆脱疾病困扰。这是青岛市首次使用冷冻球囊消融治疗房颤，为岛城房颤患者带来更加安全的新疗法。

20日 在中国输血协会举办的"全国最美献血点"评选活动中，青岛市中心血站即墨利群爱心献血屋荣获"中国输血协会2018年全国最美献血点"荣誉称号。

23～24日 第四届半岛妇女儿童医学论坛生殖医学分论坛暨青岛市医学会生殖医学分会第八次学术会议在青岛召开。会议由半岛妇女儿童医学联盟、青岛市妇女儿童医院、中国医疗保健国际交流促进会妇儿医疗保健分会主办，青岛市医学会生殖医学专业委员会协办。

29日 青岛市第六人民医院获批全国首批人工肝及血液净化技术示范中心。青岛市第六人民医院是山东省最早开展人工肝血浆置换治疗重型肝炎、肝衰竭的医院，山东省有6家医院入选。

12月

1日 第四届半岛国际妇女儿童医学论坛在青岛国际会议中心召开。国家卫生健康委妇幼司副司长沈海屏、中国妇幼保健协会会长陈资全、山东省卫生健康委一级巡视员宋新强、青岛市副市长栾新、青岛市卫生计生委党委副书记孙敬友等领导出席开幕式。来自国内知名妇女儿童医院院长、著名专家学者、各省市妇幼保健机构负责人以及全球享有盛誉的国外嘉宾和社会各界人士等1000多人参加论坛。

1～2日 山东省新生儿先天性心脏病筛查项目市级师资培训班及全省新生儿先天性心脏病筛查项目启动仪式在青岛国际会议中心举行。山东省卫生健康委员会一级巡视员宋新强、监察专员乞蔚国，青岛市计生协会常务副会长周长政出席开幕式。

2日 为减少先天性结构畸形所致残疾，推进健康扶贫工程，青岛市妇女儿童医院成为由国家卫生计生委妇幼司、中国出生缺陷干预救助基金会联合开展的先天性结构畸形救助项目青岛市定点医疗机构，是青岛市唯一一家项目定点医院。该项目主要针对发病率相对较高、有成熟干预技术、治疗效果好的先天性结构畸形疾病，为患儿提供医疗费用补助，减轻患儿家庭医疗负担。

3日 青岛市政协主席杨军一行30余人到青岛市市立医院普集路急救站实地考察院前急救站建设。普集路急救站于11月通过验收，是全市重点办好城乡建设和改善民生实事中新建的18个急救站之一。

5日 为进一步巩固全市国医馆建设水平，做好青岛市基层医疗卫生机构中医药特色技术挖掘提升项目，青岛市卫生计生委、青岛市财政局联合制订《青岛市基层医疗卫生机构中医药特色挖掘提升项目（精品国医馆）实施方案》，计划用三年时间在全市建成60个中医药特色专科（专病、专技）诊疗能力强、辐射带动作用明显的精品国医馆。

6日 青岛市卫生计生委在市级机关会议中心举行第二届"最美天使"颁奖仪式。

12日 青岛市被国家卫生健康委、中国红十字会总会、中央军委后勤保障部卫生局授予"全国无偿献血先进城市"殊荣，这是青岛市连续第11次获此殊荣。

20日 青岛市委统战部常务副部长胡义瑛、民革青岛市委驻会副主委王维礼、民盟青岛市委驻会副主委陈立波、农工党青岛市委驻会副主委薄涛等民主党派及无党派代表人士调研组一行10人到青岛中心血站和青岛市市立医院视察调研卫生工作。

20~21日　青岛市举办国家"互联网＋药具发放"信息化平台试点推进会。青岛市作为国家首批4个试点城市之一,承担"组织开展互联网＋药具发放、对接药具购调存业务系统、建立药具数据标准、向基层延伸药具业务系统"四项试点任务。

26日　青岛市卫生计生委与北京大学医学部《深化医疗卫生领域合作协议》签约仪式在北京举行。北京大学常务副校长、医学部主任詹启敏,医学部副主任肖渊、刘晓光,青岛市副市长栾新,青岛市卫生计生委党委副书记孙敬友,青岛市市立医院总院长宣世英出席签约仪式。

27日　青岛市第六届"健康杯"技能大赛颁奖仪式在青岛市疾病预防控制中心会议室举行,有68个单位的93支代表队、123名个人夺得各个项目的一、二、三等奖。大赛涌现出状元7人,"青岛市工人先锋"7人,"青岛市三八红旗手"5人,"青岛市青年岗位能手"4人,"青岛市卫生计生系统岗位技术标兵"14人,"青岛市卫生计生系统岗位技术能手"102人,"青岛市工人先锋号"7个,"青岛市三八红旗集体"7个。

工作进展

体制改革

深化分级诊疗制度建设

夯实"医联体"建设和"医共体"建设。联合相关部门完善配套政策,高水平建设城市医疗集团,以即墨区、西海岸新区等区(市)为试点,全力推进县镇村一体化管理,推广医疗保险按人头总额支付制度,促进优质医疗资源下沉基层;精准设立妇儿、精神、感染性疾病等专科联盟,不断延伸远程医疗服务网络,逐步构建符合青岛市实际的分级诊疗就医格局。2018年,全市19家三级医院全部参与"医联体"建设,组建医疗集团6个、县域"医共体"11个、专科联盟7个、远程协作网9个,覆盖335家医疗机构;基层医疗卫生机构门急诊人次占比呈递增趋势。截至2018年10月,基层医疗卫生机构门急诊占全市比例同比增加2.5个百分点。山东省卫生健康委主任袭燕、副主任马立新多次到即墨区调研青岛市"医共体"建设,对即墨区典型经验给予充分肯定。

镇卫生院综合达标率有新提高。房屋建设、设备配置、人员配备、科室设置4项指标综合达标率较全省平均水平高20个百分点。印发《关于做好全市2018年基层医疗卫生机构标准化建设工作的通知》,指导区(市)推进基层医疗机构标准化建设。争创群众满意服务机构,在国家开展建设群众满意乡镇卫生院活动中,青岛市有11家乡镇卫生院获群众满意乡镇卫生院称号,有3名卫生院院长被评为国家优秀院长。严格基层医疗卫生机构备案审核管理,规范社区卫生服务机构标牌管理,全市有80%的机构统一更换标牌。启动乡镇卫生院等级评价工作,印发《青岛市镇(街道)卫生院等级评价工作方案(试行)》,成立市级评审专家库,全市评审B级乡镇卫生院12家。开展基层医疗卫生重点工作年度现场督查,现场对基层医疗机构标准化建设情况进行督查。

家庭医生签约服务创造新经验。增设"家庭医生签约服务费"门诊医疗保险支付项目,推行家庭医生签约、医疗保险门诊统筹、居家医养签约"三约合一"信息化签约服务管理。截至2018年11月底,青岛市组建1621个家庭医生签约服务团队,286万人享受签约服务。青岛市家庭医生签约服务工作经验做法得到国家、省的高度评价,并在有关会议上作典型发言。

深化公立医院综合改革

建立公立医院科学补偿机制。全面落实公立医院基本建设和设备购置、重点学科发展、人才培养等6项国家财政投入政策。2018年,市财政(含上级专款)投入公立医院财政补助资金10.83亿元。其中,安排设备购置资金0.32亿元,用于提高公立医院诊断水平;补助重点学科建设和人才培养资金,用于提高公立医院技术水平。建立医疗服务价格动态调整机制,确保公立医院得到合理补偿、正常运行。2018年,调整两批医疗服务项目80余项;自8月1日起,放开院际会诊等在内的53项部分医疗服务项目价格,实行市场调节价。城市公立医院价格补偿率平均达到97.2%,县级公立医院价格补偿率平均达到89.6%;全市公立医院实现收支结余4.21亿元、同比增加近4亿元,公立医院价格补偿机制进一步健全。出台《公立医院取消药品加成财政补助资金管理暂行办法》,市、区(市)两级财政严格按照不少于所属公立医院取消药品加成减少收入10%的资金安排年度财政预算。2018年,两级财政投入取消药品加成补助资金0.47亿元,财政补偿比例达到10%以上。

开展医疗费用控制工作。成立由青岛市卫生计生委、人社局、财政局、物价局等部门参与的医疗费用控制考核领导小组,制定完善各项配套措施和文件,形成青岛市控制医疗费用不合理增长的长效机制。制发《2018年度全市二级及以上公立医院医疗费用控制与考核办法》,建立"青岛市公立医院综合绩效评价考核平台"。2018年,全市二级以上公立医院医药费用增幅下降3.12%,住院均次费用增幅下降1.36%,药占比下降1.36%,联合控费取得预期成效。

建立公益性为导向的考核评价机制。组建公立医院管理委员会统筹履行政府办医职责。在市、区(市)两级成立由政府主要领导或分管领导担任主任的公立医院管理委员会,由公立医院管理委员会及其办公室落实政府办医责任。建立党委、政府主导的公立医院综合改革考核评价机制。印发《青岛市公立医院综合绩效考核办法(试行)》。2018年,由青岛市公立医院管理委员会牵头,对14所市属公立医院开展以"公益性"为导向的综合绩效考核。

推进落实公立医院经营管理自主权。对市属13所公立医院进行法人治理机构运行评估,青岛市公立医院全部建立法人治理结构。在政府办公立医院全面实行编制备案管理。市、区(市)政府举办的43所公立医院备案人员控制总量46341人,其中市级医院备案22721人、县级医院备案12810人。2018年,财政投入10.1亿元,对应由医院承担的编制控制总量内的所有在职人员的五项社会保险缴费用给予全额财政补助。下放用人自主权。2018年,全市参与改革的公立医院年度内人员支出占业务支出比重增加10.9个百分点,职工人均工资性收入增长48.2%。开展公立医院薪酬改革试点工作。会同市人社局印发《青岛市公立医院薪酬制度改革试点工作方案》。选定青岛市中心医院、青岛市口腔医院作为试点医院,落实"两个允许"(允许医疗卫生机构突破现行事业单位工资调控水平,允许医疗服务收入扣除成本并按规定提取各项基金后主要用于人员奖励)政策。推进现代医院管理制度建设,组织开展落实现代医院管理制度专题培训,推荐青岛大学齐鲁医院、青岛市中心医院和即墨市人民医院参加国家、省现代医院管理制度建设示范试点。

完善多层次医疗保险体系建设

积极推进多元复合式支付方式改革。2018年5月31日,以市政府办公厅名义印发《青岛市深化社会医疗保险支付方式改革实施方案》。对住院及门诊大病医疗服务主要实行按病种付费,按病种付费的病种达到100种以上;对精神类疾病住院治疗、住院康复治疗等长期、慢性病医疗服务实行按床日付费;对门诊统筹实行按人头付费。会同市人社局等部门在西海岸新区、即墨区和莱西市开展居民医疗保险费用按区域人头总额预付支付方式改革试点。2018年4月1日,正式实施"全人全责"长期护理保险制度,并在全国率先将失智老人纳入照护范围。国务院第四次大督查第九督查组对青岛市护理保险工作予以高度评价。城乡居民医疗保障水平得到新提高。全市两级财政为居民医疗保险增加补助资金7.4亿元左右,筹资总量达到45亿元左右,增长幅度分别达到30%和24%。青岛市居民医疗保险筹资和待遇水平居于全省前列。

完善药品供应保障机制

创新生产环节监管、流通秩序。出台《青岛药品生产不良行为记分管理办法》,健全风险筛查制度,持续开展打击行动。鼓励以临床价值为导向的药物创新,形成青岛市仿制药一致性评价工作中存在的问题的调研报告。青岛市开展一致性评价的药品生产企业有8家、33个产品,其中基本药物有14个。改革完善药品保障供应机制。成立省内首个跨区域药品采购联合体,与济南、威海开展跨区域联合议价采购,包含药品101个品种,协议价格较省网价平均下降18.8%。制订印发《公立医院设立总药师实施方案(试行)》,在市妇儿医院、市第三人民医院、西海岸新区中心医院3家医院试点建立总药师制度。在全市公立医疗机构全面推行药品采购"两票制"。全市二级以上公立医院高值医用耗材网上采购率和采购金额在全省名列第一。

加强综合监管体系建设

深化卫生领域"放管服"改革。制订《青岛市卫生计生系统"证照分离"改革试点工作方案》,在高新技术产业开发区、胶州经济技术开发区、西海岸新区(含青岛经济技术开发区)开展公共场所卫生许可"全面实行告知承诺制",设置医疗机构审批(仅适用营利性医疗机构设置)、消毒产品生产企业卫生许可(一次性使用医疗用品的生产企业除外)"提高透明度和可预期性"试点工作。研究确定17项放管服改革任务,建立工作台账制度,定期督导各项措施落实。

强化事中事后监管工作。制定公共场所和消毒产品生产企业诚信档案管理办法、分类监督管理办法、风险监管管理办法、公共场所社会监督工作指导意见,规范公共场所以及消毒产品生产企业的事中事后监管。积极构建社会监督和信用监管机制,全面落实行政处罚公示制度,通过政务网、部门网站公示行政处罚34起,通过曝光台公示无证行医11起。深入推进镇(街道)执法资源整合,建立完善"三级四层"综合监督执法网络,构建卫生计生全行业监管、全范围覆盖的执法架构,全市139个镇(街道)中有98个完成整合。

推进综合监督示范区创建工作。在全市对综合监督示范区创建工作进行部署,推广城阳卫生计生综合监督示范区创建经验,指导西海岸新区、莱西、平度等区(市)参加2018年全省卫生计生综合监督示范区创建工作,积极探索建立政府主导、部门联动、行业监管和社会参与的卫生计生综合监督管理体制和工作机制。

健全中医药健康服务体系建设

推进国家中医药综合改革试验区建设,启动实施中医药综合改革振兴国医行动,出台《青岛市深化中医药综合改革振兴国医行动计划(2018—2020年)》。成立青岛市中医药改革发展专家咨询委员会,深化门诊中医优势病种纳入医疗保险报销范围,开展社会办中医试点,入选国家社会办中医试点城市,实行中医诊所备案制管理,完善中医专家存案制度,备案中医诊所71家,存案外埠中医专家85名。引进高端中医药资源,山东中医药大学青岛研究院启用,建立包括10个国医大师工作室在内的88个知名中医药专家工作室,建立全国知名中医药专家门诊"杏林苑"。完善中医药发展集团,在国内率先启动实施精品国医馆建设项目。实施"中医药＋"战略,推出11个中医药特色小镇(街区),在国内率先开展全域中医药健康文化素养调查,建立5个省级中医药文化示范单位(基地)、12个市级中医药文化宣传教育基地。支持中医药和海洋生物医药研究,习近平主席在上合青岛峰会后考察听取青岛市海洋药物研发情况的汇报。完善中医医疗质量信誉等级评定制度,发布《青岛市中医药特色服务指南》。青岛市三甲中医医院达到4家,全国综合(专科)医院中医药工作示范单位达6家,居国内同类城市前列。全市100%的社区卫生服务中心、镇卫生院,91.8%的社区卫生服务站,91.6%的村卫生室能够提供中医药服务,4个区(市)率先实现中医药服务"全覆盖"。国家中医药管理局委托中央党校(国家行政学院)对青岛市国家中医药综合改革试验区建设情况进行中期评估,对青岛市中医药改革发展的创新性做法给予充分肯定。

法 制 建 设

依法全面履行政府职能

统筹推进法治政府建设,印发《2018年卫生计生系统法治政府建设工作方计划》。全面落实"放管服"改革任务,印发《关于深化"一次办好"改革深入推进审批服务便民化实施方案》,向社会公布市、区(市)"一次办好"事项中行政权力事项61项,公共服务事项8项。推进"证照分离"改革工作,制定《关于全面开展"证照分离"改革工作的通知》及相关配套文件。深化行政审批制度改革,继续精简行政审批事项,做好国家和省精简下放行政权力事项的承接落实,加大向区(市)、开发区和经济功能区精准放权力度。优化行政审批流程,全面实施"一窗式"政务服务。推进"多证合一"改革,进一步深化登记制度改革。加强事中事后监管,推行"双随机、一公开"监管工作。推行政务服务网上办理。

完善依法行政制度体系

做好立法工作。完成《青岛市人口与计划生育工作若干规定》《青岛市建设项目预防性卫生监督管理办法》修订工作。完善规范性文件制定程序，印发《规范性文件制定管理办法》。做好规章、规范性文件清理工作。完成知识产权保护、军民融合等涉及的规章、规范性文件清理工作。对现行14件规范性文件进行梳理，有2件到期失效，并及时在网上公布。

健全依法决策制度机制

落实行政决策程序制度。制定《重大行政决策合法性审查制度》和《重大行政决策程序规定（试行）》。履行合法性审查和报备程序。建立法律顾问管理制度，出台《法律顾问管理办法》，组建法律顾问小组。

规范公开文明执法

完善行政执法三项制度。制订《青岛市卫生和计划生育委员会推行行政执法公示制度、执法全过程记录制度、重大执法决定法制审核制度工作方案》。组织行政执法人员参加公共法律知识培训考试，落实行政执法人员常态化培训和日常考核制度，建立执法人员退出机制。加强行政执法保障，改善执法条件，履行执法职责所需经费纳入政府预算，保证执法经费足额拨付。

强化行政权力制约和监督

积极推进行政执法监督体制改革。推进市、区（市）卫生计生综合监督执法机构和行政监督执法队伍建设，组织开展行政执法监督综合检查。完成全市卫生计生行政执法监督体制机制改革任务。全面加强内部审计工作。深入开展"向市民报告、听市民意见、请市民评议"活动，完善政府信息公开制度，拓宽公开渠道。

完善矛盾纠纷多元化解机制

做好行政复议应诉工作。落实《青岛市行政复议和行政诉讼纠错报告办法》。健全医疗纠纷预防化解机制。推进以人民调解为主体，院内调解、人民调解、司法调解、医疗风险分担机制有机结合的医疗纠纷预防与处理制度建设。采取多种形式及时介入重大医疗纠纷的处置，受理医疗事故技术鉴定52例，处理医疗纠纷投诉案件116起。依法依规处理信访事项。着力解决信访责任界定不清、把握不准、责任落实不到位等突出问题。规范信访工作程序，畅通群众诉求表达、利益协调和权益保障渠道，维护信访秩序。

提高法治思维和依法行政能力

树立重视法治素养和法治能力的用人导向。把法治观念、法治素养作为衡量干部德才的重要标准，把遵守法律、依法办事作为考察干部的重要内容。加强法治教育培训，制定印发《青岛市卫生计生系统"七五"普法实施意见》，在全系统深入开展"法律六进"普法活动。组织开展法制和执法培训。组织开展综合监督宣传周活动。加强行政执法队伍建设，推进卫生健康法治工作队伍正规化、专业化、职业化。开展医院法治建设试点工作，制定医院医疗领域依法执业工作规范。定期开展医院法治建设研讨，及时交流试点工作中的经验做法，提高医院依法执业水平。

规划发展与信息化建设

新旧动能转换

组织做好全市卫生计生系统新旧动能转换重大工程动员部署工作，召开全市卫生健康领域新旧动能转换推进会议，副市长栾新出席会议并讲话。制定《落实新旧动能转换重大工程推进健康产业发展行动计划（2018~2022年）》。牵头编制《青岛市医养健康产业发展规划（2018～2022年）》。建立全市卫生健康领域新旧动能转换重大项目库。汇集各级健康产业相关项目61个，对重大项目实施动态管理，7个项目纳入全省医疗养老健康产业重大项目储备库。全面参与"儒商大会2018"，1个项目纳入大会签约项目、2个项目纳入大会推介项目。做好新旧动能转换重大工程产业专班和智库组建工作，积极组建健康养老产业推进专班、大健康服务推进专班，成立专班智库，开展健康产业领域相关工作。

"双招双引"工作

牵头组织开展招商引医大走访活动。2018年，开展走访活动26次，成功引进国内首家中韩合资三级综合医院——韩国延世大学青岛世福兰斯医院，投资约20亿元，7月2日正式开工建设。青岛新世纪妇儿医院7月28日正式开业。加快推进哈佛（青岛）妇产医学中心、海尔哈佛医学创新中心、青岛州信医学影像诊断中心等高端医疗机构引进项目建设。新引进北京协和医院邱贵星院士、上海交通大学附属第九人民医院张志愿院士、华中科技大学同济医学院附属同济医院陈孝平院士、上海长海医院李兆申院士等4个院士团队。新签约实施与北京大学肿瘤医院、美国波士顿儿童医院、美国儿童心连心组织、美国INOVA国际医疗集团附属儿童医院、美国加州大学洛杉矶分校（UCLA）遗传和生物信息学技术中心、德国曼海姆大学附属医院、新加坡卫生医疗集团、日本藤田保健卫生大学医院、加拿大多伦多大学、加拿大麦吉尔大学、北京中日医院、山东朗润集团等12个优质医疗资源合作项目。与北京大学医学部、解放军总医院（301医院）、中国中医科学院、复旦大学附属儿科医院、复旦大学附属华山医院、山东省立医院等6家优质医疗机构达成合作意向。编印健康产业重点项目招商引资手册，先后走访艾伯维（中国）、强生（中国）、默沙东（中国）等16家世界500强企业和国内重点民企、"独角兽"企业。完成承担的2100万美元招商引资任务。

卫生计生服务体系建设

推进市级医疗卫生重点项目建设。青岛市市立医院东院二期、青岛大学附属医院东院区综合病房楼工程通过竣工验收，正式启用。青岛市公共卫生中心工程加快推进土石方施工。青岛市第八人民医院东院区工程完成土石方及支护工程施工。青岛市第五人民医院扩建工程开展土地、规划等各项前期手续。青岛市海慈医疗集团康复中心建设项目2018年底开工建设。加快推进青岛第二卫生学校助产实训楼项目、平度市妇幼保健院改扩建项目，完成年内开工建设目标任务。推进青岛市妇女儿童医院危重症救治中心、青岛市职业病防治院（肿瘤医院）、青岛市市立医院本部院区改扩建工程等3个规划建设项目建设规划编制等工作。全面启动崂山湾国际生态健康城国家健康旅游示范基地建设，2018年，健康城开工建设湾横四号线、一号水质净化厂、一号再生资源绿色科技中心等3个基础设施项目，以及韩国延世大学青岛世福兰斯医院、健康城产业孵化基地、海尔国际养生度假酒店等项目。

信息惠民利民工程

推进完善青岛市区域诊疗"一卡通"平台建设，扩大平台覆盖范围。丰富平台功能服务，调整平台网络架构，升级平台网络安全设备防病毒功能，优化平台数据库结构。2018年，区域诊疗"一卡通"平台有535万实名注册用户，服务人群达35316450人次。推进互联互通工作，印发《青岛市全民健康信息平台互联互通工作规范》，成立区域信息互联互通工作组，建立互联互通整体情况监督机制，建立对口结对帮扶支持机制。加强基层医疗卫生信息系统建设，提升全市电子健康档案规范率。完成山东省出生医学证明及住院分娩直报出生信息与基本公共卫生服务管理系统业务协同并在全市上线，将新生儿信息推送时间降至2～3天。完成家庭医生签约系统建设及七区（市）上线工作，制发青岛市家庭医生技术及功能规范标准。完成基层单点登录系统建设，制定印发基层单点登录系统接口规范。强化网络安全建设，完善网络安全防护体系，组建青岛市网络信息安全工作队伍，印发《青岛市卫生计生业务专网运行管理办法》。制订卫生计生委网站群迁移工作方案，完成市卫生计生委网站、市卫生监督执法网、市中医药网的整合上云工作。完成全市卫生计生信息化建设现状摸底工作，完成政务云端专网地址池扩容。建立健全信息化推进工作制度。制发《青岛市卫生统计信息管理办法》《关于进一步明确基层医疗卫生机构统计报表中总诊疗人次数口径的通知》。

疾病预防控制

疾病预防控制体系建设

积极推进编制政策落实，在全省率先落实国家、省疾病预防控制机构编制标准，市、区（市）两级疾病预防控制机构全部完成扩编，全市增编685名，编制数实现翻番。2018年市、区（市）疾病预防控制中心完成招聘53人。青岛市公共卫生中心项目进入一期基坑施工阶段，青岛西海岸新区公共卫生中心投入使用；市南区、胶州市、莱西市实施疾病预防控制机构实验室升级改造工程。加大市、区（市）疾病预防控制中心实验室装备投入，市、区（市）两级财政投入近2600万元，其中市级1200万元。

重大突发疫情及重大疾病防控与干预

2018年，加强呼吸道、肠道等重点传染病监测防控及突发公共卫生事件处置，督导学校、托幼机构、医疗机构等重点场所1300余次。全市通过国家传染病报告信息管理系统共报告甲、乙、丙类法定传染病22种，共计29582例，与上年同期相比上升7.65%；甲、乙、丙类传染病总发病率为318.41/10万，与上年同期相比上升6.65%；死亡30例，死亡率为0.32/10万，与上年同期相比下降17.44%。重点传染病方面，全市无甲类传染病病例报告，乙类传染病以乙肝和肺结核为主，丙类传染病以手足口病和其他感染性腹泻病为主，其中其他感染性腹泻病、乙肝、手足口病和肺结核均比上年有所升高。全市传染病疫情总体平稳，无重大传染病暴发流行。

免疫规划

2018年，按照国家、省、市统一部署，开展问题疫苗摸底排查、人员培训、疫苗补种、咨询服务、舆情监测等各环节工作。全市免费接种水痘疫苗182063剂次、灭活脊灰疫苗84919剂次，12种免疫规划疫苗报告接种率均在95%以上。大力推动"互联网+预防接种"，30余家接种门诊上线预防接种咨询问诊系统。提升预防接种规范化管理水平，城阳区免疫规划预防接种服务"示教基地"正式揭牌。

地方病防治

2018年，全市报告疟疾21例，均为境外输入病例。发病率为0.23/10万，与上年同期相比上升9.50%。报告死亡病例1例，死亡率为0.01/10万。青岛市疾病预防控中心在全市二级以上医疗机构和镜检站积极开展"三热"（疟疾、疑似疟疾、不明原因发热）病人血检工作，实行消除疟疾月报告制度，督促消除疟疾工作按计划进行。做好全市地方病监测与防治工作，开展青岛市重点人群碘营养调查，对青岛市8～10岁儿童、孕妇进行抽样检测，检测8～10岁儿童尿样2041份、孕妇尿样1000份。检测结果表明青岛市居民尿碘含量中位数达到国家消除碘缺乏病的标准，碘摄入量适宜，碘营养状况理想。

艾滋病防治

2018年，全市发现并报告艾滋病病毒感染者及艾滋病病人451例，与上年同期相比增加7.9%，其中感染者338例、艾滋病病人113例，死亡13例，全市新发现HIV/AIDS病例报告准确率、及时率均达到100%。全市34个自愿咨询检测（VCT）点积极开展艾滋病自愿咨询检测工作，全年对15747人进行自愿咨询检测，其中发现HIV抗体阳性者202例，阳性率1.3%，占青岛市报告艾滋病疫情的44.8%。进一步打造艾滋病防控"青岛品牌"，完善示范区新型毒品滥用干预模式，探索经性传播综合防控试点男男高危人群综合干预策略。深化社会组织参与艾滋病防治工作，两家社会组织代表全省在全国第一批挂牌国家疾病预防控制性病艾滋病中心"社会组织参与艾滋病防治基金项目实习基地"，15家社会组织获得20个项目资助353.6万元，居全省首位。

医 药 管 理

上合组织青岛峰会保障

2018年,牵头组建上海合作组织青岛峰会医疗卫生工作组,建立国家、省、市三位一体、深度融合、分工有序、密切协作的保障工作体系。各保障单位接诊专区、应急梯队、专家团队等6945名医务人员参与保障任务。圆满完成习近平主席和11位外国元首、政府首脑等30位重要服务对象,国际会议中心、宴会厅等2个主要会场,29个住地的数千名参会人员的医疗卫生保障任务。实现峰会医疗卫生保障全救治与零死亡,参会人员传染病及实物中毒事件零发生,社会场馆及生活饮用水卫生零投诉,虫媒导致不良事件零报告,得到与会嘉宾和有关领导的高度评价。

优化服务体系

推进"医联体"建设。建设城市医疗集团,以即墨区、西海岸新区等区(市)为试点,推进县镇村一体化管理,推广医保按人头总额支付制度,促进优质医疗资源下沉基层。设立妇儿、精神、感染性疾病等专科联盟,不断延伸远程医疗服务网络,逐步构建符合青岛实际的分级诊疗就医格局。2018年,全市19家三级医院全部参与"医联体"建设,组建医疗集团6个、县域"医共体"11个、专科联盟7个、远程协作网9个、覆盖335家医疗机构。

落实"放管服"改革要求。牵头起草并签署《行政管理委托协议》,将部分市级审批权限委托平度市组织实施。遴选医院管理、医务管理、临床、护理、院感、药学等452名专家成立青岛市医疗机构行政审批专家库,进一步规范行政审批工作。改革完善医疗机构、医师审批和医学检验实验室设置、社会资本开办医疗机构等工作。

社会办医健康发展。2018年,全市新增医疗机构289家,床位1451张,同比分别增长31.56%和38.19%,其中市卫生计生委完成设置医疗机构15家,审批床位1191张、牙椅43台,累计拟投资总额3.58亿元,注册资金1.48亿元。完成执业登记17家,实际新增床位1032张、牙椅27台,累计注册资金1.33亿元。积极发挥城市集团带动引领作用,鼓励优质民营医院参与集团建设,引导民营医院健康发展,青岛市口腔医疗集团新都口腔医院、青岛市妇儿医院国际部顺利开业,为青岛市民办公助新型办医模式积累经验。举办全市新闻发布会,通报青岛市社会办医工作进展情况。

开展"六大中心"建设。完成全市胸痛中心、卒中中心网络布局,启动创伤中心、癌症规范化诊疗病房建设,强化重点疾病一体化、全流程管理,打造心脑血管急症30分钟救治圈,畅通就近就急、协作联动的生命急救绿色通道,提高危重患者的抢救成功率,实施癌症规范化诊疗项目,形成上下联动、信息联通、综合诊疗、多学科联合的全方位医疗服务体系。2018年,全市建成18个卒中中心、14个胸痛中心,青岛大学附属医院、青岛市中心医院获批国家级胸痛中心,青岛大学附属医院、青岛市市立医院获批国家级卒中中心。

完善急救服务体系。以政府购买服务方式,在市内六区新设18个院前急救站,进一步完善院前急救网络体系建设。开展航空医疗救援服务,打造区域性、立体化紧急医疗救援基地。加强院前急救调度系统与青岛市溶栓地图、胸痛地图、创伤地图、AED地图等全面融合,加强"心脑绿色通道"能力建设,推广应用"心脑绿色通道"APP,实施救治现场生命体征信息实时传输,实现院前与院内、基层医院与区域性综合医院的远程会诊、病情评估、分级诊疗、信息实时畅通,全面降低心脑卒中患者死亡率及致残率。

医院管理

推进医院标准化建设。将医院标准化建设融入日常管理工作中,与医疗机构执业登记、年度校验、日常检查紧密结合,提高医疗机构科学化、规范化管理水平。2018年,完成第一轮4家二级甲等医院评审复审工作。青岛市市立医院、青岛市妇女儿童医院、青岛西海岸新区中心医院积极开展医疗质量与安全JCI国际认证工作,推动医院向国际化、标准化、现代化管理迈进。

开展医疗要素精准化监管。通报全市非公立医疗机构专项检查情况,进一步规范非公立医疗机构医疗服务行为。召开依法执业专题培训会议。通过对医疗机构、医师和护士全国联网注册管理系统核查、联合执法、质控督查、部门协查等多种方式,对医院服务要素"空心化"问题进行清理整顿。2018年,在医疗机构行政许可过程中,作出不予行政许可决定43家次,作出暂缓校验结论5家次,降低医院级别1家次,责令整改12家次,注销或调整诊疗科目6家次,全市注销医疗机构335家次。

开展质量提升工作。印发《2018年青岛市医疗质量提升行动实施方案》,制定《质量安全管理重点工作计划》。推行临床路径管理,落实各种疾病诊疗和手术规范,2018年1月至10月,全市二级以上综合医疗机构全部开展临床路径管理,出院患者入径例数达35.74万,入径率为81.46%。完善全市质控体系。新增呼吸内科等5个专业市级质控中心,全市市级质控中心总数达52个,区级质控中心总数达131个,质控网络更加完善。全市各质控中心组织各种形式的专科督导检查90余次,开展专科培训143场,培训3.1万人次。

推行精细化院感管理。采取青岛市院感质控中心和综合监督执法联动方式,对全市180家医疗机构医疗废物管理、血液透析、预检分诊、发热门诊等工作进行专项监督检查,逐一下达《监督意见书》,促进医院落实院感管理各项要求。开展"感控月"活动,以"精细管理、精准感控"为主题,落实院感管理规范,印发《医院感染防控基础知识口袋书》。2018年,举办2期医院感染管理规范化培训班,全市600余名感染管理人员参加培训。

创新医疗废物处置机制。加强医疗废物管理工作,联合市环保局印发《推进基层医疗机构医疗废物"小箱进大箱"工作实施方案》,依托乡镇卫生院、社区卫生服务中心等医疗卫生机构,建立医疗废物处置中转站179处,3366家基层医疗机构签订处置协议,对基层医疗机构2157名管理人员进行规范化培训,组织召开推进基层医疗机构医疗废物"小箱进大箱"处置工作现场观摩会和座谈会,建立医疗废物集中处置工作台账,加强指导督查,推动医疗废物处置工作有序开展。

提升合理用血水平。2018年,开展2次全市输血质量督查,实现全市96家用血医院输血督导全覆盖,下发通报和《督查评审意见书》,督导医疗机构输血管理持续改进。开展"临床合理用血宣传月"等系列活动,对全市医疗机构进行临床输血知识培训2000余人次。举办首届青岛市临床输血技能大赛。进一步推进输血信息化管理、智能化监管,青岛市用血医疗机构与市中心血站实现全面联网。联合海尔生物医疗、青岛市中心血站,在青岛大学附属医院试点"血库前移"工作模式,在全国率先提出血液物联网解决方案,推动实现区域血液调配和全流程血液安全监管。

改善医疗服务

拓展便民惠民措施。推行分时段预约诊疗和检查检验、住院床位、日间手术预约服务。2018年,二级以上医疗机构平均门诊预约率40.37%,比2017年提高9.18个百分点;复诊预约率76.17%,比2017年提高10个百分点;分时段预约率56%,比2017年提高18个百分点。拓展便民惠民措施,76.3%医院设立服务总监,71%医院实现门诊电子叫号系统。全市24家医院建立多学科诊疗模式,36家医院开展远程医疗,服务患者1.9万人次,开展远程培训109场,培训医务人员5458人次,19家医联体牵头医院、67家基层医疗机构建立双向转诊信息平台。

深化优质护理服务。制订《持续改善优质护理服务工作实施方案》和《一级医院优质护理服务评价标准(试行)》,召开全市范围培训会和推进会,对全市316家一级及以上医疗机构优质护理服务工作进行全面检查评价,青岛市二级以上医院优质护理服务病房覆盖率达100%,门急诊等非住院科室延伸优质护理服务覆盖率达92%,一级医院优质护理服务病房覆盖率达80%。

开展岗位练兵活动。举办优质护理服务标准化沟通情景剧展示赛,开展第六届"健康杯"护士长五项全能大赛,组织参加全省卫生计生系统护理技能竞赛,全市42家医院350多名护士代表参赛。召开全市病理技术培训暨切片竞技赛,举办首届青岛市临床输血技能大赛,开展全市优秀病历评选活动。

开展精准义诊活动。组织开展2018年"服务百姓健康行动"大型义诊周活动,明确活动目标任务和工作要求。义诊周活动期间,全市有280家医疗机构2000余名医护人员参加义诊活动。发放各类健康宣传材料4万余份,义诊近2万人,为农村贫困人口建档立卡937人,收住院127人,减免费用16.24万元。

将5月7日确定为"全市专科护士服务日",二级以上医疗卫生机构开展糖尿病、压疮、PICC等专科护理服务,为1万多名糖尿病、高血压病等慢性病患者进行现场咨询服务。

组织医师节、护士节庆祝活动。组织开展首个"中国医师节"系列庆祝活动,联合《青岛早报》制作"医师节纪念特刊"专版报道,对全市50名优秀医师进行广泛宣传。召开首个"中国医师节"庆祝大会,副市长栾新、市卫生计生委主任杨锡祥出席会议并讲话。以"人文关怀 卓越服务"为主题,开展为困难护士送温暖、护理"送健康"和优秀护士事迹宣传等庆祝"5·12"国际护士节系列活动,并召开表彰大会。

建立健全行风工作体系。落实《青岛市卫生计生系统开展行风建设工作方案》,完善工作机制,落实工作职责,形成卫生计生行政部门、行业自律组织、医疗卫生机构齐抓共管、各司其职的工作格局。医院新职工行风教育、开展"九不准"宣传教育培训率100%,全市医护人员拒收、上交"红包"金额231.56万元。

加强医患沟通工作。全年共处理政务服务热线、市长信箱、政府信箱转办件116件,受理医疗纠纷电话投诉件163起,解答来电咨询600多起,均妥善处置。完成医疗事故技术鉴定审核18例。建立重大医疗纠纷处置工作流程,现场处置重大医疗纠纷5起,及时避免纠纷升级激化。

基 层 卫 生

基层医疗卫生机构建设

完善财政保障政策。区(市)财政统筹安排政府办基层医疗卫生机构基本建设和设备购置等经费,设立中心村卫生室运行和家庭医生签约服务补助经费、基层全科医生津贴和加班、值班、夜班、下乡等补助项目,乡村医生每月基本药物补助标准从500元提高至不低于1000元。人员经费按照同类事业单位人员经费标准安排,区(市)财政补偿占比60%至100%不等。推进薪酬制度改革。多部门联合出台《青岛市加强基层卫生人才队伍建设的意见》,落实"两个允许",基层自主确定基础性和奖励性绩效工资比例,从收支结余和家庭医生签约服务费中分别提取60%、70%用于医务人员激励。推进人才保障机制改革。青岛市政府出台《关于进一步加强乡村医生和基层医疗卫生机构医生队伍建设的实施意见》,乡村医生实现由农民身份成为镇(街道)卫生院职工的历史性转变。在省内率先开展乡村医生订单式定向培养模式,有60名定向培养医学生享受"二免一补"待遇(免学费、免住宿费、每年6000元生活补助)。推行"县管镇聘村用"管理机制,有97名镇聘合同制乡村医生在村卫生室执业,享受镇(街道)卫生院职工同等待遇。将1.9万余名符合条件的老年乡村医生生活补助纳入财政保障,发放补助2.9亿元。建立专业技术人员待遇激励机制。高级职称技术岗位增设6%(其中正高3%),基层高级职称占比达到11%。全科医师规范化培训学员待遇在国家补助3万元的基础上,市财政每年再补贴1.5万元,培训合格的可直接聘任中级职称。对硕士以上、规培合格的住院医师以及全科医学、儿科、外科、妇(产)科、影像、中医等基层紧缺专业人才,可采取面试、降低开考比例或划定合格分数线等方式公开招聘。2018年,全市新增基层编制145个,新进在编人员347人(其中紧缺专业77人);每万常住人口全科医生达到2.02人,提前两年完成全国医疗卫生服务体系规划确定的"十三五"全科医生数目标(2人/万人口)。

家庭医生签约服务

完善家庭医生签约服务制度。以家庭医生签约服务为纽带,实行基本公卫、医疗保险门诊统筹和居家医疗养老签约"三约合一"实名制签约服务。设立基本公共卫生补助资金、家庭医生签约服务费医疗保险支付项目和3个档物价收费项目。实施高血压、高血糖、高血脂患者"三高共管",在国内首创免费提供二甲双胍等7种基本药物。建立"三级医院、区(市)医院、基层机构"专科与全科相结合的"三级协同"运行机制,实行慢病分级管理。全市建立家庭医生团队1664个,常住人口签约322.78万人,签约率达35%,

老年人签约率达到78%;农村贫困人口和城乡计生特殊家庭签约实现全覆盖。提高基本公共卫生服务水平。为常住居民提供14项免费服务,2018年,基本公卫服务项目人均补助经费达到56元,位居全省第一。全面升级基本公卫信息平台,增设质控管理模块,开发设计"青岛市基本公卫服务项目绩效考核系统",创新信息化绩效考核方式。建立居民健康档案750余万份,电子建档率76%,老年人健康管理率达到73%。青岛市基本公共卫生服务第三方调查服务对象满意度达到97.5%。获得全省2018年度基本公共卫生绩效评价第一名,并代表山东省迎接国家基本公共卫生考核。推进"互联网+医疗健康"服务,建立"一云三端"家庭医生签约服务信息系统并推广信息化签约。崂山区北宅卫生院鸿园团队被国家卫生健康委评为优秀家庭医生团队。

基层服务体系建设

开展基层"四类五化"标准化建设。2018年,全市投入3.5亿元强化"社区卫生服务机构、卫生院和卫生室"标准化建设,101所镇(街道)卫生院和41所政府办社区卫生服务中心全部达到国家标准。开展"优质服务基层行"活动,镇(街道)卫生院(社区卫生服务中心)全部实施"PDCA"规范管理。加强基层信息化建设。远程医疗服务覆盖所有区(市)级医院、镇(街道)卫生院(社区卫生服务中心),逐步延伸至社区卫生服务站和村卫生室,2018年,提供远程服务4.5万次,集中服务超过20万次。全市11个单位获评国家群众满意乡镇卫生院、10个单位获评国家优质服务示范社区卫生服务中心,3人获评国家优秀镇(街道)卫生院院长,8名医师入选第一届齐鲁基层名医。

整合优质服务资源,增强县域发展活力。2018年,全市建成11个县域"医共体"。即墨区、西海岸新区试点开展与"医共体"建设相配套的医保支付方式改革。城阳区借鉴罗湖模式打造县域基层医疗集团。胶州市依托上下联通的信息化手段,实现县域"医共体"内基层检查、上级诊断的区域互认。开展以医疗卫生工作重心下移、资源下沉、专家下乡和强基层、强队伍、强服务为主题的"三下三强"活动。2018年,上级牵头医院向基层医疗卫生机构转诊人次增长率达16.8%;基层诊疗量占比为49.9%,比上年提高2.5个百分点。

卫 生 应 急

应急体系建设

建立省市联动应急保障机制。制订完善省市联动的活动保障方案,健全"一办六组"指挥和工作体系。推进立体救援体系建设。青岛市政府投入814万元升级改造市急救指挥调度中心,投入3873万元购置36台急救车辆及车载设备,完成86个救护站和100余部急救车辆的标准化配置。与上海金汇通用航空、久久久空中救护有限公司签订合作开展航空医疗救援工作的协议。与山东海事局海上搜救中心、(青岛)国际海员工会事务代理中心、济南铁路局青岛站等建立联动工作机制,全市立体救援体系日臻完善。推进青岛市核辐射紧急医学救援能力建设,市财政拨付787万元专项资金购置医疗救援及现场检测、消洗等专业设备及物资。青岛市市立医院和青岛市中心医院被山东省卫生计生委确认为省级综合类、中毒类与核辐射类紧急医学救援基地。建立核应急处置军地联动机制。与北部战区海军保障部建立军地联动资源优势互补工作机制,联合印发《青岛市核与辐射突发事件卫生应急处置军地联动合作机制》。

卫生应急保障核心能力建设

开展卫生应急规范化培训。制定《关于做好2018年卫生计生系统卫生应急培训工作的通知》。全市各级医疗卫生机构举办622个卫生应急专业培训班次,4.55万余名管理和专业人员参加。实施全民卫生应急行为素养提升行动。编印《青岛市民卫生应急基本技能(急救篇)》宣传折页。与市政府应急办、交通委、旅发委会联合组织公共服务人员和社区居民卫生应急知识与技能网上培训测试答题活动。在全市卫生计生系统开展"防灾减灾"宣传周和"青岛市民应急安全宣传教育活动月"活动。推进各级预案修编工作。完成突发核与辐射、突发生活饮用水污染、突发公共事件心理危机干预、突发生物恐怖袭击、突发化学中毒5项应急预案修编工作。编制并印发《青岛市突发事件血液保障应急预案》。组织开展各级应急演练。联合北部战区海军九七一医院、市反恐办组织开展核生化全要素应急拉动演练。组织医疗队参加国家"海疆召唤—2018"海上医疗救护实地演练等30多项市级预案应急演练。对各区(市)和医疗卫生机构实施突发公共卫生事件现场桌面推演考核评估,对24个市级和区域性紧急医学救援基地进行突发事件紧急医学救援实地拉动演练考核评估。组织开展第六届"健康杯"卫生应急保障技能大赛。完善突发事件监测报告网络,建立常态化的公共卫生安全风险评估制度。推进卫生应急标准化管理,制发《青岛市现场紧急医学救援检伤分类标准》《青岛市口岸输入性传染病防控标准》。规范信息报告和应急值守制度。

重大活动保障

建立重大活动保障常态化管理机制。制订完善省市联动的《保障方案》,编制《突发公共卫生应急处置预案》《核生化突发事件卫生应急处置方案》,组织专家论证和评估《青岛市生物恐怖事件卫生应急处置预案》等5个专项应急保障预案。调整充实由10个专业119人组成的省市联动专家组和9支279人组成的市级紧急医学救援支队,组建由93人组成的中毒与核辐射紧急医学救援和卫生防疫处置队伍;组建由25名专业人员组成的5个重大活动保障反恐作战单元。组织有关医疗卫生机构完成5项公共卫生风险评估报告。与国家、省疾病预防控制中心及农业部动检所、海洋研究所等建立快送快检联动机制。协调核化生定点救治医院采购储备三大类价值306.8万元的核化生特效药物、试剂,确保紧急医学救治及时有力有效。

应急保障物资装备信息化管理

推进青岛市卫生应急指挥平台物资储备建设工作。完成卫生应急指挥平台信息化管理系统市级紧急医学救援基地应急物资、应急队伍、应急专家等应急储备信息录入及汇总分析。做好卫生应急指挥平台与市政府指挥值守平台资源信息共享工作,完成市级应急指挥值守平台的相关资源汇总录入,并正式启用值守平台进行信息报送,对所有值班人员进行值守应急值班规章和值守平台使用规范的业务培训。做好国防动员卫生应急保障工作。制定《青岛市卫生计生委核污染应急医疗防护计划》《青岛市突发核辐射事件医疗救治工作方案》《青岛市维稳应急处突卫生工作方案》《青岛市医疗卫生动员工作方案》以及安置点卫生防疫管理制度和计划,完成卫生计生系统核辐射救治设备、药械、专家和处置人员等18项基础信息调查,积极推进核辐射卫生应急处置能力建设。

科技教育与交流合作

重点学科和优青人才项目管理

对新一周期评选的学科人才进行资助。2018年,投入3000万元对6个A类重点学科、60个B类重点学科、60名学科带头人、90名优秀青年人才进行资助。评选出新一轮C类重点学科23个。学科建设实现新跨越。市财政投入1.5亿元用于学科建设和人才培养,青岛市有43个学科名列全国百强。选派63个重点学科的骨干人才500人次赴国(境)内外进修。累计引进国内领先技术150余项,省内领先技术200余项。

科研与奖励申报

向中华医学会推荐青年科技奖1项,医学科学技奖1项,并获得青年科技奖获奖提名。申报山东医学科技奖51项,12项科研项目获奖,申报2018年度山东省卫生科技发展计划项目24项,申报山东省科学技术奖6项,获得山东省科技进步奖二等奖2项。推荐青岛市市立医院牙颌面畸形和青岛市妇女儿童医院儿童心血管病中心申报山东省临床精品特色专科,推荐34个项目参加2018年度青岛市科学技术奖励评审,其中科技进步奖32项、自然科学奖1项、国际合作奖1人。

实验室生物安全管理

2018年,以上合青岛峰会的保障工作为契机,制发《全市病原微生物实验室安全专项监督检查工作方案》,将病原微生物实验室安全作为保障工作中的重要一环纳入方案。3月27~29日,组织全市病原微生物从业人员进行6个场次的培训,有近2800人参加此次培训并考核合格。

住院医师规范化培训

争取市财政补贴,在国家每人每年补贴3万元的基础上,青岛市财政给予住培学员每人每年补贴1万元,给予全科、儿科、妇产科、精神科专业学员每人每年补贴1.5万元。完善制度,加强规范化培训基地建设。补充修订《住院医师规范化培训经费使用方案》《关于做好住院医师规范化培训结业考核有关工作的通知》等相关制度规定。完善规培档案,建立师资库,为每位学员建立个人档案。建立带教师资库、国家级技能结业考核师资库,加强对师资资质的检测管理。成立督导检查小组,围绕规培带教质量核心指标进行督导。加强师资管理和培训。严格落实"双导师"制度,为每位学员安排专门带教老师进行指导。选派7批师资共计35人前往济南、烟台、曲阜、北京、哈尔滨等地参加各专业住院医师规范化培训骨干师资培训班。加大学员管理力度,实施季考制度,组织技能培训。加强协同基地管理,努力实现培训质量"同质化"。组织住院医师规范化培训考核,在国家级住培结业统考中青岛市住培通过率高达94.52%,位居省内前列。

全科医师培训

加强全科医生配备,将全科专业列入全市医疗卫生行业紧缺专业,完善住院医师全科专业规范化培训政策,提高学员待遇,市财政每位学员每年补助1.5万元。2018年,全科医师规范化培训在培学员107人,全科专业规培结业考核通过率达100%。举办省级继续医学教育项目——全科医师培训论坛。邀请国家卫计委、国家全科医学知名教授来青进行全科医师培训。派出2批优秀骨干师资和全科管理相关人员25人赴哈尔滨、济南学习先进的全科医学建设经验。举办青岛市全科医师能力提升培训班。

继续教育和学会建设

申报2019年度国家级项目83项,省级项目101项。召开全市继续医学教育工作会议。举行首届继续医学教育管理论坛,邀请山东省继续医学教育管理中心主任刘日辉教授来青授课。完成平度、莱西两地的青年骨干医师培训需求二次调研。组织开展适宜卫生技术培训9期。

召开青岛市医学会工作年会。组织完成眼科学分会等15个分会换届改选工作;组织成立心脏康复学分会等11个青年委员会;肝病学分会等7个学组,发展会员100余名。管理和监督专科分会举办学术会议。2018年,举办300余次学术会议,其中国家级会议20余次、省级会议30余次、市级会议250余次。向山东省医学会推荐委员151名。组织申报中国医师协会"中国医师奖"评选工作。开展2018年度科研成果评价,受理评价项目30项。

出访管理和对外交流合作

做好因公出访管理。截至2018年10月,组织申报委机关及委直单位因公出国(境)团组76个,共计170人次。做好外事接待。2018年,组织接待来访团组4个,共计32人次。接待韩国仁川旅游发展局文中健部长一行。接待荷兰驻华大使馆卫生、福利和体育参赞Peter Bootsma先生一行。接待加拿大白求恩医学发展协会(The Bethune Medical Development Association of Canada, BMDAC)秘书长戴飚,加拿大下议院保守党议员、前劳工部部长及妇女部部长、渥太华儿童医院骨科教授Kellie Leitch一行4人。接待法国索邦大学医学院中西医结合肿瘤康复治疗访问团一行10人。拓展国际合作。2018年,青岛市第三人民医院与青岛哈佛医院管理有限公司签署合作协议,成立"哈佛(青岛三医)妇产医学中心"。青岛市妇女儿童医院与美国儿童心连心合作项目启动，美方负责对接一家国际顶尖儿童医院的儿童心脏病治疗团队长驻指导，并接收市妇儿医院青年技术骨干赴外交流学习。与韩国延世医疗院合作项目延世大学青岛世福兰斯医院开工建设。做好援外医疗人员归国总结工作。

综合监督与食品安全监测

卫生计生综合监督体系建设

积极推进综合监督体制改革，深入落实国家、省、市综合监督执法资源整合意见，推进卫生计生执法资源整合，市及10个区(市)均建立卫生计生监督执法机构，在镇(街道)层面，全市139个镇(街道)中有98个完成整合，18个镇(街道)设置监督执法机构，卫生计生综合监督"三级四层"执法网络逐步完善，基层监督执法力量得到加强。

上合组织青岛峰会监督保障工作

圆满完成上合组织青岛峰会卫生监督保障任务。结合省市一体化的要求，制订《上合组织青岛峰会卫生监督保障方案》等8项方案、预案。健全组织架构，成立综合、公共场所、生活饮用水、执法督察、城市运行等5个专门工作组，制订《卫生监督专班工作例会制度》等相关规范性文件。针对不同对象开展各种培训8次，培训846人次，保障能力进一步提升。在为期9个多月的2018年上合组织青岛峰会卫生监督保障工作中，构建起"三级五组一体化"保障体系，创新性实施"标准化＋"工作模式，在接待酒店实行"一店一长""一店一策""一店一档"，圆满完成重大活动卫生监督保障任务，获得"上合组织青岛峰会山东服务保障工作先进集体"荣誉称号，7人次在省、市表彰中立功受奖。

综合监督重点专项整治工作

制发《2018年"健康青岛"蓝盾亮剑行动实施方案》，在全市组织开展强化医疗市场监管、打击非法医疗美容"春雷行动"、规范医疗机构核医学诊疗、重点公共场所整治和血液透析传染病防治等5个专项行动，严厉查处医疗机构超范围执业、使用非卫生技术人员执业、出租承包科室、违规开展医疗技术临床应用、传染病防控不到位以及"两非"等违法违规行为，维护医疗卫生行业秩序，保障广大群众健康权益。全市共监督检查单位4.15万余家次，检测抽检1111家次5991项次，查处案件1711件，罚款385.39万余元，同比增加14.7%。

食品安全风险监测工作

扎实做好食品安全风险监测工作，2018年，采集样品14个大类共计2521份，获得监测数据3万余个。医疗机构食源性疾病信息报告信息化建设工作不断加强，对6家医疗机构信息报告系统进行了改造。将全市二级及以上医院、乡镇卫生院、社区卫生服务中心共计160家全部纳入食源性疾病哨点医院，食源性疾病防控关口进一步前移。加强督导，对10个区(市)疾控中心、各哨点医院食源性疾病报告情况进行督导，促进了此项工作的提高。快速联动做好食源性疾病暴发调查处置工作，全年通过食源性疾病暴发监测系统上报食源性疾病暴发事件143起，食物中毒处置率100%，无死亡病例。

妇 幼 保 健

母婴保健

加强妊娠风险评估管理。制发并组织实施《青岛市孕产妇妊娠风险评估与管理工作实施方案》。启动全市高危孕产妇管理信息周报告制度。试点开发孕产妇健康管理系统手机APP软件。协同产科质控中心,组织专家讨论制定青岛市产后出血、凶险性前置胎盘、重症孕产妇麻醉手术管理等制度,调整公布2018年产科急救听班专家组,利用多学科专家力量提高危重孕产妇救治成功率。利用各级网络成功救治危重孕产妇143例,其中利用急救网络转诊24例、启动市级急救网络13例。进一步规范孕产妇死亡病例评审工作。制发进一步规范孕产妇死亡评审工作的相关文件,组织专家对2018年度6例孕产妇死亡、2017年度300例死胎死产典型病例进行现场评审及市级评审＋反馈。重新调整2018年危重新生儿救治中心建设与管理的督导标准,并组织新生儿专家对7家区(市)级危重新生儿救治中心建设与管理工作进行专项督导。举办两次市级典型新生儿死亡病例评审会。对承担国家基本公共卫生孕产妇保健服务项目的基层医疗卫生机构进行人员培训和技术指导。

出生缺陷综合防治

扎实做好国家免费孕前优生健康检查项目监测。截至2018年10月,全市56391人进行国家免费孕前优生健康检查,覆盖率达85.39%,高风险率为23.48%;累计56342人进行艾滋病筛查,免费覆盖率达85.31%,筛查出阳性患者1例。2018年1月至9月,全市婚检50223人,检出各种疾病2772人;监测住院分娩围产儿85239例,出生缺陷儿1099例,出生缺陷发生率为128.93/万;夫妇双方或一方是青岛市户籍的孕妇有61906人接受免费产前筛查,筛查率98.56%;叶酸服用率98.20%。

认真做好全市新生儿疾病筛查各项工作。2018年1月至9月,全市活产新生婴儿84805名,筛查84999名,筛查率100.23%;户籍活产69940名,户籍筛查70145名,户籍筛查率100.29%;"四病"报销总数52013名,全市报销率74.15%。确诊先天性甲状腺功能减低症43名、苯丙酮尿症5名、先天性肾上腺皮质增生症6名、葡萄糖-6-磷酸脱氢酶缺乏症43名,确诊患儿均得到规范的治疗干预。全市听力筛查84752名,筛查率99.94%;户籍筛查70085名,户籍筛查率100.08%,报销数51609名,全市报销率60.86%,确诊听力异常307名,均在治疗和干预中。

公共卫生项目实施

做好农村妇女"两癌"检查、预防艾滋病梅毒乙肝母婴传播等重大公共卫生服务项目。制定"两癌"检查的技术质量控制考核标准,组织专家进行2017年度项目绩效考核及2018年项目实施情况的督导及质量控制工作。2018年,全市"两癌"任务量为15万,截至9月,项目完成率80.15%;宫颈癌及癌前病变检出率为268.03/10万;宫颈癌检检出率35.33/10万。全市乳腺癌实检项目完成率88.27%;乳腺癌及癌前病变检出率48.69/10万;乳腺癌检出率38.79/10万。2018年1月至9月,全市孕产妇HIV、梅毒、乙肝检测率均为100%。新增HIV阳性孕产妇9例,母婴阻断率100%;新发梅毒感染产妇204例,感染产妇所生儿童204例中尚未发现先天梅毒儿。

培训和宣传教育

加强专业技术人员培训。举办"重大公共卫生妇幼项目暨妇女保健新知识培训班""托幼机构卫生保健人员岗前培训班""流产后避孕启动会暨计划生育技术服务知识培训班""妇幼卫生计划生育信息管理培训班"等各级培训12期。组织基层妇幼健康服务技能市级竞赛,遴选3名选手代表青岛市参加省级决赛,获得个人二等奖、三等奖及团体三等奖的成绩,2名获奖选手被授予"山东省高危妊娠识别与转诊服务岗位技术标兵"称号。积极开展妇幼卫生社会宣传及健康教育活动。制作妊娠风险评估管理宣传折页10万份、孕产妇健康管理平台手机APP软件宣传海报1万份，印制孕前优生宣传海报1万份全市发放。开展母乳喂养、新生儿保健、科学喂、儿童营养监测宣教活动。

监督与考核

在全市开展母婴安全督导检查和妇幼工作绩效考核。为提高全市基层母婴安全保障水平，规范妇幼保健工作内容，采取上半年进行母婴安全督导检查，下半年进行母婴安全督导回头看和全市妇幼卫生工作、重大公共卫生妇幼项目绩效考核方式，并根据上半年母婴安全督导检查情况，有针对性地开展业务培训。对全市各级危重孕产妇救治中心、近2年未检查或安全隐患较多的部分助产机构、爱婴医院、托幼机构等80多家单位和新生儿遗传代谢病及听力筛查工作进行督导检查与考核，对督导存在问题当场反馈，并书面确认需整改的内容。

信息监测和统计

加强全市出生医学证明管理。对市南区、市北区、李沧区、城阳区、崂山区的20家助产机构进行《出生医学证明》签发资质进行审核，对各区（市）出生医学证明管理情况进行督导检查。2018年1月至9月，出生证明首次签发87396份，换发769份，补发1619份，废证82份，无出生证明丢失情况发生。做好年报分析工作，顺利完成《2017年青岛市妇女儿童健康工作报告》。认真做好新筛等数据上报及档案的整理工作。加强计划生育技术服务信息统计。

人口监测与家庭发展

目标管理工作

加强对计划生育工作的组织领导。落实计划生育工作党政领导综合决策机制，召开全市计划生育工作会议、半年计划生育工作推进暨放管服工作会议、全市计划生育基层基础暨管理服务改革现场会议等；全年计划生育财政投入保持不减；发挥市人口与计划生育领导小组作用，确保工作责任到位、措施到位、投入到位、落实到位。加强目标考核和责任追究机制建设。市委、市政府将人口均衡发展指标纳入全市综合考核，与各区（市）党委、政府签订计划生育目标责任书。向区（市）党委、政府和计划生育"五职责任人"反馈年度计划生育考核结果并进行情况通报、兑现奖惩。全年办理区（市）、镇（街道）党政主要负责同志离任交接80人次。294个单位、355人因计划生育工作履职不力或违法生育被"一票否决"。

"全面两孩"政策实施

扎实落实"全面两孩"政策。扎实做好人口监测预警和形势分析，完成近10年青岛市人口和计划生育有关数据分析报告。通过青岛行风在线栏目、网络在线问政等方式答复和处理群众诉求与意见建议147件次。2018年，全市户籍出生88561人，同比减少27122人，减少23.45%，出生人数符合预期。共建成母婴设施487所，配置率达到87%。

基层服务管理

提升基层服务管理水平。深化"放管服"改革，开展群众服务堵点、难点问题专项治理督查，实现计划生育公共服务事项和行政许可事项网上办理、群众办事"一次办好"和"零跑腿"。有关工作经验在全省加快推进乡村卫生计生资源整合工作视频会议上作经验介绍。2018年，全市出生上报及时率为97.56%，出生上报准确率高于99%，生育登记覆盖率为90.48%，孕情上报及时率为87.49%。

出生人口性别比综合治理

强化出生人口性别比综合治理。牵头组织公安、民政等20个部门召开4次联席会议，实施部门联合办案。全市各级接生机构实时将出生人口信息直报省卫生健康委,市卫生计生部门每月定期监控督查。2018年,全市出生人口性别比为106.08,10件"两非"案件全部完成查处。

扩展家庭发展政策

全面落实计划生育惠民政策,为符合条件的计划生育特殊家庭开通就医绿色通道。探索建立涵盖家庭医生签约服务、养老服务、志愿者服务、社工服务等内容的计划生育特殊家庭"1+N"服务模式。2018年,全市为23.72万名农村部分计划生育家庭奖励扶助对象发放扶助金2.38亿元;为1.44万名计划生育特别扶助对象发放特别扶助金0.93亿元;为2.8万名企业退休职工发放一次性养老补助5.1亿元。

医养结合工作

创新推进医养结合工作。印发《关于创建全省医养结合示范市的实施意见》,扎实推进示范市创建。截至2018年底,全市共设立"医中有养"机构93个、"养中有医"机构186个、"医联结合"机构141个、"两院一体"医养结合机构10个,促成基层社区卫生服务中心与小型养老机构签约39个,设立居家诊疗点490个。

流动人口服务

提高流动人口服务水平。2018年,为6487名流入孕产妇提供免费产前筛查,为5141名流入新生儿提供免费疾病筛查,为4万余名流入人口提供免费计划生育技术服务,为流入适龄儿童免费接种疫苗6.7万余人次。青岛市6个流动人口社会融合示范社区、4个流动人口健康促进示范企业和流动人口健康促进示范学校受到国家卫生健康委通报表彰。4个区(市)被国家卫生健康委评选为流动人口动态监测优秀单位,25人被评为国家流动人口动态监测调查先进个人。

人口信息化管理

提升信息化服务管理效能。完善全员人口资源库、居民电子健康档案、电子病历和基础资源四大资源库。初步建成青岛市健康医疗云数据中心。2018年,共变更处理人口出生信息9万条。建成出生医学证明及住院分娩直报市级数据库。指导区(市)充分利用公安部门全员人口信息数据,做好数据比对和出生错、漏报监控监测。

健康教育与宣传

健康教育与促进

全面推进健康促进市(区)创建活动。2018年,重点打造"1-5-2"创建工程,即1个国家级示范区(市)、5个省级示范区(市)和2个市级示范区(市)的创建工作。继续做好以健康促进示范区(市)创建为主线,以健康促进医院、学校、企业、机关创建以及健康社区、健康家庭创建为主体的"一条主线、六大单元"创建工作。命名市北区、城阳区为青岛市级健康促进示范区。重点推进崂山区国家级示范点,胶州市、市北区第二批省级示范县创建工作;申报李沧区、城阳区和西海岸新区为第三批省级示范县,即墨市、市南区为第三批市级健康教育促进示范区(市)。顺利完成山东省卫生计生委专家组督导组对崂山区国家级示范区试点的中期评估。顺利通过国家健康促进县(区、市)评估验收。崂山区分管副区长代表全国第三批全国健康促进县区在全国建设经验交流会上作典型经验交流。8月,山东省卫生计生委对胶州市、市北区创建省级健康促进县进行验收并于10月予以命名。启动"健康青岛促进工程暨健康教育'六进'活动",出台并印发《健康青岛促进工程暨健康教育"六进"活动(2018—2020)实施方案》。5月,在李沧区李沧文化广场举行"健康青岛促进工程暨健康教育'六进'活动"启动仪式,聘请健康教育特聘讲师和健康指导员。2018年,10个区(市)全部启动健康青岛促进工程暨健康教育"六进"活动。

科学普及与社会宣传

举办首届青岛市健康科普大赛。由青岛市卫生计生委主办、青岛市疾病预防控制中心承办的青岛市健康科普大赛于2018年8月至10月举行。两个多月时间，全市各级医疗卫生机构积极筹备、策划，踊跃提交参赛作品达200余件。积极传播健康科普知识。设计制作青岛市卫生计生委形象画册《健康青岛 扬帆起航》2000册，在世界华人医师大会上发放给与会者。设计制作图文并茂的宣传栏10个，在办公场所悬挂。积极做好季节性传染病知识宣传。利用电视、电台、报纸、网络、液晶显示屏、宣传册、微信、微博平台、政务公开栏、黑板报等途径广泛宣传各类卫生计生科普知识，提高群众科普知识知晓率。利用青岛电视台、青岛人民广播电台、《青岛日报》、《青岛早报》等十几家媒体合作开办的"健康教育专栏"，积极宣传春季传染病防治、结核病防治、卫生应急等科普知识。积极宣传计划生育基本国策。充分利用媒体、宣传栏、自媒体等途径，积极做好"全面两孩"政策落实、计划生育基层基础、妇幼健康服务能力、计划生育家庭发展和流动人口服务管理等方面的宣传工作。6月2日，《半岛都市报》整版报道《做好计生服务，增强市民获得感——青岛推进计生工作创新发展，推出众多惠民措施》，解读相关计生政策和法律法规。2018年1月至10月，全市卫生计生系统发表新闻稿件19754篇。

新闻宣传

抓住上合青岛峰会机遇，积极展示青岛市医改成就。深入开展医药卫生体制改革宣传，在提升医疗卫生技术服务能力、加快信息化和重点工程项目建设、加强公共卫生服务体系建设、落实计划生育基本国策、推动中医药事业振兴发展等方面，组织媒体作专题报道，在国家、省、市媒体发表报道200多篇。利用《青岛日报》、《青岛早报》、《青岛财经日报》、《半岛都市报》、青岛新闻网、大众网等媒体的"健康教育"专栏以及各单位院报、宣传栏、自媒体平台，及时发布改革创新成果，展示青岛市医改的进展和成效。《青岛日报》整版报道上合青岛峰会医疗保障工作。利用电视、广播、报刊、网络、微信、微博等各种媒体平台开展以"丰收2017，进取2018"为主题的"局长、院长访谈"活动。举办"青岛市社会办医情况新闻发布会""中医药发展新闻发布会"，深入解读社会资本办医的相关政策、规章制度和法律法规。向全市医疗卫生机构征集改革开放40年事例，并在青岛广播电视台、《青岛日报》等媒体持续进行改革开放40周年成绩展示，《青岛早报》《半岛都市报》等媒体整版报道医疗卫生领域40年的成就。

舆情监测处置

全市监测卫生计生舆情32条，全部得到及时有效处理，尤其对长春长生违规疫苗事件，城阳区人民医院、平度市第三人民医院医疗纠纷舆情都迅速反应、及时有效处理，没有出现重大舆情。"青岛卫生计生官微"微博发布7000余条；微信1000余条。

典型宣传

利用专刊特刊集中宣传典型事迹。在"5·12护士节"和"8·19中国医师节"等节庆日多版面、多渠道刊登青岛市优秀医护人员事迹。联合《青岛早报》等媒体推出优秀护士和优秀医师专刊。举办第二届"最美天使"评选活动。经过基层推荐、专家评审、媒体宣传、群众投票和委主任办公会集体研究，确定21名（含1个团队）"最美天使"获得者和20名（含1个团队）提名奖获得者。

中医药工作

中医药事业发展规划

全面推进国家中医药综合改革试验区建设，出台《青岛市深化中医药综合改革振兴国医行动计划（2018—2020年）》，实施振兴国医十大行动计划，以习近平新时代中国特色社会主义思想为指导，完善中医药发展政策和工作机制。召开市政府中医药工作联席会议，成立青岛市中医药改革发展专家咨询委员会，将"健全中医药健康服务体系""中医药资源配置情况""中医药健康文化素养"纳入区(市)党委、政府考核。完善中医优势病种医保支付方式改革，创新性将门诊中医优势病种纳入统筹支付范围并按日间病房管理，新增8个试点病种、提高支付标准，试点病种达到16个，累计诊疗3231例，为病人节约费用853万元。

中医机构建设及中医药内涵建设

全市建成二级以上中医(中西医结合)医院24所，其中三级甲等中医医院4所、二级甲等中医医院4所。即墨区中医医院由二级甲等中医医院晋升为三级甲等中医医院，青岛市新设置1家二级社会办中医医院。开展社会办中医试点，探索中医药标准化路径，实行中医医疗质量信誉等级评定制度，将中医医疗质量信誉等级分为三等九级，累计对55家医疗机构评定中医医疗质量信誉等级；完善中医专家存案制度，累计存案外埠中医专家216名；实施中医诊所备案制管理，统一全市中医诊所备案服务指南，备案中医诊所71个。创新中医药诊疗服务模式，建立中医经典病房2个，选择4家医院试点开展中医药适宜技术、针灸全科化，选择1家医院探索"互联网＋中药房"管理，利用现代化信息和物流，将中药饮片、院内中药制剂、煎药服务在中医"医联体"内共享，并向基层医疗机构延伸；推出《青岛市中医特色服务指南》和电子地图。实施基层中医药服务能力提升工程，联合财政启动精品国医馆建设项目，累计建成147个国医馆、20个精品国医馆；完善服务网络，率先在4个区(市)实现中医药服务"全覆盖"，全市100%的社区卫生服务中心和卫生院、91.8%的社区卫生服务站、91.6%的村卫生室能够提供中医药服务；开展基层中药饮片飞行检查，对222家二级以下医疗机构和镇卫生院中药饮片采购验收进行专项清查。

中医药科研工作

实施"科教兴业"战略，加强中医药科研工作，推出2018~2019年度中医药科研计划项目，包括10个中药制剂提升项目和67个中医药科研项目，推动青岛市中医药科研水平逐步提高；加强中医药学科建设，组织开展全市16个中医药B类重点学科中期评估督导，遴选推出6个中医药C类[区(市)级]重点学科，推动全市医疗机构中医药综合服务能力稳步提升。2018年，全市累计建成(拥有)全国综合(专科)医院中医药工作示范单位6个。

中医药人才培养

深化中医药"十百千万"工程，引进高端中医药资源，推进市政府与中国中医科学院、山东中医药大学的战略合作，山东中医药大学青岛中医药科学院项目建成启用，1个泰山学者领衔的10人团队顺利入驻；举办"第二届国医大师论坛"，柔性引进建立包括10个国医大师工作室在内的88个知名中医药专家工作室。开展中医药职业技能教育，在中等职业院校开设中药专业、中医护理专业，培养中医药职业技能人员。组织开展中医药师承教育工作，培养第四批全国优秀中医临床人才2人、全国中药特色技术传承人才培训项目培养对象3人、五级中医药师承教育项目三批继承人62人。举办省级"西学中"普及班，223名西医人员顺利结业。组织开展第三批青岛市医疗卫生学科人才项目(中医药类)培养工作，9名学科带头人和17名优秀青年医学人才培养对象顺利完成年度培训任务。在全市遴选12名乡村中医师参加全省"3+3"能力提升培训项目。

中医药健康服务

发展中医药特色旅游，开展中医药特色小镇(街区)建设项目，遴选推出11个中医药特色小镇(街区)，建立5个中医药旅游基地、4条中医旅游线(点)。开展中医药养老服务，打造具有3种服务模式、6家中医医养结合中医医院，启动投资4000万元、建筑面积6000平方米，岛城面积最大的中西医结合康复中心项目。开展中医药预防保健工作，在国内率先发布10项家庭中医药适宜技术，开发"e家中医"手机APP，开展第三届"三伏养生节"活动。探索建立中医药健康服务军民融合发展模式，在军队驻青医疗机构协同打造1个国家中医药重点专科、2个全国"治未病"中心、1个高端养老中心、1个居国内先进水平的中西医结合康复中心和"中华养生文化园"。在即墨区开展"互联网＋中医药服务全覆盖"建设项目，助推中医智能"医共体"建设。以"中医云服务平台"为核心，包括中医云数据管理系统、专科专病中医远程服务网络、名老中医智慧传承平台、中医智能辅助开方平台、基层中医辅助辨证决策平台、经络辅助诊疗平台、基本公卫中医药服务平台、家医签约中医药服务平台,形成中医健康服务大数据,将建成"中医药服务＋互联网＋人工智能示范基地"。

民中医药健康文化素养达20.90%;举办200场青岛市中医药科普(养生)大讲堂活动和首届青岛市"老干部杏林文化节"。

中医药文化建设

加强中医药文化建设,遴选推出中医药文化宣传教育基地12家、中医药文化主题公园3个;在《中国中医药报》开辟专栏"图说本草之《本草纲目》"。成立省内首家院校合作"国际学生中医药文化体验基地",助力上合青岛峰会。开通"国医大师谈养生"微信专栏,开展中医处方手迹遴选、巡回展览等活动。在国内率先开展中医药健康文化素养全域调查,青岛市居

对外交流合作

加强中医药对外交流,组织青岛市海慈医疗集团和荷兰青白中医学院开展国际教学合作,为荷兰青白中医学院13名师生提供实习机会,组织其在医院针灸推拿病房和门诊、成人推拿、小儿推拿、中医病房、药剂科等临床科室开展中医药临床教学实习活动,推动中医药知识和文化的海外传播工作,扩大中医药的国际影响力。

行业安全管理

安全生产工作

开展安全生产大检查活动。组织各类安全生产检查7次,采取分片对检互查、委领导带队检查、联合消防部门检查、聘请专家检查等形式,出动检查人员631人次,聘请专家128人次,检查单位563家次,发现问题3217个,整改3109个,整改率96%。做好上合青岛峰会前的消防安保工作,落实整改消防部门移交的隐患。市政府督办重大安全隐患得到彻底整改。彻底解决徐州路90号大院办公楼常年触电隐患和配电室屋顶漏雨问题。在重点医疗卫生机构成立应急处突小分队,增配防暴器材,提高应急处置能力。强化培训演练,进一步提高反恐防暴能力。75家单位完成标准化三级达标验收,达标率98%,隐患排查治理237次,发现问题隐患3371个并得到有效整改。2018年,青岛市卫生计生委联合市公安消防局在青岛卫生学校举办消防安全培训。

平安医院建设

推进平安医院建设,圆满完成重大活动安保任务。加强"三防"建设,制发《青岛市卫生和计划生育委员会关于印发做好全国"两会"和重大任务期间安保维稳工作方案的通知》,针对安保临战阶段查出的物防、技防、人防存在的34项问题隐患,召开安保会议专门提出整改要求并落实。明察暗访,查找安保防恐工作漏洞,并召开紧急安保工作会议播放暗访视频。强化警勤联动,重点医疗卫生机构均成立应急处突小分队,并按照标准配备安保队伍,全市卫生计生系统各单位组织开展安保培训演练637次,全市医疗卫生机构安保人员现场处置扰乱正常医疗秩序事件300余次,公安机关现场依法处置医疗纠纷事件100余次。扫黑除恶专项斗争扎实推进。健全组织机构,制订《全市卫生计生系统扫黑除恶专项斗争实施方案》,成立以主任为组长的扫黑除恶专项斗争领导小组,领导小组下设办公室。召开党委会专题研究部署扫黑除恶专项斗争,并组织召开扫黑除恶专项斗争任务部署和推进会。制发《关于进一步加强全市卫生计生系统扫黑除恶专项斗争工作的通知》《青岛市卫生计生委关于进一步加强扫黑除恶专项斗争宣传发动工作的通知》,与委属26家单位签订扫黑除恶专项斗争目标责任书,投入专项资金25.48万元,各级约谈1500余人。明确打击重点,全面进行排查,发动群众提供线索。

信访工作

全力做好三级"两会""上海合作组织青岛峰会"等重要敏感时期信访维稳工作。制发《关于印发〈关

于开展矛盾纠纷大排查大调处专项行动的实施方案〉的通知》《关于印发〈全国"两会"和重大任务期间安保维稳工作方案〉的通知》。组织开展信访隐患摸排工作。组建值班队伍，积极引导信访人依法有序反映问题。上海合作组织青岛峰会期间，市卫计委派出值班人员104人次到市值班29天，积极做好来访群众的劝返工作，圆满完成重大活动期间的值班任务。做好来信来访和信访积案化解工作。开展领导干部接访活动。2018年，全市卫生计生系统各级领导干部接待群众来访33批次。办结青岛市信访局交办列入国家、省信访局满意度评价的信访事项。接到中央巡视组转交信访事项25件，结服率达到86%、满意率达到90%。开展信访积案化解工作，组织各单位深入排查梳理信访积案，采取务实管用、针对性强的分类化解措施。热线工作规范高效。组织对委属各单位、驻青医疗机构及民营医疗机构的热线办理人员进行培训。截至2018年9月30日，接收各类群众诉求转办件10236件，政务热线9549件，政民互动687件（政府信箱257件，市长信箱370件），省主任信箱10件，人民网书记、市长留言板10件。

医疗保健工作

完善保健工作体系

强化保健工作制度建设。制发青岛市的《制度》《意见》两个文件。修订《青岛市重点保健服务对象名册》，制订新一轮保健咨询专家遴选方案。督导推进保健基地建设。青岛市市立医院东院、青岛大学附属医院东院区二期工程建设按期完工，顺利完成峰会保障任务。协调解决有关单位人员医疗待遇政策。

医疗保健服务工作

进一步完善重点保健对象全流程健康管理。完善联系医生与巡诊医疗小组相结合的服务模式，做好重点保健对象的重大抢救治疗及会诊等医疗保健服务。科学制定公务员体检套餐，强化体检质控检查，完成年度查体工作。完成年度健康疗养任务。组织青岛市北九水疗养院开展医疗急救技能培训、消防技能培训及操作演练，实行"三定"服务法，疗养满意度100%。围绕打造"幸福生活从健康开始""扬起健康的风帆"等健康教育品牌，开展健康教育大讲堂活动。开展"健康知识进机关"活动。利用宣传栏、大屏幕等宣传阵地，开展健康知识宣传。

保健人才队伍建设

建立以三级综合医院为主体，其他综合医院、专科医院和集中生活区域门诊部为补充的保健服务网络。不断加强保健专业培训和交流活动，全年利用各种培训资源举办保健人员培训班5期；选送赴上级医院培养保健亚专科骨干人才2批。不断加强保健系统医德医风建设。

上合青岛峰会核心医疗保障工作

健全保障工作组织体系。开展保障人员遴选、培训、演练工作，科学合理设置主会场医疗点和药械装备，成立随行医疗保健、培训考核、医疗救援等多个应急小组。定岗定责开展备战培训。建立现场保障人员信息库。在各医疗点配齐工作人员，规范开展备战培训。参加外交部的外交礼仪、外事接待培训，提升工作人员的素质。组织开展急救技能培训考核，开展全要素、全流程的应急处置演练。统筹协调加强联动配合。协调相关部门，完善医疗点的布局设置、急救保障医院的应急救治路线设置，进行多次现场模拟推演和实战演练。协调相关部门做好主场馆的病媒生物密度检测和防制工作。精心提供医疗保障服务。峰会期间，各医疗组24小时全天候值守，做到即刻响应、科学研判、专业处置、靠前服务，积极处置各类突发状况和医疗问题，顺利完成峰会期间中央首长、外国政要的医疗保障服务工作。

重要会议、重大活动医疗保障工作

圆满完成青岛市"两会"医疗保障任务。全年选派保健医护人员148人次,参与执行保健任务231天,完成中央首长和重要外宾在青期间的保健任务72次。

人 事 管 理

人才发展规划

政府牵头"招才引智",突破创新用活政策。市委、市政府高度重视人才工作,2018年出台《关于实施人才支撑新旧动能转换五大工程的意见》,进一步强化人才支撑和引领作用,更好地积蓄人才战略资源,深入实施"青岛英才211计划",加快推进"百万人才集聚行动"。结合青岛市卫生健康人才工作实际,在"青岛招才引智名校行"基础上,积极与全国医药重点高校联系,对青岛市卫生系统用人实际、紧缺急需专业人才数量、专业和学历层次等需求情况进行系统的摸底调查,首次将护理本科作为紧缺专业在校园开展招聘。青岛市妇女儿童医院、青岛市第三人民医院、青岛市胶州中心医院作为试点,在校园招聘当地参加考核,主要测评应聘者的综合素质、岗位技能水平及专业知识应用等要素,对通过考核的应聘人员现场签订就业意向书。

宣传推介人才发展环境,吸引更多优秀人才。2018年10月18日至19日,2018青岛卫生健康人才发展环境推介会在青岛西海岸新区召开。推介会由青岛市卫生计生委主办,青岛市卫生计生人才中心承办,邀请到新加坡国际管理学院、北京大学、上海交通大学、武汉大学、吉林大学等42家境内外高等院校,北京、上海等地12家重点省市卫生人才中心,好医生、中青国际等6家国内知名人力资源机构,以及青岛大学附属医院、青岛市市立医院等48家青岛医疗卫生机构,共计238名代表参加。部分嘉宾代表围绕"共建人才交流平台,共享人才发展成果"主题,分别作经验交流。搭建与国内重点高校双选就业合作平台,与哈尔滨医科大学、中国医科大学、华中科技大学同济医学院、山东大学等高校建立就业双选合作机制,就人才引进招聘、建立联合培养机制和深入合作平台等内容达成合作意向。

人才引进

2018年,推进青岛市医疗卫生"三优工程"和"健康青岛"建设,举办"2018青岛卫生健康人才发展环境推介会"。组团赴北京、上海等重点城市举办校园专场招聘会,通过举办公开招聘等多元化招聘方式,全系统累计引进或柔性引进2名院士、29名高层次人才、73名高级专家,招录108名博士、775名硕士、1077名本科毕业生。

资格考试及职称评审工作

2018年,全国护士执业资格考试的网上报名、网报信息确认、材料审核、考场编排、人机对话考试实施等工作顺利实施,有2785人参加考试,1828人合格,考试通过率为65.64%。开展卫生、基层卫生系列副高级评审材料的收取、审核和评审工作,有670人通过评审取得卫生副高级专业技术任职资格,121人通过评审取得基层卫生副高级专业技术任职资格。完成委属单位卫生系列正高级评审材料共计66份的收取、审核和报送工作,其中有58人通过评审取得卫生正高级专业技术任职资格。办理委属单位2018年初、中级卫生专业技术资格证书1452份,其他专业技术资格证书70余份,2018年全国职称计算机考试合格证书30份;发放全市护士执业资格考试合格证明1828份。

干部岗位培训工作

深入学习贯彻习近平新时代中国特色社会主义思想和党的十九大精神,按照市委组织部部署要求,组织12名市管领导干部、175名处级干部参加市委党校、本级举办的学习党的十九大精神专题研讨班。组织100余名青年干部、领导干部，赴清华大学、浙江大学举办青年干部能力提升专题培训班和卫生计生领导干部管理能力提升专题研讨班；组织选派30余名各级各类干部参加2018年度市委党校春、秋季培训班及其他班次各类培训班；组织250余名镇街分管领导为主的基层领导干部参加市委党校举办的第十五期全市卫生计生管理干部培训班；组织举办6期"卫生计生大讲堂"专题讲座，培训各级各类干部1200余人。完成青岛干部网络学院在线学习和领导干部学法考法在线考试，在线学习和在线考试达标率均为100%。

综合考核工作

制发2018年度综合考核工作责任分工方案，协同配合，定期调度，督导检查，扎实推进，圆满完成年度省、市综合考核任务，被评为2018年度青岛市综合考核优秀等次，受到青岛市委通报表彰。

财 务 管 理

医院经济运行情况

2018年，市及区（市）卫生计生部门直属公立医院资产总额154.45亿元，负债总额77.58亿元，资产负债率50.23%；基层医疗机构资产总额24.11亿元，负债总额8.07亿元，资产负债率33.47%。市及区（市）卫生计生部门直属公立医院总收入181.79亿元，同比增加10亿元，增长5.82%，其中财政补助收入18.64亿元，同比增加3.28亿元，增长21.35%。总支出177.59亿元，同比增加11.07亿元，增长6.65%。收支结余4.2亿元，同比增加0.98亿元，增长30.43%。区（市）卫生计生部门直属基层医疗机构总收入29.74亿元，同比增加2.41亿元，增长8.82%，其中财政补助收入16亿元，同比增加1.12亿元，增长7.53%。总支出29.51亿元，同比增加2.52亿元，增长9.34%。收支结余2300万元，整体扭亏为盈。

内部审计

加强业务指导和培训，提升审计质量和审计队伍的整体素质。全年组织业务培训7次，培训180余人次，培训内容涉及审计署11号令、政府会计制度、经济责任审计和信息化审计、内审人员经济管理能力提升等方面。全年抽调业务骨干29人次，完成审计项目11个。组织实施领导干部经济责任审计和财务收支审计。组织开展领导干部任期经济责任审计7项、财务收支和资产审计3项。审计资金总额112.48亿元，提出审计建议30余条，纠正不当做法10余项，纠正事项总金额近100万元，完善内控及相关制度3项。进一步拓展审计范围，对委属单位工会财务收支进行审计。组织对委属单位独立设账的23个工会组织最近5年的经费收支情况进行集中审计，提出审计建议59条。

政府采购

改革医院医疗设备采购方式，纳入政府采购范围。2018年，将委属医院购置医疗设备由医院自行组织采购纳入政府采购，并对限额以上的同类医疗设备由委实行集中采购，提高采购效率，节约资金成本。顺利完成重大活动医疗设备物资采购任务。在时间紧、任务重的情况下，精心组织，周密实施，有计划、有步骤完成全部设备物资采购任务，保障设备物资如期使用。

机关党委工作

概况

中共青岛市卫生计生委机关委员会成立于2014年12月,共有委员7名,其中书记1名、专职副书记1名、副书记兼组织委员1名、纪律检查委员1名、宣传委员1名、生活委员1名、文体委员1名,设23个机关党支部,有党员153名,新发展党员2名。2018年3月,调整整合机关党委工作职能后与机关纪委合署办公,按照调整整合后的工作职能要求,全委党建范畴拓展为机关党建、系统党建、行业党建三大板块。

党建工作

2018年,加强党的建设,严格落实管党治党、党风廉政建设主体责任和监督责任,推进全委党建工作的深入开展。制发《关于2018年党组中心组和党员干部理论学习的意见》《2018年市卫生和计划生育委员会机关党建工作要点》《关于调整整合委机关党委工作职责的通知》《全面落实机关党建责任制实施方案》《中共青岛市民营医疗机构行业委员会2018年工作要点》《青岛市民营医疗机构党建工作规范化建设实施办法(试行)》,认真落实市委《严格党的组织生活实施细则(试行)》,落实机关基层党组织生活制度,严肃组织生活纪律,提高组织生活质量。

着力提升基层组织力建设。制发《开展"两严两实两提升"党建主题活动的实施方案》,在委属(代管)单位党组织、机关各党支部、各党建协作区和党员中,全面开展"两严两实两提升"党建主题活动,以提升组织力为重点,持续深入推进"合格支部、过硬支部、示范支部"三级联创。深入开展"大学习、大调研、大改进"、改进党风政风行风行动。组织开展纪念建党97周年主题系列活动。组织委党委理论中心组集体学习研讨和举办委党委解放思想大讨论专题辅导报告会。组织处级以上领导干部参加学习贯彻党的十九大精神集中轮训班和宪法修正案专题辅导班、纪检监察干部业务培训班、全委党组织书记解放思想大讨论培训班。全面扩大党的组织覆盖和工作覆盖,建立中共青岛市民营医疗机构行业委员会,在崂山区和睦家医院召开青岛市民营医疗机构党建工作现场会。批准青岛开泰耳鼻喉头颈外科医院、青岛妇婴医院、青岛乳腺病医院、青岛新都口腔医院、青岛君良烧伤医院、青岛坤如玛丽妇产医院,以及青岛可恩口腔医院、青岛医博肛肠医院、青岛永新中医医院、青岛佳家康中医医院等10家民营医院成立党支部。

全面抓好党风廉政建设主体责任落实。组织党员干部学习《中国共产党廉洁自律准则》《中国共产党纪律处分条例》等党内法规,严格落实全面从严治党责任制。层层签订党风廉政建设主体责任书,委党委及委属各单位党组织、党委(组织)负责人、党委(组织)班子成员均制定主体责任清单。收到群众各类举报75件次,经分类调查核实后立案5件。配合驻委纪检组开展问题线索办理和相关案件查处工作。

精神文明建设

制发《青岛市卫生计生委关于开展创建全国文明单位的实施方案》,成立"美丽医院行动"专班工作领导小组,召开协调调度会,成立迎接卫生城市复审督导小组,对委属单位进行拉网式的督导检查,强化督查暗访,并现场反馈督导意见,抓好整改落实推动全市卫生计生系统各级各类医疗机构建设"美丽医院"。深化行业文明建设,努力建设文明单位、平安医院、法治医院、和谐医院的"美丽医院"。落实"美丽青岛行动"项目推进专班重点督办事项,先后7次派出督导暗访小组,督促11个医疗单位拆除楼顶违法牌匾16块。组织委机关党员干部志愿者470人次参加周末义务劳动8次,全系统志愿者义务劳动4900人次。组织委属各单位申报和复核各级各类文明单位材料,完成委机关争创全国文明单位自查报告和申报表。响应市文明办关于"参与乡村振兴帮扶共建"部署,组织并确定4家委属单位与平度相关村庄结对子,开展帮扶共建工作。全委有4名志愿者被市委、市政府评为优秀志愿者,10名志愿者被市文明办评为优秀志愿者，4个项目被评为优秀志愿服务项目，2个组织被评为优秀志愿服务组织；组织机关干部职工参加"慈善一日捐"活动，机关127名干部职工共捐款40700元。组织机关干部无偿献血69人次，义务献血18000毫升。

工会工作

加强组织建设。指导基层单位新成立2家工会组织，2个单位完成换届。基层组织规范化建设标兵单位1个，基层组织规范化建设示范单位6个。加大工会干部培训力度，举办为期两天的全市卫生计生系统工会主席解放思想大讨论暨工会工作培训班，举办学习贯彻中国工会十七大精神暨工会工作研讨会。开展工会调研活动。积极组织基层工会广泛开展调研活动，《青岛市卫生计生系统关于强化基层基础，增强基层活力调研报告》获青岛市总工会2018年度全市工会优秀理论调研文章一等奖。引入品管圈（QC）管理模式，改进工会工作。联合市质量管理协会制发《关于在全市卫生计生系统工会中开展品管圈活动及比赛的通知》，并举办多次培训和座谈。做好院务公开民主管理，指导22个基层单位召开职代会，职代会审议通过议题89个。

深入推进送温暖活动。元旦、春节期间筹措资金40.6万元，对218名劳模、农民工等医疗卫生机构困难职工进行救助。开展"迎五一国际劳动节"救助患大病困难职工家庭活动。开展"慈善一日捐"活动，委机关及直属29家单位共捐款1086997元，捐款数额再创历史新高，在全市名列前茅。申请29.4万元慈善救助金，用于困难职工的救助。关爱职工，开展迎接"医师节"慰问一线劳模、优秀医师活动。在委属单位中开展"夏送清凉"活动，共筹集、发放防暑降温用品价值99.96万元，开展走访慰问活动65次，慰问一线职工6685人次，为职工提供健康体检活动6049人次，为职工提供法律宣传5320人次，开展安全培训7946人次。组织97名一线优秀职工进行疗休养。

开展建功立业活动。举办青岛市第五届"健康杯"技能大赛。联合市总工会、团市委、市妇联，开展青岛市第六届"健康杯"技能竞赛活动。组织开展"医界工匠健康行——医学达人走基层"系列活动，组织部分首届传统医学达人分别赴平度和西海岸新区及第二届养生节开展义诊活动。组织传统医学达人和技能大赛状元进行线上、线下技能培训。开展"安康杯"竞赛活动。组织职工参加全国职工劳动安全卫生防护与自救逃生知识竞赛活动，11998名职工参加答题。为做好上合组织青岛峰会保障工作，在全市卫生计生系统中开展安全隐患排查有奖征集"安全生产合理化建议金点子""安全隐患随手拍""最佳整改方案"等活动。

丰富职工文体活动。举办青岛市卫生计生系统第二届职工文化艺术节。举办"唱响新时代·绽放巾帼美"庆"三八"暨第二届职工文化艺术节，先后举办"八医杯"职工乒乓球比赛、"肺腑之情杯"职工毽球比赛、"热血真情杯"职工羽毛球比赛、"真情六医杯"职工合唱比赛。组队参加市职工乒乓球比赛，取得女子团体、男子团体、男双、混双、女双第二至第四名的好成绩。组织女职工参加全国"书香三八"征文活动，共征集优秀征文、家书、书画作品24篇。积极参加市总工会举办的首届职工文化艺术节，获得一等奖6个、二等奖6个、三等奖8个、优秀奖17个，获得全市职工太极拳比赛第一名。

做好女职工工作。始终坚持女工组织与工会组织同时筹备、同时选举、同时报批"三同时"原则，加强基层女工组织建设。2018年，委属2家单位工会任期届满，女职工委员会与工会委员会按照要求同时进行换届。举办青岛市卫生计生系统工会主席十九大精神学习班，全市卫生计生系统80余名工会主席、副主席和女工委干部参加学习。选派3名骨干参加青岛市巾帼文明岗负责人培训班。贯彻落实《女职工劳动保护特别规定》，开展建设"爱心妈妈小屋"活动，2018年，在青岛市第八人民医院、青岛第二卫生学校新建3个爱心妈妈小屋，至此有13处爱心妈妈小屋。青岛市口腔医院连续3年开设职工子女托管班。联合市总工会、市妇联建立"天使妈妈训练营"，有3000余名女职工参加训练营多种技能的培训。创新开设微信直播课堂，累计举办15期，线上听课10300余人次，获2018年度青岛市工会工作创新奖。

2018年，青岛市卫生计生委有106个集体和个人获得市级以上工会工作和女职工工作表彰。其中，1人获"全国五一劳动奖章"称号，1人被评为"山东省先进工作者"，1人被评为"山东省三八红旗手"，1个岗位获"山东省工人先锋号"称号，1个集体被评为"山东省三八红旗集体"，3个集体被评为"青岛市三八红旗集体"，4个集体获"青岛市工人先锋号"称号，9人被评为"青岛市劳动模范"，2人被评为"青岛市三八红旗手标兵"，6人被评为"青岛市三八红旗手"，6人被授予"青岛市工人先锋"称号。

共青团工作

2018年,通过举办团干部党的十九大精神辅导班、团的十八大精神宣讲会,常态化开展"一学一做"教育实践,组织开展青年大学习、"勇做时代弄潮儿"主题团日活动,"思想大解放,青春创时代"主题演讲,不断加强对卫生计生青年的思想政治引领。扎实推进共青团改革攻坚。成立住院医师规范化培训基地4家,并在培训学员中成立团组织,规范化培训学员达1000余人。在全系统各级青年文明号中认真开展"青年文明号对标创优""青年文明号助千家""青年文明号开放周"等主题活动。开展纪念改革开放40周年"青年文明号"创建成果的征集和推荐。开展2016～2017市级青年文明号创建和青年岗位能手评比工作,共命名市级青年文明号74个,授予青年岗位能手48人,其中1人被评为市级青年岗位能手,青岛市中心医院青年突击队被评为市级优秀青年突击队。

志愿服务常态化。2018年,重点开展"健康教育六进"志愿服务,全年有1000余人次志愿者走进家庭、校园、社区、农村、机关和企事业单位,受益人群1万余人次。开展"美丽医院"志愿服务,每月定期组织机关志愿者前往各大医院开展清理卫生死角、植树护绿、便民服务等志愿服务。开展重大赛会志愿服务,圆满完成上合组织服务城市运行、上合组织青年训练营、第24届省运会、2018青岛国际马拉松、世界华人医师年会、第5届全国中学生模联大会、青岛青联学联会议、青岛卫生健康人才推介会等赛会志愿服务工作。推进"社工＋志愿者"在卫生计生系统的落地实施,举办医务社工工作培训班、医务社工工作论坛。

扎实推进基层团支部建设。2018年,发展团员164名。实施基层团干部服务能力建设工程,举办团干部素质能力提升培训班和团干部基本功大赛。开展"智慧团建"系统、"青年大学习"网络主题团课。

聚焦精准扶贫和乡村振兴,积极开展青春扶贫工作。开展健康扶贫,累计组织6批次100余名志愿者,开展健康宣教、爱心义诊、健康体检、用药指导、观察体验等志愿服务。开展送农业技术进村庄,联系市农科院专家到委对口帮扶村庄,开展农民讲堂活动3期,为农民和企业送知识、传技能、解难题。联合市医务工会开展扶贫助学活动,捐资12万元,改善村庄小学的教学生活条件。开展健康村庄建设,引入各类社会资源,重点围绕环境整治、村卫生室改造、日间照料中心建设开展工作。

离退休干部工作

文化养老

开展中医药文化教育传承系列活动。举办中医药文化教育传承暨庆祝《中医药法》颁布实施一周年大型书画展、专题讲座、对外交流等。改善老干部文化活动场所条件。探索与市委老干部活动中心资源共享新模式,组建条件成熟的文体兴趣活动小组,营造"展示阳光心态,畅享幸福生活"文化氛围。与市委老干部局、市中医药管理局联办"第三届'三伏养生节'暨首届老干部杏林文化节"活动。选送的太极柔力球《飞龙二套》获青岛市"纪念改革开放40周年老年文艺会演"三等奖。

志愿服务

扩大"健康盾牌"老干部志愿服务品牌影响力,实施规范管理,完善奖励制度,在积极发展志愿者后备力量基础上,创新服务模式,提升服务质量,逐步配备必要的随身检查仪器,满足困难群体的医疗需求。关注空巢家庭老年人心理健康,开设社区微课堂,定期开展疾病预防讲座及走访活动。委"公益诊疗服务项目"被市委老干部局授予"青岛市老干部最佳志愿服务项目"荣誉称号,王少萍、范荣珍被评为"青岛市最美老干部志愿者"。

关心下一代工作

开展农村学校"书香点燃梦想"爱心赠书系列活动。2018年6月1日,委关心下一代工作委员会部分领导再赴莱西市店埠镇于家小里小学,为同学们捐赠图书1000册。鼓励支持各单位结合实际,创新开展关心下一代工作。联合"工青妇"社区科协文联,面向青年医护人员和卫校在校学生,共同开展形式多样的活动。调整充实委关心下一代工作委员会组织机构成员,明确下一步工作方向和重点。

敬老文明号创建工作

开展走访慰问活动。利用"春节""七一""中秋节""重阳节"等重大节日,安排相关庆祝活动,组织到青岛蓝色硅谷、青岛市口腔教育基地等参观学习。开展"敬老文明号"创建活动,组织委属各单位创立"敬老文明号"品牌。2018年,青岛市精神卫生中心老年科、青岛市口腔医院门诊综合服务中心分别被授予"山东省敬老文明号""青岛市敬老文明号"称号。

老干部教育服务管理工作

为离休干部提供"一对一"的个性化服务。以机关处级干部为主体成立的"老友会",自发组织赴农村捐赠爱心书籍、参观蓝色硅谷等活动。2018年,改选委离退休干部党支部。组织全体党员利用各种方式,及时收听、收看党和国家重要会议精神,开展解放思想大讨论。对支部全体党员党费缴纳标准进行测算,及时收缴党费。

计划生育协会工作

概况

学习贯彻习近平总书记视察山东讲话精神和中国计生协改革推进会精神。推动大健康发展,助力"健康青岛"建设。参加中国计生协、省计生协项目管理培训班和师资培训班,培养省级优秀培训师1名。李沧区开展中国计生协青春健康"沟通之道"家长培训项目。选择市北区围绕宣传服务、反映诉求、调解纠纷、提供法律援助等开展计生家庭维权试点。开展流动人口示范点"国家、省、市、县"四级联创,以示范带动全市流动人口计生协工作发展。

推动社会治理,提升计生家庭发展能力。开展人口关爱基金募捐救助。推动生育关怀行动与扶贫攻坚相结合,精准帮扶计生困难家庭,开展走访慰问,发放资金496万元,救助困难家庭3275户。与贵州省安顺市、甘肃省陇南市对接开展结对帮扶。开展计生特殊家庭帮扶项目,实施发放计生特殊

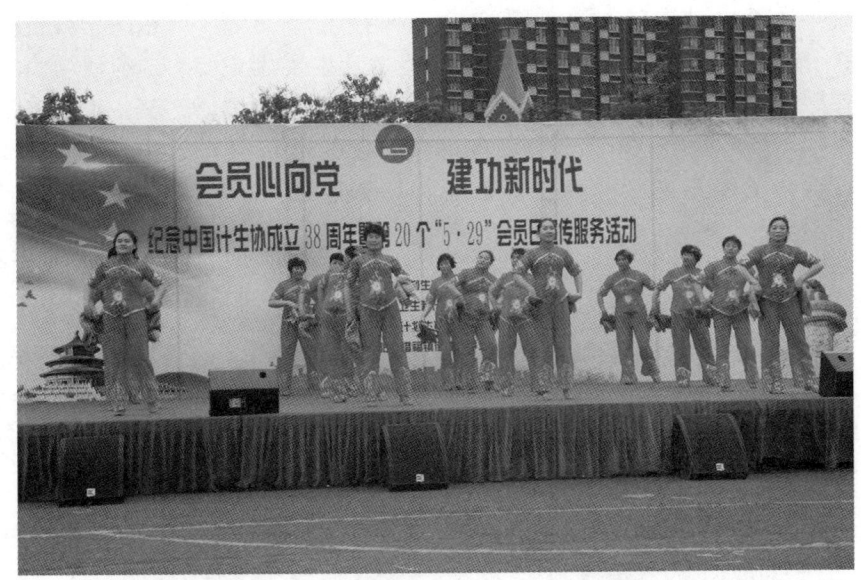

2018年5月26日,青岛市计生协会"会员心向党建功新时代"宣传服务活动在城阳区惜福镇街道社区中心广场举行。

家庭宣传包行动。承办中国计生协计生特殊家庭帮扶项目培训班(第三期)。举办全市计生特殊家庭帮扶项目培训班,对项目管理人员进行专项培训。推进计生保险工作,组织各区(市)继续实施失独家庭住院护理补贴保险,指导城阳区使用人口关爱基金开展失

独家庭父母住院护理补贴及意外伤害综合险。印发中国计生协与中国人寿保险公司《计生家庭意外伤害保险业务合作协议》，指导区(市)参照执行。推进计生基层群众自治，健全"两委领导负总责、协会承做当骨干、依法建章定规矩、群众参与做主人"工作机制，提高社会协同能力。

推动群团改革，彰显计生协会组织特性。贯彻落实全国、全省计生协会改革部署推进会精神。组织各区(市)积极适应计生工作转型的新任务新形势新要求，扎实推进协会改革，努力开创计生协会事业发展新局面。组织全市计生协会创新宣传教育内容和方式方法，广泛开展各类宣教活动。2018年5月26日，全市计生协会"会员心向党 建功新时代"宣传服务活动在城阳区惜福镇街道社区中心广场举行。做好新闻媒体宣传及参加全省优秀文艺作品评选，获一等奖1个、三等奖1个、优秀奖2个。建立宣传通讯员队伍，加强干部队伍建设。组织参加中国计生协在南京举办的全国市县计生协领导干部培训班。

学术团体活动

青岛市医学会

学会组织建设

组织召开2018年度学会工作会议。青岛市计生计生委副主任张华、科教合作处处长李兵等领导出席会议。全市80名专科分会主任委员和秘书参加会议。秘书长王者令作2017年学会工作报告，5个专科分会分别进行经验交流。青岛市卫生计生委副主任张华作重要讲话。2018年8月19日，为庆祝"中国医师节"，学会首次联合青岛新闻网专题报道2017年度学会工作先进专科分会和先进个人模范事迹。组织完成眼科学分会等15个分会换届改选工作；组织成立心脏康复学分会等11个青年委员会；肝病学分会等7个学组，发展会员100余名。

科技奖申报

2018年，组织申报中华医学科技奖。向中华医学会推荐青年科技奖1项、医学科技奖1项，并获得青年科技奖获奖提名。印发《关于申报2018年度山东医学科技奖的通知》，组织各单位网上申报材料，报送科研项目51项，其中有12项科研项目获得三等奖。组织申报青岛市传染病医院和青岛市第三人民医院完成青岛市科技奖励申报。向山东省医学会推荐委员171名。

学术活动情况

管理和监督专科分会举办学术会议。2018年，举办学术会议300余项，其中国家级会议20余项、省级会议30余项、市级会议250余项。向市科协学会部申报2个学术年会分会场，1个重点学术活动；向市科协国际部申报1个国际学术会议。组织申报中国医师协会"中国医师奖"评选工作，推荐上报青岛市市立医院曲彦为中国医师奖候选人，并获得中国医师奖。印发2018年度科研成果评价通知，全年受理评价项目30项。配合青岛市科协举办庆"七一"党建活动。学会推荐青岛大学附属医院演唱的"走进新进代"参加汇报演出。

2018年4月19日，青岛市医学会召开2018年度学会工作会议。

青岛市预防医学会

学会管理

2018年,青岛市民政局、青岛市科协对学会法律法规及有关政策的执行情况、活动的开展情况、财务管理和经费收支及民间组织专用收据的使用情况等进行年审。经审核均符合有关规定的要求,顺利通过年审。经过第三方专家组的实地考察评估,学会被评为4A级社会组织。

项目申报

组织各专业委员会申报2018年度青岛市科协学术项目3项,有2个项目("山东省职业心理健康促进2018学术年会"和"青岛市恙虫病健康教育干预及效果评价")获得青岛市科协项目资助。

政府委托项目

2018年,参加青岛市城市管理局的农村无害化改厕评估验收项目招标采购并中标。组织卫生学评价专家组对青岛市6个区(市)76个镇,54个村的5979座无害化厕所的无害化效果进行卫生学评价,并提交卫生学评价报告。

学术交流

2018年,邀请新加坡国立大学心理医学系助理教授封磊博士来青访问,进行老年认知评估培训,并就现场调查的质量控制、老年病的预防以及合作方向等方面进行交流探讨。

继续教育与科研成果

2018年,组织申报市级继续医学教育培训班14项,全部立项并完成,培训会员3000余人次。获得青岛市科技进步奖二等奖2项。

科普宣传

2018年,学会不断加强与新闻媒体的合作,围绕结核病防治日、计划免疫日、世界无烟日等重要卫生日,开展播放电视公益片、数字电视健康专栏、公交移动媒体健康警示、广播电台专家讲座、报刊健康专栏等多种系列活动。启动青岛市中小学校"世界防治结

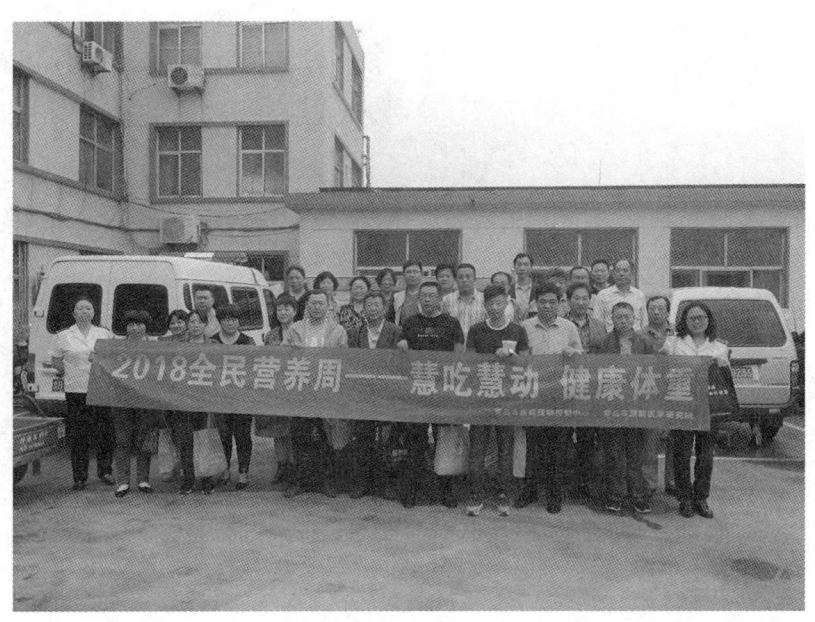

2018年5月18日,青岛市预防医学会组织专业技术人员走进古镇大集等人流密集地区,开展"全民营养周"科普宣传。

核病日"宣传活动;开展"百千万志愿者结核病防治知识传播行动"的志愿者招募、结核病防治知识竞赛等系列活动。开展以"关注小健康,共享大健康"为主题的爱国卫生月宣传活动。全国第16个《职业病防治法》宣传周期间,学会5名专业技术人员赴青缆科技有限责任公司开展职业病防治法宣传活动。学会组织专业技术人员走进古镇大集等人流密集的地区,围绕"全民营养周"的宣传口号,开展贴近居民实际的科普知识宣传,指导大众进行科学的膳食平衡、体重管理。以"尚德守法 食品安全让生活更美好"为主题,举办食品安全宣传周卫生系统主题宣传活动。

青岛市中医药学会

学会组织建设

2018年,青岛市中医药学会组织开展创新争先行动,强化中医药工作者思想政治引领,全面加强"中医联合党支部"建设,提升组织动员能力,弘扬科学精神,打造中医药工作者的精神家园。组织党员赴胶东(威海)党性教育基地参加党性教育培训班;组织所属各专业委员会深入边缘乡村、城镇开展大型义诊帮扶活动,免费培训乡镇卫生院医生,提高基层医疗服务水平。

学术交流与继续教育

2018年,青岛市中医药学会组织举办、协办各类

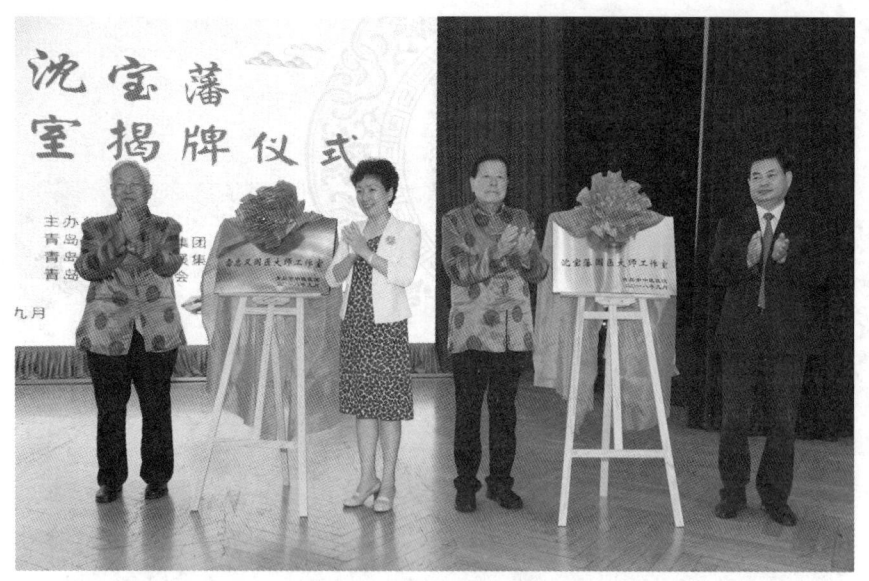

2018年9月20日,由青岛市中医药学会、青岛市海慈医疗集团和青岛市中医药发展集团联合举办的"青岛市第二届国医大师论坛"在青岛黄海饭店举行。

学术活动39次,其中国家级、省级中医药继续教育项目14项、市级以上学术会议25次,张学文等4位国医大师和院士专家团队成员等国内著名专家学者专程来青参加学术交流或专题讲座。举办11期"名师论坛"学术活动,邀请省内外知名中医药专家担纲主讲,1000余人次参会。

中医药科普宣传

2018年,青岛市中医药学会发挥专家和团体会员的专业优势,开展科普宣教工作,举办200场中医药科普大讲堂活动。通过"三微"(微博、微信、微视频)等新媒体手段,开展"悦读养生"活动。参与承办青岛市第三届"三伏养生节"暨"首届老干部杏林文化节"活动,开展专家义诊、书画摄影展、科普(养生)大讲堂等一系列活动,发放宣传材料6.5万余份;开展2018年青岛市中医药服务百姓健康行动暨第七届"青岛市养生膏方节"活动,引导群众利用中医膏方进行冬季养生调养。

承担政府转移职能

2018年,参与市民政局组织的社会组织承接政府职能转移和购买服务资格申报工作,成功获得2项服务资格,并顺利完成有关任务。向青岛市中级人民法院推荐知识产权专家咨询委员会委员2名。编写《青岛中医药动态》《青岛中医护理院感通讯》等期刊。

学术交流

2018年9月20日,青岛市中医药学会联合青岛市海慈医疗集团、青岛市中医药发展集团举办"青岛市第二届国医大师论坛",李今庸、张学文、雷忠义和沈宝藩四位国医大师亲临岛城"传经送宝"。青岛市副市长栾新,市卫生计生委主任杨锡祥、市中医药管理局专职副局长赵国磊出席活动。论坛举行国医大师收徒仪式和"雷忠义国医大师工作室"、"沈宝藩国医大师工作室"揭牌仪式,青岛市五名优秀青年中医顺利成为国医大师学术继承人。四位国医大师围绕中医经典与临床实践,分别作学术报告,来自全国各地的近300名中医药工作者到场学习,共同探讨中医药临床实践与服务模式创新。

青岛市护理学会

学会组织建设

坚持实行民主办会、依法办会。建立健全各项工作和会议制度,每季度召开一次理事长会议、每半年召开一次理事会议。完成部分专业委员会换届工作。对消化护理、儿科护理等5个专业委员会进行换届选举,护理学会专业委员会为50个。积极开展党员教育与解放思想大讨论。支部4名党员参加青岛市科学技术协会在山东威海组织的党性教育培训。

学术活动

举办2018年青岛市护理学会学术年会暨管理国际高峰论坛。学会邀请到中国台湾荣总医院原护理部主任陈玉芝教授、英国东肯 East Kent 大学医院血管通路综合护理顾问兼高级外科护士长杰玛奥利弗(Gemma Oliver)、青岛市护理质控中心主任韩玉芳教授以及青岛市市立医院护理部副主任迟琨参加论坛。全市各理事单位医院护理院长、护理部主任、骨干护士长、静疗组长347人出席论坛。举办2018年第五期全市护理部主任能力提升培训班。举办第七期"雏鹰"青年护士长培训。充分发挥各专业委员会优势,举办各类学术讲座。各专业委员会组织80余次各具特色的学术交流活动。积极开展专科护士培训,推进专科建设工作。举办第四届急诊急救专科护士培训班。举办第四届重症护理专科护士培训。

特色及创新性活动

开展首届"护理科技创新奖"评选。青岛市护理学会及科研管理学术委员会于2018年4月至5月在全市范围内开展"护理科技创新奖"评选活动,最终评出一等奖1名、二等奖2名、三等奖3名、优秀奖6名。协助青岛市卫生计生委举办"5·12国际护士节庆祝暨优秀护士表彰大会"。对"青岛市首届十佳男护士"和19名"青岛市首届优秀男护士"及青岛市首届"南丁格尔杯"护理技能大赛获奖人员等进行表彰。开展以"助产士,母婴健康的核心"为主题的义诊咨询活动。举办妇产科典型临床护理个案、护理质量改进案例分享比赛。

社团评估工作

完成民政组织的社团评估工作以及加入青岛市社会组织联合会。2018年7月26日,青岛市民政局评估团一行5人对市护理学会开展评估工作。理事长王玉玲就学会的现状、发展、存在的问题及今后的工作设想向评估团作汇报,最后评估团就实地评估考核进行信息反馈,对学会存在的问题、整改的要求进行面对面的交流,评估等级在民政部社团组织网站公布。

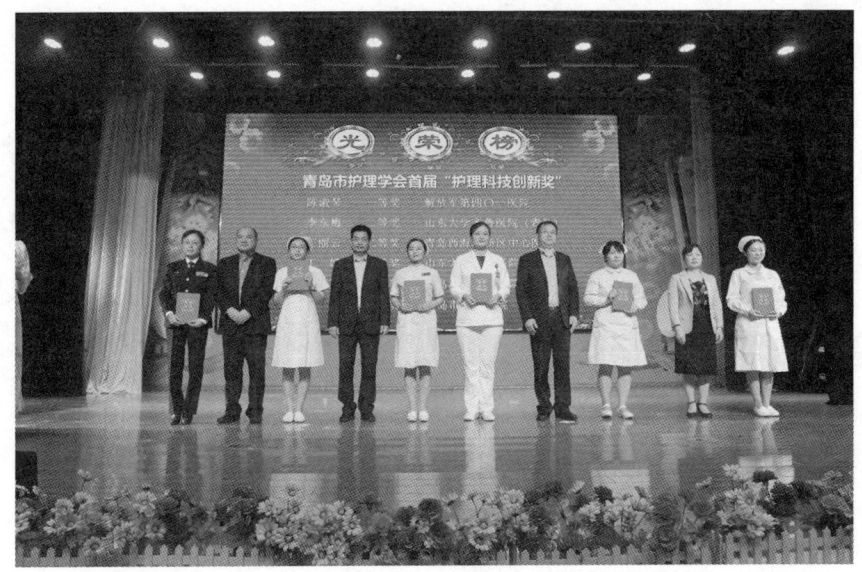

2018年5月12日,在济南军区第一疗养院八一礼堂召开"5·12国际护士节庆祝暨优秀护士表彰大会"。

青岛市卫生健康机构工作概况

综合医院

青岛市市立医院

概况 青岛市市立医院始建于1916年,拥有本部、东院、皮肤病院、北九水疗养院、徐州路院区5个院区,是集医疗、教学、科研、保健、康复、公共卫生六大功能于一体的大型综合性三级甲等医院,是2008年北京奥运会和残奥会、2018年上海合作组织青岛峰会医疗保障定点医院。医院连续10年保持"全国文明单位""山东省文明单位"等荣誉称号,荣膺"山东省卫生计生系统先进集体"。2018年首次登上中科院中国医院科技量值综合评价全国百强榜,排名全国第89位。9个学科荣登专科全国百强榜,学科上榜数量连续五年居全国地市级医院首位。综合实力列山东省住院服务绩效评价第9位。

2018年,医院占地面积15.8万平方米,建筑面积28.8万平方米,编制床位2713张。年内职工4174人,其中,卫生技术人员3762人,占职工总数的90.1%;行政工勤人员412人,占职工总数的9.9%。卫生技术人员中,高级职称559人,中级职称1079人,初级职称2124人,分别占卫生技术人员的14.7%、28.7%、56.5%,医生与护士之比为1∶1.69。设有职能科室55个,临床科室106个,医技科室19个。

业务工作 2018年,门、急诊量227.0万人次,其中专家门诊125.5万人次,同比增长16.3%。住院病人114638人次,同比增长2.0%。出院病人114317人次,同比增长1.7%。床位使用率106.8%,同比下降1.1个百分点。病床周转次数42.8,同比持平。完成手术54580例,同比增长15.2%。平均住院日8.7天,同比降低2.1%。出院与出院诊断符合率100%,手术前后诊断符合率100%。

业务收入 2018年,医院完成总收入33.49亿元,同比增长12.8%,其中,业务收入27.94万元,同比增长5.5%。

固定资产 2018年,全年固定资产总值15.52亿元,新增固定资产2.61亿元,同比增长20.2%。

医疗设备更新 医院新购1万元以上设备905台件、100万元以上设备51台件,主要包括山东半岛首台高端CT Revolution GSI X tream,首台Rosa神经外科机器人手术系统,具有3.0T MR、瓦里安Trilogy直线加速器、高端心脏超声、特殊光检查内窥镜、超声内镜检查系统、复合DSA手术室、专业手术导航系统、荧光手术显微镜等高端检查、治疗、手术设备。

基础建设 2018年,东院二期工程门诊住院楼项目完成综合验收并正式投入使用,建筑面积8.6万平方米,增加床位550张,配备有目前国内医院起飞重量最大的屋面停机坪,最大起飞重量为13吨,能够保障特大型救援直升机24小时、全天候安全起降。东院区完成上合峰会医疗应急指挥部建设、一期急诊保障专区改造、大门改扩建、院内道路铺设、楼体粉刷、职工餐厅改造等工程。本部院区完成住院B楼消防改造、住院C区学生公寓装修改造工程、门诊楼与住院B楼连廊及中转厅装修改造工程、餐厅改造工程等。改造面积共计2.9万平方米。

上合组织青岛峰会医疗保障 制订《上合峰会医疗保障工作方案》,建立国际标准的救治保障体系,参与保障医护人员1083人,1388人次得到有效及时诊治,形成重大活动医疗保障的"市立标准",成为国家应急救治体系建设的范例和标杆,得到党中央、国家卫健委、中央保健局、省委和省政府、市委和市政府的高度肯定,18人获得政府嘉奖。

学科建设 2018年,神经变性病成为山东省首批临床精品特色专科,脑卒中中心成为国家高级卒中中心。在原有15个市级质控中心的基础上,新增肾病、呼吸内科、远程会诊3个市级质控中心。挂牌国家辅助生殖与优生工程技术研究临床基地、国家数字化呼吸康复雾化中心、国家消化道肿瘤筛查及早诊早治基地,以神经内科、呼吸科牵头成立山东省急性脑血管病救治和山东省慢性阻塞性肺疾病合并肺癌2个省级健康医疗大数据科技创新联盟。

团队建设 2018年,与加拿大渥太华心脏病院、复旦大学附属华山医院实现学科融合、双向执业、人才共享。重点引进具有国际影响力的医学大家。融合国内外专家资源,国际老年学会主席、法国科学院院士布鲁诺(Bruno)教授鼎力加盟,聘请美国弗吉尼亚大学、斯坦福大学等12所国际顶尖大学的15名国际知名专家为客座教授,6名国内知名专家担任学科首席医师,新增肝胆外科陈孝平院士工作站、消化内科李兆申院士工作站,引进欧明辉、邵乐平、李宾公3名学科带头人,领军人才队伍进一步扩大。实施中青年人才"英才计划",72名中青年骨干完成国外访学计划和专项技术研修,84名优秀青年人才完成国内专项技术进修学习,一批青年专家脱颖而出,神经内科王会福入选泰山学者青年专家,杨芳、刘海飞、毕晓磊荣获齐鲁卫生与健康杰出青年人才称号。拥有外籍特聘专家68人、泰山学者专家4人、国务院特贴专家15人。

科学研究 2018年,新增国家自然科学基金11项、国家自然科学基金重大研究计划培育项目1项、山东省重大科技攻关项目1项、山东省卫健委医药卫生科技发展项目4项、青岛市科技立项5项、青岛市卫生计生委医药科研项目26项,继续资助总院长基金项目200项。获得中华医学青年科技进步奖1项,开创青岛市级医院连续两年获得国家级科技奖励的先河。获得山东省科技进步二等奖1项,山东省医学科技进步三等奖3项,青岛市科技进步奖6项。发表论文258篇,其中SCI收录论文96篇,谭兰教授、郁金泰教授发表的论文成为青岛大学神经病学ESI高被引论文进入全球前1‰的主要贡献者。

医学教育 2018年,挂牌山东大学附属青岛市市立医院,成为山东大学齐鲁医学院医院管理专业研究生联合培养基地。与北京大学医学部签署市校、院校战略合作。被世界华人医师协会授予全科医师培训基地,成为世界华人全科医师分会在国内唯一的临床技能培训中心。新增研究生导师19人,在院硕士研究生464人、规培生777人、本科生1054人,吴帅等一批中青年教师在青岛大学主办的各项大赛中屡获佳绩。住院医师规范化培训基地结业考核通过率92.40%,新招收住院医师规范化培训学员270人。

国际化建设 2018年,国际诊疗中心通过DNV国际风险管理年度复审,国际保险结算机构增至20家。与世界卫生组织老年合作中心、瑞典斯德哥尔摩大学、挪威心肺患者组织(LHL)医疗集团等合作共建老年疾病研究中心、口腔数字化诊疗中心、心肺康复中心。主办第四届青岛国际医学论坛暨世界华人医师协会分论坛,成为各学科国际交流、技术合作、人才共享的平台。培养具有国际执业资质的国际医生队伍,韩国白守信教授获山东省政府齐鲁友谊奖,韩国金城镇教授获青岛市政府友谊奖,美国朱学明教授获青岛市国际科学技术合作奖。

智慧医疗 2018年,专科智能管理20个系统集中上线运行,创造国内医院年内启用多个数据新系统的奇迹。初步完成大数据信息集成,获得青岛市优秀大数据应用成果奖。国家远程医疗青岛协同中心、青岛市远程医疗管理培训中心落户,成为2018世界智能大会首届全国智慧医疗大赛优秀医院,被评为全国精准医疗应用示范单位。

卫生改革 2018年,入选山东省医务职工科技创新计划。实施改善医疗服务十大行动,本部儿科被评为全国改善医疗服务行动群众满意科室。构建专科"医联体"的新模式。选派30名专家到贵州安顺、甘肃陇南、西藏日喀则桑珠孜区精准扶贫,指导开展116台手术,填补当地多项技术空白。优化上下联动的分级诊疗服务体系,各学科形成以技术服务为核心、医疗服务重心下沉、医疗资源优势互补的专科医疗服务链,外埠病人比例大幅提高,最高比例的专科达到40%。

精神文明建设 2018年,在各类新闻媒体发稿3276件,官方微博、微信发布信息1123条,官方微信关注人数16万余,多条新闻被中央电视台、《人民日报》《健康报》等国家级媒体采纳。制定《青岛市市立医院党员干部廉政谈话暂行办法》《党风廉政建设工作情况记录本》等廉政建设文件,组织开展党风政风行风行动、行业作风整治专项行动、医院法治建设等专项活动。举办丰富多彩的职工文化活动20场,参加青岛市第六届"健康杯"技能竞赛活动6场,2018年度获评全国五一劳动奖章1人、山东省劳模1人、青岛市劳模2人、青岛市三八红旗手1人。组织1300名志愿者参与志愿服务1942人次,累计服务13602小时,完成上合组织青岛峰会、省运会、世界华人医师大会志愿者服务工作。组织无偿献血427人次。完成第十届青岛国际帆船周、青岛马拉松、世界工业互联网大会、第二十四届省运动会等重大赛事与国际会议的医疗保障任务。派出31名骨干医师参加城乡对口支援工作。

大事记

1月22日,医院"阿尔茨海默病"研究成果获2017年度中华医学科技奖三等奖,山东省仅山东大学和青岛市市立医院获奖。

1月30日,医院成为国家重点研发项目"精准医疗集成应用示范体系"示范单位。

3月9日,医院与中国工程院院士、著名口腔医学专家张志愿教授签约,特聘张志愿院士为口腔医疗中心首席专家、名誉主任。

3月23日,中共青岛市卫生和计划生育委员会委员会研究决定:刘双梅同志任中共青岛市市立医院纪律检查委员会书记、中共青岛市北九水疗养院总支部委员会副书记,吴振军同志不再担任中共青岛市市立医院委员会委员、中共青岛市市立医院纪律检查委员会书记职务,保留原职级待遇。

4月3日,国家卫生计生委科教司副司长吴沛新等专家一行6人,在山东省卫生计生委副主任仇冰玉、青岛市卫生计生委副主任张华等的陪同下,视察实验室生物安全管理工作。

4月9日,医院通过全国首家国际门诊DNV认证,DNV·GL中国首席医疗官Cathie女士向医院颁发证牌。

5月16日,印度总理医生团Dr.Harish、大使馆秘书Pankaj Phukan考察医疗保障工作。

6月4~10日,医院派人员参加上合组织青岛峰会医疗保障任务。

6月14日,韩国延世有爱医院国际业务组组长朱世娜会同韩国大使馆健康产业部产业官金炯佑茝临医院参观考察。

7月20日,陈孝平院士专家工作站和青岛市ERCP技术培训中心落户医院。

7月30日,国家卫生健康委副主任王贺胜、财务司司长何锦国、疾控局副局长张勇等来院调研卫生改革,总院长宣世英作专题汇报。

8月11日,援助坦桑尼亚医生朱健顺利完成为期三年的援助医疗任务回国。

8月12日,医院东院二期工程门诊病房楼(B楼)全面启用。

9月20日,医院主办的"第四届青岛国际医学论坛"隆重开幕。"世界华人医师协会全科医师培训基地""李兆申院士工作站""消化道肿瘤筛查及早诊早治项目协作中心"落户医院。

9月21日,医院综合急救护理团队代表山东省,在全国急诊护理"强质量·重内涵"急救技能比赛中,获全国总决赛创伤急救组一等奖。

9月25日,医院举行山东大学附属青岛市市立医院签约仪式,"国家辅助生殖与优生工程技术研究中心青岛临床基地"同时挂牌成立。

10月16日,青岛市市立医院西海岸新区人民医院口腔医疗中心揭牌成立。

11月1日,医院党建创新案例获2018年卫生健康行业党建工作创新案例奖。

11月19日,医院"青岛红十字中韩医疗团"当选全国学雷锋最佳志愿服务组织。

11月29日,中国疾病预防控制中心慢病中心伤害防控与心理健康室汪媛主任一行实地调研伤害和产品伤害监测工作。

12月18日,山东大学齐鲁医学院医院管理专业研究生实习基地落户青岛市市立医院。

荣誉称号 2018年,继续保持"全国文明单位、山东省文明单位"荣誉称号。荣获全国智慧医疗建设优秀医院,跨省异地就医直接结算先进单位,青岛大学医学部2017~2018学年度临床学生管理先进集体称号,荣获青岛市健康科普大赛优秀组织奖、党建知识竞赛一等奖等市级以上荣誉称号。

总 院 长:宣世英

党委书记:杨九龙

副总院长兼东部医院院长:管　军

副总院长:池一凡

副总院长兼北九水疗养院院长:谭　兰

副 院 长:王冠军、李永春、闫泰山、温成泉、韩同钦、王国安、刘振胜

纪委书记:刘双梅

工会主席：丁海燕
院办电话：82789017（本部） 85937700（东院）
传真号码：82836421（本部） 85968434（东院）
地　　址：青岛市胶州路1号（本部）
　　　　　青岛市东海中路5号（东院）
　　　　　青岛市安徽路21号（皮肤病防治院）
　　　　　青岛市崂山北九水（北九水疗养院）
网　　址：www.qdslyy.cn

青岛市海慈医疗集团

概况　2018年，集团建筑面积10.4万平方米，开放病床1583张。实有职工2152人，其中，卫生技术人员1948人，占职工总数的90.5%，行政工勤人员204人，占职工总数的9.5%。高级职称278人，占卫生技术人员的14.27%；中级职称622人，占31.93%；初级职称1012人，占53.8%。规范科室体系，设置职能科室34个、临床科室42个、医技科室7个。

业务工作　2018年，完成门、急诊量107.4人次，同比增长2.5%；入院41013人，同比增长3%；出院40884人，同比增长2.6%；床位使用率96.1%，同比增长4.3%；床位周转次数28.2，同比增长2.5%；治愈率16.2%，同比增长2.5%，好转率81.4%，同比下降0.6%，病死率2.2%，同比持平。

业务收入　2018年，实现总收入103738.72万元，同比增长4.49%，其中，医疗收入94271.99万元，同比增长4.05%。

固定资产　2018年，固定资产总值77413.94万元，同比增长0.31%。

医疗设备更新　2018年，增添GE超声诊断仪、综合模拟人、过氧化氢低温等离子灭菌、运动心肺复苏系统、进口数字化乳腺钼靶、分娩镇痛仪、电子鼻咽喉镜等167台医疗设备，总计约1800万元。

基础建设　2018年，对黄海医院栖霞路18号院区进行修缮施工。经市发改委批复立项，市财政投资2300万元，对院区的建筑、上下水、氧气系统等设施进行改造，计划于2019年底竣工。自筹资金122万元，完成泌尿外科病区的改造工程。

卫生改革　2018年，在全市率先开展医疗组长负责制试点工作。床位使用率同比提高10.34%，环比提高7.38%；平均住院日缩短0.5天。手术例次同比增加559例。成立4个专科护理门诊，创新推广临床中医护理技术，开展50余项，完成130余万人次，同比增长42.1%。普及科学管理工具，4个品管圈项目获全市QC成果竞赛一、二等奖。引入循证护理理念，开展磁性护理活动。开展集团"管理与服务举措创新活动"。灵龟八法开穴法配合揿针在癌痛患者中的应用，荣获山东省中医护理技术创新"岐黄"奖一等奖。制定人才培养实施方案，建立三级人才培养制度，分高层次、高级和青年人才三个层级进行培养。

医疗特色　2018年，开展新技术、新项目30项。其中气管镜下药物注射、肩关节镜下肩峰成形术治疗Ⅲ型肩峰导致的肩关节疾病、经内镜黏膜切除术、心肺运动试验在心血管疾病运动评估中的应用、RPH痔疮自动套扎术、生殖道微生态评价系统、麻醉深度监测等开展良好。介入诊疗科开展的经皮穿刺微波消融治疗实体肿瘤、脊柱外科开展的显微镜下微创椎管减压、神经根松解术、泌尿外科开展的经输尿管软镜输尿管上段结石，肾盂结石的钬激光碎石术、产科开展的针对复发性流产病因的免疫保胎治疗以及血管外科的射频手术和创面手术均取得良好的临床疗效。

科研工作　2018年，科研立项18项，其中省级2项、市局级16项，共获得科研经费45万元。科研获奖9项，其中山东中医药科学技术奖二等奖3项、三等奖3项，山东医学科技奖三等奖1项；青岛市科技进步二等奖1项、三等奖1项。通过2017年度青岛市医疗卫生重点学科中期评估；集团院士专家工作站通过青岛市院士专家工作站建设验收，并经中国科学技术协会认证。发表SCI论文17篇，国家级刊物论文173篇，出版著作11部。王久仁等10名专家被授予集团"终身医学专家"称号。知名中医药专家工作室增加为44个，其中包括6个国医大师工作室；全国优秀中医临床人才和培养对象增加为6名；山东省五级中医药师承教育项目指导老师增加为15名，继承人31名；新增青岛市临床知名专家17名。

继续教育　2018年，开展各级继续医学教育项目31项，其中国家级项目3项。参加国内外学术交流250余人次。派出47人赴省内外知名综合医院、专科医院进修学习。在培研究生143名，毕业研究生28名，接收实习生390余名，外来进修人员84名，培训乡镇和社区医师69人次，2名医师申请临床医学博士学位。

国际交流　2018年，新加坡中央医院专家来医院指导手术23例。外派1人至新加坡中央医院进修。

精神文明建设　2018年，顺利通过全国文明单位、山东省文明单位复审；进一步完善精神文明建设工作机制；以"我们的节日""美丽医院"等活动为载体，开展10余次主题活动。积极参与乡村振兴和精准扶贫工作,与平度市仁兆镇门戈庄结对帮扶,开展基层党组织共建、送健康进乡村、培训村医、资金扶持等项目。开展"不忘初心跟党走,青春建功新时代""践行新思想拥抱新时代"主题活动。成立青岛市中医医院中医规培团总支部,是青岛市各住院医师规范化培训基地中第一个正式成立的团总支部。承办市医务工会"天使妈妈训练营"职工技能培训班和市卫生计生系统"医界工匠"能力提升培训班。积极开展职工六项技能竞赛活动。组队参加山东省青年应急技能大赛和"健康杯"中医药技能大赛活动,获团体和个人一等奖。

大事记

3月26日,青岛市卫计委文件公布,张文理任青岛市海慈医疗集团副院长,不再担任中共青岛市海慈医疗集团纪律检查委员会书记、青岛市海慈医疗集团工会主席职务;李志荣任中共青岛市海慈医疗集团委员会委员、中共青岛市海慈医疗集团纪律检查委员会书记。

3月28日,集团获评2017年度青岛院士专家工作站考核成绩优秀奖。

4月21日,集团血管外科牵头半岛地区9家医疗机构组建半岛创面联盟,同时成立山东省首家创面修复病房。

4月27日,青岛市中医医院顺利通过等级医院现场评审。

5月3日,集团作为青岛市第一批试点单位全面启动公立医院综合绩效考核工作。

9月1日,集团组建风湿病科病房,设置病床24张。

9月5日,国家中医药管理局国际合作司陆烨鑫处长一行6人考察调研集团中医药发展工作。

9月20日,集团成功举办第二届国医大师论坛。

10月11日,集团成立临床心理科门诊,加挂心理治疗室、中医情志障碍防治门诊牌子。

10月15日,国家中医药管理局医政司副司长、医改办副主任陆建伟,中华中医药学会医院管理分会领主任张允岭等一行6人调研指导集团中医药参与医保支付工作。

12月27日,集团成立市级"脑卒中中心""胸痛中心",并作为首批成员单位加入中国卒中学会"中风120山东特别行动组"。

荣誉称号 继续保持"全国文明单位"和"山东省文明单位"称号;获评青岛市卫计委2018年科学发展观考核优秀单位;获得"山东省中医药文化建设示范单位""全省改善医疗服务示范医院""青岛市'真情协商'先进单位""青岛市首批中医药文化宣传教育基地""全省卫生计生系统先进集体""上海合作组织青岛峰会服务保障工作先进集体""全省病毒性传染并防治工作先进集体""青岛市绿色医院"等荣誉称号。

总 院 长:刘 宏
党委书记:赵军绩
副 院 长:朱维平、唐 明、张启顺、张文理、刘庆涛、阎晓然
纪委书记:李志荣
办公室电话:83777009
传 真:83777888
网 址:www.qdhaici.cn
电子邮箱:hcbgs@126.com
邮 编:266033
地 址:青岛市市北区人民路4号

青岛市中心医疗集团

概况 青岛市中心医疗集团由青岛市中心医院、青岛市肿瘤医院、青岛市职业病防治院共同组建而成。青岛中心医院(原青岛纺织医院)始建于1953年,1983年并称青岛医学院第二附属医院,1993年首批晋升为三级甲等综合医院,2003年经山东省卫生厅和青岛市卫生局批准更名为青岛市中心医院,并承担青岛市职业病防治任务,2017年通过山东省卫生厅三级甲等综合医院复审。青岛市肿瘤医院始建于1972年,是集肿瘤预防、诊断、治疗、科研、康复于一体的肿瘤防治三级专科医院,是"青岛市肿瘤防治健康教育基地"。

2018年职工总数2217人,其中,卫生技术人员1986人,占职工总数的89.5%;行政工勤人员226人,占职工总数10.2%。卫生技术人员中,高级职称354人,中级职称781人。开放床位1667张、设职能科室31个、临床科室51个、医技科室15个。

业务工作 2018年门、急诊量890410人次,同比增长6.43%;出院61998人,同比增长11.27%;实现业务收入120954.42万元,同比增长12.33%;出院61998人,同比增长11.27%;手术30110人次,同比增长37.5%;药占比为29.88%,同比下降1.33个百分点;百元医疗收入(不含药品收入)卫生材料消耗25.61元,同比下降1.35%。

固定资产 2018年,固定资产总值98408.43万元。

医疗设备更新 2018年,医院拥有1万元以上

设备1370台,其中10万元以上设备305台;100万元以上设备58台。购置1万元以上设备182台。引入定向放射外科系统(速锋刀)、术中放疗系统、3.0T磁共振等一批先进诊疗系统。

基础建设 2018年,医院占地面积62259.5平方米,总建筑面积116150.34平方米,其中临床医疗用房建筑面积97566.29平方米;办公用房建筑面积4646.01平方米。建成ESB系统和数据中心系统、医保监控系统、医疗无线网络,完成电子病历系统和病案系统、合理用药系统、ACS系统、超声内镜系统、排队叫号系统、手麻重症系统的升级改造。

卫生改革 2018年,完善绩效考核方案,推进薪酬制度改革试点工作,完善收入分配机制。健全财务会计内控制度和内部审计制度,推行全面预算管理。建立医疗费用监测体系。完善危急重症患者救治流程,实施全院品管圈工程,有29个品管圈获市级以上奖励,集团荣获全国质量信得过班组建设优秀企业称号、青岛市群众性质量管理活动优秀企业称号、QC成果最佳组织奖。

学科建设 2018年,与法国居里研究所、北京大学肿瘤医院等建立合作关系,成立肺部疾病、妇科肿瘤放疗、骨关节病等3个名专家工作室。胸痛中心牵头成立青岛市胸痛联盟,卒中中心加入中国卒中学会联盟,创伤中心加入中国创伤救治联盟,成为青岛市首家中国创伤救治联盟创伤中心建设单位。牵头组建青岛市癌症中心,创建省级癌症规范化诊疗病房,建立肺癌与肺小结节、消化道肿瘤、淋巴瘤、乳腺癌、脑转移瘤五个肿瘤MDT团队,定期开展MDT活动,成为青岛市首家"难治性疼痛规范化诊疗示范基地"。开展特色病房建设。

医疗服务 2018年,推进门诊预约挂号、预约住院、预约检查,总体预约率达到73%。强化"一医一患一诊室"服务,开展"做有温度的护理"活动,护理满意度98.07%。开展特色志愿服务6000余人次,集团团委被共青团青岛市委授予"青岛市五四红旗团委标兵"荣誉称号。《优化STEMI患者急诊PCI的门球时间》被评为第四季进一步改善医疗服务全国擂台赛(华东赛区)健全急危重症救治体系第一名、全国总决赛第二名;1项医疗服务典型案例入选全国医院擂台赛十大价值案例。制订《2018年重大活动筹备工作方案》,圆满完成上合峰会5个医疗保障点及核辐射、化学中毒的专病救治任务。对口支援贵航302医院、菏泽市第二人民医院,派出专家30余人次。深化双向转诊工作流程,实现转诊患者全程健康管理;依托胸痛中心、卒中中心,建设医联体内急危重症救治体系,胸痛患者介入手术上转74例,卒中患者机械取栓上转46例。

科研教学 2018年,医院获批各类科研立项29项,通过科研鉴定8项,获得市级以上科技奖励10项,发表核心期刊论文127篇,SCI、MEDLINE收录论文25篇(全年影响因子平均为2.19),临床药物试验8项,院内科技攀登计划29项;招录2018级住培生83人,承担青岛大学医学部、潍坊医学院等院校200余名学生教学、实习任务,举办各类继续教育项目36期,医教研协同发展取得新突破。

精神文明建设 2018年,推进"两学一做"学习教育常态化制度化。制订《2018年落实党风廉政建设主体责任 推进全面从严治党的实施意见》。对90余个科室"三风"行动整改情况督查13次,下发整改通知单56份,纪委共受理问题线索5件;谈话笔录23人次;函询3人次;批评谈话4人次;提醒谈话7人次;行政警告2人、党内警告1人。制定《青岛市中心(肿瘤)医院关于开展解放思想大讨论的实施方案》。组织开展"一支部一特色"主题活动。

荣誉称号 2018年,获得2017年度山东省文明单位;省、市两级上合峰会保障先进集体;首届青岛市卫生计生系统项目大赛一等奖;青岛市最佳志愿服务单位等。胸痛中心获得国家卫健委组织"进一步改善医疗服务行动计划"华东赛区第一名;胸痛中心及消毒供应中心获得国家卫健委组织"进一步改善医疗服务行动计划"全国十大价值案例;医学检验科、血液净化中心、放射物理科获得全国"质量信得过班组"称号。

党委书记:宋　岩
院　　长:兰克涛
纪委书记:曲松本
工会主席:张泮民
副 院 长:潘　琪、马学真、于　华、张春玲、刘春旺、陈崇涛
院办电话:84961778
总机电话:84961699
传真号码:84863506
电子信箱:qdszxyy@163.com
邮政编码:266021
地　　址:山东省青岛市市北区四流南路127号

青岛市第三人民医院

概况 青岛市第三人民医院始建于1931年,

2015年11月核定为三级综合医院。医院总占地面积5.9万平方米,业务用房面积约6.2万平方米。2018年,职工总数1020人,其中,卫生技术人员915人,占职工总数的89.70%;行政工勤人员105人,占职工总数的10.30%。卫生技术人员中,高级职称106人,中级职称305人;医生与护士之比为1:1.61。开放病床703张,设职能科室30个、临床科室25个、医技及其他科室12个。

业务工作 2018年,门、急诊总量50.50万人次,比上年同期增长8.96%。其中急诊病人8.72万人次,增长19.15%;出院2.29万人次,增长6.75%;病床使用率86.5%,提高0.4%;手术7721例,增长26.33%;手术前后诊断符合率99.6%;抢救危重病人2967人次,抢救成功率88.61%;出院病人治愈率为28.86%,好转率为68.83%,病死率为1.82%;院内感染率为0.96%。

业务收入 2018年,总收入4.10亿元,其中业务收入3.76亿元,比上年同期增长10.03%。

固定资产 2018年,固定资产总值6.82亿元。

医疗设备更新 2018年,购置彩色多普勒超声诊断仪、C形臂X线机等50万元以上医疗设备4套(台),高频电外科系统、平衡检测仪等10万元以上设备20套(台)。

卫生改革 2018年,启动科室全成本核算,试行总药师制度,辅助用药使用比例降低至1.3%以下。

医疗特色 2018年,入选青岛市医疗卫生B类重点学科1个,优秀学科带头人2人,优秀青年医学人才3人。打造急危重症抢救团队,极重度烧伤、HELLP综合征、骨盆粉碎性骨折等得到成功救治。推进新技术、新项目的开展,成功实施双重血浆分子吸附系统(DPMAS)人工肝治疗,重症肝病及肝衰竭治疗取得重大突破;膝、髋关节置换术迅速增长,增幅超过80%;腹腔镜下直肠癌根治术、色素内镜电子染色内镜、输尿管软镜钬激光碎石等技术日益成熟。

科研工作 2018年,获得青岛市卫生科研项目1项;发表论文63篇(第一作者),其中SCI论文7篇;参编论著29部(副主编以上);获得发明专利授权4项;实用新型专利授权21项。

继续教育 2018年,外派6名管理干部赴新加坡现代管理学院培训,320余名青年医师赴北京、上海、天津等地进修学习和短期培训,外派规范化培训7人。完成市级继续医学教育项目21项,远程教育培训11次及多学科诊疗(MDT)研讨会、疑难病例研讨会等各类培训交流;完成212名实习生的临床实习任务。

国际交流 2018年,哈佛医学院附属贝斯以色列医院及波士顿IVF中心维尔纳(Werner)教授在医院妇科门诊开展不孕不育诊疗咨询及病例讨论。召开哈佛医生集团半岛胎盘异常植入研讨会,哈佛医生集团5人参加,临沂市妇幼保健院、枣庄市妇幼保健院、枣庄市市立医院及青岛市部分医院妇产科人员参加。瑞典皇家科学院吴耀文院士一行来院参观检验实验室、血液净化工作区。选派管理人员6人赴新加坡国际管理学院参加管理培训,与新加坡中央医院(SGH)、新加坡国立大学医院(NUH)交流学习。

大事记

2月5日,青岛市政府副市长栾新一行到医院进行安全生产工作督导检查。

3月1日,医院组织召开青岛市2018年度ERCP联盟大会。

4月24日,医院与哈佛(青岛)妇产医学中心举行合作签约仪式,青岛市卫生计生委党委书记、主任杨锡祥参加签约仪式。

6月4日,医院与中日友好医院远程医疗中心建立协作,正式成为国家远程医疗与互联网医学中心协作单位。

8月18日,医院与北京友谊医院消化科签订合作协议,加入"友谊消化直通车",加入山东省胃食管反流病联盟,"胃食管反流病联盟专病门诊"挂牌。

9月8日,医院被中华医学会心血管病学分会精准心血管病学学组授予精准心血管病学学组合作基地。

10月17日~12月16日,医院选派2名骨干医师赴西藏日喀则市桑珠孜区甲错雄乡卫生院参与医疗支援工作。

10月20日,由中国医师协会内镜医师分会内镜微创保胆专业委员会主办,医院承办的"2018全国内镜微创保胆青岛高峰论坛"顺利召开。

11月17日,医院成为亚太痛风联盟高尿酸血症及痛风管理中心(HGMC)分中心。

11月23日,医院成为山东省结石病微创治疗技术联盟单位。

12月27日,医院成为青岛市胸痛中心、青岛市卒中中心单位。

精神文明建设 2018年,开展医疗扶贫工作,选派2名业务骨干圆满完成援藏工作。青年志愿服务活动常态化,组织开展上合峰会城市运行志愿服务、"健康彩虹"志愿者助力世界华人医师大会等主题活动。组织社区讲座65次，义诊221次，参与义诊医生408人次；"慈善一日捐"活动有926名职工捐款53080元，其中3080元捐助给"春蕾女童"、残疾人、希望工程；组织离退休干部共同为永安路小学3名"春蕾女童"捐助1200元。

荣誉称号 荣获青岛市文明单位标兵、2018年度青岛市绿色单位、全市消防安全"法治维安年"活动先进单位、2018年度青岛市院前急救工作先进集体、首届青岛市卫生计生系统志愿服务项目大赛优秀奖、青岛市卫生和计划生育委员会2018年度先进基层党组织、青岛市优质护理服务标准化沟通情景剧展示赛优秀组织奖、"守护健康·最美医师"微视频和随手拍摄影大赛二等奖、青岛市第六届"健康杯"临床输血技能大赛团体二等奖等荣誉。

院　　　长：邢晓博
党委书记：牛锡智
业务副院长：马振亮
后勤副院长：刘桂馨
纪委书记：华裕忠
工会主席：孙彩茹
院长助理：徐晟伟
院办电话：89076678
总机电话：89076600
传真号码：89076611
电子信箱：sybgs2011@126.com
邮政编码：266041
地　　　址：青岛市李沧区永平路29号

山东青岛中西医结合医院
（青岛市第五人民医院）

概况 山东青岛中西医结合医院暨青岛市第五人民医院是山东省首家中西医结合医院，亦是市属综合性医疗机构。医院1995年被确立为三级甲等中西医结合医院，并于2012年、2018年通过复评。医院占地面积1.6万平方米，建筑面积1.9万平方米。2018年职工总数553人，其中，卫生技术人员472人，占职工总数的85%；行政工勤人员81人，占职工总数的15%。卫生技术人员中，高级职称56人，占卫生技术人员12%；中级职称140人，占卫生技术人员30%；初级职称276人，占卫生技术人员58%。医院医生护士比1∶1.21。医院现有编制床位420张，职能科室24个，临床科室23个，医技科室10个。

业务工作 2018年，诊疗166363人次，收住院病人7073人次，比上年同期增长5.9%。

业务收入 2018年，业务收入14106.93万元，比上年同期增加761.29万元，增长5.7%。

固定资产 2018年，固定资产总值6739万元，比2017年上升6.56%。

医疗设备更新 2018年，新增彩色多普勒超声诊断仪1台。

基础建设 2018年，完成改扩建项目前期方案论证、PPP方案设计、岩土工程勘查报告、项目建议书以及设计方案征集、文物确界等工作。

医疗特色 2018年，新开展经颅多普勒超声（TCD）结合中医辨证施治在脑血管疾病诊断与治疗中的应用、永久起搏器置入术、脐疗治疗寒凝血瘀型痛经的临床应用、内镜诊疗胃大部切除术后胆管结石、B超引导下picc置管、平衡火罐联合四花放血改善气郁体质的临床观察、毫火针治疗漏肩风的临床研究、穴位埋线治疗糖尿病性便秘、中药离子导入辨证治疗哮喘持续发作、丙泊酚用于心脏电复律的临床观察、脐灸治疗COPD脾肾两虚证等11项新技术新项目。

科研工作 2018年，获市南区有资科研1项（脑病科）；组织市科技局民生重点科研项目的中期自查；申报2018年山东中医药科学技术奖1项；建成12个引进类知名专家工作室，开展专家学术讲座，门诊坐诊，病房查房，施术等学术工作；完成青岛市卫生计生委对中医重点专科（风湿科）的届中评估；肺病科被遴选为山东省中医药管理局"十三五"中医重点专科建设项目；全院职工发表科技论文108篇，其中SCI论文1篇，科技核心3篇；出版著作12部。

继续教育 完成山东中医药大学等实习生带教工作和中医住院医师协同基地规范化培训工作；完成市级优秀学科带头人1人及优秀青年人才2人的中期评估报告，评选院级优秀青年人才5人，组织全省五级中医药师承教育项目第四批继承人第二次培训；加入省继续医学教育管理平台（西医项目），完成省、市级继续教育项目11项。

大事记

3月6日，针对院区内市重点文物保护建筑问题，经山东省文物局组织召开省级专家论证会，同意扩建项目选址及设计方案。

4月26日，医院顺利通过山东省中医药管理局组织的三级甲等中西医结合医院评审。

7月13日，医院举办的市南区云南路街道嘉祥路社区卫生服务中心正式开诊。

9月14日,医院制发《扫黑除恶专项斗争实施方案》,成立领导小组,正式开展扫黑除恶专项斗争行动,营造风清气正医疗氛围。

9月21日,医院与四川路社区党委举行结对共建启动仪式。

10月26日,医院120急救站正式启动,填补医院医疗急救系统的空白,标志着医院医疗救治体系建设迈上一个新的台阶。

11月26日,中医专家工作室"姜春英工作室"在医院落户,医院举办"姜春英工作室"揭牌和拜师仪式。

11月27日,医院举行"2018年养生膏方节暨膏方义诊月"启动仪式,青岛市卫生计生委中医处处长汪运富,医院党委书记辛善栋、副院长孙金芳参加启动仪式。

12月17日,知名中医药专家工作室"王国才教授工作室"在医院落户并举办挂牌暨收徒仪式。

精神文明建设 2018年,完成争创市级文明单位标兵申报工作,医院被评为"青岛市精神文明标兵"。

荣誉称号 荣获青岛市"真情协商"先进单位荣誉称号。"情满乡村"扶贫志愿服务项目荣获"首届青岛市卫生计生系统志愿服务项目大赛一等奖""第三届山东省青年志愿服务大赛铜奖"。

院　　长:丁文龙
党委书记:辛善栋
副 院 长:孙金芳、延壮波
纪委书记:张忠国
工会主席:周　健
院办电话:82612230
传真号码:82612230
电子邮箱:qdwybgs@126.com
邮政编码:266002
地　　址:青岛市市南区嘉祥路3号

青岛市第八人民医院

概况 青岛市第八人民医院始建于1951年,是一所集医疗、科研、教学、预防、保健、康复和急救于一体的大型综合三级医院,是全国"模范爱婴医院"、全国首批"湿疹皮炎研究基地"、全国"综合医院中医药工作示范单位"、"中国心血管疾病合理用药项目培训基地"、国家级"关爱女性健康"优质服务医院,中国医院协会慢阻肺与哮喘规范化管理示范单位、市涉外定点医院、青岛市白内障诊疗中心、青岛市糖尿病眼病诊疗中心、青岛市胸痛中心、青岛市卒中中心、潍坊医学院附属青岛医院、济宁医学院教学医院。医院先后获得全国文化建设先进单位、山东省百佳医院等荣誉称号。

医院占地面积5万平方米,建筑面积6.9万平方米,固定资产总值3.15亿元,开放床位1100张。现有职工1539人,其中高级职称158人,博士、硕士242人,享受国务院特殊津贴1人。

业务工作 2018年,完成门、急诊量719454人次,比上年降低0.03%;出院病人32355人次,比上年增长3.45%;床位使用率83.6%,比上年降低4.6%;病床使用率83.6%,比2017年降低4.6%;住院手术10223人次,比2017年降低1.98%,其中三、四级手术6437例,三、四级手术率63%;平均住院日9.73天,比上年减少0.16天;出入院诊断符合率100%,与上年持平;手术前后诊断符合率100%,与上年持平;住院危重病人抢救成功率90%,比上年增加2%;治愈率82.9%,好转率15.5%,病死率0.6%。甲级病案率99.9%。

业务收入 2018年,实现总收入61918.74万元,比2017年增加3305.32万元,同比增长5.64%。总支出57476.93万元,比2017年减少1107.07万元,降低1.9%。

固定资产 2018年,固定资产原值31544.4万元,比2017年的31522.8万元新增固定资产价值21.6万元,增长0.07%。

医疗设备更新 2018年,通过公开招标,购置更新医疗设备145台件,价值人民币1044万元,其中,放射科全数字化乳腺钼靶机229万元,超声科彩色多普勒超声诊断仪190万元,内镜中心电子结肠镜46万元。

基础建设 2018年,青岛市第八人民医院东院区建设工程土石方工程竣工并组织阶段性验收。取得东院区建设用地划拨决定书。东院区施工现场移交李沧区地下工程项目进行李沧区地下配套工程施工建设。

医疗服务 2018年,外派专家到"医联体"单位坐诊450人次,诊疗患者约9000人次。为基层医务人员培训22次。运行"八医'医联体'微信群""心梗急救微信群""脑卒中微信群""医联体转诊联络群"等多个工作群,涵盖医院内外妇儿中医等所有医疗医技科室主任或医师,为医联体单位线上咨询、会诊等提供服务,专家线上会诊及答复基层医生咨询230人次。服务总监专人负责转诊,渠道畅通,"医联体"内预约及转诊361人次。与李沧卫计局合作开展暖民行动进社区专家手机直播课堂工作;开展健康教育进社区、农村及进家庭活动,培训基层医疗工作人员。开展党建"结对共建"工作,走进李沧区大枣园社区进行党建工作交流并进行义诊,定期开展健康教育活动。派出医护及管理人员70人次进行健康教育"六进"及基层培训,医护114人次下乡义诊;举办大型义诊活动31次,服务居民约3900人次;健康教育共52次,其中进社区38次、进校园10次、进单位4次。

医疗特色　2018年,成立急诊内科病房、消化内二科;调整部分科室布局,优化诊疗流程;整合现有床位,实现资源充分有效利用,提高床位使用率。加强围手术期患者安全管理,全面提升手术质量。完成院内外多学科会诊手术353人次;建立"医疗质量安全联合夜查房"制度。

科研工作　2018年,获批青岛市卫生计生委课题立项6项,完成课题评价6项。发表学术论文140篇。

继续教育　2018年,成功申办并完成3项省级继续教育项目以及17项市级继续教育项目。

大事记

2月1日,医院被批准为工伤康复定点医疗机构。

3月9日,医院被确定为"全国综合医院中医药工作示范单位"。服务名牌"医惠乡亲"获青岛市"服务名牌"殊荣。

5月,医院被授予"国家疝病治疗和研究分中心",并加入山东地区药源性疾病防治联盟、山东省产科联盟。

6月9~10日,医院圆满完成上海合作组织青岛峰会医疗保障任务。

7月~12月,医院与贵州安顺平坝区人民医院、山东菏泽开发区卫计局、甘肃陇南地区开展对口帮扶。

8月8日,青岛市李沧区"慢病会诊中心""胸痛中心""脑卒中中心"落户医院。

12月17日,医院被认证为青岛市胸痛中心、青岛市卒中中心单位。

12月,医院与山东省立医院疼痛科签约建立疼痛专科"医联体",探索"科联体"新模式。医院与90家基层医疗机构签订医联体协议,推进健康"六进"工作。

精神文明建设　2018年,以创建全国文明城市、创建美丽青岛和省级文明单位创建活动为契机,利用微信、网站、院报、电子屏、宣传栏等多个平台深入开展社会主义核心价值观和中国梦宣传;改善医疗服务,提高医院综合服务能力,提升患者就医感受和满意度;连续20年开展军民共建活动,鱼水深情再谱新篇;"医惠乡亲"被评为市级服务品牌;围绕先进典型、知名专家和凡人善举进行宣传报道。

荣誉称号　获评全国综合医院中医药工作示范单位;2017年度省级文明单位、2015~2017年全省改善医疗服务示范医院、2018年省级节水型单位;青岛市"真情协商"示范单位,青岛市工人先锋号,市胸痛中心、卒中中心单位,青岛市卫生计生委2017年度科学发展综合考核优秀单位。

院　　　长:郭　冰
党委书记:张红梅
副　院　长:马立学、曹明建、兰立强
总会计师:鲁　菁
院办电话:87895264
传真号码:87896535
电子信箱:qdbyyb@126.com
邮政编码:266100
地　　　址:青岛市李沧区峰山路84号

青岛市第九人民医院

概况　青岛市第九人民医院(青岛市市立医院西院区)位于青岛市市南区朝城路2号甲,是一所二级甲等综合性医院。占地面积11846.70平方米,业务用房面积10983.00平方米。2018年,有职工452人,其中卫生技术人员396人,占职工总数的87.61%;行政工勤人员56人,占职工总数的12.39%。卫生技术人员中,高级职称53人、中级职称111人、初级职称190人,所占百分比分别为11.73%、24.56%、42.04%,医生与护士之比1∶1.48。医院编制床位430张,平均开放床位424张。设职能科室21个、临床科室23个、医技科室7个。

业务工作　2018年,完成门、急诊量100798人次,其中急诊7060人次。收住院12057人次,同比增长80.0%,病床使用率98.4%,同比增长26.2个百分点,病床周转次数28.2,出院11965人次,同比增长87.1%。入院与出院诊断符合率100%。门诊抢救成功率96.6%,住院抢救成功率97.4%。

业务收入　2018年,总收入为20549.61万元,同比增长75.95%。其中,业务收入17534.47万元,同比增长109.67%。

固定资产　2018年,固定资产总值7523.61万元,同比增长23.74%。

医疗设备更新 2018年,购置1万元以上设备25件,共120.53万元;采购核磁共振662万元,便携式彩超77.8万元,宫腹腔镜72万元。新增DSA设备。

基础建设 2018年,负压系统改造;连接A、B、C三座楼之间的室外连廊启用;手术室装修改造;放射科装修改造;公餐厅改造;A楼窗户更换;公口腔科门诊装修改造。

医疗特色 2018年,组织召开"以患者安全为中心"的医疗质量与安全部署会议,制订《青岛市第九人民医院2018年提升医疗质量实施方案》及《第九人民医院关于进一步防范医疗安全风险实施方案》。将消化内科分科为消化内一科和消化内二科,将神经内科分为科神经内一科和神经内二科;新建立临床心理科和全科医学科。新建立肾内科、内分泌科、肿瘤一科和肿瘤二科。推进临床路径管理工作,临床路径病种由2017年的60个增加至192个,增加132个;入径例数4562例,比上年增加1039例,同比增长29.5%;入径率96.47%,完成率90.84%,有9个科室实施路径管理病例数占比超过50%的标准要求。

医疗保障 2018年,配合青岛市市立医疗集团完成上合峰会医疗保障任务;派驻医师参与青岛市老年运动会医疗保障工作;派驻医师完成市纪委"德廉"考试医疗保障任务;派驻医护人员完成第七届山东省运动会击剑比赛医疗保障工作;培训并派驻医护人员完成青岛国际马拉松比赛的医疗保障任务。

科研工作 2018年,各专业申报市级科研计划8项,发表学术论文23篇,其中SCI 3篇、国家级刊物15篇、省级刊物5篇。获得省级中医药科学技术三等奖1项。

继续教育 2018年,申报继续医学教育学术讲座项目获批14项,完成14项,完成学分40分。组织15名各专业人员参加《青岛医药卫生杂志》继续医学教育学习答题。3名医师参加在职研究生学习。5名住院医师考入青岛市市立医疗集团住院医师规范化培训基地参加规培。完成2015年度住院医师培训3人,全部获得培训合格证。

精神文明建设 2018年,开展系列主题道德实践活动;开展主题征文等"喜迎建党97周年"主题教育活动;参与首个"中国医师节"青岛市"优秀医师"及青岛市第二届"最美天使"评选并获奖。

大事记

1月29日,医院A楼5楼综合门诊正式开诊,开设16个专业门诊,为患者提供"一站式"门诊服务;内镜中心正式启用。

2月5日,首次开设全科医学科、临床心理科。

3月5日,首次开设肿瘤科。

3月19日,肾内科、内分泌科正式开诊,迁入B楼1楼新病区。

7月26日,医院通过青岛市输血质量控制中心输血管理验收评审。

8月16日,获得PCR实验室资格证书。

9月30日,池一凡兼任中共青岛市第九人民医院委员会书记。

9月30日,刘振胜任青岛市市立医院副院长兼青岛市第九人民医院副院长。

10月31日,青岛市卫生和计划生育委员会宣布由杨九龙担任青岛市第九人民医院临时负责人。

荣誉称号 2018年,获青岛市文明单位标兵。

院办电话:87072610

总机电话:87072600

传真号码:87072610

电子信箱:qdsdjrmyy@126.com

邮政编码:266002

地　　址:青岛市市南区朝城路2号甲

青岛市胶州中心医院

概况 青岛市胶州中心医院始建于1943年,前身为八路军滨北干部休养所,拥有70多年历史,是一所集医疗、预防、教学、科研、康复、社区服务于一体的三级综合性医院,是潍坊医学院附属医院、青岛大学医学院教学医院、潍坊医学院研究生教育基地。青岛市腔镜外科中心、青岛市抗癌协会大肠肿瘤专业委员会、胶州市抗癌协会及司法鉴定所等科研学术团体均设在医院。

医院占地面积4.5万平方米,建筑总面积4.39万平方米,其中业务用房面积3.12万平方米。2018年有职工1369人,其中,卫生技术人员1228人,占职工总数的89.7%;行政工勤人员141人,占职工总数的10.3%。卫生技术人员中,高级职称171人,中级职称476人,初级职称581人,分别占卫生技术人员的13.93%、38.76%、47.31%,医生与护士之比为1:1.7。医院开放床位1040张,设70个科室,其中职能科室21个、临床科室34个、医技科室15个。

业务工作 2018年,门、急诊量647499人次,其中急诊104904人次,同比增长1.47%。收住院38258人,同比增长7.84%。床位使用率92.6%,床位周转39.2次,入院与出院诊断符合率100%,手术前后诊断符合率100%,好转率67.8%,病死率0.5%,院内感染率1.38%,甲级病案符合率98.87%。

业务收入 2018年,业务收入6.16亿元,同比增长13.67%。

固定资产 2018年,固定资产总值2.8亿元,同比增长3.92%。

医疗设备更新 2018年,新进眼科手术显微镜、超广角眼底照相机、四维彩超、便携彩超、放大胃镜、动力刨削系统等高端大型设备。

基础建设 2018年,投资6.8万余元对科教楼四层培训中心进行改造建设。在门诊楼前院区投资9万余元建设户外宣传栏,进行信息公开。

卫生改革 2018年,出台《关于落实临床医师进修工作的规定》,以团队形式到北京、上海等知名医院进修学习,各专业协作配合,成功完成胶州首例全脑血管造影术、首例颅内动脉瘤支架辅助弹簧圈栓塞术、首例急性缺血性脑卒中动脉内支架取栓术、首例颅内段颈动脉狭窄支架置入术后、首例锁骨下动脉起始段闭塞再通术,实现胶州市相关医疗领域五次零突破。出台《青岛市胶州中心医院业务技能竞赛奖励规定》,1人荣获"青岛市第六届健康杯临床输血技能大赛状元""青岛市工人先锋""青岛市青年岗位能手"称号,1人荣获青岛市卫生计生系统岗位技术能手称号。

医疗特色 2018年,胃肠外科为山东省地市级中心医院临床重点专科。"微创骨科""脑血管病早期康复专科"为青岛市西医临床重点学科。被青岛市卫生计生委授予"青岛市胸痛联盟单位"。开展冠状动脉造影800余例,冠状动脉支架置入300余例,其中急诊PCI(经皮冠状动脉介入治疗)200余例。开展13项新技术项目,经皮气管切开术、高压氧舱内全程吸入高压氧方案防治一氧化碳中毒迟发脑病、肠造口周围刺激性皮炎的处置及护理技术、呼吸道九联检、血清淀粉样蛋白A测定、下肢血管性溃疡血管再通技术、骨折闭合复位微创内固定技术、皮肤缺损创面可调式皮肤牵张技术、四肢穿支皮瓣创面修复、11-13+6周NT测量、细针甲状腺结节细胞学穿刺、经皮冠脉腔内斑块旋磨术、微创玻璃体切割术联合内界膜剥除治疗黄斑裂孔。

科研工作 2018年,产科主持完成的"单纯生活方式干预对妊娠期糖尿病及妊娠结局的影响",通过科技评价,达国内领先水平;烧伤整形科主持完成的"负压模式组合换药法治疗重度压疮的临床应用",耳鼻喉科主持完成的"鼻内镜下改良悬雍垂腭咽成形术对小儿阻塞性睡眠呼吸暂停综合征患者呼吸指标的动态观察",神经内科及康复医学科主持完成的"社区及家庭康复实用简易徒手康复技术及康复体操"3项课题均通过科技评价,达国内先进水平。青岛市卫生计生委立项课题12项。取得专利授权33项,其中发明专利9项,实用新型专利24项。全院职工在各级各类刊物发表论文184余篇,其中SCI 3篇,核心期刊论文42篇。出版第一主编专著11部。

继续教育 2018年,承担继续教育项目省继教8项,市继教20项。选派技术骨干54人分别到北京大学人民医院、北京协和医院、复旦大学附属华山医院、上海第六人民医院、解放军301医院、解放军总医院等知名医院进修。

大事记

1月16日,医院院长邢立泉荣获2017年山东省卫生计生系统三等功。

1月21日,中国创面修复专科建设培育单位正式落户医院,是青岛市第一家获得该项授牌的三级公立医院。

4月2日,崔超荣获2015～2017年度青岛市劳动模范。

4月11日,青岛市社会保险事业局局长刘卫国,人力资源和社会保障局养老保险处处长董海波,胶州市人力资源和社会保障局党委书记、局长张险峰等莅临医院专项调研医保管理工作开展情况,院长邢立泉、总会计师孟贤涛等相关人员陪同调研。

6月1日,医院组织参加潍坊医学院2018年实习学生临床学技能竞赛,获得二等奖,牛兆霞参加潍坊医学院2018年附属教学医院临床教师基本功比赛,获得三等奖。

6月20日,医院伤口创面修复门诊正式开诊,由烧伤整形科安排医师坐诊,诊疗范围为难愈伤口和创面的诊疗。

6月22日,医院举行资助"春蕾女童"捐赠仪式。院长邢立泉、胶州市妇联主席吴妍出席仪式。医院向胶州市妇联"春蕾计划"公益项目捐赠10万元,用于资助胶州市品学兼优的"春蕾女童"。医院及妇联领导为前来参加仪式的20名女童每人送上1000元助学金。

7月13～15日,医院成功举办上海名院—胶中医院管理暨专业技术新进展学术论坛,上海市第六人民医院、瑞金医院、华山医院7名专家、教授来院参加学术交流活动。

8月3～5日,上海仁济医院神经外科专家团队来医院开展学术交流活动。医院相继与上海市第六人民医院、上海仁济医院签署合作备忘录。

8月15日，医院成功举办胶州市抗癌协会第二届会员代表大会。医院放疗科主任赵永利当选新一届理事长。

9月9日，医院成功举办青岛市抗癌协会第四届大肠癌专业委员会暨学术交流会，青岛市抗癌协会理事马学真教授出席会议并致词。

10月15日，医院医学美容科门诊开诊。

11月10日，由青岛市胶州中心医院主办，胶州市急救中心协办的胶州市胸痛卒中学术论坛暨第三届胶州湾心血管病论坛成功举办，论坛特别邀请山东大学齐鲁医院、青岛大学附属医院七位知名专家围绕心脏和脑卒中的介入治疗及护理、抗凝、抗栓、心力衰竭等热点进行授课。

12月4日，医院医生秦洪伟被授予"青岛市第六届健康杯临床输血技能大赛状元""青岛市工人先锋""青岛市青年岗位能手"等荣誉称号，刘晓苹被授予青岛市卫生计生系统岗位技术能手荣誉称号。

精神文明建设 2018年，顺利通过省文明单位复评。荣获胶州市国家卫生城市复审、全国文明城市创建先进单位称号。加强道德建设，设计制作道德宣传栏、通过医院自媒体平台大力宣扬社会主义核心价值观；进学校、进社区、进敬老院、进企业、进乡村开展健康教育大讲堂活动；热心社会公益，全年公益捐款25.4万元，一次性捐助善款10万元资助"春蕾女童"，开展各类志愿服务活动40多次。组织医院重点部门科室负责人参观青岛反腐倡廉基地；积极开展网络文明传播活动，采用多种措施增加官方微信关注度。利用爱牙日、爱眼日、睡眠日、手卫生日、助产士日等特殊日子，开展相关主题宣传，发布健康教育知识，承担宣教责任。荣获胶州市青年志愿服务先进集体称号。

荣誉称号 2018年，荣获省级文明单位，首批精品国医馆建设项目合格单位，青岛市胸痛联盟单位，胶州市无偿献血先进集体，青岛卫计系统先进基层党组织等荣誉称号。

副院长（主持行政工作）：邢立泉
副书记（主持党委工作）：宋守正
副　院　长：邢春礼
纪委书记：尤明涛
副院长、总会计师：孟贤涛
副　院　长：宫荣泉
副院长、工会主席：魏秀娥
院办电话：58775611
总机电话：87212301
传真号码：87208844
电子信箱：qdsjzzxyy@126.com
邮政编码：266300
地　　　址：胶州市徐州路29号

专 科 医 院

青岛市妇女儿童医院

概况 青岛市妇女儿童医院占地67127.6平方米，业务用房135740平方米，编制床位1170张，实际开放1026张。2018年职工总数1867人，其中卫生技术人员1691人，占职工总数的90.57%；行政工勤人员176人，占职工总数的9.43%。卫生技术人员中，高、中、初级职称分别是151人、378人、1162人，分别占卫生技术人员的8.93%、22.35%、68.72%；医生616人，护士817人，医护比1∶1.33。设职能科室33个、临床科室54个、医疗辅助科室5个、医技科室14个。

2018年，医院招收新职工114名，其中博士3人，硕士37人，本科毕业生36人，专科毕业生38人，涵盖21个专业。

业务工作 2018年，门、急诊量2152758人次，比2017年降低0.6%，其中急诊282436人次。出院51059人次，比2017年降低1.2%、床位使用率96.2%，床位周转次数49.9，入院与出院诊断符合率99.9%，手术前后诊断符合率96.9%，门诊抢救危重病1512人次，抢救成功率100%，病房抢救危重病5936人次，抢救成功率99.7%、治愈率91.4%、好转率7.1%、病死率0.04%、院内感染率1.17%，甲级病案符合率99.33%。

业务收入 2018年，全年业务收入106696.78万元,比2017年下降4.08%。

固定资产 2018年,新增固定资产价值40360.47万元,固定资产总值为131073.66万元,比2017年增长40.69%。

医疗设备更新 2018年,投资3647万元用于医疗设备更新。其中价值50万元以上医疗设备有彩色多普勒超声诊断仪4台、超高清光学宫内刨削系统、高频电灼治疗仪、净化空调组、阻抗控制子宫内膜切除系统、转运呼吸机各1台。

基础建设 2018年,完成3项重点工程:感染楼改造工程;早期发展中心改造工程;病人入院准备中心改造工程。完成医院病房修缮工程、护墙板改造工程、输血科改造工程等项目,完成零星改造类工程160余项。

卫生改革 2018年,成立党建工作部,当选中国妇幼保健协会党建工作和医院文化建设委员会主委单位。启动三甲妇保院复审工作,持续推进国际标准认证,修订完善制度400余条,改进完善医疗流程100多个,通过三级甲等医院复审。打造出生缺陷防控工作"青岛模式",参与国家标准制定,构建出生缺陷三级防控体系,被评为国家出生缺陷防治人才培训协同单位,4名专家被聘为全国出生缺陷防治人才专家组成员,26名专家被聘为省级专家组成员。牵头成立青岛市出生缺陷防控中心,并受国家卫健委的委托,起草完成包括唐氏综合征、先心病在内的六种重大出生缺陷疾病防治方案。7月28日,国际部(青岛新世纪妇儿医院)开业。

医疗特色 2018年,拥有小儿心脏外科、新生儿科和生殖医学中心3个省医药卫生重点专业,心脏大血管外科、产科和小儿内科3个省临床重点专科。小儿心脏中心、小儿内科2个青岛市A类重点学科,新生儿、生殖医学、产科、小儿血液肿瘤科、儿童保健科、儿童心脏中心、妇产科、小儿外科、唇腭裂治疗中心、出生缺陷防控中心、中西医结合儿科诊疗中心等11个B类重点学科。开展新技术、新业务4项:心胸外科开展外周血管介入诊疗技术、超声引导下胎儿心脏介入治疗术;乳腺甲状腺科开展乳房改良根治术联合一期乳房重建术;遗传科开展全外显测序基因检测。

科研工作 2018年,获得省重点研发计划2项、省医药卫生科技发展计划项目4项、市科技惠民专项重点项目1项,共获得财政经费60万元;获得国家科技进步奖二等奖1项、省科技进步奖二等奖1项、市科技进步奖二等奖2项;进行成果评价5项,其中国际先进水平2项;发表论文127篇,其中SCI论文26篇,中华系列论文13篇;主编及参编专著9部;获授权专利30项,其中发明专利26项。

继续教育 2018年,举办继续医学教育项目43项,其中国家级项目4项、省级项目19项、市级项目20项。通过举办继续医学教育项目,共培训来自全国各地的学员2060人次。

国际交流 2018年,启动"爱在心'菲'"医疗培训青岛项目,助力提升青岛及华东地区儿童先心病整体治疗水平。应美国国家儿童医学中心、加拿大麦吉尔大学附属医院邀请,院长邢泉生赴两院学习交流,洽谈双方人才培养、技术交流、科研合作等相关事宜。美国哈佛大学附属波士顿儿童医院副院长Patricia Hickey及教育副主席Theodore Sectish等专家一行到访妇儿医院,就进一步拓宽合作领域、深化合作交流渠道达成初步共识。来自Heart Link与英国Alder Hey儿童医院心脏中心专家团队一行7人进行为期5天的学术访问和交流。加拿大白求恩医学发展协会秘书长戴飚,渥太华儿童医院骨科教授Kellie Leitch一行4人,到妇儿医院进行短期访问交流,并签订战略合作协议。来自美国Children's Heart Link与英国Alder Hey Children's Hospital的心脏中心专家团队一行11人来院进行先心病诊疗培训及临床指导。先后派出8人次赴美国哈佛医学院波士顿儿童医院、布莱根妇女医院、英国Alder Hey儿童医院交流访问,派出2人次赴澳大利亚墨尔本皇家儿童医院短期学习交流。2018年,李自普、黄煜、尹春红受邀分别参加第七届亚太儿科心脏学会年会、第47届全球妇科微创大会、北美放射学大会,并作大会发言。

大事记

1月12日,医院被授予"全国产科麻醉培训基地"。

1月27日,医院获批山东省首家"流产后关爱(PAC)区域示范医院"。

2月14日,青岛市委副书记牛俊宪、副市长栾新莅临妇儿医院视察工作,走访慰问节日期间坚守工作岗位的医务人员。

3月7日,美国哈佛大学附属波士顿儿童医院副院长Patricia Hickey及教育副主席Theodore Sectish等专家一行到访妇儿医院。

3月26日,医院在全市卫生健康领域新旧动能转换推进会议上作典型发言。

4月18日,青岛市"天使妈妈训练营"启动仪式在医院举行。

6月1日,妇儿医院"医疗云"平台全面上线投入使用。

6月3~7日,英国Alder Hey Children's Hospital心脏中心专家团队一行7人到院进行为期5天的学术访问和交流。

6月19日,日照市卫生计生委考察团到院调研妇幼健康工作

7月10日,国家卫生健康委妇幼司司长秦耕一行莅临妇儿医院调研出生缺陷防控工作。

7月14日,2018年青岛市产科质控培训暨产科危急重症培训班在妇儿医院成功举办。

7月28日,青岛2018市办实事医疗项目之一的青岛妇女儿童医院国际部暨青岛新世纪妇儿医院开业仪式在武定路27号青岛市儿童医院旧址隆重举行。

7月30日,妇儿医院与军民共建单位——海军青岛舰举办党建共建签约仪式。

7月31日,医院多学科联合为一孕26周胎儿进行国内首例单中心(医院独立完成)胎儿肺动脉闭锁介入治疗,在胎儿心脏介入技术上取得重大突破,这也是国内接受胎儿介入治疗最小孕周的案例。

8月2日,山东省第一座"迪士尼欢乐屋"在妇儿医院落成。

8月3日,"2018中华儿慈会国际'微笑行动'青岛站"在医院正式启动,为来自省内外的80余名唇裂腭裂患儿进行免费修复手术。

8月6日,青岛市副市长栾新对妇儿医院国际部暨青岛新世纪妇儿医院安全生产工作进行检查。

8月30日,德州市计划生育协会副会长孔祥勇一行5人莅临妇儿医院参观调研医院安全生产标准化建设情况。

9月15日,党委书记、院长邢泉生受邀出席第二十八届全国儿童医院院长会并担任大会主论坛主持嘉宾和分论坛发言嘉宾。

11月8日,全市公立医院综合绩效考核工作现场会在医院顺利召开。

11月9日,青岛市卫生计生委2018年"安全生产月"系列活动暨青岛妇儿医院综合应急演练成功举行。

11月22日,医院获批山东省第一批省级危重儿童和新生儿救治中心,全省共有7家单位获批,青岛市仅1家单位。

12月1日,第四届半岛国际妇女儿童医学论坛隆重开幕。大会设立主论坛、医院管理高峰论坛、医务社工理论与实践论坛和20个各专业分论坛,1000余人参会。开幕式上,举行海外特聘教授聘任仪式,青岛妇女儿童医院(集团)、青岛科技大学、阿里健康三方签约共建半岛妇女儿童大数据智能创新中心。

12月1日,中国妇幼保健协会党建工作和医院文化建设委员会成立暨医院管理高峰论坛在青岛国际会议中心召开。中国妇幼保健协会党建工作和医院文化建设委员会成立,医院当选为主委单位。

12月1日,国家卫健委妇幼司副司长沈海屏一行到妇儿医院调研指导儿童早期发展项目。

12月2日,山东省新生儿先天性心脏病筛查项目在青岛正式启动,项目办公室落户医院。

12月6日,妇儿医院代表山东省在2018年全国出生缺陷防治工作会议上作经验介绍。

12月6日,医院妇科中心主任赵淑萍和医务科副主任曲先锋获得青岛市第二届"最美天使"称号,护理部主任于桂玲获"最美天使"提名奖。

12月18日,医院签约挂牌青岛科技大学药学专业"实习教学基地"。

精神文明建设 2018年,召开职工代表大会、医院建设发展研讨会。先后开展职工子女特色体验营、组织职工子女观看儿童话剧、职工子女志愿服务等活动。正式投入使用一站式"病人入院准备中心",建设全省第一家迪士尼欢乐屋,与青岛话剧院签约话剧进医院公益项目。救治贫困患儿90余名,累计救助资金90余万元。开展国际"微笑行动"青岛站活动,活动持续6天,国内外100余名志愿者齐聚医院,救治省内外唇腭裂患儿80余名。

荣誉称号 2018年,获山东省文明单位称号。

院　　长:邢泉生

党委书记:任明法(2018年1~5月)、邢泉生(2018年5~12月)

党委副书记、纪委书记:王　琳

副 院 长:单若冰、张　成

总会计师:潘　蕾

工会主席:高　岩

院办电话:68661157

总机电话:68661157

传真号码:68661111

电子信箱:bgs7555@126.com

邮政编码:266034

地　　址:青岛市市北区辽阳西路217号

青岛市胸科医院

概况 青岛市胸科医院占地面积2万平方米,建筑面积1.4万平方米,其中业务用房面积0.9万平方

米。2018年职工总数331人，其中，卫生技术人员267人，占职工总数的81%；行政工勤人员64人，占职工总数的19%。卫生技术人员中，高级职称36人，中级职称91人，初级职称140人，分别占卫生技术人员的13.48%、34%、52.43%。医护比为1∶1.46。开放床位275张，设职能科室18个、临床科室12个、医技科室6个。

业务工作　2018年，门、急诊量45302人次，比上年同期增长7.78%。住院3616人次，比上年同期增长11.92%；出院3614人，比上年同期增长12.9%；病床使用率120.61%，比上年同期增长7.6%；药占比为34.7%，同比下降3.29个百分点。

业务收入　2018年，业务收入9203万元，比上年增长13.07%。

固定资产　2018年，固定资产总值6166万元，比上年增长0.6%。

卫生改革　2018年，进一步完善"医联体"内的制度建设，与平度市结核病防治所也达成"医联体"合作意向。指导区市结核病防治机构的业务工作，开展相关培训班、知识竞赛，接收进修人员，进行"医联体"内部多学科会诊。与日照、潍坊、烟台等其他地市结核病医疗单位达成合作意向，为成立胶东半岛结核病诊疗技术创新联盟奠定基础。成功入选首批抗结核新药使用和保护扩展项目实施单位，成为胶东半岛唯一一家、山东省第二家抗结核新药使用单位。

医疗特色　2018年，成为青岛市结核病、耐多药结核病治疗归口定点单位。在"上合青岛峰会"重大任务保障工作中，作为青岛市生物防恐定点救治单位圆满完成保障任务。开展微创诊疗技术，开展呼吸内镜及胸腔镜技术，在结核病外科治疗方面开展多项微创诊疗新技术。开展中医护理适宜技术项目，8项技术在全院7个病区全面推广，病房覆盖率达到100%。在青岛市卫生计生委深化中医药综合改革振兴国医行动现场推进会上进行发言交流。

科研工作　2018年，结核病科成为医疗卫生B类重点学科，有3名优秀学科带头人和2名优秀青年医学人才，涵盖结核病内科、外科、中医科等领域；获评青岛市拔尖人才2人。在研课题省级2项，市级9项，国家级合作课题2项。成为中国疾病预防控制中心结核病防治临床中心新药引入与保护项目（NDIP）项目实施单位。获山东省医学科学奖三等奖1项，青岛市科技进步奖二等奖1项。

继续教育　2018年，作为青岛市医学会结核病学会主任委员单位，承担省、市级继续教育项目8项，开展省级继续教育培训和学习班4次，市级继续教育项目6次。主办青岛市医学会结核病学专科分会2018年年会和省中医药继续教育项目学习班。

大事记

1月22日，日照市结核病防治所一行到医院参观交流中医护理适宜技术开展情况。

3月23日，青岛市医学会结核病学专业委员会换届改选大会在胸科医院召开，医院院长邓凯当选为主任委员，同时成立青岛市医学会结核病学专科分会青年委员会。

3月27日，烟台市北海医院一行到医院参观学习交流中医护理适宜技术开展情况。

4月16日，国家卫生健康委保健局常务副局长林嘉滨一行到医院指导上合青岛峰会重大任务保障工作准备情况。青岛市卫生计生委主任杨锡祥、计生协会常务副会长周长政、副巡视员吕富杰陪同检查。

6月20日，青岛市卫生计生委中医药管理局专职副局长赵国磊、中医处处长汪运富到医院指导中医护理适宜技术工作。医院在全市深化中医药综合改革振兴国医行动推进会上进行交流发言。

11月1日，医院由院领导带队前往长春市传染（结核）病医院对医院基本情况、发展历史以及转型发展和结核性脑膜炎诊治方面的相关经验进行参观交流。

12月5日，青岛市卫生计生委副巡视员吕富杰带领科学发展集中考核组到医院进行2018年度科学发展综合考核，医院召开八届三次职代会对医院领导班子进行民主测评。

12月28日，医院主办青岛市医学会结核病学专科分会2018年年会暨省中医药继续教育项目"中西医结合治疗耐药肺结核"学习班。

精神文明建设　2018年，组织开展文明单位、文明城市创建工作；加强"道德讲堂"建设，深化思想道德教育；积极推进普法依法治理工作。开展院长访谈、世界防治结核病日、护士节、医师节、中秋节、国庆节等主题宣传活动。充分利用医院官方微信、微博、网站、宣传栏等宣传载体，展示医护人员精神风貌和工作成效。

荣誉称号　2018年，获得青岛市文明单位标兵等荣誉称号。

院　　　长：邓　凯
党委书记：王　军
副　院　长：赵延旭、李同霞
副院长兼工会主席：王　淼
纪委书记：刘学弟

院办电话：84826503　84816945
传真号码：84816945
电子信箱：qdsxkyy@163.com
邮政编码：266043
地　　址：青岛市重庆中路896号

青岛市第六人民医院

概况　青岛市第六人民医院（青岛市传染病医院）占地面积2.83万平方米，总建筑面积20751平方米，其中业务用房面积约1.5万平方米（公卫中心建设期间业务用房减少6937平方米），办公及附属用房面积5751平方米。

年内职工总数510人，其中，卫生技术人员427人，占职工总数的83.7%；行政工勤人员83人，占职工总数的16.3%。卫生技术人员高、中、初级职称分别是77人、137人、213人，分别占职工总数的15%、27%、42%。医生142人，护士233人，医护比为1：1.6。医院编制床位400张，实际开放床位500张，职能科室27个、临床科室20个、医技科室6个。

业务工作　2018年，门、急诊量139750人次，比上年同期增加13697人次，增长10.87%；收住院病人7730人次，比上年同期增加1200人次，增长18.38%；病床使用率111.1%，比上年同期提高0.7%；病床周转15.6次，比上年提高20.1%；入、出院诊断符合率98.6%；手术前后诊断符合率100%；抢救危重病人517人次，抢救成功率95.2%；治愈率20.7%；好转率73.5%；病死率为1.3%；院内感染率1.76%，甲级病案符合率96.87%。

业务收入　2018年，业务收入23063.05万元，比2017年增加2971.13万元，增长14.79%。

固定资产　2018年，固定资产总值6694.93万元，比2017年增加763.83万元，同比增长12.88%。

医疗设备更新　2018年，购置1台彩色多普勒超声诊断仪，价值249万元；购置1台高强度聚焦超声治疗系统，价值88.8万元；购置1台肿瘤射频热疗系统，价值82万元；购置1台便携式超声机，价值57.8万元；购置1台麻醉机，价值57.7万元；购置1台维生素检测仪，价值15万元；购置1台低温等离子肛肠治疗仪，价值12万元；购置1台高频电刀系统，价值10.6万元。

基础建设　2018年，公卫中心建设稳步推进：直管公房拆除问题得到妥善解决，并与城发集团签订拆迁补偿协议。完成原A座病房楼、门诊楼、原办公楼半幅的拆除6937平方米及水、电管线改造，一期工程完成土石方清理、支护打桩等工作。装修改造健康管理中心及DR机房662平方米。

卫生改革　2018年，创建青岛市事业单位人事管理示范点，建立人力资源信息管理平台，构建完善的人事管理工作体系，连续第六年被评为青岛市人事管理示范点。

医疗特色　2018年，特聘上海东方肝胆外科医院郑亚新教授为临床教学顾问，成立"肝胆外科郑亚新教授名医工作室"，先后建立肝胆外科、肛肠外科。成立肝胆外科并实施首例肝癌手术以来，完成手术75例，其中包括巨大肿瘤和国内外罕见恶性肿瘤。开展超声引导下肝组织穿刺活检工作，超声引导下肝组织穿刺活检99人次，穿刺成功率100%。开展甲胎蛋白、甲胎蛋白异质体、异常凝血酶原联合检测，提高细胞癌的早期诊断率。开展门脉系统三维重建检查。开展中药熏蒸、中药塌渍治疗，中医适宜技术应用率增长超过400%。开展体外热疗，并配合介入科完成体腔热灌注治疗。ICU开展颈内静脉置管，包括超声引导下和抢救消化道大出血患者的非超声引导下床边置管。推广腹腔镜技术的应用，进一步扩大肝胆外科、胰腺外科、胃肠外科等普外各亚专科的服务范围。邀请享有国务院特殊津贴的专家侯希敏教授加盟骨科，建立膝关节专病工作室，开展保膝治疗特色及慢性脊柱关节病无创减压特色治疗。

科研工作　2018年，获得山东省中医管理局立项课题1项，有省、市在研课题21项；全院职工发表论文120篇，其中SCI 13篇、国内核心期刊10篇；撰写著作1部；取得国家发明专利1项，实用新型专利8项；通过青岛市科技成果标准化评价15项，成果达到国际领先或先进水平。

继续教育　2018年，举办继续教育培训项目10项，其中省级继教项目5项、市级继教项目5项，受教育人数达2000余人次。选派参加全国感染病、肝病和艾滋病等学术交流会议60余人次，外派人员到上海东方肝胆外科医院、北京地坛医院等国内知名医院进修学习10人次。

国际交流　2018年，参加第27届亚太肝病研究协会年会（APASL），探讨、交流肝病领域的最新学术研究进展。赴美国参加为期15天的医疗信息系统和多元医疗服务体系的运行管理培训。

大事记

1月13日，医院肝胆外科正式开业，开启百年老院跨越发展的新征程。

2月8日，医院顺利通过安全生产标准化评审，成为青岛市医疗卫生机构安全生产标准化达标单位。

4月12日，青岛市总工会张恩刚部长一行到医院调研"新时期职工文化需求"，并召开座谈会，市医务工会主席邢迎春等陪同。

5月17日，医院成功完成第一例胰腺癌手术。

5月30日，医院作为全国母婴阻断工程30家医院之一、"青岛市乙肝母婴零传播工程项目"牵头单位，制定青岛市乙肝母婴零传播工程的考核标准和考核办法，举办全市乙肝母婴零传播工程启动会，深入即墨、平度、莱西区等7区3市开展母婴零传播工程培训工作，累次培训产科骨干900余人。阻断成功率达100%。

6月6日，医院试点建设癌痛规范化示范病房。

6月9～10日，上合组织青岛峰会期间，医院作为传染病及核生化袭击卫生应急处置基地，与青岛市胸科医院建立联动机制，圆满完成重大活动卫生应急保障任务。

6月23～24日，2018年中国医师协会中西医结合医师分会、山东省中西医结合学会治疗传染病、肝病学术年会在青岛举办。

8月20日，医院加入中国慢乙肝临床治愈（珠峰）工程项目，成为珠峰项目分中心医院。

9月6日，医院被授予"全国脂肪肝规范诊疗中心"，成立岛城首家脂肪肝规范化诊疗中心。

9月7日，医院骨科引进美国专利技术非手术三维脊柱减压治疗仪。

9月7日，成功完成医院首例胃癌手术。

10月10日，引进美国GE-LOGIQ-E9高端彩色超声波诊断仪。

10月13日，成功完成医院首例腹腔镜手术。

11月2日，医院成为青岛大学第十三临床医学院。

11月29日，医院获评"全国人工肝及血液净化技术示范中心"。

12月1日，医院开展HIV病毒载量测定，为HIV患者精准治疗提供指导，并致力于创建山东省HIV临床中心。

精神文明建设 2018年，开展"美丽医院行动""全国爱国卫生宣传活动""主题党日活动"，开展送医下乡，对口帮扶，健康教育进社区、企业、学校，深化"爱心陪伴空巢老人""阳光助残"等志愿服务。开展岗位练兵、技能竞赛、演讲比赛、合唱比赛、各项球类比赛等丰富多彩的文化体育活动。组织开展观看教育片、党课学习及党支部书记讲党课等形式新颖的学习活动。职工参与"灯塔—党建在线"平台使用及在线学习培训答题率达99.7%，参加第三党建协作区组织的灯塔党建知识竞赛获得团体三等奖。

荣誉称号 2018年，获得"全国专科医院中医药工作示范单位""全国医药经济信息网信息工作先进单位"称号、获评中国卫生"2018年度管理创新医院"、获得"山东省文明单位""山东省改善医疗服务先进典型"荣誉，被评为"青岛市'真情协商'先进单位""青岛市廉政文化作品征集活动"优秀组织单位。还获得青岛市首届职工文化艺术节厂歌/合唱比赛成绩小合唱二等奖及优秀创作奖，李桂美志愿服务队获评青岛市"爱心陪伴之星"十佳团队，感染科、肝病十区获评市级青年文明号。

党委书记：江建军
院　　长：王明民
党委副书记、纪委书记：邹　晓
副院长、工会主席：孙　伟
副 院 长：吴　静
院办电话：81636699
传真号码：81636688
电子信箱：qdchrbyy@163.com
邮政编码：266033
地　　址：青岛市抚顺路9号

青岛市精神卫生中心

概况 青岛市精神卫生中心（青岛市第七人民医院、青岛市心理咨询中心）始建于1958年11月，位于市北区南京路299号，是一所技术力量雄厚、设备先进、具有现代化科学管理体系的三级甲等专科医院，占地1.6万平方米，建筑面积1.7万平方米，其中业务用房面积1.5万平方米。现有职工470人，其中，卫生技术人员405人，占职工总数的86.2%；行政工勤人员65人，占职工总数的13.8%。卫生技术人员中，高级职称57人，中级职称166人，初级职称182人，分别占卫生技术人员的14.1%、41%、44.9%。医生与护士之比为1∶2.5。编制床位700张，设置职能科室15个、临床科室13个、医技科室3个。

业务工作 2018年，门诊量为189442人次，比上年增长13.8%；收住院病人5280人次，比上年增长11.4%；床位使用率154.1%，比上年下降0.5%；床位周转为7.6次，比上年增长11.76%；出院与入院诊断符合率为100%；抢救危重病人13人次；抢救成功率为69.2%，比上年下降9.2%；治愈率为35.6%，比上年增长6.9%;好转率为55.7%,比上年下降10.4%;病死率为0.1%;院内感染率为0.82%;甲级病案符合率为100%。

业务收入 2018年,业务收入为21527.63万元,比上年增长9.25%。

固定资产 2018年,固定资产总值4127万元,比上年增长2.34%。

医疗设备更新 2018年,购进经颅多普勒1台,价值11.85万元;全自动尿分析仪1台,价值13.8万元;经颅磁刺激1台,价值59万元。

卫生改革 2018年,修订完善《综合目标绩效考核实施方案》,并经职代会讨论通过;深化市级人事示范点建设,引进加拿大女王大学知名教授刘旭东为特聘专家;健全完善欠费预警和考核机制,保障资金安全;将"三公"经费、差旅费、培训费、财政专项资金纳入预算"线上"审批;对固定资产进行条码管理,落实职能部门物资分类管理和定额领用控制管理办法,促进增收节支。

医疗特色 2018年,开展严重精神障碍管理培训月活动,加强严重精神障碍患者管理;积极开展扶贫协作与对口支援工作;开展全市精神卫生质控管理工作。

科研工作 2018年,与青岛大学横向合作的国家自然科学基金"n-3PUFAs与维生素B1联合补充对酒精性脑损伤改善效果及机制研究"面上项目获得立项。获得立项课题共5项,其中省级课题1项、局级课题4项。全院发表学术期刊论文153篇,其中SCI论文7篇、核心期刊论文11篇;实用新型专利授权54项。

继续教育 2018年,举办市级继续医学教育培训班7项,国家级、省级继续医学教育项目培训班11项,安排100余人次参加市内各类学术培训,安排近120人次参加国家级、省级精神科学术会议及各种学术培训班等。

国际交流 2018年,聘任加拿大女王大学教授刘旭东为特聘专家;参加在泰国曼谷召开的第17届国际精神卫生年会暨第15届儿童心理健康与精神病学会议;赴加拿大女王大学进行短期培训学习,并签署战略合作协议,搭建双方科研合作、学术交流、人才培养平台。

教学工作 2018年,青岛市精神卫生中心正式成为青岛大学第十四临床医学院。

大事记

3月20日,医院开展"院长访谈"暨世界睡眠日"岛城媒体看医院"活动,邀请《健康报》《齐鲁晚报》《青岛日报》等近20家主流媒体记者到院进行参观交流。

4月18日,医院与菏泽市第三人民医院签订《对口支援合作协议》,正式建立支援合作关系。

7月7日,医院举办山东半岛抑郁症诊疗高峰论坛。

8月28日,泰国卫生部精神卫生司来医院进行访问交流。

9月21日,医院举办"2018青岛国际精神医学高峰论坛",与加拿大女王大学签订战略合作协议。

10月10日,医院成为2018年山东省精神科医师培养项目(青岛)培养基地之一。

精神文明建设 2018年,开展精神文明建设,宣传先进典型,通过省级文明单位复审和创城评审工作;曹玉蓉护士被评选为第二届"最美天使",郑占杰医生获得"最美天使"提名奖,向社会展示精神卫生工作者风采;加强军民共建工作,慰问共建单位红岛航空测控站官兵,送去心理健康服务和书籍、夏季解暑等慰问品;四是热心公益事业,开展健康教育讲座120余次,世界睡眠日、精神卫生日等大型义诊、咨询2次,发放心理健康宣传材料和健康处方6万余份,组织全体职工为"慈善一日捐"活动捐款37510元,组织无偿献血1次,40人次参与无偿献血近1.2万毫升。

荣誉称号 2018年,荣获青岛市卫计委科学发展综合目标考核优秀单位称号,先后荣获"山东省卫生计生系统先进集体"、青岛市"真情协商"先进单位等称号,中心党委获得2018年度先进基层党组织称号。

院　　长:王春霞
党委书记:孙顺昌
副 院 长:郭　建、孙忠国
副院长兼工会主席:周　晶
总会计师兼纪委书记:宋　玲
院办电话:86669088
总机电话:85621584
传真号码:85621584
电子信箱:qddqyy@public.qd.sd.cn
邮政编码:266034
地　　址:青岛市南京路299号

青岛市口腔医院

概况 青岛市口腔医院(以下简称市口腔医院)位于青岛市德县路17号,是青岛市卫生与计划生育委员会直属的三级甲等口腔专科医院,潍坊医学院非隶属附属医院,北京大学口腔医学院学科发展联合体,承担多所院校的本科和研究生教学工作。目前单位占地面积14667平方米,业务用房面积16000平方米。年内职工总数285人,其中,卫生技术人员254人,占职工总数的89.12%;辅系列19人,占职工总数的6.67%;行政工勤人员12人,占职工总数的4.21%。卫生技术人员中,高级职称为26人,中级职称为55人,初级职称为173人,分别占卫生技术人员的10.24%、21.65%、68.11%,医生与护士之比为1.4∶1。博士14人,硕士93人,硕士生导师8人,高级职称技术人员26人,国家级专委会常委和委员20名。编制床位总数50张,综合治疗椅130台、拥有瓷睿刻全瓷修复系统、水激光口腔综合治疗仪、口腔锥形束CT和数字化全景X光机等先进的医用口腔类设备。设职能科室15个,临床科室10个,医技科室4个,院外门诊部2个。

业务工作 2018年,门诊量265565人次,比上年同期增加28179人,增长11.87%。

业务收入 2018年,医院医疗收入9751.01万元,比上年同期增加1468.47万元,增长17.73%。医疗业务成本7495.07万元,比上年同期增加959.54万元,增长14.68%;管理费用2070.38万元,比上年同期增加345万元,增长20%。

固定资产 2018年,固定资产原值10147.98万元,比上年同期增加275.43万元,增长2.79%。

基础建设 2018年,在本部及东院建立微型消防站2处;完成东院CT机房装修工作;完成中心实验室装修;完成库房大库建设工作。

医疗特色 2018年,引进开展水激光治疗技术,广泛应用错颌畸形的隐形矫治,根管显微镜、CAD/CAM的运用技术日臻完善。在种植牙即刻种植修复、心电监护微创拔牙、CAD/CAM技术、无痛舒适治疗、牙髓尖周病治疗、牙颌畸形矫治、特色中西医结合治疗牙周、黏膜病、儿童牙外伤治疗及全麻下治疗、牙齿敏感专科门诊等方面形成特色和优势。

科研工作 2018年,先后被评为山东省级重点专科、青岛市医疗卫生B类重点专科;儿童口腔科、中西医结合牙周黏膜病诊疗中心为青岛市卫生行业重点学科,口腔种植科为青岛市卫生行业特色专科,老年口腔科是专为老年人设置的科室,牙周黏膜科是青岛市最早成立的牙周黏膜专业科室。获省卫生计生委科研指导项目1项,市卫生计生委科研指导项目立项7项。发表SCI论文2篇,出版专著5项,其他各类核心期刊发表论文13篇,获发明专利2项、实用新型专利10项。

教学工作 2018年,接收潍坊医学院、滨州医学院、青岛大学医学院本科实习生,大连医科大学、安徽医科大学、山东省青岛卫校、黑龙江高等护理专科学校口腔护理专业等总计8所学校54名实习生。培养外来进修人员25人。培养硕士研究生6人,与中国人民解放军空军军医大学第三附属医院联合培养硕士研究生1名。

继续教育 2018年,举办市级继续教育项目12项,主办中华口腔医学会继续教育项目1项,承办中华口腔医学会继续教育项目2项,主办省级中医药继教班1项,其他院内外讲座30余次。参加住院医师规范化培训结业考试学员11名,通过率100%。新增住院医师规范化培训学员6名,参与率100%。

国际交流 2018年,与美国弗吉尼亚州联邦大学牙科学院的合作继续进行,2名弗吉尼亚州联邦大学牙科学院大四学生来院见习3周。选派7名骨干医师赴美国弗吉尼亚联邦大学牙科学院、北卡罗来纳州大学牙科学院进行为期一个月的交流学习。

大事记

1月3日,医院荣获全国推进预约服务示范医院称号。

3月26日,香港大学明德教授、世界牙医联盟理事、国际知名牙周病学专家金力坚教授和中国牙防基金会理事、副秘书长王渤等一行6人到医院参观交流。

4月11日,市口腔医院在口腔健康教育基地举行杨绍俊教授捐书仪式。

4月28日,青岛市口腔医疗集团新都口腔医院正式开业。

5月23日,山东省口腔医学会预防口腔医学分会"2018年口腔医务工作者科普演讲比赛山东赛区竞赛"在医院成功举办。医院儿童口腔科姚新悦荣获一等奖。

6月19日,医院举行口腔美学工作室揭牌仪式,中华口腔美学专委会委员谭建国教授、山东省美学专委会委员柳忠豪教授、山东省内修复专家、院领导班子及中层领导参加揭牌仪式。

8月6日,医院举行中心实验室揭牌和高美华教授受聘仪式。

8月24日,全国"爱牙牙天使行动"关爱儿童口腔健康公益活动启动仪式在医院举办。该活动由中国牙病防治基金会主办。

10月18~20日,由中华口腔医学会主办、医院承办的2018年住院医师规范化培训口腔医学专业师资培训会成功举行。中华口腔医学会副秘书长刘宏伟教授、美国罗切斯特大学医学及牙医学院任延方教授、北京大学口腔医学院雍飚教授、中山大学附属口腔医院阎英教授进行主题演讲,来自全国各地住院医师规范化培训基地的优秀教师和规培学员90余人参加培训。

12月1～2日,中华口腔医学会口腔美学专业委员会第四次学术学年会暨第四届CSED口腔美学优秀临床病例展评活动在山东济南隆重举行。医院医师王芳萍获得二等奖及最佳美学效果奖。

12月6日,医院医生滕琦荣获青岛市第二届"最美天使"荣誉称号。

12月13日,青岛市第一次口腔健康流行病学调查启动仪式暨培训会在医院召开,市卫生计生委副主任张华出席会议并讲话,中华口腔医学会口腔预防专业委员会主任委员、第四次全国流调督导组组长、武汉大学口腔医学院党委副书记台保军教授等4名全国著名口腔专家莅临现场指导。

精神文明建设 2018年,完善16项服务制度,落实奖惩制度,全员纳入点对点考核。加强信息化建设,实现医保卡诊间结算、第三方支付(微信、支付宝)、异地医保联网结算等功能。拓展对外服务工作,开展经常性惠民活动,受益群众1.5万人次。持续拓展外联查体、宣教和义诊,开展对外团体会员工作,制定优化团体会员就诊流程。

荣誉称号 2018年,获全国推进预约服务示范医院,省级文明单位市级人事示范点、青岛市职业道德建设标兵单位称号;获青岛市国际科学技术合作奖。门诊部获全省改善医疗服务示范科室;口腔内科党支部获评青岛市卫生和计划生育委员会过硬党支部;院刊《雅韵》在2018年度"第二季寻找卫生行业宣传创新案例活动"中荣获年度健康传播优秀案例;官方网站在2018年度"第二季寻找卫生行业宣传创新案例活动"中荣获年度健康传播最佳案例。

党总支书记:王爱莹
院　　　长:王万春
副 院 长:于艳玲
副院长兼工会主席:王　峰
副 院 长:张红艳
院办电话:82792425
传真号码:82796465
电子信箱:qdskqyy@qingdao.gov.cn
邮政编码:266001
地　　　址:青岛市德县路17号

青岛阜外心血管病医院

概况 青岛阜外心血管病医院是由青岛港(集团)有限公司举办的,前身是青岛港口医院。2006年5月12日,在卫生部、中国医学科学院及省市领导的关心支持下,青岛港(集团)有限公司与中国医学科学院阜外医院合作成立。医院位于青岛市南京路201号,占地面积29871.6平方米,建筑面积98400.65平方米。

2018年,职工总数741人(含非在岗10人),其中,卫生技术人员616人,行政后勤人员115人,全院卫生技术人员中,高、中、初级职称分别为67人、194人和326人,医生与护士之比为1∶1.5。

业务工作 2018年,完成门、急诊量35.3万人次,同比增长1.59%。收住院1.84万人次,比上年增长19.28%。床位使用率89.89%,病床周转次数31,入院与出院诊断符合率100%,手术前后诊断符合率100%,抢救危重病人数244人次,抢救成功率95.55%,治愈率10.33%,好转率82.66%,病死率0.71%,甲级病案符合率100%。

卫生改革 2018年,与北京阜外医院、北京协和医院深入合作,实现"业务增量"。与北京阜外医院合作方面,心脏介入手术、心外科疑难复杂手术逐年增加,通过国家胸痛中心建设认证;与北京协和医院合作方面,在泌尿外科、骨科、血管外科、普外科、乳腺外科、甲状腺外科、胃肠外科、妇科、超声科等9个学科领域合作,29名专家教授到院坐诊和手术。先后运营内镜中心,开设消化内科门诊,"山东省幽门螺杆菌联盟青岛阜外医院专病门诊""半岛消化道早癌筛查防治中心联盟青岛阜外医院分中心"正式挂牌;扩病房强学科,开放17和18病区,调整内科、神经科病房结构,扩大内科、神经科收治能力实现再提升。运营病理中心、心脏康复区和急诊病房区,狂犬病暴露处置门诊、心脏康复门诊、疼痛门诊、介入门诊等新项目,为医院发展增量增效。积极对接社保局,纳入开展医养结合医疗机构范围,成为电子社保卡扫码支付试点医院、青岛市劳动能力鉴定医院。

医疗特色 2018年,临床手术向高精尖发展,心外科开展微创小切口手术;开展超声引导下介入封堵。新开展3D腹腔镜下膀胱部分切除术、腹腔镜结肠癌根治术等。实施华东地区首例泌尿外科4K超高清腹腔镜手术。开展"天使之旅"先心病儿童救助活动,到青岛市对口扶贫地区贵州安顺开展6场次筛查救助活动,筛查患儿426名,其中85名患儿分5批次来青免费手术治疗,全部康复出院回到当地,医院派出医生护送术后患儿回当地,并开展"医联体"坐诊和手术患儿复查。时任山东省委常委、青岛市委书记张江汀专门批示:"做法很好,值得肯定。"活动也入选国务院扶贫办东西部扶贫协作工作推进会案例。

科研工作 2018年,加强青岛市医疗卫生重点学科建设和优秀人才培养项目,通过中期评估工作;举办第十三届心血管病论坛、第四届循证医学研讨会、青岛阜外介入沙龙、二尖瓣成形研讨会等学术会议。

继续教育 2018年,申报2019年国家级、省级、市级继续医学教育项目48项;组织院内医疗、护理及医技人员技术大比武,层层组织教学查房比赛,提高医护人员医疗专业技能,打牢医学专业基础;接收青岛大学医学部等院校131名学生来院实习。

医院管理 2018年,成立门诊综合服务中心。成立员工健康管理中心和保健办。强化安全文化体系建设,新出台完善近50项规章制度。改革《岗位绩效考核办法》,出台《新进轮转人员考核规定》。制定医院《因公出国(境)管理暂行规定》。

大事记

1月19日,刘晓君任医院副院长,靳猛任医院院长助理、党委委员。

3月1日,内镜中心投入试运营,正式开诊。

5月12日,中国青岛首届"心希望·心力量"心血管病健康公益行学术会议在院举行。

6月29日,中国青岛第四届循证医学研讨会在医院在医院举行,院长助理彭国辉当选青岛市医学专科分会第二届循证医学专科分会主任委员。

7月2日,青岛市卫生和计划生育委员会党委书记、主任杨锡祥一行来到心脏中心,看望在院手术的贵州安顺患儿和家属。

8月18日,举办青岛阜外介入沙龙,邀请中国医学科学院阜外心血管病医院专家来青授课,分享心脏介入领域的新知识、新进展。

10月17日,举办消化道早癌及幽门螺杆菌诊治专题研讨会及"山东省幽门螺杆菌联盟青岛阜外医院专病门诊""半岛消化道早癌筛查防治中心联盟青岛阜外医院分中心"挂牌仪式。

11月16日,胡雁任医院党委副书记,靳猛任医院工会主席;姜德波、彭国辉任医院副院长。

11月17日,青岛市医学会、青岛市医学会心血管病专科分会与青岛阜外医院联合举办青岛市科协第十六届学术年会学科发展论坛、中国青岛第十三届心血管病论坛暨心力衰竭、心脏康复研讨会。

12月11日,举行青岛介入联盟委员单位揭牌仪式暨介入放射学治疗新进展学术沙龙,聘请韩国首尔峨山医院申知勋教授为我院客座教授。

12月14日,中国胸痛中心认证工作委员会第十九次执委会投票通过医院胸痛中心认证。

12月15日,举办二尖瓣成型研讨会,中国医学科学院阜外医院心外科专家王欣在医院手术室进行手术演示直播。

12月23日,开展华东地区首例泌尿外科4K超高清腹腔镜手术及NBI(内镜窄带成像术)模式下膀胱肿瘤电切术。

精神文明建设 2018年,开展"大学习、大调研、大改进"活动,开展"灯塔、党建"知识竞赛,集中学习《宪法修正案》;每季度评选表彰"好医生、好护士、好技师",参与青岛港集团"改革颂 强港梦"文艺会演,凝聚发展的向心力;创新开展丰富多彩的文体娱乐活动,积聚正能量,提升凝聚力。

荣誉称号 2018年,心脏康复区被青岛市医学会评为心脏康复工作先进单位。山东省人民政府、山东省军区授予医院2017年度山东省征兵工作先进单位称号;山东省红十字会授予医院天使救助项目先进集体称号;同时医院被评为青岛市"消防安全责任强化年"先进单位。

党委书记、副院长:逄金华
副　院　长:李炯俏、路长鸿
党委副书记、纪委书记:胡　雁
副　院　长:刘晓君、姜德波、彭国辉
工会主席:靳　猛
院办电话:82989899
传　　真:85722867
电子信箱:bgs.yy@qdport.com
邮政编码:266034
地　　址:青岛市市北区南京路201号

山东省眼科研究所(青岛眼科医院)

概况 山东省眼科研究所(青岛眼科医院)是经山东省卫生厅批准成立的集医疗、科研、教学和防盲于一体的眼科专业机构,隶属于山东省医学科学院。眼科所现拥有青岛眼科医院、山东省眼科医院(济南)2家三甲专科医院,6家连锁视光中心,是科技部省部共建国家重点实验室培育基地、教育部国家重点学科联合建设单位、卫生计生委国家临床重点专科建设单位、SFDA国家药物临床试验机构定点单位以及国家级住院医师规范化培训基地协同基地等。

眼科所青岛驻地现有业务用房面积1.92万平方米,开放床位200张。年内职工总数270名,其中卫生技术人员216名,占职工总数的80%;行政工勤人员54名,占职工总数的20%。设有角膜病科、白内障科、眼底病外科、眼底病内科、斜视与小儿眼科、青光眼科、角膜屈光科、眼眶病与眼整形科、眼视光学和角膜接触镜等9个亚专科,其中5个亚专科学科带头人为中华医学会眼科学分会学组专家委员,临床诊疗能力和学术水平处于全国领先水平,连续九年列《中国医院最佳专科声誉排行榜》眼科全国十强,列《2018年度中国医院科技影响力排行榜》眼科学全国第六位。

业务工作 2018年,门诊量30.9万人次,同比增长12.9%;完成各类手术2.82万例,同比增长11.1%。

医疗特色 2018年,在感染性角膜病、复杂性角膜移植、儿童先天性白内障的诊治方面处于国际领先水平。拥有先进的全飞秒激光治疗仪、准分子激光治疗仪、超声乳化仪、玻璃体切割系统等尖端眼科诊疗设备,眼科临床诊疗能力处于全国领先水平。在全市范围内常态化开展健康宣教与义诊活动,组织义诊活动600余次,受益群众超万人,开展手术3000余例。

科研工作 2018年,组织申报科研课题54项,新获批11项,其中国家自然科学基金3项、省自然科学基金2项、省重点研发计划3项。发表学术论文45篇,其中SCI收录25篇,影响因子合计65.25,其中5分以上1篇,3~5分论文7篇;获得国家发明专利授权6项,实用新型专利授权1项。

教育工作 2018年,有博士生导师6名、硕士生导师21名,录取13名硕士研究生、5名博士研究生;15名博、硕士研究生顺利通过答辩毕业。

学术影响 2018年,成功举办各类国家、国际影响力的学术会议:第六届亚洲角膜学会学术会议,谢立信教授荣获亚洲角膜基金会学术成就奖,史伟云教授当选亚洲角膜学会理事,同期召开第十七届全国角膜暨眼表疾病学术大会和第十届全国角膜屈光手术年会;牵头成立中国民族卫生协会眼学科分会,史伟云教授担任首任主任委员,并成功举办首届多民族视觉健康高峰论坛;中华医学会第23次全国眼科学术大会上,史伟云教授荣获金钥匙奖(中美眼科学会眼科科学研究最高奖);成功组织开展临床学术研讨会、山东省眼视光学术会议等学术交流活动。

信息化建设 2018年,医院完成病员服务中心客户关系系统(HCRM)系统的上线使用;完成自助机、微信公众号与支付宝生活号的全面升级,开通各类便民功能;完成CA认证和病案无纸化系统的验收;实现PACS全面上线和院感监测系统上线试用;探索人工智能应用,对接云知声语音录入系统并应用于检查科室,提高检查报告录入效率;部署腾讯觅影糖尿病视网膜病变产品,辅助医生诊断。

大事记

5月17日,山东省科学技术奖励大会上,史伟云教授荣获2017年度山东省科学技术最高奖,是山东省科学技术最高奖设立以来第五位获此殊荣的医疗工作者。

11月17日,山东省眼科研究所青岛眼科医院蝉联由复旦大学医院管理研究所推出的《2017年度中国医院专科声誉和综合排行榜》眼科全国前十,连续九年跻身排行榜十强。

12月15日,中国民族卫生协会眼学科分会成立大会暨首届多民族视觉健康高峰论坛于北京举行。山东省眼科研究所名誉所长、青岛眼科医院院长谢立信院士当选为分会名誉主委,山东省眼科研究所党委书记、所长,山东省眼科医院院长史伟云教授当选为分会首任主任委员,山东省眼科研究所副所长、山东省眼科医院副院长高华教授当选为常委兼秘书长,青岛眼科医院副院长黄钰森教授当选为常委,山东省眼科医院副院长王婷教授、青岛眼科医院杜显丽教授当选为委员。

12月23日,山东省眼科研究所在中国医学科学院医学信息研究所发布的2017年度中国医院科技影响力排行榜列眼科全国第6位。在2014~2017年《眼科专业地区排名排行榜》中,山东省眼科研究所连续5年列山东第1位。

党委书记、所长:史伟云
名誉所长、院长:谢立信
党委副书记、副所长:乔镇涛
副　院　长:乔镇涛、黄钰森、孙　伟
院办电话:85876483
总机电话:85876380
传真号码:85891110
电子信箱:sdeyeioffice@126.com
邮政编码:266071
地　　址:青岛市市南区燕儿岛路5号

高等医学院校附属医院

青岛大学附属医院

概况 青岛大学附属医院始建于1898年,是山东省东部地区唯一的一所省属综合性教学医院,是科室齐全、设备先进、技术雄厚、环境优雅、建筑布局合理,集医疗、教学、科研、预防保健和康复于一体的区域龙头医院,是山东省东部地区医疗、教学、科研和人才培训中心。

2018年,本部占地6万平方米,崂山院区占地7万平方米,西海岸院区占地19万平方米,总建筑面积56.7万平方米,资产总值达48.1亿元。职工7223人,其中卫生技术人员6100人,占职工总数的84.45%;其他专业技术人员245人,占职工总数的3.39%;行政工勤人员878人,占职工总数的12.16%。专业技术人员中,高级专业技术人员877人,占专业技术人员的13.82%;中级职称2428人,占专业技术人员的38.27%;初级职称3040人,占专业技术人员的47.91%。博士827人,硕士1512人,全院现有12名专家享受国务院政府特殊津贴,国家卫健委、山东省有突出贡献中青年专家6人,泰山学者特聘专家7人,泰山学者青年专家4人,省级以上专业委员会主委、副主委203人。医院总床位5046张,设有职能部门(科室)36个,临床业务科室73个,研究室(所)29个,为临床医学一级学科博士点及博士后科研流动站,口腔医学一级学科专业学位博士点。拥有国家级临床重点学科(专科)2个,省级临床重点专科31个。

业务工作 2018年,门、急诊量527.3万人次,比2017年同期增长6.95%。出院21万人次,比2017年同期增长10.52%。完成手术10.4万例,比2017年同期增长11.82%。出院者平均住院日降至7.5天。青岛大学医疗集团完成门急诊量1528万人次,出院95万人次,住院手术32万例。

业务收入 2018年,总收入达63.77亿元,比2017年同期增长10.42%。青大医疗集团业务收入145亿元。

固定资产 2018年,固定资产总值18.65亿元,比2017年同期增长20.79%。

医疗设备更新 2018年,引进总价值3.62亿元的医疗硬件并装备到临床一线,1万元以上设备达10000余台件。

基础建设 2018年,市南院区甲状腺外科、核医学科病房落地启用,完成新生儿科、眼科改扩建,住院病人检查中心启动试运行;崂山院区二期投入使用,建设健康查体中心和保健楼;西海岸院区新改建9间手术室,PICU、国医堂、停机坪等建成并投入使用;市北院区血透室、全科医学等新病区开诊。

卫生改革 2018年,成功举办百年名医院论坛、青岛医院管理高峰论坛,医院管理研究所发布2017年度全省县级综合医院排行榜。细化设备、卫生材料管理,建立、完善医学设备和卫生材料管理信息平台,每月完成大型医学设备成本效益分析。开展后勤节能降耗工作,开展医院经济活动专项审计,完成55个建设项目的审计工作,审减经费191.78万元。

医疗特色 2018年,完成高难度心脏移植3例,肝移植129例,肾移植235例,获批"山东省器官移植与捐献医学工程技术研究中心",建立肝脏疾病"预防、保健、治疗、康复"一体化的综合性高端诊疗中心;完成达芬奇机器人手术715例,心外科机器人手术数量连续三年蝉联全国第1位;成功实施省内首例风湿性心脏病二尖瓣成形术,胸腹主动脉瘤腔内修复+内脏动脉平行支架重建术。医院引进全飞秒激光角膜屈光治疗机、脊柱外科手术定位系统(骨科机器人)等一流设备,开展飞秒手术800例,骨科机器人手术50例,计算机辅助手术335例;开展以骨髓腔穿刺、淋巴水肿综合消肿、中医特色护理为代表的护理新技术10项,总例数超过5000例。抗菌药物科学化管理不断加强,全院药占比降至30.91%,医用耗材SPD供应链管理推进实施,全院耗占比降至18.66%。

科研工作 2018年,科研人员PI制全面推行,发表SCI论文304篇(影响因子大于1分);新立项课题261项,其中国自然基金课题39项,连续两年蝉联全省第二位;荣获省科技进步奖二等奖1项、市科技进步奖一等奖1项;获批省重大科技创新工程项目2

项,省属高校优秀青年人才联合基金项目1项;新建立孙颖浩院士工作站、董家鸿院士工作站、张英泽院士工作站、诺贝尔奖工作站;成功获批三项全省健康医疗大数据科技创新联盟建设资质,构建"产、学、研"科技创新体系;召开第十四届科教大会,重奖国自然等高层次科研成果,全院科研创新的动力和潜力进一步激发释放。荣登《中国医院科技量值排行榜》第64位。

继续教育 2018年,荣获教育部和国家卫健委联合批准的"国家临床教学培训示范中心",完成160余名韩国、泰国、印度、巴基斯坦留学生培养工作;完成全省住院医师实践能力考核,通过率96.2%,居省内前列;获批普通外科、新生儿围生期医学两个国家级专科医师培训试点基地;成立住院医师规范化培训学员委员会,开启住院医师自我管理新模式;组织全院业务讲座260余次,培训人员4万余人次;接收西藏、云南、贵州等地进修医师392人。首次召开教师节大会,组织编纂《大医德馨》纪念图书,出版国家级规划教材7部,获批省高等医学教育研究课题7项,省研究生教育质量提升计划5项,国家级、省级继教项目162项;荣获省级教学成果二等奖1项,全国十名"优秀住培管理工作者"、全国百名"优秀带教老师"各1人,医学人才培养中心地位进一步巩固和提升。

国际交流 2018年,成功召开第三届青岛国际医学高峰论坛、精准医学高峰论坛、第二届中日韩青年医师论坛等,与美国马里兰大学、德国海德堡大学、英国邓迪大学等国际医学机构开展紧密合作,与日本国立神户大学附属医院开展护理合作项目,完成优秀护士长和护理人员出国研修选拔工作。

大事记

1月,山东省卫生计生委公布2017年度山东省临床精品特色专科名单,医院器官移植中心肝脏移植科名列其中,成为青岛市仅有的两个入选专科之一(全省共评选出21个特色专科)。

1月19日,青岛市第五届"健康杯"技能竞赛中,医院获得影像诊断技能大赛团体一、二、三等奖、医院感染管理技能大赛团体二等奖,6人获市卫生系统岗位技术能手称号,7人获个人优秀奖。创新成果展示擂台赛获得医疗组和后勤服务组两个一等奖及优秀组织奖。

1月26日,医院市北院区血液透析室正式开业。

2月,医院在青岛市首届卫生计生系统志愿服务项目大赛中获得佳绩。

2月,在北京召开的全国改善医疗服务工作会议上,国家卫生计生委办公厅发布关于通报表扬2015～2017年改善医疗服务先进典型的通知,医院门急诊部获"全国推进预约服务示范科室"荣誉称号。

2月27日,2018年全省卫生和计划生育工作会议在济南召开,青岛大学附属医院等120个集体被授予全省卫生计生系统先进集体称号。

2月28日,山东省纪念"三八"国际妇女节108周年大会在济南召开,医院妇科主任崔竹梅教授获评山东省"三八"红旗手。

3月,医院通过全国综合医院中医药工作示范单位评审,被评为"全国综合医院中医药工作示范单位"。

3月,山东省人力资源和社会保障厅、山东省卫生计生委、山东省公务员局、山东省中医药管理局联合下文,表彰奖励省卫生计生系统先进集体和个人。医院肾内科主任徐岩荣获三等功。

3月24日,由《中华疝和腹壁外科杂志(电子版)》牵头成立的中国疝病专科联盟——登记随访系统成立,医院急诊外科成功加盟,成为全国首批"疝病治疗和研究中心"之一。

4月,医院心外科完成山东省首例风湿性心脏病二尖瓣成形手术。

4月,医院院长董蒨荣获2018首届中国医学创新大赛银奖,医院荣获最佳组织奖,刘广伟医师荣获青年创新奖。

4月,医院成功完成省内首例器官捐献家属肾脏移植手术。

5月,医院耳鼻咽喉科主任姜彦荣获"齐鲁最美青年提名奖"。

5月22日,青岛大学医疗集团西海岸新区中心医院康复科"一对一"精准帮扶签约暨王强教授(团队)名医工作室揭牌仪式在西海岸新区中心医院行政楼四楼会议室举行。

6月13日,医院崂山院区保健病房正式开诊运行。

6月26日,由和记黄埔公司申办,国内著名肿瘤学专家李进教授、秦叔逵教授、徐瑞华教授等担纲,青岛大学附属医院肿瘤内科于壮教授担任分中心PI,与国内20多家肿瘤研究中心共同参与的呋喹替尼三期临床试验FRESCO的结果被国际顶尖刊物JAMA接纳并于公开发表,影响因子达47.661。

7月18～20日,亚洲医院管理大会(Hospital Management Asia 2018)在江苏无锡隆重举行,由院长董蒨团队申报的"海信计算机辅助手术系统与外科智能显示系统的研发及临床应用"荣获2018年度亚洲医院管理大会"最佳科技创新项目"金奖。

8月11日,在哈尔滨举行的第八届全国健康管理示范基地建设研讨会上,医院体检中心荣获"全国健康管理示范基地旗舰单位"称号,是山东省首家获此殊荣的单位;体检中心主任王燕荣获"自我健康管理优秀奖",也是山东省健康管理业首位获此奖项者。

9月1~2日,在北京召开2018年住院医师规范化培训高峰论坛。第一临床医学院副院长王岩青、耳鼻咽喉科主任姜彦分别荣获"优秀住培管理工作者""优秀带教老师"称号。

9月14日,第四届中国护理质量大会在青岛开幕。医院护理部指导的重症医学科项目"运用清单式管理降低呼吸机相关性肺炎发生率"荣获国家卫健委医院管理研究所(国家护理质控中心)"护理质量提灯奖"银奖。

10月,医院市南院区血管外科成功为1例胸腹主动脉瘤老年患者实施胸腹主动脉瘤腔内修复+双肾动脉、肠系膜上动脉平行支架腔内重建术,这是山东省内首次完成此类手术。

11月8日,医院检验科获得"Westgard Sigma VP国际质量认证",检验科作为山东省第二家、青岛市首家获此国际先进认证的部门,不仅标志着医院检验科的质量管理水平已跃居世界前列,也对全省的实验室质量管理的整体提高起到促进作用。

11月16日,医院在青岛国际会展中心举行庆祝建院120周年暨第三届青岛国际医学高峰论坛开幕式。

11月17日,医院四度跻身全国最佳医院百强榜。

12月11日,山东省卫健委组织省内专家对医院创伤中心建设情况进行现场评估。

12月14日,在深圳举行的中国胸痛中心认证工作委员会执委会投票结果公布,医院顺利通过2018年第四批次中国胸痛中心标准版的认证。此项认证,标志着医院胸痛中心的综合救治能力达到国家级规范标准。

12月,教育部高等教育司公示国家临床教学培训示范中心认定结果,医院成功入选首批国家临床教学培训示范中心。此次有74家高校附属医院(牵头医院)入选。

12月,医院荣获全省红十字系统抗灾救灾先进集体称号。

精神文明建设 2018年,召开党代会,选举产生新一届党的委员会和纪律检查委员会,举办管理干部培训班,加强传统教育,圆满完成上合青岛峰会保障任务。

荣誉称号 2018年,获山东省"干事创业好团队"、"全省卫生计生系统先进集体"称号。

党委书记、理事长:王新生
院　　长:董蒨
院办电话:82911877
传真号码:82911999
邮政编码:266003
地　　址:市南院区,青岛市市南区江苏路16号;崂山院区,青岛市崂山区海尔路59号;西海岸院区,青岛市西海岸新区五台山路1677号;市北院区,青岛市市北区嘉兴路7号

山东大学齐鲁医院(青岛)

概况 山东大学齐鲁医院是国家卫生健康委直管医院,教育部直属重点大学——山东大学的附属医院。医院始于1890年,迄今已有129年历史,早期为"中国四大教会医院"之一,是历史悠久的百年名院。在2018年11月发布的2017年度复旦大学中国最佳医院综合排行榜上,医院全国综合排名第23位、华东地区第5位。为响应青岛市委、市政府实现百姓"病有良医"的发展目标,根据《青岛市人民政府与山东大学关于建设山东大学齐鲁医院(青岛)战略合作框架协议》的要求,山东大学齐鲁医院(青岛)2013年12月26日正式开诊。开诊五年多来,青岛院区与济南中心院区一体化发展,医院人才梯队逐步完善,精细化诊疗和疑难危重症诊治水平不断提高,服务水平得到患者的高度评价。

2018年,占地面积2.4万平方米,建筑面积9万平方米,设置46个业务科室,开放床位1237张。年内职工1840人,其中,卫生技术人员1595人,占职工总数的86.68%;行政后勤人员245人,占职工总数的13.31%。卫生技术人员中,高级职称238人,占卫生技术人员的12.9%;中级职称372人,占卫生技术人员的23%;初级职称915人,占卫生技术人员的57%。

业务工作 2018年,门、急诊量102.1万人次,比2017年同期增长11.23%;住院病人5.36万人次,比2017年同期增长19.29%;完成手术2.47万台,比2017年同期增长18.49%。

业务收入 2018年,完成总收入12.93亿元,比2017年同期增长15.05%;其中,业务收入12.49亿元,比2017年同期增长14.17%。

固定资产 2018年,医院资产总额5.71亿元,比2017年同期增长14.2%;增加固定资产价值3800万元,比2017年同期增长6%。医院新购1万元以上设备304台件,其中100万元以上设备6台件,主要包括移动C形臂X射线机、等离子空气消毒机、超声诊断设备、三维运动分析系统、3D高清内窥镜摄像系统等。

卫生改革 2018年,进一步开展《鼓励创新提升医疗服务质量方案》,开展胸痛中心、卒中中心、创伤中心建设,畅通就近就急、协作联动的生命急救绿色通道。将临床路径管理纳入对临床科室的绩效考核,出院患者临床路径完成率超过60%。将"用药合理性,抗菌药物使用率、使用强度、药占比"等多个指标纳入绩效考核,药占比降至27.2%,抗菌药物使用强度34.3。实行医疗器械不良事件报告制度,保证临床耗材使用安全,耗占比降幅约13%。成立入院准备中心。改善软硬件条件,先后投资523万元用于医院信息化建设,病历无纸化程度平均达到95%。先后在医院窗口、自助机等开通微信、支付宝等扫码支付,医保平台对接开通省直医保网络与跨省新农合网络,方便就医患者结算报销。

医疗特色 2018年,开展新技术、新项目46项,三、四级高难度手术率达55.64%,疑难危重病例占比达28.97%。耳鼻咽喉头颈外科首创应用的舌瓣在咽喉恶性肿瘤术后缺损中的修复技术,成功开展手术60余例,得到全国业界专家的一致肯定。神经外科开展神经内镜下扩大经蝶鞍入路鞍区占位病变切除手术86例,开展脑深部电刺激技术治疗药物难治性癫痫2例,技术水平均处于国内领先。

人才建设 2018年,面向海内外诚聘科研优秀人才;设立国外专家工作站,实施境外引智拓展工作。建立院士工作站1个,柔性引进科研人才7人,意向签订1人。现有享受国务院政府特殊津贴2人、"泰山学者"特聘专家1人,山东省卫生系统先进个人1人,青岛市创业创新领军人才1名,青岛市拔尖人才3人,青岛市优秀青年医学专家7人、优秀学科带头人1人、优秀青年医学人才8人。

科研教学 2018年,扩大医学实验中心规模到1200平方米,与实验动物中心、生物样本库等共同搭建科研孵化平台,并依托该平台建立"邱贵兴院士工作站"和"山东省微生态诊疗中心"、"青岛市线粒体医学重点实验室"、"骨科生物力学实验室"等实验室。医学实验中心承担36项各级课题的实验工作,入室实验45人。承担国家、省、市科技项目10项,发表SCI论文54篇,授权发明专利3项。院内科研启动基金自助课题25项,资助金额100万元。临床技能培训中心购置200余万元的培训设备,培养BLS导师12人,ACLS导师6人,建立急救技能、腔镜训练、临床思维训练、模拟ICU训练及内、外、妇、儿等8个专科训练室。完成住培医师、实习生、带教老师等各级培训近1000人次。有9个专业基地通过住院医师规范化培训基地评估。有19个专业基地、35个临床科室能够进行社会化和委培学员的招收培养工作,完成148名住院医师和49名实习生的教学任务。举办国家级继续医学教育项目9项,省级34项,市级34项,累计培训人数达1.5万余人次。

上合峰会医疗保障 2018年,作为上合组织青岛峰会医疗保障定点医院,制订并不断完善和细化《医院重大活动医疗卫生保障工作总体方案》,购置70余万元的卫生应急设备与物资,调整和充实卫生应急队伍,累计完成各类培训20余次,组织开展突发事件应急处置等综合演练5次,圆满完成上合组织青岛峰会的医疗保障任务。

对口帮扶 2018年,对口帮扶贵州省普定县人民医院,先后派遣脊柱外科、肛肠外科、内分泌科等3名高年资医师驻点帮扶,接收普定县人民医院5名医生和2名护士来医院进修学习。组织18个学科的专家团队前往贵州普定县人民医院开展义诊、学术交流等对口帮扶活动,有力助推安顺市医疗卫生"春风行动"。

大事记

3月16日,为推进青岛帕金森病的规范化诊疗,青岛市首家"郁金香之家"设在医院。

4月1日,医院开通省直医保结算业务,这是胶东半岛第一家开通省直医保结算的综合医院。

4月20日,为响应国家精准扶贫号召,医院组织18个学科的专家团队前往贵州安顺普定县人民医院开展对口帮扶活动,助力安顺市医疗卫生"春风行动"。

4月28日,美国梅奥诊所副院长Kay Thiemann女士等一行访问医院。

6月13日,医院圆满完成上合组织青岛峰会医疗保障任务。

6月23日,"中国胰腺炎平台青岛基地"在医院挂牌成立,这是青岛第一家胰腺炎平台基地。

8月24日,医院输血科与运动医学科密切合作,在山东省内首次采用全自动方法实施PRP的临床采集与治疗工作。

9月12日，医院全科医学科正式揭牌成立，并举办大型义诊活动。

10月28日，医院被授牌成为山东省心衰医联体中心单位，全省7家。

11月10日，第一批中国房颤中心授牌仪式在武汉举行，医院成为全国首批118家房颤中心之一。

12月5日，山东大学第十四次党代会精神齐鲁医院青岛院区宣讲会在医院学术报告厅举行。山东大学党代会精神宣讲团第十一组成员、齐鲁医院党委书记曹宪忠作专题报告。

12月22日，医院获批成为复旦大学循证护理中心证据应用基地，为山东省唯一一家入选医院。

12月22日，医院隆重召开开诊五周年庆祝大会，中国工程院院士张运出席大会并发表致辞，山东大学齐鲁医院党委书记曹宪忠出席大会并作重要讲话。

12月25日，经山东省卫生健康委员会评选，医院胸痛中心通过评审，成为山东省第一批胸痛中心。

12月26日，医院成功举办"博爱齐鲁 情暖岛城"开诊五周年大型义诊活动。

精神文明建设 2018年，先后邀请36名知名教授、优秀科主任、护士长、爱岗敬业的先进代表在院周会进行文化建设讲座；举办第四届"齐鲁梦·我的梦"主题演讲比赛；举办"开诊五周年庆祝大会"，展现医院不凡的创业历程与发展成就。调查门诊患者1.2万人，满意度97.51%；电话回访及问卷调查出院患者2.95万人，满意度97.36%。组织党员、业务骨干进入社区、企业、学校等场所开展义诊活动20余次。各科室医护人员志愿组成的"齐鲁健康讲堂"累计开展40余场心肺复苏培训，60余场临床常见病的健康知识讲座。

党委书记、院长：马祥兴

副 院 长：潘新良、焉传祝、张 彤

副书记、纪委书记：张增方

院办电话：66850001

总机电话：96599

传真号码：66850532

电子信箱：qiluyiyuanqingdao@163.com

邮政编码：266035

地　　址：青岛市市北区合肥路758号

青岛大学附属心血管病医院

概况 青岛大学附属心血管病医院（青岛大学心血管病研究所）是经省编委、省教委批准成立的公益性事业单位，系山东省卫生和健康委员会直管医疗机构，是全省唯一一所省属心血管病专科医院。医院位于青岛市市南区芝泉路5号，占地面积6952.6平方米。

2018年，职工总数184人，其中，卫生技术人员136人，占职工总数的73.91%；行政工勤人员48人，占职工总数的26.09%。卫生技术人员中，高、中、初级职称分别是17人、27人、88人，占比分别为12.5%、19.85%、64.71%。执业医师42人，注册护士65人，医护比为1∶1.54。医院编制床位144张，实际开放床位140张。

业务工作 2018年，累计完成门、急诊量29086人次，比2017年增长5.88%；出院6219人次，比2017年增长6.87%；心脏介入手术262例，比2017年增长36.46%；药占比为37.86%，比2017年下降2.78%；百元医疗收入（不含药品收入）卫生消耗为22.34元，比2017年下降9.18%；平均住院日7.79天，比2017年下降0.6%；床位使用率80.63%，比2017年增长4.76%。

业务收入 2018年，业务收入6700.23万元，比2017年增长4.37%。

固定资产 2018年，固定资产总值4096.77万元，比2017年增长3.99%

卫生改革 2018年，对18项核心制度进行详细的梳理和完善，组织医生进行学习，并开展核心制度考试3次。完成心血管疾病介入诊疗手术262例。组织开展临床路径培训、临床路径实施效果的评估与分析工作，修订相关病种临床路径。入径3013人，退径321人，出径2692人，占出院总数43.29%。与青岛恒海联医院、青岛亲和源养老服务管理有限公司签署合作协议。派出专家120余人次，诊疗服务1340人次，接收上转45人次，下转38人次、培训基层人员282人次。120急救中心院前急救站于12月开始正式运行。

医疗特色 2018年，远程会诊覆盖区域包括市区、城阳、红岛、崂山、即墨、胶州、胶南、莱西、威海各协作医院及社区中心182个单位。完成远程会诊报告3300余例。

科研教学 2018年，申报科研项目6类11项，其中国家自然科学基金项目1项、山东省省教育厅项目2项、临床医学＋X工程项目2项、山东省自然基金项目1项、青岛市科技惠民专项4项、青岛市青年基金项目1项。获批2项山东省高等学校科研项目立项；承担1项国家自然基金项目、1项山东省自然基金项目的研究工作;完成2项山东省卫计委医药卫生科技发展计划立项任务书的填报工作;完成1项青岛市科技惠民专项的结题验收工作。发表论文11篇,其中SCI收录6篇。有7人承担青岛大学医学部本科生"临床诊断学"的临床教学任务;有2名硕士研究生导师。完成医院外聘专家曹丰教授关于兼任青岛大学外聘硕士及博士研究生导师的相关申报工作。

继续教育 2018年,完成全院所有卫生专业技术人员所获的Ⅰ类学分(纸质版)证书及相关佐证材料的收集、审查和录入工作;完成山东省和青岛市继续医学教育学分审核工作;组织全院卫生专业技术人员完成山东省继续医学教育公共课程的考试工作,继教覆盖率达到100%,继教合格率100%。组织业务专题讲座41场,其中外聘专家6场。

大事记

2月23日,医院姜少燕医生获评"全省改善医疗服务示范个人"。

3月28日,医院理事会2018年第一次会议召开,会议审议通过《关于青岛大学附属心血管病医院内设机构调整草案的议案》,并对《关于青岛大学附属心血管病医院2018年工作计划的议案》提出意见和建议。

4月8日,青岛大学党委书记胡金焱到医院调研,青岛大学党委常委、副校长于永明陪同调研。

6月21日,山东省医改办常务副主任、省医管办主任孟冬带队到医院调研。

8月15日,医院胡龙刚医生获评"山东省优秀医师"。

8月19日,医院于华医生获评"青岛市优秀医师"。

8月24日,解放军总医院心血管内科曹丰教授一行来院指导工作。

9月30日,医院与青岛市南恒海联医院签订"医联体"合作协议。

10月24日,医院与亲和源·青岛老年公寓签订合作协议。

11月21日,选派刘正科、杨晓璐两名医务人员启程赴重庆开展支医工作,这是医院首次承担省级支医任务。

11月22日,医院院徽正式对外发布。

精神文明建设 2018年,医院党委结合工作实际,通过党委理论中心组集体学习讨论、党员领导干部讲党课、主题党日、党员自学等多种形式;充分利用图书、视频、微信等多种媒介;认真学习习近平新时代中国特色社会主义思想和党的十九大精神。医院党委组织党员积极参与"灯塔—党建在线"习近平新时代中国特色社会主义思想和党的十九大精神学习竞赛,获得"青岛大学灯塔学习型党组织"荣誉称号。医院党委先后组织观看山东省新旧动能转换重大工程动员大会、纪念马克思200周年诞辰大会;开展"佩戴党徽亮身份,树立形象做表率"、"缅怀先烈,参观烈士纪念馆"及社区义诊等一系列的活动。医院党委成立以党委书记为组长、以院长为副组长的医院"大学习、大调研、大改进"工作领导小组,并制订详细工作方案。

医院利用多种媒介强化正面引导,全年通过大学网站发布医院稿件20余篇,扩大医院影响力;医院微信公众号自8月份上线以来,对医院近期人事招聘、院徽征集及其他亮点工作及时进行发布,提升医院的知名度和美誉度;通过医院微信群和党员微信群形成正确的舆论导向,凝聚共识,激发正能量;利用医院宣传栏重点宣传"两学一做"、社会主义核心价值观、党风廉政建设等内容;医院全新改版的网站于近期上线运行,将进一步助力医院的文化宣传阵地建设。

不断加强医院文化建设,11月22日,医院院徽正式对外发布,提升职工的凝聚力和向心力;组织开展"5·12国际护士节""医师节"庆祝活动,增强职工的认同感和归属感;在端午节、中秋节、重阳节等传统节日开展义诊等主题活动,让患者感受到来自医院的关怀和温暖。

党委书记:姜卫东
院　　长:于海初
副 院 长:褚现明
党委副书记:杨海波
院办电话:68628703
传真号码:83867010
电子信箱:qdxxgdzb@126.com
邮政编码:266071
地　　址:青岛市市南区芝泉路5号

职工医院

青岛市商业职工医院

概况 青岛市商业职工医院,始建于1952年,经过60余年的发展,目前是青岛市二级医院。医院建筑面积7500平方米,2018年有在职职工181人(包括合同制人员),卫生技术人员135人,高级专业技术人员20人,中级专业技术人员41人,初级专业技术人员74人,医护之比为1∶1.03,行政工勤人员15人。医院设5个职能科室、13个临床科室和专科,并设有即墨路街道济宁路社区卫生服务站。

业务工作 2018年,门诊量3.6万人次;出院者平均住院10.55天,比2017年增加0.15天;完成手术例数399例,比2017年增长11.14%;出院3458人次,比2017年增加241人次,增幅7.49%;病床周转30.06次,比2017年增加1.86次;病床使用率94.44%,比2017年增加17.6%。出院者平均费用15299.72元,比2017年的13723元增加1576.72元,增幅11.48%。

业务收入 2018年,总收入6318万元,比2017年的5751万元增加567万元,增幅9.86%。2018年收支比为1∶0.95。

固定资产 2018年,固定资产总值3324万元。主要医疗设备有:飞利浦双螺旋CT、C形臂介入X线机、导管床、大型数字遥控X光诊断机、彩色B超诊断仪、黑白B超诊断仪、远红外乳腺诊断仪、全自动生化分析仪、奥林巴斯显微镜、酶标仪、五分类血液分析仪、尿液分析仪、高频电刀、全自动麻醉机、胃镜、心电监护仪、呼吸机等。

基础建设 2018年,完成医院新HIS系统、LIS系统的安装调试使用工作;完成异地联网结算医保系统的维护工作;完成医院电子病历系统的程序开发工作;建立医院网站并实现上线试运行;完善医院内部微信信息平台的建设,推动医院行政管理工作实现信息化、网络化、无纸化办公;建立医院微信公众号。

医疗特色 2018年,加强与青医附院的合作交流,突出医院化疗、放疗、粒子植入、中医中药、基因治疗、手术治疗等为特点的肿瘤治疗综合专科特色。完善内科治疗流程和服务流程,将中医诊疗应用于肿瘤患者的综合治疗,将中西医结合对患者进行辨证施治,通过青岛市癌症规范化病房的检查。开展外周血干细胞单采、白细胞、血小板单采,外周血、脑脊液细胞形态学检测项目,开展全身低剂量CT监测全身骨骼的病变情况。引进肛肠专家打造肛肠专科特色,配合介入科开展微波射频消融术,完成首例结肠息肉病并直肠恶变全结肠切除+经腹会阴联合直肠癌根治术,独立完成1例胃大部切除+左肝外叶切除联合脏器切除手术。开展鳞状上皮癌抗原测定(SCCA)和胃泌素释放肽前体测定(ProGRP),填补医院鳞癌患者无肿瘤监测指标的空白。

社区卫生服务 2018年,济宁路社区卫生服务站管控负责的42名精神患者,配合所在街道为上合青岛峰会的成功举办作出贡献。全科医师和中医理疗特色获得青岛市市北区卫计局首批中医养生馆称号,中医理疗接诊病人4000余人次,针灸理疗推拿2500余人次;打造高水平家庭医师团队,管理居民健康档案7023份,新建65岁以上老年人管理档案1677份,健康档案建档率达到68.9%。签约家庭医生5529人。开展医养康复业务。成为青岛市第一批14家工伤失能职工长期住院定点医疗机构之一。

继续教育 2018年,邀请浙江省肿瘤医院章杰教授在医院举办疼痛研讨会,规范疼痛治疗;先后派出数十人次参加全国和省市的学术交流和专业培训班;血液科成功承办青岛市第二十六届瑞血论坛。新增各专业委员会委员9人:青岛市抗癌协会肿瘤实验诊断专业委员会常务委员1人,山东省健康管理协会急诊生化免疫检验医学专业委员会(急诊检验医学分会)委员1人,山东省慢性骨髓增殖性疾病委员会委员1人,山东省骨髓异常增生综合征委员会委员1人,青医集团肿瘤专业委员会副主委1人,山东激光医学会脑瘤分会青年委员1人,青岛市抗癌协会大肠癌专业委员会委员1人,山东省姑息治疗分会委员1人,中国抗癌协会肿瘤支持治疗委员会内科学组组员1人。已有20余名医、技、护人员在省、市级学术组织担任副主委、常委、委员职务。全院共发表学术论文17篇,其中科技核心期刊论文11篇,SCI论文1篇,新增博士学位1人,获发明专利授权2项。

荣誉称号 2018年,获青岛市文明单位、青岛市事业单位人事管理示范点称号。

院　　　长:韩春山
党委书记、工会主席:陈　军
院办电话:82848458
传真电话:82848458
电子信箱:qd_syzgyy@163.com
邮政编码:266011
地　　　址:青岛市市北区海泊路6号

青岛市红岛人民医院

概况 青岛市红岛人民医院(原青岛盐业职工医院)年内占地面积16944平方米,建筑面积11274平方米,其中业务用房面积11138平方米。年内在岗职工245人,其中卫生专业技术人员211人,占职工总数的86.2%;行政工勤人员34人,占职工总数的13.8%。卫生专业技术人员中,高级职称15人、中级职称59人、初级职称137人,分别占7%、28%、65%,医生与护士之比为1:1.8。编制床位120张,实际开放床位240张。设有职能科室7个、临床科室11个、医技科室5个。

业务工作 2018年,门、急诊78336人次,比上年下降1.8%,其中急诊10870人次;收治住院病人5633人次,比上年下降15%;床位使用率59.4%,比上年下降9.3%,床位周转次数27.9,入院与出院诊断符合率98.1%,住院手术前后诊断符合率100%,抢救危重病人92人次,抢救成功率57.6%,治愈率7.3%,好转率89.9%,病死率0.2%,甲级病案符合率96.8%。

业务收入 2018年,业务收入比上年下降9%。

固定资产 2018年,固定资产总值2474万元,比2017年增长9%。

医疗设备更新 2018年,购置移动式C形臂数字影像系统、颈腰椎治疗多功能牵引床各1套。

基础建设 2018年,实施外科病房楼室内装修及医院建筑物外墙粉刷工程。

卫生改革 2018年,修订完善《医院绩效考核分配方案》。继续推进"医联体"建设,青岛市中心医院定期派肿瘤科、乳腺科、心内科、神经内科专家到院坐诊、查房。参加全市公立医院改革,实行药品零差率销售,药品采购推行两票制,开展中医药适宜技术,不断完善处方点评制度。

医疗特色 2018年,擅长心脑血管系统、消化系统、呼吸系统等内科疾病,各种创伤骨科、骨病、颅脑外科、普外科疾病,各类妇科、产科手术,急性农药中毒的诊治,食管、肺、乳腺、直肠、膀胱等各种癌症手术,开展常见肿瘤的规范化治疗。

继续教育 2018年,邀请青大附院、青岛市中心医院专家到院授课10余次,选派1名青年骨干医师到市级三甲医院进行短期进修学习,选派5名护理骨干到市级三甲医院进修中医适宜技术,培训急诊、重症、手术室专科护士3名,院内举办业务讲座50期,专业技术人员参训率100%。

大事记

1月1日,根据青岛市盐业体制改革实施方案,青岛盐业职工医院整体划转至青岛高新区管理。

8月29日,经青岛市机构编制委员会办公室批准,青岛盐业职工医院更名为青岛市红岛人民医院。

8~10月,医院首次承接青岛高新区河套街道、红岛街道乡医培训工作,培训乡医96名。

9月20日~10月31日,医院选派1名内科主任医师赴甘肃省陇南市徽县人民医院开展医疗支援帮扶工作。

精神文明建设 2018年,组织开展工作人员服务礼仪培训、唱响青春歌咏比赛、建院70周年暨青岛市红岛人民医院成立系列活动;组织干部职工无偿献血;举办第31届职工运动会、庆祝"三八"妇女节趣味运动会等活动。开展"健康知识进社区"公益宣教活动,不定期组织医务人员深入社区、集市、企业、学校为群众提供健康讲座、免费义诊。

荣誉称号 2018年,荣获青岛市文明单位、青岛市住院定点医疗机构诚信A级单位称号,内一科病区荣获2016~2017年度青岛市青年文明号等荣誉称号,城阳区基层妇幼健康服务技能竞赛团体二等奖、青岛市"威高杯"青年护士技能大赛单项三等奖和团体三等奖、护理说课比赛三等奖、青岛市标准化沟通情景剧大赛优秀奖。

党总支书记、院长:韩德福
副　院　长:纪村传
工会主席:孙芳珍
院办电话:87811082
传真电话:87811082
电子信箱:87811082@163.com
邮政编码:266112
地　　　址:城阳区上马街道驻地

青岛市交通医院

概况 青岛市交通医院是一所二级综合性医院，隶属交运集团。作为青岛市较早成立的医疗机构，已经走过60余年的光辉历程，是青岛市基本医疗保险首批定点医疗机构和医保离休人员、工伤职工长期住院定点医疗机构。医院地处青岛市中心的交运广场，建筑面积7000平方米，床位200张，设有内科、外科、医疗专护病房、护理院、妇科、口腔科、糖尿病足门诊、中医门诊、眼科门诊等20余个临床、医技科室。

业务工作 2018年，门诊量57205人次，入院893人次，累计完成出院889人次。

业务收入 2018年，营业总收入2300.46万元，比上年同期增长1.59%。

医疗设备 2018年，拥有三星麦迪逊SONO-ACE X8彩色多普勒超声、美国邦盛X光机和柯达CR放射成像系统、直接数字化X射线摄影系统（DR）、双人高压氧舱等大型设备，以及全自动血液生化仪、德国西门子免疫化学发光分析仪、动态血糖监测系统、动态血压监测仪、动态心电图、经颅超声—神经肌肉刺激治疗仪、红外线乳腺检查仪、艾灸理疗仪等多种先进的医疗器械。

医院管理 2018年，开办医疗专护病房与交运温馨护理院，创新实现"医养结合"新模式；加强基本医疗保险管理，对住院管理、门诊大病患者实行"特需医疗服务协议书"签订制度，做到因病施治；严防超病种、超剂量、超范围用药的不良现象，在维护患者利益的前提下完成全年医保住院"双控"指标。

荣誉称号 2018年，获"青岛市医疗保险A级诚信医院""青岛市职工诚信示范单位""山东省交通运输系统巾帼文明岗""青岛市敬老文明号""青岛市精神文明单位""青岛市无偿献血先进集体"等荣誉称号。

党总支书记、院长：李　燃
副　院　长：李勇智、王丽娟、尹　峰
院办电话：82758100
传真号码：82713495
电子邮箱：qdjtyy@163.com
邮政编码：266012
地　　址：青岛市市北区无棣路四号

委属事业单位

青岛市卫生和计划生育委员会综合监督执法局

概况 2018年，青岛市卫生和计划生育委员会综合监督执法局编制人数88人，在职职工84人（含工勤人员3人），其中取得行政执法证的人员79人，占职工总数的94.05%。内设15个处室，包括7个行政职能处室和8个业务职能处室。

业务工作 2018年，青岛市有医疗机构、经营性公共场所、生活饮用水、放射卫生、学校卫生等有效被监督单位19404个。开展强化医疗市场监管、打击非法医疗美容"春蕾行动"、规范医疗机构核医学诊疗行为、重点公共场所卫生监督、血液透析传染病防治卫生监督等五项行动。监督4.15万余户次，同比基本持平；实验室检测抽检1111户次，抽检5991项次，合格率94.5%；查处案件1711件，共计罚款385.39万余元，同比增加14.7%，没收非法所得57.1万元，结案的行政处罚案件全部进行公示。通过政务网、部门网站公示市级行政处罚142起，通过曝光台公示无证行医97起。国家卫生计生监督"双随机"监督任务合计1110项，立案17起，完成率89.19%，完结率100%。完成对70个建筑项目的设计卫生审查及竣工验收，完成106项重点、民生工程的施工监督。组织举办管理相对人培训班7个，培训被监管单位1300人次。组织开展执法人员培训班12个，培训执法人员1240人次。集中开展卫生计生监督执法宣传周活动、校园结核病防治、血液透析传染病防治等专题宣传，全市开展广场宣传、法律咨询等50余次。在主流媒体发布新闻报道136篇，发布健康消费警示8期。举办青岛市2018年卫生计生监督执法技能竞赛，经过初赛选拔的全市12支参赛队伍48名选手参赛。

财政拨款 2018年，财政拨款为2384万元，比2017年增加176.55万元。其中专项经费为202.66

万元，比2017年增加73.6612万元。

固定资产 2018年，固定资产总值为1517.27万元，比2017年增加71.377万元。

重大活动保障 2018年，圆满完成上合组织青岛峰会卫生监督保障工作。构建"三级（省、市、区）五组（综合、公共场所、生活饮用水、城市运行、督察五个工作组）一体化"保障体系，创新性实施工作任务、保障措施、风险管理、现场快检、保障模式等"标准化＋"工作模式。制订方案预案、工作用表51份；邀请国家级各地专家来青培训指导87人次，分类别分层次组织8轮保障能力提升培训班和9场接待酒店现场培训考核实战演练，培训相关人员846人次；对全市50余家酒店多轮次采样检测和风险隐患排查，累计检测公共场所项目1504个点，检测生活饮用水项目974个点；检查医疗机构、公共场所等各类单位14061家，下达卫生监督意见书6088份，处罚57家，关停取缔65家；获得"上合组织青岛峰会山东服务保障工作先进集体"荣誉称号，有7人次分别在省、市表彰中受奖。

地方立法和制度建设 2018年，根据国家级课题工作项目《海水淡化生产企业卫生规范研制工作方案》要求，牵头做好规范研制的实施工作。起草编制的《海水淡化生活饮用水集中式供水单位卫生管理规范》（DB 3702/FW WJW 002—2017）被正式列为山东省海洋标准化行动计划项目，此标准为山东省第一个有关海水淡化生活饮用水的地方标准。

监督稽查 2018年，开展卫生计生监督执法工作专项督导稽查和案卷抽查。通过电子数据稽查、测评评估、查阅档案、座谈研讨等形式对全市卫生计生综合监督提质增效年活动、行政执法全过程记录等九方面工作开展情况进行督导稽查。开展山东省市级卫生计生监督第三协作区2017年度卫生计生行政处罚案卷抽查，组织对烟台市2017年度办结的行政处罚案卷进行评查。

备案工作 2018年，优化备案工作流程，压缩备案范围，精简备案材料，办结食品安全企业标准备案976件（新办备案480件、修订案150件、变更备案246件），完成病原微生物实验室及实验活动备案192件（含二级和三级医疗机构病原微生物实验室备案96件、一级及未定级医疗机构病原微生物实验室备案86件，学校病原微生物实验室备案10件），对26个消毒产品进行备案（纸质备案24件，通过全国消毒产品网络平台备案2件）。

科研工作 2018年，继续开展全市卫生监督优秀工作成果和调研项目申报评选活动，9项工作成果和18篇调研报告获奖。

作风建设 2018年，在上合峰会公共卫生监督保障工作中制定"卫生监督保障执纪问责制度"，对参与保障的省、市、区保障人员签订廉政承诺154人份，与招标采购商签订廉政责任书3份。组织召开解放思想大讨论动员部署会、全市卫生计生监督机构解放思想大讨论学习研讨会、查摆问题交流会、党总支扩大会；组织开展相关领域的扫黑除恶工作。

大事记

1月8～10日，山东省卫生计生委考核组一行6人在省卫生计生监督所副所长居建云带领下，对青岛市2017年卫生计生综合监督规范年活动、全省卫生计生重点工作及中医药监督执法等工作进行考核评估。

1月19日，召开全市民营口腔诊疗机构量化分级管理工作通报暨依法执业规范提升交流座谈会，包括市民营口腔协会部分会长单位在内的28家A级口腔诊疗机构的负责人参会。

2月2日，举办全市卫生计生监督保障工作动员会，市卫生计生委巡视员魏仁敏出席并讲话。

2月9日，青岛市卫生计生委召开2018年全市卫生计生法治综合监督暨食品安全风险监测工作会议，市卫生计生委巡视员魏仁敏出席会议并讲话。

3月6日，在苏州市卫生监督所举办的"建设现代卫生计生监管新体系服务医改共发展"专题研修班上，青岛市卫生和计划生育委员会综合监督执法局局长孟宪州与苏州市卫生监督所所长倪川明共同签署为期5年的《苏州市卫生监督所、青岛市卫生和计划生育委员会综合监督执法局加强综合监督执法工作战略合作协议》。

3月16日，在济南市召开山东省卫生计生委2018年卫生地方标准评审会上，青岛市卫生计生委综合监督执法局起草的《海水淡化生活饮用水集中式供水单位卫生管理规范》顺利通过省卫生计生委地方标准立项评审。

3月26日，召开重大活动卫生监督保障省市一体化工作会议，山东省卫生计生委综合监督处处长刘通坤、山东省卫生计生监督所所长高峰等参加会议，青岛市卫生计生委巡视员魏仁敏出席会议并讲话。

3月26～28日，国家卫生健康委计划生育监督工作推进会议在青岛召开，国家卫生健康委综合监督局原巡视员孟群，山东省卫生计生委副主任仇冰玉、综合监督处处长刘通坤，山东省卫生计生监督所所长高峰,青岛市卫生计生委副主任魏仁敏等出席会议,国家卫生健康委相关司局处室负责人,全国18个省、市的卫生计生委监督行政部门和监督机构负责人,部分母婴保健和计划生育相关专家共60余人参会。

3月28日,国家卫生健康委卫生和计划生育监督中心副主任霍小军一行在山东省卫生计生委综合监督处副处长王鹏飞陪同下来青岛市卫生计生委综合监督执法局调研指导工作。

4月1日,青岛市人民政府新修订的《青岛市建设项目预防性卫生监督管理办法》(青岛市人民政府令第261号)施行。

4月4日,国家卫生健康委综合监督局局长赵延配、处长赵月朝一行在山东省卫生计生委副主任仇冰玉、综合监督处调研员张树勋,青岛市卫生计生委二级巡视员魏仁敏陪同下对青岛市培训考核和实战演练等工作进行现场指导。

4月18日,青岛市在颐中皇冠假日酒店组织开展突发公共卫生事件应急实战演练,国家卫生计生委监督中心公共场所卫生监督处副处长程婉秋、北京市卫生计生监督所公共卫生监督科科长高旭东、上海市卫生计生监督所副所长毛洁作为特邀专家出席实战演练,市、区两级46名卫生监督员观摩。

4月27~28日,受中国疾病预防控制中心农村改水技术指导中心委托,牵头承担的"海水淡化生产企业卫生规范研制"工作项目启动会在青召开,来自中国疾病预防控制中心农村改水技术指导中心、浙江省卫生监督所、天津市卫生计生综合监督所的项目组负责人及工作组成员共计15人参会。

5月9~11日,国家卫生健康委综合监督局原副局长段冬梅一行对青岛市公共卫生监督、传染病防治监督、医疗监督等工作开展专题调研,省卫生计生委副巡视员邱枫林、市卫生计生委二级巡视员魏仁敏参加督导调研。

5月22日,召开青岛地铁8号线设计卫生审查会。

5月31日,局党总支委员梁学汇与南京路社区基层党委书记肖继信分别代表市卫生计生监督执法局党总支与辽源路街道南京路社区基层党委签订结对党建共建协议书。

9月7日,青岛市—陇南市卫生计生委综合监督执法局对口支援座谈会在陇南市卫生计生委综合监督执法局召开,双方签订《青岛市卫生和计划生育委员会综合监督执法局 陇南市卫生和计划生育委员会综合监督执法局对口合作协议》。

9月11日,青岛市中级人民法院开庭审理4起未按规定缴纳罚款的卫生行政处罚案件。

9月12~14日,国家卫生计生委卫生和计划生育监督中心副主任高小蔷来青出席生活饮用水和涉水产品卫生执法监督培训班,并对青岛市卫生计生综合监督执法体系建设及公共卫生执法监督、放管服等工作开展调研。

10月15日,副局长刘景杰一行4人赴甘肃省陇南市卫生计生监督执法局,为陇南市全市卫生计生监督员培训班授课,魏磊、刘文涛作为监督执法专家驻陇南市开展为期一个月的对口帮扶工作;副局长程显凯一行到安顺市卫生监督所开展对口交流,刘迁作为医疗机构卫生监督专家驻安顺开展为期一个月的对口帮扶。

10月17日,山东省卫生计生监督机构第三协作区3个地市的卫生计生监督执法人员和医疗专家对青岛市医疗机构开展互助联查。

11月3日,举办青岛、安顺、陇南三地卫生计生监督机构对口协作交流会,来自青岛市和贵州省安顺市、甘肃省陇南市三地市、区两级的卫生计生执法机构的代表40余人参加。青岛市卫生计生监督执法局与安顺市卫生监督所签订新一轮对口合作协议书,青岛市所辖崂山区、西海岸新区、即墨区分别与陇南市所辖礼县、武都区、文县卫生计生监督机构代表签订对口合作协议书。

11月7日,青岛市卫生计生委印发《青岛市卫生和计划生育委员会关于进一步规范食品安全企业标准备案工作的通知》。

荣誉称号 在山东省卫生健康委员会2017年度全省卫生计生监督执法办案能手评选中,青岛市5位监督员分别获得"十佳办案能手"和"办案能手"称号,人数居全省前列。获第三届山东省卫生计生监督执法技能大赛组织奖、三等奖,全省卫生计生监督执法微课大赛优秀组织奖。1个案卷在青岛市人民政府法制办公室组织的2017年度行政执法案卷评查中获评"青岛市十佳行政处罚案卷"。获得2018年度市卫生计生委科学发展综合考核优秀等次。

党总支书记、局长:孟宪州
副　局　长:程显凯、温继英、刘景杰、亓　蓉
电　　话:85788600
电子信箱:qdwsjds@163.com
邮政编码:266034
地　　址:青岛市市北区敦化路377号

青岛市疾病预防控制中心
（青岛市预防医学研究院）

概况 青岛市疾病预防控制中心（青岛市预防医学研究院）是市卫生健康委直属的承担政府疾病预防控制职能的公益一类事业单位和预防医学研究机构。2018年，中心（研究院）业务用房近17000平方米，其中实验室用房7800余平方米。内设科室25个，编制297人。在职人员206人，其中博士后7人，博士25人，硕士89人，硕士以上学历人数占在职人员总数的59%；高级职称67人，占在职人员总数的32%。

中心（研究院）主要承担全市疾病预防与控制、检测检验与评价、健康教育与促进、应用研究与指导、技术管理与服务、对外交流与合作等职能，拥有山东省医药卫生重点学科2个，青岛市医疗卫生A类重点学科1个、B类6个，市级重点实验室1个。先后与美国、芬兰、丹麦等国多所国际知名高校建立科研合作关系，是北京大学、山东大学、青岛大学等6所高校的预防医学教研实习基地。

重点工作 紧紧围绕上合组织青岛峰会保障核心任务，着力构建青岛特色重大活动疾病防控保障体系，圆满处置问题疫苗事件，全面统筹国家卫生城市复审、基本公共卫生项目考核、市公共卫生中心建设等多项工作，努力推动全市疾病防控工作高质量发展，体系建设等工作得到国家卫生健康委副主任王贺胜、全国人大常委会法制工作委员会副主任许安标等领导的充分肯定。

体系建设 推进编制政策落实，2018年市、区（市）疾控中心完成招聘53人。市公共卫生中心项目进入一期基坑施工阶段，青岛西海岸新区公共卫生中心投入使用；市南区、胶州市、莱西市实施疾控机构实验室升级改造工程。加大市、区（市）疾控中心实验室装备投入，两级财政投入近2600万元，其中市级1200万元。

应急保障 构建青岛特色重大活动疾病防控保障体系。一是建立重点突出、各有侧重、相互衔接的目标任务及预案体系，制订各类方案23个。二是建立反应灵敏、行动迅速、素质过硬的队伍体系，开展各类培训演练近40次。三是建立全过程、多维度、全要素的公共卫生风险评估体系，梳理风险点430个。四是建立省市一体、市区联动、军地联合的联防联控体系，成功与中国动物卫生与流行病学中心共建生物安全三级实验室。五是建立全方位、多层次、无缝隙的监测评估网络体系，开展传染病症状监测、病媒生物监测、食品安全监测、公共场所卫生与饮水监测，覆盖99万余人（单位）次。六是建立平战结合、储备完整、管理规范的设备物资体系，配备设备物资价值近1300万元。七是建立守土尽责、防范严密、措施严谨的舆情管控和安保维稳体系，全面加强应急备勤值守。

传染病防控 加强呼吸道、肠道等重点传染病监测防控及突发公共卫生事件处置，督导学校、托幼机构、医疗机构等重点场所1300余次。2018年，全市甲、乙、丙类传染病总发病率为318.41/10万，传染病疫情总体平稳，无重大传染病暴发流行。

重大传染病防控 加强学校结核病防控，出台国内首个市级学校结核病防控达标方案，将学校结核病防控各个环节标准化、流程化、精细化、评量化。进一步打磨艾滋病防控"青岛品牌"，完善示范区新型毒品滥用干预模式，探索经性传播综合防控试点男男高危人群综合干预策略；深化社会组织参与艾滋病防治工作，2家社会组织代表全省在全国第一批挂牌国家艾防中心授予的"社会组织参与艾滋病防治基金项目实习基地"，15家社会组织获得20个项目资助共计353.6万元，居全省首位。

免疫规划 圆满处置问题疫苗事件，按照国家、省、市统一部署，开展问题疫苗摸底排查、人员培训、疫苗补种、咨询服务、舆情监测等各环节工作。2018年，全市免费接种水痘疫苗182063剂次、灭活脊灰疫苗84919剂次，12种免疫规划疫苗报告接种率均在95%以上。大力推动"互联网＋预防接种"，30余家接种门诊上线预防接种询问诊系统。提升预防接种规范化管理水平，城阳区免疫规划预防接种服务"示教基地"正式揭牌。

健康教育和促进 积极推进健康促进示范区创建，市北区、胶州市成功通过省级评审，崂山区在全国健康促进县区工作会上作经验交流。提升全民健康素养，承办全市健康科普大赛，开展2轮微信健康知识有奖竞答活动，参与市民1.1万人次。加大无烟环境建设力度，成功申请国际防痨和肺部疾病联合会控烟项目。

慢地病防治 2018年，青岛市户籍居民粗死亡率为733.72/10万、标化死亡率436.22/10万，其中男性粗死亡率为843.26/10万、标化死亡率512.85/10万，女性粗死亡率为626.46/10万、标化死亡率359.42/10万。2018年，青岛市恶性肿瘤粗发病率为290.01/10万，标化发病率203.95/10万；脑卒中的报告发病率293.45/10万，死亡率115.97/10万；急性心梗的报告发病率124.08/10万,死亡率94.50/10万,伤害监测103480例。血检"三热"(疟疾、疑似疟疾、不明原因发热)病人7766人次。推进慢性病综合防控示范区建设,青岛西海岸新区国家级示范区获得全国十佳示范区称号。加强慢性病综合防治体系建设,筹建市、区(市)慢性病综合防治中心。实施慢性病早诊早治,累计完成重点慢性病机会性筛查风险评估近2.7万人。加强重点慢性病、死因监测信息化建设,新增6家医疗机构完成HIS系统与全市监测平台对接,实现省、市级慢性病监测平台肿瘤监测数据互联互通。

健康危害因素监测 稳步扩大饮用水和公共场所监测网,乡镇饮用水水质监测覆盖率从90%提升至100%。拓展食品安全风险监测网络至10区(市),有效处置食源性疾病暴发事件143起。积极开展居民海产品膳食摄入量、孕妇尿碘监测、学校卫生主动监测和学生健康素养调查等特色项目。持续加大实验室能力建设,完成各类检测检验样本达1.8万份,顺利通过国家认可实验室复审、变更、扩项等评审。

科研工作 发挥青岛市预防医学研究院和国家海洋食品技术合作中心"一院一中心"引领作用,扎实推进重点学科建设,加强学科人才培养,根据专业方向需求派出60余人次参加国内外培训学习,完成56名北京大学、山东大学等院校学生实习带教。加强科研项目管理,获得山东省卫生健康委立项3项、青岛市科技惠民专项重点项目立项1项,荣获青岛市科技进步奖一等奖1项、二等奖2项。

精神文明建设 全面加强党的建设,以"两严两实两提升"活动为主线,积极推动解放思想大讨论、"一次办好"、文明创建、志愿服务、对口帮扶等各类活动,特别是突出培育引导,深挖身边道德典型,大力弘扬疾控正能量,中心职工姜珍霞荣获"中国好医生"月度人物称号、山东省"齐鲁最美健康卫士"提名奖,姜法春当选青岛市第二届"最美天使",5名专业技术骨干赴安顺市、陇南市疾控中心开展最长为期一年的实地帮扶。

大事记

1月11日,山东省卫生计生委、山东省教育厅对青岛市开展学校结核病和高校艾滋病防控工作现场检查。

2月23日,甘肃省陇南市卫生计生委张庆利主任一行6人来中心考察交流。

3月14日,苏州市卫生计生委疾控处处长汤忆眉,苏州市疾控中心主任、党委书记刘芳一行来中心参观交流。

4月11日,广州市疾控中心副主任陈坤才一行来中心考察交流食品风险监测工作。

5月7日,全省结核病防治培训班暨年度工作会议在烟台市召开,青岛市被授予"2017年度全省结核病防治工作先进集体"称号并在大会进行工作经验交流。

6月,上海合作组织峰会在青岛召开。全市疾控系统全力以赴,确保峰会疾病防控工作的圆满成功,构建具有青岛特色的大型活动疾病防控保障体系。

6月26日,2017年度青岛市科学技术奖励大会召开,中心承担的"糖尿病危险因素识别及快速风险评估"项目获得科技进步奖一等奖,实现重大突破。

7月30日,国家卫生健康委副主任王贺胜一行来中心调研指导工作。国家卫生健康委财务司司长何锦国、疾控局副局长张勇等参加调研。山东省卫生计生委副主任于富军,青岛市政府副秘书长张清东,市卫生计生委党委书记、主任杨锡祥、副主任张华等陪同调研。

8月7日,山东省健康促进示范区(市)创建评估专家组对青岛市市北区、胶州市省级健康促进示范区(市)创建工作进行现场评估验收。

8月21日,青岛市人大常委会党组书记、主任宋远方一行到中心调研指导工作。市人大常委会副主任刘圣珍,秘书长杨鹏鸣,市政府副市长栾新,市卫生计生委党委书记、主任杨锡祥、巡视员魏仁敏以及市人大常委会有关部门负责人和市北区委、区政府有关领导陪同调研。

8月29日,省质监局省级检验检测机构资质认定监督检查组对中心进行现场检查,中心顺利通过省质监局省级检验检测机构资质认定监督检查。

9月5日,新加坡国立大学心理医学系助理教授封磊博士受邀访问中心。

9月10日,全国人大常委会委员、全国人大宪法和法律委员会委员、全国人大常委会法制工作委员会副主任许安标一行来中心就基本医疗卫生与健康促进法立法工作进行视察调研。国家卫生健康委法制司司长赵宁,全国人大常委会法工委行政法室副主任黄薇等参加调研,山东省人大常委会法工委主任姚潜迅,青岛市人大常委会副主任邹川宁、副秘书长林萍,青岛市卫生计生委二级巡视员魏仁敏等陪同调研。

9月19日,中心冯国昌、刘辉、张秀芹、宁锋、杨超等5人,分赴陇南、安顺开展对口帮扶。

10月9日,青岛市人大常委会委员、市人大教科文卫委员会主任委员、市人大常委会教科文卫工作室主任鲍洪义一行来中心就食品安全工作进行视察调研并进行座谈，市人大常委会教科文卫工作室副主任吴东山参加调研。市疾控中心主任、党委书记高汝钦，副主任于维森及相关科室负责人参加座谈会。

10月11日，中央文明办、国家卫生健康委员会在新疆乌鲁木齐市举行全国道德模范与身边好人"中国好医生、中国好护士"（新疆）月度人物发布仪式。中心性病艾滋病防制科主任姜珍霞入选"中国好医生"9月月度人物。

10月22日，中心在"第七届媒介生物可持续控制国际研讨会"上分享了上合组织青岛峰会期间病媒生物防制保障经验。

11月6日，由山东外贸职业学院承办的商务部"一带一路"援外培训项目斯里兰卡卫生医疗代表团一行20人到中心参观考察。

11月8日，国家慢性病综合防控示范区评审组一行5人对西海岸新区国家级慢性病综合防控示范区复审工作进行评审。省卫健委疾控处调研员王燕、省疾控中心慢病所所长郭晓雷、市卫计委副主任张华等参加评审验收活动。

11月19日，中国疾控中心病毒病预防控制所书记武桂珍一行来中心调研实验生物安全工作。

12月12日，省卫健委组织评审专家刘岚铮等一行5人对青岛市艾滋病综合防治示范区开展现场评估、验收工作。

12月26日，青岛市首家"智慧化"预防接种门诊——市北区同和医院预防接种门诊全面建成并投入使用。

荣誉称号 2018年，获山东省上合组织青岛峰会服务保障先进集体、省级文明单位、中国慢性病前瞻性研究项目2017年度先进集体、全省卫生计生系统先进集体、全省结核病防治工作先进集体、全省重点职业病监测项目先进集体、全省病媒生物防制工作先进集体、青岛市公安系统维稳安保工作先进集体称号。

主任兼党委书记：高汝钦
党委副书记兼纪委书记：李善鹏
副　主　任：张华强、于维森
副主任兼工会主席：蓝峻峰
副　主　任：孙健平
主任助理兼科教培训科主任：段海平
办公室电话：85623909
传真号码：85646110
电子邮箱：qdcdc@126.com
邮政编码：266033
地　　址：青岛市市北区山东路175号

青岛市急救中心

概况 2018年，青岛市急救中心占地面积1.1万平方米，业务用房面积4000平方米。职工118人，其中，卫生专业技术人员66人（医生25人、护士40人、医技1人），占职工总数55.93%。其他专业技术人员9人，占职工总数的7.63%。行政工勤人员43人（驾驶员23人、担架员12人、其他8人），占职工总数的36.44%。卫生专业技术人员中，高级职称9人，占13.64%，中级职称30人，占45.45%；初级职称27人，占40.91%。内设职能科室6个，急救站3个。

业务工作 2018年，接听电话176165次、调派救护车85871次、救治转运69563人次，处置各类突发事件240起、调派救护车294车次、转运患者357人次，与"110""122"联动出诊1827车次、出海抢救7次，圆满完成上合青岛峰会、省运会、2018年国际马拉松比赛等重大会议、重要赛事等指令性任务49项，获青岛市先进基层党组织、2017～2018年度中国航空医疗救援行业最佳院前急救机构奖、青岛市卫生计生委2018年科学发展综合考核优秀单位等多项荣誉。

业务收入 2018年，业务收入150万元，比2017年下降27%。

固定资产 2018年，固定资产总值10502万元，比2017年增长58%。

医疗保障 2018年，完成上合青岛峰会急救医疗任务。成立重大活动医疗保障工作领导小组等5个，制订《重大活动急救医疗保障总体方案》专题方案、预案16个，完成36辆峰会医疗保障救护车和车载设备招标采购工作，组建核心区保障队伍5个、全市三级应急保障单元50个，开展实战演练20次、队伍培训20期和培训人员1100人次。峰会期间，全市共接听电话13035次、派车4323次，调用救护车69辆、医护驾252名人员参与核心区域、城市运行保障及反恐值班、备勤工作，全程零责任、零事故。青岛市急救中心共有7名人员分别荣获山东省和青岛市二等功、三等功、先进个人通报表彰。完成省运会赛事保障工作，抽调精干医护驾人员318人次，开展各项赛事活动医疗保障工作49项、出诊295车次、救治伤员522人次。

市办实事项目 新建18个急救站，完成年度18辆救护车及车载招标采购目标任务，组织实施市办实事急救队伍培训14期、培训人员300余人,开展现场督导考核16次,18个急救站并网运行,项目建设完成率100%。

卫生改革 2018年,与市政府应急办、市卫生计生委、市公安局"110"指挥中心联网,接入公安部门道路视频监控。建设模块化机房,提升网络安全防控能力。开展急救技能培训。发挥香港圣约翰培训基地、青岛市急救中心美国心脏协会(AHA)培训中心等平台优质资源,开展全市紧急医学救援培训班4期、培训人员400余人,举办核辐射和传染病防护培训3期,组织全市高级与初级生命支持12期、培训学员210余人,实施院前急救专业人员培训12期、培训人员1031人,开展急救知识"六进"活动195期、培训市民31241人。撰写《军民联合医疗救护站建设的实施方案》及建立海(水)上和航空医疗救援基地调研报告,召开区域性航空医疗救援体系建设研讨会暨2018年中国航空医疗救援联盟理事会(青岛)工作会议,印制《重大活动急救医疗保障工作手册》,联合海警、公安等部门开展演习22次。开展群众满意度电话回访3380例、市内四区急救站满意率99.42%。完成崔兰香信访事件化解结案工作,年度处理信访事件和热线90余例,均结案。

新旧动能转换 2018年,成立全国副省级城市首个半岛航空医疗救援联盟,建立以青岛市急救中心为主体、胶东半岛为支撑点、覆盖山东地区的航空医疗救援网络体系,完成直升机救治急危重症患者5例;加强与法国等国家交流合作,举办BUCHER机载医疗设备培训、FAM航空医疗服务培训及上机操作等国际化、标准化培训活动,培训人员100余人;加快直升机停机坪建设的论证工作,组织专家讨论修订《青岛市直升机航空医疗救援建设方案》。获第七届中国航空医疗救援行业"最佳院前急救机构奖",全国仅有三家急救中心获此殊荣。举办心脑卒中学术会议及病例讨论会10余次,联合青岛市市立医院发布青岛市急救脑卒中溶栓地图,建立多区域心脑卒中"微信群",参加国家《ST段抬高型急性心肌梗死院前溶栓治疗中国专家共识》讨论制定。

科研工作 2018年,与崂山区沙子口卫生院联合开展的山东省基层卫生协会科技创新计划项目"青岛地区基层医院院前急救现状分析及能力的提升",获2017年度山东省基层卫生科技创新计划项目三等奖。

继续教育 2018年,成功举办院前急救专科分会年会暨"溶.会贯通"——STEMI规范化溶栓治疗全国巡讲项目(青岛站)学术会议。联合青岛市中心医疗集团举办第二届青岛市环胶州湾卒中救治论坛暨青岛市卒中院前院内联合救治培训班。

大事记

1月22~23日,法国Deslandes教授、德国ADAC医疗总监Dr. Stolpe、奥地利ATT公司全球总监Lucas等专家到中心交流航空医疗救援工作。

1月24日,山东省卫生计生委妇幼处处长乞蔚国、医政医管处副处长刘琳、德州120急救调度指挥中心主任赵新一行7人,到中心调研《院前医疗急救服务规范》地方标准制定工作。

3月29日~4月1日,青岛市急救中心精准帮扶菏泽市120急救指挥中心,筹建美国心脏协会(AHA)培训中心工作。

4月18~27日,青岛市急救中心主任盛学岐赴波兰、挪威、德国参加通用航空产业紧急救援合作项目促进活动。

4月23~24日,青岛市急救中心举办第六届"健康杯"卫生应急紧急救援大赛,全市卫生系统有25支队伍、100余名医务人员参赛。

5月7日,青岛市急救中心荣获第七届中国航空医疗救援国际会议"中国航空医疗救援行业最佳院前急救机构奖",全国仅有三家院前急救医疗机构获此殊荣。

5月22日,青岛市急救中心召开上合青岛峰会院前急救医疗保障推进会议,市卫生计生委副巡视员吕富杰和青岛市各区(市)急救中心、急救站负责人参加会议。

6月8~11日,青岛市急救中心圆满完成上海合作组织青岛峰会医疗卫生保障、峰会反恐和焰火保障任务。

7月17日,柳州市卫生计生委应急办副主任廖志超等一行8人到中心考察学习院前急救工作。

7月20日,中国红十字会总会副会长王平、双边处处长海丽曼和国家卫计委国际交流与合作中心主任高卫中、紧急救援中心办公室项目主管毕重军、欧盟中国健康产业促进委员会甘露等一行6人到中心考察航空医疗救援工作。

7月26日,武汉市卫生计生委副主任陈诗亮、军运会综合保障部副部长等一行9人到中心考察学习上合组织青岛峰会医疗卫生保障工作。

9月11日,青岛市司法局副巡视员刘澜、四级调研员赵建全和市北区司法局局长冯书盛、副局长曹洪亮等到中心督导"七五"普法推进工作。

9月13~14日，青岛市急救中心主任盛学岐、副主任谭帮财、办公室副主任杨志、急救科副科长徐梅一行4人赴陇南急救中心签订对口帮扶协议。

精神文明建设 2018年，召开职工代表大会，收集提案21件，提案满意率100%；开展《宪法》《青岛市〈中华人民共和国妇女权益保障法〉实施办法》和"一二三四"奔健康、职工网上法律知识竞赛等答题活动，职工参与率100%；开展医师节"科普知识"授课比赛、健步行、急救在行动微摄影、"六一"儿童节随手拍等寓教于乐文体活动20余项；自编自导《为生命护航》歌曲获市卫生计生委合唱比赛最佳风采奖，《巾帼创优，畅通绿色生命线》情景剧参加卫计委汇报展演；开展"慈善一日捐"活动共捐款6700余元；开展巾帼文明岗志愿者进敬老院活动，志愿查体100余人，办理职工互助保障和职工特殊保险26人次。

荣誉称号 2018年，获青岛市先进基层党组织、青岛市总工会青岛市"真情协商"先进单位，2018年度卫生计生系统科学发展观考核优秀单位，首届青岛市卫生计生系统志愿者服务项目大赛二等奖等称号和奖项。

主　　任：盛学岐
书　　记：董　夏
副　主　任：谭帮财、宋云鹏
电　　话：88759321
总机电话：88759084
传　　真：88759321
电子信箱：qdemss@163.com
邮政编码：266035
地　　址：青岛市市北区劲松三路120号

青岛市中心血站

概况 青岛市中心血站（青岛市公民无偿献血办公室 青岛市输血医学研究所）占地面积6667平方米，业务用房面积12777平方米。年内职工总数249人，其中在编职工206人，劳务派遣合同制人员43人。卫生技术人员162人，占在编职工总数的78.64%；辅助专业技术人员27人，占在编职工总数的13.11%；行政工勤人员21人，占在编职工总数的10.19%；卫生技术人员中，高级职称31人，中级职称60人，初级职称71人，分别占卫生技术人员的19.1%、37%、43.8%。内设职能科室7个，业务科室7个，献血服务部6个。

业务工作 2018年，全市有119859人次参加无偿献血，采血量再创历史新高。其中106665人次捐献全血186970.5单位，比上年同期增长3.77%；13194人捐献单采血小板19264.25个治疗量，比上年同期增长14.99%；街头献血比例63.37%，团体献血比36.63%；400毫升献血比例61.57%。向医疗机构供应红细胞类血液制品183849单位，同比增长3.56%；血小板类供应19246.5个治疗量，同比增长15.67%。

业务收入 实现总收入12172.98万元，比上年同期增加1351.05万元，增长12.48%。总支出12171.39万元，比上年同期增加1343.77万元，增长12.41%。完成2018年血费及检测收费9181.93万元，比上年同期增加637.47万元，增长7.46%。

固定资产 固定资产总值1.99亿元，比上年同期下降1.16%，2018年购置固定资产价值1060.6万元，报废资产价值1293.58万元。

医疗设备更新 医疗设备新增1万元以上资产为21台，总价值626.5万元。

基础建设 对核酸实验室进行升级改造。

卫生改革 2月2日，召开九届四次职代会，审议通过站2017年预算执行情况和2018年工作目标和预算计划。对管理规定和制度进行梳理，修改、完善29项。

卫生应急 建立2.5万人团体献血者、833人Rh（一）熊猫献血者和1260人单采血小板的应急献血者队伍，保证即需即献。构建"六位一体"应急保障体系，即管理高效的组织体系、覆盖全面的应急体系、多地联动的调配体系、精准规范的质量体系、注重实效的演练体系、实时到位的后勤体系。有效保障上合组织青岛峰会、海军节等重大活动和突发应急事件的血液供给。省际、省内血站多方联动、多次演练，组织应急演练25次，组织80余次培训。

科研工作 发表学术论文84篇，其中SCI 5篇、核心期刊13篇。获授权发明专利4项，实用新型专利68项。

继续教育 完成市级1项。选派业务骨干外出参加政治理论、继续教育、学习培训107人次。

国际交流 10月14日至19日，站长逄淑涛等4人访问台湾血液基金会。

大事记

1月6日，血站联合青岛滨海学院开展主题为"温暖寒冬 与你同行"的无偿献血活动，256人献血8.91万毫升。

1月20日，血站在青岛汽车东站站前广场举行"热血交运"应急献血志愿队成立暨全市2018年"热血多米诺"启动仪式，141人献血4.58万毫升。

1月22日，血站召开2017年度管理评审会议。

1月31日，血站在政府机关会议中心大院，启动青岛市卫生计生系统"万人流动血库"。市卫生计生委党委书记、主任杨锡祥，党委副书记孙敬友等参加无偿献血，55人献血1.53万毫升。

2月1日，血站召开2017年度采供血大数据新闻发布会，14家岛城主流媒体记者参会。

2月6日，血站举办半岛采供血应急保障工作研讨会。

2月27日，血站启动第12个公务员献血日活动，69人献血2.26万毫升。

3月5日，血站献血服务科荣获2017年度山东省"三八"红旗集体称号，青岛市仅有8个集体获此殊荣。

3月7日，中国输血协会副理事长孙绍忠、副理事长兼秘书长戴苏娜莅临血站指导工作。

3月13日，血站在青岛港湾职业技术学院举行2018年度驻青高校无偿献血公益活动启动仪式，学生处副处长任建东出席。413名港湾学子献血12万毫升。

3月17日，血站在青岛滨海学院开展"三月春风，情血相融"无偿献血活动，137名学子献血4.64万毫升。

3月22日，青岛市输血质量控制中心主任焦淑贤在2018年全市医政管理暨改善医疗服务工作会上作典型经验交流发言。

3月28日，青岛市召开2018年驻青高校无偿献血工作会，市高校工委、市卫生计生委、市红十字会领导与19所高校的领导、教师和大学生参会。

3月30日，红岛经济区公民无偿献血日暨"爱心流动血库"成立仪式在创业大厦前举行。41家爱心团体单位666人献血20.38万毫升。

4月12日，青岛市首个"美丽乡村爱心献血驿站"在即墨区蓝村镇前白塔村揭牌落户，102人献血3.57万毫升。

4月22日，血站联合半岛都市报举办"健康科普与爱同行"无偿献血健康科普教育暨家庭健康行动。半岛都市报副总编辑郑永智、市红十字会处长刘振伍出席。

4月23日，血站与山东大学齐鲁医院血液病研究室负责人、瑞典Karolinska医学院博士后、临床医学教授、博士生导师马道新签订合作协议，聘任马道新教授为特聘专家。

5月12日，血站举办2017年度护士表彰活动。表彰站级优秀护士9名，青岛市青年杰出好护士1名，青岛市杰出护理工作者1名。

6月14日，血站举办无偿献血终身荣誉奖献血者表彰活动。市卫生计生委、市红十字会领导及志愿者出席。

6月14日，《无偿献血者及其亲属用血费用报销管理办法》由市卫生计生委制定下发，自2018年6月14日起施行。

6月22日，血站在平度郭庄南村开展"美丽乡村——爱心献血驿站"授牌仪式暨"健康进农村 义诊暖民心"乡村振兴主题义诊活动，市卫生计生委党委书记、主任杨锡祥出席。

7月5日，市政协副主席李众民率市政协社会和法制工作办公室主任马耀清，市政协常委、市妇联巡视员林婉玲等市政协妇联界别组13人莅临血站视察调研无偿献血工作。市卫生计生委党委委员、市计生协会常务副会长周长政，市卫生计生委工会主席邢迎春等全程陪同。

7月10日，血站纪委书记高向阳带队赴安顺市中心血站开展对口支援工作。

7月11日，血站党委书记闫家安带队赴甘肃省陇南市中心血站开展对口帮扶工作。

7月16日，农工党青岛市委驻会副主委薄涛、秘书长尹成方、参政议政处副处长宋海霞等4人调研无偿献血工作。市卫生计生委医政医管处副处长张充力陪同。

8月2日，血站在全省率先实现血费报销网上办理功能。

8月3日，血站在全市10个爱心献血点外面放置"爱心冰箱"，为市民提供便利。

8月3日，血站启动无偿献血推动月活动。李沧区机关事业单位、李沧环境卫生有限公司、青岛市红十字无偿献血志愿服务大队李沧中队、李沧区博爱志愿服务队等积极参与，67人献血2.02万毫升。

8月10日，安顺市副市长周丽莉一行15人来青开展对口帮扶交流合作工作。青岛市卫生计生委党委书记、主任杨锡祥，副巡视员李中帅等陪同。

8月30日，采供血信息化管理高峰论坛在青岛举办。

9月5日，血站通过山东省卫生计生监督所专家陈理良、张兴哲进行的"双随机"专项执法检查。

9月6日，由青岛市卫生计生委主办、青岛市中心血站承办的"卫生计生大讲堂——科学合理输血概要"主题讲座在青岛市疾病预防控制中心举办。

9月12日，血站举办首届青岛市临床输血技能大赛，获得团体一等奖（总分第二名），韩斌、朱于莉、刘晓华分别获得个人一等奖、二等奖和三等奖。

9月13日，血站召开青岛市无偿献血者协会第五次会员代表大会。

9月15日，血站通过ISO15189医学实验室认可复评审。

10月10日，血站选派周宝琴、丛培芳驻安顺，选派张燕华驻陇南开展首批对口帮扶。

10月11日，血站召开临床输血管理暨血液物联网工作座谈会，青岛市卫生计生委医政医管处副处长张充力出席。

10月20日，血站召开第十七届稀有血型献血者联谊会。

11月3日，血站召开2018年驻青高校爱心联盟无偿献血工作会。

11月15日，即墨利群爱心献血屋荣获"中国输血协会2018年全国最美献血点"殊荣。

11月16日，中国医学科学院输血研究所党委副书记兼纪委书记朱明等4人到血站进行学术座谈。

11月29日，血站通过由日照、烟台、临沂、青岛血站组成的四地血站联合内审小组的现场审核。

12月6日，血站组织配型实验室通过国家HLA分型技术核查评审。

12月13日，血站召开青岛市临床输血管理论坛暨2018年输血医学专科分会年会和市输血质控中心年度工作会。

12月20日，青岛市委统战部常务副部长胡义瑛、民革青岛市委驻会副主委王维礼、民盟青岛市驻会副主委陈立波、农工党青岛市委驻会副主委薄涛等民主党派、工商联及无党派调研组到血站调研无偿献血工作。市卫生计生委党委副书记孙敬友、市计生协会专职副会长王达友陪同。

12月21日，血站召开2018年度社会监督员会议。

精神文明建设 通过开展"文明优质服务大提升"、"我的服务我承诺"、创建全国卫生城市、创建全国文明城市等多项活动，确保省级文明单位荣誉，争创国家级文明单位。与科室工作、工青妇组织、党风廉政紧密结合，开展及时高效、多渠道的外部宣传，对血站开展的系列采供血事例予以报道，传播无偿献血正能量，开展选优评树活动，营造浓厚宣传氛围。

荣誉称号 获全国无偿献血先进城市，国家、省卫生系统先进集体，省无偿献血先进单位，省文明单位，省卫生系统为民服务创先争优"示范窗口单位"，省"富民兴鲁劳动奖状"，"创建文明城市突出贡献奖"和创建全国文明城市工作优秀单位，"先进基层党组织"，"青岛市文明单位"等称号和奖项，在市卫生计生委年终科学发展综合考核中被评为优秀单位。

党委书记：闫家安
站　　长：逄淑涛
纪委书记：高向阳
副 站 长：宗瑞杰、焦淑贤、林　青、孙　森
副站长兼工会主席：林　青
站办电话：85712758
传真号码：85721647
电子信箱：qdxzbgs@163.com
邮政编码：266071
地　　址：青岛市市南区隆德路9号

山东省青岛卫生学校

概况 山东省青岛卫生学校占地面积4.8万平方米。教学及辅助用房建筑面积2.65万平方米，行政办公用房建筑面积0.1万平方米，生活用房面积1万平方米，教工住宅面积0.76万平方米。

学校设有办公室、人事科、教务科、学生科、团委、招生就业办公室、成教科、高职办、财务科、审计科、老干部科、总务科、信息技术科、仪器设备管理科、安全保卫科、工会16个职能科室；设有公共基础课教研室一、公共基础课教研室二，专业基础教研室，基础护理教研室，临床护理教研室，药学专业教研室，口腔专业教研室7个教研室。

2018年，学校教职工161人，其中专任教师122人，占教职工总数的75.8%；教辅10人；行政人员28人（含兼岗），占教职工总数的17.4%；工勤人员4人，占教职工总数的2.5%。专任教师中，副高级职称43人，占专任教师的35.2%；中级职称59人，占专任教师的48.4%；有85名教师具有硕士以上学位，达到专任教师总数的70%。

业务工作 2018年，招生工作中，学校执行公开、公正、透明的招生政策，继续在全专业设置录取控制线，招生计划一次性投放，利用微信、微博、校园开放日等多渠道开展招生宣传，推动生源优化，录取新生569人，其中"三二连读"533人，完成招生计划。

2018年，在校学生2906人，其中"三二连读"学生2712人，占在校生总数的93.3%。毕业生759人，其中"三二连读"毕业生638人，占毕业生总数的84%。

2018年，在全国106所院校157名选手参加的护理技能大赛中职组比赛中，张瑜、李亚楠2名同学获得一金一银两枚奖牌，实现金牌卫冕，获得全国职业院校护理技能大赛四连冠。在山东省职业院校护理技能大赛中，于心怡、迟文化2名同学获得2枚金牌，本次比赛共设置3枚金牌。

2018年，学校在毕业生中推行"1+X"证书制度，学校562名应届护理专业毕业生全部参加护士执业资格考试，通过率为96.8%，其中490名"三二连读"毕业生通过率达99.4%，远高于全国本科平均通过率。护理、助产专业431名学生参加育婴师培训，全部取得中级育婴师证书。全校627名学生参加全国计算机等级考试，通过率达97.45%。学生全方位职业素能的提升极大地推动毕业生就业，2018年，学校应届毕业生参加青岛市卫生计生委招聘考试，160余人通过笔试，90余人被录用。

学校作为山东省全科医学培训青岛基地，完成235名学员的理论培训和结业考试及200名学员的招生报名工作。完成山东大学成人教育及网络教育报名工作，年度招生77人，应届毕业203人，在校生达600余人。

业务收入 专户收入预算680万元，实际完成721.63万元，超额完成预算6.12%。

固定资产 学校固定资产总值8055.41万元，同比增长5.95%。本年新增固定资产价值731.03万元、报废278.57万元。

教学设备更新 为适应现代信息化的教学需求，学校投入168.6万建成口腔3D扫描设计实验室、新型机能学实验室、数字人解剖虚拟平台等3个信息化教学实验室。

基础建设 学校多措并举，不断提升总务后勤工作管理水平，投资168.5万元对食堂进行整体装修改造，规范食堂的安全生产，完善后厨操作流程，学校食堂被评为餐饮服务食品安全A级单位。

科研工作 2018年学校承办科学出版社山东省卫生职业教育规划教材中等职业教育、五年制高等职业教育护理专业教材定稿会，学校共43人参加编写工作，其中主编7人、副主编8人。学校首次举办"卫生职业教育教师综合素质和专业能力提升"专项培训班，邀请教育部卫生职业教育教学专家委员会主任委员沈彬、全国职业教育著名专家胡野等进行培训指导，培训内容涉及卫生职业教育的改革发展、信息化教学、有效教学的理论实践、护士执业资格考试和医学教育等多领域。

学校鼓励教师参加各级各类教学比赛，有3名教师在国家和山东省技能大赛中获优秀指导教师，在青岛市"一师一优课"比赛中有3人获一等奖、2人获二等奖、9人获三等奖。1名教师在2018年全国中等职业院校德育课信息化教学大赛中获得二等奖。

2018年学校首次参与青岛市卫生计生委对口支援帮扶陇南工作，与陇南卫生学校建立"山海之谊"，年内完成短期交流22人次，短期帮扶3人次，长期帮扶1人次，培训教师11人次。

2018年，学校作为职业院校教师素质提升国培项目培训基地，圆满完成3期福建、山东、重庆等11位青年教师的跟岗访学培训任务；派出15名教师参加"教师企业实践"等4个国家级培训项目。

精神文明建设 学校积极探索构建以课堂教学、校园文化活动、环境布设和社会实践为内容的人本校园文化体系建设。筹办"我们的节日——民俗文化体验、经典诗文传唱"、"五四——青春对话、成人礼"、"祖国，生日快乐——国庆文艺汇演"、"不枉青春梦奋斗新时代——纪念改革开放四十周年班级文化展演和书法大赛"以及"5·12"国际护士节庆典仪式、教师节庆祝表彰大会等大型文化活动。在第十四届全国中等职业学校文明风采大赛青岛复赛中，获得一等奖2项、二等奖7项、三等奖3项，学校获得优秀组织奖。

学校围绕大健康理念，积极探索新形势下志愿服务形式，率先与市南教体局联合启动"微笑天使"进校园健康促进行动，全年有78人次教师志愿者参与其中；与市南卫计局开展社区门诊志愿服务成为新亮点；全年志愿服务共计3574人次，志愿服务31561.2小时；有152名师生参加无偿献血，累计献血32900毫升。积极开展"第一响应人"应急救护培训，培训22场次2000余人，学校被市红十字会评为首批"第一响应人"应急救护培训基地。

2018年度举办入党积极分子培训班1期，发展预备党员15人，确定入党积极分子22人。学校党委以"争当教书育人先锋、争做合格党员"为主题，扎实开展党员"学、管、带、联"行动，引导党员教师在教学、管理、社会公益等工作中充分发挥先锋模范作用。有34人次以选手或辅导教师身份在各级各类比赛中获奖；159人次党员教师参加应急救护、健康促进、无偿献血等"微笑天使"志愿服务。实施先进典型培树工程，"七一"前夕集中表彰党员先锋3名、党员先锋岗3个、优秀党员党务工作者16名，4名同志分获市卫计委优秀党务工作者、优秀党员。

荣誉称号 2018年,学校继续保持了山东省文明单位、山东省文明校园、山东省规范化中等职业学校和山东省职业教育先进集体等荣誉。

校　　　长:李智成
党委书记:王秋环
副　校　长:刘忠立
纪委书记:王玉俊
副　校　长:袁新国
校办电话:85725075
传真号码:85972743
电子信箱:85725075@163.com
邮政编码:266071
地　　　址:青岛市市南区福州路66号

山东省青岛第二卫生学校

概况 山东省青岛第二卫生学校占地面积4.8万平方米,总建筑面积3.06万平方米。2018年,教职工总数108人,其中,专任教师96人,占教职工总数的89%;行政工勤人员20人,占教职工总数的19%。专任教师中,高级职称24人,占专任教师的25%;中级职称43人,占专任教师的45%;初级职称25人,占专任教师的26%。全日制在校生总数为2571人。

学校内设机构有办公室、人事科、党委办公室、财务科、教务科、学生科、总务科、招生就业科、团委、安全保卫科,信息技术科、继续教育科;教务科下设教育研究室、文化教研室、基础教研室、护理教研室、临床教研室。

业务工作 积极探索适合"教学做一体化"教学模式改革。充分利用校内外实验、实训资源,加强课堂与模拟病房的一体化模式,使理论学习、现场观摩、技能训练三者有机结合。以技能大赛引领教学改革,以赛促教,以赛促学,积极组织学生参加护理技能、助产技能、中药传统技能等各级技能比赛。年内,在全国职业院校护理技能大赛中,2人获得一等奖;在山东省各类技能竞赛中,1人获得一等奖,4人获得二等奖;在市级各类竞赛中,3人获得二等奖,14人获得三等奖。

积极搭建医学知识管理平台、超星泛雅数字资源平台、生命科技馆等先进信息化教学平台,教师通过各类平台实现课件、教学视频、教学图片资源的共享,信息化教学能力不断加强。2018年,有1人获得"青岛市教学能手"称号;在全国教学比赛中,获3个一等奖、3个三等奖,2名教师获"优秀指导教师";在省级教学比赛中,2名教师获"优秀指导教师";在市级比赛中,获6个一等奖、7个二等奖、15个三等奖。重视师资队伍建设,着力推进打造"名师""双师"等师资队伍建设工程。2018年度,学校参加国家级、省级、市级等培训63人次,分别进行信息化教学、心理等为主的专题培训;暑假期间干部及骨干教师赴延安参加培训42人。

2018年,学校招生630人,其中三二连读大专573人,三年中专57人。当年毕业生506人,就业503人,直接就业16人。全部毕业生初次就业率为99.6%,对口就业率为97.6%。

教学设备更新 推行泛雅网络教学平台管理,实现学校师生网络教学,加强精品课程平台管理,实现各级课程的申报、展现与管理,有力促进教学质量的提高。校内实验实训设备总值1658.83万元,生均设备值达9267元,生均实训实习工位数为1.7,比2016年增加537.83万余元。

基础建设 国家发改委批准立项建设的助产专业实训基地年内开工建设,建筑面积8892平方米。积极完善校园网络,通过联通光纤连接互联网,并配有教学资源服务器1台;数字化办公平台投入使用,实施数字化办公平台管理、日常办公活动管理,实现办公一体化。

教科研工作 高度重视科研管理工作,将教科研工作纳入教职工年度考核实施细则和教师学分管理规定中。年内48名教师参加山东省卫生职业教育示范教材的编写工作,其中主编9人、副主编7人、编委28人,编写教材35部;在国家级和省级刊物上发表论文20篇;中国教育学会立项的3项课题顺利结题,均获得一等奖。2项课题,获得山东省教育科学研究院立项,8项课题,获得山东省社会科学基金会立项。

国际交流 积极拓展国际合作办学渠道,与日本郡山健康科学专门学校签订合作办学协议,采取"3+2+2"培养模式(3年中专+2年专科+2年本科),2018年设置日语方向普通中专护理班,招生38名,培养高端养老护理人才。与澳大利亚职业教育国际合作联盟保持密切联系,先后两次接待来访,针对国际型护士人才培养模式、联合办学、专业教师培训、学生深造和就业等方面进行交流。

大事记

4月25日,澳大利亚职业教育国际合作联盟首席执行官马丁·瑞奥丹、英语教育总监拉娜—莎拉特斯基、合作联盟中方筹备处主任赵刚一行3人,在青岛市教育局职教处副处长王新刚的陪同下访问学校。

5月24日,在2018年全国职业院校技能大赛中职组护理赛项中,学校魏雅雪和王璇两名选手双双荣获金牌。

9月16~17日,在"2018全国职业院校师生礼仪大赛"教师组比赛中,宋良、王钰淇两位教师双双荣获综合成绩一等奖,副校长刘秀敏荣获优秀指导教师奖。

9月28日,澳大利亚职业教育国际合作联盟首席执行官马丁·瑞奥丹、霍姆斯格兰学院院长旺达·爱德华兹、合作联盟中方筹备处主任赵刚一行3人来校访问。

11月23~24日,在第二届山东省职业院校助产专业技能大赛中,学校以总分第二的成绩获得团体一等奖。

11月28~29日,在2018年中等职业学校医药卫生专业教师信息化教学设计和说课交流活动中,刘鸿业老师荣获一等奖。

精神文明建设 规范落实"三会一课"制度,每月组织党员学习习近平新时代中国特色社会主义思想和时政内容。组织各党支部每月开展一次主题党日活动,强化党员的党性意识。暑期在延安大学泽东干部学院举办党员干部党性教育培训班。在学生中积极开展入学教育及军训、志愿者服务、"文明风采"活动等主题教育实践活动,积极培育和践行社会主义核心价值观,逐步实现由管理育人为主向活动育人为主的转变。在第十四届全国中等职业学校"文明风采"竞赛青岛市(省级)复赛中,获得2个二等奖、7个三等奖、5个优秀奖。学校志愿服务大队积极组织师生开展爱心义诊、精准帮扶老人、志愿服务在医院、无偿献血等志愿服务,累计参与志愿服务1000余人次,1万余小时。

荣誉称号 继续保持"省级文明单位"荣誉称号,获评"青岛规范管理优秀校园""青岛市优秀红十字志愿服务团队""青岛市卫生计生委先进基层党组织""青岛市三八红旗集体"等荣誉称号。

校　　长:姜瑞涛
党委书记:马桂莲
纪委书记兼工会主席:姜进水
副 校 长:刘秀敏、张昔江
校办电话:82210332
传真号码:82221966
电子邮箱:qddewx@163.com
邮政编码:266308
地　　址:胶州市北京东路5号

青岛市卫生计生科技教育中心

概况 2018年,青岛市卫生计生科技教育中心在编在岗人员26人,专业技术人员26人。其中,高级专业技术人员7人、中级专业技术人员13人、初级专业技术人员6人;大学本科学历16人、硕士研究生学历8人。下设医学鉴定办公室、继续医学教育办公室、执业医师考试考核办公室、年鉴史志办公室、杂志编辑部、学术会务部、综合办公室、财务科和总务科9个职能科室。

业务工作 2018年,公平公正做好各项医学鉴定工作。截至10月,受理医疗事故技术鉴定委托52例,完成鉴定18例,4例鉴定正在进行中,其余30例因各种原因中(终)止。受理预防接种异常反应鉴定1例。为21例患儿组织病残儿医学鉴定。不断优化国家医师考试考务工作,青岛地区6612人报考医师资格考试,通过实践技能考试并参加综合笔试的考生有5049人,总体通过率为76%。完成2015~2016年度医师定期考核补充录入和考核,整理和发放2015~2016年度考核合格标贴28382份。召开2017~2018年度医师定期考核启动大会。召开全市继续医学教育工作会议,组织我市医疗单位申报2019年国家级继教项目83项,省级继教项目101项。组织召开青岛市首届继续医学教育管理论坛,各区(市)卫计局、委属医疗机构和驻青医疗单位共60余名继续教育管理干部参加。配合人社局开展青岛市继续医学教育导师制试点工作,青岛市市立医院、青岛市城阳人民医院成为首批试点单位。强化学会组织建设,组织召开2018年度学会工作会议。组织完成眼科学分会等16个分会换届改选工作,组织成立心脏康复学分会等11个青年委员会,肝病学分会等7个学组,发展会员90名。举办381项学术会议,其中国家级会议20项,省级会议30项,市级会议331项。向科协申报2个学术年会分会场,1个重点学术活动,1个国际学术会议。向中华医学会推荐2018年度青年科技奖1项,医学科技奖1项。组织申报中国医师协会"中国医师奖"评选工作。组织完成2018年度山东医学科技奖的申报推荐工作,全市医疗卫生单位上报51项科研项目有12项科研项目获得三等奖。组织青岛市传染病医院和青岛市第三人民医院完成青岛市科技奖励申报。向山东省医学会推荐委员191名。

党建工作 2018年,召开"大学习、大调研、大改进"第一、第二次学习讨论会。开展两级"三风"互查,建立整改落实台账。开展"解放思想大讨论"活动。开展"好人主义""圈子文化""码头文化"等问题专项摸排治理,督促支部领导班子成员认真履行"一岗双责"。组织全体党员参加"灯塔—党建在线""党的十九大精神学习竞赛"、全市党纪法规和德廉知识学习测试、山东省《中国共产党纪律处分条例》学习测试。组织党员参加协作区党员培训班,同青岛市第五人民医院、青岛市公立医院经济管理中心联合举办"重走红色之路 传承革命精神"基层党务干部专题培训班。组织党员参加协作区党建知识竞赛并荣获二等奖。参观"中国共产党发展历程图片展"、观看"厉害了我的国"纪录片。

大事记

1月24日,市卫计委张华副主任带队到中心进行安全生产大检查。

2月9日,青岛市卫生计生科技教育中心党支部召开2017年党员领导干部民主生活会。

3月19日,青岛市卫生计生科技教育中心党支部召开2017年度组织生活会。

3月21日,2018年度青岛市卫生计生系统继续教育工作会议在青岛市医学会学术报告厅举行。

4月19日,2018年学会工作会议召开。

5月9日,青岛市卫生计生委副主任张华带队到中心进行安全生产大检查。

6月22日,组织党员参加市卫计委第一党建协作区"不忘初心、牢记使命,做新时代先锋模范"学习十九大知识竞赛活动,荣获二等奖。

12月4日,举行第五届第七次职工大会,卫生计生协会专职副会长、科教外事处处长李兵出席会议并讲话。

主任、支部书记:王者令
办公电话:82798800
电子邮箱:qdwjkjzx@163.com
邮政编码:266003
地　　址:青岛市市南区龙山路1号甲

青岛市卫生和计划生育人才综合服务中心

概况 青岛市卫生和计划生育人才综合服务中心(原名青岛市人才市场卫生人才分市场),于1999年12月正式挂牌,成为全国首家卫生人才市场。2000年11月,加挂卫生部人才交流服务中心青岛中心牌子。2014年7月25日根据《关于整合设立市卫生和计划生育人才综合服务中心的批复》整合设立,机构规格为正处级,经费形式为经费自理。核定事业编制13名,领导职数配置主任1名、副主任1名。内部机构设3个科:综合科、人事代理科和人才考评科,领导职数配备科长3名。2015年2月,市编制委员会《关于市卫生和计划生育委员会所属事业单位类别划分的通知》明确青岛市卫生和计划生育人才综合服务中心为公益一类。

2018年,有工作人员29名,其中在编工作人员12人,自聘人员6名,帮助工作3人,返聘工作人员2名,保安3人。青岛市卫生和计划生育人才综合服务中心党支部书记兼中心主任1人。

档案信息化建设工作 2018,组织科室人员学习新条例,掌握新规定。管理2.75万余份人事档案。根据中心2018年重点工作目标要求,对全委属单位进行档案用高拍仪进行电子信息录入,为档案信息化建设提供基础保障。

高层次人才引进 采取举办高层次人才引进推介会、与国内知名猎头公司合作和充分运用"互联网+"等形式,积极引进紧缺急需专业高管层次人才,委属各单位拟引进或柔性引进来自新疆、佳木斯等地具有国家或省级专业水平的卫生专业高端人才、市级及局级紧缺急需高层次人才11名,均已完成评定,并报组织部批复8名市级高层次人才,下半年引进或柔性引进市级及局级紧缺急需高层次人才12名。

公开招聘 各招聘单位按照备案的面试方案组织实施,录取博士及中高级紧缺人才71人,其他岗位1077人;同时采取多元化招聘形式,下放用人自主权,通过现场资格审查和现场面试,共计758名紧缺急需硕士和11名紧缺急需本科毕业生进入考核范围,与96名博士签订就业意向书。同时与哈尔滨医科大学、中国医科大学、北京中医药大学等国内知名医学院校建立了就业直通平台。经考核、体检和公示,共录取博士22名、硕士353名、本科毕业生7名。

全国初中级卫生专业技术(护士执业)资格考试和副高评审工作 2018年全国护士执业资格考试青岛考点考务工作,共有2785人参加考试,分设山东外贸职业学院和山东省青岛卫生学校两个考场;完成2018年全国卫生初中级专业技术资格考试11732人现场报名资格审核工作。完成卫生、基层卫生系列副高级共计1162人材料审核、整理分析以及协助高评委进行一系列相关评审工作。协助完成2018年青岛市卫生计生委属事业单位专业技术三级岗位聘任评审工作。

人才派遣　实行人才派遣的带薪培训人员共计695人，范围涉及21家医疗卫生单位，10余种工作岗位。完成2018年劳务派遣人员劳动合同签订、保险缴纳手续64人。办理2018年带薪培训人员辞职、劳动合同到期等40余人的停保、劳动合同解除、网上解约工作。完成2018年1月份带薪培训人员合同到期人员600余人的劳动合同转出，档案材料的整理、入档工作。

人才推介　卫生健康人才发展环境推介会于10月18日至19日在青岛西海岸新区顺利召开。此次推介会邀请有新加坡国际管理学院、新加坡保健集团、台北医学大学、北京大学、首都医科大学、华中科技大学、上海交通大学等42家境内外高等院校，北京、上海、天津、重庆、江苏等12家重点省市的卫生人才中心，丁香园、好医生、中青国际等6家国内知名人力资源机构，以及青岛大学附属医院、青岛市市立医院、青岛市西海岸新区中心医院等48家青岛医疗卫生机构计238名代表。此次大会将构建人才供需交流和双选就业合作平台，实现共享人才发展成果的目标。

干部培训工作　协助委组织人事处完成处级以上领导干部十九大精神轮训班培训任务；协助委科教合作处完成病原微生物实验室从业人员培训工作；协助委组织人事处完成为期2天的入党积极分子培训工作；组织18名青岛优秀青年医学专家完成为期14天的第四批赴台培训工作；邀请北京知名专家教授，使用电子评审系统，采取材料审核结合现场答辩的形式完成2013年评选的40名第一届青岛优秀青年医学专家培育期满考评工作；组织20名青岛优秀青年医学专家赴中南大学湘雅医院为期10天的进修学习。共审核晋升高级职称学分材料275份，审核初、中级职称学分材料18000余份。发放单科培训结业证书27000余份。

精神文明建设　争创精神文明标兵单位，按照市精神文明办文件精神和单位重点工作目标要求，制订争创市级精神文明标兵单位实施方案和创建工作计划，进一步明确争创精神文明标兵单位领导小组工作职责，夯实基础性文件的制定、实施和整理，细化目标责任，全面提高争创市级精神文明标兵单位工作的质量和水平。

党支部书记、中心主任：徐　建
综合办公室电话：82892011
电子邮箱：15615881177@126.com
邮政编码：266071
地　　址：青岛市市南区栖霞路16号

青岛市计划生育药具管理站

概况　青岛市计划生育药具管理站成立于1985年，为市卫生计生委下属全额拨款事业单位，内设综合科、业务科，编制5人。主要承担青岛市计划生育药具管理和服务职能。

业务工作　严格比对国家基本公共卫生服务免费提供药具项目绩效考核指标，找差距，补短板，推动药具工作由计划生育物质保障向基本公共卫生服务转变，由坚持避孕节育为主向坚持避孕节育和生殖健康并重转变。首次迎接并顺利通过国家基本公共卫生服务免费提供药具项目绩效考核。首次开展药具自主招标采购工作，完成口服和外用避孕药、宫内节育器、聚氨酯避孕套年度招标采购任务。2018年青岛市共调拨药具价值379.07万元，服务育龄群众54.23万人，保障了国家免费提供避孕药具项目有效实施。

畅通药具发放渠道。在坚持基层药管人员定期上门发放药具基础上，依托基层药具服务网络设置药具免费发放点1142处，通过市政务网站向社会公开，接受育龄群众监督，方便育龄群众领取。在国家考核过程中，药具发放到位率为100%，此做法获得国家考核组肯定。

扩大药具覆盖范围。参与国家"互联网+药具发放服务"平台试点，创新药具互联网发放服务模式。推动药具自助发放机进高校、进商场、进流动人口聚焦区域，拓展药具发放服务范围，全市共安装190余台药具自助发放机，服务流动人口4.05万人。在国家考核过程中，区域药具覆盖率为99.81%。

规范药具基层基础。严格落实省创建县级药具管理示范站项目标准和要求，比对国家免费提供避孕药具项目绩效考核指标，加强基层药具办公仓储标准化建设；规范药具计划调拨管理，完备药具出入库质量验收和调拨单据手续，落实药具批号管理和调拨发放实名登记制度，实行药具精准化调拨发放。

参与妇幼健康服务。根据委妇幼处《青岛市开展妇幼健康"十二免十二优"服务活动实施方案》，明确药具服务目标人群、服务内容和服务要求，着重解决城区内签订计划生育责任书或协议书的机关、社会团体和企事业单位内的目标人群药具发放服务盲点问题，推动药具工作由避孕节育为主向避孕节育、生殖健康并重转变。

实施药具技术指导。制订《2018年度国家免费提供避孕药具项目技术指导实施方案》，明确药具工作目标任务，以及各级工作职责和服务规范，将2018年重点工作逐级分解，并纳入免费提供避孕药具项目考核，推动药具工作由计划生育物质保障向基本公共卫生服务转变。

药具质量监督抽样。根据国家年度药具质量监督管理工作统一部署，前往山西省开展药具质量监督抽样工作，分别抽取安全套、避孕药、宫内节育器各2批次，加强药具流通环节质量监督管理，确保育龄群众用药安全。

落实全面从严治党。坚持党要管党、全面从严治党，制定党支部党风廉政建设责任清单，列明党支部、支部书记和班子成员主体责任清单，责任分解到人，切实落实全面从严治党主体责任。按照委党委统一部署和委第三党建协作区统一安排，积极参与委第三党建协作区有关党建学习交流、现场观摩、工作督导等活动，不断提高支部党建工作水平。

大事记

4月10日，山东省计生药管站来青岛市督导免费避孕药具发放工作。

7月25日，山东省计生药管站来青岛市开展药具工作调研。

10月17～19日，青岛市计生药管站受国家卫生计生委药具管理中心委托，赴山西省开展国家免费避孕药具质量监督抽样工作。

10月26日，国家药具管理中心在河南洛阳召开药具发放服务平台试点现场推进会，青岛市计生药管站相关人员参加会议并汇报青岛市作为试点的进展情况。

荣誉称号 获青岛市精神文明建设委员会"青岛市文明单位"荣誉称号。

站　　长：崔云龙
副 站 长：王永成
综合科电话：80926571
传真号码：80926571
电子邮箱：khw1966@163.com
邮政编码：266071
地　　址：青岛市徐州路90号

青岛市卫生和计划生育宣传教育中心

概况 青岛市卫生和计划生育宣传教育中心，委属处级全额拨款事业单位，内设综合部、宣教部、创作部3个部门。2018年，有人员编制16人，实有13人，其中行政人员8人，占职工总数的61.5%；专业技术人员5人，占职工总数的38.5%，中级职称4人，初级职称1人。

在委宣传处的指导下开展业务工作。主要负责组织开展卫生和计划生育方针政策、法律法规，卫生和计划生育综合改革宣传；宣传普及健康教育和计划生育知识；负责宣传品设计、制作、媒体宣传栏目编辑制作等。

财政拨款 2018年，市财政拨款320.96万元，比2017年增加2.57万元。

固定资产 2018年，固定资产总值为56.55万元，比2017年减少5.41万元。

业务工作 2018年，发表《青岛让城乡群众共享健康红利》等新闻稿件。结合健康教育"六进"活动，撰写健康教育进社区、进学校、进企业等4篇系列专题报道。关注老龄化人口问题，跟踪采访制作老年公寓、居家养老等专题。参与"第二届最美天使评选活动"。稿件《浮山湾畔白衣天使》分别被新华社、人民网、《大众日报》刊发。青岛市卫生计生委官方微信、微博每天围绕"新闻动态、医院风采、健康知识"等内容进行信息推送，位列全市最有影响力政务微信榜单，在《人民日报》与新浪网发布的政务微博影响力报告中"青岛卫生计生官微"均荣膺全国十大医疗卫生系统微博。发表新闻稿件70余篇，刊登媒体包括国家级杂志、网站、报纸，省主流媒体与网站，为委大型活动拍摄新闻图片3000余幅，微信日均发布信息20余条，全年发布微博数7000余条。

党建工作 制定《2018年宣教中心党建工作意见》；以党的建设统领各项工作。召开宣教中心民主生活会和组织生活会；组织全体党员干部踊跃参加"慈善一日捐"活动。组织全体党员干部参加"学习强国"在线学习活动。参加委党组和党建第三协作区党建会议和活动。

荣誉称号 2018年，获青岛市精神文明建设委员会"文明单位"称号。

主　　任：田　宇（挂职兼任）
副 主 任：官　晖、于立军
办公室电话：80926562
传真号码：80926561
邮政编码：266071
地　　址：徐州路90号

青岛市卫生计生发展研究中心

概况 青岛市卫生计生发展研究中心成立于

2016年5月,为市卫生健康委直属的正处级财政全额拨款事业单位,其前身是市卫生健康委的内设机构市卫生计生信息中心。市卫生计生发展研究中心以服务于全市卫生计生改革发展和人口健康政策开发为宗旨,以信息技术为支撑,主要开展卫生计生发展战略和公共卫生政策研究工作,为政府制定卫生计生政策提供决策建议;承担卫生计生服务调查和信息统计、应用工作,为医疗机构、专业公共卫生机构和计生服务机构提供信息技术服务。2018年,中心内设综合办、信息部、政研部3个科室,编制12人,在岗职工13人。

信息化建设 2018年,搭建互联互通的信息化"高速公路"。对全市通过移动、联通、电讯、广电四大运营商接入市级卫生计生专网的177条线路和市级卫生计生专网与全市257家医院联通情况进行摸排与梳理,下发有关通知,明确接入任务和时间节点。初步建成"青岛市健康医疗云数据中心",将市级建设与部署的平台和主要业务应用系统进行全部迁移。制发新版市级区域平台接口文档68项,规范与统一全市医疗机构疾病分类、手术分级与操作分类、药品编码和病案首页的相关标准。升级改造市级区域卫生信息平台,接通全市近30家二级及以上公立医院、100多家基层机构和3000多家村医工作站,做到每天定时进行数据更新。推进区域诊疗"一号通"建设,提升信息便民服务。对市级建设的基本公卫系统实施软件硬件双提升工程。实现信息融合共享,完成山东省出生医学证明管理及住院分娩直报系统在青岛市的本地化改造及部署,实现省直报系统与青岛市系统的数据功能性对接。

政策研究 2018年,承担省卫健委委托课题"山东省社会办医疗机构运行发展状况研究",开展省卫健委政策研究重点课题"县域内整合型医疗卫生服务体系建设研究"、"健康大数据在卫生健康领域新旧动能转换中运用研究",分别获得"山东省卫生计生政策重点课题"二等奖和三等奖。参与国家发展研究中心开展的2018年全国公立医院综合改革效果评价工作,参与青岛市中医资源普查工作,并圆满完成迎接民间中医普查项目资金绩效评价工作。完成6期卫生政策研究专刊撰写。

统计工作 2018年,制发《青岛市卫生统计信息管理办法》《关于进一步明确基层医疗卫生机构统计报表中总诊疗人次数口径的通知》。完成《青岛市卫生计生统计资料(2017)》的编辑、出版、发放等工作。

精神文明建设 2018年,加强职工的党风廉政教育。深入开展多项思想教育活动,引导干部职工自觉抵制各种消极腐朽思想,筑牢政治思想防线。结合党支部学习,采取集中学习和自学相结合,政治学习和业务学习相结合的学习制度,提升干部职工文化素养和业务水平。不断丰富中心职工文化生活。举行元旦"健步行"徒步活动。开展"我们的节日"等主题活动,在妇女节、端午节、"七一"党的生日等重要节日,组织积极向上的各项活动。

大事记

3月23日,中共青岛市卫生和计划生育委员会委员会印发《中共青岛市卫生和计划生育委员会委员会关于刘双梅等同志任免职务的通知》,任命张万波挂职兼任青岛市卫生计生发展研究中心主任,李志荣不再担任青岛市卫生计生发展研究中心副主任(主持工作)职务。

4月9日,中共青岛市卫生和计划生育委员会委员会印发《中共青岛市卫生和计划生育委员会机关委员会关于调整和组建部分处室党支部的通知》,农村与社区卫生处和卫生计生发展研究中心成立联合党支部。

10月,青岛市卫生计生发展研究中心区域诊疗一卡通项目被青岛市智慧城市建设领导小组办公室评为"2018青岛智慧城市百佳优秀解决方案"。

12月19日,山东省卫生健康委员会印发《山东省卫生健康委员会关于公布2018年度卫生计生政策研究课题评选结果的通知》,青岛市卫生计生发展研究中心承担的课题"县域整合型医疗卫生服务体系建设研究"获得二等奖,"健康大数据在卫生健康领域新旧动能转换中运用研究"获得三等奖。

11月23日,市卫生计生发展研究中心被山东省卫生健康委员会授予"全省卫生健康统计工作先进单位"称号。

荣誉称号 获全省卫生健康统计工作先进单位;区域诊疗一卡通获"2018青岛智慧城市百佳优秀解决方案";青岛市文明建设委员会"文明单位"等荣誉。

主　　任:张万波(挂职兼任)
副 主 任:管　勇
综合办电话:80910398
传真号码:80926579
电子信箱:qddrc@jkqd.gov.cn
邮政编码:266072
地　　址:青岛市市南区徐州路90号

青岛市区(市)卫生健康工作概况

市 南 区

青岛市市南区卫生和计划生育局

概况 2018年,全区共有卫生机构393处,其中,医院27处,疗养院4处,疾病预防控制中心1处,社区卫生服务管理中心1处,妇幼保健计划生育服务中心1处,卫生计生综合监督执法局1处,血站1处,门诊部37处,诊所及医务室275处(其中:诊所250处,卫生所、医务室25处),社区卫生服务中心、站41处,其他类别卫生机构4处。2018年末各类卫生技术人员11878人,其中执业医师4420人,执业助理医师204人。全区拥有医疗床位7513张,其中医院床位6817张。

依法行政 2018年,积极推进"一次办好"改革,梳理行政权力和公共服务事项"一次办好"清单57项。在全省率先推行公共场所"行政审批承诺制",实现申请人"只跑一次"或"零跑腿"。发放公共场所卫生许可证822件,审核医疗机构审批事项1212家次,新发《医疗机构执业许可证》48家,办理医师、护士执业注册事项1616件。

医疗机构建设 2018年,加快推进社区卫生服务机构标准化建设,云南路街道嘉祥路社区卫生服务中心投入使用。

妇幼保健 2018年,推进出生缺陷综合防治,开展免费婚前检查465人、孕前检查2759人,建立孕妇手册3731人,产前筛查3107人,发放叶酸制剂8415瓶、多维元素10932盒。为5977名新生儿提供免费疾病筛查、保健服务,为53696名0~6岁儿童规范实施预防接种,为75所幼儿园16940名在园儿童进行免费健康查体和护齿,为7456名在校中小学生进行健康体检。完成妇女病普查2259人,免费"两癌"筛查2841人,宫颈液基细胞检查异常30人。

医疗卫生体制改革 2018年,控制医疗费用不合理增长。贯彻落实《市南区公立医院综合改革实施方案》,加强培训和督导检查,对区人民医院的医疗费用进行跟踪分析,制定整改措施,实行月通报。青岛市卫生计生委等五部门联合印发的《关于2017年医疗费用控制考核结果的通报》中市南区卫计局为考核优秀单位。落实分级诊疗制度,组建由三甲医院牵头,二级医院、社区卫生服务中心参与的"医联体","医联体"内签约率100%。推行社区首诊和双向转诊,有18名三甲医院专家到社区坐诊740次,服务居民近3000人次。与青岛市市立医院建立的远程心电会诊,服务患者274例,双向转诊211人次。做好市南区社区卫生服务服务机构药品集中采购工作,对市南区卫生服务机构药品配送企业进行公开遴选,由原来的1家配送企业增加到4家为公立社区医疗机构配送药品,基本药物采购额为2020.38万元。定期举办专题培训和考核,指导辖区基层医疗机构贯彻药品两票制政策,促进临床合理经济用药。

对口支援和扶贫 2018年,建立健康扶贫长效机制。加强对安顺市平坝区和陇南市宕昌县的对口支援和扶贫工作,与平坝区、宕昌县分别签订东西部扶贫协作协议。市南区丰硕堂集团在宕昌县成立陇南市义和昌医药科技有限公司,注册资金1000万元,采购当地的中药材进行精加工、拓宽销路,提高中药材附加值。选派区6名优秀医务人员赴对口帮扶地区开展支医工作。做好宕昌县6名医护人员来市南区培训进修相关工作。

卫生监督 2018年,先后对400余家单位开展医疗机构依法执业、医疗废物处置、非法医疗美容、病原微生物实验室安全、疫苗接种机构等专项督查。立案查处违法案件84起,罚款15.35万元,没收违法所得18978元、医疗器械7件,严厉打击了违法违规行为。完成国家监督抽检计划200家监管单位的监督执法和检测工作,在政府网站和青岛市"双随机公开"平台向社会公布。

疾病控制 2018年,推进"防治康一体化"体系建设。积极开展"省级慢性病综合防控示范区"和"市级健康促进示范区"创建活动。开展"专家送健康"活动,邀请专家深入社区,开展公众咨询活动10场,专家讲座11场,发放宣传材料近10万份。推进"一评二控三减四健"健康生活方式,以及居民健康素养监测、严重精神障碍患者摸底排查等工作。

卫生应急 2018年,补充配置应急物资,调整专业应急工作队伍。新制订和修订预案20个,开展预案演练20次,参加演练1500余人次。举办专项培训24次,参加培训1300余人。开展应急宣传活动11次、发放宣传材料8000余份。组织进行73起疑似食源性疾病流行病学调查,未发生一般以上级别的食品安全事故。处置学校结核病疫情5起,筛查密切接触者281人次,未出现疫情扩散。

基本公共卫生服务 2018年,加快推进社区卫生服务体系建设,全面推行家庭医生签约服务模式。社区卫生服务中心基本形成15分钟健康服务圈。建立居民健康档案27.4万份,其中65岁及以上老年人建立健康档案62390人,对31931名65岁以上老年人、12583名0~6岁儿童、2963名孕产妇、2331名严重精神障碍患者进行健康管理。推行家庭医生签约服务模式,在社区卫生服务机构全面推进全科医生执业方式和服务模式改革工作,建立全科家庭医生签约服务团队57个,成员312人,签约服务对象3.2万余人,其中重点服务对象2.1万余人。

中医药工作 2018年,开展"十百千万"工程,引进优质中医药人才。引进尚德俊、李佃贵2位国医大师,泰山学者苏凤哲,全国优秀中医临床人才师彬建立工作室,下设诊室、示教室、资料室。全区建有国医大师工作室3处、国医馆7处、中医专病专技特色门诊8个、中医药特色街区2个、中医药文化宣传教育基地2个。邀请16名专家坐诊,举办中医养生知识讲座及义诊咨询服务25场,受益人群5000余人次。开展民间中医药资源普查,普查民间中医11人,并全部录入国家中医资源普查系统。在全区开展医疗机构中药饮片采购验收专项清查工作。依托"市南区中医特色微信公众服务平台",引导居民树立正确中医养生理念。

干部保健 2018年,出台《市南区加强保健工作的实施意见》和《市南区干部重大疾病医疗费用补助暂行办法》。稳妥推进健康体检工作,全区保健办服务对象应查体1701人,实际查体1513人,总查体率为88%。组织全区女干部在"三八"国际妇女节期间进行妇科专科体检。女干部专项检查应查体586人,实际体检451人,参检率为76%。积极推进"健康教育进机关"活动。举办"把健康留给自己"专题健康教育讲座,"金宏网"推送6期健康知识。

行风建设 2018年,落实中央八项规定精神和省、市、区委实施办法和细则,坚决纠正"四风"问题。严格控制"三公"经费支出,推进作风建设常态化和长效化,未发现违反中央八项规定的现象。贯彻落实《加强医疗卫生行风建设"九不准"》,纠正医疗机构违规收费、开单提成、商业贿赂等问题。从严整治"庸懒散慢拖瞒"行为,加强日常督查和专项督查,通过明察暗访全局未发生违纪现象。落实首问负责、一次性告知、限时办结、服务承诺、跟踪回访等五项核心制度,及时处理群众效能投诉件、政务热线、行风在线等问题,全年回复率100%。

人口和计划生育 2018年,落实综合治理出生人口性别比有关工作规定,区内无"两非"案件发生。加强出生动态监测,确保全年人口均衡指标按期完成。全区户籍人口555124人,已婚育龄妇女96682人,出生5122人,合法生育率99.55%,性别比104.31,出生漏报率3.05%,出生上报及时率96.9%,生育登记覆盖率97.16%,孕情上报及时率84.74%,无生育登记超期办理情况。深入开展优质服务示范单位和基层基础示范点的创建工作,八大关街道被评为青岛市计划生育基层基础工作示范点。积极落实家庭发展政策,为2081名城镇其他居民子女父母发放一次性养老补助3447.70万元;为3811人发放独生子女奖励费34.49万元;为3716名育龄群众发放住院分娩补助185.8万元;为1334人发放计划生育特殊困难家庭发放计划生育扶助金928.76万元；春节、中秋节为1816户计划生育特殊困难家庭发放公益金87.36万元；为88户未成年病残家庭补助6.85万元，为43名计划生育特扶人员报销住院医疗费11.52万元。为612名计划生育特殊困难家庭人员购买了意外伤害保险，有3人理赔15700元。

计生协会工作　2018年，实施"生育关怀携手行——家庭健康素养优生优育促进行动"，以湛山、八大峡、金门路街道为试点，开展优生优育知识教育培训，普及健康知识。加强孕产期保健服务。山东省计划生育协会调研市南区优生优育健康素养项目，仰口社区、仙游路社区被评为山东省优生优育指导工作先进社区。积极开展群众宣传服务活动，在"5·29"协会会员活动日，组织各街道社区开展宣传活动和志愿者服务。组织开展"关爱流动人口、促进健康教育"、"童乐会"儿童环保手工制作、"生育关怀·关注心理健康远离抑郁"主题讲座、"口腔健康进社区"活动，"真情送温暖""迎新春面点大赛""新春送福书法展""花样馒头大赛""观灯猜谜闹元宵""苹果送平安，开心过大年工艺品手工制作"等系列宣传服务。

健康产业　2018年，与国家卫生健康委卫生发展研究中心签订合作合同，运用全国首创《青岛市市南区健康产业统计指标体系与经济规模研究》成果，开展市南区健康产业发展规划中期评估及2016、2017年度健康产业规模核算工作。初步完成2016年度治疗服务业规模核算、健康管理与促进服务业规模核算，2017年度治疗服务业规模、健康管理与促进服务业规模的核算工作。调整完善出台新一轮健康产业扶持政策，引导医疗服务、养生保健、健康养老、教育培训、健康旅游、健康保险、电子健康、大众健康等八大领域发展方向，对作出贡献的单位给予奖励扶持。积极走访企业，力促项目落地。结合区域实际，深入开展"千企招商大走访"活动，落地项目4个，其中新落户3个，对外援建项目1个，注册资金3000万元，在谈项目2个。

局　　　长：于衍萍
党委书记：尹　君
党委委员、纪委书记：孙永明
党委委员、副局长：郑宝东、刘　洁、杨　光
电　　　话：88729761
邮政编码：266071
地　　　址：青岛市市南区宁夏路286号

青岛市市南区人民医院

概况　2018年，青岛市市南区人民医院占地面积3166平方米，业务用房面积13680平方米。职工总数457人，其中，卫生技术人员377人，占职工总数82.49%；行政工勤人员28人，占职工总数6.13%。卫生技术人员中，高级职称28人，中级职称123人，初级职称209人，分别占卫生技术人员的7.43%、32.62%、55.44%，医生与护士之比为1∶1.23。床位总数274张，医院设有职能科室20个、临床及医技科室24个，社区门诊部4个。

业务工作　2018年，门、急诊量132145人次，比2017年增长27.54%，其中急诊1829人次，比2017年下降30.75%。收治住院病人3536人次，比2017年增长6.83%。床位使用率为75.5%，比2017年增长2.58%。床位周转13次，比2017年增长9.24%。入院与出院诊断符合率为100%，与2017年持平。手术前后诊断符合率100%，与2017年持平。抢救危重病人910人，比2017年下降8.72%。抢救成功率89.8%，比2017年增长1.75%。治愈率为7.8%，比2017年增长20%。好转率为79%，比2017年增长1.41%。病死率为3.7%，比2017年下降5.13%。院内感染率1.11%，比2017年上升0.07%。甲级病案符合率100%，与2017年持平。

业务收入　2018年，业务收入7432万元，比2017年减少8%。

固定资产　2018年，固定资产总值3933万元，比2017年减少10%。

医疗特色　2018年，医院康复医学学科通过"青岛市西医临床重点学科C类"评定。科室同时开展残障儿童康复、疼痛康复、骨科康复及肢残康复，康复科正逐步发展成为以神经康复为主，协同带动区域内康复医疗建设的先驱者。

科研工作　2018年，医院发表学术论文共计35篇，其中国家级1篇、省级25篇、市级9篇。

继续医学教育　2018年，开展省级继续教育培训3项，市级继续教育培训14项，组织院级继续教育培训讲座等50余次，派出青年人才骨干前往上级医院进修学习9人次。

大事记

1月17日，市南区人民医院被评为青岛市卫生计生系统第二批安全生产标准化三级达标单位。

2月24日，市南区人民医院医疗专护病房被山

东省卫生和计划生育委员会评为"2015～2017年全省改善医疗服务示范科室"。

3月30日～4月1日，由青岛市市南区人民医院主办的山东省级继续医学教育"脑卒中强化平衡功能训练新进展暨第六届半岛康复治疗师论坛专业会议"在青岛召开。

6月28日，市南区人民医院党委被中共青岛市市南区委员会评为市南区先进基层党组织。

8月16日，市南区人民医院召开首个"医师节"庆祝大会。

9月16日，医院谭鑫、张静、董学刚、洪光晨前往贵州省安顺市平坝区人民医院和甘肃省陇南市宕昌县中医院开展为期一年和三个月的支医工作。

10月10日，市南区人民医院被山东省卫生和计划生育委员会和山东省民政厅评为第二批山东省医养结合示范单位。

10月20日，由市南区人民医院承办的青岛市护理学会外科专业委员会"2018年围手术期护理质量持续改进暨早期预警案例汇报大赛"举行。

10月20～21日，由中国中西医结合学会周围血管病专业委员会主办、北京中医药大学东直门医院、洛阳市第一中医院协办、青岛市市南区人民医院具体承办的第二届中国中西医结合治疗糖尿病足研讨暨2018年中国中西医结合学会周围血管病专业委员会、中医外治与外用药物专家委员会成立大会暨第一届工作会议顺利召开。

10月22日，市南区人民医院与陇南市宕昌县中医院签订《青岛市市南区人民医院对口支援宕昌县中医院健康扶贫协作协议书》。

11月，市南区人民医院被青岛市老龄工作委员会评为青岛市"敬老文明号"。

11月28日，市南区人民医院与贵州省安顺市平坝区人民医院续签友好医院协议。

精神文明建设　2018年，组织全院职工下载学习"学习强国"，广泛动员职工群众踊跃参与，积极营造良好氛围。开展"每月一学"学习教育常态化制度化活动，并开展多种形式的主题党日活动。组织开展党员志愿服务活动。组织开展警示教育党课活动，邀请专家来院为党员、中层上廉政教育党课。

荣誉称号　2018年，荣获山东省医养结合示范单位、青岛市文明单位标兵、2018年度青岛市"敬老文明号"荣誉称号。

党委书记：尉　伟
院　　长：宋培铎

副 院 长：马国欣、殷玉梅
院办电话：86671528
传真号码：68855886
电子邮箱：snqrmyy@126.com
邮政编码：266002
地　　址：青岛市市南区广州路29号

（撰稿人：刘　磊）

青岛市市南区卫生计生综合监督执法局

概况　2018年，市南区卫生计生综合监督执法局年内占地面积1375平方米。职工总数18人，其中，卫生技术人员11人，占职工总数的61.11%；工勤人员1人，占职工总数的5.56%。卫生技术人员中，高级职称3人，占职工总数的16.67%；中级职称4人，占职工总数的22.22%。

固定资产　2018年，固定资产总值150万元。

队伍建设　2018年，加强学习培训。每月组织党员干部学习2次，支部书记为党员干部讲党课1次。严格落实组织生活会制度和程序，3月召开党支部2017年度组织生活会，开展党员民主测评活动。严格落实"三会一课"制度。改进工作作风，修订完善党支部制度14个、行政制度20个。每月组织1次主题党日活动。开展八项规定专项治理、形式主义官僚主义问题和软弱涣散党组织自查自纠工作，列出问题台账，及时整改落实。

卫生监督执法　2018年，立案查处案件84起，罚款15.35万元，没收违法所得18978元，没收医疗器械3件。受理投诉举报516起，其中医疗机构204起、公共场所305起、生活饮用水7起，全部在规定时间内办理回复完毕。监督检查公共场所3741户次数，医疗机构800余户次，发放公共场所承诺制许可815件，审验医疗机构390家。完成"上合峰会""省运会""高、中考""市南管乐艺术周"等重大活动的公共卫生安全保障工作。

保障工作　2018年，成立由局长任组长的上合组织青岛峰会保障工作领导小组，组建四个工作专班。印发《市南区卫生监督保障工作方案》和《市南区城市运行层面卫生监督保障方案》等5个具体工作事项方案。建立整改落实复查机制、工作日报周报制度，印制《工作须知》。合理调配人员，实行"省市区一体化"运转模式。组织召开市南区卫生监督保障工作培训班暨欢迎大会，成立8个"省市区一体化"工作小组。对核心区域17家酒店采取"市区一体化""一店一长""一店一策"工作保障措施,对驻点的3家酒店开展现场应急实战演练。完成重点区域内的79家医疗机构、203家宾馆旅店、169家美容美发、7家洗浴场所以及市南区33家重点酒店前期监督检查和整改复查工作。对市南辖区内公共场所及医疗机构展开地毯式摸排检查,监督检查医疗机构及公共场所3019户次,下达监督意见书719份,整改落实586家,立案处罚23起。

专项行动　2018年,开展提质增效年活动。举行市南区卫生计生综合监督提质增效年暨蓝盾行动启动仪式,全区医疗机构负责人及监督执法局全体职工共计300余人参加。积极推进"五项"行动,在"蓝盾亮剑行动"中依次开展医疗机构依法执业、医疗机构医疗废物处置、非法医疗美容、病原微生物实验室安全、疫苗流通接种机构专项督查等专项行动,对辖区11家公立社区卫生服务机构进行专项检查。"智慧卫监行动"旨在加快推进"智慧卫监"建设,通过山东省卫生计生监督业务应用系统的验收,实现监督执法信息实时录入、上传。所有行政处罚及投诉举报全程记录,一案一电子档,全面实施行政处罚案件说理性执法文书的使用。全面落实行政许可和行政处罚"双公示"制度。生活饮用水卫生监督提升行动中组织辖区内36家二次供水单位和10家现制现供水经营单位进行法律法规培训,开展饮用水及涉水产品卫生安全放心行动。口腔诊疗机构依法执业规范提升行动中开展辖区口腔诊疗机构医疗废物和污水专项行动,对各口腔诊疗机构医疗废物的收集、运送、暂存以及医疗污水的处置进行严格规范,对存在问题的6家机构进行立案处罚。执法能力提升行动中加强监督执法队伍建设,积极参加市局组织的培训,参加培训人员80人次,全部执法人员培训达到40学时。

综合监督效能提升　2018年,深入推进"双随机、一公开"工作。做好国家卫生计生监督信息报告及监督抽检双随机工作,200家双随机任务完结率100%,完成率、主要业务、数据质控等指标名列前列,并及时将抽检结果在政府网站向社会公示。在全市先行试点公共场所"行政审批承诺制",印发《关于公共场所"行政审批承诺制"的实施方案》,发放承诺制公共场所卫生许可证815件。深入推行医疗机构"3+1"监管模式。全面深度梳理"一次办好"事项,涵盖9项行政许可、2项其他类权力及1项行政确认,编制事项服务指南和业务手册。举办医疗美容机构、放射诊疗机构、医疗机构依法执业、游泳场所、托幼机构传染病防控、二次供水及卫生监督协管等7期培训班,培训1547人次,发放培训材料1000余份。定制公共场所公示栏、卫生管理制度、消毒记录本、皮肤病专用工具标识等免费发放给公共场所经营单位,发放公示栏、卫生管理制度、消毒记录等材料3000余份。

大事记

5月8日,在全市先行试点公共场所"行政审批承诺制",印发《关于公共场所"行政审批承诺制"的实施方案》。

荣誉称号　2018年,荣获市级文明单位称号。

党支部书记、局长:贾　光

办公室电话:82886575

传真号码:82886575

电子信箱:snqwsjds@163.com

邮政编码:266071

地　　址:青岛市市南区徐州路90号

（撰稿人:秦　靖）

青岛市市南区疾病预防控制中心

概况　2018年,职工总数32人,其中,卫生技术人员18人,占职工总数的56.2%;事业工勤人员1人,占职工总数的3.1%。卫生技术人员中,高级职称5人,占职工总数的15.6%;中级职称8人,占职工总数的25%;初级职称5人,占职工总数的15.6%;九级科员2人,占职工总数的6.2%。

传染病、慢性病防治　2018年,报告市南区手足口病患者693例,其中普通病例692例、重症病例1例;患者中散居儿童339例,学生141例,托幼儿童154例,干部职员11例,教师4例,公共场所服务员2例,商业服务9例,医务人员3例,工人3例,离退休人员3例,家务及待业人员15例。托幼机构发生手足口病疑似聚集疫情8起,调查处置8起,撰写调查报告8起。根据属地化管理的原则,市南区疾控管理艾滋病病人及感染者386人,其中治疗364人、未治疗22人。对感染者及病人随访900人次以上。对辖区各社区卫生服务机构国家基本公共卫生项目开展情况进行督导检查,指导覆盖率100%。召开市南区慢性病综合示范区第二次联席会议。起草《市南区防治慢性病中长期规划实施方案(2018—2025年)》。开展"一评二控三减四健,全民行动"为主题的公众咨询宣传活动。

计划免疫　2018年,做好长春长生疫苗事件补种工作。完成2014年以来狂犬病疫苗接种情况登记统计和2017年以来百白破疫苗接种情况登记统计；有序安排百白破疫苗补种工作。完成计划补种人数的73.17%。组织开展市南区传染病防治工作岗位技能竞赛。一类疫苗常规免疫共接种119462剂次。二类疫苗免疫共接种15476剂次，累计为市南区0～6岁儿童建立预防接种证8695个。

健康教育　2018年，围绕"3·24"结核病防治宣传日、"4·7"世界卫生日、第29个爱国卫生月、全国肿瘤防治周、"4·25"全国儿童预防接种日、"5·12"减灾防灾日、"5·31"世界无烟日等健康教育宣传日，开展健康知识宣传活动，发放宣传材料20种4万余份，受益人数近2000人。组织开展健康青岛促进工程暨健康教育"六进"活动。推进无烟医疗卫生机构创建和控烟宣传工作，制作控烟宣传公益广告。在青岛市140多条公交线路，3200辆车，4500块移动电视屏幕，每天十个波段，播放健康教育宣传视频，累计播放315000频次。与市南区爱卫会、市南区教体局联合开展"大手拉小手"禁烟控烟宣传活动。

卫生应急　2018年，组织辖区6家二级以上医院作为哨点医院参加省、市级培训。对驻区疫情网络直报单位疫情负责人、医务科负责人及各社区卫生服务中心传防项目负责人40余人进行食品安全在内的突发公共卫生事件信息报告与处置培训。对全体20名食品安全事故流行病学调查员进行食源性疾病流行病学调查培训。对30名重大活动保障工作外援进行食源性疾病流行病学调查培训。与青岛市疾病预防控制中心签订实验室资源整合合同，将食源性疾病监测委托给市疾病预防控制中心。中心共采样165份，送市疾病预防控制中心检测。组织进行73起疑似食源性疾病流行病学调查，其中肇事地在市南区的50起，肇事地在外区的23起。肇事地在市南区的50起食源性疾病事件中副溶血弧菌引起的食源性疾病4起，诺如病毒引起的食源性疾病1起，致泻大肠埃希氏菌引起的食源性疾病2起，未发生一般以上级别的食品安全事故。

大事记

5月7日，市南区分管区长孙晋华在区卫计局局长于衍萍，副局长刘洁、杨光陪同下来中心视察近期疾病控制工作。

6月10～12日，上海合作组织峰会在青岛召开，市南区疾控中心全面做好重性精神障碍患者管理、病媒监测、传染病防控等方面重大活动保障工作，确保重大活动场馆周边区域不发生重大传染病类突发公共卫生事件；确保活动期间全区范围内不发生重大传染病暴发或流行；提升全区重点旅游酒店病媒生物防制能力。

7月24日～8月10日，按照区委巡察工作领导小组的部署安排，区委第三巡察组对区疾病预防控制中心党支部进行专项巡察。

9月25日，办理10名新入人员入职手续。其中财务人员1人，检验人员1人，公卫人员8人。

党支部书记、主任：刘春雷
办公室电话：82626459
传真号码：82626459
电子信箱：qdsncdc@126.com
邮政编码：266071
地　　址：青岛市市南区徐州路90号

（撰稿人：李惟妙）

青岛市市南区妇幼保健计划生育服务中心

概况　2018年，青岛市市南区妇幼保健计划生育服务中心内设职能科室5个。职工总数19人，其中，卫生技术人员12人，占职工总数的63%；行政后勤人员7人，占职工总数的37%。卫生技术人员中，高级职称2人，中级职称6人，初级职称4人，分别占卫生技术人员的17%、50%、33%。

业务工作　2018年，门诊量50355人次。妇女保健科建立孕妇围产保健手册3731人，免费产前筛查3107人；妇女病查治（妇科B超、宫颈涂片、妇科检查），并建立生殖健康档案3011人；开展免费婚（孕）检查3224人，免费发放叶酸制剂8415瓶，免费发放多维元素10932瓶；为驻区各接产医院乙肝病毒携带的产妇，免费发放乙肝免疫球蛋白298支。儿童保健科为辖区内0～3岁儿童建立系统管理保健档案，门诊查体共4211人次；入托儿童体检8847人，查体率达100%；为全区托幼机构保教人员进行每年一次的健康查体共2124人，查体率100%；为集体儿童免费查体、护齿16940人；办理新生儿《出生医学证明》8267份。

固定资产　2018年，固定资产总值523.87万元，比上年减少51%。

医疗特色　2018年，不断加强孕产妇妊娠风险评估与管理工作，指导各级各类医疗机构对怀孕至产后42天的妇女进行妊娠相关风险的筛查、评估分级和管理。由专人完成孕妇咨询解答，根据妊娠风险评估分级标准识别高危孕产妇，严格落实高危孕产妇专案管理。强化危急重症的转院和救治,完善孕产妇和新生儿危急重症的转诊和救治网络。对驻市南区各级各类托幼园(所)已入园儿童,进行免费年度健康查体护齿。继续实施增补叶酸预防神经管缺陷项目;为市南区户籍地孕妇和纳入市南区计划生育管理的新市民孕妇免费发放多维元素。为市南区户籍孕妇或女方是非青岛市户籍、其丈夫是市南区户籍的孕妇,免费报销无创DNA或羊水穿刺产前筛查费用。

大事记

1月1日,开展为市南区户籍孕妇或女方是非青岛市户籍、其丈夫是市南区户籍的孕妇,免费报销无创DNA或羊水穿刺产前筛查费用。

2月8日,杨光任区妇幼保健计划生育服务中心主任职务。

10月10日,杜卫不再担任中共青岛市市南区妇幼保健计划生育服务中心支部委员会书记。

荣誉称号 2018年,荣获市南区"三八"红旗集体称号。

主　　任:杨　光
副 主 任:王　静、郭　勇
电　　话:68896108
传　　真:68896108
邮政编码:266071
电子信箱:shinanfuyou@sina.com
地　　址:青岛市市南区延安三路105号

(撰稿人:庞　璐)

青岛市市南区社区卫生服务管理中心

概况 2018年,青岛市市南区社区卫生服务管理中心管理10个政府办社区卫生服务机构,包括7个社区卫生服务中心、3个社区卫生服务站。分别为:八大峡街道观音峡路社区卫生服务中心,位于观音峡路1号;中山路街道河南路社区卫生服务中心,位于河南路19号;江苏路街道黄县路社区卫生服务中心,位于黄县路37号;香港中路街道闽江路社区卫生服务中心,位于闽江路116号甲-3;八大湖街道巢湖路社区卫生服务中心,位于巢湖路2号甲;金门路街道仙游路社区卫生服务中心,位于仙游路7号;珠海路街道海口路社区卫生服务中心,位于海口路5号东门;八大湖街道镇江路社区卫生服务站,位于镇江路58号;金门路街道福林小区社区卫生服务站,位于大尧二路10号;湛山街道新湛三路社区卫生服务站,位于新湛三路2号。在编职工总数203人,其中,卫生专业技术人员167人,占职工总数的82.3%;行政工勤人员36人,占职工总数的17.7%。卫生技术人员中,高级职称11人,中级职称66人,初级职称及以下90人,分别占卫生专业技术人员的6.6%、39.5%、53.9%。

业务工作 2018年,门诊量为186518人次。累计建立健康档案233288份,健康管理的65岁以上老年人22778人,高血压慢性病管理14695人,糖尿病慢性病管理5452人,0～6岁儿童保健管理23956人;孕产妇健康管理2831人。

业务收入 2018年,业务收入为2198.31万元。

固定资产 2018年,固定资产总值为1648.20万元。

社区卫生服务 2018年,安排18位高级职称专家在社区坐诊,定期在青岛早报将专家坐诊安排进行公示,专家坐诊740次,诊疗2928人次。拟订《家庭医生签约服务宣传活动实施方案》《市南区家庭医生签约服务规范落实年活动方案》等文件。起草《市南区家庭医生签约服务工作手册》。组建团队64个,成员248人。保障免费药品的提供,确定药物品规。提高老年人签约覆盖率,覆盖70%以上的常住老年人。家庭医生签约服务团队累计签约居民39112人,其中65岁以上老年人19356人。

国家基本药物 2018年,对市南区社区卫生服务机构药品配送企业进行公开遴选,最终选出青岛国风金百合医药销售有限责任公司、上药控股青岛有限公司、山东瑞朗医药股份有限公司、青岛华仁药业配送有限公司4家企业为市南区各公立社区医疗机构配送药品,由原来的一家配送增加到四家。采购基本药物2020.38万元,完成药品网上集中采购工作。全面开展抗菌药物临床应用基本情况调查。完成市卫生计生委对市南区基本公共卫生项目工作的年度考核。

党支部书记:滕　腾
社管中心负责人:尹　君
电　　话:85824700
传真号码:85824700
邮政编码:266071
地　　址:青岛市市南区徐州路90号

(撰稿人:刘潇彬)

市 北 区

青岛市市北区卫生和计划生育局

概况 2018年,市北区卫生计生工作以健康促进、强基固本、内涵建设、依法行政、转型发展、基础建设等工作为重点,全力推进"健康市北"建设。市北区被授予"省级健康促进示范区""全省医养结合示范先行区"称号,区卫生和计划生育局被授予"青岛市工人先锋号""青岛市安全生产先进单位""青岛市五四红旗团委"称号。全区有各级各类医疗卫生机构共有775所,医疗机构床位14172张。其中,三级医院10所、二级医院30所、一级医院35家(含既是一级医院又是社区卫生服务机构9家)、社区卫生服务机构70所、其他门诊部等各类医疗机构630所,平均每平方千米医疗机构约12所。全区各级各类医疗机构有卫生技术人员21528人。其中,执业(助理)医师8945人,注册护士9995人,其他药师、技师等卫生技术人员3038人。

医疗卫生服务 2018年,分级诊疗建设成效显著。制订全区分级诊疗方案,加强医疗质量精细化管理和医疗要素精准化监管,先后组织开展院感、口腔种植、医疗废弃物等专项督查5次,实施医疗服务要素"空心化"专项清理整顿,注销医疗机构12所,新建急救站3处,开展进一步改善医疗服务行动,加强临床路径管理,优化工作流程14项;加强"医联体"建设,加强2所托管式紧密型医联体监管,172所各级各类医疗机构与8所大医院建立"医联体";区人民医院打造老年病特色品牌,重点开展老年营养支持、老年慢病中西医结合治疗康复、晚期肿瘤综合治疗及临终关怀等10余项服务,区人民医院和11所公立社区卫生服务中心继续实行药品零差率销售,为患者减免药费920余万元。医养结合服务稳步推进。创新探索社区卫生服务中心与小型养老机构、社区居家养老机构合作服务,对养老机构开设医疗机构简化流程、优先备案,并建立医政、计生、社管、监督四方齐抓共管机制,监管服务医养结合机构227所,提供老年病科、养老康复、护理康复、失智专护、安宁疗护等系列服务。

中医药服务 2018年,发挥中医特色服务优势。积极推进"国家中医药综合改革试验区"先行区建设,成功打造"15分钟"医疗中医服务圈,创建完成14所国医馆和中医馆,评选10个中医养生馆、6个中医专病(专技)门诊;完成中药饮片质量检查医疗机构109所,举办中医养生科普大讲堂40场次,开展提升基层中医药服务能力建设暨"名师带徒""三伏养生节""膏方节"等系列活动,推行20项中医适宜技术及中医体质辨识服务,满足群众中医医疗卫生需求。

社区卫生服务 2018年,全区有74所社区卫生服务机构,其中公立社区卫生服务机构11所,覆盖全区22个街道。创新实施健康惠民工程。在全市率先创新实施"四进双建双百"工程,并列入区政府实事,即健康教育进社区机关、义诊服务进社区广场、签约服务进社区家庭活动;完成建设全区健康管理服务大数据平台,在街道社区新建健康小屋20处;投入160万元,针对特困居民、低保居民、残疾人及慢性病大病患者等确有需要的人群,发放健康惠民服务卡1万张,义诊服务和健康教育500场,受益群众达9万余人。家庭医生签约服务扩面提质。进一步规范家庭医生签约服务,健全区卫计局、街道卫计办、社区居委会、社区卫生服务机构、服务对象"五方"共同参与的管理和服务体系,以街道社区、社区卫生服务机构为依托,科学划分网格化服务范围,将全区划分为19个大网格、135个小网格,74所社区卫生服务机构成立165支"3+X"全科医生团队,优化流程,注重绩效考核"签而有约"质量,全区家庭医生团队签约服务群众32.77万人,其中重点人群签约服务人员20.9万人,覆盖率达63.8%,超过市考核指标,家庭医生签约服务在全市工作会议上作经验交流,并在敦化路、镇江路街道社区卫生服务中心召开现场观摩会。完善基本公共卫生服务。从源头严把质量关,统一项目业务指导标准,加大专业机构的督导频次和督导力度,注重第三方绩效考核工作,加强13项基本公共卫生服务质量,完成建立健康档案880581份,建档率80.55%,开展健康档案专业化复核,更新使用健康档案 426613 人；65 岁以上老年人建档 109583 人，健康体检 8.8 万人；高血压等慢病患者建档与管理有所提升。

健康促进　2018 年，积极推进健康促进工作，区委、区政府先后制定下发了加快卫生与健康事业改革发展、健康市北 2030 方案，巩固山东省慢性病综合防控示范区创建成果，以"一条主线、六个单元"为主体，实施"政府主导、部门联动、服务推动、全民参与"创建模式，完成落实健康政策、健康场所等六大类 34 项标准创建任务，打造健康教育一条街 19 条、健康主题公园 5 个及健康单元建设 212 个，组织开展"三减四健"等全民健康生活方式系列活动，完成国家、省、市级 7 项慢病监测任务，顺利通过省级健康促进示范区评估验收，健康市北建设相关做法被国家、省级期刊推广介绍。

妇幼保健　2018 年，全程打造妇幼保健服务链。规范"婚检—孕产—儿童—妇女"全程链精细化服务，拓宽增加妇幼保健中医、盆底筛查康复等服务项目 20 余项，在市内三区率先进行孕期个体营养检测分析服务、HIV 感染的产妇发放生育补贴；顺利推进《出生医学证明》签发下放，实行一册在手生育全程服务，发放《母子健康手册》1.7 万册；稳步开展孕妇儿童保健工作，开展婚前检查 5070 人，孕妇建册 7591 人，0～3 岁散居儿童和入园儿童查体 23705 人次；免费孕前优生健康检查，完成查体 7620 人，完成率 126.6%，新生儿疾病筛查率 99.75%，两项工作均超过市考核指标；产前筛查高风险和临界风险孕妇免费基因检测或产前诊断，"三筛"、"两筛一补"等惠民服务 3.1 万余人次，减免费用 545.7 万元；基本公共卫生儿童保健和高危孕产妇妊娠风险评估管理工作，在全市专题工作会议上作经验交流。

疾病预防控制　2018 年，全力做好传染病防控工作。实时监控重大疫情动态，落实国家艾滋病"四免一关怀"政策，高危行为干预 3000 余人，HIV 抗体筛查 26 万余人次，继续开展"红丝带在校园飘扬"主题校园艾滋病防治知识宣传活动；学校结核病防控工作成效显著，规范处置学校结核病疫情 15 起，完成高校结核病筛查 8000 余人，实时监控重大疫情动态，艾滋病、结核病等重点传染病保持在低水平流行状态；开展水碘、人群碘营养监测任务，6 个疟疾监测点完成血检 1016 人，成为全省第一个通过省消除疟疾考核预评估的区县；审核管理传染病报告卡 16464 张，疫情报告综合管理率 100%，处置聚集性发病疫情 542 起，流调处置各类传染病 1308 例，"手足口病防控示范基地"建设成果经验全市推广，完成区"健康宣讲进校园活动"75 场；巩固省级卫生应急示范区成果，完善物资储备、应急预案、演练培训、监测预警四大体系，修订应急预案 43 个，规范处置疑似食源性疾病事件 55 起，全年未发生突发公共卫生事件；组织开展疫苗使用管理专项督导 6 次，适龄儿童疫苗全程、及时率为 93.47%，完成疫苗接种 23 万余人次，并科学研判疫苗事件风险预警点，建立工作台账和相关机制，完成免费狂犬病补种 209 人、百白破疫苗补种 1964 人；顺利通过省质量技术监督局资质认定现场评审；加大重大动物疫病防控工作，贯彻重大动物疫病防控责任制，健全组织领导和应急预案体系，有效落实 H7N9 禽流感、非洲猪瘟防控措施，圆满完成动物疫病防控任务。

卫生监督　2018 年，加大公共场所和医疗机构监督执法力度，完成监督全覆盖，下达整改意见书 2000 余份，组织实施生活饮用水卫生监督提升、餐具饮具消毒企业整治、口腔机构亮化分级等 10 个专项行动，开展"双随机、一公开"监督检查医疗机构、学校、公共场所 141 所，全力打击非法行医行为，开展疫苗专项检查，加强行政执法平台建设，全年行政处罚结案 81 起，罚没款 93952 元，没收器械 3 件，有效提升综合监管能力。局综合监督执法局代表队在全市卫生监督执法五个竞赛单元比武中，荣获团队和个人第一名。

计生服务管理　2018 年，强化计划生育基层基础工作。与 65 个部门、街道签订《人口计划生育工作责任书》，认真落实"一票否决"制度；积极应对生育政策调整，开展以纠正育龄妇女漏管、出生错瞒漏报为主的集中清理清查活动，办理生育服务登记 6077 件，完成国家流动人口动态 28 个样本点监测，性别比工作常抓不懈，出生人口性别比为 103，保持正常范围，达到市考核指标；流动人口示范点创建工作初见成效，河西小学被评为全国流动人口健康促进示范学校。优化落实计生利导政策。建立和完善计划生育特殊家庭扶助保障体系，在全市率先实施计生特殊家庭保险工作，并列入政府实事之一，为全区计生特殊家庭投身故、住院津贴保险，住院报销 324 人 72.97 万元；免费特扶人员查体 1812 人，"两节"走访慰问特扶家庭并发放慰问金 199 万元；救助计生困难家庭 355 户，发放救助金 50.9 万元；发放无业、失业独生子女父母退休后的一次性养老补助 2827 人 4721 万余元，特扶金 3386 人 2278 万余元；全年发放住院分娩补助 8036 人 401.8 万元。与 20 所医疗服务机构签订免费查体和孕环情监测的协议，并实现全网络流程，方便群众服务。

安全生产 2018年，针对市北区卫生和计划生育系统实际情况，创新实施安全生产"4＋3＋5"网格化监管模式，即实施四条线管理，分为局属单位线、医疗机构（除社区卫生服务机构外）线、公立社区卫生服务机构线、私立社区卫生服务机构线四条线，明确19个局属单位、649所医疗机构安全生产管理；建立三级安全监管网格，实行局机关责任科室（区社管办）、责任局属各单位与各级各类医疗机构、局属各单位与各级各类医疗机构各科室三级管理，网格划分在空间上无空白、无重叠，各层级网格实行规范化建设；建立五项制度、落实"五定"措施。建立安全生产定期检查、监督抽查、工作报告、通报及责任追究五项制度；每一个网格落实"五定"措施，全员定责、排查定级、应急定制、培训定岗、信息定时，确保安全生产无事故，市北区卫计局被授予"青岛市安全生产先进单位"。

巩固创卫成果 2018年，在深化创建国家卫生城市复审工作中，细化六类105项检查指标任务，明确责任部门和责任人，实施"五定"（定岗、定人、定责、定时、定标准）工作模式，建立每日报告通报、现场整改反馈、回头督查落实等机制，推行网格化管理和实施经纬交错督导，完成三轮督查各级各类医疗机构710所，整改落实无预检分诊点、无健康教育处方、健康宣传不到位等问题2000余项，完成监督执法督查"四小"公共场所2135户；免费预防性健康体检服务10725人，病媒监测338个场所，强化创卫复审实效。

信息化建设 2018年，创新建立全区健康数据大平台。以山东大学健康/疾病风险评估模型为技术核心，整合涵盖社区HIS、健康体检等多系统数据库，依托市北区社区卫生服务机构和辖区三级医院为平台，实现33所医疗机构互联互通，在全市率先建设完成健康管理服务大数据平台，将展现层放至区城市生长力平台，打造以群众健康和远离疾病为中心，免费风险评估、健康干预、指标解读、健康教育"四位一体"全程式特色健康管理服务，并被青岛市推荐为国家大数据优秀应用成果（案例）。

深化"放管服"改革 2018年，进一步优化卫生计生服务环境，重新修订完善公共服务指南，梳理公布系统行政权力和公共服务事项51项，推行行政审批"马上办、网上办、就近办、一次办"，创新推出由妇幼保健服务中心办理改为7家助产机构直接负责《出生医学证明》的首次签发和换发方式，共优化一次办好工作流程11项，确保群众"少跑腿""不跑腿"。

重大活动保障 2018年，上合青岛峰会期间，全力抓好严重精障患者服务管理、公共场所、医疗机构、病媒监测四项保障工作。严重精障患者服务管理建立部门联动机制，创新实行"四级体系三层网格"实名制管理服务模式（即区精神服务管理组、局精障管理办公室、街道收治小组、社区关爱帮扶小组四级管理服务体系，22个街道收治小组、137个社区、74个社区卫生服务机构三层网格），建立相关台账和应急预案，落实各项服务管理机制，确保"应收尽收、应治尽治"；局综合监督执法局重点监督检查核心区域、16条特色街等公共场所1486户，各级各类医疗机构700余所；区疾病预防控制中心重点加强对核心酒店和重点单位的媒介生物控制工作，设置日监测点4处，并对周边2000米范围内农贸市场、绿化带、餐饮环境、居民区等场所，坚持每日一轮监测，日测日报，圆满完成上合青岛峰会各项保障任务。

队伍建设 2018年，开展全区卫计系统岗位练兵和技术水平大提升活动，采取多种方式，加强技术人才和能力提升建设，社会招聘疾控、医疗等专业19人，配合区委组织部评选优秀医疗专家拔尖人才14名，组织院感、药事管理、妇幼、病媒生物防制、疾病预防控制等专业培训40余次，外派进修、学术交流220人次，组织开展全区护理技能、妇幼保健等大比武，区疾病预防控制中心代表队在全市传染病防治技能竞赛、第六届"健康杯"卫生应急检验监测技能竞赛均荣获团体第一名，全市艾滋病防治岗位技能竞赛团体二等奖。

党建工作 2018年，推进"两学一做"学习教育常态化制度化，开展"大学习、大调研、大改进"和解放思想大讨论活动。以提升组织力为重点，推进党建标准化建设，严格党内政治生活，认真落实"三会一课"等制度，开展"合格支部、过硬支部、示范支部"三级联创工作，进一步增强基层党支部的战斗堡垒和党员先锋模范作用。"七一"前夕，评选表彰市北区卫生和计划生育系统优秀共产党员18人、优秀党务工作者9人、先进基层党组织5个，2名党员被授予"市北区优秀党员"称号、1个党支部被授予"市北区先进基层党组织"称号。以转作风、优服务、树形象为主题，深化全区卫生和计划生育系统"健康惠民融党情"党建品牌创建活动，组织开展以志愿服务为核心的主题党日活动。荣获"青岛市五四红旗团委"称号。

精神文明建设 2018年，组织开展"中国梦·新时代"百姓宣讲比赛活动，选派3名优秀选手参加全区宣讲比赛。组织开展文明城市创建、文明出行活动。加强文明单位创建，全区卫生计生系统共有省、市、区级文明单位14家，2018年，复查省级文明单位1个、市级文明单位标兵2个、市级文明单位2个、区级文明单位2个，新申报市级文明单位7个、区级文明单位1个。加强意识形态工作，开展宗教工作学习自查，不断提高党员干部的政治站位。

宣传教育　2018年，全力推进"健康市北"建设宣传工作，采取活动载体、官微、平面媒体、自媒体等多种方式，加大健康惠民政策、健康促进等宣传力度，开设手机短信通道，发送健康知识、节气养生、惠民政策等短信3.4万余条；截至年底，刊发稿件980篇、微博1023条、微信972条、微信直播6场；加强网络舆论引导和网络舆情监控。处理舆情32起，发放《市北区卫生计生惠民政策一册通》10万余册，宣传海报2万余张，有效提高了群众对惠民政策知晓率。

党委书记、局长：徐美丽
党委委员、副局长：王顺增、赵　艳
副　局　长：马海莉
二级调研员：李友良、杨仁庆
电　　话：83745776
传　　真：83718602
电子邮箱：qdsbqwjj@163.com
邮政编码：266033
地　　址：青岛市市北区抚顺路25号乙

青岛市市北区人民医院

概况　2018年，职工总数290人，其中，卫生技术人员247人，占在职职工总数的85%；行政后勤人员23人，占职工总数的8%。卫生技术人员中，高级职称24人，中级职称94人，初级职称129人，分别占卫生专业技术人员的10%、38%、52%。医院编制床位240张，实际开放床位300张，设职能科室13个、临床科室15个、医技科室7个，医院下设门诊部3个。

业务工作　2018年，门、急诊量285863人次，比2017年增长10%；其中急诊28191人次，比2017年增长6.9%。收治住院病人5554人，床位使用率95%，入出院诊断符合率100%，手术前后诊断符合率100%，甲级病案符合率98%，无菌手术切口感染率为0，法定传染病报告率达到100%。

业务收入　2018年，业务收入9318.77万元。

固定资产　2018年，固定资产总值4002.80万元，比2017年增长6%。

医疗设备更新　2018年，新增飞利浦数字DR机、百胜彩色B超机等先进仪器设备。

医疗特色　2018年，口腔科在全市同级医院中率先开展口腔种植治疗，进行单牙、多牙缺失及牙列缺失的种植修复治疗200余例，均取得良好的效果。

科研工作　2018年，在国内杂志发表论文40多篇。

继续教育　2018年，医院强化内涵建设，采取外派进修、学术交流等多种方式，加强人才培养，外派青岛大学附院等医院进修、学术交流20多人次，开展市级继续教育项目培训4项，举办各类院内学术活动10余次；与海慈医疗集团建立"医联体"，请三级医院专家会诊、手术，方便住院患者，减少费用。

大事记

2月18日，中共青岛市委、青岛市人民政府授予市北区人民医院"文明单位"称号。

8月16日，医院率先开通支付宝、微信等电子支付交费系统。

9月11日~10月31日，医院为区属34所初中及小学2.7万余名学生进行健康体检。

10月20日，医院安排内科副主任王学山到贵州省安顺市西秀区人民医院进行医疗帮扶工作。

精神文明建设　2018年，进一步打造医院服务品牌，深入扎实地开展精神文明建设和文明单位创建工作，积极参与创建全国文明城市及创建人民满意的医疗卫生机构工作。"两学一做"学习教育常态化和制度化，组织好党员集中教育活动，各党支部组织以"服务百姓"为主题的主题党日活动和党员志愿者服务活动。在全院女职工中开展庆"三八国际劳动妇女节"征文比赛活动。收到感谢表扬信52封、锦旗30面，拾金不昧10多人次，门诊、住院病人满意度均达98%以上。

荣誉称号　获全省卫生费用核算工作先进单位、青岛市文明单位称号。

党总支书记、院长：于　波
党总支副书记：吴海涛、赵　红
副　院　长：赵　红
电　　话：83720868
传　　真：83720868
网　　址：www.sfhospital.com
邮政编码：266033
地　　址：青岛市市北区抚顺路25号

（撰稿人：王　蕊）

青岛市市北区卫生和计划生育局综合监督执法局

概况 2018年,在编在岗27人,离岗待退4人。专业技术岗17人,管理岗11人,兼岗2人。50岁以上4人,平均年龄41岁。

业务工作 2018年,接到投诉举报435起,其中办理245起,直接回复、回退190起,回复率100%;受理行政复议及行政诉讼各1起,均维持原处罚决定;行政处罚结案81起,罚款92500元,没收非法所得1452元,没收器械三宗;申请法院强制执行案件1起。窗口受理各类咨询2600户次,办理卫生许可证1478个。办理公共场所卫生许可证1240个。全力保障上合青岛峰会召开。对富力艾美酒店及其周边1千米范围内、16条特色街等重点区域进行监督排查,检查1155户,监督户次2757户,并对356户无证业户实行承诺制办理卫生许可证;检查辖区各类医疗机构510余户,立案7起,处罚金额9000元。监督覆盖率和指导率达100%。出动市、区两级监督执法人员1500余人次开展拉网式摸查。监督检查辖区22个街道的公共场所2405家、检查医疗机构600余家,均在醒目位置张贴规范禁烟标识,圆满完成创卫复审任务。全面推行"双随机一公开"工作。抽检41家公共场所、6家二次供水单位、6家学校和88家医疗机构,其中公共场所合格31家、二次供水合格4家、学校合格5家、医疗机构合格86家。对不合格单位下达监督意见书并责令整改,对整改不到位的进行立案处罚,共处罚款4000元。实施生活饮用水卫生监督提升行动。组织全区17家二次供水单位、10家现制现供饮用水经营单位负责人培训并签订卫生安全承诺书,检查二次供水单位13家,合格10家。抽检100台现制现供饮用水机,合格97台。联合多部门开展餐具、饮具集中消毒服务单位专项整治活动。组织负责人培训,对辖区2家餐具、饮具集中消毒单位进行四批次60个样品抽检,合格57个,合格率95%。健全全区116所学校的卫生监督档案,监督覆盖率100%,开展学校卫生综合评价33所;组织全区中小学负责人饮用水卫生知识培训;全区学校有直饮水机387台,抽检66台直饮机水样,53台合格。对不合格单位加大督导整改力度,保障学校饮用水卫生安全。开展"游泳场所专项监督检查""集中空调专项监督检查""住宿场所专项监督检查"。监督抽检游泳场所46家(合格25家),大型住宿场所35家(合格29家),集中空调场所11家(合格11家)。对不合格的单位迅速跟进,查找原因,进一步加大督导整改力度。开展打击非法医疗美容宣传整治活动。共出动执法人员18人次,检查6家,其中正常开诊3家,暂停执业3家。发放宣传资料200余份,统一制作并发放《医疗机构依法执业公示栏》和《医疗机构依法执业承诺书》,公示资质情况和投诉电话,营造良好的舆论氛围。开展全区一级医疗机构专项监督检查,出动监督员60余人次,检查17家,下达卫生监督意见书17份,行政处罚立案5起,罚款金额1万元。对辖区94家口腔诊疗机构均实施卫生监督量化分级管理,评定A级单位4家、B级单位53家、C级37家。同时联合第三方检测机构,对辖区200余家口腔诊疗机构开展监督抽检,对于不合格单位限期要求整改,并在整改后进行"回头看"检查。开展两次77家社区卫生服务机构150余人的卫生监督协管员业务培训。每季度配合社区科、社管办对社区卫生服务机构进行督导检查,提出指导监督意见,并对协管员进行考核。

固定资产 2018年,固定资产总值218.40万元,比2017年增加12.54万元。

科研工作 2018年,完成《市北区公共卫生新业态监管现状调查及探讨》调研报告,并参加全市卫生计生综合监督执法系统调研报告评选,获得优秀调研报告三等奖。

继续教育 2018年,组织12名管理人员和业务骨干前往苏州参加由市卫生计生综合监督执法局和苏州大学医学部联合举办的"2018年青岛市卫生计生监督管理干部能力提升培训班"。

大事记

6月19日,青岛富力艾美酒店张伟梁总经理一行莅临市北区卫计局并赠送锦旗,对市北区卫生和计划生育局和区卫计局综合监督执法局在上海合作组织青岛峰会期间全力保障酒店卫生安全表示感谢。

11月22日,青岛市卫生计生委综合监督执法局下发文件《关于准予市北区等6个区(市)正式运行全省卫生计生监督业务应用系统的通知》,准予市北区卫计局综合监督执法局自2019年1月1日起正式运行全省卫生计生监督业务应用系统,标志着市北区正式迈进卫生计生监督智能化执法阶段。

精神文明建设 2018年,组织志愿者参加急救技能培训、在沙滩上捡拾垃圾、献血、为自闭症儿童捐书、送温暖、接送青岛高校新生等志愿活动。开展"慈善一日捐"活动,全单位职工捐款5000元。

荣誉称号 2018年,获市级文明单位荣誉称号、区法制办年度优秀案卷。荣获"2018青岛市健康杯卫生计生监督执法技能大赛"团体成绩第一名。

区卫生和计划生育局副局长：王顺增
党支部书记、副所长：张克胜
副　所　长：胡　凯、桂文盛
值班电话：83763319
举报电话：83779885
电子信箱：sbwsjds@163.com
邮政编码：266033
地　　址：市北区抚顺路25号乙

（撰稿人：王　超）

青岛市市北区疾病预防控制中心

概况　2018年，职工总数57人，其中，卫生专业技术人员53人，行政工勤人员4人。卫生专业技术人员中，副高级职称8人、中级职称25人、初级职称20人，分别占卫生专业技术人员的15%、47%和38%。

固定资产　2018年，固定资产总值1297.2万元。

科研工作　2018年，国家级刊物发表论文13篇。

党风廉政建设　2018年，落实主体责任，班子成员及科室负责人实行"一岗双责"。健全工作机制，将党风廉政建设纳入支部重要议事日程，形成支部统一领导，科室各负其责，全体职工参与的党风廉政建设工作格局。成立5个政治思想学习小组。

卫生应急　2018年，修订应急预案43个，储备应急物资六大类220余种，组织开展应急演练2次，6支卫生应急处置队全年24小时值班待命，没有发生突发公共卫生事件，规范处置疑似食源性疾病事件55起，突发公共卫生事件相关信息1起。

传染病防治　2018年，完成免费狂犬病疫苗续种246人，免费狂犬病疫苗补种209人，审核管理传染病报告卡16464张，系统报告质量综合率首次达到100%，发布预测预警及分析报告67期，处置聚集性发病疫情及红色预警542起，流调处置各类传染病1308例，全区无重大传染病的发生。

艾滋病防控　2018年，贯彻落实国家艾滋病"四免一关怀"政策，全年新报告艾滋病病例80例，高危行为干预3400余人，HIV抗体筛查269477人次，"红丝带在校园飘扬"活动受益学生超2万名。

结核病防治　2018年，学校结核病防控工作成效显著，全年报告结核病402例，规范处置学校结核病疫情15起，完成高校结核病筛查8000余人，社区结核病健康管理达364例。结核病健康校园品牌连续二年荣获国家级表彰，在全省评选培训会议上进行工作经验交流。

卫生监测　2018年，圆满完成重大活动保障任务，开展辖区核心酒店和重点单位的媒介生物控制工作，在周边2000米范围开展日监测日报告，做到"监测报告不过夜、病媒消杀不过午"。开展城市生活饮用水水质监测、病媒生物监测、公共场所健康危害因素监测等监测任务，食源性疾病监测报告信息达到834例。

免疫规划　2018年，全面落实扩大国家免疫规划政策，优化接种门诊设置，规范二类疫苗采购管理和疫苗运输，组织开展疫苗使用管理专项督导6次，完成疫苗接种服务23万余人次，疑似预防接种异常反应管理率达到100%，加大预防接种政策知识宣传。有效应对处置疫苗事件，完成2721名"百白破"问题疫苗家长主动告知及1964人补种工作，设立9部专业咨询电话接受群众咨询15000余条，处理群众投诉件607件、群众聚集性事件2起，密切关注舆情风险，健全应急预案和日报告制度。

慢病监测　2018年，夯实省级慢性病综合防控示范区建设成果，组织开展健骨操、"三减四健"、健步走等全民健康生活方式主题活动，审核管理伤害及慢性病监测报卡4.3万张，开展主题宣传15场，规范院外正常死亡医学证明和信息登记流程。

公共卫生服务项目指导　2018年，开展基本公卫项目督导167次，完成环境调查、癌症早诊早治、慢性病及其危险因素调查及省部联合减盐和减盐防控高血压等项目。加强部门协作，全面排查辖区严重精神障碍患者，指导落实社区卫生服务机构网格化管理服务，检出率达到0.41%。

地方病防制　2018年，开展水碘、人群碘营养监测任务，6个疟疾监测点完成血检1016人。消除疟疾工作走在全省前列，在国家、省、市工作会上作经验交流，成为全省第一个通过省消除疟疾考核预评估的区县，并作为"山东省消除疟疾省级考核预评估组"唯一区县级成员单位参加全省预评估考核工作。

健康教育　2018年，完成19个健康小屋、19条健康教育一条街、5个健康主题公园和212个健康单元建设，居民健康素养水平达到21.30%，居民慢性病监测报告显示冠心病、脑卒中、肿瘤报告发病率上升趋势有效减缓，顺利通过省级健康促进示范区评估验收。深入开展健康教育"六进"活动，完成区办实事"百场健康宣讲进校园活动"75场，受益人群达15000余人,开展各类主题日宣传12场,辖区居民健康知识知晓率不断提高,圆满完成国家卫生城市复审迎检任务。

学校卫生工作 2018年,落实免费预防性健康体检政策,完成体检服务11716人,圆满完成94所中小学健康查体工作,质量控制贯穿始终,覆盖中小学生8万余名,学生因病缺课症状监测系统全年报告率和上报率始终保持100%,处置红色预警301次,处置率100%。

质量管理和检验 2018年,规范开展内审、管理评审工作,修订管理体系文件200余个,完成63个产品标准400余个检测项目参数方法验证,出具检验报告178份,顺利通过省质量技术监督局资质认定现场评审工作,实验室仪器设备得到补充加强,出色完成检验保障任务,彰显实验室"一锤定音"能力。

动物疫病防控 2018年,履行区防控重大动物疫病指挥部办公室职责,贯彻重大动物疫病防控责任制,健全组织领导和应急预案体系,有效落实H7N9禽流感、非洲猪瘟防控措施,圆满完成动物疫病防控任务。

荣誉称号 2018年,荣获"全省病媒生物防制工作先进集体""全省寄生虫病防治工作先进集体""全省艾滋病防治工作先进集体""全省免疫规划业务先进集体""全省第三届职业人群健步走大赛组织奖""全省联合减盐防控高血压项目先进集体""青岛市工人先锋号""青岛市传染病防治工作岗位技能竞赛一等奖""青岛市第六届健康杯卫生应急检验监测技能大赛团体一等奖""青岛市艾滋病防治岗位技能竞赛二等奖"等称号和奖项。

党支部书记:薛守勇
主　　任:惠建文
副 主 任:辛乐忠、杨　敏、邹健红
联系电话:82817981
传真电话:82812990
邮政编码:266012
地　　址:青岛市市北区德平路3号丁

(撰稿人:王春辉)

青岛市市北区妇幼保健计划生育服务中心

概况 2018年,市北区妇幼保健计划生育服务中心编制数68人,在职职工63人,其中,卫生专业技术人员53人,占职工总数84%。卫生专业技术人员中高级职称8人,中级职称18人,初级职称27人,分别占卫生专业技术人员的15%、34%和51%。根据国家妇幼健康服务机构标准化建设要求,中心设置有8个职能部室:孕产保健部、儿童保健部、妇女保健/计划生育技术服务部、社会保健部、中医保健部、综合办公部、检验部、特检部,年服务人群97449人次。

业务工作 2018年,开展免费婚检2535对,免费孕前优生检查3810对,开展孕产妇系统管理、产前筛查、高危监测等服务21543人次,艾滋病筛查参与率100%,高风险检出率10.2%,完成全年任务100%。完成0~3岁散居儿童查体8577人次,入园儿童查体14498人,视力保健26764人。免费进行儿童先天性心脏病筛查8000人、适龄妇女HPV筛查2400人、孕妇补充多维元素8980人,共计减免金额178.7万元;"三筛报销"完成10459人,孕妇外周血胎儿游离DNA产前检测、羊水穿刺报销全年完成1535人,共计减免金额367万余元。对托幼机构进行培训1171人次、督导评估249次,基本公共卫生现场督导78次,培训203人次,例会212人次,《出生医学证明》首次签发16767人,延续"零差错"。组织围产儿新生儿死亡评审2次、孕产妇死亡评审3次,市北区母婴保健专项技术培训1次,产科质量督导检查2次。完成辖区接产医院22457名围产儿信息、527名出生缺陷患儿信息、156名围产儿死亡信息等的质量控制及信息收集、统计、上报工作。利用市北区卫计局微平台、微官网和微博发布保健知识、便民服务举措和政府惠民政策560余条,阅读人群累计30余万人次。在《山东省妇幼保健杂志》《大众网》《青岛晚报》《半岛都市报》等省市级媒体刊发新闻宣传信息188篇,免费孕前优生检查、检验项目"一单通"工作在青岛电视台《青岛全接触》、《生活在线》、《市北新闻》等栏目予以报道。

业务收入 2018年,业务总收入1380.73万元,其中非税收入699.60万元,惠民资金投入681.13万元。

固定资产 2018年,固定资产总值3164.14万元。

医疗设备更新 2018年,投入400余万元更新进口骨密度仪、伟伦双目筛查仪、儿童心理沙盘等先进检测设备和中频调制脉冲治疗仪、智能通络治疗仪、红外热成像检测仪等中医康复理疗设备。

医疗特色 2018年,在全市一级妇幼机构中率先成立中医科。开展拔罐、针灸推拿、耳穴压豆、艾灸等传统中医服务项目,将传统中医绿色疗法与儿童保健有机结合;利用新引进的10余种现代化康复理疗设备运用于孕产妇、儿童保健业务中,通过中医+妇幼保健为辖区妇女儿童提供全方位的康复理疗服务。开展儿童心理行为量表检查、婴儿神经运动20项检测项目,实现对 0~6 岁儿童的智力水平、心理行为和神经运动状况的系统监测;引进双目视力筛查仪,同步组织市北区托幼机构集体儿童视力筛查,替代人工主观检查,更加客观地筛查视力不良使儿童及早得到预防、诊治;在市内四区率先引进使用"孕期个体营养检测分析仪",提供个体化的科学营养指导建议;打造青春期保健特色门诊,生殖健康科开辟"知心姐姐小屋"私密空间,针对病因,采用补肾、健脾、清热、理气、化瘀等法,通过心理疏导、中医体质辨识等服务消除青春路上的隐患。引进妇产科、检验科、中药科、外科 4 名卫生专业技术人才。完成编外用工人员政府服务采购工作,及时与派遣公司联系、签订派遣协议,严格按照《劳动法》的规定进行合同的拟定、修正、完善、签订及政府招标工作。

荣誉称号　2018 年,荣获"青岛市最美巾帼志愿服务团队"、市北区工会工作先进集体称号。

中心主任:王秀香

中心副主任:元　红、孙道媛、周浙青、衣军光、张春光、丁　艳

所办电话:66008056

传真号码:83656372

电子邮箱:qdsbfy@163.com

邮政编码:266021

地　　址:青岛市市北区台东五路 85 号、抚顺路 25 号乙、乐环路 18 号、北仲路 47 号

(撰稿人:谷丽丽)

李　沧　区

青岛市李沧区卫生和计划生育局

概况　2018 年,青岛市李沧区卫生和计划生育局通过全国基层中医药先进单位复审,荣获山东省医养结合示范区、山东省卫生计生先进集体、全区第一季度重点工作突出贡献单位和第二季度重大活动先进集体等称号。局及局属单位有职工 437 人。其中,卫生技术人员 339 人,高、中、初级职称分别为 29 人、119 人、191 人,分别占 8.6%、35.1%、56.3%。下设事业单位 14 家,其中:全额拨款 6 家,分别是区疾病预防控制中心、区卫生计生综合监督执法局、区妇幼保健计划生育服务中心、区社区卫生服务工作办公室、区计划生育协会办公室、区畜牧兽医站;差额拨款 6 家,分别是区中心医院、永清路社区卫生服务中心、李村街道社区卫生服务中心、九水街道社区卫生服务中心、湘潭路街道社区卫生服务中心、沧口街道社区卫生服务中心;自收自支 2 家,分别是区卫生人才服务站、区卫生事业服务中心。

重点项目建设　2018 年,青岛市第八人民医院东院区暨地下工程项目完成地下三层的基坑开挖工作;世园街道社区卫生服务中心康养项目初步完成规划方案。新建 3 处急救点。建成满足 7.1 万名儿童需求的 19 处温馨化、数字化预防接种门诊,为适龄儿童接种疫苗约 25 万针次,接种率达 95% 以上。为 1 万余名 60~64 岁李沧户籍老年人进行免费查体。

医疗卫生改革规划　2018 年,制订《李沧区分级诊疗工作实施方案》。启动互联网＋医疗信息化平台建设,建成 14 家"互联网远程会诊中心"。区中心医院及 13 家社区卫生服务中心全部与市级医院签订"医联体"协议,落实专家定期门诊及定向培养机制。

中医药工作　2018 年,李沧区有省级中医药特色社区卫生服务中心 2 家,基层医疗卫生机构门诊量 350.8 万人次,其中中医药服务量为 108.6 万人次,占 30.8%,顺利通过国家中医药综合改革试验区先行区验收工作。完成 5 家中医诊所的备案工作,建成 3 个国家级全科医师中医实践基地、2 个山东省中医特色社区卫生服务中心、1 个市级中医特色社区卫生服务中心、2 个"养生保健基地"、33 个养生保健指导门诊、2 家膏方服务示范单位、20 个国医示范门诊,形成健全的中医药服务网络,受益居民比例达 95%。建设 3 处中医药文化主题公园,新建精品国医馆 2 家,推广 20 项中医适宜技术,免费为 2.6 万名老年人开展中医体质辨识及"冬病夏治——三伏贴""冬病冬治——三九贴"服务。开展中医药"三名"工程及"互联网＋中医药"服务,通过"李沧区中医药"微信平台宣传中医药传统文化知识。

社区卫生服务　2018 年,规范统一全区社区卫

生服务机构的门头标识,积极推进基本公共卫生服务项目承担机构信息公开,将相关信息通过李沧在线、区卫生计生局官方微信等方式进行社会公示。完成年度标准化建设目标任务,建成覆盖11个街道的57家社区卫生服务机构,其中社区卫生服务中心13家,社区卫生服务站44家,"15分钟健康服务圈"服务功能得到进一步完善。开展家庭医生签约服务。制发《李沧区家庭医生服务综合考核工作方案》《李沧区家庭医生签约服务规范落实年活动方案》等文件,全力推进家庭医生签约服务,推行3+X+1特色家庭医生签约服务,组成164支家庭医生签约服务队伍,签约18万余人,其中65岁以上老年人签约4.9万人。启动"我承诺、我服务"为主题的家庭医生签约宣传活动,开展家庭医生签约服务"五进",并通过电视、微信、微博、电子屏、报纸、宣传栏等途径进行宣传。青岛市卫生计生委"家庭医生签约规范落实年"现场观摩会在李沧区举行。

基本公共卫生项目 2018年,14项基本公共卫生服务项目顺利推进,全区13家社区卫生服务中心销售基本药物4519万元,让利群众1582万元。开展居民健康档案专业化复核升级行动,复核率达100%,并全面完成居民电子档案向居民开放工作。

公共卫生体系建设 2018年,全面推进"山东省健康促进示范区",开展健康教育"六进"活动,率先推出"名医专家手机直播课堂"活动,累计点击量40万人次,被《人口健康报》《青岛日报》等20多家媒体进行报道,发表新闻宣传稿件24篇。全市健康教育促进暨健康"六进"活动启动仪式在李沧区举行。

监督执法 2018年,启动重大活动卫生保障机制,承办全市重大活动卫生保障工作现场观摩会,圆满完成上合青岛峰会保障任务,得到国家卫生计生委综合监督局和省、市领导充分肯定。巩固国家卫生城市创建成果,切实做好复审迎检,监督检查辖区内公共场所1537家,医疗机构453家,监督覆盖率达100%。继续推进"智慧卫监"工程,实行全程执法记录、智能移动执法。严厉打击非法行医、公共场所卫生不达标等违法违规行为,行政处罚118起,罚没款43万元。

妇幼保健 2018年,实施妇幼健康"十二免十二优"服务活动,惠及妇儿9万余人次。率先推广实施《母子健康手册》规范使用和管理,发放1.6万余册。开展婚孕前检查、"母婴三病"筛查等共1.3万余人次。在全省率先实施免费儿童运动体质检测,惠及1.2万余名儿童。持续加强母婴安全管理,婴儿死亡率控制在1.91‰,户籍孕产妇死亡率连续16年保持为零。

医政工作 2018年,开展45项行政审批、5项依申请政务服务"四到"工作,大胆创新,使审批工作变"事难办"为"贴心办","零跑腿"政务服务高效便民。设置14处便民服务点,配备28名监督协管员,率先在全市取消医疗机构年检纸质档案,450余家医疗机构享受到无纸化办公服务。率先在全市试行公共场所"卫生行政许可承诺制",受理并办结许可事项3500余件,"零跑腿"比例达99.71%。制发《李沧区医疗质量安全专项整顿工作方案》,集中检查机构300家。邀请市级专家对全区医疗机构进行口腔、院感、应急、护理、医师、药物等业务培训,参加培训人员2500余人。举办李沧区护士长三项全能技能大赛和李沧区第三届医师技能大赛。组织开展年度基层医疗机构抗菌药物合理使用培训、考核及核准工作。组织对个体诊所、医务室和社区卫生服务站等单位开展使用抗菌药物及静脉输注活动评审工作。公布200名授予非限制使用级抗菌药物处方权的医师、抗菌药物调剂资格的药师名单。对新核准的150家具备开展抗菌药物静脉输注活动资格的医疗机构抗菌药物供应目录进行备案表工作。

卫生应急 2018年,重新调整卫生应急队伍,组织开展年度卫生应急综合实战演练,及时更新、补充各类应急物资。组织开展传染病应急演练工作。圆满完成上合青岛峰会、海外院士行、啤酒节、高考等重大活动医疗保障任务500余次,出动人员1350余人次,车辆500余车次。

对口帮扶 2018年,按照市对口支援和扶贫协作工作领导小组《关于2018年东西部扶贫协作考核指标责任分解的通知》精神,结合工作实际,派出14名医务人员对甘肃康县、贵州黄果树、山东单县开展义诊帮扶活动。

计划生育工作 2018年,强化计划生育目标管理。全区户籍人口出生5811人,同比减少8%,合法生育率99.5%,出生人口性别比为106.72,孕情上报及时率92.22%,生育登记覆盖率88.84%,出生上报及时率98.06%,出生上报准确率95%,免费孕前优生健康检查覆盖率100%,免费产前筛查率99.71%。建立卫生计生联席会议制度。各街道卫生计生办与辖区的社区医疗机构联合开展160余场讲座、体验及宣传活动,新安装184块健康教育宣传栏。在全市率先启动"把健康带回家"流动人口卫生计生关怀关爱专项行动。为5.5万名流动人口建立健康档案、开展孕产妇保健、儿童体检、计划免疫等免费服务。开展有奖举报"两非"活动,春季集中开展出生人口性别比综合治理宣传活动,秋季组织开展"两非"专项巡检。出生人口性别比较2017年降低1.2。落实各项计生奖励政策及特殊家庭救助5459.67万元。开展"计生助福"行动,为全区307户计生特殊家庭送去人口关爱基金30.7万元。各街道落实联系人制度,为计生特殊家庭送上关爱及慰问品价值26万元。为辖区3900余名困难群体妇女进行免费筛查,群众满意率达100%。将辖区57家社区卫生服务机构纳入免费避孕药具发放体系。试点开展"新家庭计划——健康厨房"及"新家庭计划——儿童早期发展训练营"项目。开展新家庭健康厨房讲座23期,0~1岁早教发展亲子课13期16节,近300余户家庭受益。设母婴设施82处。开展"春暖三月"系列宣传活动。在第29个"7·11"世界人口日,组织11个街道近140个计生家庭开展"健康快乐动起来"亲子趣味运动会。

党建及医德医风工作 2018年,深入开展"双治双民"专项整治。李沧区中心医院与翠湖社区党委共建、李村社区卫生服务中心与平度云盘山健康扶贫、沧口社区卫生服务中心"一对一"送健康到特殊家庭等11个特色党建服务载体成效显著。成立市首批"示范性社区青年志愿服务站""红马甲党员志愿者"等160支志愿者队伍。深入街道、社区开展暖民义诊活动、传授健康知识共800余次,发放健康包4000个,宣传品6万余份。开展"党员亮身份践承诺塑形象"和"党员示范岗"等活动。选派4名党员对口扶贫,并被"岛城先锋"栏目报道。设立12个投诉箱(举报电话)。充分发挥正面典型的引导激励作用,新申报市级文明单位1个,复审省级文明单位2个、市级文明单位5个,区级文明标兵单位3个,获青岛市卫生计生系统"最美护士"1人,第二届"寻找百家健康守门人"活动中获"最美家庭医生"1人,青岛市第六届"健康杯"基层卫生技能大赛团体二等奖,青岛市基层妇幼健康服务技能竞赛市级决赛团体成绩第三名、个人成绩第一名,山东省基层妇幼健康服务技能竞赛省级决赛团体三等奖。加强与重点新闻媒体的合作,围绕重点工作开展主题宣传活动,在各级各类新闻媒体发表文章1000余篇。

大事记

1月10日,山东省医师协会内分泌医师分会与北京白求恩公益基金会联合授予李沧区中心医院"山东省糖尿病专家定点指导单位"。

1月31日,2018年青岛市流动人口卫生计生关怀专项行动暨新市民健康城市型主题宣传活动启动仪式在李沧区文化广场举行。

4月4日,国家卫生健康委综合监督局主要领导和省卫生计生委相关领导对李沧区卫生监督工作开展情况进行现场观摩视察。

5月8日,健康青岛促进工程暨健康教育"六进"活动启动仪式在李沧区文化广场举办。

6月至9月,李沧区卫生计生局免费为辖区2.6万名老年人提供中医体质辨识及"冬病夏治""三伏贴"服务。

6月11日,李沧区新建2处中医药文化主题公园正式投入使用。

9月14日,国家卫生健康委监督中心领导对李沧区卫生执法监督体系建设及公共卫生执法监督等工作进行调研。

12月28日,李沧区卫生和计划生育局联合青岛阜外医院开展"医联体"特色诊疗服务。

局长、党委副书记:李　蕾
党委委员、纪委书记:刘路明
党委委员、副局长:黄　磊、宫　伟、张红燕、刘继章
电话/传真:87627622
电子邮箱:qdlcwjj@163.com
邮政编码:266100
地　　址:李沧区黑龙江中路615号

青岛市李沧区中心医院

概况 2018年,青岛市李沧区中心医院在编在职职工133人,其中,卫生技术人员116人,占职工总数的88%,其他专业技术人员9人,占职工总数的7%;高级职称14人,占职工总数的11%,中级职称53人,占职工总数的40%。内设行政职能科室和业务科室38个。

业务工作 2018年,医院门、急诊量161798人次,出院1457人次。医院一直致力于做好疾病预防工作,内二科的糖尿病防治讲座、妇产科的孕妇保健知识讲座、预防接种科的妈妈课堂分别每月开展一次,"暖民行动进社区"健康知识讲座及义诊每月两次,共惠及社区居民3000余人次。积极参与各种宣传日的广场义诊活动9次,受益群众达2000余人次。医护人员深入辖区行动不便居民家进行义诊,共计300余户。与青岛市市立医院、山东大学齐鲁医院内分泌科、青岛思达心脏医院、青岛眼科医院等结成"医联体"。实现青岛市医疗卫生机构三级安全生产标准化评级。

院长、党支部书记：脱　皎
办公电话：66085588
电子信箱：lczxyy@sina.com
地　　址：青岛市李沧区兴城路49号

青岛市李沧区卫生计生综合监督执法局

概况　2018年，李沧区卫生计生综合监督执法局现有编制13人，职工总数12人，其中，卫生技术人员9人，占职工总数的75%；行政工勤人员3人，占职工总数的25%。在职卫生技术人员中，高级职称1人，中级职称2人，初级职称6人，分别占卫生技术人员的11.11%、22.22%、66.67%。内设科室5个。

业务工作　2018年，受理公共场所卫生许可916家；供水单位卫生许可2家；医疗机构设置54家；母婴保健技术服务执业许可7家；放射诊疗许可32家。受理群众投诉举报161起，开展行政处罚118起，拟罚没款43万余元，申请法院强制执行4起，收缴罚款2.72万元，全部实现行政处罚网上透明运行。组织卫生执法稽查4次。开展公共场所经常性监督1938户次，医疗机构监督847户次，监督覆盖率均为100%，及时完成国家卫生监督信息录入。参加卫生集中宣传咨询活动10余次；上报政务信息45篇；在报纸、微信、微博发布原创信息112篇。

荣誉称号　2018年，荣获李沧区卫生计生系统先进集体称号、青岛市卫生计生监督执法技能竞赛团体二等奖。

局长、党支部书记：王本峰
电　　话：87061437
电子信箱：qdlc006888@sina.com
地　　址：李沧区永年路20号

青岛市李沧区疾病预防控制中心

概况　2018年，青岛市李沧区疾病预防控制中心在职职工41人，其中，卫生技术人员35人，占职工总数85.4%；其他专业技术人员3人，占职工总数的7.3%；中级以上职称24人，占职工总数的58.5%；内设行政职能科室和业务科室共12个。

业务工作　2018年，为60岁以上老年人免费接种23价肺炎球菌多糖疫苗1100人次；接种水痘Ⅰ、Ⅱ剂次达11000余人次；灭活脊灰第一剂次接种1.1万余人次、第二剂次接种1.3万余人次。将"关爱儿童健康，完善预防接种服务网络"纳入区政府实事。全力做好上合青岛峰会保障工作，重点做好严重精神障碍患者服务管理及病媒生物监测工作；在国家卫生城市复审期间，为农贸市场，城中村、社区等人口密集区域新建180个宣传栏并定期更换宣传内容。新增4所预防接种门诊，对辖区16所预防接种门诊儿童预防接种取号系统进行升级更新及LED屏的补充安装，实现辖区所有预防接种门诊的网络升级。规范第二类疫苗省级平台集中采购行为，保证疫苗质量安全，顺利完成二类疫苗的采购工作。开展国家级健康素养调查暨控烟调查预调查工作，协调、组织开展癌症早诊早治项目、脑卒中项目、中英慢病项目、居民日常食物消费量调查等国家项目。组织完成5万余名中学生的查体工作，顺利通过实验室评审。

主任、党支部书记：吕思禄
电　　话：84610288
电子邮箱：qdlclsl@126.com
地　　址：李沧区永年路20号

青岛市李沧区妇幼保健计划生育服务中心

概况　2018年，青岛李沧区妇幼保健计划生育服务中心在职职工45人，其中，卫生技术人员36人，占职工总数的80%；中级以上职称17人，占职工总数的37.78%；设行政职能及业务科室8个。

业务工作　2018年，实施妇幼健康"十二免十二优"服务活动，惠及妇儿9万余人次。在市区率先推广使用《母子健康手册》，发放1.7万余册。两次为2.1万余名儿童进行免费口腔涂氟护齿，学龄前儿童免费运动体质监测和自闭症早期筛查服务1.5万余人，先天性心脏病筛查1万余人次。孕前优生检查2800余人，覆盖率达到100%；为9479人建立《母子健康手册》；孕妇产前及新生儿疾病免费筛查、基因检测和产前诊断免费服务、"母婴三病"筛查服务3.3万余人次。实现户籍孕产妇死亡率连续16年为零。建立计生药具免费发放点153个、设置网络发放自取机38台，年服务4.4万余人。

荣誉称号　2018年，继续保持山东省文明单位称号，荣获李沧区优秀妇女维权岗荣誉称号。

主任、党支部书记：刘　梅
电　　话：66766602
电子邮箱：qdlcfybgs@126.com
地　　址：李沧区永年路20号

青岛市李沧区社区卫生服务工作办公室

概况 2018年,青岛市李沧区社区卫生服务工作办公室在职职工9人,其中,卫生技术人员5人,占职工总数的56%,行政后勤人员4人,占职工总数的44%。卫生技术人员中,中级职称5人。单位内设行政及业务科室3个。

业务工作 2018年,组织全区社区卫生服务机构开展贫困人口和计划生育特殊家庭医生签约服务"暖冬关爱行动",特殊家庭人群签约637人;组织20名医生参加全科医师转岗培训。积极推进14项基本公共卫生服务项目开展,对全区社区卫生服务机构覆盖人口及范围进行重新划定;建立基本公共卫生服务项目半月通报制度;开展居民健康档案复核升级行动,符合率达100%;严格执行亮牌警告和末位淘汰举措,撤销2家社区卫生服务站社区卫生服务准入资质。组织全区社区卫生服务机构规范建立家庭医生工作室及健康驿站。组织第三届基层卫生技能大赛,推选出两支代表队(6名队员)代表李沧区参加青岛市"第三届健康杯"技能竞赛,获得团体二等奖1个及个人二等奖1名。

荣誉称号 年内持续保持"李沧区文明单位"称号。

主任、党支部书记:邵先赞
电　　话:87617986
电子信箱:lcsqbgs@163.com
地　　址:青岛市李沧区永年路20号

青岛市李沧区李村街道社区卫生服务中心

概况 2018年,青岛市李沧区李村街道社区卫生服务中心有在职职工49人,其中,卫生技术人员40人,占职工总数的82%;其他专业技术人员6人,占职工总数的12%;中级以上职称16人,占职工总数的33%;内设行政职能科室和业务科室共16个。

业务工作 2018年,建立"医联体"便民利民服务,青岛大学附属医院老年医学专家团队现场坐诊。连线青岛大学附属医院远程心电监护中心,实现"心电中心平台"与"心电图检查点"互联互通。全面完成全国基层中医药工作先进单位复审通过和提升工程"十三五"行动计划中医药省级督查。以"创建青岛市文明单位"活动为契机,将文明服务渗透到工作的每一个细节,不断提高服务水平。

主任、党支部书记:刘兴同
电　　话:87668895
电子邮箱:lcqlcjdsq@qd.shandong.cn
地　　址:李沧区东山四路51号

青岛市李沧区永清路社区卫生服务中心

概况 2018年,青岛市李沧区永清路社区卫生服务中心占地面积6456.8平方米,业务用房面积5259.36平方米。年内有职工29人,其中,卫生技术人员22人,占职工总数的76%。其他专业技术人员7人,占职工总数的24%;中级以上职称11人,占职工总数的38%。内设行政职能科室和业务科室共18个。

业务工作 2018年,国家12项社区公共卫生服务工作全覆盖,电子健康档案建档26680人;60~64岁免费查体872人。65岁及以上老年人免费查体及中医体质辨识服务2355人,门诊量53365人次,办理门诊统筹签约7413人,开展"三伏贴""三九贴"服务1956人次。全面实施基本药物零差率销售政策,基本药物销售额599万元。与青岛市市立医院脊柱治疗中心、青岛市第八人民医院骨科开展联合门诊,与中心骨伤特色科联合开展颈、肩、腰腿痛、脊柱等骨病诊疗。上级医院派专家坐诊180人次,微医会诊36人次,开展"暖民行动进社区"7次。举办"医联体"专家进社区大型义诊活动"3次。

荣誉称号 2018年,荣获由青岛市卫生和计划生育委员会、青岛市中医药管理局评选的"首批精品国医馆"称号。

主任、党支部书记:韩先勇
电　　话:84662702
电子邮箱:qdlc002888@163.com
地　　址:李沧区振华路15号

青岛市李沧区九水街道社区卫生服务中心

概况 青岛市李沧区九水街道社区卫生服务中心于2011年10月正式建成启用,业务用房面积1500平方米。2018年,在职职工24人,其中,卫生技术人员20人,占职工总数的83%;其他专业技术人员3人,占职工总数的13%;高级职称1人、中级职称3人。

业务工作 2018年,总服务量约7.6万人次。基本药物品种596种,中草药382种,中医服务1.5万人次。门诊统筹较上年增加18%,门诊大病较上年增加15%。建立居民健康档案23014份;65岁及以上老年人免费查体及中医体质辨识服务1316人,慢病管理1858人。开设中医特色门诊,运用浮针疗法(FSN)一次性使用浮针在非病痛区域的浅筋膜层进行扫散手法的针刺疗法。开展"以思想解放带动行动创新"大讨论活动,创建家医团队——"您值得信赖的家庭医生"、护理部——"以我的爱心、耐心、责任心,让您舒心"、社区科——"暖心服务 红马甲在您身边"等服务口号。

主　　任:胡蕾蕾
党支部书记:管　坤
联系电话:68076605
电子信箱:lcqjsjdsq@qd.shandong.cn
地　　址:青岛市李沧区宜川路37-1

青岛市李沧区湘潭路街道社区卫生服务中心

概况 青岛市李沧区湘潭路街道社区卫生服务中心是一所公立社区卫生服务机构。业务用房面积1400平方米。2018年,有在职职工23人,其中,卫生技术人员22人,占职工总数的95%;在职卫生技术人员中,高级职称1人,中级职称7人,分别占职工总数的4%、30%。内设科室14个。

业务工作 2018年,累计建立居民档案10167人,家庭医生签约重点人群777人。通过日常门诊诊疗、居民健康体检、老年人健康管理等方式,增强高血压、2型糖尿病等慢性疾病患者筛查,及时纳入慢性病管理并进行健康指导和防治干预。成立家庭医生签约服务团队,建立"医联体"协作,聘请专家坐诊,开展延时医疗服务、节假日医疗服务及"微医"互联网医院远程会诊服务。以国医馆为依托将中医辨证施治药物治疗与针灸电疗等综合治疗手段相结合治疗颈肩腰腿痛为特色,完善社区常见病多发病的预防、医疗和保健服务,增设远程心电监护诊疗服务。

精神文明建设 2018年,重视抓基层党建和政治思想工作,注重"两学一做"学习教育制度化、常态化。落实"治官治吏便民利民"等活动,进一步完善优化服务流程以及服务细节,落实"零跑腿"服务;学雷锋志愿小组长期结对帮扶社区孤寡老人;医护人员积极参与上合青岛峰会、院士港等重大活动保障;工会组织的活动丰富多彩。

荣誉称号 获2016~2017年度山东省癌症早诊早治项目先进集体荣誉称号;2018年李沧区护士长三项全能技能比武优秀组织奖。

主任、党支部书记:王建业
电　　话:87669120
电子信箱:13863925987@163.com
地　　址:李沧区湘潭路38号

青岛市李沧区沧口街道社区卫生服务中心

概况 2018年,青岛市李沧区沧口街道社区卫生服务中心在职职工53人,其中,卫生技术人员44人,占职工总数的83%;其他专业技术人员9人,占职工总数的17%;中级以上职称23人,占职工总数的43%;内设行政职能科室和业务科室共12个。

业务工作 2018年,积极推动基层"医联体"建设,与青岛眼科医院合作组建首个李沧区眼科"医联体"合作试点,眼科专家带专业设备定期到中心坐诊,并为社区建档居民免费提供眼底疾病基本筛查。开展全方位特色家庭医生服务,每个家庭医生团队中增加中医、药学、"医联体"专家等人员,创新开展"菜单式"家庭医生签约服务包。全面普及开展中医适宜技术达26种,有青岛市中医专病专科特色门诊3个,中医药人才队伍中有副高级以上专家3名,齐鲁基层名医1名、李沧名中医2名,2018年被评为青岛市首批"精品国医馆"。开展各类主题活动,各级各类新闻媒体发表宣传文章50余篇,积极开展献血活动,"慈善一日捐"共募集善款11200元,荣获"青岛市文明单位"称号。

荣誉称号 荣获2018年"青岛市青年志愿服务先进集体"称号;荣获2018年"青岛市文明单位"称号;荣获2018年"李沧区先进基层党组织"称号。

主任、党支部书记:胡　丹
电　　话:87667120
电子邮箱:ckjdsqws@163.com
地　　址:李沧区平顺路3号甲

崂 山 区

青岛市崂山区卫生和计划生育局

概况 2018年，崂山区有各级各类医疗机构426家。其中二级以上综合医院2家，其他各级各类医院17家，卫生院（社区卫生服务中心）5家，社区卫生服务站30家，卫生室142家，其他医疗卫生机构230家。全区有床位2972张，每千常住人口拥有床位6.6张。全区共有执业（助理）医师1847人、执业护士1646人，平均每千人拥有执业医师4.1人、执业护士3.7人。医疗卫生机构总诊疗281万人次，其中社会力量办医占总诊疗人次的35.4%。崂山区全年出生3177人，出生率10.68‰、自增率3.35‰、合法生育率99.87%，当年出生年报性别比为102.5。

医疗基础建设 2018年，制订基层医疗机构标准化建设方案及2017～2019年度实施计划，四类基层医疗卫生机构设备配置全部达标。制发崂山区人民政府办公室《关于进一步加强乡村医生和基层医疗卫生机构医生队伍建设的实施意见》，建立"区管街聘居用"机制，完成20名订单定向医学生免费培养，招聘社区医生18名。建成以健康档案库、电子病历库、全员人口库、基础资源库四大库为基础的区域健康信息平台，在全市率先实现市健康档案管理信息系统与基层医疗机构信息管理系统的互联互通，区内5家社区卫生服务中心、卫生院实现患者诊疗信息共享。依托"临床药学"和"抗菌药物应用监测"双中心，审核处方9.3万份，保障基层合理用药安全。推进医养结合服务模式，顺利通过省级医养结合示范区评估，成功申报全市首批且唯一一家国家智慧健康养老示范基地。

医疗技术服务 2018年，崂山区财政投入208.68万元实现首签居民免费签约。在全区推广家庭医生签约服务，完成签约13.5万人，其中重点人群6.5万人。在全市率先推出个性化服务包，提供个性化服务1206人，为有需要的重点人群试点推行免费药物。持续开展"名医下乡"，聘请39名三甲医院专家在基层累计坐诊1167人次，诊疗患者1.2万人次。完成40岁以上中老年人体检5.2万余名、中小学生免费体检3万余名，代表山东省迎接国家基本公共卫生服务项目考核成绩优异，在31个省（市）中位列前三名。推进国家中医药综合改革试验区建设，举办"中医药文化节"、"三伏养生节"和"膏方节"等活动，开展艾灸、推拿、拔罐、刮痧、放血疗法等近20项中医药适宜技术。创建沙子口街道中医药特色小镇，建成市级中医药文化宣传教育基地1个，首批精品国医馆建设项目2个。

医政管理 2018年，发挥党建引领作用，创新建立民营医疗机构"党建医疗联合体"5个，承办全市首次民营医疗机构党建工作现场会。成立崂山区首批公立与民营医院医联体。全区建立基层医疗机构和省市级综合医院、专科医院和民营医疗机构医联体20个。选派医务人员到市级三级甲等综合医院或区域内医联体单位进修培训35人次，提高基层服务能力。抓住院内感染、医疗废物管理等重点，坚持每年开展2次全区医疗质量检查。圆满完成上合青岛峰会、省运会等重大活动公共卫生安全和医疗保障以及应急事件处理100余次。新增急救站点1处，为地处较偏远的基层医疗机构和人员密集场所配备自动体外除颤仪30台。

计生政策落实 2018年，崂山区全面落实生育政策，完善目标责任制考核，推广生育登记网上办理和社区代办服务，深化"放管服"改革，梳理"一次办好"计生事项，方便群众网上申请，切实做到减证便民。加大日常监控、第三方调查和专项考核工作力度，计划生育服务管理改革积极推进，北宅街道沟崖社区被评为市级计划生育基层基础示范点。开展流动人口"把健康带回家"关怀关爱活动，组织实施国家流动人口抽样调查。落实计划生育家庭奖励扶助、特别扶助、孕产妇分娩补助等惠民资金4000余万元，惠及群众5.5万余人。为46户计划生育特殊家庭提供免费家政服务，发放家政服务补贴36万元。为110户计划生育特殊家庭订阅《老年生活报》，投入资金17.3万元为587位计划生育特殊家庭成员实施医疗综合保险项目。

妇幼卫生 2018年，实施优生关爱工程，建成爱心妈妈小屋、母婴室25个。孕前查体服务人群涵盖农村、城镇常住人口及符合条件的流动人口,共完成孕前优生查体2656人,免费发放叶酸7084瓶。实施孕妇遗传性耳聋基因筛查及无创DNA基因检测(产前诊断)项目,完成产前筛查2751人、为676人报销无创DNA(产前诊断)费用(确诊7例胎儿先天异常),完成耳聋基因免费筛查2416人(耳聋基因阳性138人)。在全市率先依托高危儿管理软件建立高效运转的高危儿三级管理及转诊网络,优化工作流程,共管理高危儿童500余人。对全区托幼机构的工作人员、新入园儿童进行查体,共完成幼儿教师体检1841人、幼儿园儿童查体13536人,对38家托幼机构进行卫生健康工作评估。

综合监督 2018年,不断提升一线卫生监督服务水平,受理投诉举报122件,办结率100%;查处医疗机构、公共场所领域涉嫌违法案件113起,处罚金额43.305万元,没收违法所得0.66万元,没收非法医疗器械3宗。购置手持执法终端20部,便携式打印机4台用于完善和推进卫生计生监督业务应用系统及手持执法终端的顺利应用开展。开展医疗机构依法执业专项监督检查工作,规范计划生育服务,严打严查"两非"案件,共检查诊所、门诊部200余家次,督检隐患机构27家次。检查学校和托幼机构156所,对51所学校、70所托幼机构生活饮用水采样送检,对20所中小学校教学环境进行检测。加强生活饮用水监督管理,完成全区集中式供水单位枯水期、丰水期的水样抽检工作。加强消毒后餐饮具检测,共抽检150个批次,合格率达91.6%。

疾病防控 2018年,崂山区在全市率先开展乙肝、丙肝、结核病免费筛查,完成中老年人筛查5.2万人、高校入学新生和中小学生肺结核筛查4.7万人。在中小学校和幼儿园开展"三减三建"健康教育活动。全区30个单位共335人参加第三届"万步有约"职业人群健走激励大赛,173人参加全省职业人群健步走大赛,13人参加减重大赛。作为青岛市首个"全国健康促进区"创建区,增设健康宣传栏和健康小屋,新建健康知识宣传街1条,新增体检点3个,建设青少年中医预防保健、口腔、视力、心理健康教育基地9处,举办全民健康教育大讲堂100场,创建健康社区、健康促进学校、健康促进机关、健康促进企业等健康促进单位123家,培训健康生活方式指导员200余名,成功创建"全国健康促进区"。

大事记

3月2日,组建成立崂山区首家公立医疗卫生机构与民营医疗机构医疗联合体。

3月4日,崂山区北宅卫生院签出全市首个家庭医生个性化服务包。

3月29日,国家卫生计生委卫生发展研究中心到崂山区考察家庭医生签约服务工作。

4月17日,崂山区代表青岛市、山东省迎接2017年度国家基本公共卫生服务项目现场测评。

4月22日,崂山区卫生和计划生育局与山东医学高等专科学校签订2018年医学生订单定向培养协议。

5月10日,国家、省、市组成督导组,对崂山区公共卫生监督、传染病防治监督、医疗监督等工作开展督导检查。

5月18日,崂山区启动家庭医生日宣传活动,以"我承诺我服务"为主题,开展家庭医生签约进机关、进企业、进楼宇、进社区、进乡村、进学校等六进活动。

6月20日,国家家庭医生签约服务工作督导组赴崂山区进行督导工作,对崂山区的家庭医生签约服务工作给予高度评价。

6月21日,崂山区副区长郭振栋在全国健康促进县区建设经验交流会上作典型发言。

6月23~24日,2018青岛·崂山100公里国际山地越野挑战赛,崂山区基层医疗机构医疗保障人员为赛事做好医疗保障工作

7月3日,崂山区举行建设国家中医药综合改革试验区先行区暨第四届"中医药文化节"启动仪式。

7月30日,国家卫生健康委员会副主任王贺胜等一行,到崂山区社区卫生服务中心调研。

10月16日,山东省卫生计生委、广东省健康教育中心专家一行对崂山区健康促进区创建工作进行现场调研督导。

10月27日,山东省家庭医生签约服务实践交流暨全科医生能力提升培训班(山东省继续医学教育项目)在崂山区举办,各地市卫生工作人员500余人参会。

12月12日,青岛市民营医疗机构党建工作现场会在崂山区召开。

荣誉称号 代表山东省迎接国家基本公共卫生服务项目考核成绩优异,在31个省(市)中位列前三名。被评为国家级智慧健康养老示范基地;创建全市首个"全国健康促进示范区"。

党委书记、局长:李兴水

纪委书记:于俭滨

副 局 长:孟庆萍、曹鹏利

电　　话:88997527

传　　真：88997527
电子邮箱：lsqwsj@qd.shandong.cn
邮政编码：266061
地　　址：青岛市崂山区行政大厦西塔楼829房间

青岛市崂山区卫生计生综合监督执法局

概况　2018年，青岛市崂山区卫生计生综合监督执法局编制20人，在岗职工20人。其中管理岗位15人，专业技术岗位副高职称1人、中级职称4人。办公用房面积600平方米，内设综合科、监督一科、监督二科、监督三科、监督四科5个职能科室，承担着辖区内金家岭、中韩、沙子口、王哥庄、北宅5个街道的公共场所、医疗机构、计划生育、各类学校和托幼机构、放射诊疗监管单位、生活饮用水供水单位、传染病防控监督、餐饮具消毒企业等单位的监督管理工作。

重大活动公共卫生保障　2018年，完成上合组织青岛峰会公共卫生安全保障。迎接国家卫生城市复审工作并以此为契机实行重大活动保障标准常态化。监督检查单位1797家次。其中医疗机构291家次、公共场所1379家次、其他类型127家次，下达监督意见书984份，免费发放禁烟标识686张、卫生管理制度公示栏246张、卫生管理档案306份、理烫发标志176套，张贴创城宣传材料500份，拟立案处罚单位14家。实行承诺制办理卫生许可证公共场所单位302家。

公共场所监管　2018年，对辖区内27家游泳场所、22家集中空调通风系统单位、385家住宿场所按计划进行监督检查和规范整治，积极推行公共场所卫生许可承诺制，期间办理卫生许可412家；扎实开展公共场所卫生抽检工作，对游泳场所、集中空调单位抽检全部完成，抽检覆盖率100%。

医疗机构监管　2018年，对全区个体医疗机构负责人进行依法执业和安全生产培训，开展全区安全生产专项监督检查。检查诊所、门诊部200余家次，督检隐患27家次；开展医疗机构年度校验现场审核，审核单位339家；严厉打击未取得《医疗机构执业许可证》的诊疗行为，坚决取缔"黑诊所""黑游医""黑美容"等，取缔并处罚非法行医7人次；制发《2018年崂山区严厉打击非法医疗美容专项行动监督检查工作方案》，对68家生活美容场所及14家医疗美容机构进行监督检查，出具监督意见书82份，分别对2家医疗美容诊所、2家生活美容场所涉嫌违反医疗卫生、公共卫生法律法规的行为立案查处。

学校卫生监督　2018年，检查学校51所，其中中小学校48所、大学3所（4处）；检查托幼机构105所。对51所学校、70所托幼机构生活饮用水采样送检，采集生活饮用水水样300余份，对20所中小学校教学环境教学秩序开展现场检测。学校饮用水合格率达100%，托幼机构达87%。

饮用水卫生监督监测　2018年，完成全年（枯水期、丰水期）集中式供水单位水源水、出厂水、末梢水水质检测，完成全区农村小型集中式供水单位的水源水或出厂水水质检测，采集水样14份，水质检测符合相关水质卫生标准；完成全区17家二次供水单位水质检测，检测结果全部符合卫生标准；对全区14家现制现供饮用水经营单位的78台售水设备进行摸底调查和监督检查，对45台次现制现供饮用水设备进行出水水质抽检，检测结果显示，水质合格43份，合格率95.6%，对1家经营单位立案处罚。

餐具集中消毒单位监管　2018年，进行消毒后餐饮具检测，抽检150个批次，合格率达91.6%。落实政务公开，监督检测及时公示。顺利完成中央环境保护督察组对第19批受理编号为828-181号的信访举报材料所涉及的3家餐饮具集中消毒服务单位复查工作及省食安办创城复检及年度检查工作。

传染病防控监督　2018年，监督检查各类医疗机构410家，监督覆盖率100%。对于4家存在医疗问题严重的单位立案处罚，对1家医疗消毒措施不规范单位给以立案处罚。完成全区150家医疗机构消毒效果抽检，对其中30家消毒不合格单位进行立案处罚。

放射卫生监督　2018年，对6家新开或增加放射诊疗设备的医疗机构进行备案和控评竣工验收工作；完成放射诊疗许可校验22家，新发放射诊疗许可证5家。对全区放射诊疗机构放射防护用品进行专项监督检查，完成全区36家放射诊疗机构放射防护用品监督全覆盖。委托第三方检测公司，由政府出资对36家放射诊疗机构的51台放射设备性能和防护进行检测，经检测全部符合国家标准和要求。

违法生育调查　2018年，下达社会抚养费征收决定书5例，全额缴纳3例，征收社会抚养费467792元。

监督稽查　2018年，重点对医疗机构、公共场所领域进行监督执法，查处违法案件113起，处罚金额43.305万元，没收违法所得0.66万元，没收非法医疗器械3宗；受理投诉举报122件，按时办结率100%。

信息宣传　2018年，开展"医疗美容'春蕾'行动""校园结核病防治监督执法主题宣传""《中医药法》专题宣传"等活动。充分利用新闻媒体和上级信息刊物宣传卫生监督工作,在大众网、《青岛财经》等新闻媒体刊发稿件88篇,《青岛卫生计生综合信息》和《新崂山》等政务信息中刊登信息25条。

精神文明 2018年,加强社会公德、职业道德、家族美德、个人品德宣传教育;积极参与全市、全区精神文明建设重大活动。通过强化内部管理、增强执法能力入手,严格考核、完善制度。重点对遵章守制、作风建设、科室管理、行政处罚、信息报告以及重点工作任务等方面实施目标绩效考核,每月对各科室的工作情况开展目标绩效考核,考核结果与绩效工资相挂钩。制订内部培训方案,每周五以科级干部和中级职称人员为主,对常见执法要点、难点,新颁布、新修改的法律法规及时进行培训,使执法人员在理论知识上得到保证。

大事记

5月9日,崂山区在全市率先实行公共场所卫生许可行政审批承诺制。公共场所卫生许可行政审批承诺制简化审批手续,申请人由原来的12个工作日变为当场拿到市场"通行证",提高审批效率,实现群众办事"零跑腿"。

5月10日,国家、省、市组成督导组,对崂山区公共卫生监督、传染病防治监督、医疗监督等工作开展督导检查。

5月23~28日,普定县卫生监督所副所长任礼琼,监督员杨明兰、李悦九到崂山区卫生计生综合监督执法局进行卫生监督交流学习。

6月11日,市卫生计生监督执法局局长孟先洲等一行3人对崂山区上合青岛峰会保障工作人员慰问指导。

10月18日,苏州市卫生监督所所长倪川明及所辖昆山市、吴中区监督机构负责人等一行8人,来崂山区学习交流行政管理、规范化建设、信息化建设、综合监管等工作。

11月5日,武汉市卫生计生执法督察总队调研员陈永乐及所辖部分区卫生计生监督执法机构负责人等一行11人,来崂山区学习交流公共场所、生活饮用水及重大活动卫生监督保障等工作。

11月13日,顺利通过青岛市卫生计生综合监督执法局组织开展的山东省卫生计生监督业务应用系统审核评估。

11月19~24日,陈刚、李德清、孙晓霖在崂山区卫计局带领下赴普定县开展对口帮扶工作。

局　　长:矫秋云
副　局　长:黄克佳、崔宏涛
办公电话:66711339
传真号码:66711338
电子邮箱:lswsjd2004@sina.com
邮政编码:266101
地　　址:青岛市辽阳东路35号

（撰稿人:孙　凤）

青岛市崂山区疾病预防控制中心

概况 2018年,青岛市崂山区疾病预防控制中心在职人员31人,其中,卫生专业技术人员19人,行政工勤人员12人。卫生专业技术人员中,副高级、中级、初级职称分别为3人、9人、7人。

重大活动保障 2018年,以驻区2家核心酒店和20个重点场所保障为重点,以病媒监测和公共卫生监测为重中之重;以城市运行层面为基础,强化传染病防治、食源性疾病事件调查、实验室安全生产,严重精神障碍患者管控无盲区、无空白,对150例危险性评估三级及以上患者和有肇事肇祸倾向的患者全部收治住院。牵头完成国家卫生城市复审工作。

免疫规划 2018年,开展专题培训和上岗考试,完成15个接种单位资质认证复审。完成一类疫苗接种9.55万针次,各苗接种率达99.5%以上;二类疫苗接种3.4万针次;产科乙肝首针接种3120针,及时率99%。开展2岁以下儿童月查漏补种和6岁以下儿童季度查漏补种1366针次;联合区教体局开展141所中小学、幼托机构入托入学接种证查验补种工作。监测处置疫苗一般反应125例,其中2例疑似异常反应经区、市调查诊断为偶合反应。落实水痘脊灰疫苗免费接种市办实事,接种水痘疫苗6082剂次、灭活脊灰疫苗6551剂次。以满分成绩顺利通过国家基本公共卫生检查考核。

慢病防控 2018年,开展"一二三四奔健康"宣传月、"三减三健"实践、"万步有约"大赛、职业人群健步走和减重大赛、我最喜爱的健康菜评选等慢病防治主题活动。开展重点慢病机会性筛查试点项目。开展居民水产品及含油盐糖食物消费状况调查,调查2个街道、6个社区、181户、557人。开展全民健康教育大讲堂100场,完成国家成人烟草流行调查及健康素养监测项目,开展世界无烟日、世界结核病日、肿瘤宣传日、高血压日等主题宣传活动。联合区教体局开展健康校园创建,中小学开展学校卫生监测和学生健康素养调查。提升完善深圳路健康主题公园，新建健康知识宣传街。迎接国家、省、市专题督导，区政协专题视察和外省同仁考察。完成健康政策收集和创建工作档案整理，制作反映创建进程、举措与成效的电视片，开展形式多样的健康促进活动。

传染病防控 2018年，举办学校常见病、传染病防控技术培训及督导检查。完善因病缺课新生信息导入维护，处置症状聚集预警80起。顺利完成3.16万学生健康体检前期准备和数据审核。实施40岁以上人群乙肝、丙肝、结核病筛查。召开专家论证会，制订下发实施方案，开展启动培训会、技术储备、宣传材料印制，全面启动筛查工作，共筛查5.2万人。实施学生人群结核病筛查。制发中小学生体检方案，召开启动培训会，全面开展中小学生肺结核筛查，筛查中小学生31643人，驻区高校入学新生肺结核筛查15734人。加强艾滋病防治，报告23例艾滋病感染者和病人，现存活感染者和病人122例，管理率100%。对10例困难感染者和病人发放困难补助。为自愿咨询者免费提供咨询和抗体检测946份，检出HIV阳性4例、梅毒阳性3例。加强与社会组织合作，开展青少年MSM人群警示性教育课题，探讨适合青年学生MSM人群的干预策略；开展高危场所艾滋病重点人群干预，检出HIV阳性1例。推进高校艾滋病防控，开展校园宣传咨询活动和专家讲座10次。

卫生应急 2018年，做好卫生应急体系建设调研、卫生应急数据库报送、卫生应急市区间交流互查。定期完成预警分析报告，组织开展重大传染病卫生应急处置和医疗救治综合演练。调查摸清崂山区三年来食源性疾病发病情况和流行趋势，科学分析食源性疾病监测工作存在的问题，增加5家医疗机构为监测哨点医院，报告食源性疾病病例1082例。成立5支食源性疾病事件调查队，严格执行24小时备勤值班制度，规范调查处置食源性疾病事件45起。

固定资产 2018年，固定资产总值1439.75万元。

精神文明 2018年，落实"三会一课"制度，完善"三重一大"程序，党费收缴、党员政治生日、主题党日活动、党小组工作、党员发展程序等更加规范。为全部21名党员过政治生日，举办主题党日活动12场，培养发展预备党员1名。安排4名科级干部参加全区培训。新引进专业技术人员1名。3人在省、市疾病预防控制专项竞赛中取得优异成绩。

大事记

1月11~12日，山东省卫生计生委、教育厅联合督导崂山区学校结核病和高校艾滋病防控工作。

1月19~21日，参加中国疾病预防控制中心举办的国家慢病综合防控示范区会议。

1月30日，开展第65届"世界防治麻风病日"暨第31届"中国麻风节"宣传活动。对王哥庄街道3例困难麻风病人进行慰问。

3月21日，走进张村河小学举办"终结结核行动，共建共享健康中国"结核病防治知识讲座。

3月30日，崂山区政府召开创建健康促进区推进会。副区长郭振栋出席并讲话，区创建健康促进区联席会议成员单位主要负责人参加。

4月20日，邀请中国健康教育中心教育促进部副主任、博士严丽萍来崂山区举办"将健康融入所有政策"专题讲座。

5月10~12日，参加全省健康方式活动会议，并在会上就崂山区"万步有约"健走活动作典型发言。

6月21日，副区长郭振栋在全国健康促进区创建经验成都交流会上作典型发言。

6月25日，国家健康教育中心研究员吕书红、省健康教育所副所长李凤霞对崂山区全国健康促进区创建工作进行现场指导。

7月28日，召开崂山区创建全国健康促进区工作推进会。

8月20日，崂山区政府召开长春长生公司不合格百白破疫苗接种者咨询服务和补种专题会，副区长郭振栋主持，区长赵燕讲话，专班成员单位主要负责人参加。会上成立以公安部门为牵头单位、有关部门组成的失访者追踪工作小组。

10月16日，广东省卫生计生委、山东省卫生计生委一行21人视察崂山区全国健康促进区创建工作。

12月12日，山东省疾控中心考核验收国家艾滋病综合防控示范区建设工作。

12月21日，启动山东省公民中医药健康文化素养调查。经国家抽样，抽取中韩、北宅街道15个社区330户居民作为调查对象。

荣誉称号 2018年，崂山区获"全国健康促进区"称号。

党支部书记、主任：林思夏
副 主 任：段　超　印　璠
联系电话：66711318
传真号码：66711317
邮政编码：266101
地　　址：青岛市崂山区辽阳东路35号

（撰稿人：徐　伟）

青岛市崂山区妇幼保健计划生育服务中心

概况 2018年,中心在职职工28人,其中专业技术人员17人,高级职称6人,中级职称8人,设婚前医学检查科、妇女保健科、儿童保健科、生殖保健科4个医疗业务科室及检验科、B超科、心电图3个医技科室。

业务工作 2018年,完成产前筛查2751人(高风险268人、临界风险242人),完成耳聋基因免费筛查2416人(耳聋基因阳性138人),为676人报销无创DNA(产前诊断)费用,其中确诊7例先天愚型及其他先天异常的胎儿。新生儿筛查率达到99%、听力筛查率达到99%。完成孕前优生查体2656人。完成"两癌"筛查14080例,宫颈癌HPV异常1031例,其中低级别病变36例,高级别病变29例,原位癌11例,浸润癌1例;乳腺癌钼靶结果中BI-RADS分类4级及以上38例,确诊乳腺癌6例。完成艾滋病、梅毒检测3785人,乙肝检测3785人,其中确诊梅毒9例。规范开展农村妇女补服叶酸项目,免费发放叶酸7084瓶,目标人群免费叶酸发放率100%。管理橙色、红色高危孕产妇223人,无死亡人员。在全市率先建立高效运转的高危儿三级管理及转诊网络,管理高危儿童500余人。9月24日,完成青岛和睦家医院与青岛同安妇婴医院的出生证明签发下放工作。开展全区妇幼健康服务人员技术培训。改进区、街道药具仓储建设,完善区、街道药具档案管理,督导各街道计生办做好药具发放和随访服务,督导各街道卫生院、社区卫生服务中心完善妇幼项目考核档案,通过省、国家对全区基本公共卫生服务药具项目的考核。

固定资产 2018年,固定资产总值861.50万元。

精神文明建设 2018年,开展提升群众满意度活动,加强医德医风建设,切实改善服务态度,规范医疗服务行为,公开药品价格、检查收费标准等。设立意见箱,征求服务对象的意见建议。进一步优化服务流程,为群众提供实实在在的方便。积极响应参与上级部门组织的扶贫济困活动,为贫困地区的人民献上一片爱心,"慈善一日捐"共捐款4000元。

大事记

2月28日,被山东省妇女联合会授予"城乡妇女岗位建功先进集体"称号。

12月12日,作为考核点迎接山东省妇女儿童发展"十三五"规划中期监测第三方评估。

党支部书记、主任:王晓光
副 主 任:曲春雁、辛志峰、田翠杰
联系电话:66716619
传真号码:88912873
邮政编码:266101
地　　址:青岛市崂山区辽阳东路35号

(撰稿人:陆　鑫)

青岛市崂山区社区卫生服务中心

概况 2018年,崂山区社区卫生服务中心有职工166名,其中卫生专业技术人员141人,博士1名、硕士16名;基层正高职称3人,副高级职称11人,中级职称60人。

业务工作 2018年,门诊累计服务38.5万人次。

业务收入 2018年,业务收入4163.33万元,比上年提高3%。

基本公共卫生服务 2018年,实施精准化慢病患者健康管理,辖区管理高血压、糖尿病等慢性患者2.8万人,每季度免费为患者进行随访,规范管理率分别为72.46%、62.81%。实施国家基本公共卫生项目"月督导季考核"机制,辖区40家承担公共卫生职能的社区卫生服务站、社区卫生室,其中考核优秀的34家、考核良好的5家、考核合格的1家。

儿童保健工作 2018年,疫苗接种46560人次,预防接种建册1298人;应急接种340人次。建立儿童保健手册1274人,查体7800人次,儿童健康管理率97%。管理47所幼儿园8100人,查体7910人,查体率98%。口腔氟化泡沫护齿7910人,中小学生查体21200人。

孕产妇保健工作 2018年,建立母子保健手册1701例,耳聋基因检测692例,筛查转诊高危孕产妇500例,产前筛查258例,第二次产前检查1698人次,第三、四、五次产前随访4874人次,产后入户访视1096人次,产后42天检查163人次。

体检工作 2018年,查体2.064万余人。建立查体结果三级反馈机制;开通"查体报告微信查询"服务。

健康教育 2018年,完成"全国健康促进示范区健康促进医院"的创建工作;参加全市健康科普大赛;开展各种主题的健康教育知识讲座、健康咨询,参与群众4000余人。开展5个社区103户居民的全省烟草流行调查及7个社区166户居民的全省健康素养入户调查工作。

基本医疗 2018年,与青岛大学附属医院神经外科、心内科和齐鲁医院神经内科、呼吸科、胸痛中心建立"科联体"。CT、DR等高端医疗设备与青岛市市立医院实现远程对接,居民检查均可由青岛市市立医院的放射科专家远程在线对影像资料进行会诊,并出具诊断报告。完成家庭医生签约37100人,其中重点人群31258人。

名医下乡 2018年,与齐鲁医院青岛院区、青岛市海慈医院等省市级医院建立合作关系。

继续教育及科研课题 2018年,完成省基层卫生协会基层卫生科技创新计划3个入围课题报告的申报工作并全部获奖;组织中心职工及站室医师参加各种学术会议和培训;聘请齐鲁医院不同学科专家到中心进行查房授课;安排15名职工分别到青岛大学医学院东院、齐鲁医院青岛院区、青岛市第八人民医院进修学习;组织市级继续教育培训2次。

中医药服务 2018年,开展包括中药、针灸、推拿、火罐、敷贴、刮痧、熏蒸、灸疗、点刺放血疗法等在内的中医诊疗服务。举办第四届中医药文化节,开展崂山区中医"双20适宜技术"培训及比武、"冬病夏治"和"冬病冬治"中医贴敷工作。

家庭医生签约服务 2018年,签约总人数3.81万人,签约率18.68%;老年人签约1.55万人,签约率80%;重点人群3.11万人,签约率62%。成立"党员先锋"——陈平家庭医生工作室、粉丝模式——伊婕家庭医生工作室、星级家庭医生工作室。

精神文明建设 2018年,在全市基层医疗机构中率先推行无假日门诊、无假日预防接种门诊。检验项目通过国家卫健委临检中心、山东省临检中心和青岛市临床检验质控中心的室间质评。开设24小时用药服务热线,并提供代煎中药和中药快递服务。实行先住院后付费服务,代办大病门诊及一次性告知事项。为就诊困难、又无家属陪同的患者提供托管诊疗服务,并提供预约、挂号、就诊、辅助检查、缴费、取药等全程陪同服务。行动不便或病情较重的,享受优先就诊服务和代叫出租车服务。实施信息化升级,实现医生端和居民端的手机APP签约、随访、检测;实现网上预约和医生就诊后预约。开展"爱心妈妈小屋"建设。组织志愿者服务210余人次,红马甲医疗服务队入户80余次。团支部获得崂山区红旗团支部标兵荣誉称号,中心党支部被评为青岛市先进基层党组织。

大事记

3月26日,率先在崂山区启动高考生健康体检工作。

4月13日,全面启动学前儿童信息化健康体检工作。

7月25日,齐鲁医院国家住院医师规范化培训全科实训基地揭牌仪式在中心举行,这是全省首家基层国家住院医师全科实践基地。

7月30日,国家卫生健康委员会副主任王贺胜、国家卫生健康委财务司司长何锦国等国家卫生健康委员会一行6人,在省卫生计生委副主任于富军、市卫生计生委党委书记、主任杨锡祥的陪同下,到崂山区社区卫生服务中心调研基层医疗卫生工作。

11月17日,在浙江杭州召开的第三届中国基层呼吸疾病防治学术论坛上,中心在"基层医疗机构呼吸疾病规范化防治体系与能力建设"项目第一批实地评审中被评为优秀单位。

荣誉称号 2018年,获全国优质服务示范社区卫生服务中心称号。

主　　任:蔡学民
副 主 任:任文睦、陈　平、李　魁
电　　话:66711366
传　　真:66711303
网　　址:www.lschs.gov.cn
邮政编码:266001
地　　址:崂山区辽阳东路35号

(撰稿人:徐　毅)

青岛市崂山区沙子口卫生院

概况 2018年,青岛市崂山区沙子口卫生院有工作人员113人,其中高级职称6人、中级职称40人。主要承担辖区约7.79万居民的基本医疗、基本公共卫生服务、卫生室管理、院前急救等职能。有床位30张,设有综合内科、中医科、妇科、口腔科、预防保健科、120急救中心等临床科室,检验、放射、心电等辅助科室,配备有锐柯DR影像系统、西门子彩超、全自动生化分析仪、五分类血常规分析仪、动态心电图系统等设备。

业务工作 2018年,总服务量13万人次,为1.13万名中老年居民提供健康查体服务。120院前急救出车1356次;完成"百公里崂山山地越野赛"、中高考,省运会及残运会、拆违等医疗保障任务24次,各种应急演练5次。医保门诊统筹签约9780人,卫生室签约1.96万人,合计2.94万人。全街道60岁以上老年人接种肺炎疫苗549人次,组织白内障复明工程手术51例,开展名医下乡义诊4次;红马甲下乡巡回医疗23次,服务对象43人,行程600多千米。开展孕前优生健康查体629人,幼儿园体检2149人次,中小学生查体7079人次,托幼机构教职工查体270人次。为712名产妇发放分娩补助,农村住院分娩补助175人,为600多名新生儿报销新生儿疾病筛查。开展"CRP""X线胸片阅读""肠道疾病防治""三角巾、绷带的包扎方式""PCR的规范操作流程""骨折患者的院前固定搬运"等专题业务培训。

业务收入 2018年,业务收入1349.1万元。

固定资产 2018年,固定资产总值1184万元。

基础建设 2018年,崂山区智慧健康人口信息化平台率先在沙子口街道投入使用。为于哥庄社区卫生室等4家一体化卫生室配备便携除颤仪;为27家一体化卫生室配备药品阴凉柜和冰箱,设置药品阴凉区。

卫生改革 2018年,全面开展家庭医生签约服务,组成12支家庭医生团队覆盖39个农村社区,签约服务对象2.64万人。形成"社区卫生室—卫生院—医联体医院"的层级诊疗服务模式。医保门诊统筹支付总额339万元,比上年下降7%,居民人均就诊费用由82.2元下降至72.4元。调剂处方7.6万张,门诊处方合格率保持在99.5%以上;门诊输液比例由2017年的6.31%下降到3.87%。新开展C反应蛋白检验项目;开设独立的智能雾化吸入区。东麦窑社区卫生室被评为崂山区中医特色医疗机构。西登瀛社区卫生室纳入一体化管理。

医疗特色 2018年,中医科水针刀技术治疗肩周炎、椎间盘疾病;妇科与青医附院联合开展宫颈癌TCT及病理检查;放射科PACS系统与青岛市立医院联网,实现远程影像会诊;聘请青岛市市立医院、青岛市中心医院等内分泌、妇科、耳鼻喉科、中医专家每周开展名医下乡坐诊。

科研工作 2018年,"青岛市地区基层医院院前急救现状分析及能力提升""家庭医生团队对脑卒中高危人群综合干预效果评价"等3项基层卫生科研课题顺利结题,并被山东省基层卫生协会评为三等奖。

继续教育 2018年,首次成功举办市级继续教育项目,组织全院业务培训12次,并选派6名医生、护士到"医联体"医院进修学习。

大事记

8月18日,综合内科韩锡林在青岛市庆祝首届"中国医师节"大会上被评为青岛市优秀医师。

9月27日,在第六届中国农村卫生大会暨第六届县(市)卫生计生委主任论坛、第十二届乡镇卫生院长年会上,院长袁立久被中国农村卫生协会授予"全国乡镇卫生院优秀院长"的荣誉称号。

9月29日,首次举办"基层慢病诊疗能力提升"青岛市继续教育项目培训,来自青岛大学附属医院、齐鲁医院的知名专家授课,全区120多名医疗工作者参加培训。

12月,检验科获得青岛市室间质控"一单通"认证和山东省室间质量评价合格证书。

精神文明建设 2018年,组织集体学习,开展党员政治生日活动,将党风廉政建设于业务工作深度融合。中医科孔存广作为青岛市卫计系统推荐的4名优秀代表之一入围"齐鲁健康卫士评选";120急救分中心刘晓娜被评为2018年度青岛市院前急救先进个人。

荣誉称号 2018年,荣获青岛市院前急救先进集体称号。

院　　　长:袁立久
副 院 长:曲俊杰、蓝雪鹏、孙彩霞
电　　　话:88811647
传　　　真:88810670
邮政编码:266102
地　　　址:青岛市崂山区沙子口街道崂山路179号

(撰稿人:崔成磊、葛　璐)

青岛市崂山区王哥庄街道社区卫生服务中心

概况 2018年,青岛市崂山区王哥庄街道社区卫生服务中心有工作人员104人,其中,在编人员58人,雇员41人,派遣制人员5人;专业技术人员92人,其中,卫生专业技术人员85人;高级职称3人,中级职称18人,初级职称67人;研究生学历1人,本科学历37人,专科学历50人,中专及以下学历13人。完成全科医师注册的临床和中医医师15人,注册护士30人。

业务工作 2018年,完成门诊量14.25万人次,比上年同期增长9.42%;住院病人312人次,比上年同期减少17.24%。120急救分中心出诊959次,救治患者876人,抢救危重病人671人,执行医疗保障任务31次,无医疗差错和责任事故发生。

业务收入 2018年,实现业务收入1255.46万元,比上年增长23.19%。其中医疗收入455.57万元,比上年同期增长15.73%;药品收入799.89万元,比上年减少4.02%。

固定资产 2018年,固定资产总值774.25万元,同比增长2.75%。

基本公共卫生服务 2018年,王哥庄街道累计建立居民健康档案48051人,合格率为95%。为适龄儿童进行免费预防接种8187人次,基础免疫接种率98.5%;社区内居住3个月以上儿童399人,建证率为100%;新生儿访视257人,访视率达86.2%;辖区0~6岁儿童为2635人,管理率为96.7%。孕产妇保健手册建册294人,早孕建册率85%。老年人体检首次实行一站式全程信息化,完成60岁以上老年人健康体检9052人,体检率84.1%,其中65岁以上老年人体检5904人,体检率为78.3%。全街道高血压患者为1.17万人,规范管理率为40%。糖尿病患者为4501人,规范管理率为52.6%。重性精神疾病患者251人,管理率为100%。老年人中医药健康管理完成体质辨识9052人次,老年人中医药健康管理率为100%,其中老年人中医药健康管理服务记录表完整9052人,完整率为100%。

医疗特色 2018年,中心继续拓展完善国医馆诊疗项目,丰富养生馆内涵,增加"脐灸"、"督灸"、"足浴"、音乐养生、保健香囊等项目,扩大穴位贴敷的病种范围。为满足社区居民对小儿保健日益增长的需求,中医科针对0~3岁小儿开展小儿推拿门诊,受益患儿104人次。邀请上级医院专家坐诊256次,涵盖10余个专业,诊疗服务3941人次。成立呼吸科、儿科专业学组、特色专科门诊和"医养护"一体化病房,开展第三方业务合作。开展长期护理服务。9月27日,中心与青岛思达心脏医院签订"医联体"协议,将为家庭困难的心脏病患者开通绿色通道并减免部分诊疗费用,为患者提供优质专科医疗服务同时减轻患者的经济负担,从而实现"精准扶贫"。

继续教育 2018年,中心组织各类业务培训31次,邀请青岛市第八人民医院专家授课,对参加执业医师考试的乡村医生进行实践技能培训。派医生到青岛市第八人民医院和青岛市海慈医疗集团进修。成功举办"中医药在家庭医生中的合理应用"市级继续教育项目。

精神文明建设 2018年,组织"红马甲"志愿活动32次,受益群众1478人次。积极开展健康宣传和社会公益活动。"红马甲"医疗志愿服务队联合青岛市市北区"衣旧爱"志愿者中心共同开展以"健康暖冬行动"为主题的旧衣捐赠活动。开展名为"健康成长·护蕾行动"的医疗帮扶活动,与6名留守儿童建立"一对一"帮扶对子。开展多种便民服务措施。正式启用门诊排队叫号系统。

大事记

4月20日,中心成功举办"中医药在家庭医生中的合理应用"市级继续教育项目。

5月10日,中心被评为"山东省五四红旗团支部"。

5月23日,中心开通微信支付服务。

7月3日,中心被评为"青岛市中医药文化宣传教育基地"。

7月16日,"潍坊医学院大学生社会实践基地"授牌暨"教学助长"项目启动仪式在中心举行。

8月10日,医师黄举奎与张静获得崂山区第二届"最美天使"称号。

9月5日,中心被评为"崂山区青少年中医药文化健康教育基地"。

9月27日,中心与青岛思达心脏医院签订"医联体"协议。

10月8日,中心第一批职工"周转房"正式投入使用。"周转房"启用以后,从一定程度上解决农村地区基层医生、交流轮岗人员和对口支援医师等居住问题。

10月9日,中心中医师张延召被局党委选派前往贵州普定县,进行为期一年的医疗服务援助工作。

10月26日,中心成立60周年模范事迹报告会在一楼多功能厅举行。青岛市医学会会长王者令、区卫生计生局局长李兴水、王哥庄街道办事处副主任孙如勇出席报告会。

12月10日,中心医师张静获得青岛市第二届"最美天使"提名奖。

12月17日,中心被评为"青岛市首批精品国医馆建设项目合格单位"。

荣誉称号 2018年,荣获山东省"五四"红旗团支部、青岛市中医药文化宣传教育基地、青岛市首批精品国医馆建设项目合格单位等荣誉称号。

党支部书记、主任:王明涛
副 主 任:王美玲、梁泽光
电 话:87841215
传 真:87841215
邮政编码:266105
地 址:青岛市崂山区王哥庄街道王哥庄社区

(撰稿人:董 航)

青岛市崂山区北宅卫生院

概况 2018年,青岛市崂山区北宅卫生院有职工82人,其中,卫生专业人员62人;副高级职称2人、中级职称16人,研究生学历2人、本科学历36人。

业务工作 2018年,门诊量8.63万人次,比上年同期增长9.2%,住院151人,比上年同期减少28.4%,床位使用率50%,床位周转率2.8%,120院前急救共出诊986人次,比上年增长1.9%。入院与出院诊断符合率100%,院内感染率0,甲级病案符合率97%。

业务收入 2018年,医疗收入1137.8万元,比上年同期0.7%。

固定资产 2018年,固定资产总值1335.99万元。

医疗特色 2018年,推出家庭医生签约个性化服务包。家庭医生签约1.86万人,其中初级包1.74万例,高血压服务包708例,糖尿病服务包279例,高血压合并糖尿病服务包48例,育龄妇女服务包146例,0~6岁儿童服务包25例。"红马甲"志愿者下乡服务80次,义诊750人次。"红马甲"志愿者荣获崂山区第五届道德模范集体奖。120急救与乡医联动39次,成功抢救患者31名。开展智能化医疗服务。开展远程挂号,预约就诊,远程会诊。为3220人进行孕环情监测和生殖健康查体,"两癌"筛查894例。孕前查体192人,发放叶酸186人。发放生育登记服务手册225册。审核发放独生子女父母奖励费2832人。发放奖扶金2025人,特扶金80人。

继续教育 2018年,成功举办"第二届家庭医生签约服务崂山论坛"省级继续教育培训。参会人员达到500余人。

大事记

2月5日,青岛市家庭医生签约服务第一片免费高血压药从崂山区北宅卫生院开出。

3月21日,北宅卫生院代表崂山区迎接省专家组基本公共卫生检查。

3月29日,国家卫生计生委卫生发展研究中心来院考察家庭医生签约服务工作。

6月20日,国家卫健委基层司专项督导组刘利群、王永利、金超、刘阳等领导,来院进行家庭医生签约服务国家专项督导。

8月17日,联合齐鲁医院青岛院区专家在蓝家庄社区举办首个医师节大型义诊活动。

10月27日,成功举办2018年省级继续教育项目,各地市卫生工作人员500余人前来参会。

12月29日,举办北宅卫生院建院60周年纪念活动,崂山区副区长郭振栋、崂山区卫计局局长李兴水、北宅街道党工委书记孙丕铭等领导参加此次活动。

荣誉称号 2018年,荣获青岛市职工职业道德建设先进单位、2018年度青岛市院前急救工作先进集体称号。

党支部书记、院长:陈　振
党支部副书记、副院长:王　磊
院办电话:87851081
总机电话:87851081
传真号码:87851081
电子信箱:lsbzwsy@126.com
邮政编码:266104
地　　址:崂山区北宅街道华阳社区东侧

（撰稿人:李蓓蓓）

城　阳　区

青岛市城阳区卫生和计划生育局

概述 2018年,城阳区卫生和计划生育局下设单位18处,其中处级单位6处,分别是3处区级医院、1处区疾病预防控制中心、1处区卫生计生综合监督执法局、1处区妇幼保健计划生育服务中心;科级单位12处,分别是6处街道卫生院(社区卫生服务中心)、6处街道公共卫生与计划生育管理所。城阳区卫生计生系统实有在编职工1966人,公立医院备案制273人。全系统专业技术人员1589人,其中高级职称188人、中级职称752人、初级职称555人,分别占专业技术人员的11.83%、47.33%、34.93%。

卫生改革 2018年,出台《城阳区公立医疗机构药品采购推行"两票制"贯彻方案》,建立药品采购"两票制"。推行药品零差率,3所公立医院因取消药品加成让利惠民达到4151.5万元。以区人民医院为主体,建立医学影像、心电、消毒供应、临床检验、病理诊断等5个区域性医学中心,初步实现区内资源共享。深化"医共体"建设改革,印发《城阳区医共体试点方案》,区人民医院、区第二人民医院,分别与青岛市市立医院、青岛大学附属心血管病医院签订"医联体"协议。区人民医院与北京大学第三人民医院合作组建青岛北部肿瘤医疗中心并启用。辖区6处政府办基层医疗卫生机构分别与青岛市市立医院、青岛市海慈医疗集团(中医特色)、青岛市中心医疗集团、青岛阜外医院(心血管专科)、城阳晓明同德眼科医院(专科)确立"医联体"合作关系,实现转诊服务互联互通。出台《青岛市城阳区规范和加快推进家庭医生签约服务工作实施方案》,全市率先实现家庭医生"签约服务费补助、免费用药补助、绩效工资总量和家医设备配置"四个政策性突破,坚持实施四个创新(即"家医120"失能人群健康管理,"两点一室"服务流程改造,"医联体"优势资源融合和信息化医院建设,"向日葵"签约服务品牌建设)。继续做好发展规划,新建2处急救站。在全市率先出台《公建民营、民建民营社区卫生服务机构管理暂行办法》,规划审批并建成公建民营、民建民营社区卫生服务机构8处(社区卫生服务中心7处,社区卫生服务站1处)。推进与澳洲中国医师联合会合作,与澳洲中国医师联合会签订医疗卫生合作框架协议书。投入300余万元用于基层医疗卫生信息系统升级改造,统筹推进区域人口健康信息平台建设。创新基本公卫管理模式,引入第三方开展绩效评价,评价结果全程公示。创新引入信息化智能移动健康体检服务车,免费为4万余名65岁以上老年人提供健康状况评估、体格检查、辅助检查和健康指导。印发《城阳区关于加快推进医养结合工作的实施方案》,成立创建省级医养结合示范区工作领导小组,以总成绩满分的优异成绩顺利通过全省医养结合示范区创建验收工作。接待江西省、陕西省以及东营市等省、市10余批次医养结合工作的调研、交流。全区建成运行能够提供医养结合服务的医疗机构54家,其中3家区级公立医院全部开展老年病门诊及病房服务,其余医院10家,门诊部23家,卫生院、社区中心11家,诊所5家,养老机构内设医务室2家。

人口与计划生育 2018年,全区有户籍人口44.68万,流动人口近30万。全区户籍出生5896人,其中,一孩2312人,二孩3449人,二孩占总出生人口的58.5%。人口出生率保持在13.19‰,人口自然增长率保持在7.15‰以内,符合政策生育率为99%。在全市综合考评得分排名第一。计划生育经费投入5300万元,比上年增长9%。办理生育登记、免费计划生育手术等便民服务13000余例,无一例投诉发生。累计完成孕前检查4119人,免费叶酸增补2184人,新生儿筛查8827人,听力筛查8817人,孕产妇免费产前筛查4398人,产前筛查临界风险720人,产前诊断173人,发现染色体异常胎儿18例,均进行引产。成立8个社区心理工作站,建立30人的心理健康志愿队伍。拓展公益育儿服务项目,有27个社区与早教机构达成长期合作协议。成功获评全市唯一"全国流动人口基本公共卫生计生均等化服务示范区",全省仅2家,并在中央电视台13频道进行报道。流亭街道天河小学和惜福镇街道悠进电装公司获评国家级流动人口健康促进单位。发放奖励扶助、特别扶助和住院分娩补助等各类计划生育政策资金5100余万元,惠及居民30000余人。利用人口关爱基金为计划生育失独家庭父母474人建立住院护理补贴及意外伤害综合险,走访慰问计生困难家庭1000余户。区内医院全部开通老年人及计划生育特殊家庭绿色就医通道。依据区财政重新修订的《城阳区计划生育公益金管理办法》救助23户,发放公益金14.9万元。计划生育新闻发稿工作走在全市前列,荣获2018年度国家卫生健康委员会人口与计划生育杂志社基层宣传工作先进单位,《城阳区精准落实流动人口基本公共卫生计生服务均等化》新闻在中央电视台新闻频道播出。开展主题宣传活动50多场,编印、发放宣传品《城阳区卫生计生政务服务阳光指南》《居民健康手册》6万多册,制作2部微视频宣传短片。

卫生监督 2018年,开展公共卫生监管,对全区重点领域进行专项监督,检查各类单位5000余户次,完成生活饮用水、餐饮具消毒单位、公共场所等的抽样检测工作,抽检1000余批次。立案查处320起,比上年度增长10%左右。开展公立综合医疗机构驻点检查、集体卫生室交叉互查。以"传染病防控"和"生活饮用水"两条主线对全区272所学校开展综合监督检查。跟进重大活动卫生监督保障工作,落实"一店一长"岗位责任制,对存在风险隐患的单位做到了督导率100%,整改合格率100%。落实应急值班制度,带班领导和应急值班人员24小时在岗值班,并确保30分钟内出现场,有效应对突发事件。强化重点巡查,对接待酒店和机场周边的公共场所、医疗机构等单位进行不间断巡查,监督覆盖率和保障指导率均达到100%。

疾病控制与卫生应急 2018年,报告法定传染病3190例,及时处置各类传染病预警信息279条,完成2017年传染病疫情年分析1期，完成月分析报告11期。举办重点传染病防控与卫生应急业务培训10余次，对医疗机构开展督导16次。走进学校开展"阳光学堂"10次，受益学生3万余人次。推进省级健康促进示范区建设，开展工作部署培训会2次，邀请国家健康教育所健康促进部副主任严丽萍博士举行将健康融入所有政策暨创建省级健康促进区专题讲座。推进心理卫生工作。建立工作机制和目标责任制，"1＋N"多位一体心理健康服务模式成为全省标杆。开通全市首个搭载专业心理测评系统的官方微信公众平台"城阳区阳光心理援助服务平台"，实现"线上""线下"相结合的"互联网＋心理健康"服务。

医政管理　2018年，创建青岛市B类重点学科1个，C类重点学科6个，总数量居青岛市各区市首位；区人民医院成功设立陈孝平院士工作站，饶小胖被评为青岛市拔尖人才，引进紧缺急需人才14人，招聘硕士以上高层次人才16人。16个专业质控中心开展相关医疗质量相关业务培训约40期，培训2000余人。完成孕产妇免费产前筛查4721例，免费产前筛查率为99.80%，产前筛查临界风险671例，基因检测579例，基因检测率86.28%。开展医疗废物处置工作，建立7个医疗废物处置中转站。在城阳区人民医院成立城阳区消毒供应中心。举办药事管理相关知识培训班。开展基层医疗机构整顿。对全区568家诊所、卫生室进行现场年度校验，通过率100%。定期开展各级各类医疗机构行风教育培训，打造行风建设服务品牌，行风教育培训率达到100%。建立行风评议长效机制，广泛了解患者对医疗服务的需求，区级医院出院患者随访率达到50%以上。

爱国卫生　2018年，开展城阳区"关注小环境 共享大健康"第30个爱国卫生月集中宣传活动。成立区、街道、单位三级病媒生物防治工作领导小组，制订工作方案和应急预案，建立网格化的防制模式。组织开展第31个世界无烟日主题宣传活动。制定出台青岛市城阳区《关于建立农村无害化卫生厕所后续管护长效机制的实施意见》。山东省改厕办农村无害化改厕全覆盖验收专家组一行对城阳区农村无害化厕所全覆盖工作进行检查验收，对城阳区农村改厕质量给予高度评价。制发《城阳区迎接国家卫生城市复审工作方案》和《城阳区迎接国家卫生城市复审宣传工作方案》。组织开展省、市级卫生先进单位、卫生村（社区）创建工作，全区省级卫生村达到81%，市级卫生村达到100%，在全市所有区市省级卫生村和市级卫生村创建中名列前茅。

大事记

1月26日，城阳、夏庄、上马街道社区卫生服务中心被国家卫生计生委基层卫生司评为"2017年优质服务示范社区卫生服务中心"。

1月29日，城阳区在2017年度全市计划生育目标管理责任考核中排名第一。

3月7日，山东省卫生计生委印发《关于通报表扬2017年优秀家庭医生服务典型的通知》，城阳街道社区卫生服务中心王建超家庭医生团队获得"优秀家庭医生签约服务典型家庭医生团队"称号。

3月13日，城阳区获评第二批"青岛市健康促进示范区"称号。

3月27日，国家卫生计生委综合监督局巡视员孟群一行到城阳区调研计划生育与母婴保健监督执法工作。

3月29日，青岛市计划生育监督执法培训暨经验交流会在城阳区举行，城阳区卫生计生局综合监督执法局在交流会上作典型发言。

4月9日，惜福镇街道办事处、惜福镇街道卫生院在城阳区率先为29家集体卫生室53名乡村医生，投保雇主责任保险。

4月25日，青岛市首家免疫规划综合技术示教基地在城阳街道社区卫生服务中心揭牌成立。

5月16日，城阳区人民医院内分泌科、产科、泌尿外科、耳鼻咽喉头颈外科、心内科、肿瘤治疗中心6个学科获评"青岛市医疗卫生C类重点学科"。

5月17日，城阳区委常委、组织部部长刘旭一行督导调研城阳区疾控中心岛城"e支部"示范点建设工作。

5月23日，城阳区第二人民医院举行迁建工程开工仪式。

5月25日，城阳区卫生计生局出台《关于成立城阳区区域医学中心的意见》，建立城阳区消毒供应中心、医学影像诊断中心、临床医学检验中心、临床病理诊断中心、心电诊断中心5个区域性医学中心，挂靠在城阳区人民医院。

5月，开展医疗废物处置"小箱进大箱"工作，建立7个医疗废物处置中转站，城阳区门诊部及以下医疗机构医疗废物统一收集管理实现全覆盖。

5月，中共中央政策研究室《学习与研究》刊物刊发题为《为百姓谋求更多健康福祉》的文章，内容为城阳区基层医疗卫生管理改革与实践典型案例。

6月15日，举行城阳区民营医疗机构行业党委揭牌仪式及党建工作座谈会。

6月28日,城阳区获评"国家流动人口基本公共卫生计生服务均等化示范区"。

7月17日,青岛市家庭医生签约服务工作现场会在城阳区召开并到城阳街道社区卫生服务中心观摩。

7月18日,山东省卫生计生委副主任左毅一行到城阳区调研心理健康服务工作。

8月2日,全国流动人口社会融合、健康促进与服务能力提升现场观摩会在城阳区召开。

8月6日,中国社会科学院经济研究所党委书记王立胜一行对城阳区心理健康EAP服务模式进行调研。

8月14日,城阳区启动"百白破"疫苗续种、补种工作。

8月21日,城阳区委副书记王本兵,区委常委、组织部部长刘旭到城阳区疾病预防控制中心观摩"阳光党建"工作。人民网、网易、《大众日报》、《青岛日报》等12家新闻媒体集中采访"阳光党建"典型做法。

8月24日,国家卫生计生委工作组到城阳街道和夏庄街道社区卫生服务中心督导"百白破"疫苗补种情况。

8月29日,山东省社科院人口所所长崔树义、山东省计生协会组宣部部长孙学礼到城阳区调研流动人口社会融合工作。

9月11日,国家卫生计生委印发《关于2017~2018年度流动人口健康促进场所和健康家庭建设活动开展情况的通报》,城阳区惜福镇街道青岛悠进电装有限公司获评"流动人口健康促进示范企业",流亭街道天河小学获评"流动人口健康促进示范学校"。

9月13日,《人口健康报》新闻部主任郭海、青岛市卫生计生委宣传处副处长吕祖华到城阳区疾控中心、城阳区人民医院等单位进行"阳光卫计""阳光医院"等亮点工作采访。

9月17日,成立城阳区人民医院"医共体",在区人民医院和流亭街道卫生院试点。

9月22日,2018年青岛—澳洲医学发展国际学术交流会在城阳区人民医院举办。城阳区卫生计生局与澳洲中国医师联合会签订医疗卫生合作框架协议书。

10月11日,城阳区全民健康信息平台及区域心电项目建设启动。

10月18日,中央电视台新闻频道报道题为《城阳区精准落实流动人口基本公共卫生计生服务均等化》的新闻。

10月19日,城阳区人民医院确定为青岛大学第十五临床医学院。

10月22日,中央电视台14频道以《山东青岛全力打造家庭医生志愿服务品牌》为题进行报道。《人口健康报》刊发题为《挺牛！城阳"向日葵"家庭医生品牌走进央视》的文章。

10月29日,山东省学校健康教育工作现场推进培训会在城阳区举办。

10月,开通青岛市首个搭载类专业心理测评系统官方微信公众平台——"城阳区阳光心理援助服务平台"。

11月10日,城阳区第二人民医院与广州中医药大学第一附属医院马武华教授团队,缔结全国困难气道管理联盟协作单位并在广州举行授牌仪式。

11月13日,青岛市卫生计生委在城阳区召开计划生育基层基础工作现场会,城阳区在会上作典型发言。

11月17日,中国医师协会呼吸医师分会印发《关于公布首批"基层医疗机构呼吸疾病规范化防诊治体系与能力建设项目"评审结果的通知》,棘洪滩街道卫生院通过第一批实地验收,是青岛市首批通过该项目的两家卫生院之一。

11月20日,山东省改厕办验收专家组对城阳区农村无害化卫生厕所全覆盖工作进行检查验收,全区使用无害化卫生厕所农户所占比例及群众满意度均超过90%。

11月27日,城阳区第二人民医院迁建工程荣获"山东省建筑信息模型(BIM)技术应用大赛施工组二等奖"。

11月30日,青岛市城阳区心理健康产业基地在城阳区瑞阳心语心理学应用技术发展有限公司揭牌成立,中国科学院心理研究所所长傅小兰、城阳区委副书记王本兵出席。中国心理咨询师职业发展研讨会暨中国心理学会心理咨询师工作委员会(筹)第一次会议召开,城阳区委书记王波出席并致辞。

12月17日,城阳区流亭街道卫生院获评"青岛市首批精品国医馆"。

12月20日,青岛市基层医疗机构医疗废物处置"小箱进大箱"工作总结暨经验交流会在城阳区举行。

12月25日,山东省卫生计生委印发《关于公布首批国际门诊名单的通知》,城阳区人民医院中韩联合门诊确定为全省首批建设达标的国际门诊。

12月28日,城阳、夏庄、上马街道社区卫生服务中心,流亭、棘洪滩、惜福镇街道卫生院及城阳区第三人民医院获省级卫生先进单位命名。

12月28日,城阳区夏庄街道公共卫生与计划生育管理所获市级卫生先进单位命名。

12月,城阳区预防接种电子签核实现全域覆盖。

12月,2018年城阳区申报创建国家卫生镇5家,12月通过了省级爱卫专家国家卫生镇创建情况暗访检查。

荣誉称号 2018年,获山东省精神文明单位,全省卫生费用核算工作先进单位,"全省医养结合示范先行区","青岛市健康促进示范区","国家流动人口基本公共卫生计生服务均等化示范区"等荣誉称号。

党组书记、局长:郭春庆

党组副书记:宋淑青

党组成员、副局长:江喜范、张明福、韩香萍、韩通极

党组成员:牛锡志、陈正杰、刘世友

正 处 级:孙开旬

副 局 长:于 芝

单位电话:58659876

邮政编码:266109

地　　址:青岛市城阳区华城路三小区16号楼

青岛市城阳区人民医院

概况 2018年,青岛市城阳区人民医院(泰山医学院附属青岛医院)占地面积76767平方米,建筑面积91400平方米,其中业务用房面积90554平方米。年内职工总数1714人,其中,卫生技术人员1456人,占职工总数84.95%;行政工勤人员258人,占职工总数15.05%。卫生技术人员中,高级职称131人,中级职称498人,初级职称827人,分别占卫生技术人员的9%、34.20%、56.80%,医生与护士之比1:1.36,核定床位1200张,设职能科室24个、临床科室38个、医技科室10个。

业务工作 2018年,门、急诊量1376554人次,比上年减少8.94%。其中,急诊102852人次,比上年减少0.23%;出院49905人次,比上年减少7.34%;床位使用率80.92%,比上年减少2.21%;床位周转41.58次,比上年减少7.33%;入院与出院诊断符合率为96.20%,手术前后诊断符合率为96.85%,抢救危重病人5144人,及抢救成功率92.24%、治愈率为39.60%、好转率为53.53%,院内感染率为1.01%,甲级病案符合率为99.57%。

业务收入 2018年,业务收入比上年增长0.5%。

固定资产 2018年,固定资产总值5.51亿元,比上年增长1.1%。

医疗设备更新 2018年,新增外科手术台、弹性定量超声诊断系统、电子鼻咽喉镜、良性阵发性位置性眩晕诊疗系统等50万元以上设备。

基础建设 2018年,完成体检中心改造、产科MICU改造、代谢性疾病管理中心改造、心电诊断中心改造及超声介入中心改造项目;根据市、区卫生健康局关于医疗垃圾"小箱进大箱"相关工作要求,完成医疗垃圾站改造工作。

卫生改革 2018年,对各类管理制度进行全面系统的修订,完成740个制度的补充、修订;完善医院质量与安全管理委员会,全面梳理存在的安全隐患,针对医疗安全易发科室加大监督管理力度,并拟定整改措施做好安全防范;完善和优化综合目标管理办法,制定千分制管理细则;推行全面预算管理,进一步提升全员预算管理意识;作为全市两家试点单位之一,开展继续教育导师制试点。

医疗特色 2018年,骨科被评为青岛市医疗卫生B类重点学科,6个科室被评为青岛市医疗卫生C类重点学科,总数量位居青岛市各区市首位。与北京大学第三人民医院合作成立肿瘤诊疗中心;与陈孝平院士合作设立山东省院士专家工作站;与泰山医学院医学工程技术研究中心签约成立"泰山医学院医学工程技术研究中心临床科研基地";与山东大学附属生殖医院合作开展生殖内分泌线上门诊。完成市级卒中中心、胸痛中心、区级创伤中心建设,开展颈动脉内膜剥脱术等新技术和新项目37项。

科研工作 2018年,有1项课题被批准为省卫计委医药卫生科技发展计划,3项课题获批2018年青岛市卫生计生委医药科研指导计划,3项课题获批2018年泰山医学院教学课题。完成医院自选课题的申报和评审工作,有36项课题批准为医院自选课题。获2018年青岛市科技进步奖1项,获2018年山东医学科技奖3项。2018年完成成果鉴定5项,授权发明专利2项、实用新型专利10项。2018年发表论文31篇,其中SCI收录论文3篇,国家级刊物论文2篇,第一主编著书13部。

继续项目 2018年,举办省级、市级学术活动13次,获批省级继续教育项目4项、市级继续教育项目22项,外出进修24人,外出参加学术会议200余人次。

大事记

1月6日,医院承办由中国医学装备协会病理学分会、青岛市病理质控中心主办的2017年青岛市病理技术年会。

1月20日,医院承办由青岛市医学会显微外科分会主办的"2017年青岛医学会显微外科分会年会

暨第五届青年委员会成立大会"。

1月31日,医院组织召开"城阳区人民医院工会第五次会员代表大会暨第五届职工代表大会第一次会议"。

3月10日,青岛市胸痛中心联盟成立大会上,医院被授予青岛市胸痛联盟单位。

4月12日,医院派产科于雪梅、儿科逯广龙、神经外科王正锐、心血管内科刘曙杰4名医生赴贵州关岭县人民医院、关岭县妇计中心,甘肃陇南成县人民医院,开展为期3个月对口帮扶工作。

4月,医院区域心电中心试运行。

5月16日,医院分泌科、产科、泌尿外科、耳鼻咽喉头颈外科、心内科、肿瘤治疗中心6个学科被青岛市卫生计生委评为青岛市医疗卫生C类重点学科。

7月13日,医院举行"山东大学附属生殖医院·青岛市城阳区人民医院线上门诊签约揭牌仪式暨生殖医学专题论坛"。

7月,医院区域病理中心试运行。

9月15日,医院承办2018年青岛市耳鼻咽喉科内窥镜外科诊疗技术研讨会暨山东省继续医学教育项目学习班。

9月22日,医院举办第三届青岛市内分泌与代谢性骨病研讨会暨山东省继续医学教育学习班,邀请北京协和医院姜艳教授、上海交通大学附属第六人民医院张浩教授等国内知名专家作学术讲座。

9月22日,医院承办2018青岛—澳洲医学发展国际学术交流会,邀请澳大利亚相关领域著名专家前来授课。

9月27日,医院承办青岛市医学会放射医学与防护学分会第四次学术会议暨青岛市放射防护培训班,邀请中华医学会放射医学与防护学学会主任委员孙全富等国内知名放射领域专家前来授课。

10月14日,医院举办消化内镜ESVD沙龙会议,邀请北京地坛医院李坪教授和山东省立医院张春清教授与参会医师开展学术交流,李坪教授还现场演示内镜下食管静脉曲张精准断流术。

10月19日,医院正式成为青岛大学第十五临床医学院。

11月18日,山东省医院协会印发的《关于山东省医院协会2018年优秀医院院长、突出贡献奖、优秀科主任、优秀科护士长获奖名单的通知》,内分泌二科兼肾内科主任饶小胖获评优秀科主任。

12月22日,山东省医院协会发布2017年度山东省县级综合医院管理排行榜。城阳区人民医院在山东省县级综合医院最佳管理排行榜中名列第八,在山东省县级综合医院发展活力排行榜中名列第九。

精神文明建设 2018年,完善精神文明建设的机制、组织,完善医院行为规范体系,开展形式多样的文化活动,突出抓好典型人物的学习宣传活动;建立"扬帆健康义诊队"、"金火炬"青年志愿服务队等城医志愿服务品牌,将志愿服务与文明创建相结合;以党建工作为引领,积极开展"岗位服务明星""城阳身边好人"等推荐评选活动。

荣誉称号 2018年,获"青岛市院前急救工作先进集体"、"青岛市青年志愿服务先进集体"、"青岛市事业单位人事管理示范点"、"首届青岛市卫生计生系统志愿服务项目大赛一等奖"荣誉称号和奖项。

党委书记:胡孝潭
党委副书记、院长:杨　诚
党委副书记、副院长:马建林
党委委员、副院长:刘英勋
纪委书记:王广超
党委委员、副院长:赵同梅、黄俊谦、李　黎
总会计师:于惠兰
院办电话:58000716
总机电话:4001999120
传真号码:58000678
电子信箱:cyyydzb@126.com
邮政编码:266109
地　　址:青岛市城阳区长城路600号

（撰稿人:赵　波、甄晓菲）

青岛市城阳区第二人民医院

概况 2018年,青岛市城阳区第二人民医院占地面积13448平方米,业务用房面积15315平方米。医院在编职工324人,其中,卫生技术人员251人,占职工总数的77.47%,行政工勤人员73人,占职工总数的22.53%;卫生技术人员中,高级专业技术人员36人,中级专业技术人员125人,初级专业技术人员90人,分别占卫生技术人员总数的14.34%、49.8%、35.86%。床位总数为337张,职能科室15个,临床科室23个,医技科室6个。

业务工作 2018年,完成门、急诊253919人次,比2017年下降1.7%,其中急诊22617人次,比2017年增长9.2%,收住院9946人次,比2017年下降16.4%;床位使用率73.3%,比2017年下降12.7%,床位周转31.7次,比2017年下降7.7%;入院与出院

诊断符合率99.2%,比2017年增长0.5%;手术前后诊断符合率100%,抢救危重病人112人次,比2017年下降8.1%;抢救成功率84.2%,比2017年降低1.74%;治愈、好转率95%以上,与2017年持平;院内感染率≤8%,甲级病例符合率为99.76%。

业务收入 2018年,实现业务收入11773万元,比2017年下降8.3%。

固定资产 2018年,固定资产总值8508万元,比2017年下降2.6%。

医疗设备更新 2018年,引进日本东芝9000cDSA、美国雅培i2000全自动发光分析仪、美国罗氏702c全自动生化分析仪等,提高医院检查检验服务水平。

基础建设 2018年,为改善患者就医环境,先后对精神卫生科和妇产科进行维修。对精神卫生科室内、外墙进行装修,更新病床单元设备。对妇产科楼进行维修,对妇产科病房进行装修,增设病房内卫生间。

卫生改革 2018年,制订医院合理控制药占比的实施方案,积极推行临床路径管理,加强"医联体"建设。选派优秀医师4人到基层医疗机构进行帮扶。重新调整药品使用结构,实现所有药品采购"两票制"。

医疗特色 2018年,制定奖励机制,推进重点学科建设。各临床科室提交23项新技术、新项目申请,并开展其中13项。开展微创骨科治疗。关节镜微创治疗关节内病变,并配合中西医结合的方法治疗脊柱、关节病变。中医科通过内服、外用、推拿、穴位贴敷等多种中医药综合方法解决群众的病痛,门诊量达到1600余人次,院内会诊130次。外科开展中医适宜技术超声波药物透入治疗,广泛应用于腹部外科手术后康复、粘连性肠梗阻,胰腺炎及躯体外伤疼痛患者的治疗,共计600余人次。

科研工作 2018年,国内杂志发表论文76篇,出版专著17部。

继续教育 2018年,承担6项市级继续教育项目。外派骨干12人分别到山大齐鲁医院(青岛)、青岛大学附属医院、青岛市市立医院进修学习神经内科专业、呼吸内科专业、骨科专业、DSA专业及护理专业。

大事记

1月19日,医院获评城阳区卫生系统2017年度"6S"管理优秀单位。

3月7日,医院实施"医银通"项目建设。持卡消费信息直接进入医院HIS系统进行管理,加速医院信息化建设,为患者就医提供更加便捷的服务。

4月4日,医院急诊科被命名为市卫生计生系统2016~2017年度市级青年文明号;外科、检验科、心血管内科、收款处被继续命名为市卫生计生系统2016~2017年度市级青年文明号。

5月23日,医院举行城阳区第二人民医院迁建项目开工仪式。

8月1日,医院党总支第二支部与城阳区春雨爱心协会党支部在院会议室举行区域化党建共建合作签约仪式。

11月10日,城阳区第二人民医院与广州中医药大学第一附属医院(马武华教授团队)结成全国困难气道管理联盟协作单位并在广州举行授牌仪式。

12月26日,医院开展院内2018年"创新案例 亮点工作"现场观摩活动。

精神文明建设 2018年,顺利通过文明城市实地测评。申报创建阳光示范窗口。分组在全院开展满意度调查工作。组织进行"慈善一日捐"筹集善款24540元。开展党总支中心组理论学习,邀请党校和宣讲团专家来院讲党课,组织中层及以上干部赴清华、浙大研修学习。组织各类主题党日活动,服务群众1000余人次。

荣誉称号 2018年,获市级文明单位标兵,青岛市第六届"威高杯"青年护士护理技能大赛团体奖二等奖,青岛市第六届"健康杯"临床输血技能大赛团体奖三等奖,城阳区基层妇幼健康服务技能竞赛团体一等奖,2017年青岛市基层中医药适宜技术技能竞赛团体奖优秀组织奖等荣誉称号和奖项。

党委书记:韩通极
院　　长:刘爱华
副 院 长:刘　克
院办电话(传真):87811046
电子信箱:cyqdermyy@qd.shandong.cn
邮政编码:266112
地　　址:青岛市城阳区上马街道凤仪路66号

（撰稿人:徐翠玲）

青岛市城阳区第三人民医院

概况 2018年,青岛市城阳区第三人民医院占地面积10282平方米,业务用房面积8349平方米。年内职工总数455人,其中,卫生技术人员360人,占职工总数的79%;行政工勤人员95人,占职工总数的21%。卫生技术人员中,副高级以上职称33人,中级职称107人,初级职称220人,分别占卫生技术人员总数的9.2%、29.7%和61.1%。医生132人，护士166人，医生与护士之比为0.83：1。医院开放床位262张，有42个科室，其中职能科室13个、临床科室15个、医技科室14个。

业务工作 2018年，门、急诊量152156人次，与2017年（下同）相比增长16%。其中急诊10254人次，收住院6490人次。床位使用率为63.19%，床位周转次数22.51，出院与入院诊断符合率为100%，手术前后诊断符合率为100%，抢救危重病人358人次，抢救成功率93.58%，治愈好转率95%以上，病死率0.22%，院内感染率为0.9%，甲级病案符合率为95.2%。

业务收入 2018年，完成业务收入8131万元，比2017年增长5.2%。

固定资产 2018年，固定资产总值4556万元，比2017年下降5.1%。

基础建设 2018年，投资260万元对门诊楼进行全面装修改造。

卫生改革 2018年，加强医院管理，建立健全医院内部管理机构、管理制度，加强医疗质量管理，建立医疗质量管理体系，规范医师诊疗行为，合理控制医疗费用，提高群众满意度。

医疗特色 2018年，开展新技术、新项目6项：脑脊液鼻漏修补术、颈肩腰腿痛及骨关节炎筋骨病特色治疗、跟骨粉碎性微创切开复位，理疗科除针灸、拔罐、推拿等基础技术外，还开展小针刀治疗颈肩腰腿痛、推拿治疗落枕、小儿推拿及中药贴敷治疗等多个新项目。

科研工作 2018年，在省级以上刊物发表论文16篇。

大事记

2月，医院启动安全生产标准化建设工作。

4月，医院完成城阳区第三人民医院公安监所卫生所的审批注册。

7月，医院完成与市信息平台的信息对接暨数据信息平台的互联互通工作。

8月17日，医院增加眼科诊疗科目，通过青岛市卫生计生委审批，启用眼科病房，开展超声乳化白内障及翼状胬肉手术。

9月，医院院前急救新增急救单元开始运行。

12月，医院信息软件系统升级。

精神文明建设 2018年，进一步健全支部体系，进行党支部委员会换届。强化从严治党措施，制订"大学习、大调研、大改进"活动实施方案，列出工作问题清单及整改措施，组织全院党员进行集中学习。制发《2018年党风廉政建设和反腐败工作要点》与各科室签订党风廉政建设责任书。认真组织全体党员进行"灯塔—党建在线"学习答题工作。

荣誉称号 2018年，获山东省卫生先进单位、青岛市文明单位、城阳区妇幼健康服务技能竞赛团体二等奖、支持夏庄经济发展突出贡献单位荣誉称号和奖项。

党委书记、院长：王岩明
副　院　长：纪玉奎、于　超
院办电话（传真）：87871270
总机电话：87872266
电子信箱：cysanyi@163.com
邮政编码：266107
地　　址：青岛市城阳区夏庄街道夏塔路16号

（撰稿人：栾　青）

青岛市城阳区卫生和计划生育局综合监督执法局

概况 2018年，青岛市城阳区卫生和计划生育局综合监督执法局核定编制42名，有职工38人，其中，卫生专业技术人员19人，占职工总数的50%，行政工勤人员19人，占职工总数的50%。卫生技术人员中，高级职称3人，中级职称9人，初级职称7人，分别占卫生技术人员总数的15.79%、47.37%、36.84%。

业务工作 2018年，完成山东省卫生计生监督平台执法终端的采购和配备，正式启用终端设备用于现场执法。举办监督员集中脱产培训班；承接临沂市、贵州关岭县、烟台乳山等地卫生计生部门的实地考察。在青岛市组织的执法能力大赛中获得团体一等奖。联合教育部门开展法治宣传家庭普及。组织打击非法行医等10余个主题的大型宣传活动。建立多部门联合协同以及上下联动互助的监督执法机制，计划生育与母婴保健监督执法工作走在同级区市的前列。开展公共卫生监管，对全区公共场所、学校、托幼机构的传染病防控、饮用水卫生以及供水单位、消毒产品等重点领域进行专项监督，检查各类单位5000余家次。强化监督抽检，完成生活饮用水、餐饮具消毒单位、公共场所等的抽样检测工作，抽检1000余批次。立案查处320起，比上年增长10%左右。开展医疗市场监督，完成医疗机构依法执业、医疗废物废水处置、传染病防控等多个专项监督检查。开展公立综合医疗机构驻点检查、集体卫生室交叉互查。以

青岛市卫生健康行业风采

青岛市市立医院

　　青岛市市立医院始建于1916年，拥有本部、东院、皮肤病院、北九水疗养院、徐州路院区5个院区，是集医疗、教学、科研、保健、康复、公共卫生六大功能于一体的大型综合性三级甲等医院，是2008年北京奥运会和残奥会、2018年上海合作组织青岛峰会医疗保障定点医院。医院连续10年保持"全国文明单位""山东省文明单位"等荣誉称号，荣膺"山东省卫生计生系统先进集体"。2018年首次登上中科院中国医院科技量值综合评价全国百强榜，排名全国89位。9个学科荣登专科全国百强榜，学科上榜数量连续五年居全国地市级医院首位。综合实力列山东省住院服务绩效评价第9位。

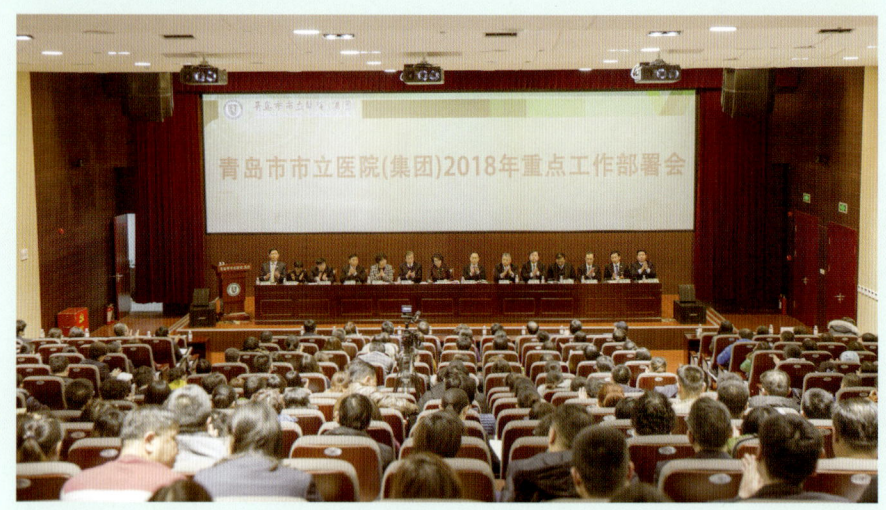

2018年1月5日，青岛市市立医院召开2018年重点工作部署会，明确全年工作目标和重点任务。

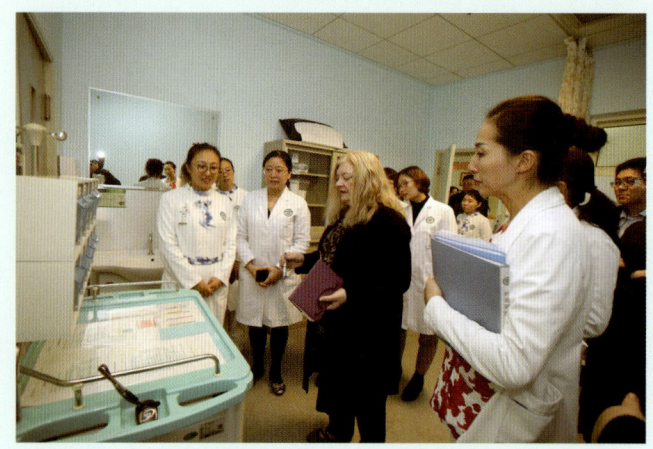

2018年4月9日，青岛市市立医院获全国首家国际门诊DNV认证。DNV·GL是一家全球领先的专业风险管理服务机构，在中国，DNV也是唯一拥有ISQUA（国际医疗质量协会）和美国CMS认可医院管理标准的第三方合法认证机构。

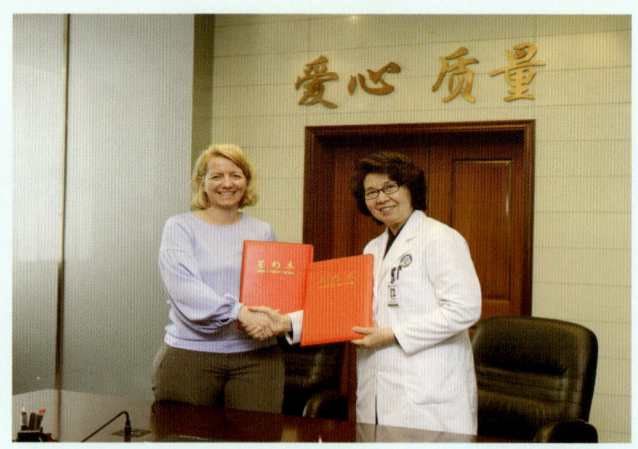

2018年4月19日，青岛市市立医院携手挪威LHL医疗集团，共谋心肺康复新发展，加速推进全科康复医学与国际水平的接轨。

青岛市卫生健康行业风采

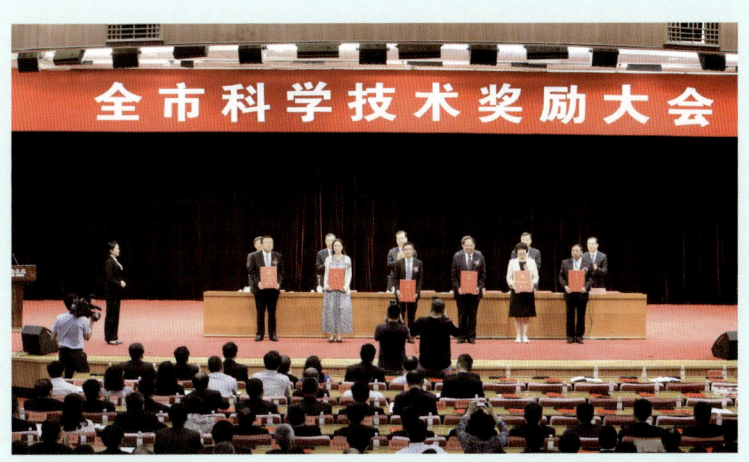

2018年6月26日,青岛市市立医院副总院长、脑科中心主任谭兰教授团队的研究成果《阿尔茨海默病发病新机制和防治新靶点》荣获青岛市自然科学奖一等奖。

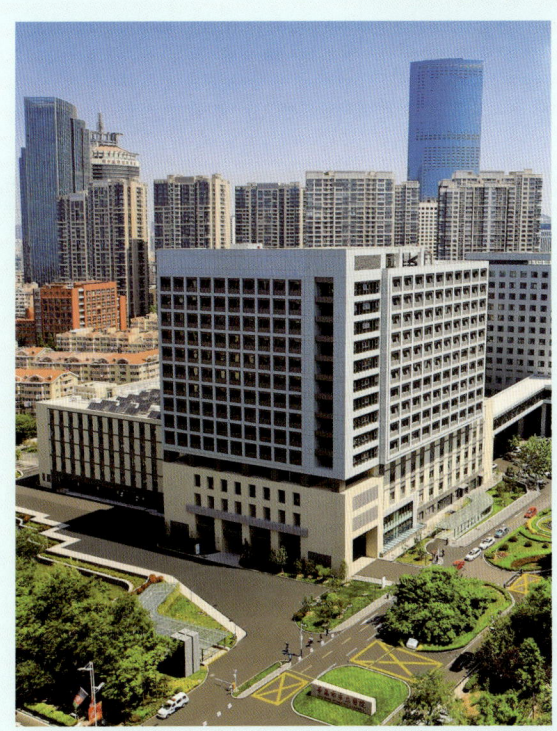

2018年8月12日,青岛市市立医院东院二期医疗综合楼(B楼)全面启用,作为青岛市市办实事之一,新增550张床位,内有山东半岛首台高端CT Revolution GSI X tream、高端复合手术室、青岛市首台瓦里安Trilogy直线加速器、国际最先进的大孔径4D-CT模拟定位机等高精尖配套设施。

2018年8月20日,青岛市市立医院成功完成半岛首例神经外科介入杂交手术,多学科联合共同为病人拆除颅内"定时炸弹"——巨大颅内动静脉畸形。

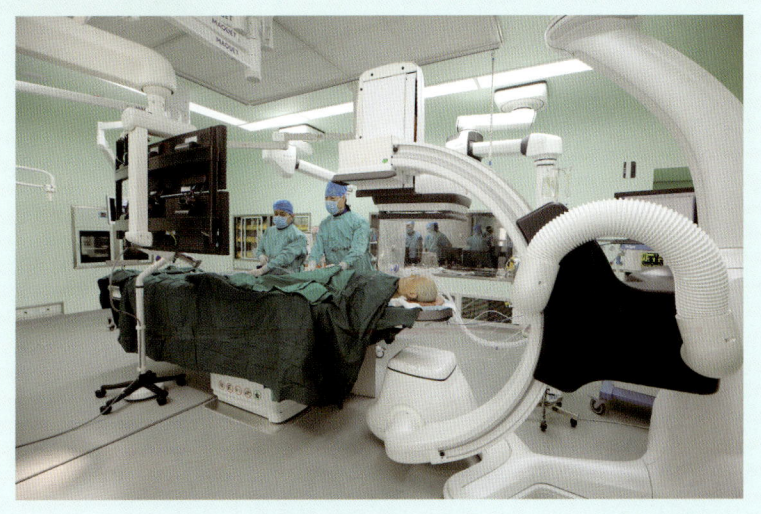

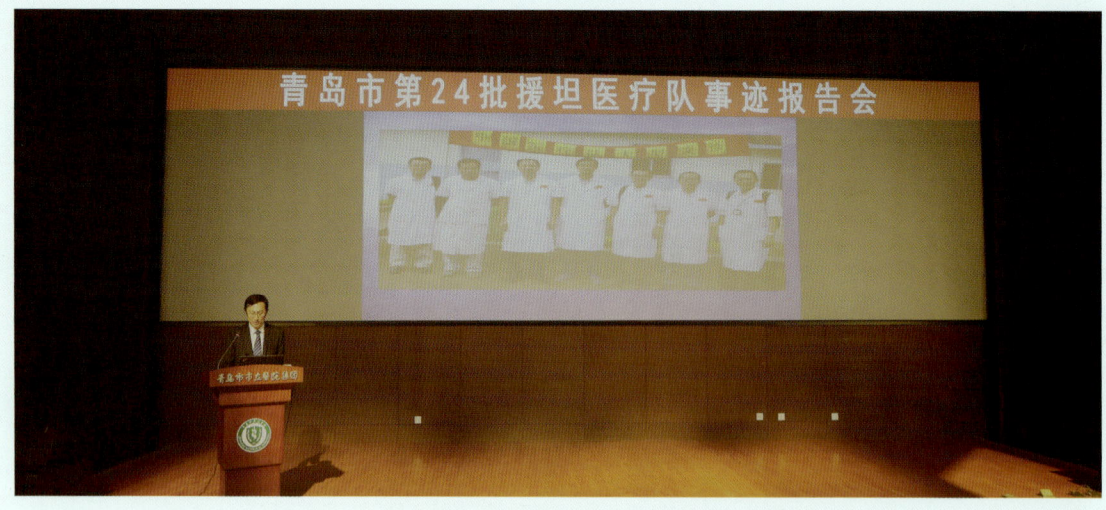

2018年9月4日,在"医道无界,爱洒非洲"暨青岛市第24批援坦医疗队事迹报告会上,青岛市市立医院朱健第一个发言,他带领第24批援坦医疗队获得坦桑尼亚卫生部颁发的"突出贡献奖"。

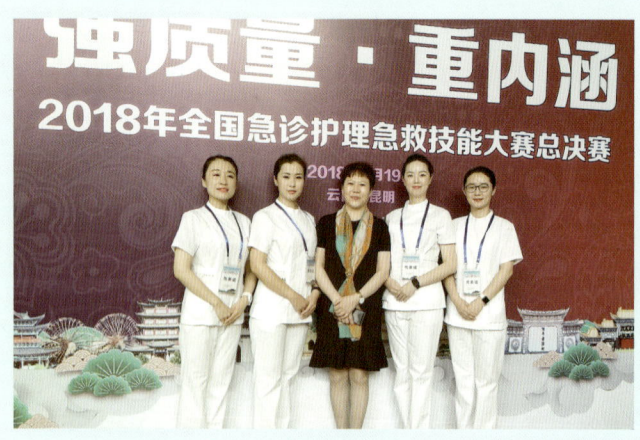

2018年9月21日,青岛市市立医院护理团队在全国急诊护理"强质量·重内涵"急诊护理急救技能大赛中,获全国总决赛创伤急救组一等奖。

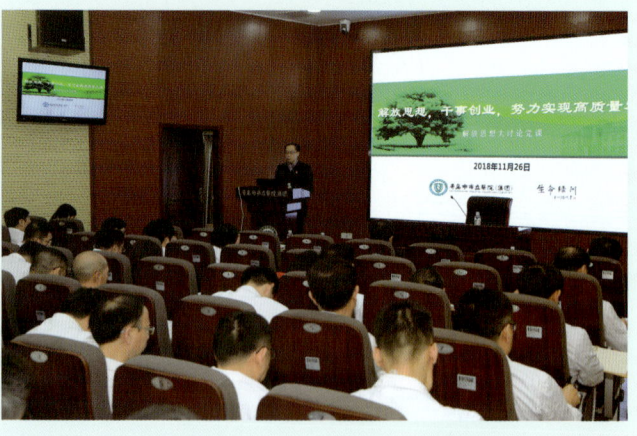

自2018年10月起,青岛市市立医院开展"解放思想大讨论"活动,以思想解放引领观念变革,加快新旧动能转换,优化发展环境,推动医院高质量发展。

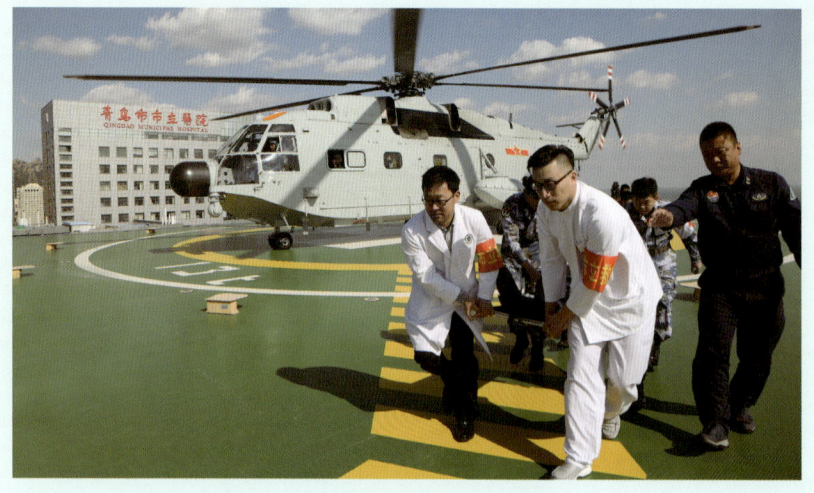

2018年10月10日,青岛市市立医院东院二期综合楼停机坪开展应急起降演练,该停机坪是目前国内医院起飞重量最大的屋顶停机坪。

青岛市卫生健康行业风采

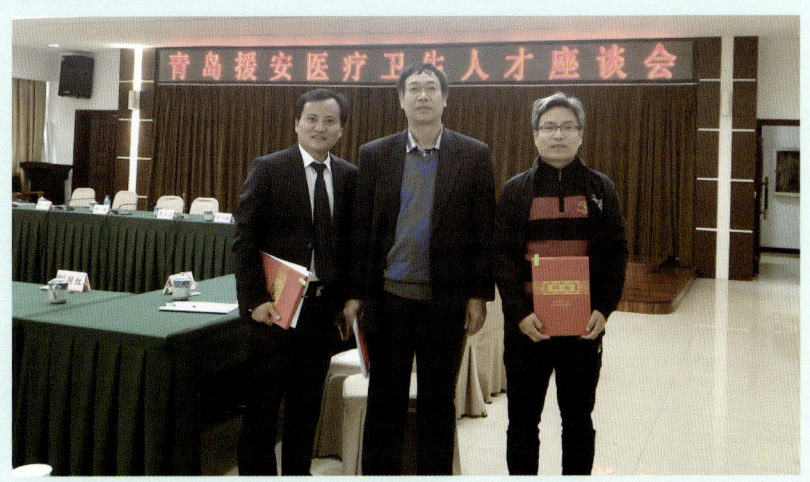

2018年10月10日，青岛市市立医院专家团队赴贵州省安顺市人民医院，从学科建设和信息化平台建设等方面开展精准对接、"靶向"帮扶。

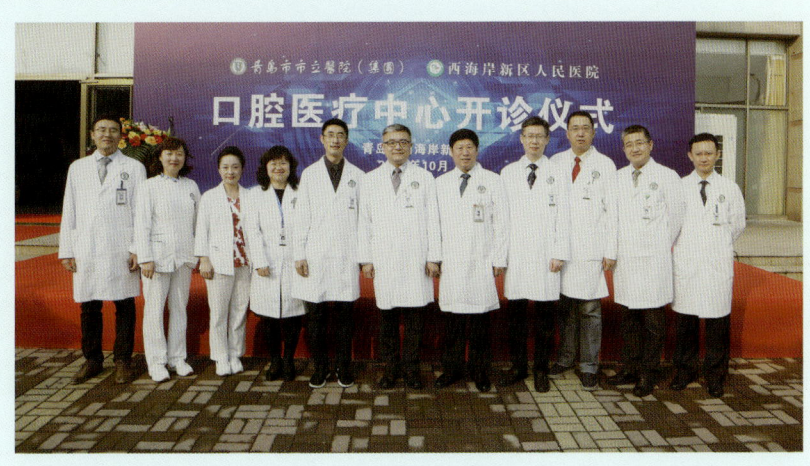

2018年10月16日，青岛市市立医院、西海岸新区人民医院口腔医疗中心正式开诊，这是"医联体"紧密层成员单位之间创新发展，实现优质医疗资源下沉，构建梯次分级、纵向贯通新诊疗模式的重要举措。

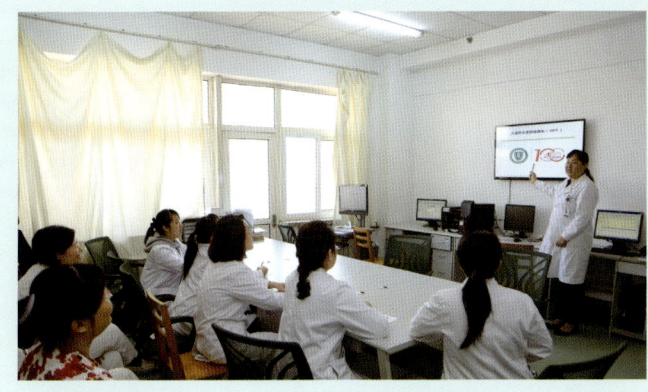

2018年10月28日，在"2018全国改善医疗服务优秀典型"评选中，青岛市市立医院本部儿科获"2018年度群众满意的科室"荣誉称号。

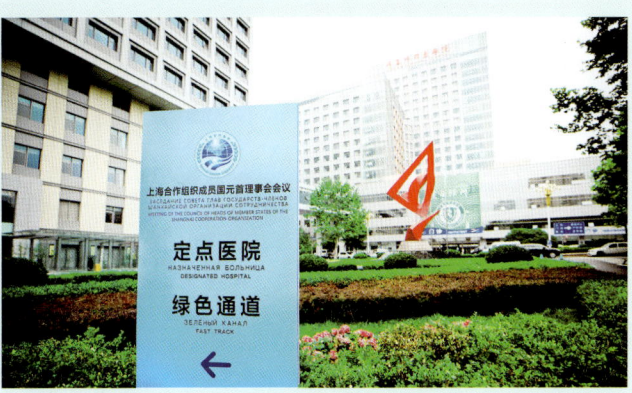

作为2018年上合组织青岛峰会定点医院，青岛市市立医院高度重视，成立专门班子，建方案、建流程、组队伍、勤培训、常演练、常实战，压差推进东院二期工程和保障专区建设，经过近9个月的筹备，共接诊1388人次，圆满完成上合组织青岛峰会医疗保障任务。

青岛市海慈医疗集团

青岛市海慈医疗集团是山东省首家集医疗、预防、科研、教学以及保健、康复于一体的公立大型综合医院集团。由青岛市海慈医院、青岛市中医医院、青岛市黄海医院合并组成。拥有国家级、省市级重点专科31个。集团始终坚持中、西医发展并重的办院理念，中医著名、资深专家门诊，膏方门诊，冬病夏治等中医特色诊疗深受患者欢迎，开展中医非药物治疗60余项，是青岛市第一批"养生保健基地"建设单位。可以开展脑、心胸、腹部、脊柱等多种复杂大型手术，开展造血干细胞移植、多学科联合急危重症救治，微创技术在多个领域得到应用。

集团秉承"人文医疗，温馨海慈"的服务品牌，积极倡导全程、全员、全方位温馨服务，注重学习、总结、提炼和推广先进医院文化，"人文医疗，温馨海慈"品牌荣获山东省、青岛市优秀服务品牌。集团先后荣获全国文明单位、全国五一劳动奖状等几十项荣誉。

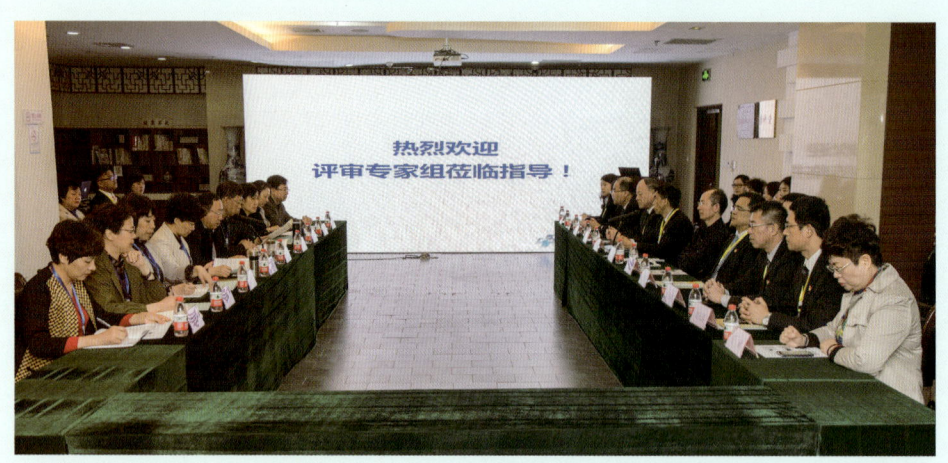

2018年4月27日，青岛市海慈医疗集团中医医院顺利通过等级医院现场评审，延续三级甲等中医医院资质。

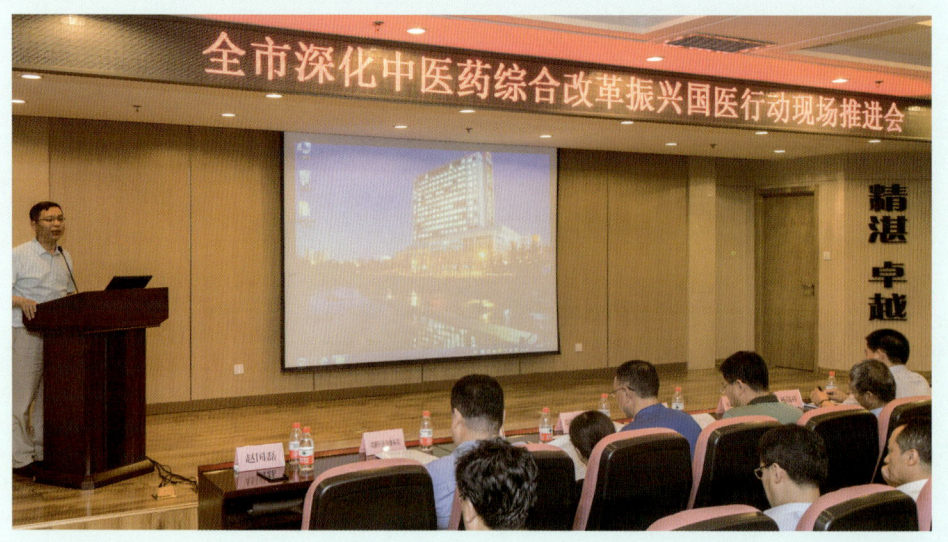

2018年7月4日，青岛市深化中医药综合改革振兴国医行动现场推进会在青岛市海慈医疗集团召开。各区（市）卫生计生局、全市二级以上公立医院及妇幼保健机构负责人，青岛市中医药发展集团成员单位代表近200人参加会议。

青岛市卫生健康行业风采

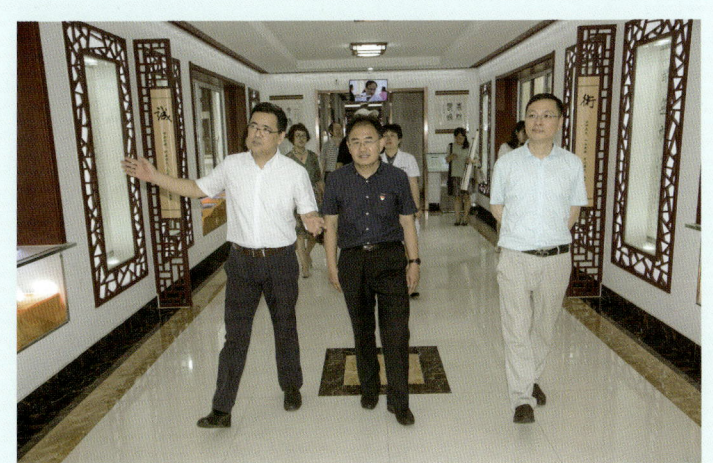

2018年7月13日,青岛市第三届"三伏养生节"暨"首届老干部杏林文化节"启动仪式在青岛市海慈医疗集团举办。

2018年9月5日,国家中医药管理局国际合作司亚美多边处处长陆烨鑫(前排左2)一行6人来集团考察调研中医药发展工作。青岛市中医药管理局专职副局长赵国磊(前排左1)陪同参观。

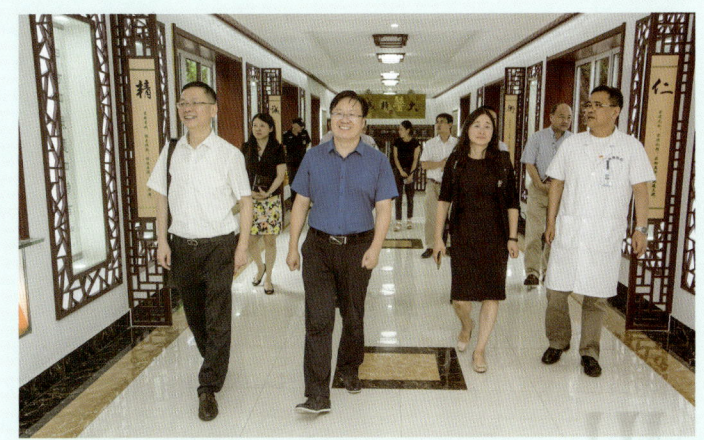

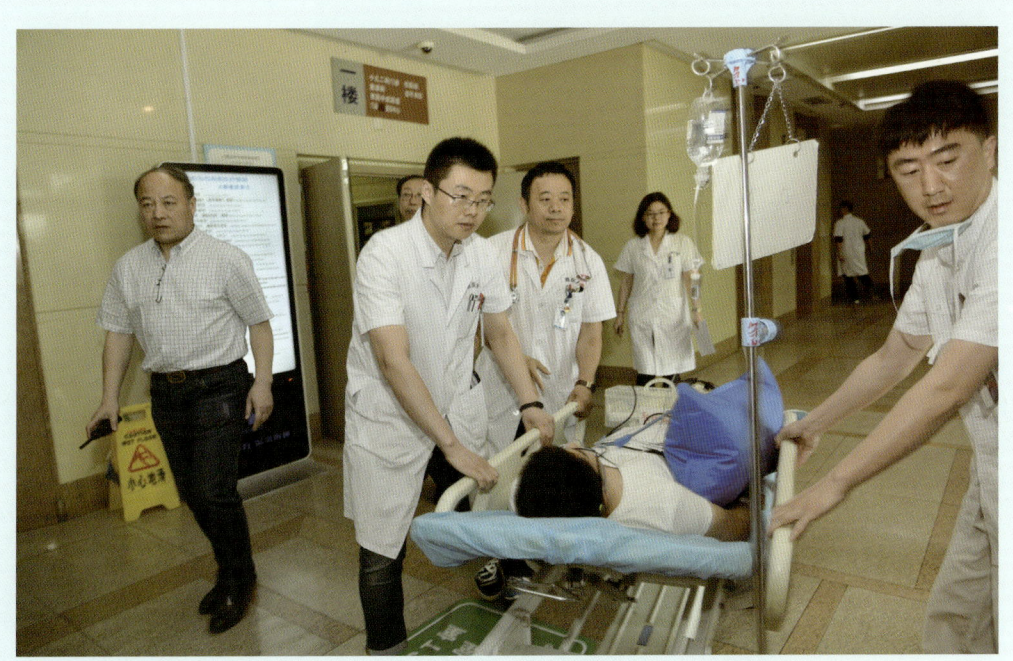

2018年6月,青岛市海慈医疗集团医务人员190人内外联动开展上海合作组织青岛峰会医疗保障工作。

2018年9月20日，青岛市海慈医疗集团承办青岛市第二届国医大师论坛，邀请李今庸、张学文、雷忠义、沈宝藩四位国医大师"传经送宝"，并成立"沈宝藩国医大师工作室""李今庸国医大师工作室"。青岛市副市长栾新（左2）、市卫生计生委主任杨锡祥（右1）出席国医大师工作室揭牌仪式。

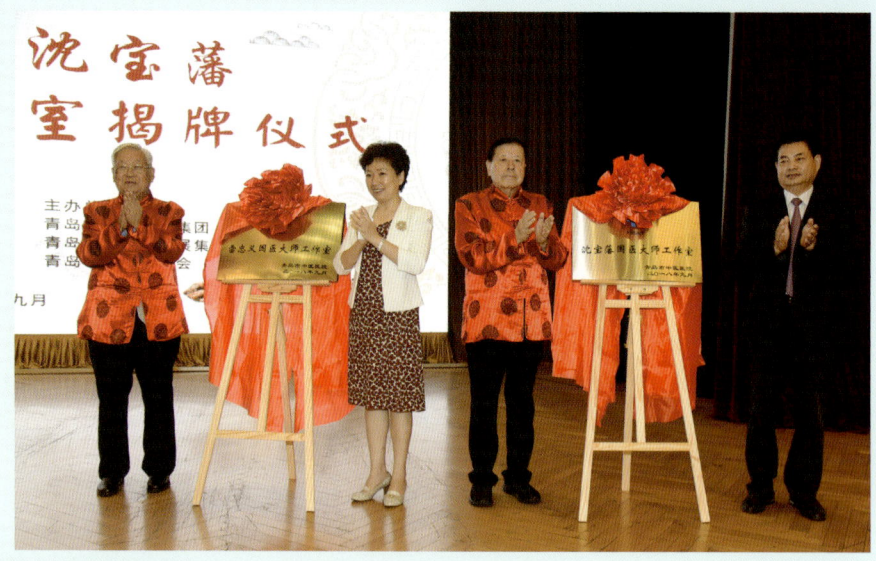

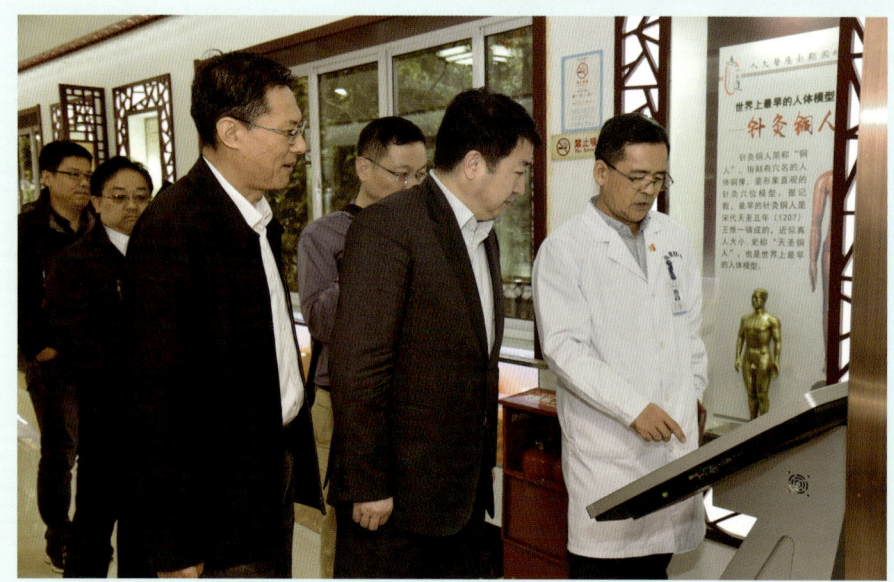

2018年10月15日，国家中医药管理局医政司副司长、医改办副主任陆建伟（前排中）一行6人到青岛市海慈医疗集团调研指导中医药参与医疗保险支付工作。

2018年9月14日，青岛市海慈医疗集团召开2018年科技大会。会议授予王久仁、王琳、吉中强、刘绪重、李维芬、沈其杰、周兆山、周宗起、梁静玉、潘耀宗等10位专家"终身医学专家"称号。

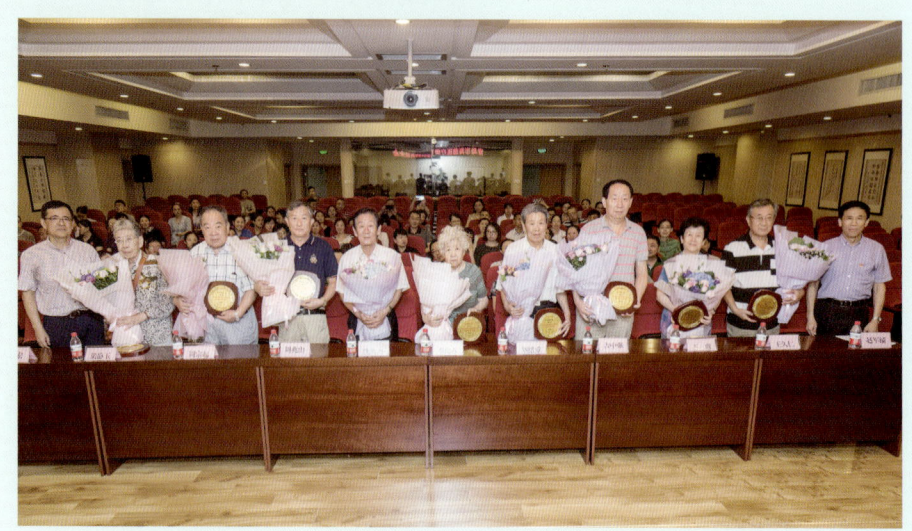

青岛市卫生健康行业风采

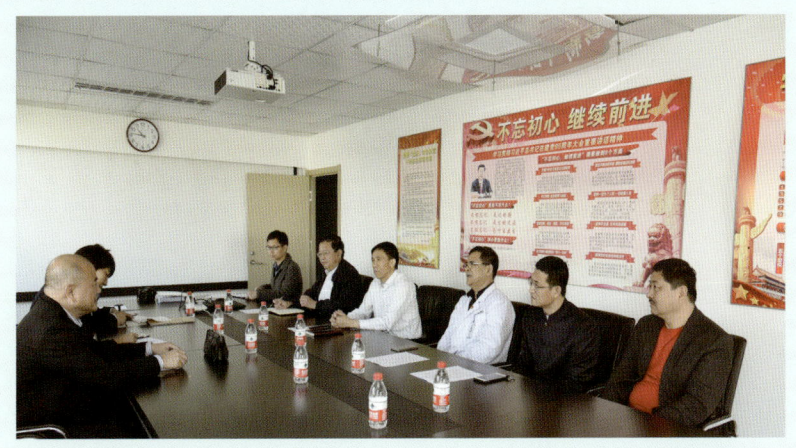

2018年10月23日,青岛市卫生计生委副主任周长政(左1)到青岛市海慈医疗集团督导扫黑除恶工作开展情况。

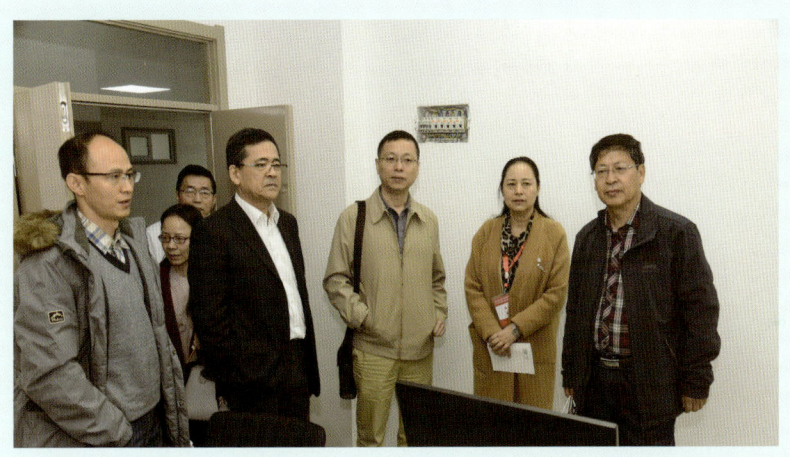

2018年11月6日,山东省中医药管理局专家组对青岛市海慈医疗集团中医医师规范化培训开展现场评估督导。

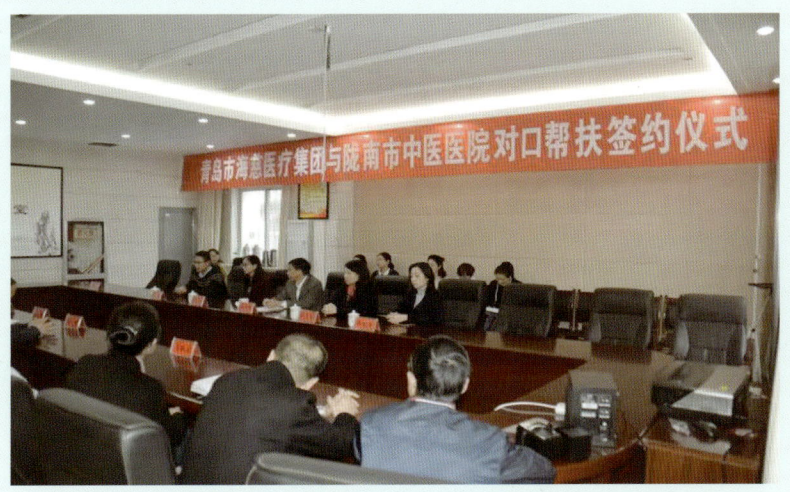

2018年11月13日,青岛市海慈医疗集团党委书记赵军绩带领有关人员,赴甘肃省与陇南市中医医院签订对口帮扶协议。

青岛市中心医疗集团

青岛市中心医疗集团由青岛市中心医院、青岛市肿瘤医院、青岛市职业病防治院共同组建而成。青岛中心医院（原青岛纺织医院）始建于1953年，1983年并称青岛医学院第二附属医院，1993年首批晋升为三级甲等综合医院，2003年经山东省卫生厅和青岛市卫生局批准更名为青岛市中心医院，并承担青岛市职业病防治任务，2017年通过山东省卫生厅三级甲等综合医院复审。青岛市肿瘤医院始建于1972年，是集肿瘤预防、诊断、治疗、科研、康复于一体的肿瘤防治三级专科医院，是"青岛市肿瘤防治健康教育基地"。

2018年职工总数2217人，其中，卫生技术人员1986人，占职工总数的89.5%；行政工勤人员226人，占职工总数的10.2%。卫生技术人员中，高级职称354人，中级职称781人。开放床位1667张，设职能科室31个、临床科室51个，医技科室15个。

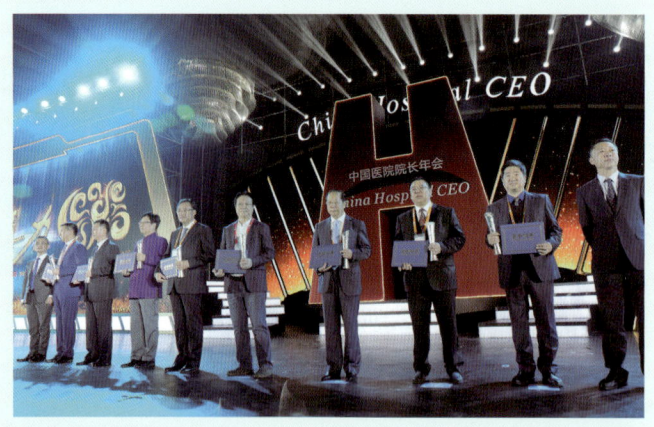

2018年11月30日~12月1日，在由《中国医院院长》杂志社主办的第十二届中国医院院长年会上，青岛市中心医疗集团院长兰克涛荣获最具领导力中国医院院长杰出业绩奖。

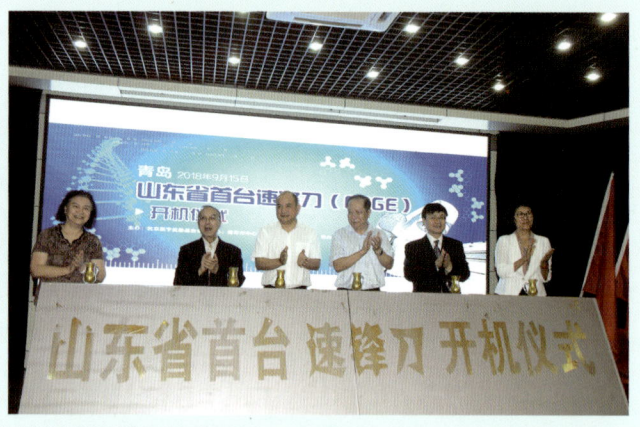

2018年9月15日，山东省首台速锋刀开机仪式在青岛市中心医疗集团举行。

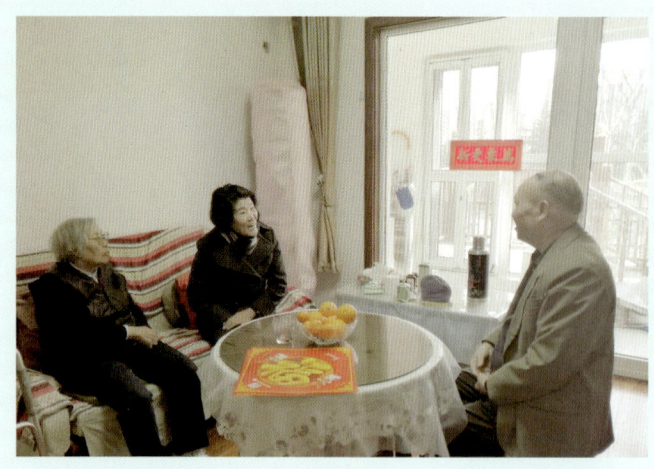

2018年2月7日，新春来临，青岛市中心医疗集团领导走访离退休老干部。

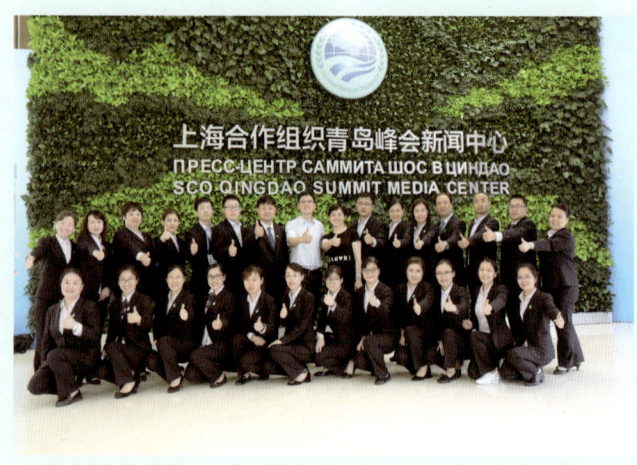

2018年6月13日，上海合作组织青岛峰会圆满落幕，青岛市中心医疗集团被评为上合组织青岛峰会保障工作先进集体。

青岛市卫生健康行业风采

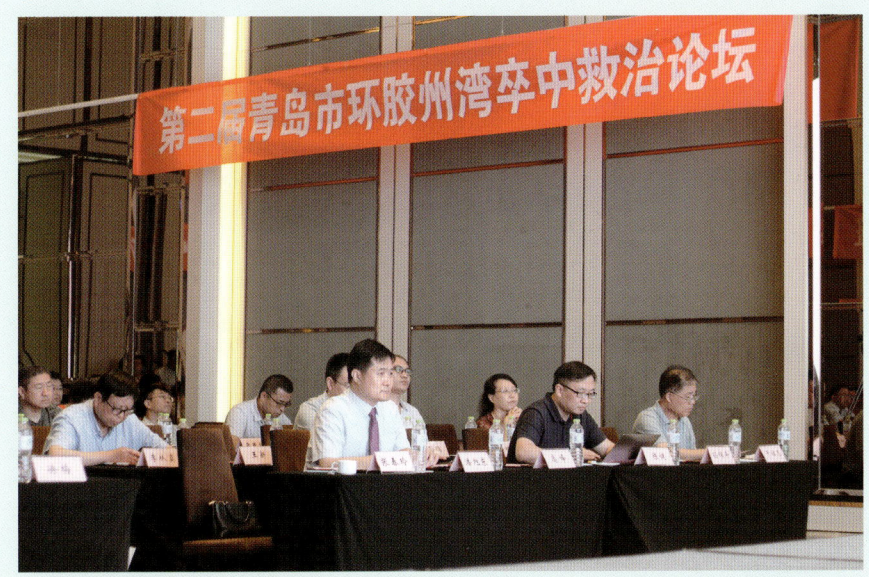

2018年6月24日,由青岛市中心医疗集团与青岛市急救中心联合主办的第二届青岛市环胶州湾卒中救治论坛举行。

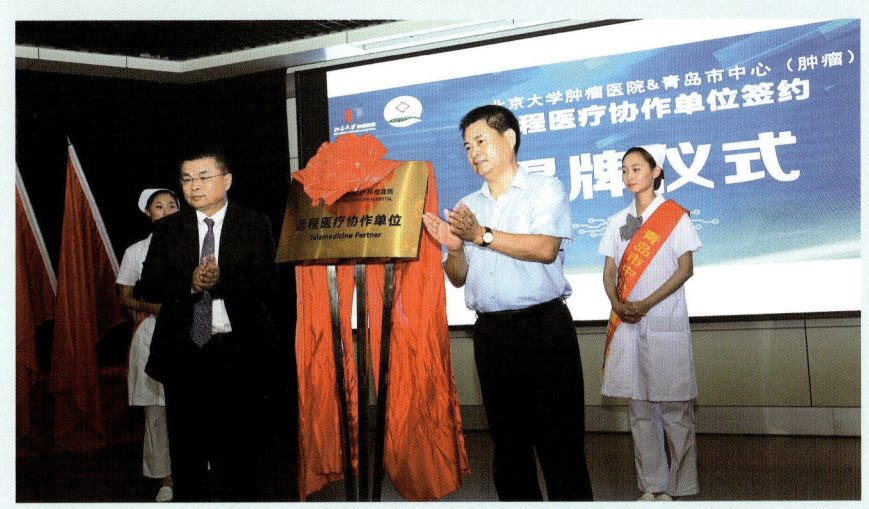

2018年8月8日,青岛市中心医疗集团与北京大学肿瘤医院签约远程医疗协作。

2018年8月9日,青岛市中心医疗集团工会开展"关爱一线职工送清凉"活动。

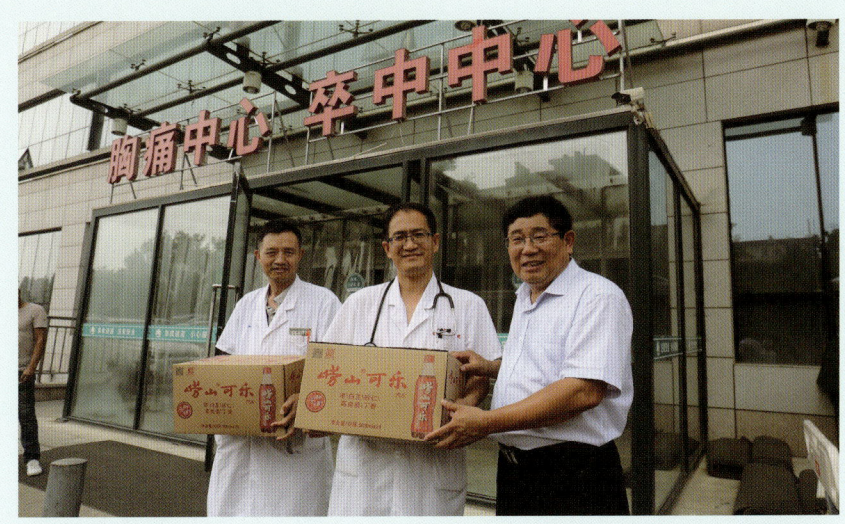

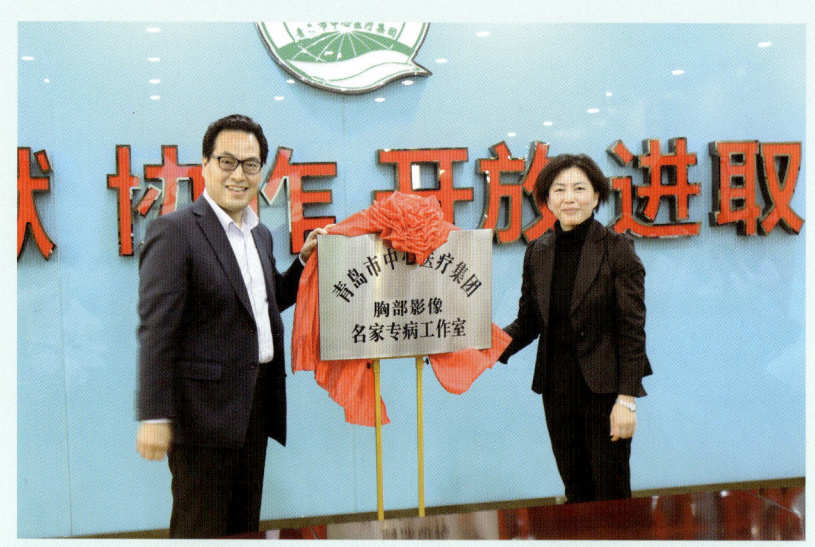

2018年3月23日,青岛市中心医疗集团肺癌小结节诊疗中心成立暨胸部影像名家专病工作室揭牌仪式举行。

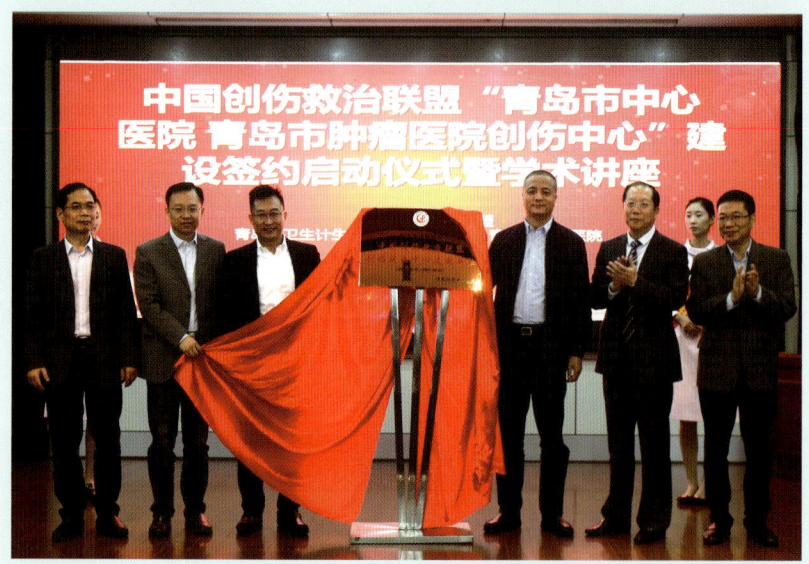

2018年10月12日,青岛市中心医疗集团成为青岛市首家中国创伤救治联盟创伤中心建设单位。

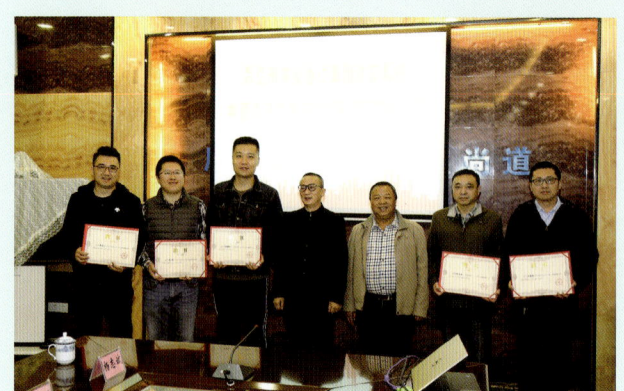

2018年10月16日,青岛市中心医疗集团援黔专家受到贵州省安顺市302医院及患者好评。

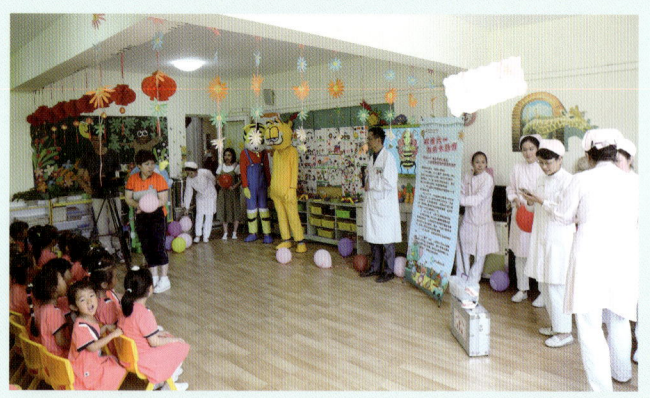

2018年6月1日,青岛市中心医疗集团儿科医护人员走进红蕾幼儿园,为小朋友、老师和家长们举办以"手足口病防治"为主题的讲座。

青岛市卫生健康行业风采

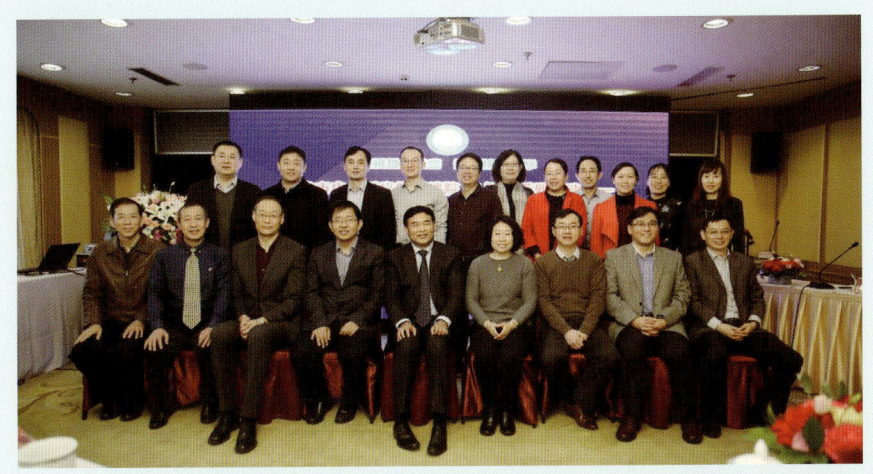

2018年12月21日，第三届青岛肿瘤营养与支持年会暨首届半岛精准放疗论坛在青岛市中心医疗集团召开。

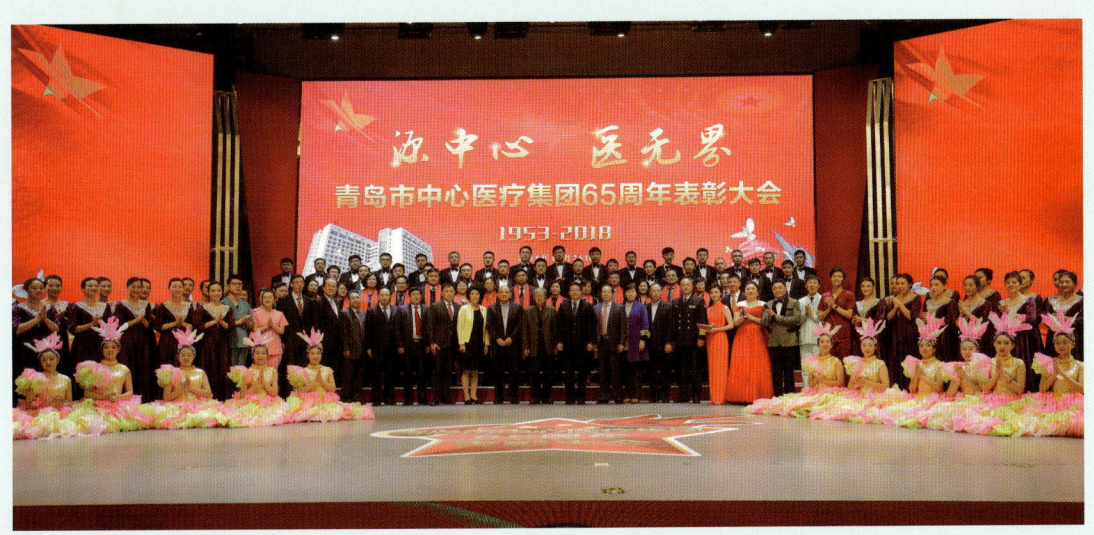

2018年12月26日，青岛市中心医疗集团成立65周年表彰大会暨文艺会演隆重举行。

集团荣获青岛市第六届"健康杯"会计技能大赛暨首届青岛市卫生计生系统会计技能大赛团体、个人一等奖。

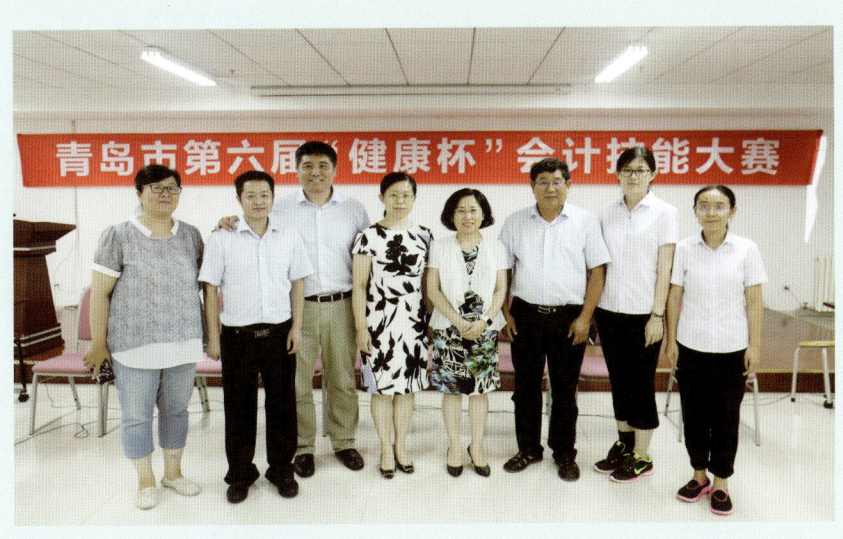

青岛市第三人民医院

青岛市第三人民医院是青岛市卫生计生委直属的三级综合性医院。医院设有30余个临床医技科室，拥有飞利浦全身CT机、核磁共振成像仪、柯达X线机、锐柯移动DR机、碎石机、彩色多普勒成像仪、腹腔镜、血液透析机等各类大中型医疗设备，是中华医学会精准心血管病学分组合作基地、中国医师协会内镜保胆培训基地、国家远程医疗与互联网医学中心协作单位、山东省结石病微创治疗技术联盟成员单位、青岛市高血压防治临床基地、青岛市涉外定点医院、滨州医学院教学医院、齐鲁医药学院临床教学基地。是岛城首家由中国医师协会挂牌的妇科内分泌培训基地，是青岛市基层卫生协会日常办公机构。

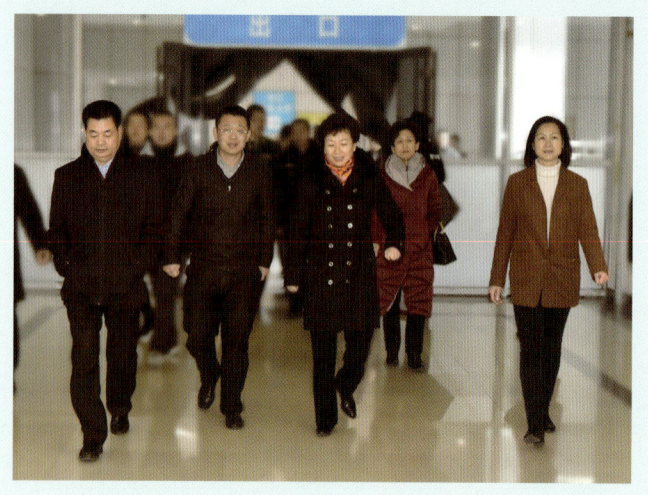

2018年2月5日，青岛市副市长栾新（前右2）到青岛市第三人民医院进行安全生产工作督导检查。

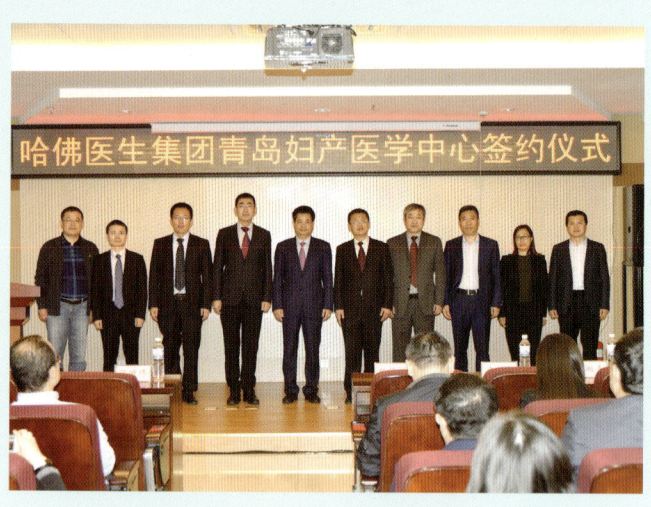

2018年4月24日，青岛市第三人民医院与哈佛（青岛）妇产医学中心举行合作签约仪式，青岛市卫生计生委党委书记、主任杨锡祥（左5）出席仪式。

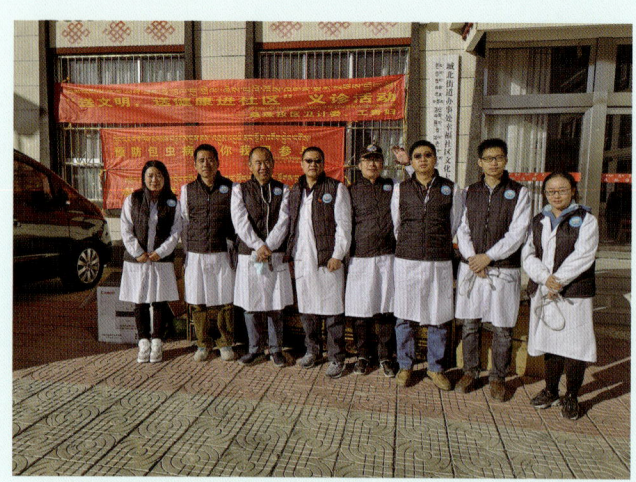

2018年10月~12月，青岛市第三人民医院外科医生辛江（右3）、超声医学科医生王一超（左1）赴西藏日喀则市桑珠孜区甲错雄乡卫生院参与医疗支援工作。

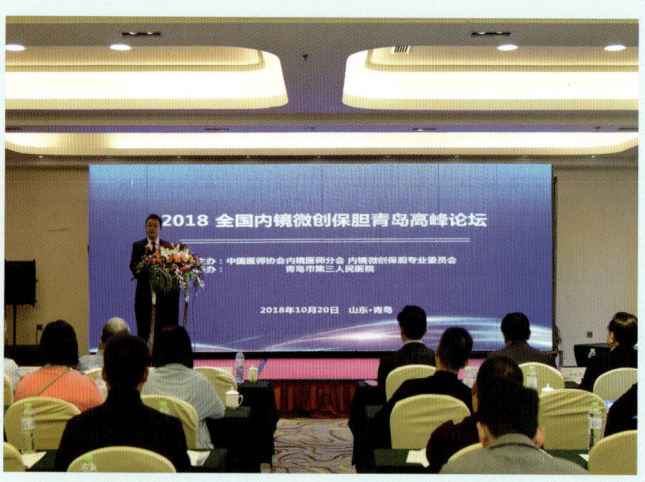

2018年10月20日，青岛市第三人民医院承办的"2018全国内镜微创保胆青岛高峰论坛"召开。

山东青岛中西结合医院
（青岛市第五人民医院）

山东青岛中西医结合医院（青岛市第五人民医院）是山东省首家中西医结合医院，亦是市属综合性医疗机构。

医院1995年被确立为三级甲等中西医结合医院，并于2012年、2018年通过复评。医院占地面积1.6万平方米，建筑面积1.9万平方米。2018年职工总数553人，其中，卫生技术人员472人，占职工总数的85%；行政工勤人员81人，占职工总数的15%。卫生技术人员中，高级职称56人，占卫生技术人员12%；中级职称140人，占卫生技术人员30%；初级职称276人，占卫生技术人员58%。医院医生护士比1∶1.21。医院现有编制床位420张，职能科室24个，临床科室23个，医技科室10个。

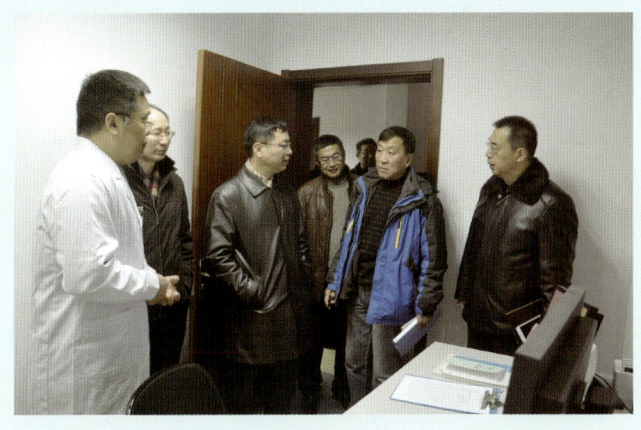

2018年2月1日，青岛市中医药管理局专职副局长赵国磊一行对山东青岛中西结合医院安全生产工作进行检查指导。

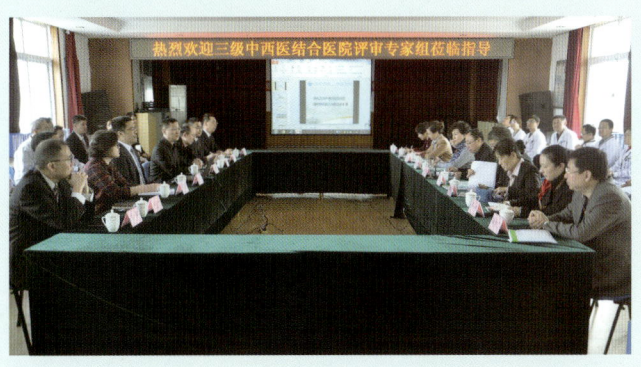

2018年4月26日，山东青岛中西结合医院顺利通过三级中西医结合医院评审。

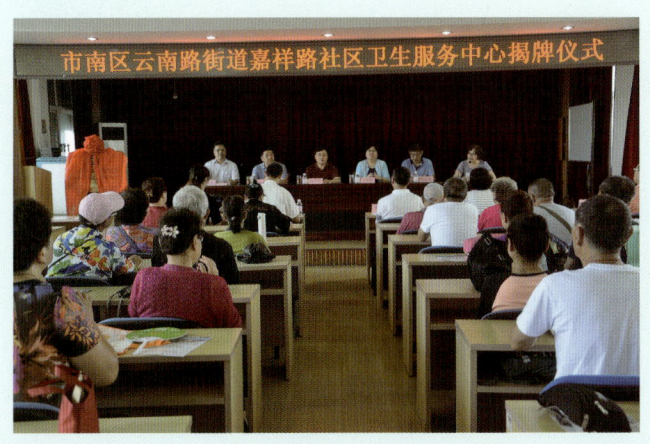

2018年7月13日，山东青岛中西结合医院市南区云南路街道嘉祥路社区卫生服务中心正式开诊。

2018年12月18日，知名中医药专家王国才教授工作室落户山东青岛中西结合医院。

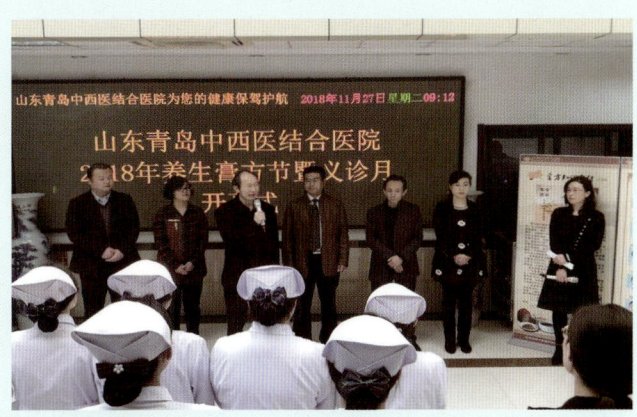

2018年11月27日，山东青岛中西结合医院2018年养生膏方节暨义诊月拉开序幕。

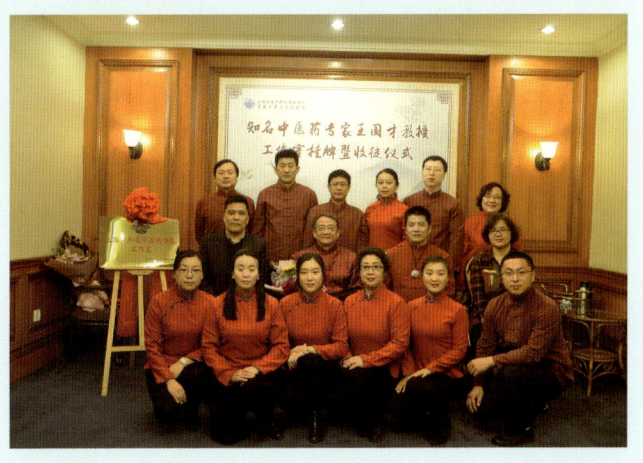

青岛市第八人民医院

　　青岛市第八人民医院始建于1951年，是一所集医疗、科研、教学、预防、保健、康复和急救于一体的大型综合三级医院，是全国"模范爱婴医院"、市涉外定点医院、青岛市白内障诊疗中心、青岛市糖尿病眼病诊疗中心、青岛市胸痛中心、青岛市卒中中心、潍坊医学院附属青岛医院、济宁医学院教学医院。

　　医院占地面积5.0万平方米，建筑面积6.9万平方米，固定资产总值3.15亿元，开放床位1100张，年门、急诊量72万余人次，出院3.12万余人次，年手术1.17万人次。现有职工1539人，其中高级职称158人，博士、硕士242人，享受国务院特殊津贴1人。

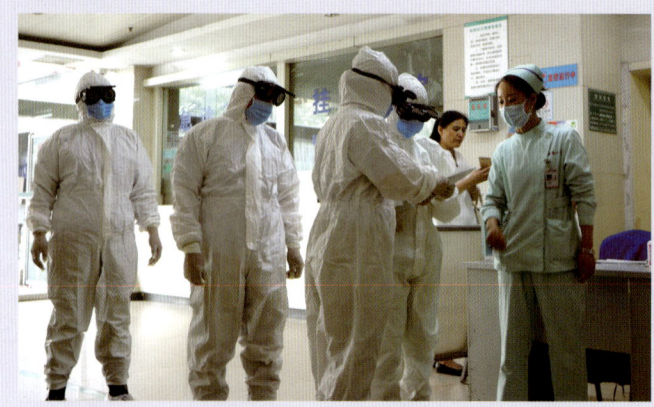

青岛市第八人民医院圆满完成上海合作组织青岛峰会医疗保障任务。图为急诊科保障任务应急演练。

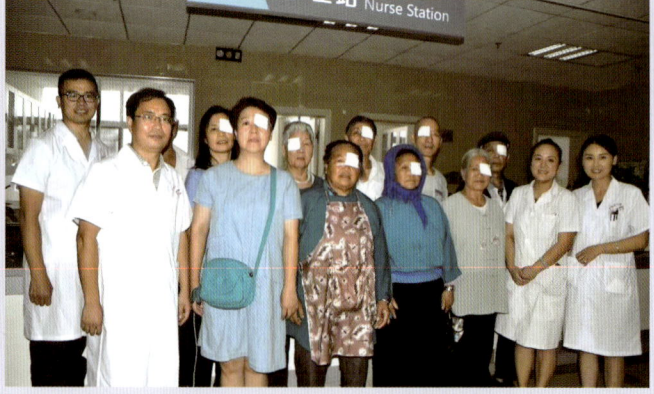

青岛市第八人民医院与贵州省安顺市平坝区人民医院开展对口帮扶工作。图为医院眼科张国文主任（前左1）与手术患者合影。

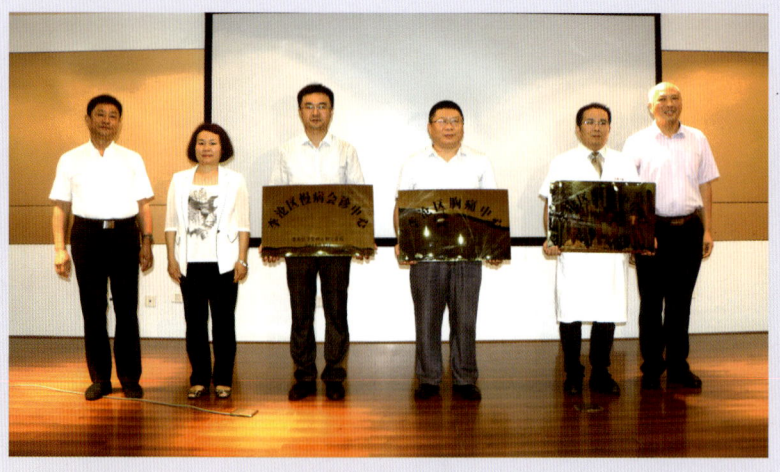

青岛市李沧区"慢病会诊中心""胸痛中心""脑卒中中心"落户青岛市第八人民医院，李沧区卫计局局长李蕾（左2）和医院院长郭冰（左1）出席授牌仪式。

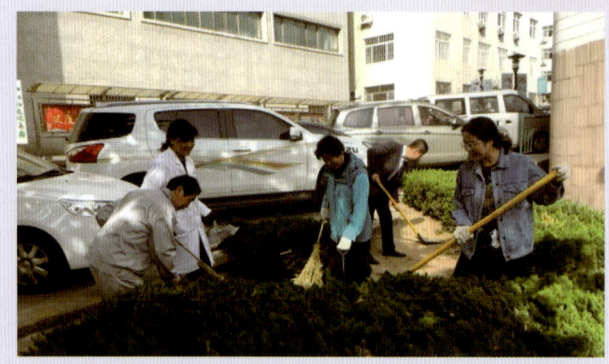

青岛市第八人民医院开展"美丽医院"创建活动，改善医院环境。

青岛市卫生健康行业风采

青岛市胶州中心医院

青岛市胶州中心医院始建于1943年，前身为八路军滨北干部休养所，拥有70多年历史，是一所集医疗、预防、教学、科研、康复、社区服务于一体的三级综合性医院，是潍坊医学院附属医院、青岛大学医学院教学医院、潍坊医学院研究生教育基地。青岛市腔镜外科中心、青岛市抗癌协会大肠肿瘤专业委员会、胶州市抗癌协会及司法鉴定所等科研学术团体设在医院。

医院占地面积4.5万平方米，建筑总面积4.39万平方米，其中业务用房面积3.12万平方米。2018年有职工1369人，其中卫生技术人员1228人，占职工总数的89.7%；行政工勤人员141人，占职工总数的10.3%。卫生技术人员中，高级职称171人，占13.93%；中级职称476人，占38.76%；初级职称581人，占47.31%。医生与护士之比为1∶1.7。医院开放床位1040张，共设70个科室，其中职能科室21个、临床科室34个、医技科室15个。

2018年6月22日，青岛市胶州中心医院捐助10万元善款圆梦"春蕾女童"。

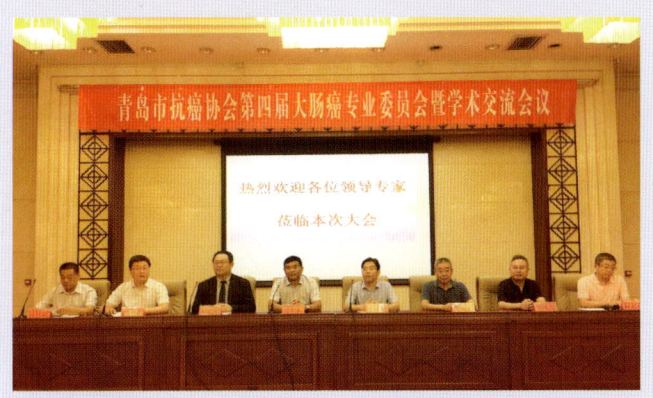

2018年9月9日，青岛市胶州中心医院承办青岛市抗癌协会第四届大肠癌专业委员会暨学术交流会。

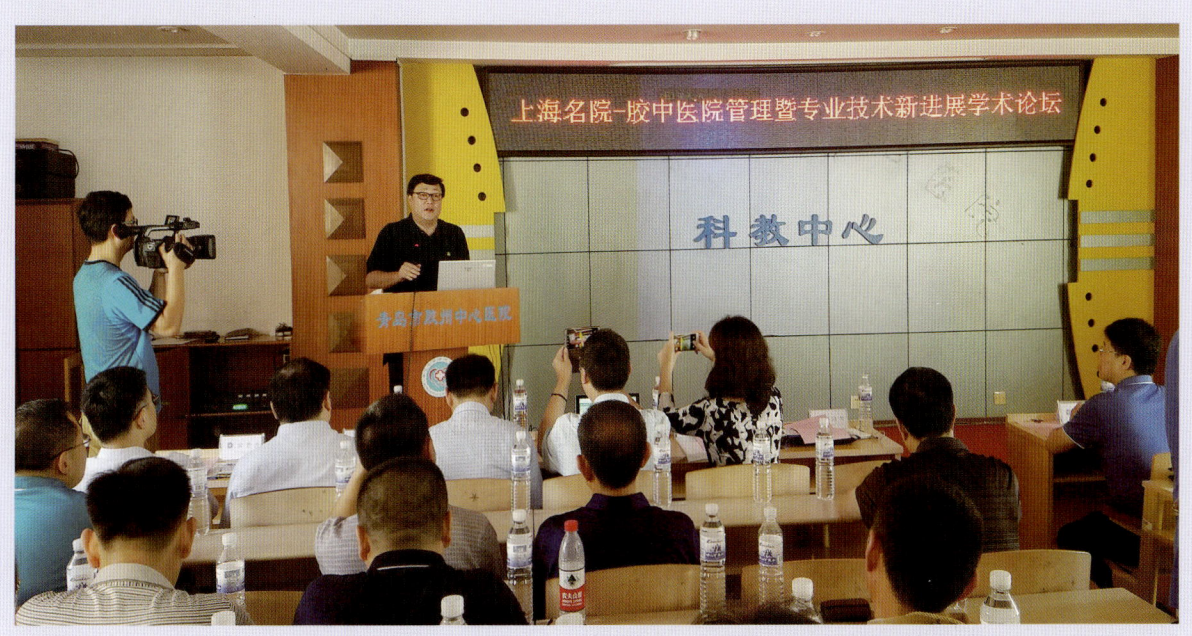

2018年7月13日~15日，青岛市胶州中心医院举办上海名院-胶中医院管理暨专业技术新进展学术论坛，上海市第六人民医院、瑞金医院、华山医院7名专家、教授来院参加学术交流活动。

青岛市妇女儿童医院

青岛市妇女儿童医院占地67127.6平方米，业务用房135740平方米，编制床位1170张，实际开放1026张。2018年职工总数1867人，其中卫生技术人员1691人，占职工总数的90.57%；行政工勤人员176人，占职工总数的9.43%。卫生技术人员中，高、中、初级职称人数分别是151人、378人、1162人，分别占卫生技术人员的8.93%、22.35%、68.72%，医生616人，护士817人，医护比1：1.33。医院设职能科室33个、临床科室54个、医疗辅助科室5个、医技科室14个。

2018年，医院招收新职工114名，其中博士3人，硕士37人，本科毕业生36人，专科毕业生38人，涵盖21个专业。

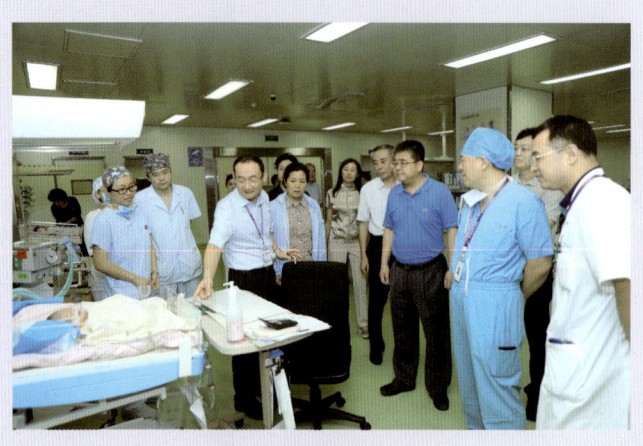

2018年7月10日，国家卫生健康委妇幼司司长秦耕一行莅临青岛市妇女儿童医院调研出生缺陷防控工作。

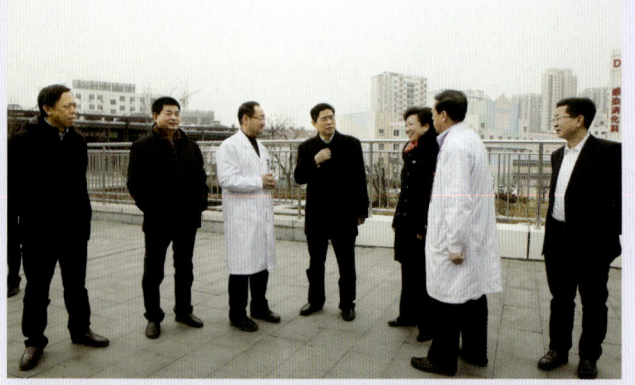

2018年2月14日，青岛市委副书记牛俊宪（左4）、副市长栾新（左5）莅临青岛市妇女儿童医院视察工作，走访慰问节日坚守工作岗位的医务人员。

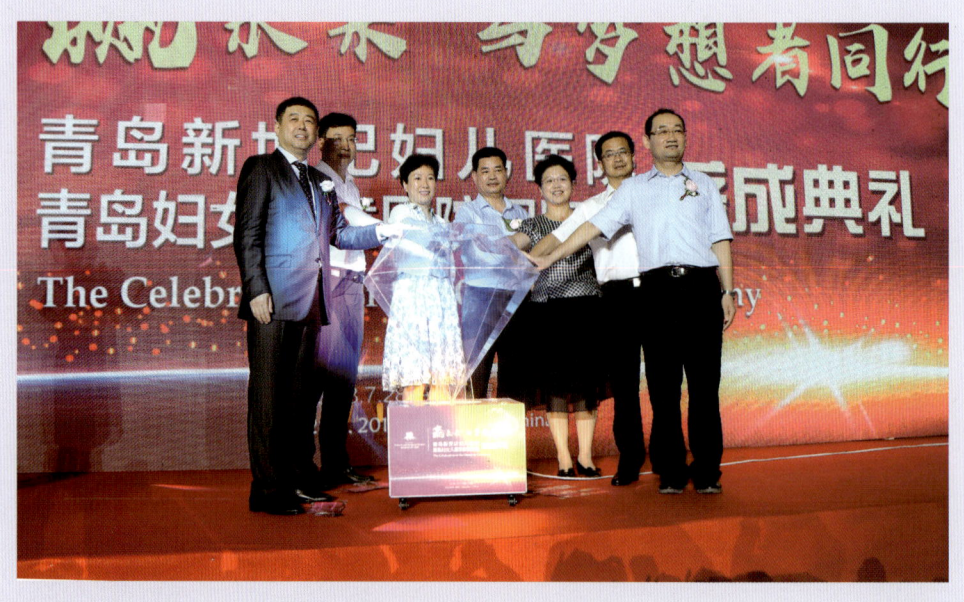

2018年7月28日，青岛妇女儿童医院国际部暨青岛新世纪妇儿医院隆重开业，这是青岛市政府、公立医院和优质社会资本三方合作的首个成功案例。

青岛市卫生健康行业风采

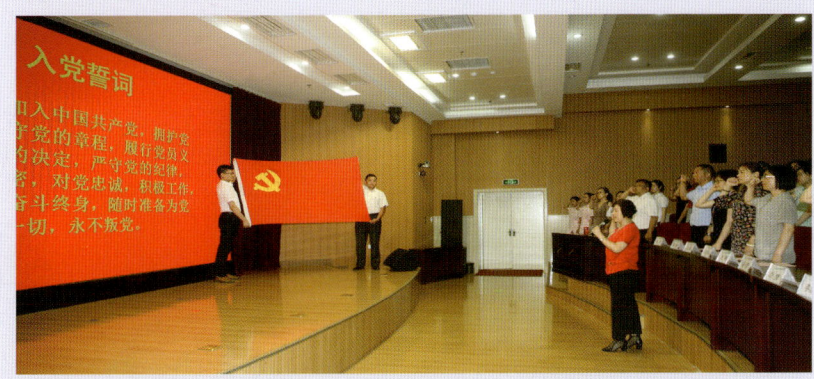

2018年6月28日,青岛市妇女儿童医院举办"不忘初心 继续前行"庆祝中国共产党成立97周年总结表彰大会暨文艺会演。

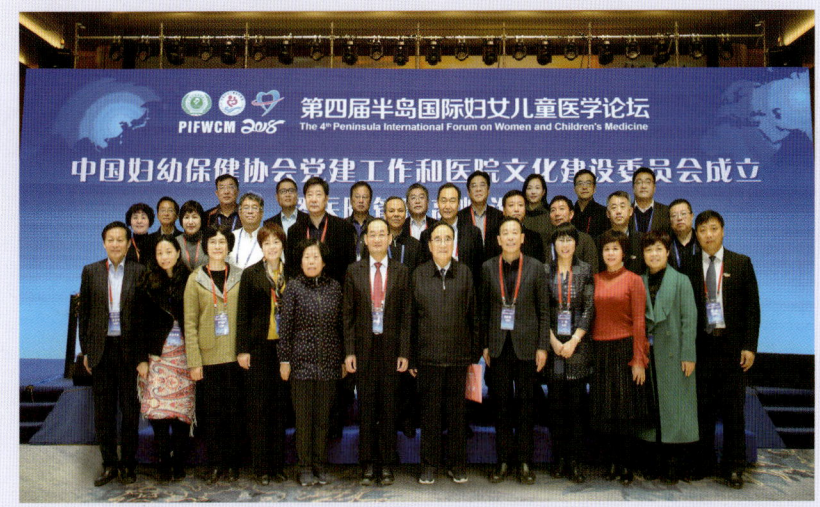

2018年12月1日,鉴于在党建和医院文化工作方面取得的成绩,青岛市妇女儿童医院当选中国妇幼保健协会党建工作和医院文化建设委员会主委单位。

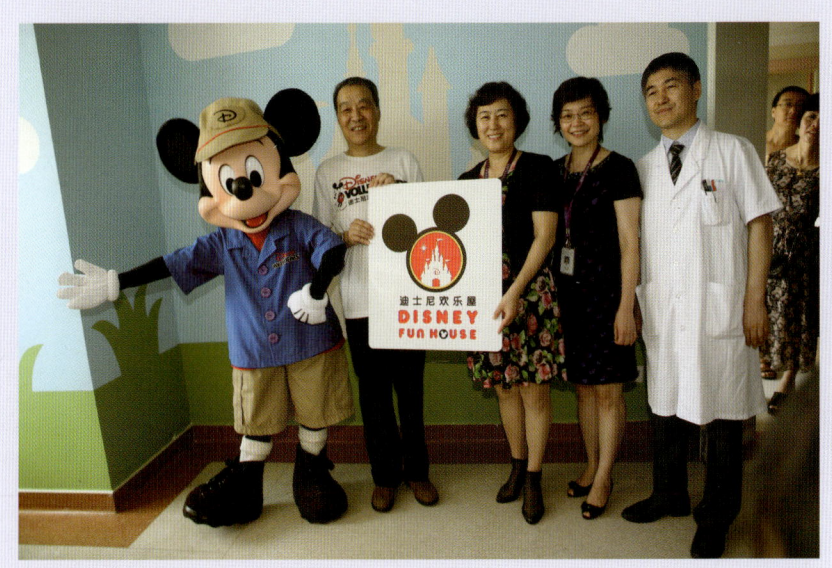

2018年8月2日,山东省第一座"迪士尼欢乐屋"在青岛市妇女儿童医院落户。

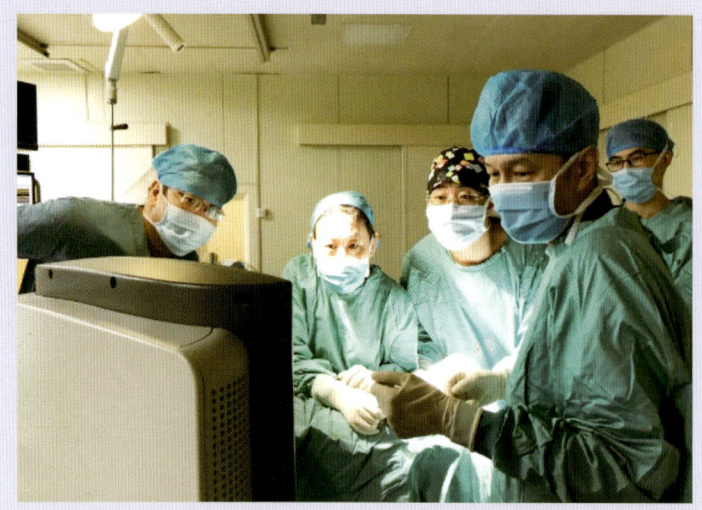

2018年7月31日，青岛市妇女儿童医院多学科联合完成国内首例单中心胎儿肺动脉闭锁球囊成形术，这也是国内接受胎儿介入治疗最小孕周的案例。

2018年8月3日，"2018中华儿慈会国际微笑行动青岛站"在青岛市妇女儿童医院启动，来自全国各地的80余位唇腭裂患儿在院接受免费修复手术。

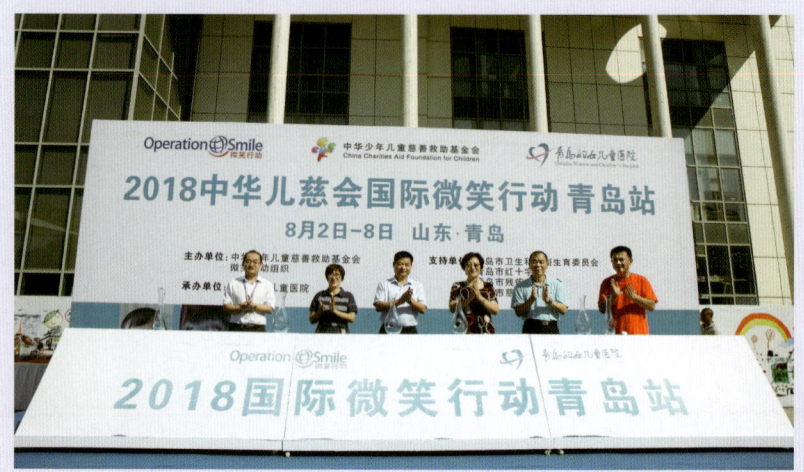

2018年12月6日，青岛市妇女儿童医院代表山东省在国家卫健委组织的全国出生缺陷防治工作会议上作典型发言。

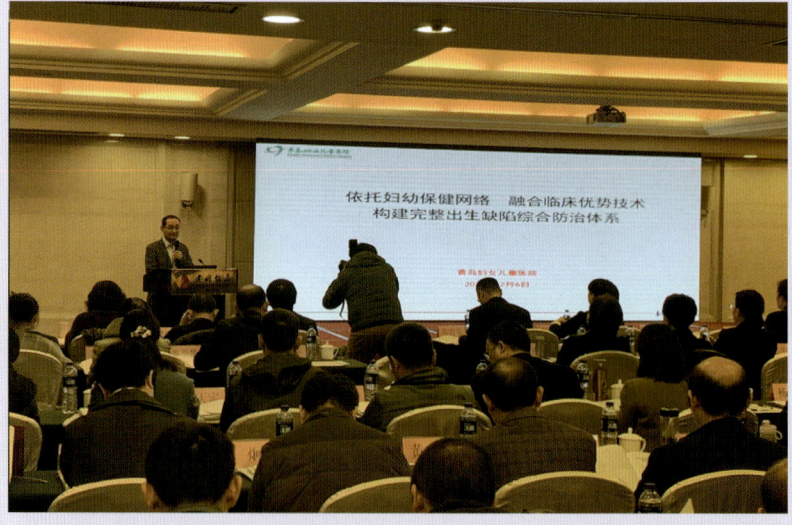

青岛市卫生健康行业风采

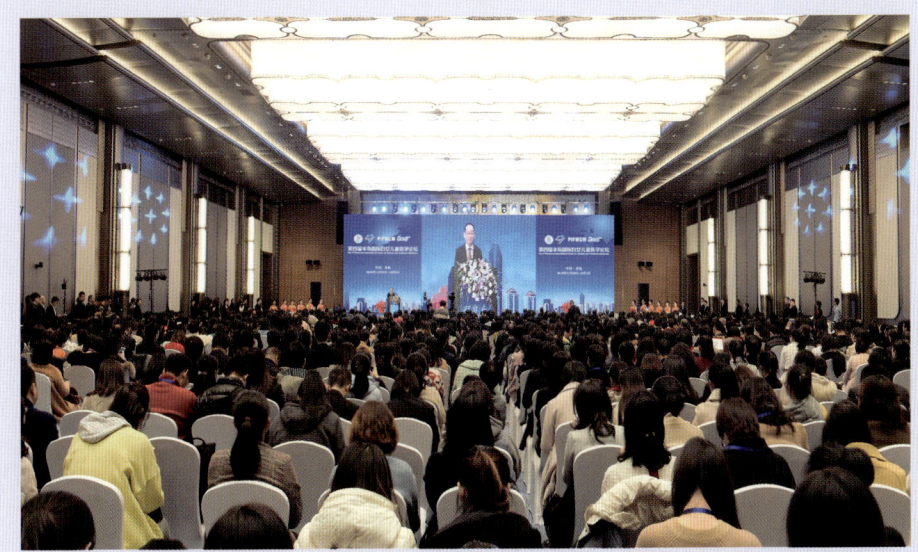

2018年12月1日,"人文妇幼 筑梦健康中国"第四届半岛国际妇女儿童医学论坛举行,本次论坛设主论坛、医院管理高峰论坛、医务社工理论与实践论坛和20个专业分论坛。

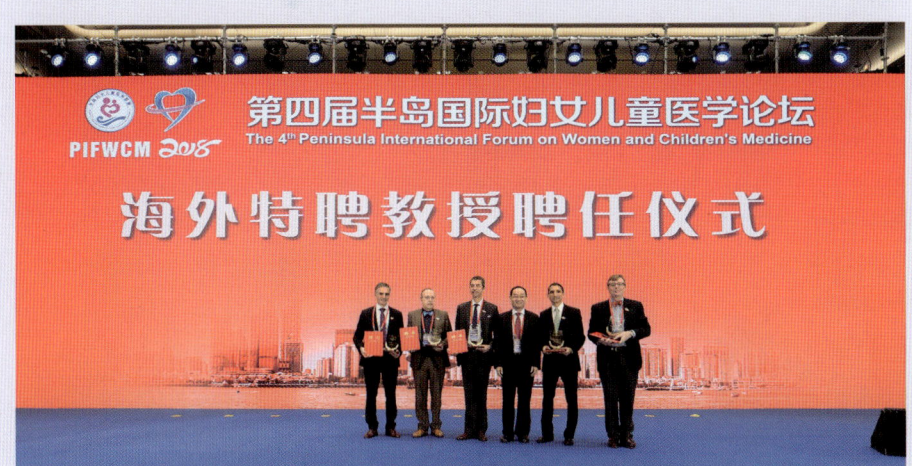

2018年12月1日,青岛市妇女儿童医院聘请来自美国、澳大利亚、德国、英国的世界著名医学专家担任特聘教授。

2018年12月1日,青岛妇女儿童医院、青岛科技大学、阿里健康三方签约共建半岛妇女儿童大数据智能创新中心。

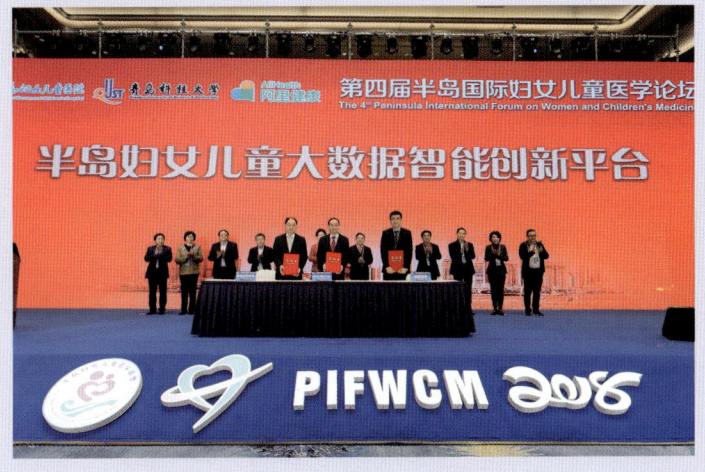

青岛市胸科医院

青岛市胸科医院是由青岛市第四人民医院与青岛市结核病防治院合并而成，是青岛市结核病、耐多药结核病治疗归口定点单位，同时承担着青岛市突发公共卫生事件定点收治任务，在应对非典、高致病性禽流感、甲型H1N1流感、H7N9流感、埃博拉出血热、中东呼吸综合征的收治和防范以及上合组织青岛峰会重大活动保障工作中，医院继承和发扬优良传统，积极行动，不辱使命，受到了国家、省、市、委领导的好评。医院先后被授予山东省卫生系统先进集体、青岛市文明单位标兵、青岛市先进基层党组织等荣誉称号。

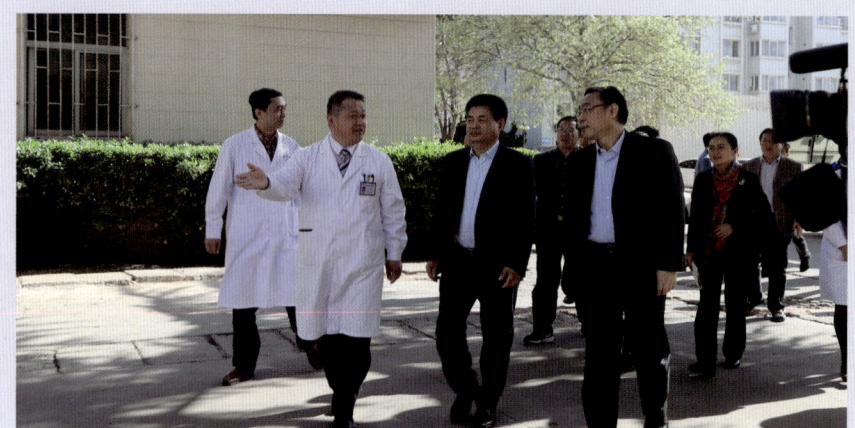

2018年4月16，国家卫生健康委保健局常务副局长林嘉滨（前排右1）一行到青岛市胸科医院现场督导上合组织青岛峰会重大任务保障筹备工作。

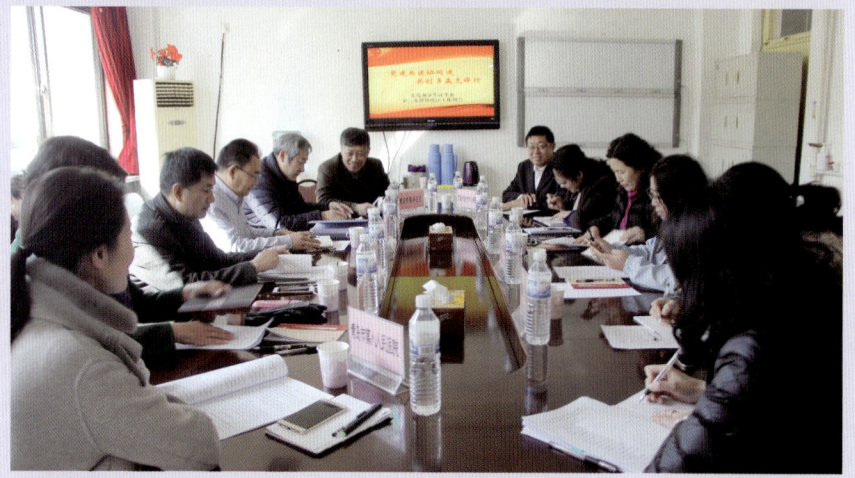

2018年3月6日，青岛市胸科医院作为青岛市卫生计生委第二党建协作区第三轮值组长组织召开工作例会，市卫生计生委党委副书记孙敬友（左4）出席会议并讲话，协作区各单位党委书记参加会议。

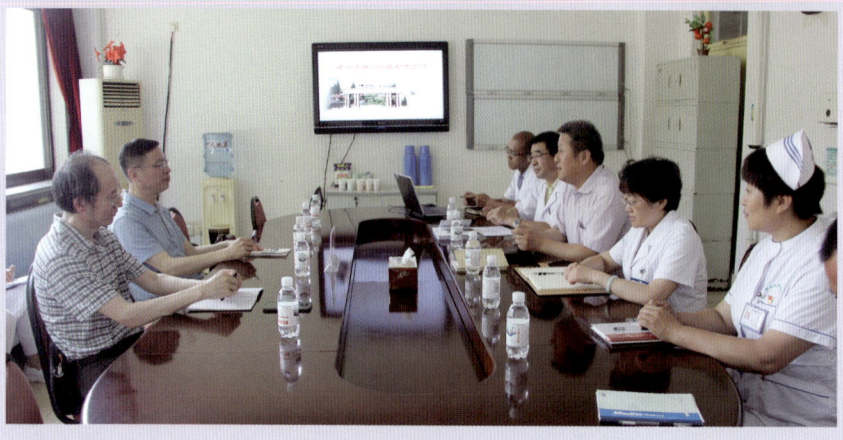

2018年6月20日，青岛市中医药管理局专职副局长赵国磊（左2）、市卫生计生委中医药处处长汪运富（左1）到医院指导中医护理适宜技术工作。

青岛市卫生健康行业风采

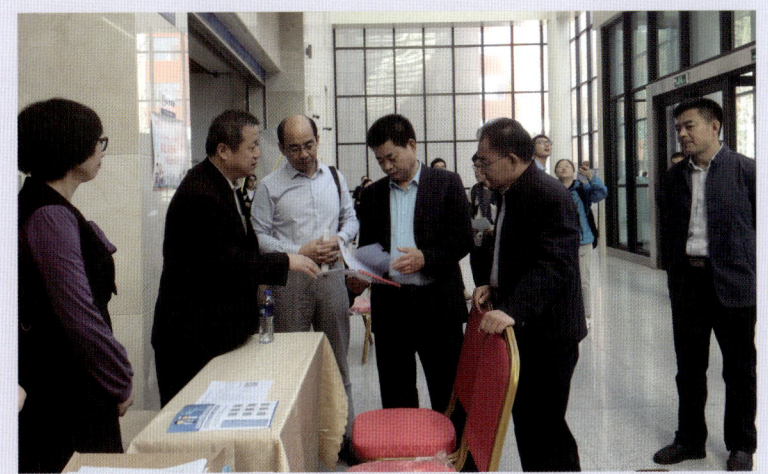

2018年9月29日,青岛市胸科医院参加高层次人才"双选会",市卫生计生委主任杨锡祥、党委副书记孙敬友到会场视察。

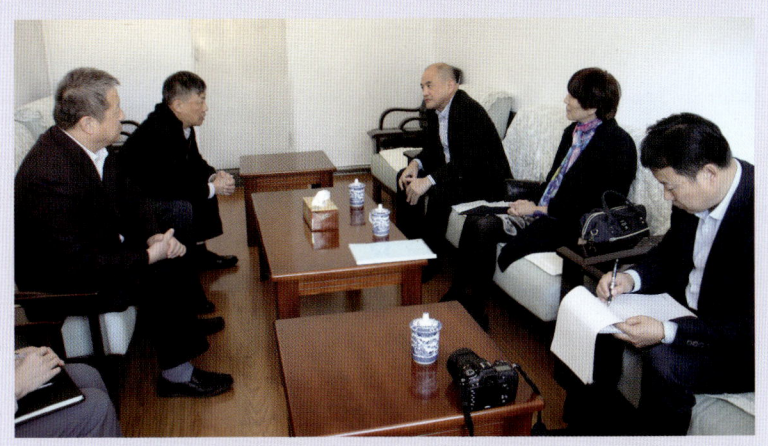

2018年10月23日,青岛市计生协会常务副会长周长政(右3)带领督导组到青岛市胸科医院督导扫黑除恶专项斗争。

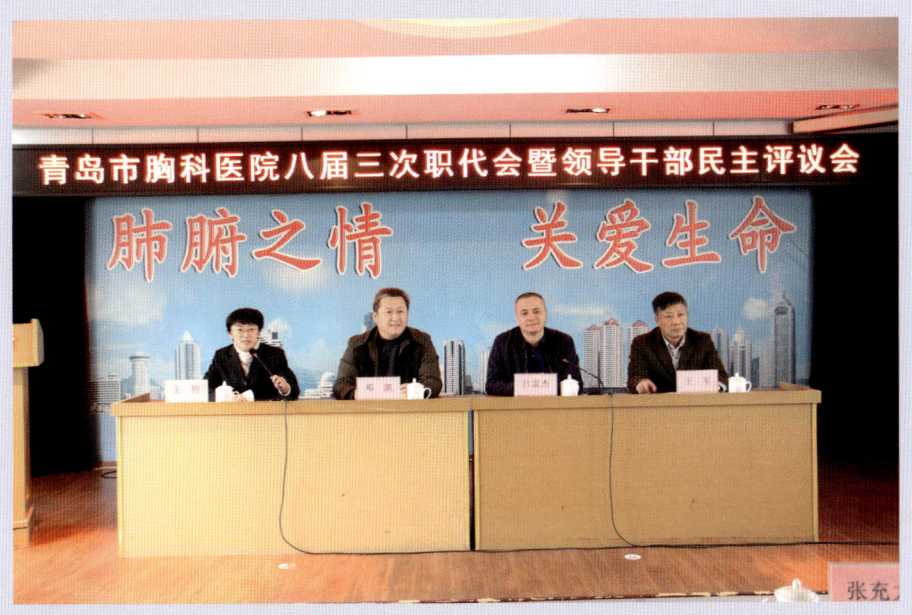

2018年12月5日,青岛市卫生计生委副巡视员吕富杰带领科学发展集中考核组到青岛市胸科医院进行2018年度科学发展综合考核,青岛市胸科医院召开八届三次职代会对医院领导班子进行民主测评。

青岛市第六人民医院

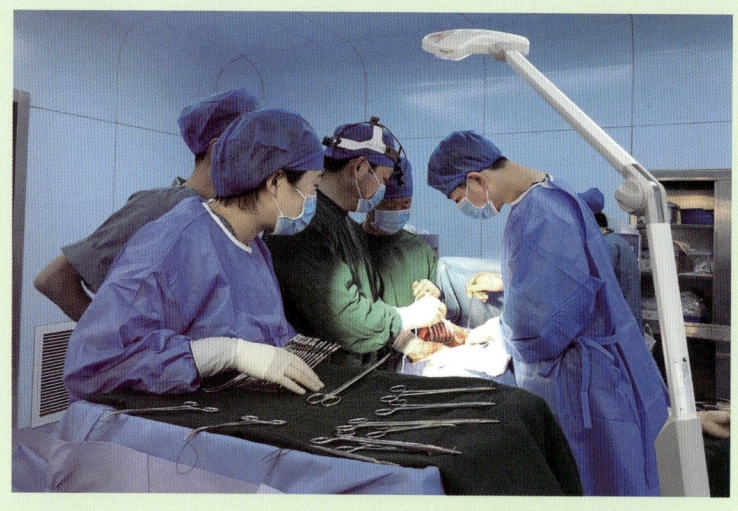

2018年1月13日，青岛市第六人民医院肝胆外科正式成立并实施首例肝癌手术，聘请上海东方肝胆外科医院郑亚新教授为临床教学顾问。图为郑亚新教授进行手术带教。
（摄影者：李苏）

青岛市第六人民医院（青岛市传染病医院）占地面积2.83万平方米，总建筑面积约20751平方米，其中业务用房面积约1.5万平方米（公卫中心建设期间业务用房减少约6937平方米），办公及附属用房面积约5751平方米。

2018年，职工总数510人，其中，卫生技术人员427人，占职工人员总数的83.7%；行政工勤人员83人，占职工人员总数的16.3%。卫生技术人员高、中、初级职称人数分别是77人、137人、213人，分别占职工总数的15%、27%、42%。医生142人，护士233人，医护比为1∶1.6。医院编制床位400张，实际开放床位500张，职能科室27个、临床科室20个、医技科室6个。

2018年5月30日，青岛市乙肝母婴零传播工程项目在青岛市第六人民医院启动，该项目致力于为广大乙肝孕妇提供高水平、及时的治疗和干预，争取实现岛城乙肝母婴零传播目标。
（摄影者：李苏）

2018年6月9日～10日，上合组织青岛峰会期间，青岛市第六人民医院与青岛市胸科医院联动，作为收治突发生物恐怖袭击事件患者定点救治基地，圆满完成重大活动卫生应急保障任务。
（摄影者：倪成功）

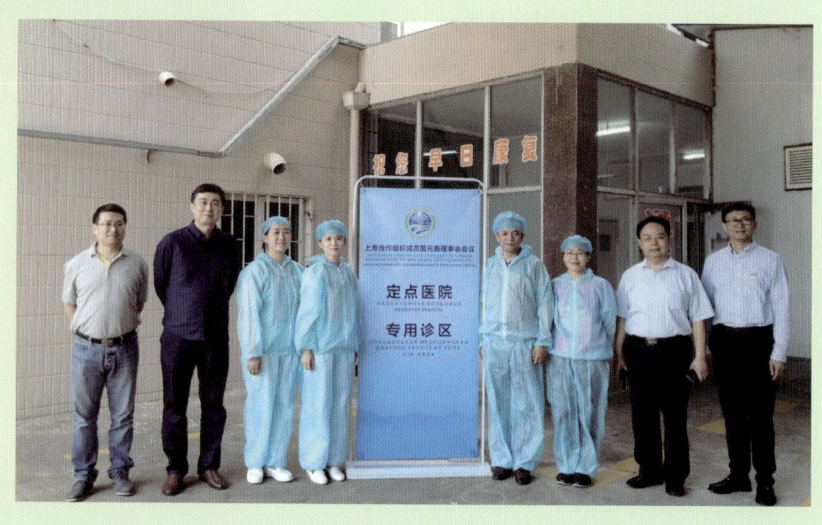

青岛市卫生健康行业风采

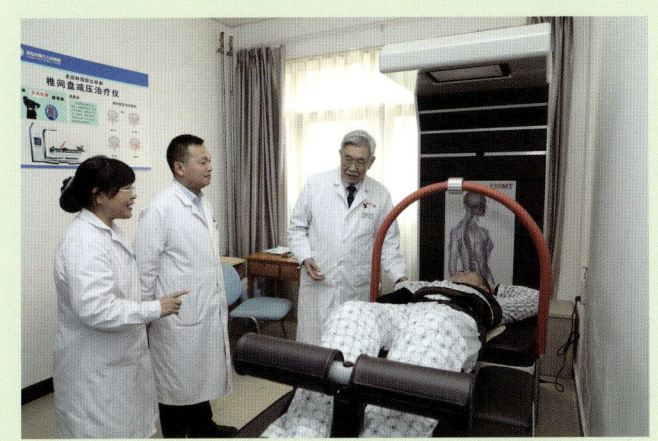

2018年9月7日,青岛市第六人民医院邀请享受国务院特殊津贴的专家侯希敏教授加盟骨科,建立膝关节病名医工作室,引进美国专利技术非手术三维脊柱减压治疗仪,开展保膝治疗特色及慢性脊柱关节病无创减压特色治疗,疗效显著。(摄影者:倪成功)

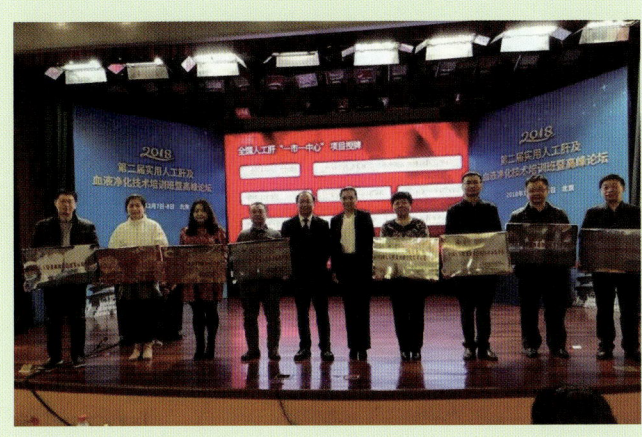

2018年11月29日,青岛市第六人民医院获评"全国人工肝及血液净化技术示范中心"。
(摄影:大会主办方提供)

2018年8月20日,青岛市第六人民医院加入中国慢性乙型肝炎临床治愈（珠峰）工程项目,成为珠峰项目分中心,致力于积极探索、优化、完善慢性乙型肝炎临床治愈路径,造福更多患者。　　　　　(摄影者:胡伟)

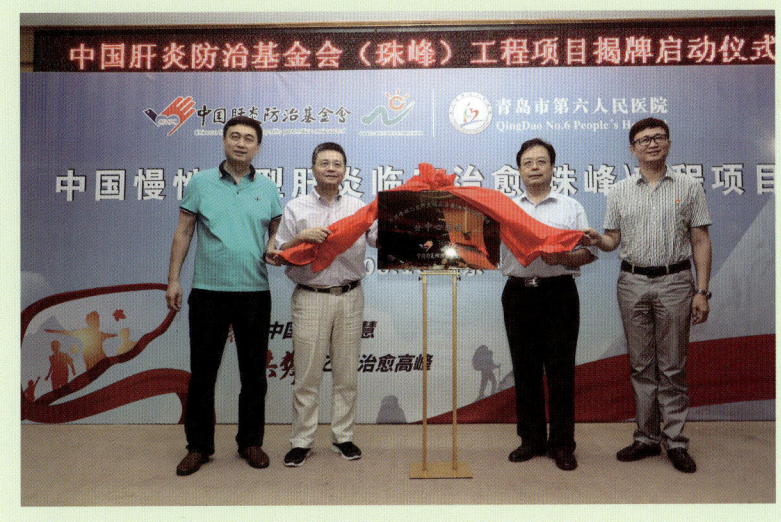

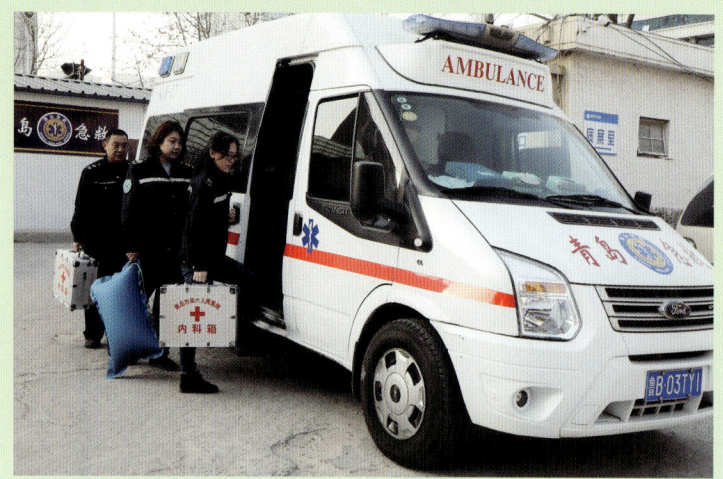

2018年9月21日,作为2018年市政府市办实事之一,青岛市第六人民医院急救站正式运行,急救站的运行提高了医院院前急救服务水平和应对突发公共事件的急救处置能力。 （摄影者：倪成功）

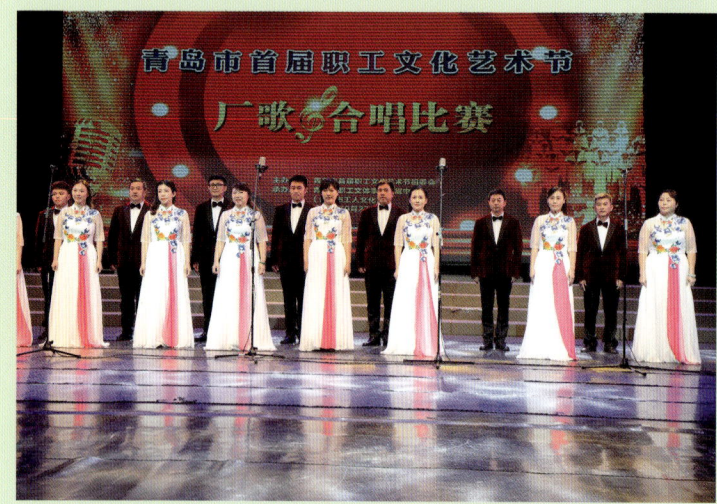

2018年9月,青岛市第六人民医院获得青岛市首届职工文化艺术节厂歌·合唱比赛的小合唱二等奖及优秀创作奖。 （摄影者：倪成功）

2018年,青岛市第六人民医院获评中国卫生"2018年度全国管理创新医院"称号。 （摄影者：于杰）

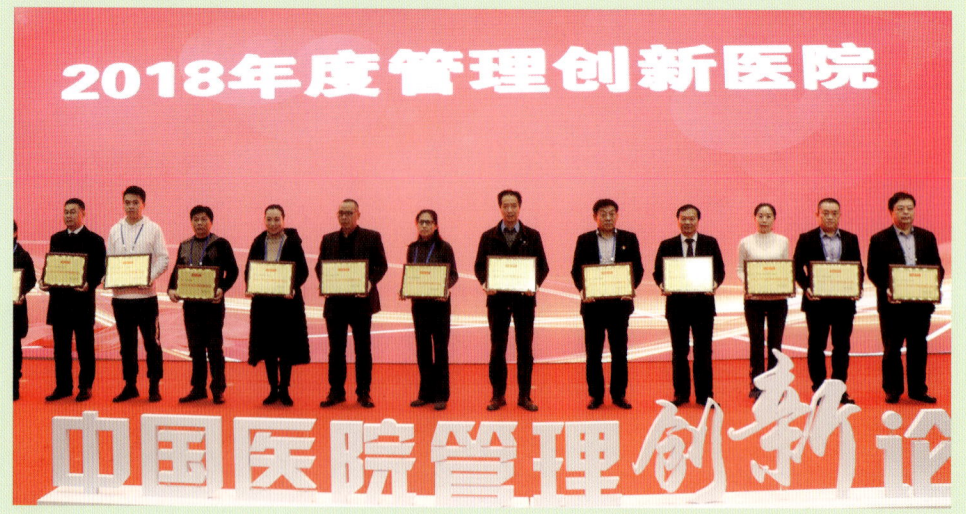

青岛市精神卫生中心

青岛市精神卫生中心始建于1958年,是青岛大学医学院、济宁医学院、山东中医药大学教学医院,苏州大学医学院硕士培养点,青岛市精神医学临床教学基地。中心设置老年、心理咨询、失眠等特色门诊,其中美沙酮维持治疗门诊是山东省首家社区药物维持治疗门诊,"精神科"是山东省临床重点专科;"精神卫生"专业是山东省医药卫生重点学科(公共卫生领域);老年精神科是青岛市重点学科,重性精神病诊疗是青岛市特色专科。60年来,中心积淀了宝贵的经验和丰富的文化底蕴,逐步实现了集医疗、康复、预防、教学和科研于一体三级甲等专科医院的发展目标,在保障公众心身健康、促进社会和谐稳定等方面发挥了重要作用。

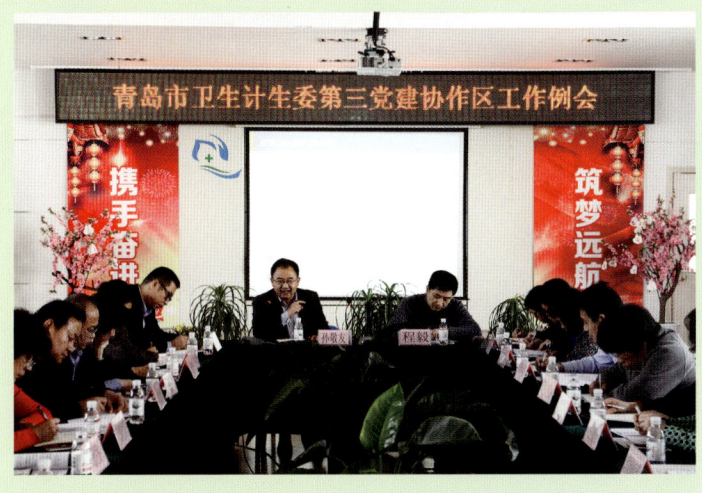

2018年3月13日,青岛市卫生计生系统第三党建协作区工作会议在青岛市精神卫生中心召开,市卫生计生委党委副书记孙敬友、组织人事处副处长程毅出席会议并讲话。

(摄影:刘希明)

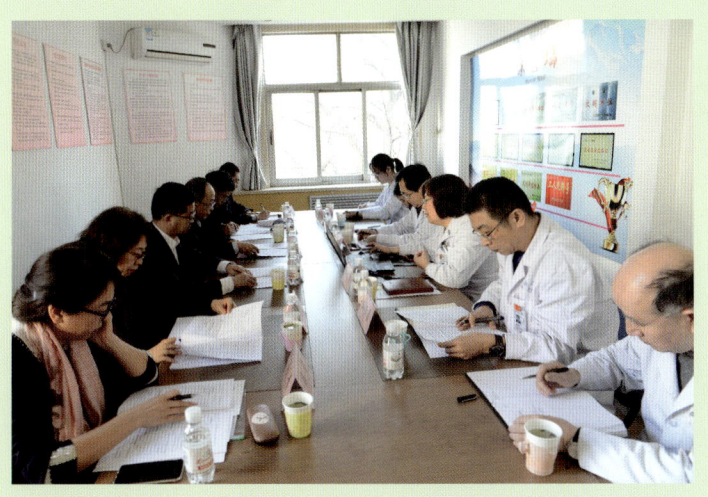

2018年3月19日,青岛市人力资源和社会保障局党组成员、市社会保险事业局局长刘卫国(左4),市社会保险事业局副局长刘林瑞(左3)一行6人莅临青岛市精神卫生中心调研并指导医保工作。

(摄影:刘希明)

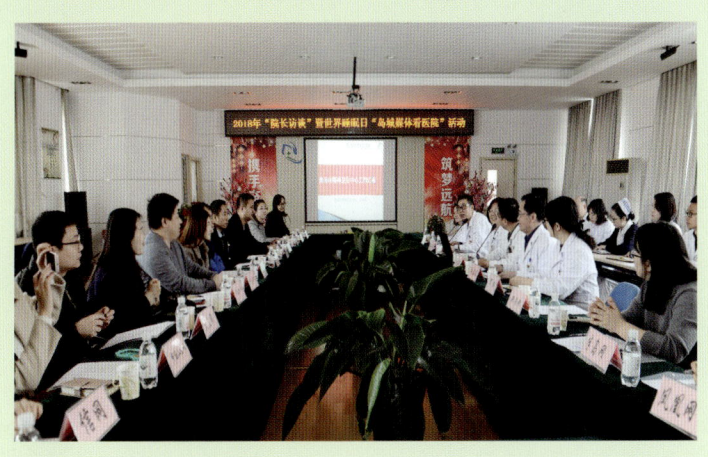

2018年3月20日,青岛市精神卫生中心举办2018年"院长访谈"暨世界睡眠日"岛城媒体看医院"活动,邀请《健康报》《齐鲁晚报》《青岛日报》等近20家主流媒体记者到医院进行参观交流。

(摄影:刘希明)

青岛卫生健康年鉴
Qingdao Municipal Health Yearbook 2019

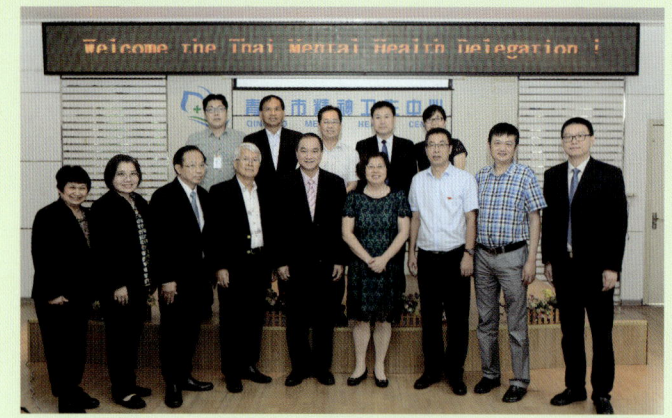

2018年8月28日，以泰国卫生部精神卫生司司长汶良（前排左5）为团长的泰国精神卫生代表团一行6人，对青岛市精神卫生中心进行交流访问。

（摄影：刘希明）

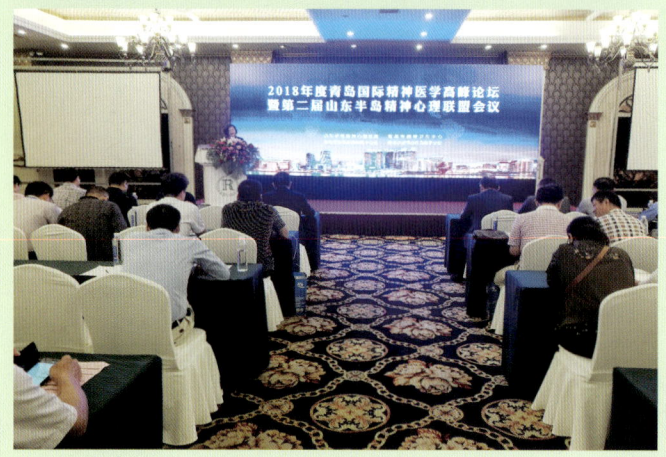

2018年9月21日，由山东半岛精神心理联盟、青岛市医学会精神病学分会、青岛市医学会行为医学分会、青岛市精神卫生中心主办的"2018年度青岛国际精神医学高峰论坛"在青岛举行。　　　　（摄影：刘希明）

2018年10月25日，青岛市卫生计生委党委委员、市计生协会常务副会长周长政（右1）莅临青岛市精神卫生中心，对扫黑除恶专项斗争工作进行检查督导。

（摄影：刘希明）

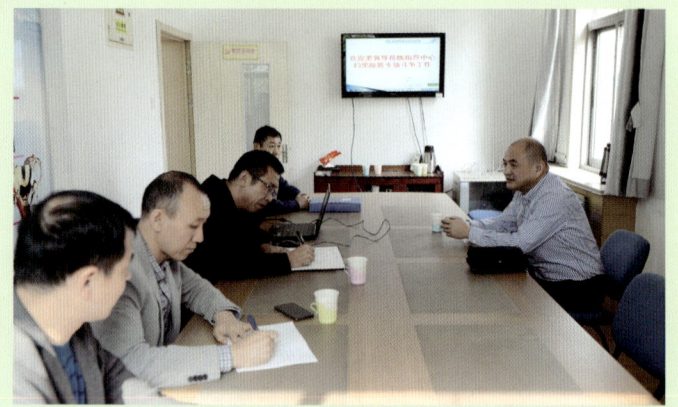

2018年11月14日，由青岛市卫生计生委副主任杜维平（右2）带队的安全生产督导检查组一行3人莅临青岛市精神卫生中心督导检查安全生产工作。

（摄影：刘希明）

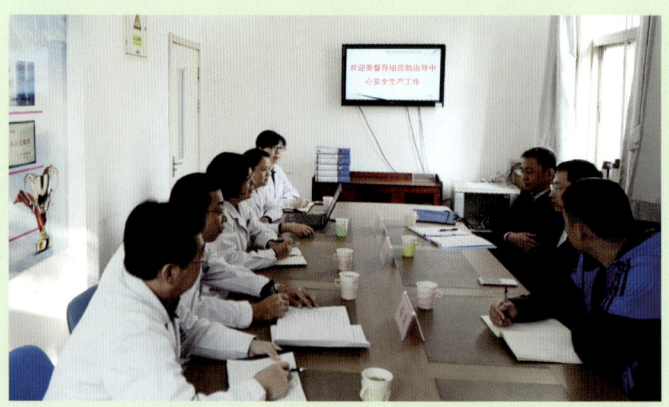

青岛市口腔医院

青岛市口腔医院位于青岛市德县路17号,是青岛市卫生与计划生育委员会直属的三级甲等口腔专科医院,潍坊医学院非隶属附属医院,北京大学口腔医学院学科发展联合体,承担多所院校的本科和研究生教学工作。年内单位占地面积14667平方米,业务用房面积16000平方米。年内职工总数262人,其中,卫生技术人员225人,占职工总数的85.88%;辅系列20人,占职工总数的7.63%;行政工勤人员17人,占职工总数的6.49%。卫生技术人员中,高级职称23人,占卫生技术人员的10.22%;中级职称51人,占卫生技术人员的22.67%;初级职称151人,占卫生技术人员的67.11%。医生与护士之比为1.57:1。硕士、博士93名,硕士生导师6名,国家级专委会常委和委员11名。编制床位50张,综合治疗椅130台,拥有瓷睿刻全瓷修复系统、水激光口腔综合治疗仪、口腔锥形束CT和数字化全景X光机等先进的医用口腔类设备。设职能科室15个,临床科室10个,医技科室4个,门诊部2个。

2018年4月11日,青岛市口腔医院在口腔健康教育基地举行杨绍俊教授捐书仪式。图为捐书仪式现场。

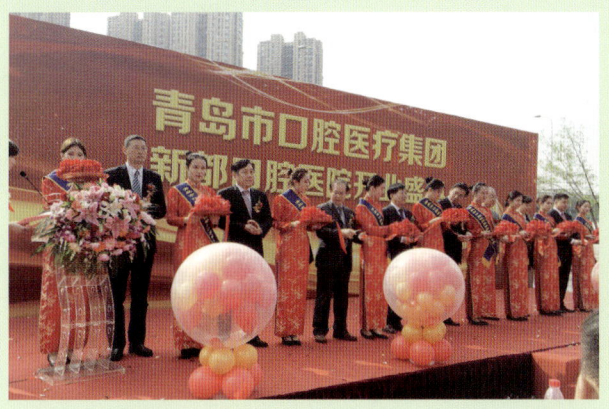

2018年4月28日,青岛市口腔医疗集团新都口腔医院正式开业。图为开业仪式现场。

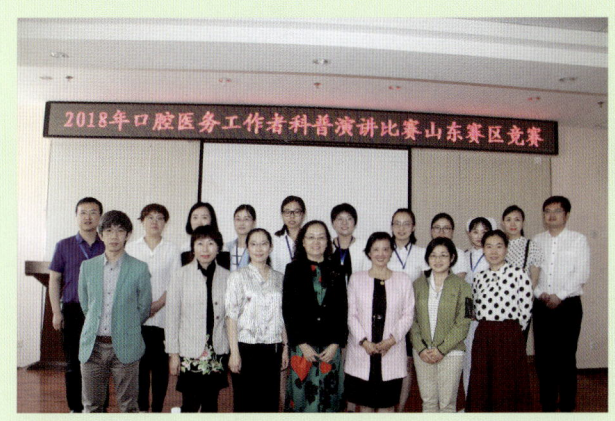

2018年5月23日,山东省口腔医学会预防口腔医学分会"2018年口腔医务工作者科普演讲比赛山东赛区竞赛"在青岛市口腔医院举办。此次竞赛邀请到中国牙病防治基金会秘书长王渤(前排右3),武汉大学口腔医学院党委副书记台保军(前排左4)等担任评委。

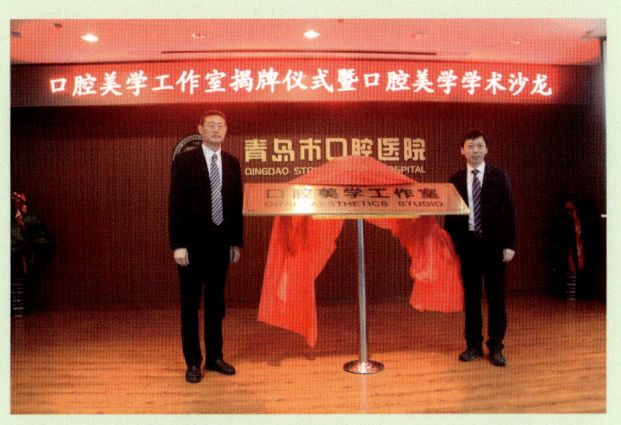

2018年6月19日,青岛市口腔医院举行口腔美学工作室揭牌仪式,市口腔医院院长王万春(左)与中华口腔美学专委会委员谭建国教授(右)共同为美学工作室揭牌。

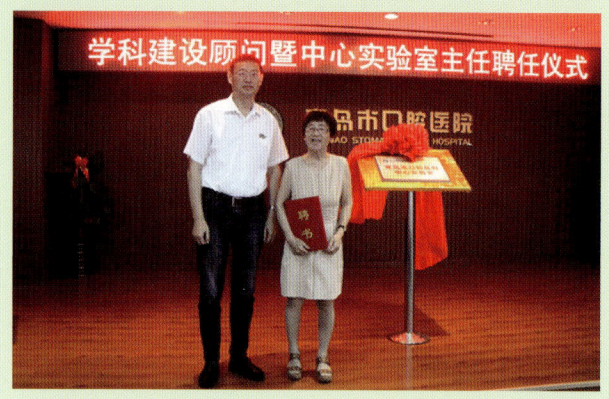

2018年8月6日,青岛市口腔医院举行中心实验室揭牌和高美华教授受聘仪式。图为市口腔医院院长王万春(左)为高美华教授(右)颁发聘书。

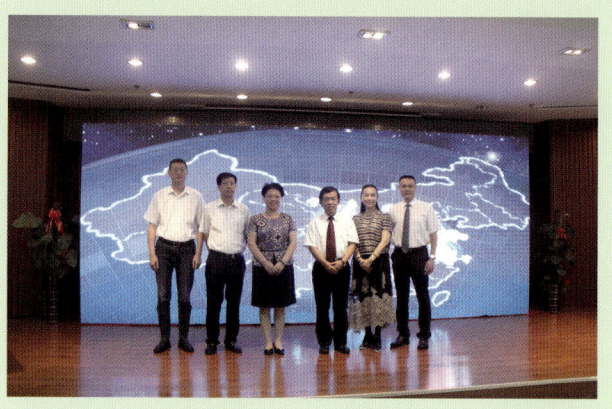

2018年8月24日,全国"爱牙牙天使行动"关爱儿童口腔健康公益活动启动仪式在青岛市口腔医院举行。

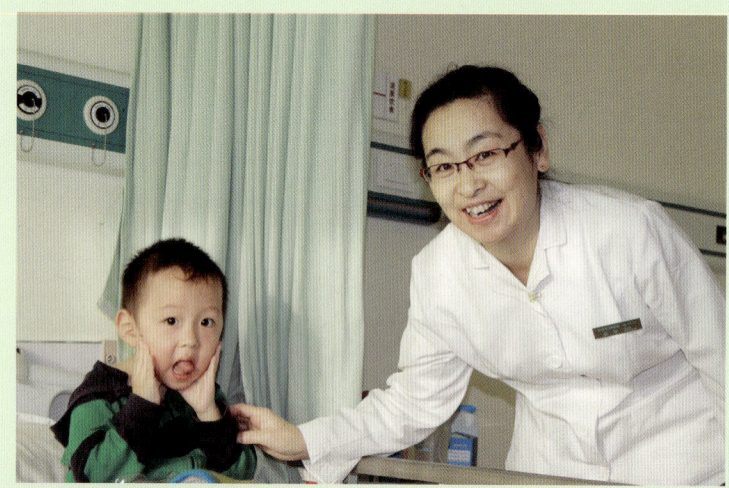

2018年12月6日,青岛市口腔医院医生滕琦荣获青岛市第二届"最美天使"荣誉称号。图为滕琦和小患者。

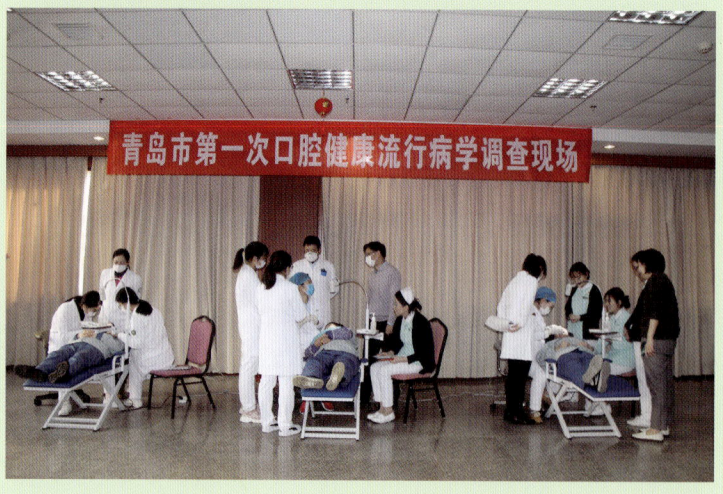

2018年12月13日,青岛市启动第一次口腔健康流行病学调查,中华口腔医学会口腔预防专业委员会主任委员、第四次全国流调督导组组长、武汉大学口腔医学院党委副书记台保军教授等4名全国著名口腔专家莅临现场指导。

青岛市卫生健康行业风采

青岛阜外心血管病医院

青岛阜外心血管病医院是由山东港口青岛港举办的,前身是青岛港口医院。2006年5月12日,在卫生部、中国医学科学院及省、市领导的关心支持下,青岛港(集团)有限公司与中国医学科学院阜外医院合作成立。10余年来,医院开展的心脏手术复杂程度、手术质量指标和手术总量位于山东省前列。

医院位于青岛市中央商务区核心区,是青岛市唯一的坐落于地铁口的三级公立医院。医院占地2万平方米,建筑面积10万平方米,拥有床位800张,在岗职工800人,医院年门、急诊量近40万人次,年心脏手术约4000例,是集医疗、科研、教学、保健、预防、康复功能于一体的公立医院。

医院特色专科心脏中心采用内外科一体化管理,是山东半岛规模最大、专业最细、手术量最多的心血管病诊疗中心。2018年12月通过国家级胸痛中心认证。拥有独立的CCU病房、ICU病房、导管室、心外科病房、麻醉手术室、心内科三个病区,并率先在青岛市开展心脏康复专业。有国内先进的全层流净化手术室8间、心脏杂交手术室1间,DSA手术室4间,配备螺旋CT、磁共振、DR、彩超等全套先进诊疗设备。

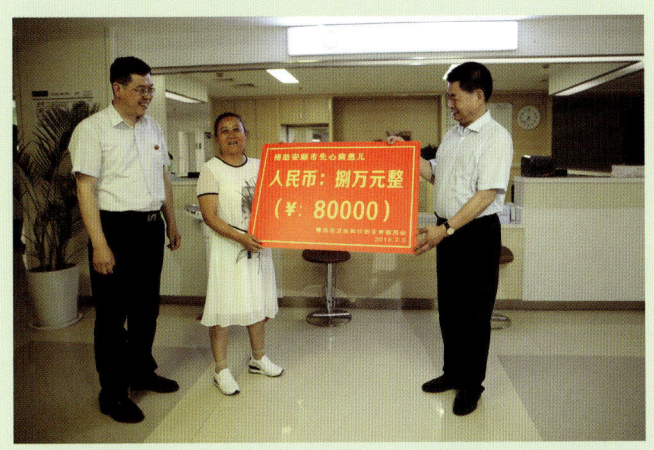

2018年7月2日,青岛市卫生和计划生育委员会主任杨锡祥来院看望医院救助的贵州安顺先心病患儿,并代表市卫计委向患儿捐款8万元。

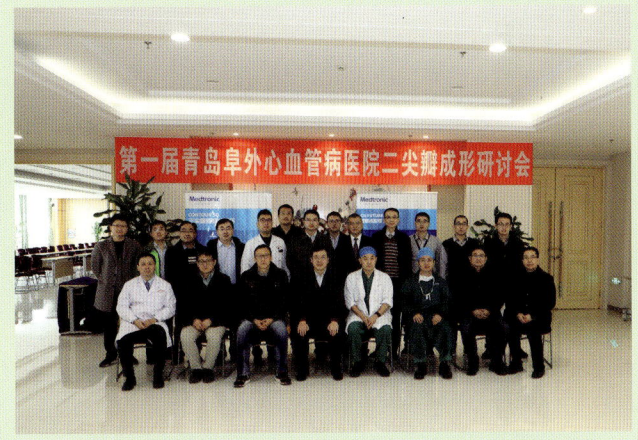

青岛阜外心血管医院发起召开第一届二尖瓣成形研讨会,就心外科领域最新的二尖瓣成形技术进行手术直播和研讨,山东省各心血管专业领域的专家教授参会。

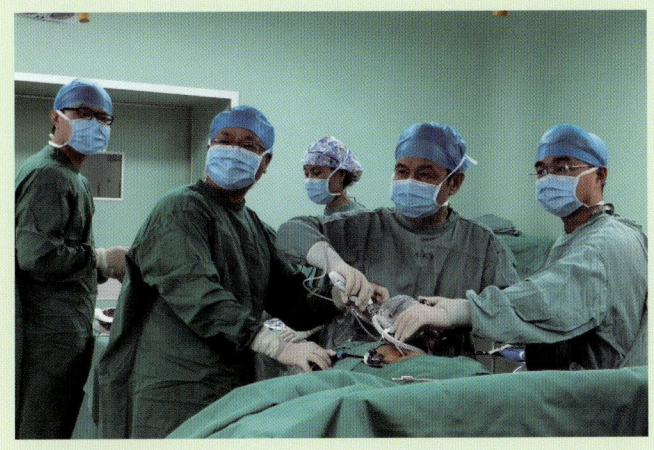

北京协和医生青岛工作院自2017年成立以来,协和专家每周来青手术或坐诊。图为协和医院大外科主任李汉忠教授(右2)在手术。

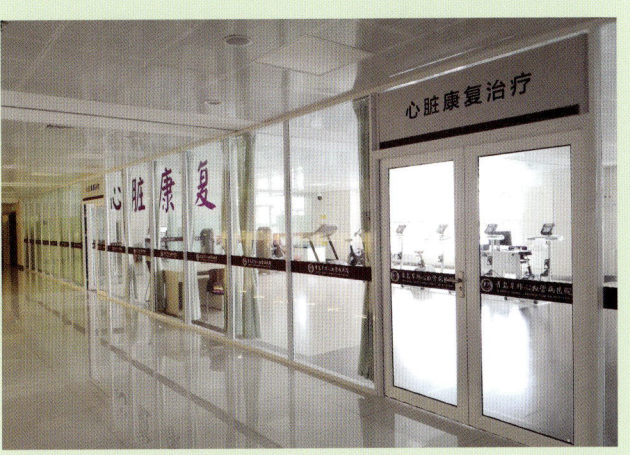

2018年心脏康复区开始运营,运营10个月即被青岛市医学会评为心脏康复工作先进单位。

青岛市疾病预防控制中心
（青岛市预防医学研究院）

青岛市疾病预防控制中心（青岛市预防医学研究院）是市卫生计生委直属的承担政府疾病预防控制职能的公益一类事业单位和预防医学研究机构。2018年，中心（研究院）业务用房近17000平方米，其中实验室用房7800余平方米。内设科室25个，编制297人。2018年在职人员206人，其中博士后7人，博士25人，硕士89人，硕士以上学历人数占在职人员总数的59%；高级职称67人，占在职人员总数的32%。

中心（研究院）主要承担全市疾病预防与控制、检测检验与评价、健康教育与促进、应用研究与指导、技术管理与服务、对外交流与合作等职能，拥有山东省医药卫生重点学科2个，青岛市医疗卫生A类重点学科1个、B类6个，市级重点实验室1个。先后与美国、芬兰、丹麦等国多所国际知名高校建立科研合作关系，是北京大学、山东大学、青岛大学等6所高校的预防医学教研实习基地。中心（研究院）持续推进体系建设、能力建设、文化建设，有力促进全市疾病预防控制与预防医学研究工作的深入发展，为建设开放现代活力时尚的国际化城市提供有力的公共卫生保障。

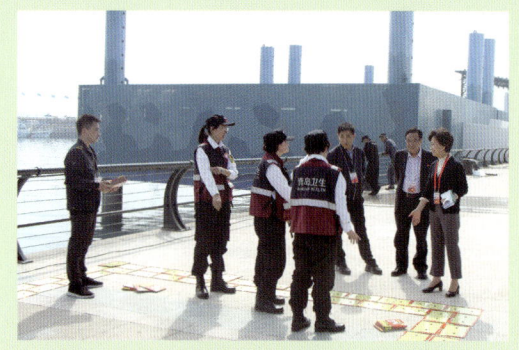

2018年6月，举世瞩目的上海合作组织峰会在青岛召开。全市疾控系统全力以赴、攻坚克难，锤炼过硬队伍，锻造过硬能力，构建具有青岛特色的大型活动疾病防控保障体系，确保峰会疾病防控工作的圆满成功。

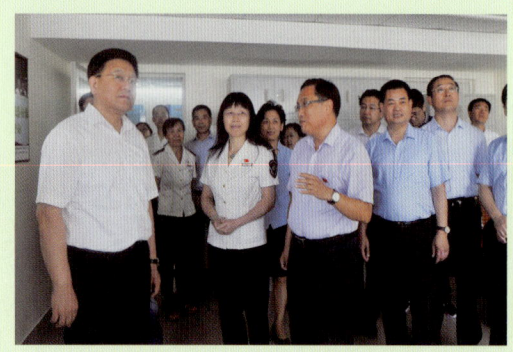

2018年7月30日，国家卫生健康委副主任王贺胜（左1）一行来青岛市疾病预防控制中心调研指导工作。国家卫生健康委财务司司长何锦国、疾控局副局长张勇等参加调研。山东省卫生计生委副主任于富军，青岛市政府副秘书长张清东等陪同调研。

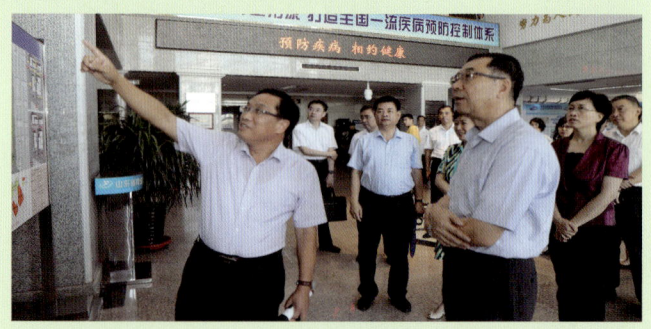

2018年8月21日，青岛市人大常委会党组书记、主任宋远方（前排右1）一行到青岛市疾病预防控制中心调研指导工作。市人大常委会副主任刘圣珍、秘书长杨鹏鸣，副市长栾新，市卫生计生委党委书记、主任杨锡祥、巡视员魏仁敏以及市人大常委会有关部门负责人和市北区委、区政府有关领导陪同调研。

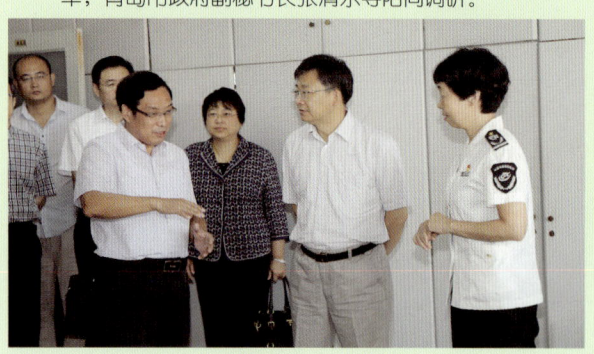

2018年9月10日，全国人大常委会委员、全国人大宪法和法律委员会委员、全国人大常委会法制工作委员会副主任许安标（右2）一行到青岛市疾病预防控制中心，就基本医疗卫生与健康促进法立法工作进行视察调研。国家卫生健康委法制司司长赵宁，全国人大常委会法工委行政法室副主任黄薇等参加调研。

2018年10月11日，中央文明办、国家卫生健康委员会在新疆乌鲁木齐市举办全国道德模范与身边好人"中国好医生、中国好护士"（新疆）月度人物发布仪式。青岛市疾病预防控制中心性病艾滋病防制科主任姜珍霞入选"中国好医生"9月月度人物，应邀前往乌鲁木齐参加表彰仪式并参加交流活动。

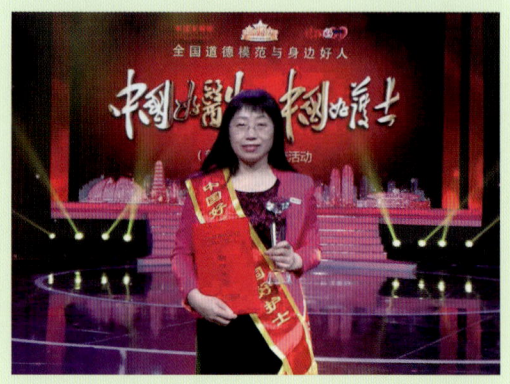

青岛市卫生健康行业风采

青岛市急救中心

2018年，青岛市急救中心占地面积1.1万平方米，业务用房4000平方米。职工118人，其中，卫生专业技术人员66人（医生25人、护士40人、医技1人），占职工总数55.93%。其他专业技术人员9人，占职工总数的7.63 %。行政工勤人员43人（驾驶员23人、担架员12人、其他8人），占职工总数的36.44%。卫生专业技术人员中，高级职称9人，占13.64%，中级职称30人，占45.45%；初级职称27人，占40.91%。内设职能科室6个，急救站3个。

2018年，接听电话176165次、调派救护车85871次、救治转运69563人次，处置各类突发事件240起、调派救护车294车次、转运患者357人次，与"110""122"联动出诊1827车次、出海抢救7次，圆满完成上合青岛峰会、省运会、2018年国际马拉松比赛等重大会议、重要赛事等指令性任务49项， 获青岛市先进基层党组织、2017-2018年度中国航空医疗救援行业最佳院前急救机构奖、青岛市卫生计生委2018年科学发展综合考核优秀单位等多项荣誉。

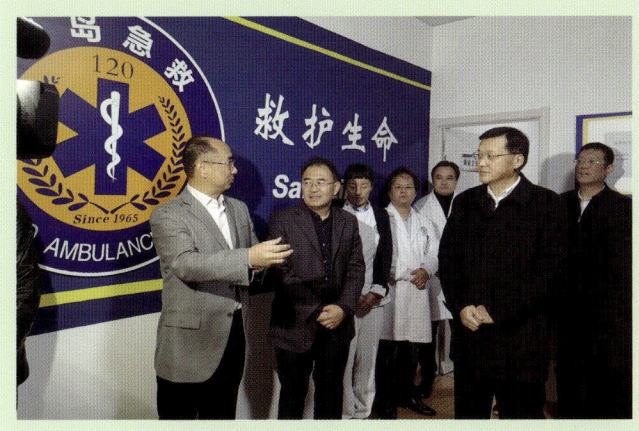

2018年12月3日，青岛市政协主席杨军（前排右1）到青岛市急救中心视察院前急救站建设工作。

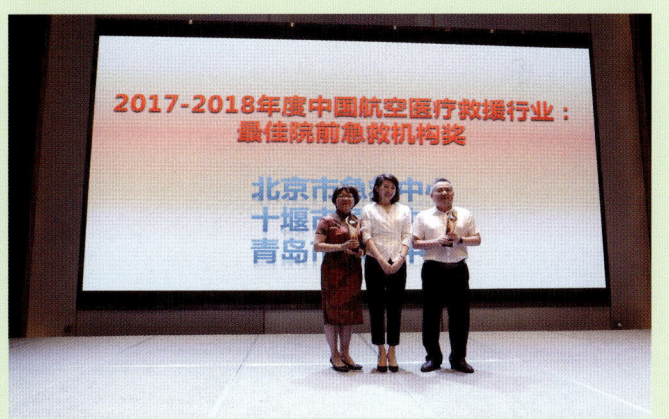

2018年5月31日，青岛市急救中心荣获2017~2018年度中国航空医疗救援行业最佳院前急救机构奖。

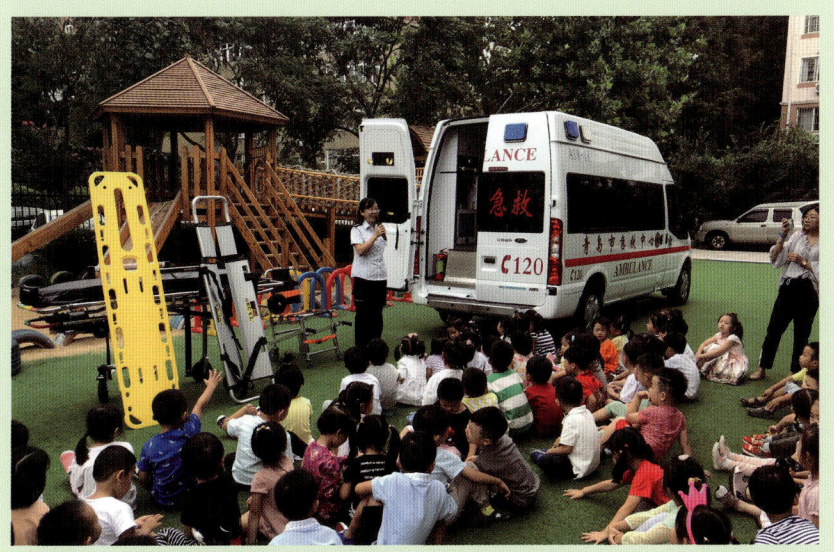

2018年9月14日，青岛市急救中心院前急救导师赴青岛实验幼儿园开展少儿急救知识和技能培训。

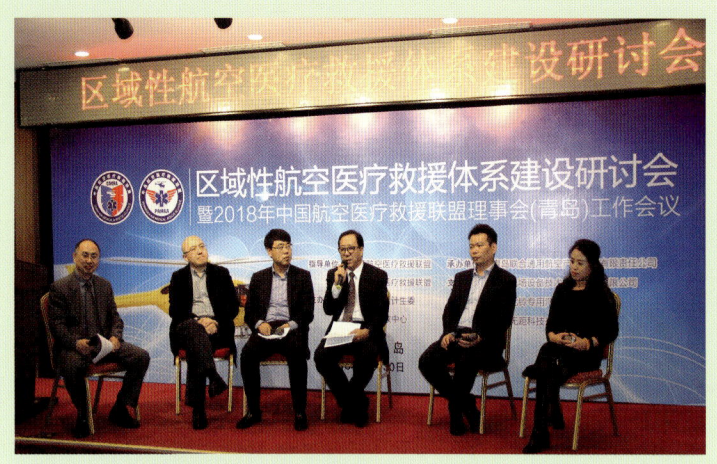

2018年11月30日,区域性航空医疗救援体系建设研讨会暨2018年中国航空医疗救援联盟理事会(青岛)工作会议在青岛市召开。图为青岛市急救中心主任盛学岐(左1)主持特邀嘉宾专题研讨会。

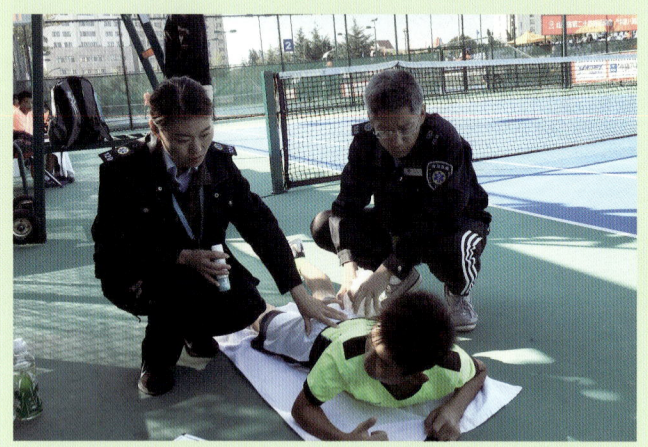

2018年10月12日,青岛市急救中心精心实施山东省第二十四届运动会医疗救护工作。

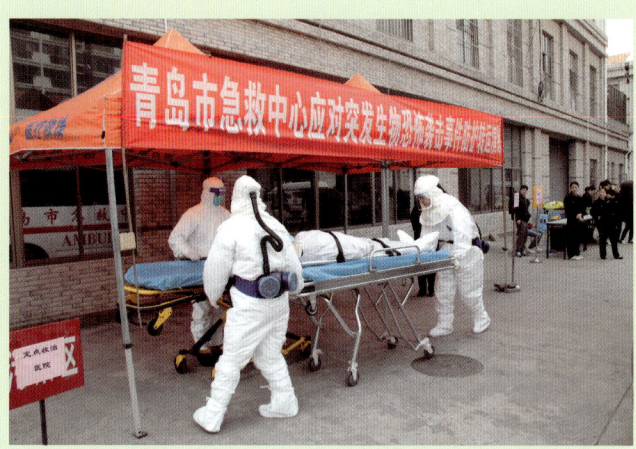

2018年3月30日,青岛市急救中心开展应对突发生物恐怖袭击事件防护转运演练。

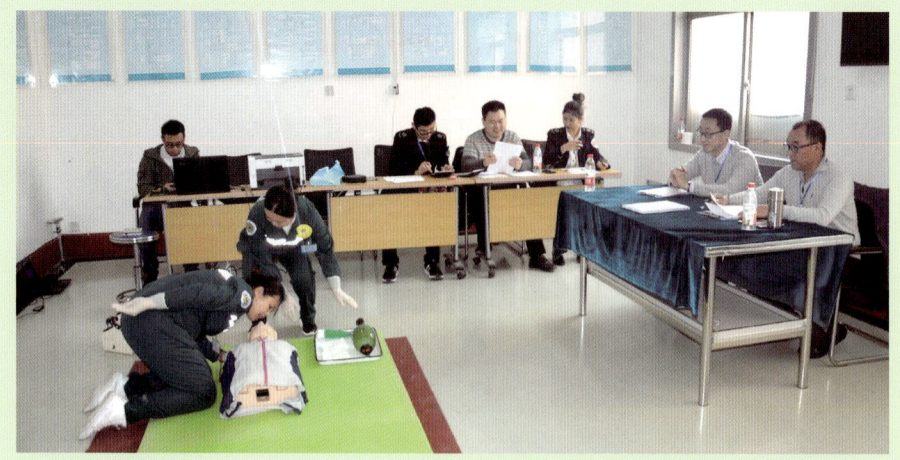

2018年11月23日,青岛市急救中心赴菏泽市120指挥中心精准指导菏泽市职工职业技能医疗急救大赛。

青岛市卫生健康行业风采

青岛市中心血站

青岛市中心血站成立于1993年8月（前身青岛市献血管理站1965年9月成立），是青岛市卫生和计划生育委员会直属的全额拨款事业单位。市中心血站负责青岛市无偿献血宣传和组织发动工作，为七区三市930万人口、95家医疗机构提供医疗用血。同时，承担指导临床科学合理用血、输血医学研究以及青岛市输血质量控制中心、中华造血干细胞捐献者资料库组织配型实验室等工作；作为大连医科大学教学基地，承担教学任务。市中心血站以"科教兴站"为战略，多项工作走在国内同行业前列。全市临床成分输血率达到国际先进水平，科研项目多次获得科技管理部门表彰。市中心血站先后被评为国家、省卫生系统先进集体，省无偿献血先进单位，省文明单位，省卫生系统为民服务创先争优"示范窗口单位"，省"富民兴鲁劳动奖状"，全国首批"健康促进与教育优秀实践基地"等荣誉称号。青岛市连续11次获"全国无偿献血先进城市"殊荣。

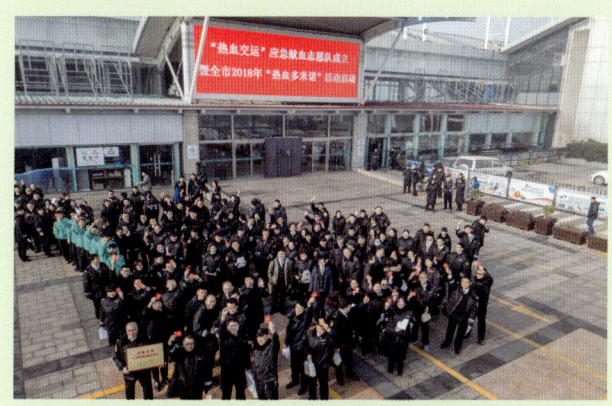

2018年1月20日，"热血交运"应急献血志愿队成立暨全市2018年"热血多米诺"活动（第三季）在汽车东站启动，当天141名交运志愿者献血4.58万毫升。

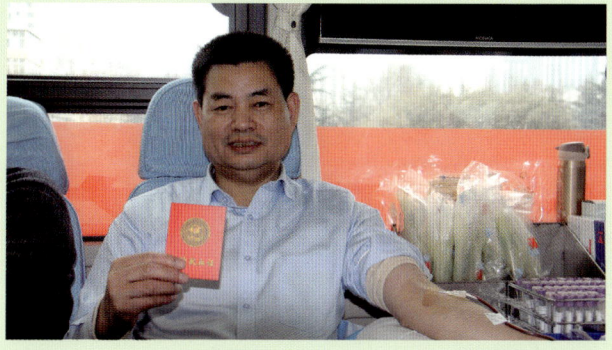

2018年1月31日，第12个公务员献血日，卫生计生系统"万人流动血库"无偿献血暖冬行动启动，近百名医院院长、卫生系统领导干部在青岛市政府市级机关会议中心大院的爱心献血车献血，其中55人献血1.53万毫升。图为青岛市卫生计生委主任杨锡祥带头献血。

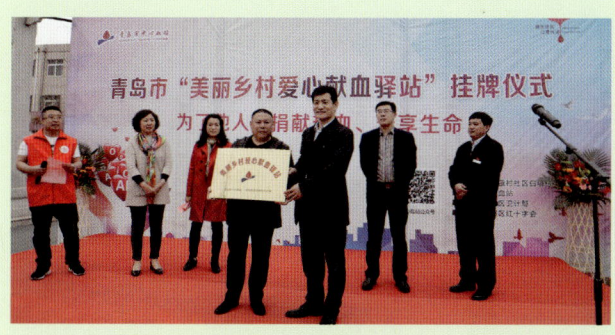

2018年4月12日，全省首个"美丽乡村爱心献血驿站"在即墨区蓝村镇前白塔村落户，当日102人献血3.57万毫升。图为青岛市中心血站党委书记闫家安（前右1）为蓝村镇前白塔村党支部书记姜福克（前左1）授牌。

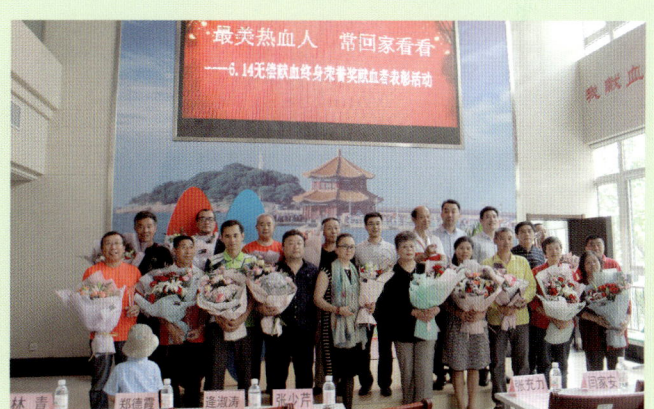

2018年6月14日，为迎接第15个世界献血者日，青岛市中心血站举办"最美热血人，常回家看看"——"6·14"无偿献血终身荣誉奖献血者表彰活动。

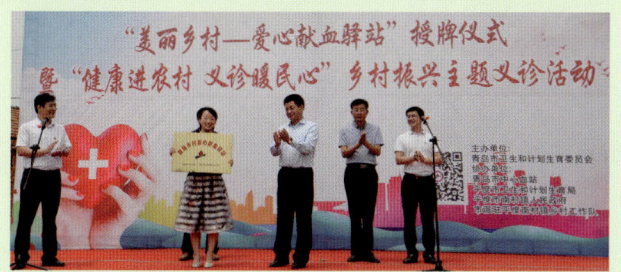

2018年6月22日，由青岛市中心血站协办的"美丽乡村——爱心献血驿站"授牌仪式暨"健康进农村 义诊暖民心"乡村振兴主题义诊活动在平度市郭庄南村举行。青岛市卫生计生委党委书记、主任杨锡祥（右3）出席活动。

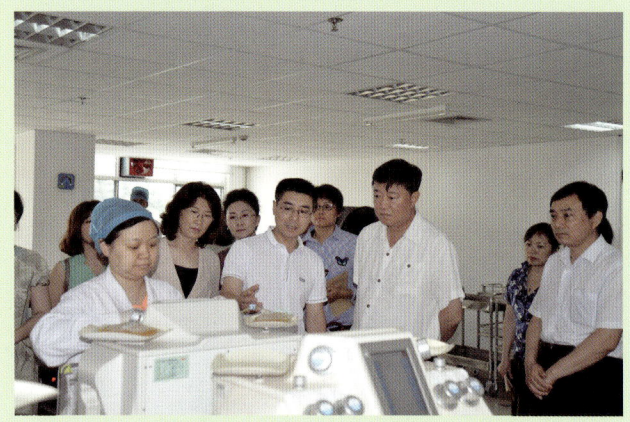
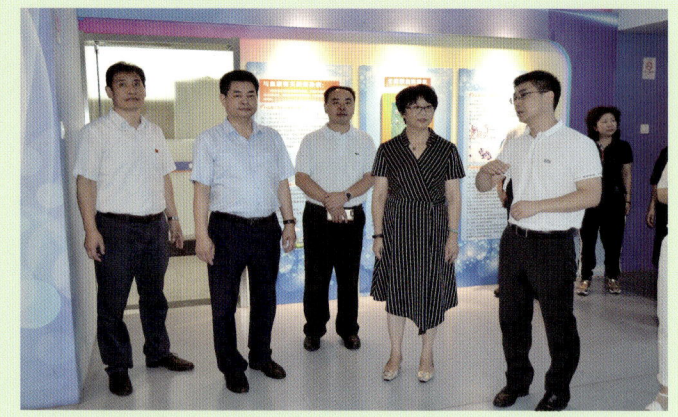

2018年7月5日,青岛市政协副主席李众民(前右2),市政协社会和法制工作办公室主任马耀清(前右1)、市政协常委、市妇联巡视员林婉玲(前左2)和市政协妇联界别组的委员们来到青岛市中心血站视察调研无偿献血工作。

2018年8月10日,安顺市副市长周丽莉(右2)一行15人来青开展对口帮扶交流合作工作。青岛市卫生计生委党委书记、主任杨锡祥(左2)陪同。

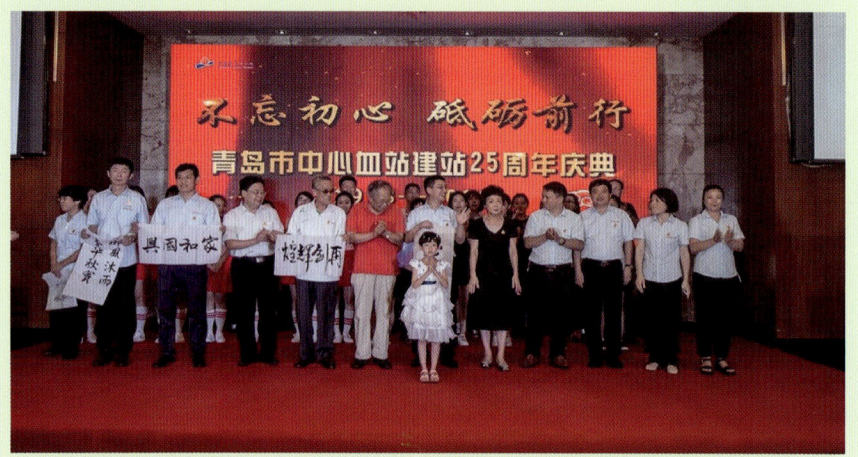

2018年8月29日,青岛市中心血站在花园大酒店举办"不忘初心,砥砺前行——青岛市中心血站建站25周年庆典",血站历任站长、友好血站代表、全体干部职工、志愿者200余人欢聚一堂。

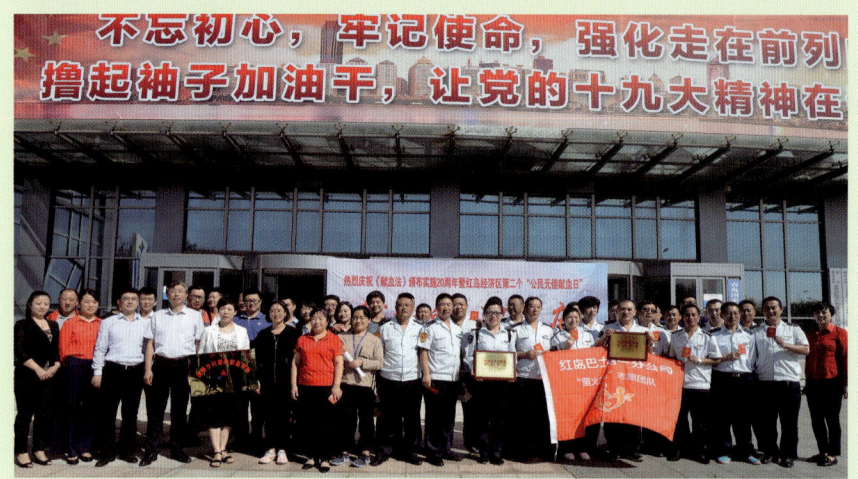

2018年9月30日,青岛市中心血站和青岛高新区社会事务局、人才教体局、税务局等9部门在高新区创业大厦办税服务厅门前联合举办庆祝《献血法》颁布实施20周年暨红岛经济区第二个"公民无偿献血日""献热血,迎国庆"无偿献血活动。

山东省青岛卫生学校

山东省青岛卫生学校占地面积4.8万平方米。教学及辅助用房建筑面积2.65万平方米,行政办公用房建筑面积0.1万平方米,生活用房1万平方米,教工住宅0.76万平方米。

学校设有办公室、人事科、教务科、学生科、团委、招生就业办公室、成教科、高职办、财务科、审计科、老干部科、总务科、信息技术科、仪器设备管理科、安全保卫科、工会共16个职能科室;设有公共基础课教研室一、公共基础课教研室二,专业基础教研室,基础护理教研室,临床护理教研室,药学专业教研室,口腔专业教研室7个教研室。

2018年学校教职工161人,其中专任教师122人,占教职工总数的75.8%;教辅10人,占教职工总数的6%行政人员28人,占教职工总数的17.4%;工勤人员4人,占教职工总数的2.5%。专任教师中副高级职称43人,占专任教师的35.2%;中级职称59人,占专任教师的48.4%。学校有85名教师具有硕士以上学位,达到专任教师总数的70%。

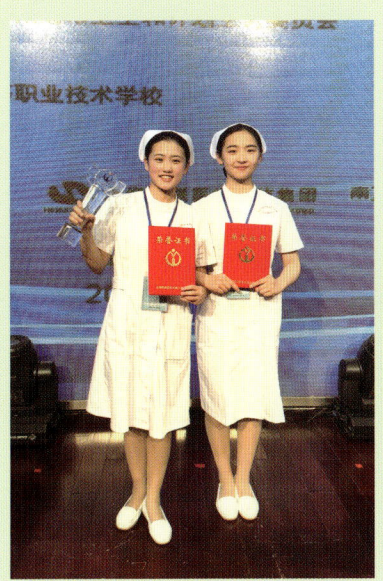

2018年5月在全国护理技能大赛中职组比赛中,山东省青岛卫生学校的张瑜、李亚楠2名同学获得一金一银两枚奖牌,实现金牌零突破。

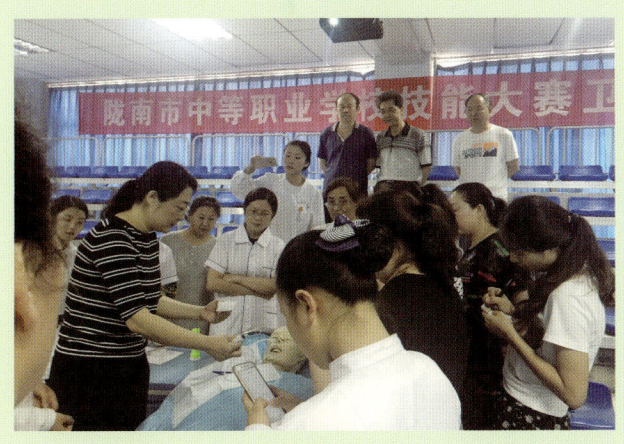

2018年7月,山东省青岛卫生学校举办《卫生职业教育教师综合素质和专业能力提升》暑期培训班,邀请教育部卫生职业教育教学专家委员会主任委员沈彬授课。

2018年6月,山东省青岛卫生学校对口支援陇南市卫生学校,派出骨干教师针对护理技能大赛、护士资格证考试辅导等工作进行专业指导。

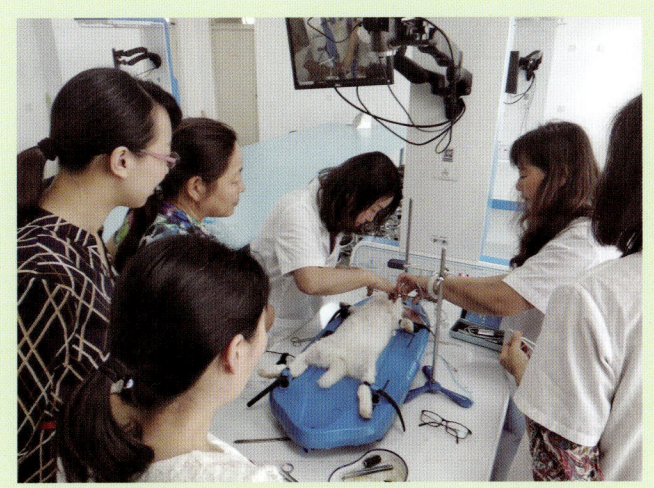

山东省青岛卫生学校投入近60万元建成新型机能学实验室。

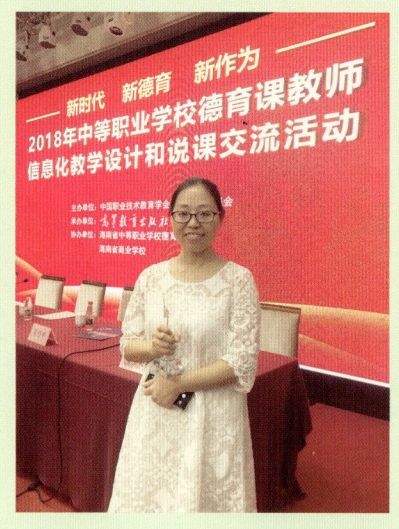
2018年12月，山东省青岛卫生学校的周生彬老师在全国中等职业院校德育课信息化教学大赛中获二等奖。

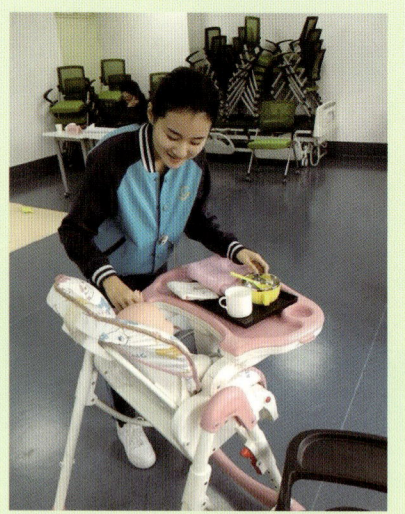
山东省青岛卫生学校拓宽学生就业渠道，在毕业生中推行"1+x"证书制度。2018年护理、助产专业431名学生参加育婴师培训，全部取得中级育婴师证书。

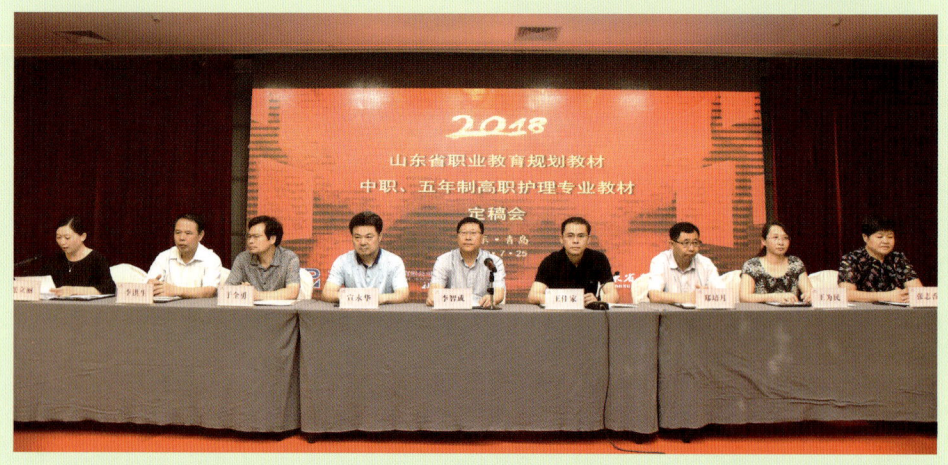
2018年7月，山东省青岛卫生学校承办科学出版社山东省职业教育规划教材中等职业教育、五年制高等职业教育护理专业教材定稿会，学校43人参加编写工作，其中主编7人、副主编8人。图为教材定稿会现场。

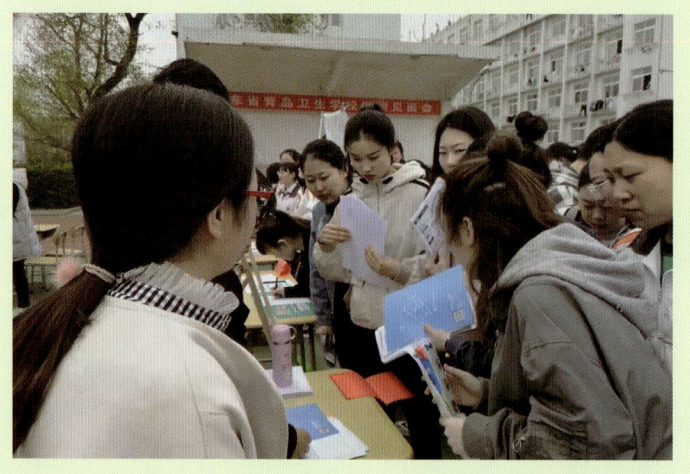
山东省青岛卫生学校举办毕业生与用人单位供需见面会。

山东省青岛第二卫生学校

  山东省青岛第二卫生学校，始建于1958年，坐落在"空港新城"胶州市，是国家级重点中等职业学校、山东省规范化中等职业学校、山东省中等职业教育教学示范学校、山东省优质特色中等职业学校建设工程立项建设学校、省级文明单位、青岛市中小学文明校园、青岛规范管理优秀校园、北京中医药大学远程教育学院青岛教学中心、青岛市乡村医生培训基地。

  学校设有护理、助产、药学、口腔修复工艺、中药等5个专业，目前在校生2500余名。护理专业是青岛市中等职业学校骨干专业、对口就业率和优质就业率"双高"专业、山东省中等职业教育品牌专业立项建设项目，在全国职业院校护理技能大赛中，累计获得6枚金牌，在山东省同类学校中名列前茅。助产专业是青岛市中等职业学校骨干专业、青岛市现代学徒制试点专业，在2018年山东省职业院校助产专业技能大赛中荣获团体一等奖。毕业生对口就业率96.3%，社会满意度98.7%。

  学校坚持"成就一人，健康一家，服务一方"的办学理念，强化"实干 奉献 协作 创新"的学校精神，秉承"正己修仁，精技立业"校训，以"山东省优质特色中等职业学校"建设为契机，全力打造"实干二卫、创新二卫、活力二卫，"为"健康青岛"建设做出新的更大贡献。全面深化教育教学改革，提高人才培养质量，突出卫生职业教育特色，形成了"专业有特长、比赛有优势、实践有技能、就业有市场、升学有方向"的育人新局面。

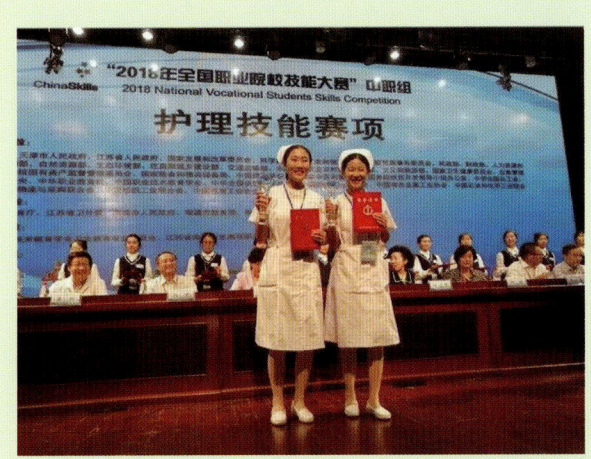

2018年5月24日，在2018年全国职业院校技能大赛中职组护理赛项中，山东省青岛第二卫生学校的魏雅雪和王璇两名选手双双荣获金牌。

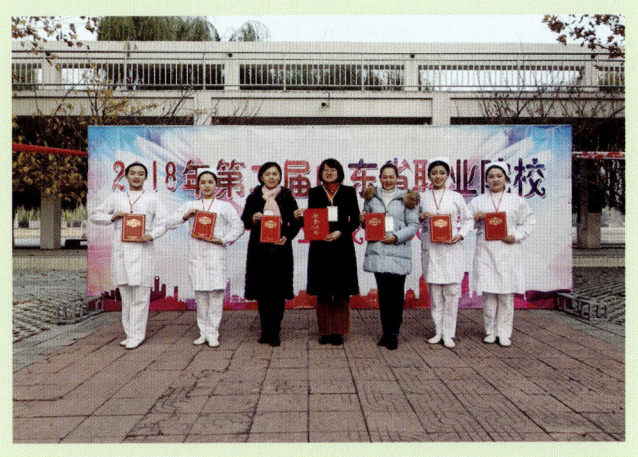

2018年11月23日～24日，在第二届山东省职业院校助产专业技能大赛中，山东省青岛第二卫生学校以总分第二的成绩获得团体一等奖。

2018年11月28日～29日，在2018年中等职业学校医药卫生专业教师信息化教学设计和说课交流活动中，山东省青岛第二卫生学校的刘鸿业老师(前排左5)荣获一等奖。

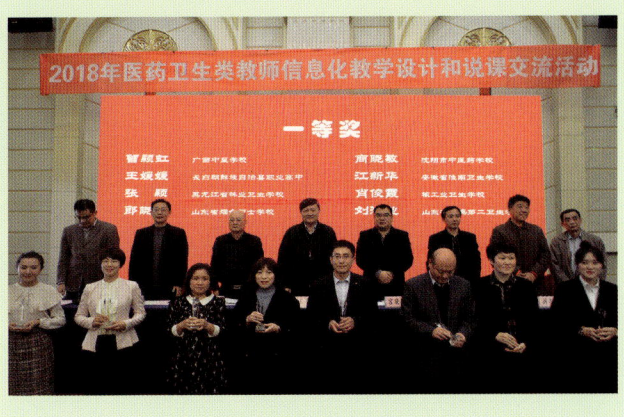

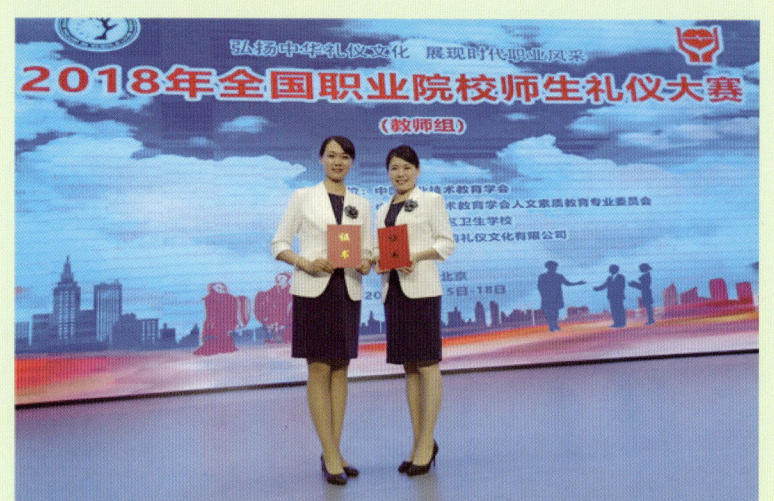

2018年9月16日~17日,在"2018年全国职业院校师生礼仪大赛"教师组比赛中,山东省青岛第二卫生学校宋良、王钰淇两位教师双双荣获综合成绩一等奖,副校长刘秀敏荣获优秀指导教师奖。

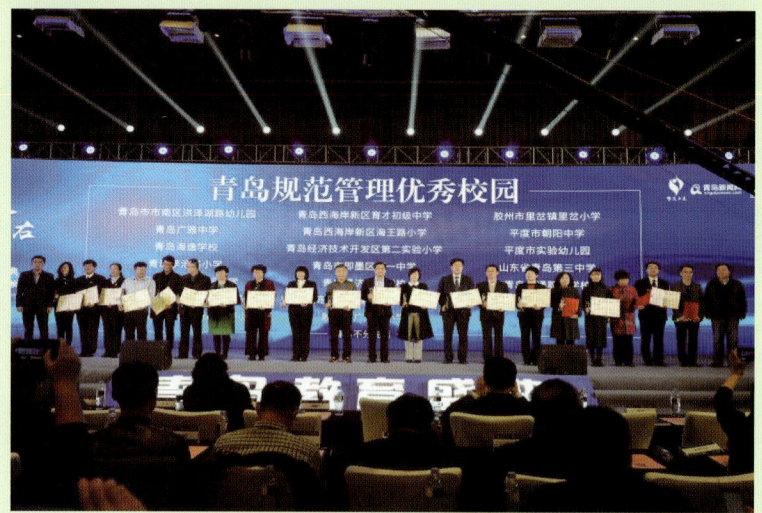

2018年12月21日,由青岛市教育局主办,青岛报业传媒集团、青岛新闻网协办的"2018教育总评榜"评选结果揭晓,山东省青岛第二卫生学校荣获"青岛规范管理优秀校园"称号。

2018年9月28日,澳大利亚职业教育国际联盟首席执行官马丁·瑞奥丹、霍姆斯格兰学院院长旺达·爱德华兹、合作联盟中方筹备处主任赵刚一行3人,再次到山东省青岛第二卫生学校访问,双方进行座谈交流。

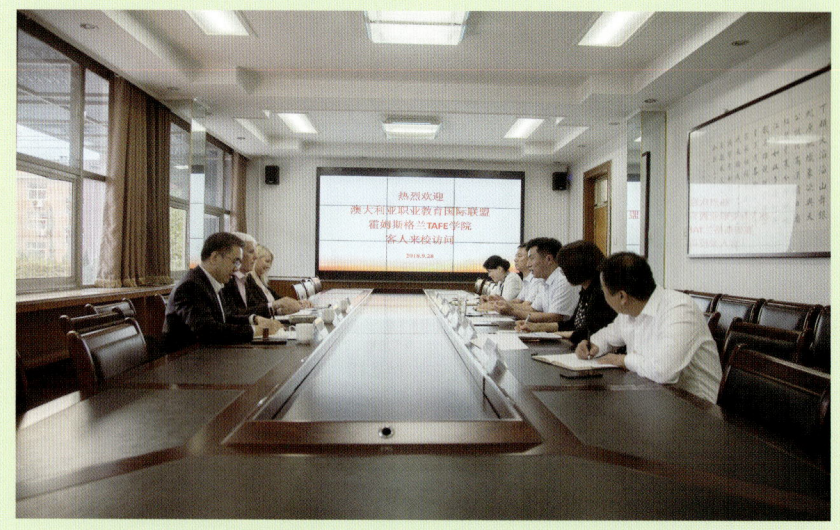

青岛市卫生计生科技教育中心

  2018年，青岛市卫生计生科技教育中心在编在岗人员26人，专业技术人员26人。其中，高级专业技术人员7人，中级专业技术人员13人，初级专业技术人员6人；大学本科学历16人，硕士研究生学历8人。中心设医学鉴定办公室、继续医学教育办公室、执业医师考试考核办公室、年鉴史志办公室、杂志编辑部、学术会务部、综合办公室、财务科和总务科9个职能科室。

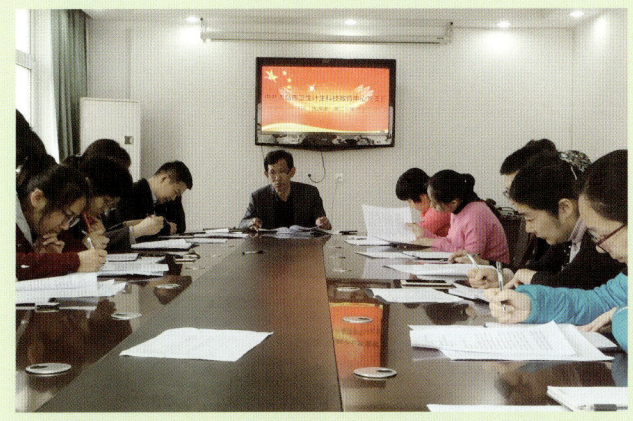

2018年4月2日，青岛市卫生计生科技教育中心党支部组织全体党员进行"大学习 大调研 大改进"集体学习。

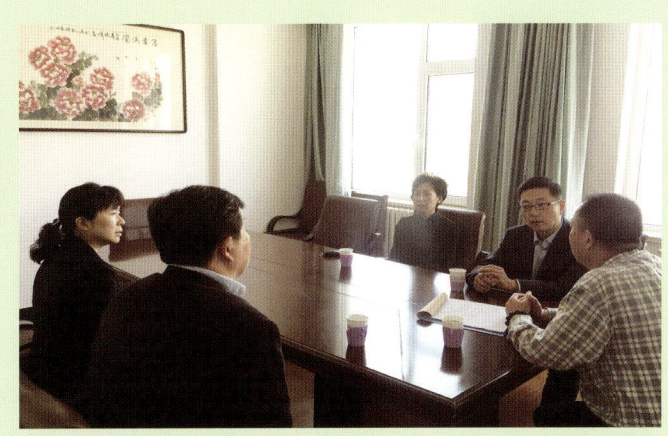

2018年5月9日，青岛市卫生计生委副主任张华带队到青岛市卫生计生科技教育中心进行安全生产大检查。

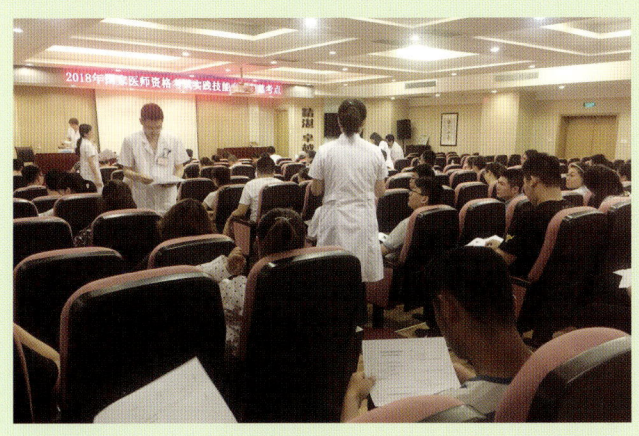

2018年6月12日，由青岛市卫生计生科技教育中心承办的国家医师资格考试技能考试青岛考区考试在各考点举行。图为海慈医疗集团考点考试现场。

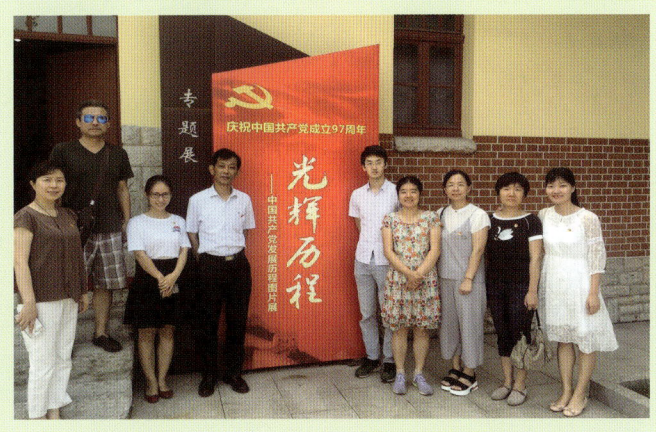

2018年7月13日，青岛市卫生计生科技教育中心组织党员参观党史纪念馆。

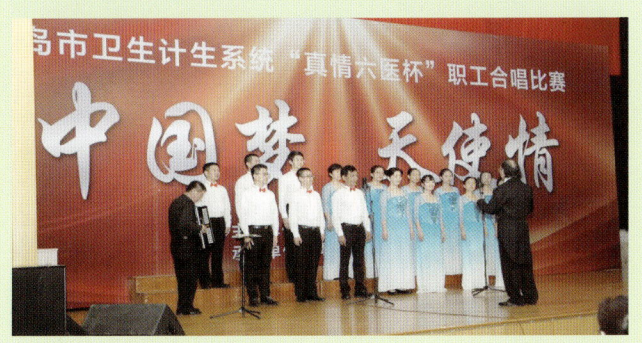

2018年9月19日，青岛市卫生计生科技教育中心参加青岛市卫生计生系统"真情六医杯"职工合唱比赛。

青岛市李沧区卫生和计划生育局

2018年,青岛市李沧区卫生和计划生育局贯彻落实党的十九大精神、习近平总书记视察山东重要讲话精神、市委"一三三五"工作举措和区委"18844"战略格局,以"健康李沧"为目标,全方位、全周期维护和保障人民健康。通过全国基层中医药先进单位复审,荣获山东省医养结合示范区、山东省卫生计生先进集体、全区第一季度重点工作突出贡献单位和第二季度重大活动先进集体等称号。

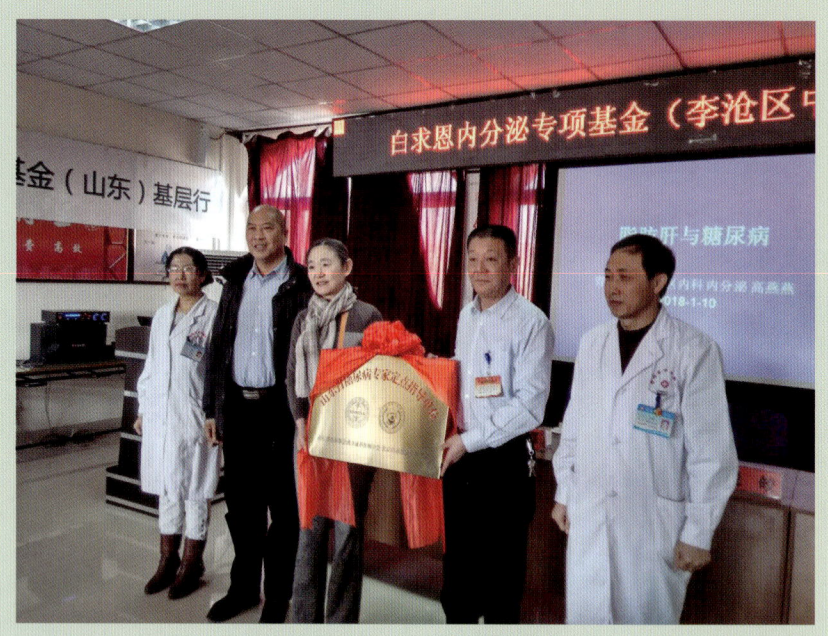

2018年1月10日,山东省医师协会内分泌医师分会与北京白求恩公益基金会联合授予青岛市李沧区中心医院"山东省糖尿病专家定点指导单位"称号。

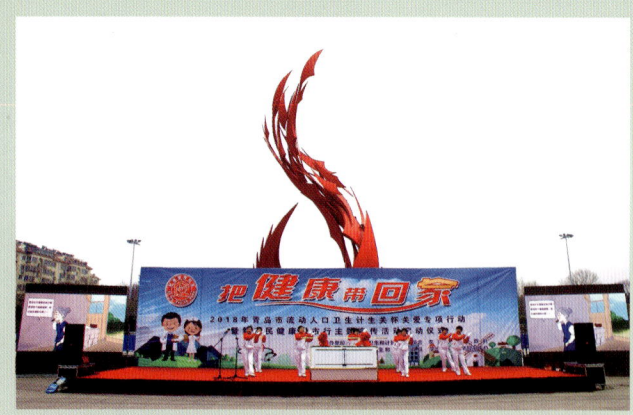

2018年1月31日,"2018年青岛市流动人口卫生计生关怀关爱专项行动暨新市民健康城市行主题宣传活动启动仪式"在青岛市李沧区文化广场举行。

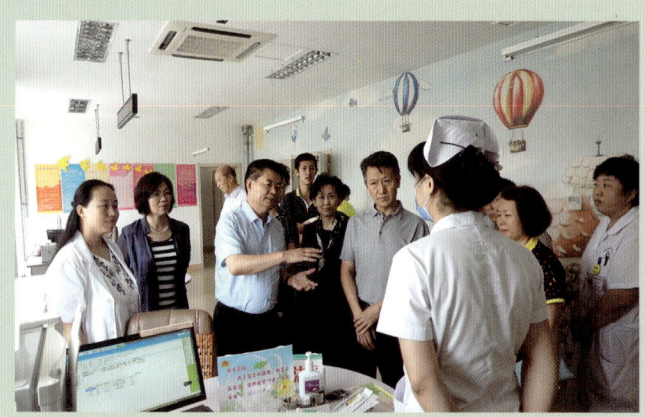

2018年8月24日,国家卫健委领导到李沧区视察预防接种工作。

青岛市卫生健康行业风采

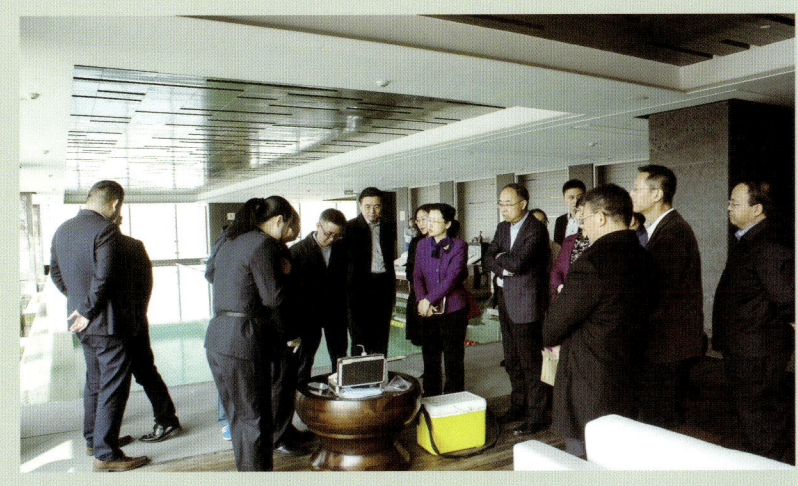

2018年4月4日,国家卫生健康委综合监督局局长赵延配和山东省卫生计生委副主任仇冰玉对青岛市李沧区卫生监督工作开展情况进行现场观摩。

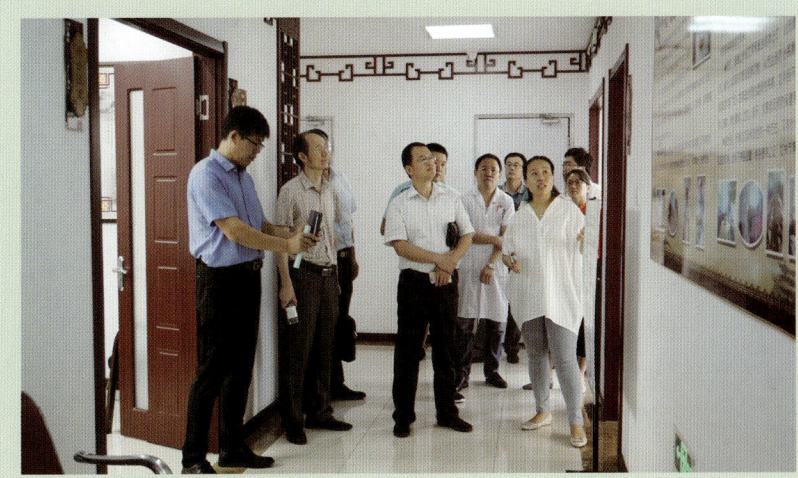

2018年9月18日,李沧区迎接国家基层中医药先进示范区复审。

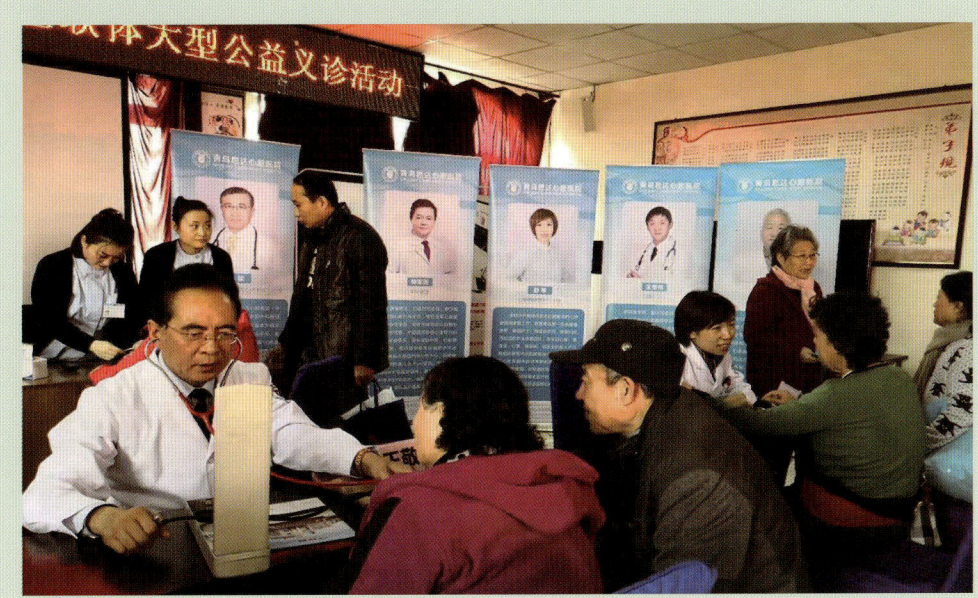

2018年12月28日,青岛市李沧区中心医院联合青岛阜外医院开展"医联体"特色诊疗服务。

青岛卫生健康年鉴
Qingdao Municipal Health Yearbook 2019

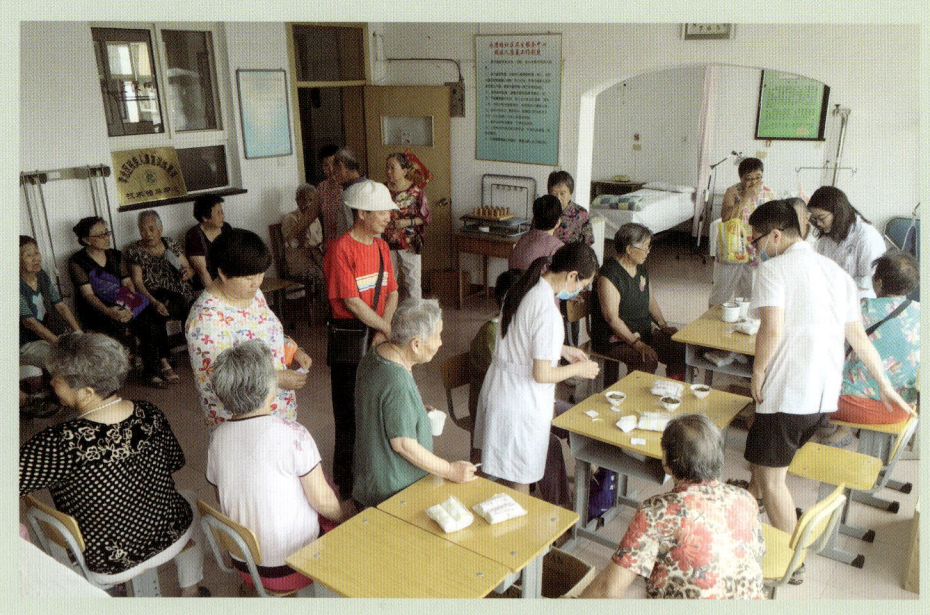

青岛市李沧区免费为辖区2.6万名老年人提供中医体质辨识及"冬病夏治""三伏贴"服务。

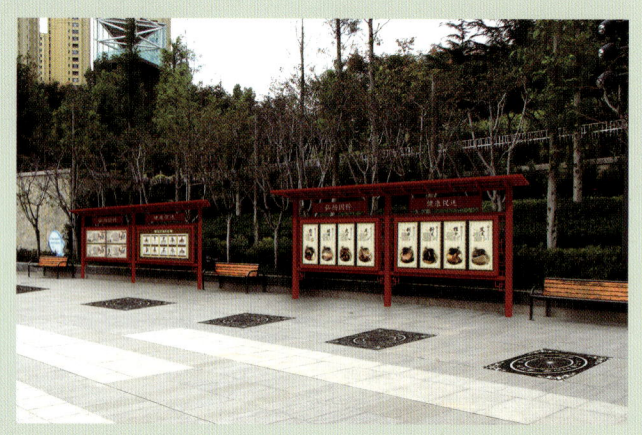

青岛市李沧区中医药文化主题公园投入使用。

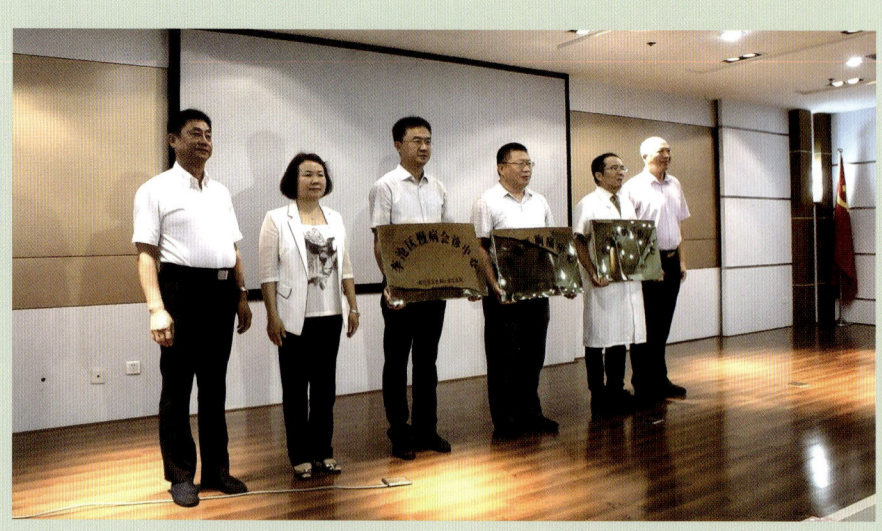

2018年8月9日,依托青岛市第八人民医院成立的李沧区"慢病会诊中心""胸痛中心""脑卒中中心"正式揭牌。

青岛市崂山区卫生和计划生育局

2018年,崂山区有各级各类医疗机构426家。其中,二级以上综合医院2家,其他各级各类医院17家,卫生院(社区卫生服务中心)5家,社区卫生服务站30家,卫生室142家,其他医疗卫生机构230家。全区有床位2972张,每千常住人口拥有床位6.6张。全区共有执业(助理)医师1847人,执业护士1646人,平均每千人拥有执业医师4.1人、执业护士3.7人。医疗卫生机构总诊疗量281万人次,其中社会力量办医占总诊疗量的35.4%。崂山区全年出生3177人,出生率10.68‰、自增率3.35‰、合法生育率99.87%,当年出生年报男女性别比为102.5。

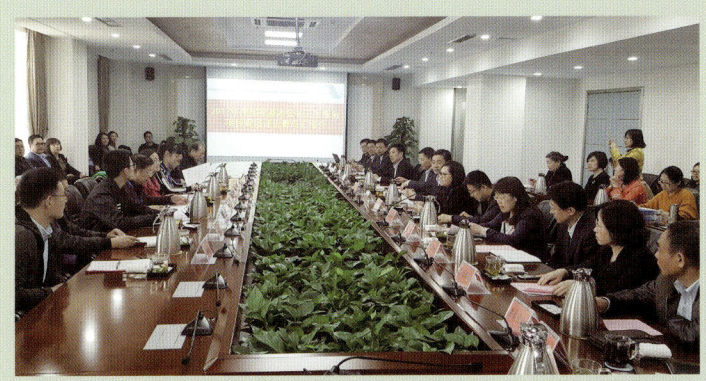

2018年4月17日,青岛市崂山区代表青岛市、山东省迎接2017年度国家基本公共卫生服务项目现场测评。

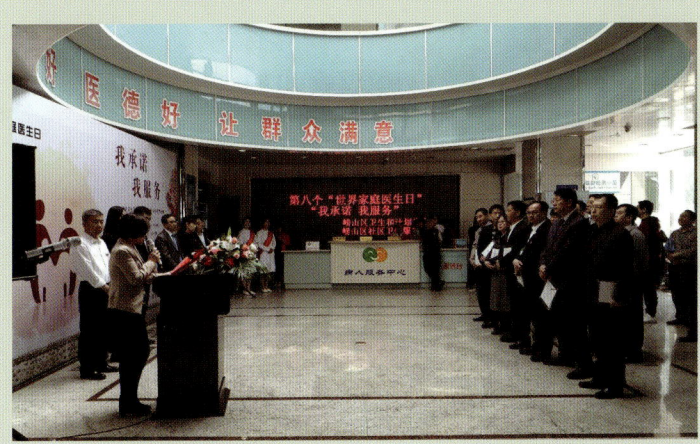

2018年5月18日,青岛市崂山区启动家庭医生日宣传活动,以"我承诺 我服务"为主题,开展家庭医生签约进机关、进企业、进楼宇、进社区、进乡村、进学校等"六进"活动。

2018年6月20日,国家家庭医生签约服务工作督导组赴崂山区进行督导工作,对青岛市崂山区的家庭医生签约服务工作给予高度评价。

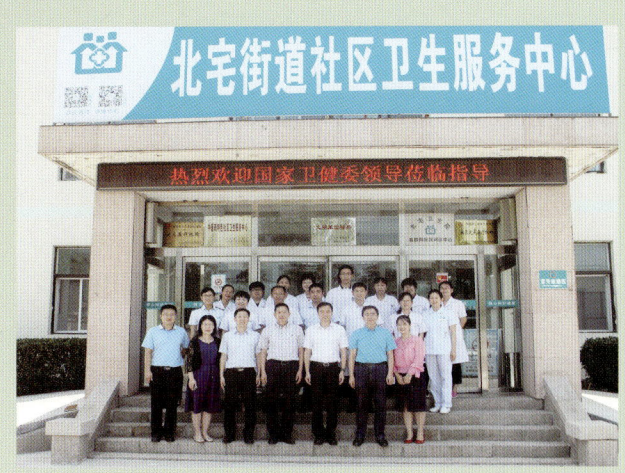

青岛卫生健康年鉴
Qingdao Municipal Health Yearbook 2019

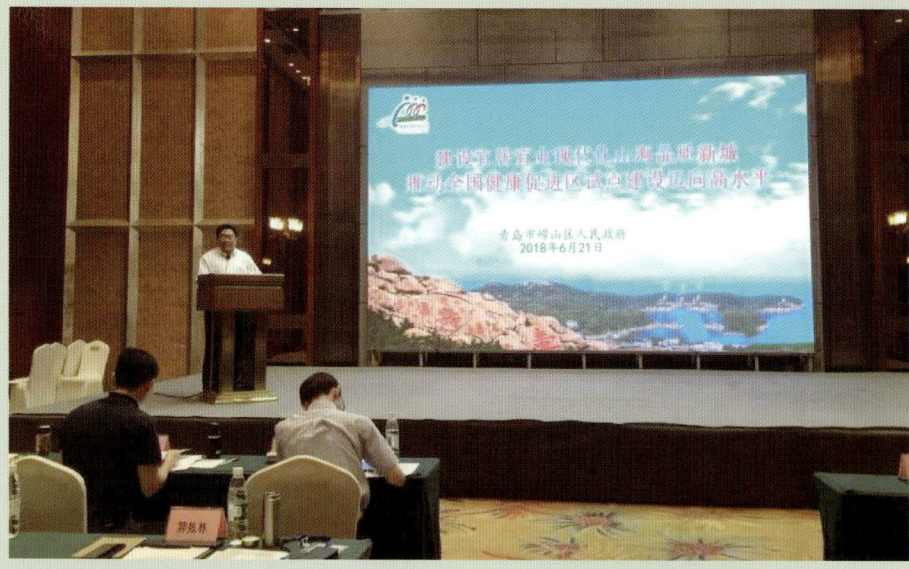

2018年6月21日,青岛市崂山区副区长郭振栋在全国健康促进县区建设经验交流会上作典型发言。

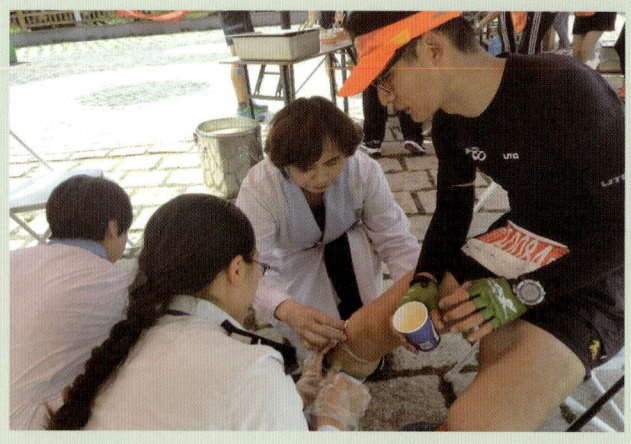

2018年6月23日~24日,"2018青岛·崂山100公里国际山地越野挑战赛"在青岛市崂山区举办,崂山区卫生和计划生育局派出医疗保障人员为赛事提供医疗保障服务。

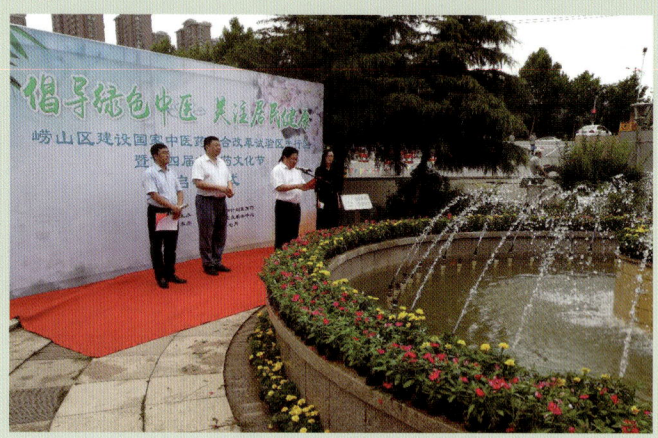

2018年7月3日,青岛市崂山区举行建设国家中医药综合改革试验区先行区暨第四届"中医药文化节"启动仪式。

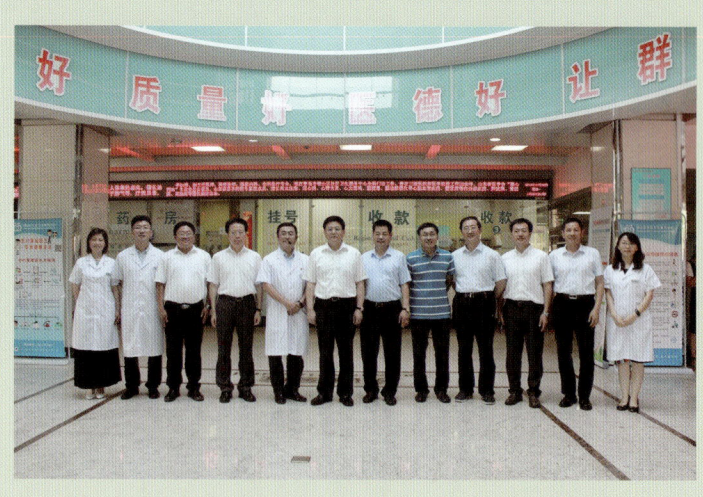

2018年7月30日,国家卫生健康委员会副主任王贺胜(左6)到青岛市崂山区社区卫生服务中心进行调研。

青岛市卫生健康行业风采

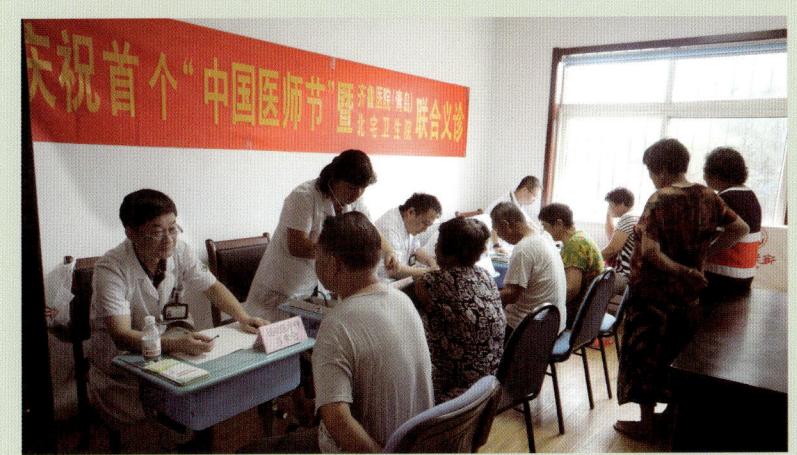

2018年8月17日,崂山区联合齐鲁医院青岛院区开展首个"中国医师节"义诊进社区活动。

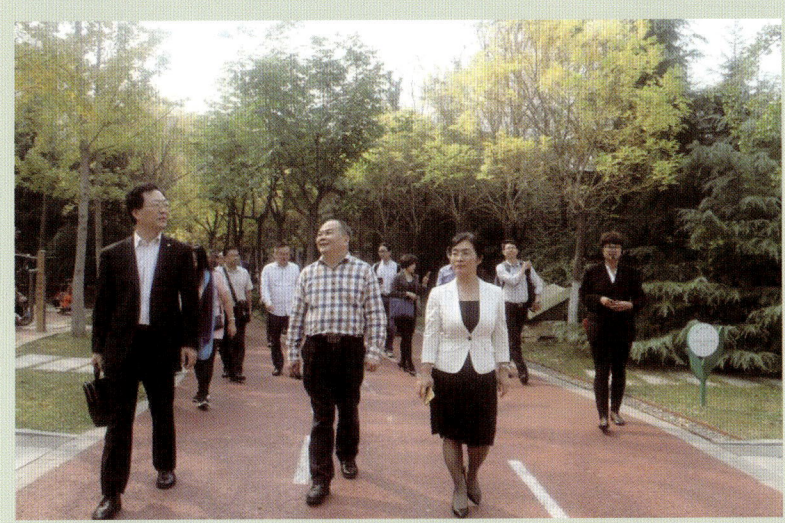

2018年10月16日,山东省卫生计生委、广东省健康教育中心专家一行对青岛市崂山区健康促进区创建工作进行现场调研督导。

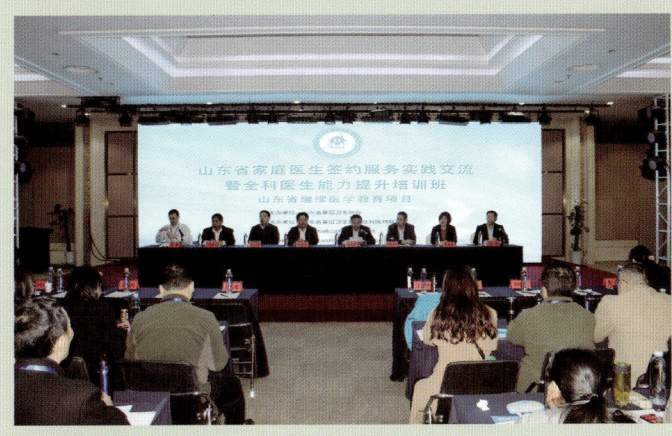

2018年10月27日,山东省家庭医生签约服务实践交流暨全科医生能力提升培训班(山东省继续医学教育项目)在青岛市崂山区举办,各地市卫生工作人员500余人参会。

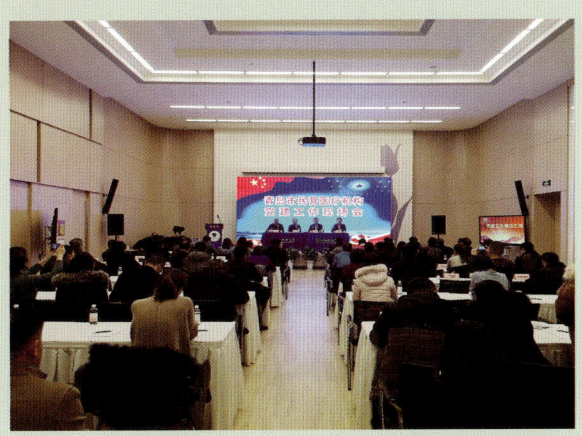

2018年12月12日,青岛市民营医疗机构党建工作现场会在青岛市崂山区召开。

青岛西海岸新区中医医院

青岛西海岸新区中医医院是青岛西海岸新区唯一一所三级甲等中医医院，始建于1978年，业务涵盖医疗、教学、科研、中医预防保健、康复与健康教育等方面，承担着西海岸新区180万人口的医疗、预防、保健和多家医学院校的教学、科研任务，在保障人民群众身体健康、促进社会和经济发展方面作出应有的贡献。

经过40年的发展，医院目前占地4.3万平方米，建筑面积4.2万平方米，总资产2亿元，职工1042人，拥有超高端能谱CT、直线加速器、1.5T磁共振、16排螺旋CT、全自动生化分析仪等1万元以上医疗设备867台（件），开放床位678张，设有26个行政后勤科室、35个临床科室、10个医技科室，拥有2个全国农村医疗机构中医特色专科、3个山东省中医重点专科、3个青岛市中医药重点学科、4个青岛市特色专科、2个青岛市引进类知名中医药专家工作室、2个青岛市专家工作站、7个青岛市专病专门诊。是国家首批中医住院医师规范化培训（培养）基地、国家中医全科医生规范化培训（培养）基地、山东省文明单位、山东中医药大学教学医院、山东科技大学国际学生中医药文化体验基地、滨州医学院教学医院、山东省中医药预防保健服务中心、山东省基层中医药适宜技术推广项目培训基地、青岛市中医养生保健基地、青岛市膏方示范单位、青岛市脑瘫儿童康复定点医疗机构、青岛市肢体残疾人康复医疗训练定点机构。是国家中医药管理局醒脑开窍针刺、刺络拔罐和小儿推拿技术协作单位。

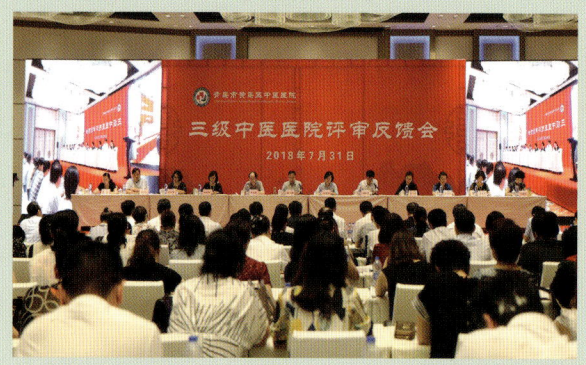

2018年青岛西海岸新区中医医院顺利通过国家三级中医医院等级复审。

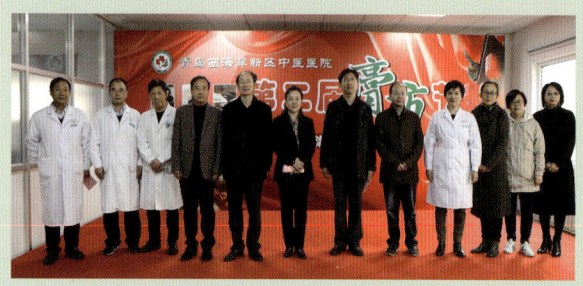

2018年11月，青岛西海岸新区中医医院第二届膏方节开幕，来自北京、上海、河南等地专家为群众送健康福利。

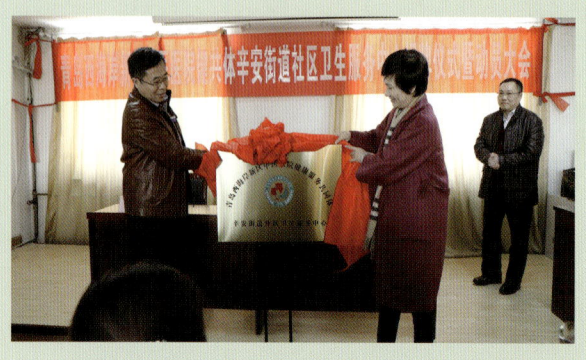

2018年12月，青岛西海岸新区中医医院健康服务共同体举办揭牌仪式。

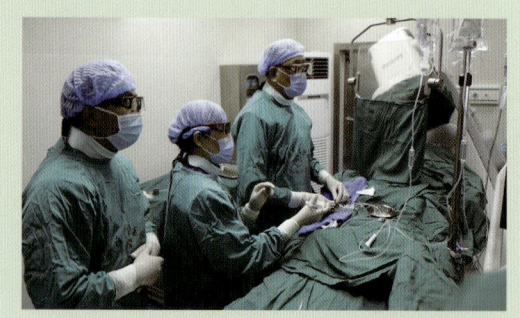

2018年8月，青岛西海岸新区中医医院介入诊疗室正式开诊。

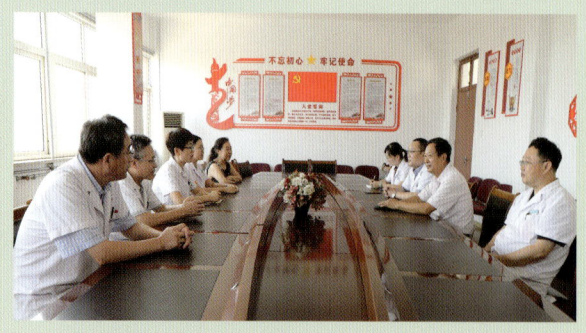

2018年，青岛西海岸新区中医医院第三批、第四批援黔医生圆满完成援助贵州普定县中医医院任务。

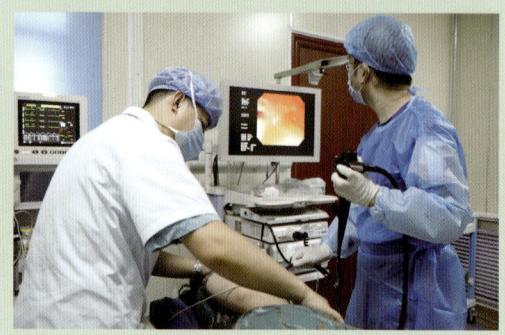

2018年，青岛西海岸新区中医医院内镜诊疗室改建升级，正式开展无痛胃肠镜检查。

青岛西海岸新区第二人民医院

青岛西海岸新区第二人民医院是一所集医疗、教学、科研、预防、保健、康复于一体的二级甲等医院,是原胶南市骨伤诊疗中心、青岛市眼部疾病治疗研究专家工作站、青岛市骨科专家工作站、青岛市介入超声专家工作站。

医院注重人事管理制度创新,探索实施的"建立完善事业单位引进人才绩效考核管理体系,发挥高层次人才作用""结合基层医疗机构行业特点,探索柔性引进人才的薪酬分配新标准"管理项目,被青岛市人力资源和社会保障局列入事业单位人事管理示范点创建范围。

医院先后被授予全国医药行业质量可靠、患者至上、诚信经营十佳医院,省级文明单位、省级卫生先进单位、青岛市文明单位标兵,青岛市卫生系统文明单位标兵等荣誉称号。

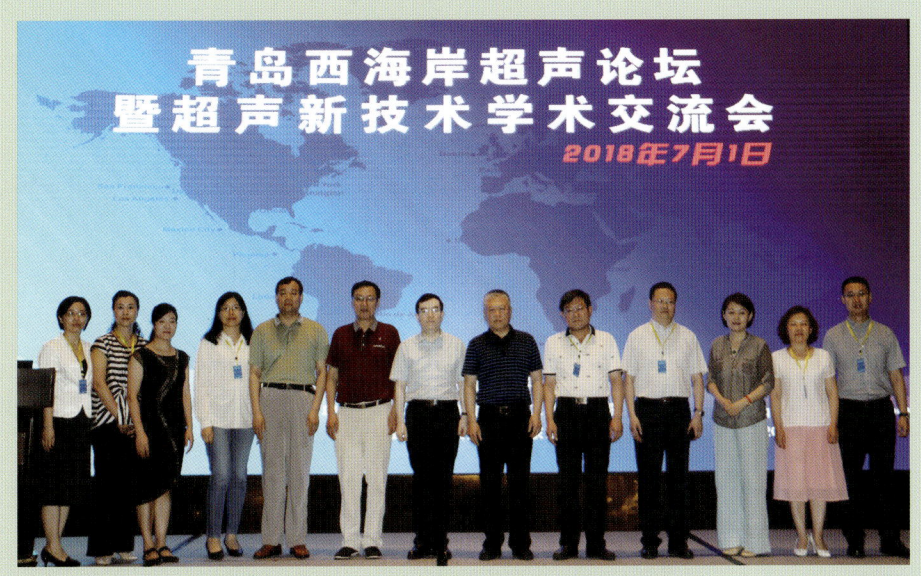

2018年7月1日,青岛西海岸新区第二人民医院主办青岛西海岸超声论坛暨超声新技术交流会。

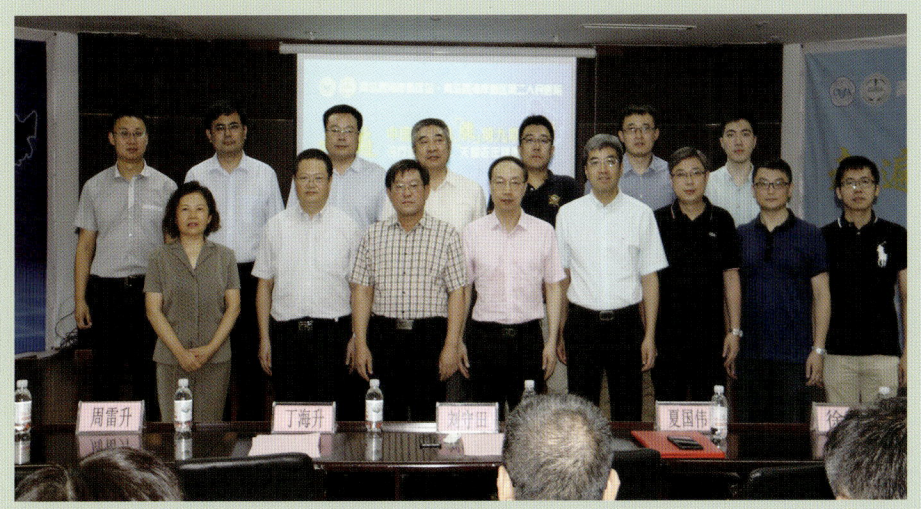

2018年8月24日,走遍中国前列县(腺)第九期——青岛西海岸新区站大型义诊活动走进青岛西海岸新区第二人民医院。

青岛西海岸新区第三人民医院

　　青岛西海岸新区第三人民医院位于青岛西海岸新区泊里镇泊里二路1429号,处于董家口蓝色新港城的核心区,是一所集医疗、预防、保健、急救于一体的综合性二级医院。2018年5月成为青岛西海岸新区区域健康服务共同体人民医院泊里分院,为区域居民提供防治康全方位的健康服务。

　　医院占地面积4.7万平方米,投入使用建筑面积10300余平方米。现有职工451人,床位499张,设有30余个科室。医院现有奥林巴斯S190腹腔镜、菲利普螺旋CT、DR、菲利普EPIQ7彩超、美国GE彩超等先进医疗设备。

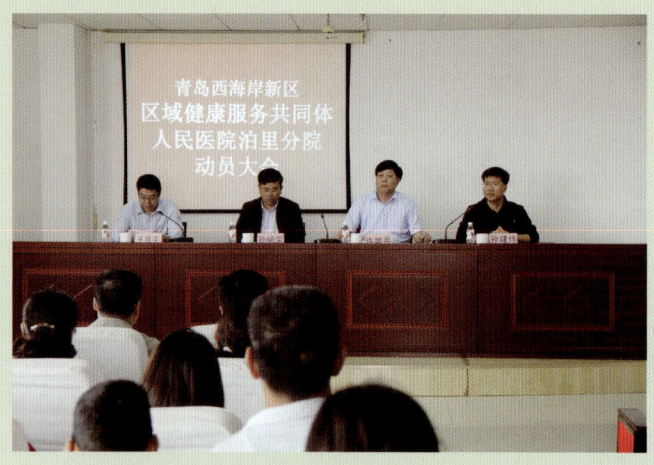

2018年5月23日,青岛西海岸新区区域健康服务共同体人民医院泊里分院动员大会在医院召开。

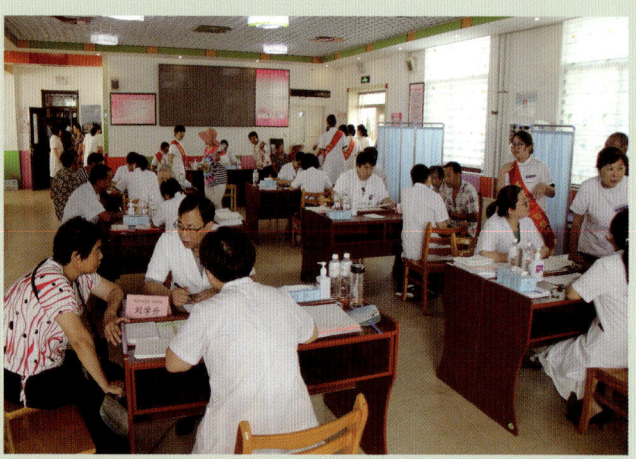

2018年8月7日~10日,"健共体"人民医院组团"健康梦·百姓情"大型义诊活动泊里院区进行义诊。

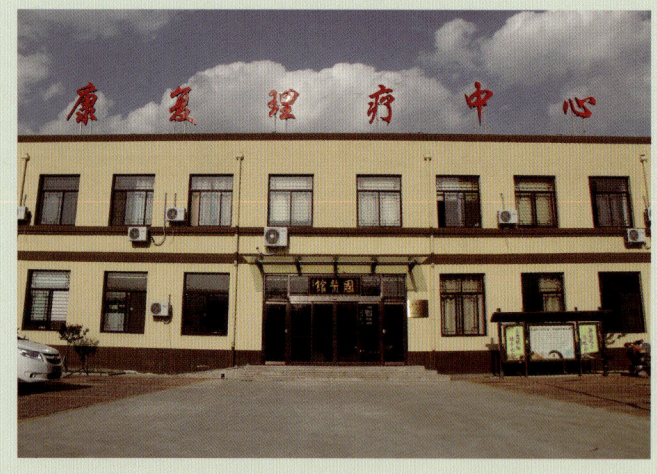

国医馆建成投运以来,充分发挥中医药"简、便、验、廉"的特色和优势。图为国医馆外景。

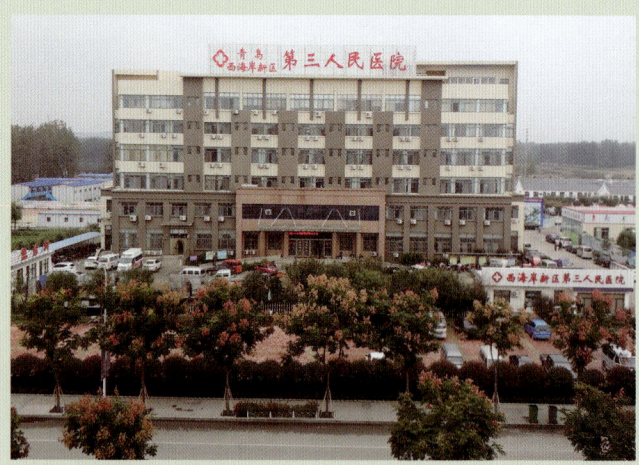

青岛西海岸新区第三人民医院全景。

青岛市卫生健康行业风采

青岛西海岸新区妇幼保健计划生育服务二中心

  青岛西海岸新区妇幼保健计划生育服务二中心坐落于青岛市西海岸新区东区,总建筑面积8000平方米,业务用房2000多平方米,卫生技术人员91名,设有围产保健部、妇女保健部、儿童保健部、计划生育服务部、生殖健康部等8个科室,承担婚前医学检查、孕前优生检查、孕期唐氏筛查和计划生育技术服务等工作,组织实施妇幼健康重大公卫项目和基本公卫项目,协助区卫生和计划生育局对辖区社区中心(卫生院)的妇幼专项工作和业务进行督导,对辖区各接产医院的产科质量和妇幼工作进行督导,对东区幼儿园卫生保健资质进行管理和督导。

2018年4月20日,中心组织召开西海岸新区东区2018年妇幼工作会议。

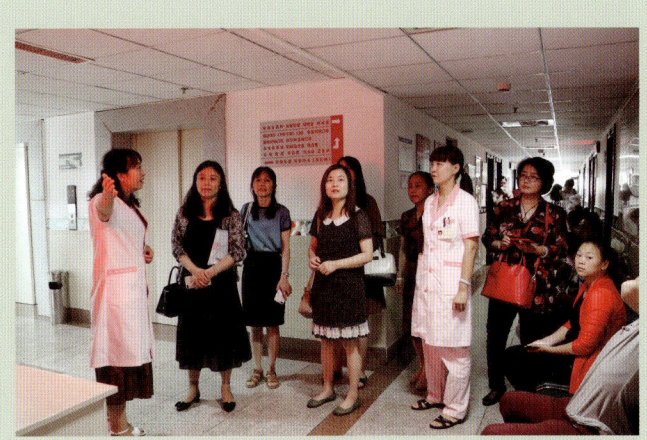

国家避孕药具不良反应检测组深入科室检查。

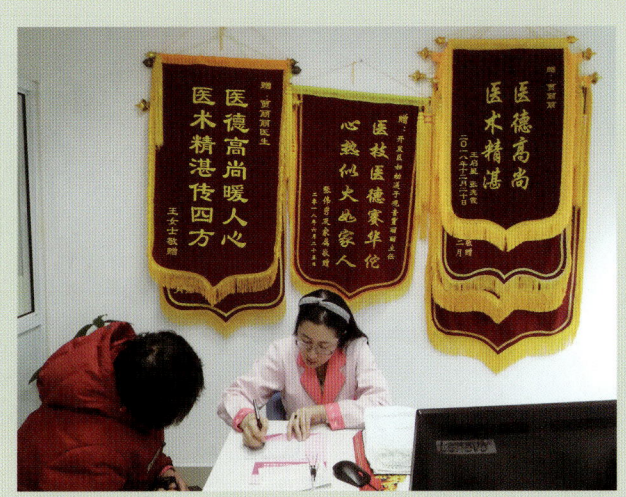

高龄促孕专家为服务对象诊治。

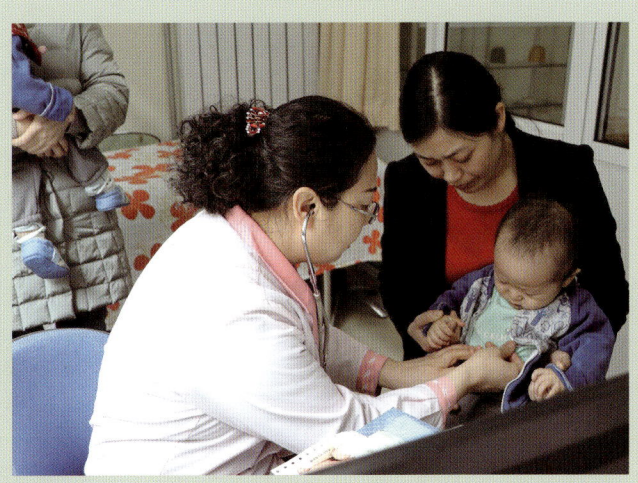

医务人员进行儿童骨龄测定工作。

平度市卫生和计划生育局

2018年,平度市有各类医疗机构1104家,其中公立医院6家,镇(街道)卫生院29家,村卫生室875家,民营医院23家,门诊部25家,个体诊所133家,厂企学校卫生室13家。综合性医院中平度市人民医院达到国家"三级乙等医院"标准,平度市中医医院达到国家"二级甲等中医医院"标准,平度市妇幼保健院达到国家"二级妇幼保健院"标准,平度市第三人民医院达到国家"二级甲等医院"标准,平度市第二人民医院达到国家"二级综合医院"标准。平度市卫生和计划生育局牢固树立"以人民为中心"工作理念,以改革为动力,以项目为抓手,积极深化医疗卫生体制改革,持续释放医疗改革新红利,积极回应群众关切,稳妥处置突发事件,不断提高群众满意度。

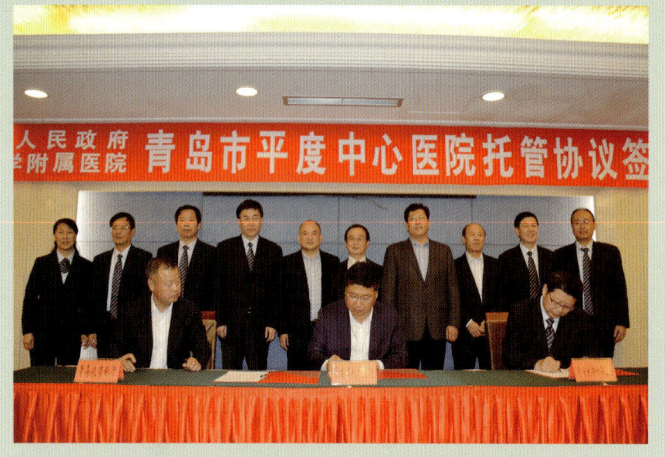

2018年10月,青岛大学附属医院与平度市政府正式签订青岛市平度中心医院托管协议。

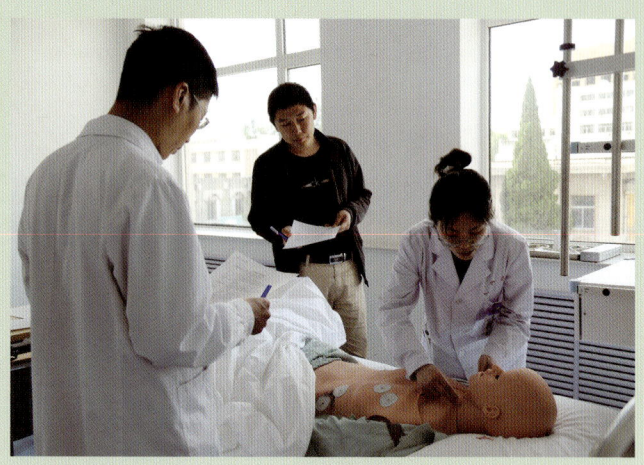

2018年11月,平度市临床技能培训中心投入使用。

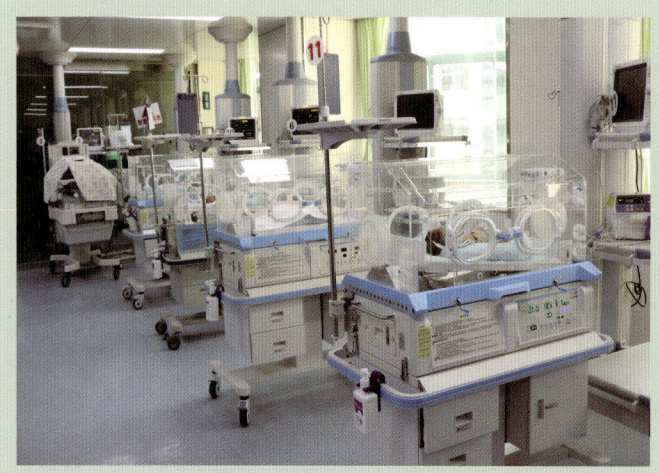

2018年11月,平度市新生儿急救中心正式投入使用。

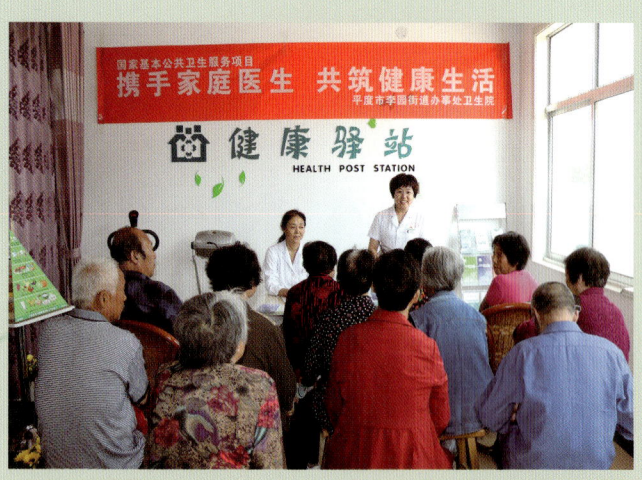

平度市组织开展家庭医生签约,全面提升群众健康获得感。

"传染病防控"和"生活饮用水"两条主线对全区272所学校开展综合监督检查,完成全区86所中小学校卫生综合评价。全程跟进重大活动接待酒店改造提升工作,落实"一店一长"岗位责任制,对存在风险隐患的单位做到督导率100%,整改合格率100%。对保障单位、重点场所以及接待区域周边监督覆盖率和保障指导率达到100%。

精神文明建设　2018年,开展精神文明建设和党风廉政建设。开展"两严一优"、党的十九大精神等专题学习教育活动。组织干部职工开展卫生宣教、义务献血、植树等活动。定期组织党员观看勤政廉政电教片,并利用近几年查处的党员干部违纪违法典型案例开展警示教育活动。

大事记

3月27日,国家卫生健康委员会到青岛市开展计划生育执法等工作的调研,对城阳区的计划生育执法工作给予充分肯定。

荣誉称号　2018年,获"2018年度优质服务单位"荣誉称号。

党支部书记、局长:于洪斌
单位电话:88089786
电子信箱:qdcywj@qd.shandong.cn
邮政编码:266109
地　　址:青岛市城阳区华城路三小区16号楼

（撰稿人:马秋平）

青岛市城阳区疾病预防控制中心

概况　2018年,青岛市城阳区疾病预防控制中心占地面积8800平方米,业务用房面积3340平方米。年内职工总数62人,其中,卫生技术人员43人,占职工总数的69%;行政工勤人员19人,占职工总数的31%。卫生技术人员中,高级职称6人,占卫生技术人员的14%;中级职称16人,占卫生技术人员的37%;初级职称21人,占卫生技术人员的49%。

业务工作　2018年,开展"健康城阳"促进行动。推进"一评二控三减四健"专项行动,开展大型宣传活动10余次,开辟健康宣传专栏,普及"三减四健"健康知识。开展"万步有约"职业人群健走激励大奖赛,开展实地健走、科学健走讲座、征文活动、健康问卷等多项活动。邀请国家健康教育所健康促进部副主任严丽萍博士举办将健康融入所有政策暨创建省级健康促进区专题讲座。开展健康素养监测工作,抽样调查3000人次。建立心理卫生工作机制和目标责任制,开通全市首个搭载专业心理测评系统的官方微信公众平台——"城阳区阳光心理援助服务平台"。加强疫情监测和管理,报告法定传染病3190例。全区适龄儿童国家免疫规划疫苗全程、及时接种率为93.56%。实行"互联网+预防接种服务"新模式,16家预防接种门诊实行电子签核。每月对31个预防接种单位实行疫苗集中配送,全年领取一类疫苗314624支,发放312730支,采购二类疫苗78213支,发放75115支。

固定资产　2018年,固定资产总值1576万元,比2017年增加13%。

医疗设备更新　2018年,购置原子荧光分光光度计、微生物过滤检测系统、高速大容量旋转蒸发仪等4件仪器设备全部到位并投入使用,设备总价值95万元。

基础建设　2018年,新设立8处精神文明宣传栏;铺设路面、安装智能化门禁系统,改善外部环境。

科研工作　2018年,制发《学科建设三年规划》,成立拔尖人才工作室疾控中心工作站。

大事记

1月30日,青岛市精神卫生服务暨心理健康工作现场会在城阳区召开。

4月20日,城阳区"万步有约"职业人群健步走激励大奖赛启动仪式在白沙河运动公园启动。

4月25日,青岛市首家免疫规划综合技术示教基地在城阳区揭牌成立,青岛市卫生和计划生育委员会副主任张华与城阳区副区长吕永翠共同为基地揭牌,山东省疾病预防控制中心免疫规划所副所长张丽参加活动。

4月,城阳区疾病预防控制中心在青岛市首家创办心理专刊——《心理健康报》季刊。

8月23日,人民网、网易、《大众日报》、《青岛日报》等12家新闻媒体集中采访城阳区疾病预防控制中心"阳光党建"先进典型。

10月29日,全省学校健康教育工作现场推进培训会在城阳区举办。

10月,城阳区开通全市首个搭载专业心理测评系统的官方微信公众平台——"城阳区阳光心理援助服务平台"。

11月30日,中国心理咨询师职业发展研讨会暨中国心理学会心理咨询师工作委员会(筹)第一次会议在城阳区举行。

12月,城阳区实现预防接种电子签核全域覆盖。

精神文明建设　2018年,深入开展"阳光疾控"

建设,推进"两学一做"学习教育常态化制度化,扎实推进"6S"管理模式,中心"健康彩虹"志愿服务队定期深入街道社区、企业、学校、敬老院,广泛开展健康义诊、疾病预防宣教、扶老助弱的志愿服务;发挥青岛市文明单位标兵模范带头作用,组织志愿者在微博、博客、论坛等处进行网络文明传播。

荣誉称号　2018年,荣获青岛市卫生计生系统志愿服务项目大赛优秀奖,青岛市第六届"健康杯"卫生应急检验监测技能大赛团体三等奖,青岛市首届职工文化艺术节独舞、双人舞、三人舞类三等奖,青岛市健康促进示范区,全省免疫规划业务工作先进集体,全省传染病信息与突发公共卫生事件报告管理工作先进集体,山东省慢性非传染性疾病防制工作先进集体等荣誉称号和奖项。

中心主任:柳维林

中心副主任:张启立、李志智、栾素英

单位电话:87868062

传真号码:87868225

电子邮箱:cdc0532@163.com

邮政编码:266109

地　　址:青岛市城阳区山城路201号

（撰稿人:刘　娟）

青岛市城阳区妇幼保健计划生育服务中心

概况　2018年,青岛市城阳区妇幼保健计划生育服务中心占地面积13310平方米,业务用房面积2106平方米。2018年职工总数42人,其中,卫生技术人员28人,占职工总数的66.7%;行政工勤人员14人,占职工总数的33.3%。卫生技术人员中,高级职称4人,中级职称16人,初级职称8人,分别占专业技术人员的14.3%、57.1%、28.6%,医生与护士之比2.5∶1。共设9个职能科室。

业务工作　2018年,门诊量57115人次,比2017年减少11.4%。2018年城阳区孕产妇死亡1例;5岁以下儿童死亡为2.81‰,比2017年下降0.1个千分点;艾滋病、梅毒、乙肝母婴传播干预9499人;孕产妇健康管理率96.46%,比2017年上升0.76%,住院分娩率100%;孕前优生健康检查覆盖率103.57%,比2017年下降2.93个百分点;2018年城阳区活产7110例,剖宫3273例,剖宫产率46.03%,比2017年上升2.96个百分点;2018年城阳区围产儿死亡率4.34‰,比2017年下降1.08个千分点;新生儿死亡率0.98‰,比2017年下降1个千分点。完成新生儿疾病筛查9552例,筛查率达100%,听力筛查9552例,筛查率达100%。2018年城阳区出生缺陷院内监测检出52例,出生缺陷率0.543%,比2017年同期上升0.171个百分点。2018年孕期产前筛查7456例,与2017年持平,城阳区免费产前筛查4721例,免费基因检测817例,产前诊断190例,确诊染色体异常引产18例。

业务收入　2018年,业务收入407万元,比2017年减少8.3%。

固定资产　2018年,固定资产总值875万元,比2017年增加1.7%。

医疗特色　2018年,城阳区妇幼保健计划生育服务中心与北京快乐孕育合作,升级孕妇学校课程。先后派出4人参加集中培训,充实师资力量,每周固定开课2次。先后两次接受城阳电视台采访,在《半岛都市报》等多家媒体报道。接待广东省人大、甘肃省成县妇保院、临沂市妇联及青岛市人大、妇联参观。

大事记

5月24日,由城阳区卫生和计划生育局组织,城阳区妇幼保健计划生育服务中心承办的2018年城阳区乙肝母婴零传播工程培训班举行,在青岛市率先启动乙肝母婴零传播工程。

5月24日,城阳区妇幼计划生育服务中心党支部与春阳路居委会党支部区域化党建合作签约仪式在城阳区春阳路居委会举行。

8月10日,山东省卫生计生委关于国家免费孕前优生项目2018年全省第一次临床检验室间质量评价结果公布,城阳区妇幼保健计划生育服务中心获得优秀。

8月24日,城阳区妇幼保健计划生育服务中心与中国人民解放军93046部队建立双拥共建单位。

荣誉称号　2018年,获青岛市"三八"红旗集体,青岛市文明单位标兵,国家免费孕前优生项目2018年全省第一次临床检验室间质量评价结果优秀,青岛市基层妇幼健康服务技能竞赛市级竞赛团体一等奖等荣誉称号和奖项。

党支部书记、主任:杜桂香

副　处　级:宋爱平

副　主　任:纪素春

单位电话:87968561

电子信箱:cyqfybjjhsyfwzx@qd.shandong.cn

邮政编码:266109

地　　址:青岛市城阳区安城路11号

（撰稿人:李晓斐）

青岛西海岸新区

青岛西海岸新区卫生和计划生育局

概况 2018年，青岛西海岸新区卫生计生系统有公立三级中医医院1家，三级综合医院1家，二级综合医院4家，二级中医医院1家，公立镇卫生院（社区卫生服务中心）24家，社区卫生服务站8家、村卫生室722家；民营二级医院（含专科）8家，一级综合医院29家，社区卫生服务中心1家，社区卫生服务站13家，门诊部、诊所559家。全区医疗机构开放床位9233张（民营1413张、占15.3%），千人床位4.62张；拥有执业（助理）医师4817人、注册护士5467人，千人医师2.41人、护士2.73人。

医疗卫生体制改革 2018年，完成诊疗服务502.53万人次，其中基层综合诊疗服务305.88万人次。"健共体"内31家核心成员单位有28家实现检查检验结果互认，省远程协作平台覆盖新区所有"健共体"成员单位。西海岸新区中医医院获批三级中医医院，西海岸新区中心医院获批三级综合医院。在全省率先组建医疗健康发展集团，率先出台《青岛西海岸新区基层医疗卫生服务提升计划（2019—2021）》。健康服务共同体初步构建"以协同服务为核心，以医疗技术为支撑，以利益共享为纽带，以支付方式为杠杆"的服务、责任、利益、管理"四位一体"运行管理新机制。加快推进智慧医疗服务网络化建设，8家二级以上医疗机构通过微信公众号完成与省"医健通"的网络对接，25家镇街卫生院、社区卫生服务中心完成与省远程医学中心的网络对接。6家公立医院全部制定出台医院章程，建立以公益性为导向的公立医院考核评价机制，建立全员参与、覆盖临床诊疗服务全过程的医疗质量管理与控制工作制度。打造"药品编码信息统一、信息资源共管共用"的新区版药管平台，依托青岛大学附属医院西海岸院区成立区临床合理用药暨抗菌药物监测质控中心，依托全区5处"健共体"成立"健共体"药事委员会。推广使用移动执法终端，实现现场移动执法。深入推行"双随机、一公开"，助推民营医疗机构星级风险管理。逐步建立起卫生健康行政部门管理相对人守信联合激励和失信联合惩戒机制。

医政管理 2018年，联合环保、公安等部门制发《青岛西海岸新区规范基层医疗机构医疗废物管理实施方案》，进一步规范基层小型医疗机构医疗废物的收集暂存，实现医疗废物集中处置全覆盖。实现全区二级及以上医院病房优质护理服务覆盖率100%。加强急救调度员队伍建设，建立健全调度员培训制度。120调度指挥系统接警94372次，出警26883次，救治病人24768人，危重病人处理率100%；调度员铃响3声内受理率100%，平均调度用时为8.17秒。

中医药管理 2018年，顺利通过国家中医药管理局组织的"全国基层中医药工作先进单位"复审。实施中医药优质服务工程，全区建成"国医馆"23个，开展中医诊疗技术项目（以医疗服务收费项目计算）86种，镇卫生院（社区卫生服务中心）、村卫生室（社区卫生服务站）均能提供中医药服务，基层中医药服务量达到全区总量的56%。建成高标准国医馆19处。推进中西医临床协作，建立以中医专科特色医院为龙头，二级综合性医院为中坚，镇卫生院（社区卫生服务中心）为枢纽，村卫生室（社区卫生服务站）为网底，民营中医服务机构为补充的五级中医服务网络。在全区所有镇卫生院、社区卫生服务中心全面推广中医药适宜技术。在全区公立医疗机构优先强化中医药重点专科（专病）建设，有效实施"名医、名科、名院"战略，确立"院有专科、科有专病、人有专长、病有专药"的重点专科建设思路。加大外引内培力度和政策资金倾斜幅度。进一步加强中医药科普宣传。在青岛市率先实行区域卫生服务一体化管理，将村卫生室纳入一体化管理体系。由政府出资统一配置电针仪、TDP神灯和中医治疗包（箱）等中医诊疗设备；为40%以上的村卫生室配置中药橱，村卫生室的中药饮片及中成药由乡镇卫生院统一配送，中药饮片品种均达到了100种以上，中成药均达到50种以上，中医药处方占比达到36.5%。

药政管理 2018年，继续深入推进药政管理制度。组织专家团队，对全区各级医疗卫生单位临床合理用药、抗菌药物应用进行业务指导和督查。全面落实《国家基本药物目录（2018年版）》要求，继续巩固扩大国家基本药物制度实施成果，降低药品费用，减轻患者用药负担。进一步完善青岛西海岸新区药品议价采购机制，规范全区各级公立医疗卫生单位网上集中采购行为。建立并逐步完善短缺药品直报系统和直报工作。进一步明确责任主体，落实专人担任联络人员，同时不断加强培训督导，确保短缺药品直报工作顺利开展。

行风建设 2018年，在全区卫生计生系统进一步加强卫生健康系统行风建设工作，强化医德医风教育，严肃工作纪律，建立廉政谈话制度、干部约谈制度和作风建设问责办法。落实医德考评和医师定期考核制度，规范医疗服务行为。逐步建立并完善各病种临床路径，严格按照临床路径实施临床诊疗。紧紧围绕"精兵强将攻山头、典型引路稳阵地"两条线，全面推进行风建设，改进工作作风，坚决纠正行业不正之风。

人才队伍建设 2018年，青岛西海岸新区有在编卫生专业技术人员4323人，其中，正高级卫生专业技术人员93人，副高级卫生专业技术人员459人，中级卫生专业技术人员1913人，初级卫生专业技术人员1858人。面向社会公开招聘220人，充实卫生专业技术人员队伍。开展卫生专业技术人员继续教育培训10个班次，有9425人次卫生专业技术人员参加培训。组织32人参加卫生系列正高级专业技术职务评审，其中19人通过评审；152人参加卫生系列副高级专业技术职务评审，其中93人通过评审。组织8人参加基层卫生系列正高级专业技术职务评审，其中4人通过评审；14人参加基层卫生系列副高级专业技术职务评审，其中9人通过评审；716人参加中级卫生专业技术人员资格考试报名，951人参加初级卫生专业技术人员资格考试报名。

基层卫生 2018年，全面推进基层医疗卫生机构标准化建设四类五化建设。西海岸新区新达标卫生院2家、社区卫生服务中心2家、村卫生室234家。制发《新区基层医疗卫生服务提升计划（2019—2021）》，2018年对临港社区卫生服务中心、长江路街道富春江路社区卫生服务中心建设项目与相关街道进行对接，并列入下年度的固定资产投资计划予以建设。累计为117.39万名常住居民建立电子档案，免费为13.67万名常住65岁及以上老年人开展健康体检等服务，为11.26万名高血压患者、4.02万名糖尿病患者开展慢病随访管理等服务，为1.64万名孕产妇开展免费建册、查体、产后访视等服务，为12.28万名0～6岁儿童开展儿童保健服务，免费接种疫苗65.85万针（剂）次，规范开展健康教育、传染病防控、卫生计生监督协管等工作。全区组建家庭医生签约服务团队263支，完成签约40余万人，签约重点人群达到29.5万人，贫困人口和计划生育特殊家庭人员实现应签尽签、全覆盖，青岛市现场会在西海岸新区召开。创新实施高血压、糖尿病、高脂血症"三高共管"签约服务模式，累计免费发放7种基础药物4.3万瓶，价值25.5万元。突出国家基本药物功能定位，适应基本医疗卫生需求。自11月1日起青岛西海岸新区公立医疗机构全面优先配备使用新版国家基本药物。

健康扶贫 2018年，坚持健康扶贫新区"四精"工作模式，建立市、区、镇、村四级医疗人才团队，完善贫困人口就医费用经医保报销、大病门诊、民政救助、医疗机构减免、特惠险报销的五级保障"一站式"结算服务。全面落实健康扶贫定点医疗机构畅通绿色生命通道，分类救治、先住院后付费等优先、惠民、减免等服务举措，落实贫困人口家庭实施医生签约服务，落实高血压、糖尿病、高脂血症免费服药。完善贫困人口健康信息动态管理机制。选派医疗专家开展"下沉医疗服务、情暖基层百姓"活动，定期采取入户巡诊或定点义诊的方式为贫困人口提供医疗服务。加强健康扶贫领域腐败和作风突出问题专项治理。培训村计生干部，提高群众知晓率，强化宣传，营造扶贫开发良好社会氛围，拓展健康扶贫宣传思路，营造全社会参与扶贫的良好氛围。

疾病预防控制 2018年，加强重点传染病防控，全年未发生重大传染病暴发流行。全区腹泻病门诊开诊率100%，"四害"密度和消毒质量监测报告率100%；全区中小学生的健康体检完成率达100%。开展国家扩大免疫规划流行性出血热疫苗接种工作，恙虫病防治及布病监测，完成传染病预警处置。麻疹疫苗查漏补种率达95%以上，全区29处预防接种门诊和12处产科预防接种室资质得到认证，开展长春长生"百白破"疫苗咨询补种工作。报告死因、肿瘤、伤害、心脑血管病报告卡29810张。对全区11个乡镇农村生活饮用水及学校自备水源情况进行调查，对城区14个市政供水点进行水质检测；对40家大中型酒店一次性公共用品进行主动检测。圆满完成全区重要活动卫生保障。以创建省级健康促进示范区为契机，加大健康促进工作力度。开展进学校、进机关、进社区、进企业健康知识讲座80余场；区广播电视台

《健康促进》《相约健康》专题栏目播出53期,刊发稿件28篇、网站信息68篇。新建健康主题公园5处、健康教育一条街4处、健康步行道5处、特色健康教育基地5处。推进"一评二控三减四健"专项行动,协办全省中学生"三减"健康饮食辩论赛,深入开展国家慢性病综合防控示范区建设,顺利通过示范区复审,获得全国十佳优秀示范区称号。

监督执法 2018年,加快推进"智慧卫监"建设,应用"国家卫生计生监督信息报告系统",实现监督执法信息按时录入上传。推进"双随机、一公开"工作,完成国家及青岛市"双随机"单位名录库、执法人员库建立。实现监督执法信息按时录入上传。完成国家卫生计生监督信息报告系统发布"双随机"任务171个、青岛市"双随机"任务40个。打击非法医疗美容"春雷行动",对454家医疗机构进行监督检查;落实传染病防控措施,对50家医疗机构物体表面、工作人员手卫生、医疗器械进行采样,采样合格率为98%。加强医疗废物监督,开展医疗废物专项整治行动;加强餐饮具集中消毒单位监督管理,对辖区餐饮具集中消毒单位进行全面检查。开展行政执法案卷评查,评查行政处罚案件档案20件,全年无行政强制案件。开展行政处罚案源流失状况专项稽查,在国家卫生计生监督信息报告系统中抽取5份行政处罚案卷,核查未发现案源流失情况。年内监督检查各类监管单位18000余家次,立案151起,其中一般程序56起,简易程序95起,罚款152320元。

卫生应急 2018年,推进"标准化+卫生应急管理"建设,积极开展"第一响应人"卫生应急能力培训,深化卫生应急知识与技能"进企业、进社区、进学校、进农村、进家庭"活动。青岛西海岸新区中医医院、海青卫生院被评为2018年度区级"一三一四"基层应急示范点。积索建立全省首个"食源性疾病事件应急处置三级联动模式",对27家哨点医院的727例食源性疾病监测个案病例信息进行审核。加强急救体系建设,强化院前急救服务体系,投资480万元,购置6辆救护车,配置呼吸机、除颤监护一体机及负压吸引器等先进设备,增设6个急救单元,新区急救站达到23处、30个急救单元,进一步缩短急救半径。参加青岛油气管道突发事件应急演练、胶州湾隧道应急演练、2018年青岛市"5·12"防灾减灾应急演练暨西海岸新区综合应急演练、上合组织国家电影节医疗救援应急演练等36场次的突发事件医疗救援应急演练;开展全区生物恐怖袭击应急处置演练。及时准确上报较敏感突发事件69次,救治、处置伤员138人次,全区未发生突发公共卫生事件。

妇幼健康服务 2018年,制发《青岛西海岸新区妊娠风险评估及管理方案》。分娩新生儿20969人,成功救治危重孕产妇66例。继续实施妇女和新生儿免费基因检测和产前诊断服务项目,为孕产妇和新生儿免费基因检测服务5.3万余例,发现各类高风险人群1200余例。规范开展国家免费孕前优生健康检查、农村育龄妇女免费增补叶酸、免费产前筛查、新生儿疾病筛查和听力筛查等各项出生缺陷综合防治项目,降低出生缺陷发生概率。开展育龄妇女孕环情监测和生殖健康查体,全年受益妇女30余万人次。被评为山东省和国家级"妇幼健康优质服务示范区"和国家级"避孕药具不良反应监测工作先进单位"。

计生协会工作 2018年,全区人口关爱基金募捐金额达1363426元。救助困难计划生育家庭591户736057.25元。为西海岸新区独生子女家庭投保44180个,投保总金额6111100元;使用人口关爱基金457600元免费为2288户计生特殊家庭和低保户独生子女家庭投意外保险;为农村951位母亲和988个独生女孩免费投了212920元的意外疾病保险;为处于政策空隙的172位计生特殊家庭成员免费投了116100元的综合保险。12月3日,青岛西海岸新区被中国计划生育协会授予"全国计划生育基层群众自治示范区"荣誉称号。

计划生育服务管理 2018年,制定"6+N+6"基层基础示范创建、基层计生档案"三类十一档"模式标准版本。实施"计生六项服务"网上办理。微信生育登记、快递免费发证模式走在全国前列,获评"放管服"改革典型案例和"机关优秀工作成果"。微信办理《生育服务手册》5070例,其中流动人口860例。孕产妇和新生儿免费基因检测12.3万余人次。

家庭发展 2018年,落实计划生育利益导向政策,奖扶、特扶、独生子女父母奖励、城镇其他人员年老奖励、住院分娩补助等发放6009.2万元,受益11.98万人次;落实特殊家庭抱养一次性救助、报销住院费、报销最低标准养老和医疗保险费等优惠政策825人,发放扶助关怀金36万余元。

大事记

2月,薛立群任青岛西海岸新区卫生和计划生育局党委副书记、局长;单宝剑任党委书记;张秀山任党委委员、副局长、区深化医药卫生体制改革领导小组办公室主任、区公立医院管理委员会办公室主任。

9月,青岛西海岸新区在全省率先出台《基层医疗卫生服务提升计划(2019—2021年)》。

11月，青岛西海岸新区"健康服务共同体"建设工作在全区全面推开。

荣誉称号 2018年，荣获"全国流动人口动态监测调查优秀单位""国家级妇幼健康优质服务示范区""全国避孕药具不良反应监测督导评估先进单位""全国基层中医药工作先进单位""全国计生基层群众自治示范县""国家慢性病综合防控示范区""山东省高血压防治医防融合试点区""全省医养结合示范先行区"等荣誉称号。

局长、党委副书记：薛立群

党委书记：单宝剑

党委委员、副局长，区深化医药卫生体制改革领导小组办公室主任、区公立医院管理委员会办公室主任：张秀山

党委副书记（正局级）、纪委书记：孙炳荣

副局长：杨学军、刘守田、安玉灵、周淳莉、薛建波、王本军、徐　刚

电　　话：86169110

电子邮箱：hdqwjjbgs@163.com

邮政编码：266400

地　　址：青岛西海岸新区双珠中路166号

青岛西海岸新区人民医院

概况 青岛西海岸新区人民医院创建于1950年7月，是一家集医疗、科研、教学、保健、预防功能于一体的大型综合性二级甲等医院，是潍坊医学院非隶属附属医院，北京大学第三医院跨省协作网成员单位、青岛市立医院（集团）紧密型"医联体"单位、国家医疗改革首批试点医院。医院地处青岛西海岸新区西部城区中心，是新区最大的二级甲等综合性医院，是辐射新区150万人口的医疗保健和急救中心，承担着西区及周边地区群众的急危重症诊疗、疾病预防控制和医学教育培训等任务，同时承担着西部一半以上区域的基础医疗和保障任务。

2018年，医院占地面积51946平方米，建筑面积10万平方米；职工总数1630人，卫生技术人员1351人，硕士261名，博士2名，设职能科室31个，临床医技科室45个；实际开放病床1200张，年均手术1.7万余例。

业务工作 2018年，门、急诊量728250人次，其中急诊63567人次。收住院52016人次，床位使用率96.70%，比上年增长0.94%；床位周转48.02次，比上年减少4.82%；入院与出院诊断符合率92.39%，比上年减少3.63%；手术前后诊断符合率100%；治愈率19%，比上年减少28.03%；好转率78.50%，比上年增长10.56%；病死率0.25%，比上年增长8.70%；院内感染率0.48%；甲级病案符合率95%，比上年增长5%。临床路径病种由原先119个病种、22个临床专业扩展至539个病种、28个临床专业，基本实现临床常见病、多发病全覆盖。

业务收入 2018年，业务收入比2017年增长2.05%。

固定资产 2018年，固定资产总值比2017年增长128.89%。

医疗设备更新 2018年，新增设备253台(件)，其中10万元以上设备28台(件)。

基础建设 2018年，启用微信、支付宝支付、诊间结算功能，设立门诊叫号系统，为患者提供"一卡通"就医服务。调整急诊楼整体布局，启动门诊楼装修和查体中心搬迁改造工程。启用立体停车场。在门诊大厅和食堂显著位置增设"健康加油站""健康自测点"。

卫生改革 2018年，成立口腔医疗中心、国医堂、消化内科、手足外科等科室并加快推进胸痛中心、卒中中心、创伤中心、危重孕产妇救治中心、新生儿救治中心、癌症中心"六大中心"建设。为提高中国县区级公立医院的管理水平，承担国家卫生发展中心同德国医疗质量管理评估认证国际委员会（KTQ）项目，医院全面推进"大质控"管理模式，实现决策—控制—执行的良性管理循环。

医疗特色 2018年，青岛市立医院（集团）43名专家正式入驻，部分专家担任科室主任或负责人。口腔医疗中心正式开诊。启动全国首个新型"健共体"试点工作，医院牵头与9家基层医疗机构紧密结合，组建全国首个"健共体"。中医科与北京国医大师长期合作开设国医堂，建设中医专家工作室，开设肿瘤、呼吸、妇科、内分泌中医专业门诊4个。被确认为中国医促会以终末期肾病为例开展的"以ESRD为突破口的急慢分治医联体服务模式探索研究"项目全国6家试点医院之一。与青岛韫山养老院紧密合作，形成市、区、镇、村四级联动，防治康养四位一体的医疗联合、医防结合健康服务新模式。与甘肃省陇南市武都区第一人民医院建立起东西部扶贫"一对一"对口支援友好帮扶单位。

继续教育 2018年，作为潍坊医学院非隶属附属医院承担潍坊医学院四年级理论授课、见习带教任务和大五实习工作，接收潍坊医学院、滨州医学院、齐鲁医药学院、滨海学院等多所院校临床医学、医学影

像、检验等专业见习、实习学生2000余人。顺利通过潍坊医学院自2016年开始的临床医学专业认证工作。引进硕士研究生及以上学历31人次,带薪规范化培训30名业务骨干,1名业务骨干到美国进修学习,通过新区"梧桐树"聚才计划洽谈11人,完成35名备案制人员入职工作。

科研工作 2018年,提报"青岛市2018年度卫生科研计划项目"4项、山东省科学技术奖项目2项,其中1项获奖;发表论文63篇,其中3篇SCI文章。开展新技术新项目10项。

精神文明建设 2018年,组织全院党员干部学习《习近平谈治国理政》第二卷、十九大报告、十九届三中全会精神;举行庆祝中国共产党成立97周年暨"七一"表彰大会;组织完成"大调研、大学习、大改进"活动;持续深入开展"两学一做"学习教育常态化制度化,开展"文明服务窗口""共产党员示范岗""优质服务标兵"等系列评比活动。定期开展医德医风考评工作,培育医护人员良好的事业心和高尚的道德情操。

大事记

1月31日,医院荣获2017年度青岛西海岸新区"十件文明好事"荣誉称号。

3月12日,山东省编办监督处处长葛长会一行7人来医院评估检查公立医院法人治理结构建设工作。

4月2日,医院成立消化内科。

4月24日,国家卫健委发展研究中心赵琨专家组到医院考察调研德国KTQ以及终末肾项目。

4月27日,国家卫健委医政医管局医疗质量管理处马旭东副处长调研组到医院调研医疗质量管理控制工作。

5月9日,潍坊医学院副院长刘军、附院副院长邓爱军等专家组,到医院进行临床教学督导检查。

5月29日,青岛市计划生育协会常务副会长董新春,青岛市安监处处长林京伟,区卫计局党委书记单宝剑、副局长徐刚,市安监办主任刘向波对医院安全生产进行现场督导。

7月10日,医院首批医疗专家唐志刚、王存华在青岛西海岸新区卫计局局长薛立群、副局长刘守田、医政医管科长孙建伟以及院长许学兵的带领下远赴甘肃,正式开展对口支援帮扶工作。

7月17日,医院正式启用安装于急诊楼(1号楼)的optima520型16层螺旋CT机。

7月19日,山东省卫生计生委副主任左毅带队到西海岸新区进行国家慢性病综合防控范区模拟考评。

9月4日,由潍坊医学院副院长邓爱军、临床医学院院长王益光带队的专家组对医院进行专业模拟认证督导检查。

10月16日,青岛市市立医院集团西海岸新区人民医院口腔医疗中心正式成立。

11月6日,医院第二批医疗专家李龙云、刘同运远赴甘肃,继续开展对口支援帮扶工作。

荣誉称号 2018年,顺利通过全国首批百姓放心示范医院百佳医院复审,荣获国家慢性病综合防控示范区建设工作突出贡献单位、国家神经系统疾病临床医学研究中心最佳质量奖、省级文明单位、山东省优质医疗服务示范单位、区先进基层党组织、青岛市优秀质量管理奖等荣誉称号和奖项。

医院执行理事:许学兵

党委书记:王兆凯

副 院 长:臧乃谅、毕林好、刘京运、刘春林、刘 鹏

院办电话:86114959

传真号码:86162770

电子邮箱:hdqrmyy@126.com

邮政编码:266400

地   址:青岛西海岸新区灵山湾路2877号

(撰稿人:郑 丽)

青岛西海岸新区中心医院

概况 2018年,青岛西海岸新区中心医院占地面积3.3万平方米,建筑面积4.5万平方米,固定资产总值2.52亿元。职工总数1358人,其中,卫生技术人员1187人,占职工总数的87.4%;行政工勤人员171人,占职工总数的12.6%。卫生技术人员中,高级职称89人,中级职称430人,初级职称668人,分别占7.4%、36.2%、56.3%,医生与护士之比为0.75:1。开放床位1000张,全院共计73个科室,其中行政职能科室31个、临床科室28个、医技特殊科室14个。其中口腔科、消化内科、神经内科、骨三科是青岛市重点学科。医院为青岛大学医学院、潍坊医学院、滨州医学院等多所医学高等院校的教学实习基地、潍坊医学院暨青岛大学医学院研究生培养基地、青岛市涉外定点医院,并正积极创建滨州医学院非直属附属医院。

业务工作 2018年,完成门、急诊量72.8万人次,比上年同期增长2.0%,其中急诊量70458人次,比2017年增长1.9%;住院病人达到3.23万人次,比上年同期增长2.7%,完成手术5329例,比上年同期下降1.7%;床位使用率达90.8%,比上年同期下降了

3.2个百分点；床位周转39.6次，比上年同期下降3.6%；入院与出院诊断符合率和手术前后诊断符合率均达100%，与上年同期持平；抢救危重病人1281例，抢救成功率达97.1%，比上年同期增长0.8个百分点；治愈好转率达96.2%，比上年同期下降1.7个百分点；病死率0.3%，比上年同期增长0.1个百分点；院内感染率达到1%，比上年下降1个百分点；甲级病案符合率达到99.9%，比上年同期持平。

业务收入 2018年，医疗收入4.26亿元，比上年增长3.8%。

固定资产 2018年，固定资产总值2.52亿元，比上年增长16%。

医疗设备更新 2018年，投入2037万余元购置1万元以上设备40余台件，包括血管造影机、腹腔镜、电外工作站、呼吸机、临床应用线圈、麻醉用超声等。

基础建设 2018年，对三号病房楼病区、公共区域设施、环境进行全面改造，对门诊体检中心、影像科、病理科进行流程和设施和环境改造，对消毒供应室在流程、设施、通风、环境进行装饰改造，新建1570平方米五层框架结构药库、信息中心，对门诊原口腔诊疗厅及口腔专家门诊进行装饰改造，完成病房楼部分附属设施更新改造。

卫生改革 2018年，通过引入JCI国际评审、启动三级综合医院评审工作，建立"以评促建，以评促改，评建并举，重在内涵，持续改进"的质量与安全管理新体系。积极落实上级医改政策，先后与青岛大学附属医院"王强专家团队"、蔡尚郎、田字彬、孟繁军、李连弟等专家签约。启动"健康服务共同体"建设，与长江路社区卫生服务中心、灵山卫中心卫生院和灵山岛社区卫生服务中心建立"健康服务共同体"，成立"健共体"综合办公室，积极探索运行管理机制，为完善双向转诊、分级诊疗打下坚实基础。

医疗特色 2018年，成功开展冠状动脉造影、冠状动脉腔内支架植入、起搏器安装等心血管病介入治疗技术，成功开展心脑联合造影、锁骨下动脉造影及支架植入、数字减影血管造影（DSA）等脑血管病介入治疗技术，床旁血液灌注术、经皮穿刺气管切开术、有创颅内压监测技术、胃肠癌前病变ESD治疗技术、血清谷氨酸脱氢酶（GLDH）检测等技术也得到了常规开展。

科研工作 2018年，申报山东省医药卫生科技发展项目1项并立项；申报青岛市医药卫生科技发展项目29项，立项10项；申报青岛市继续医学教育项目13项，立项6项；滨州医学院校级实践教学改革项目2项；发表论文151篇，其中SCI论文3篇，北大核心期刊3篇；出版著作28部；申请专利47项，其中实用新型专利9项，发明专利38项。

继续教育 2018年，派出中长期进修学习18人，参加学术会议、学术交流84人次；派出8名医生赴市立医院进行为期三年的规范化培训。全院继续医学教育覆盖率100%。加强乡村医生技能培训工作，共接收来自临港管区、长江路街道、灵珠山街道等街道卫生院的25位乡医，均顺利结业。

精神文明建设 2018年，医院开展创先争优等活动，开展行业作风整治专项行动和廉政警示教育月活动。建立廉政建设责任清单制和签字背书制，医务人员拒收红包210次，合计金额20.4万元。医院"一缕阳光"志愿服务队荣获"新区优秀青年志愿服务组织"称号。内镜室荣获"青岛西海岸新区巾帼文明岗"称号，重症医学科荣获"青岛西海岸新区三八红旗集体"称号；"袋鼠妈妈"王菲被评为青岛市和西海岸新区"文明市民"，其事迹被评为西海岸新区"十件文明好事"；眼科章玲医师被推选为感动青岛人物；李雪梅荣获山东省优秀医师称号；岳晓波荣获山东省异地就医直接结算先进个人称号；陈玉明荣获西海岸新区优秀共产党员称号。

大事记

1月23～26日，迎接华润JCI研究院专家的JCI标准差距分析评估考核，专家组从医疗服务、护理质量、设施环境、院感控制、信息管理、伦理框架、安全文化等方面对医院进行首次JCI标准下的严格细致审查。

2月3日，青岛西海岸新区卫计局局长薛立群、党委书记单宝剑等相关领导一行到医院调研指导工作。

3月，医院被评为青岛西海岸新区红十字会"博爱之星"无偿献血工作先进单位。

4月，医院荣获山东省卫生和计划生育委员会、山东省中医药管理局颁发的全省2015～2017年改善医疗服务先进单位称号，是西海岸新区唯一一家获此殊荣的单位。

5月，医院团委被团市委授予"青岛市五四红旗团委标兵"的荣誉称号，是西海岸新区唯一一家获此殊荣的医疗单位。

5月，医院骨三科、消化内科、神经内科被评为青岛市医疗卫生C类重点学科。

8月3日，医院承办中国基层胸痛中心启动暨培训大会。

8月17日,隆重举行第四届医院医师节暨首个"中国医师节"庆祝表彰大会。

10月18日,青岛卫生健康人才发展环境推介会在青岛西海岸新区召开。青岛市卫计委组织人事处处长武迎春带领台北医学大学双和学院、台北医学大学校友会、哈尔滨医科大学等高等院校和青岛大学附属医院等青岛市医疗机构参会领导在新区卫计局领导、医院院长颜晓波的陪同下参观医院。

11月,医院被山东省结石病微创治疗技术联盟、山东省立第三医院接纳为山东省结石病微创治疗技术联盟会员单位,医院院长颜晓波为理事。

12月21日,台湾悦龄长照协会常务监事、青岛石匠公司执行董事雷倩、员荣医疗体系总院长张克士带领"台湾医生大联盟"团队12人,到医院参观考察,区卫计局薛立群局长陪同。

荣誉称号 2018年,医院荣获"山东省改善医疗服务先进单位""山东省跨省异地就医直接结算先进单位""青岛市院前急救工作先进单位""青岛市安全生产标准化达标单位""青岛市五四红旗团委""青岛市安全生产标准化三级达标单位""区先进基层党组织""区博爱之星无偿献血先进单位"等荣誉称号。

院长、党委副书记:颜晓波
党委书记:董晓静
副 院 长:李国华、袁 超、王志余
院办电话:86895767　86896556
总机电话:86895767
传真号码:86894291
电子信箱:kfqdyrmyy@126.com
邮政编码:266555
地　　址:青岛市黄岛区黄浦江路9号

(撰稿人:李相伯)

青岛西海岸新区中医医院

概况 青岛西海岸新区中医医院是一所集医疗、预防、保健、教学、科研、康复与心理医学于一体的三级甲等中医医院。医院总建筑面积4.6万平方米,业务用房4.3万平方米。设71个科室和1个综合门诊部,其中职能科室26个,临床科室35个,医技科室10个。2018年,开放床位678张,有职工1040人,其中,卫生技术人员919人,占职工总数的88.36%;行政工勤人员121人,占职工总数的11.63%。卫生技术人员中,高级技术职称64人,中级技术职称354人,初级技术职称501人,分别占卫生技术人员的6.96%、38.52%、54.51%;护理人员470人,医护之比为0.71:1。

业务工作 2018年,医院门诊58.3万人次,比上年增长3.11%;收住院23516人次,比上年减少1.47%;手术4821例,比上年减少6.75%,手术前后诊断符合率99.7%;抢救急、危、重、疑难病人415人次,成功354人次,成功率85.4%;抢救急诊病人3172人次,成功3062人次,成功率96.5%。

业务收入 2018年,总收入3.7593亿元,比上年减少0.69%。

固定资产 2018年,固定资产总值21734万元,比上年增长31.5%。

医疗设备更新 2018年,医院自筹资金1970万元,引进全国首台GE超高端能谱CT;自筹资金260万元,引进奥林巴斯高端电子胃镜1台;争取政府投资640万元,引进GE四维彩超1台、西门子四维彩超和奥林巴斯电子腹腔镜各1台。

基础建设 2018年,政府投资200万元,完成医院院区地面沥青铺设;自筹资金800万元,对供应室、感染科和内镜诊疗室进行改造升级;自筹资金近300万元,对门诊楼和内科楼进行装修;自筹资金20万元,将大病门诊改造成新CT机房;自筹资金30万元,进行医院中医药文化环境形象建设。

医院管理 2018年,顺利通过三级甲等中医医院等级复审。修订《质控管理办法》,建立医疗质量多部门管理协调机制,推行量化考核。实施医疗质量缺陷管理。加大人才培养力度,选派医护人员外出进修20人次、组织外出学习培训近300人次。加强师资培养,举办教学查房竞赛和护理带教老师公开选拔。刘贵洲入选"全国中药特色技术传承人才培训项目培养对象",是青岛市目前唯一一位国家级中药传承培养人。开展中医护理适宜技术20项,服务37万人次。发展专科护理,成立PICC专科门诊,开展心电定位B超引导下MST PICC置管术及输液港植入术,达到国内领先水平。在青岛市首家引进手卫生物联网系统,引进"感控工作间"信息平台,实现院感工作实时监控。开展辅助用药专项整治,处方合格率达到97%。成立中药饮片验收小组,开展中药饮片质量检测。积极开展中药制剂研发,新开发肝胆病科肝胆一号丸剂和止痛软膏、肛肠科生肌软膏和大黄软膏,内分泌病科柴郁消瘿丸,产科参草冲洗液6个新品种。医院牵头与薛家岛社区卫生服务中心、黄岛街道社区卫生服务中心、辛安街道社区卫生服务中心、灵珠山街道社区卫生服务中心、红石崖街道社区卫生服务中心5家基层医疗机构成立"健共体"。

医疗特色 2018年,康复科创建为青岛市C类重点学科。肝胆病科开创非手术疗法治疗胆系结石的新疗法,并研发出止痛膏应用于临床。骨伤一科开展微创治疗技术。内分泌病科创建无针病房,应用无针注射器进行胰岛素注射,开展远红外治疗和骨质疏松症筛查治疗。脑病科发表《脑卒中简化中医辨证分型诊疗临床研究与推广应用》等相关论文6篇,创新度及整体技术达国内领先水平,荣获山东省中医药科技成果奖。外二科的腔镜手术技术日臻成熟。肿瘤科的三维适形放疗技术和肾病科的腹膜透析技术逐步完善。内镜诊疗室联合手术室开展无痛肠镜和无痛胃镜,超声科开展四维B超。成立介入诊疗室。引进舌面脉体质辨识一体化平台等中医设备,设置健康指导室、小儿推拿室等功能区域,研发出健康干预产品三大类10种,积极推广"冬病夏治"、"冬病冬防"、中药膏方等特色中医药服务,举办第二届"膏方节"。

科研工作 2018年,申报山东中医药科学技术奖3项,申报青岛市卫生科研计划14项,正式立项4项,申报青岛市2018～2019年度中医药科研计划项目9项,获山东省中医药科技奖1项、青岛市科学技术二等奖1项。

继续教育 2018年,举办青岛市继续教育项目"内分泌诊治进展培训班",青岛市100余位医务人员参加;承担西海岸新区继续教育培训授课任务,组织"医疗机构法律风险防控"和"医院感染知识讲座"等内容的培训课程,医院参加各级各类培训700余人次。组织申报青岛市级继续医学教育项目3项,申报山东省中医药继教项目3项、国家级中医药继教项目1项,最终有4项列入山东省中医药继续教育项目。组织听取网络视频课程(共20讲),全院40周岁以下年轻医师先后800余人次参加系列讲座。院内职称竞聘验审继教学分80余人次、初中级人员验审继教学分404人次。

精神文明建设 2018年,创建"党建+"工作模式。党建+对口支援,帮助贵州省普定县中医医院开展电子肠镜检查等多项肛肠科新技术。党建+健康扶贫,统筹做好贫困户"三免两减半"、一站式结算等惠民服务。党建+志愿服务,推进"杏林使者"服务品牌制度化、规范化、多元化建设。开展健康义诊、送医下乡等社会活动。建设中医药文化墙、中医文化长廊。与山东科技大学合作建设"国际学生中医药文化体验基地"。开展"定位与责任"培训。举行春节联欢会、演讲比赛、情景剧比赛,参加西海岸新区运动会、青岛市卫生计生系统运动会及羽毛球比赛和西海岸新区广场舞大赛等群众性文化体育活动。

大事记

1月25日,医院肝胆病科引进并投入使用青岛西海岸新区首台"舌脉象、经穴、体质辨识采集分析仪"。

1月31日,医院正式启用"癌痛规范化治疗(GPM)示范病房"。

2月1日,医院参加山东省高速公路交通事故直升机救援演练。

2月6日,医院举办2018年辖区内医疗废物管理培训暨签约会。

2月26日,医院成为青岛西海岸新区唯一一家具有青岛市三级医院卒中中心资质的医院。

3月29日,医院开启青岛西海岸新区高考体检"无纸化"新时代。

4月19日,医院召开座谈会欢送第三批援黔医生到贵州普定县中医医院开展支援工作。

4月19日,医院举行"男丁格尔"护理小组成立仪式。

4月19日,医院举办2018年山东中医药大学首位硕士研究生开题报告会。

5月19日,青岛市脑卒中分型诊疗专家工作站在医院揭牌成立。

5月30日,山东科技大学中医药文化交流体验基地揭牌仪式,山东科技大学部分上合组织国家留学生走进医院体验中医药文化。

7月30～31日,医院顺利完成三级中医医院等级复审。

8月11日,医院作为青岛市首家医院加入"全国中医影像诊疗联盟"。

8月16日,医院介入诊疗室正式开诊。

8月17日,医院举办首个中国医师节庆祝大会。

9月3日,医院召开座谈会欢送第四批援黔医生到普定县中医医院开展援助工作。

9月6日,医院智能化免煎中药房正式启用。

9月6日,医院开展首台"Culotte"介入术,成功为患者植入"裤裙样"双支架。

9月25日,医院胸痛中心正式开诊。

9月30日,医院刘贵洲入选"全国中药特色技术传承人才培训项目培养对象"。

11月5日,医院中德门诊部口腔科正式开诊。

11月15日,青岛市五级中医药师承考核在医院举行。

11月17日,医院第二届膏方节正式启动。

12月6日,医院行政职能科室正式搬迁至黄岛区崇明岛西路79号原黄岛宾馆院内。

12月7日,医院首例急性心肌梗死急诊冠脉造影+支架置入手术顺利完成。

12月7日,全国首台超高端Revolution Frontier先锋能谱CT落户医院并正式投入使用。

12月18日,医院引进的美国GE-Voluson E8高端四维彩超正式投入使用。

12月27日,医院内镜诊疗室正式开展无痛胃肠镜技术。

12月28日,青岛西海岸新区中医医院"健共体"工会联合会成立。

12月30日,青岛西海岸新区中医医院"健共体"启动揭牌仪式暨动员大会举行。

荣誉称号 2018年,医院对口帮扶普定县中医医院工作受到贵州省人民政府的表彰,上合组织青岛峰会医疗保障工作受到青岛市委、市政府及区委、区政府的表彰。荣获山东省消毒与感染控制工作先进集体等多项荣誉称号。

党委书记、院长:卢彦敏
副　院　长:王科先、丁　宁、丁相龙
工会主席:窦美芳
院办电话:86858887　86868333
总机电话:86852750
传　　真:86867238
邮　　编:266500
网　　址:http://www.hdzyy.com.cn
E-mail:hdzyyoffice@163.com
地　　址:青岛市西海岸新区海南岛路158号

(撰稿人:逄世丽)

青岛西海岸新区第二中医医院

概况 2018年,青岛西海岸新区第二中医医院职工总数656人,其中,卫生技术人员505人,占职工总数的76.98%;行政工勤人员98人,占职工总数的14.94%。卫生技术人员中,高级职称80人,中级职称234人,初级职称177人,分别占卫生技术人员总数的12.20%、35.67%、26.98%,医生与护士之比为0.85∶1。开放床位500张,设临床科室20个、医技科室7个、职能科室21个。

业务工作 2018年,门、急诊量132807人次,比2017年增长7.9%,其中急诊17744人次;收治住院病人13513人次,比上年减少5.9%;病床使用率85.4%,比上年减少6.9%;平均住院日10.3天;床位周转30.6次,比上年减少5.1次;住院抢救危重病人456人次,比上年增加58人次;手术2180例,比上年减少87例;手术前后诊断符合率99.5%,治愈率4.0%,好转率94.8%,病死率0.6%;院内感染率0.7%;甲级病案符合率98%。

业务收入 2018年,医疗业务收入1.5486亿元,比2017年增长2.8%。

医疗设备更新 2018年,购入岛津医疗数字胃肠、山东泽普多关节主被动训练仪、河北君德悬吊康复训练系统、北京汇福康钬激光碎石、超声气压弹道碎石系统、奥林巴斯电子输尿管镜、肾盂镜等医疗设备86台。

基础建设 2018年,改造1号楼附楼二、三层,搬入内镜室、病区药房;在1号楼一层改造设置"爱心妈妈屋";安装启用2号楼电梯;对3号楼进行专科病房建设;调整改造门诊楼门诊科室,更换门诊楼3楼顶棚,更换门诊楼后供水主管道,刷新门诊楼、3号楼内外墙;改造老年病科,建设专护病房。

卫生改革 2018年,重新修订《医院管理办法》。将DRGs/RBRVS工具方法应用于医院绩效考评,建立科室综合目标考核体系。建立药品供应保障沟通机制。牵头成立青岛西海岸新区第二中医医院健康共同体。开展"互联网+中医"的服务探索,配合医院综合绩效改革进行HRP系统的分步实施,完成检验设备的双向链接,持续优化消毒供应系统,实施院内感染实时监控系统。

医疗特色 2018年,启动内三科、内一科针灸全科化试点工作。外一科采取中医中药辅助排石、体外超声碎石、钬激光碎石手术等系统化治疗,研究应用膏方预防复发。眼科开展霰粒肿中医放血疗法,干眼症中医熏蒸疗法等新技术。产科开展豆袋镇痛分娩,减少产妇分娩时的疼痛。内四科用苓桂术甘汤加减治疗患者后背恶寒数十年。内五科开展脐灸疗法、三黄膏、癌痛酊等中医外治疗法。完成眩晕、脾胃病等9个病种的专病门诊设置调整。与山东省眼科医疗联盟、省立医院泌尿微创中心、马应龙肛肠诊疗技术研究院、北京中医药大学附属东方医院及超声碎石等建立项目合作关系。内三科被确定为青岛市卒中中心单位;内五科成为"国家中医药管理局中医肿瘤特色专科"建设单位,成功开展影像引导下经皮穿刺组织活检术;内一科(肺病科)成功评选为青岛市中医特色专科。老年病科专护病房作为青岛西海岸新区首家专护病房正式启用，开启青岛西海岸新区"医、养、护"结合的新型住院模式。

科研工作 2018年，自主立项的"加减小续命汤治疗急性进展性缺血性中风的临床观察"完成鉴定，获得山东省中医药科技发展计划项目。发表各类论文50余篇。

继续教育 2018年，组织业务骨干进行医疗技能培训。选派16名医生到北京、济南、西安等地医院进修学习，5名医生参加"杏林人才星火计划"培训班，6名山东省中医药第三批五级师承继承人通过结业考核。参加青岛市各项竞赛，3人参加青岛市"护士长五项全能大赛"获团体三等奖；1人获青岛市护理学会"说课比赛"优秀奖。组织护理骨干参加上级培训，1人参加省级糖尿病专科护士培训，2人参加市级专科护士培训，1人参加护士长雏鹰计划培训。组织开办"医院感染防控知识""中医适宜技术培训班""抗菌药物临床应用与管理""中医护理三基训练"4期继续教育项目，累计培训2000余人次。

精神文明建设 2018年，发放住院病人对医疗服务满意度评议表12765份，收回12551份，回收率98%，综合满意率100%，收到意见建议82条，在全区第三方满意度随访调查中，位列前茅。完成与珠海、胶南街道的计划生育指导工作对接，完成优生优育随访和叶酸发放等工作，对17000余名育龄妇女进行孕情、孕环监测服务，完成7290名老年人的健康服务，访视0～6岁儿童9896人，其中新生儿1770人，幼儿园集体查体4080人。以"新型家庭医生签约服务"为契机，签约3.6万余居民，贫困家庭和计划生育扶助家庭签约率达百分百，完成全部7.5万余份居民档案的复核升级。口腔科共完成7所学校的1062名学生的免费窝沟封闭1429颗，涂氟61038人，早期龋充填牙103颗。免费为60岁以上低保老人义齿安装筛查153人。派遣医生前往甘肃陇南支援医疗工作，获得当地群众的认可和政府的肯定。圆满完成上合青岛峰会、青岛马拉松、高考体检等医疗保障任务以及狂犬疫苗、百白破疫苗的补种、咨询工作。

大事记

2月1日，医院举行2017年度工作总结表彰大会暨2018年迎春晚会。

2月3日，医院成立内镜室，搬迁至1号楼副楼3楼。

4月28日，医院与山东省省立医院泌尿外科合作，成立省立医院泌尿微创中心西海岸分中心。

5月11日，医院举行庆祝"5·12"国际护士节表彰大会。

5月17日，医院在青岛西海岸新区政府机关办公中心开展"中医中药健康行"中医药宣传义诊活动。

5月31日，医院与马应龙肛肠诊疗技术研究院合作建立西海岸马应龙肛肠诊疗中心。

5月31日，医院正式启用青岛飞宇国际汽车城青岛西海岸新区第二中医医院驾驶人体检站。

6月16日，国家中医药管理局来院调研指导中医药特色专科发展工作。

6月21日，医院开展2018年青岛市中小学教师资格认定体检工作。

7月9日，医院与甘肃省陇南市武都区第三人民医院签署东西部扶贫合作协议。

7月15日，医院全成本核算系统、感染实时监控系统正式上线。

8月31日，山东省省立医院泌尿微创中心青岛西海岸网络门诊正式开诊。

9月15日，医院挂牌"国家中医药管理局中医肿瘤特色专科"。

10月25日，医院通过2018年度全市中医（中西医结合）医院医疗质量考评。

11月21日，医院举行"岛城中医处方手迹展"和"手写病历展"活动。

12月3日，医院召开健康服务共同体推进工作会议。

12月12日，医院老年病科专护病房作为青岛西海岸新区首家专护病房正式启用。

12月19～27日，青岛西海岸新区第二中医医院"健共体"开展"下沉医疗服务，情暖基层百姓"健康扶贫义诊系列活动。

荣誉称号 2018年，医院荣获"青岛市文明单位标兵"称号。

党委书记、院长：束凯伟
党委副书记、副院长：逄余三
副　院　长：周茂鲁
院长助理：张腊梅、苑奇志
院办电话：88181110　88192806
传真号码：88181110
电子信箱：hdqdezyyy@163.com
邮政编码：266400
地　　址：青岛西海岸新区中原街333号

（撰稿人：刘尚勇）

青岛西海岸新区第二人民医院

概况 2018年,青岛西海岸新区第二人民医院有职工615人,其中,卫生技术人员546人,占职工总数的88.8%;行政工勤人员69人,占职工总数的11.2%。卫生技术人员中,高、中、初级职称分别是62、198、286人,分别占专业技术人员11.4%、36.2%和52.4%,医生与护士之比1∶1.18。设职能科室21个、临床科室17个、医技科室5个。

业务工作 2018年,门、急诊量231064人次,其中急诊37860人次,门诊人次比2017年增加15.9%;病床使用率比2017年增长4.2%;床位周转43.8次,病床周转率比2017年降低14.8%;入院与出院诊断符合率98%;手术前后诊断符合率98.5%,抢救危重病人258人次,抢救成功率94%;治愈率11%,好转率38.8%;病死率0.6%。

业务收入 2018年,业务收入比2017年减少17.01%。

固定资产 2018年,固定资产总值11757万元,比上年提高3.67%。

医疗设备更新 2018年,新增全自动尿沉渣分析仪、全自动粪沉渣分析仪、全自动微生物分析仪、电解质分析仪、多参数监护仪、麻醉机、盆底功能检测治疗仪、生物安全柜、十二导心电图机、医用冷藏箱、医用血液冷藏箱、中心供氧/吸引系统、中药煎药机等设备29台。

卫生改革 2018年,青岛西海岸新区第二人民医院"健共体"于11月28日正式成立,医院与王台中心卫生院、黄山卫生院、隐珠街道易通路社区卫生服务中心、隐珠街道佳家康社区卫生服务中心(民办)、胶南街道社区卫生服务中心(筹建)、临港管区社区卫生服务中心(筹建)组成紧密型"健共体"。人均住院费用比2017年同期减少13.02%,人均门诊费用同期减少20.26%,药占比同期下降0.97%。基本医疗保险报销比例与2017年持平。

医疗特色 2018年,开设生长发育门诊,是西海岸新区首家成立生长发育门诊的二级医院。加入黄岛区卒中溶栓地图,收治脑卒中患者,开展溶栓治疗。对消化内镜诊疗技术(三级)、脊柱内镜诊疗技术(三级)、综合介入诊疗技术(三级)3项二类医疗技术进行备案。增加诊疗科目:肿瘤科、放射治疗专业、中医科(门诊+病房)、口腔科(牙体牙髓病专业、牙周病专业、口腔黏膜病专业、儿童口腔专业、口腔颌面外科专业、口腔修复专业、口腔正畸专业、口腔种植专业、口腔麻醉专业、口腔颌面医学影像专业、预防口腔专业)。

科研工作 2018年,发表论文25篇,其中核心期刊1篇、非核心期刊24篇,论著32部。

继续教育 2018年,开展青年医师论坛。安排业务讲座。举办"医务人员英语口语培训班"。组织全院医务人员进行"心肺复苏"和"心肺复苏+气管插管"技术大比武等"三基三严"知识考核、急救知识考核。外派医师进修,进行住院医师规范化培训,参加国家、山东省、青岛市及西海岸新区卫计局组织的学术交流及培训班。接收基层医疗机构医护人员来院进修学习。接收实习生并进行岗前培训。对辖区内26名乡村医生进行为期30天的内科、中医、公共卫生等相关知识培训。举办"青岛西海岸超声论坛暨超声新技术学术交流会",申报继续医学教育学分3分。11月通过山东省科教管理平台成功申报2019年青岛市级继续教育项目1项。

精神文明建设 2018年,组织党员干部先后开展以党规党纪为主题的集中学习和教育活动;推进"两学一做"学习教育常态化;积极开展"大学习、大调研、大改进"活动;开展"健康西海岸 温暖你我他"主题活动。开展以"卫生行业作风"为主要内容的整治活动。发挥传统节日思想熏陶和文化教育功能,开展"我们的节日"主题活动。

大事记

2月8日,医院原农卫办改名为卫生监督管理科,原预保科改名为公共卫生科。

4月,医院首批医疗专家组赶赴贵州,与贵州省安顺经济技术开发区中西医结合医院正式结为口对口支援友好合作单位。

5月29日,青岛市卫生计生协会常务副会长董新春等一行10人到医院就创卫复审和安全生产工作进行督查指导。

7月26日,医院成立胸痛中心、脑卒中心,并成立胸痛中心管理委员会、脑卒中心管理委员会。

8月3日,青岛西海岸新区第二人民医院第二批医疗专家赴贵州安顺经济开发区中西医结合医院开展对口帮扶工作。

8月9日,青岛西海岸新区第二人民医院召开癌痛规范化示范病房启动会。

8月25日,由青岛西海岸新区第二人民医院承办的"走遍中国前列县(腺)第九期诊疗泌尿疾病,关爱老年健康"大型义诊活动在西海岸新区举行,青岛西海岸新区卫计局副局长刘守田,区第二人民医院党政领导班子成员、"扁鹊医师团"泌尿外科医师专家团队和临床医学学者200余人参加。

11月16日,贵州省安顺经济开发区卫计局局长袁付玉,安顺经济开发区中西医结合医院一行到青岛西海岸新区第二人民医院考察健康扶贫两地交流协作事宜。青岛西海岸新区区卫计局副局长张秀山、周淳莉,医院分管院长及相关科室负责人陪同。

11月,医院成立"健共体"办公室。

12月10~12日,青岛西海岸新区第二人民医院6名专家赴贵州安顺,开展为期3天的义诊和对口帮扶活动,此次义诊活动以医疗交流、教学查房、公益手术和义诊服务为主。

12月25日,青岛西海岸新区第二人民医院分别在王台中心卫生院和黄山卫生院召开"健共体"推进会议。

荣誉称号 医院荣获"省级文明单位"、山东省档案工作科学化管理先进单位荣誉称号。

党委书记、院长:丁海升
副　院　长:刘思新、周雷升、孙建伟
院办电话:85165110　85165306
传真号码:85165110
电子信箱:jnskfqyy@163.com
邮政编码:266400
地　　　址:青岛西海岸新区双珠路269号

（撰稿人:逄境龙）

青岛西海岸新区第三人民医院

概况 青岛西海岸新区第三人民医院坐落于青岛西海岸新区泊里镇泊里二路1429号,处于董家口蓝色新港城的核心区,是一所集医疗、预防、保健、急救于一体的综合性二级医院。2018年,成为青岛西海岸新区区域健康服务共同体人民医院泊里院区,为区域居民提供防治康全方位的健康服务。医院占地面积4.7万平方米,投入使用建筑面积10300余平方米。有职工451人,床位499张,设有30余个科室。医院有奥林巴斯S190腹腔镜、菲利普螺旋CT、DR、菲利普EPIQ7彩超、美国GE彩超等先进医疗设备。

业务工作 2018年,医院门诊量为16.1万人次,比上年增长2%;住院病人1.18万人次,比上年下降6%;床位使用率63.28%;床位周转次数36.16;手术前后诊断符合率98%;甲级病案符合率达97.95%。

业务收入 2018年,业务收入5223万元,比上年同期增加3.8%。

固定资产 2018年,固定资产总值6303万元,比上年增长4.0%。

医疗设备更新 2018年,医院先后购置普美康除颤监护仪、牙科综合治疗机、中央吸引系统等医疗设备。

基础建设 2018年,为加强平安医院建设,医院更换电梯;为保证宿舍用电安全,统一安装空调;修缮消防中控设备。

卫生改革 2018年,重新修订《医院管理办法》,推行公立医院收费价格改革,做好公立医院改革有关业务数据的动态监测。加入"健共体"人民医院组团,协同"健共体"的专家下乡义诊,更好地满足基层百姓医疗卫生服务需求。

医疗特色 2018年,推行关于MEWS风险评估与SBAR交班医护协作模式。强化国医馆建设,开展中医浮针绿色疗法,拓宽疾病治疗范围。组建20支由全科医生、专科医生、健康管理师、护士、公卫医师等组成的慢性病患者全程健康管理团队,实行分片负责制及24小时服务制。以家庭医生为纽带,开展一对一签约服务。将精准扶贫工作与慢病管理、家庭医生签约工作相融合。积极开展健康教育讲座和培训宣传,开展慢性病监测、危险因素分析和行为干预。

科研工作 2018年,发表各类论文10余篇,出版论著1篇。

继续教育 2018年,组织各类业务培训,培训考核通过率均达到100%。参加各级培训班、研讨会约100人次。

精神文明建设 2018年,以创建人民满意的医疗卫生机构为目标,开展"两学一做"、健康宣教、健康义诊、道德讲堂、张贴公益广告、推广使用文明用语和亲情零距离的优质护理服务等活动,扩展服务内涵,提升服务品质,不断推进医院精神文明建设。

大事记

5月23日,医院加入"健共体"人民医院组团。

8月7~10日,由青岛西海岸新区卫生和计划生育局主办,青岛市市立医院、青岛西海岸新区人民医院承办的"健康梦 百姓情"大型义诊活动,在泊里镇举行。

院　　　长:许学兵
院长助理:徐　伟、王　萌、孔燕燕
院办电话:84181063
传真号码:84183801

电子信箱:plyybgs@163.com

邮政编码:266409

地　　址:青岛西海岸新区泊里镇泊里二路1429号

（撰稿人:王　辉）

青岛西海岸新区卫生计生综合监督执法局

概述　2018年,青岛西海岸新区卫生计生综合监督执法局有职工39人,其中,卫生技术人员23人,占职工总数的58.9%;行政工勤人员11人,占职工总数的28.2%;其他人员5人,占职工总数13.5%。卫生技术人员中,高级职称4人,中级职称15人,初级职称3人,分别占职工总数的10.2%、38.4%、7.6%。

业务工作　2018年,监督检查各类监管单位18000余家次,立案151起,其中一般程序56起,简易程序95起,罚款152320元。受理咨询及投诉举报398起,对投诉举报情况属实、调查发现存在违法行为的单位依法给予行政处罚。

专项监督　2018年,开展打击非法医疗美容"春雷行动"。召开全区医疗美容机构培训座谈会,签订医疗美容安全承诺书。开展基层医疗机构集中整顿活动,对全区454家医疗机构依法进行监督检查,针对存在问题的46家单位提出整改意见限期整改。组织开展打击非法游医集中整治活动,对辖区集贸市场12处非法行医摊点进行取缔。完成辖区病原微生物实验室、血液透析、核医学科放射防护和放射卫生技术服务机构、疫苗预防接种服务单位的专项监督检查。开展重点公共场所卫生专项监督检查。推行公共场所卫生许可证承诺制,率先开展公共场所行政许可"告知承诺制"改革,实行"宽进严管"的方式。开展消费市场秩序专项整治行动。对重点消费场所进行全面检查。开展重大建设项目预防性卫生审查工作。积极开展迎接创卫生城市复审监督检查及督导工作,制订《青岛西海岸新区2018年迎接国家卫生城市复审卫生监督工作方案》。开展游泳场所专项整治活动,会同第三方检测机构,组织对辖区内游泳场所开展专项检查。开展集中空调专项检查活动。做好重大活动的公共卫生保障工作。开展供水单位卫生风险隐患排查。开展卫生监督抽检,完成26批次水质抽检任务,对生活饮用水抽检不合格的单位进行责任约谈和责任整改。开展涉水产品生产企业的专项监督检查。对辖区内9所高校开展传染病防控、饮用水卫生安全监督检查。全力保障中、高考公共卫生安全。随机采样抽检9份学生饮用水,合格率为100%。

传染病防控　2018年,完成对50家医疗机构物体表面、工作人员手卫生、医疗器械进行采样,采样合格率为98%。开展专项检查,加强医疗废物监督,开展医疗废物专项整治行动。进一步加强餐饮具集中消毒单位监督管理,年内对辖区餐饮具集中消毒单位进行全面检查,迎接山东省专家组对青岛西海岸新区集中消毒餐饮具单位进行的食品安全市县年度检查,评估情况整体良好。

智慧卫监　2018年,促进监督执法规范化、信息化。开展行政执法案卷评查工作。进行行政处罚案源流失状况专项稽查,加快推进"智慧卫监"建设,通过青岛市验收,正式运行全省卫生计生监督业务应用系统,实现监督执法信息按时录入、上传。完成国家及青岛市"双随机"单位名录库、执法人员库的建立工作,共完成国家卫生计生监督信息报告系统发布的"双随机"任务171个;青岛市"双随机、一公开"监督检查平台发布的"双随机"任务40个,按时完成国家和青岛市"双随机"监督抽检及数据填报上报任务。

大事记

12月,青岛西海岸新区卫生计生综合监督执法局由灵山湾路2380号迁址至灵山湾路567号公共卫生服务中心。

局　　长:韩福俊

党总支书记:薛焕欣

副　局　长:张洪岩、张振双、丁世伟、李金星

局办电话:86162830

传真号码:86162830

电子信箱:hdqwsjsjwsjds@163.com

邮政编码:266400

地　　址:青岛西海岸新区灵山湾路567号

（撰稿人:李华楠）

青岛西海岸新区疾病预防控制中心

概况　2018年,青岛西海岸新区疾病预防控制中心编制184名,在职在编职工95人,设有办公室、总务财务科、传染病预防控制科、慢性病预防控制科、卫生监测科、免疫规划科、健康体检科、健康教育科、检验科、学校卫生科、公共卫生指导科11个科室,是全区疾病预防控制工作的技术指导中心和技术服务中心。

传染病防治与卫生应急工作　2018年,报告传

染病6434例，比上年同期上升24.93%。全区腹泻病门诊开诊率100%，"三热"病人未筛查出疟疾病例。积极应对长春长生狂犬病疫苗事件，全区20处狂犬病暴露处置门诊报告犬、猫咬伤后狂犬病疫苗接种人数为12674人。全区开展四害密度和消毒质量监测工作，监测报告率100%。对性病艾滋病高危人群进行HIV抗体和梅毒检测并开展门诊、术前艾滋病筛查工作。完成地方病、寄生虫病中期评估工作。完成碘盐监测，合格碘盐食用率为95%；根据全国出血热监测项目的要求，进行人间及鼠间监测，同时进行出血热疫苗查漏补种3.5万针次。开展发热伴血小板减少综合征防治、恙虫病防治及布病监测等工作；开展154所学校因病缺课症状监测工作；完成传染病预警处置431起，报告传染病与突发公共卫生事件相关信息3期。集中力量做好上合电影节和东亚合作论坛重大活动保障工作。

免疫规划工作　2018年，印发《2018年全区免疫预防管理工作意见》。全区27处预防接种门诊和12处产科接种室，报告接种乙肝、卡介、脊灰、百白破、乙脑、流脑等第一类疫苗共计623898剂次，全区科学发展考核指标接种率92.57%，达到90%的目标要求。组织召开全区免疫预防综合技术培训暨预防接种单位标准化、精细化管理推进活动启动会。组织举办预防接种单位资质认证暨信息化管理工作培训班。区卫生计生局印发《关于对全市预防接种单位开展资质认证工作的通知》，对全区27处预防接种门诊和12处产科预防接种室开展资质认证工作。8月15日，国家食药监局通报长春长生公司批号为201605014-02的"百白破"疫苗效价指标不符合标准规定，国家卫健委发布《关于做好百白破疫苗接种咨询服务工作的通知》，区疾控中心紧急部署安排，召开紧急工作会议和咨询补种培训会议，迅速摸清不合格"百白破"疫苗流向，全面启动咨询补种工作，抽调专家，分成3个督导组，对14处预防接种门诊进行现场督导，督促相关单位落实上级工作部署的措施。全区涉及4038名接种儿童，其中同意补种3966人，拒绝补种40人，累计补种3613剂次。区疾控中心、各接种门诊累计接到电话咨询750人次、现场咨询499人次。

慢病防治工作　2018年，慢病监测报告通过网络监测直报系统报告死因、肿瘤、伤害、心脑血管病报告卡29810张，并形成各类监测分析报告。推进医疗机构院内HIS系统与慢病监测信息管理系统数据对接。联合区食药局、区商务局、区教体局、区妇联等相关单位，继续开展"减盐防控高血压"专项活动。联合科协、医院开展慢病防控及健康生活方式宣传活动。完成国家慢性病示范区建设复审工作，并取得全国十佳的优异成绩。在西海岸明月海藻丽悟小镇举行山东省中小学生"三减"健康饮食辩论赛，推进"一评二控三减四健"专项活动。

健康教育工作　2018年，加强"六进"工作，全年举办进学校、进机关、进社区、进企业健康知识讲座80余场。加强媒体宣传。与区广播电视台签订《健康促进》《相约健康》专题栏目，全年共53期。在各类报刊刊发稿件28篇，各级网站68篇。精心打造健康支持环境。新建健康主题公园5处、健康教育一条街4处、健康步行道5处。充分利用社会资源，打造明月海藻等特色健康教育基地5处。

卫生监测工作　2018年，创新工作机制，在全省首家推出"食源性疾病事件应急处置三级联动模式"。配合青岛市疾病预防控制中心完成样品采集118份。完成区食品安全风险主动监测样品采集50份。处置食源性疾病事件69起，审核食源性疾病网络直报病例717例。上合青岛峰会期间，参与市区内20家重点公共场所的健康危害因素监测。上合组织国家电影节活动的保障工作期间，对三家电影节会议酒店和青岛世界博览城国际会议中心进行现场卫生学采样检测及复检工作，共采集样品439份。对4家企业开展有害作业场所职业病危害因素检测，项目开展18项，采集样品108点次。对全区10个乡镇的农村安全饮用水及学校水源情况进行调查。对城区14个市政供水点进行水质检测工作，每季度一次。完成2018年辖区内公共场所健康危害因素的监测工作，共检测公共场所34家。开展西海岸新区40家大中型酒店客房一次性用品卫生状况专项评估工作。11月15日，开展西海岸新区非职业性一氧化碳中毒调查。积极协调各体检机构开展对中小学生健康体检。完成全区168219名中小学生的健康体检工作，其中上报率、参检率和建档率均达到100%。

业务收入　2018年，财政拨款3714万元，比2017年减少1.9%。

固定资产　2018年，固定资产总值1666万元，比2017年减少27.9%。

基础建设　2018年，搬入区公共卫生服务中心，新的办公场所占地8400平方米，建筑面积19200平方米。

精神文明建设　2018年，健全中心精神文明建设工作体系。关爱儿童健康，在弘文学校试点"营养校园"，推广青少年儿童健康生活方式；举办"庆七一、做合格疾控人"主题演讲比赛,激发青年职工干事创业热情;关爱退休干部,组织中心退休干部座谈,征求老干部对中心发展意见,举办老干部棋牌比赛,为老干部查体。

大事记

4月3日,由山东省疾病预防控制中心病毒所所长王显军、山东大学公共卫生学院副院长薛付忠带队的督导考察组一行6人到新区开展现场督导考察。

荣誉称号 2018年,荣获"全省免疫规划业务工作先进集体""山东省慢性非传染性疾病防制工作先进集体""青岛西海岸新区先进基层党组织"等荣誉称号。

主　　任:赵甫明
党总支书记:李风芝
副　主　任:张振堂、孟兆海、蒋兴海
办公室电话:86163110
传　　真:86164226
电子邮箱:hdqcdc@126.com
邮政编码:266400
地　　址:青岛西海岸新区灵山湾路567号

（撰稿人:刘　静）

青岛西海岸新区妇幼保健计划生育服务一中心

概况 2018年,青岛西海岸新区妇幼保健计划生育服务一中心(青岛西海岸新区妇幼保健院)职工总数286人,其中,卫生技术人员244人,占职工总数的85.31%;行政工勤人员13人,占职工总数的4.55%。卫生技术人员中,高级职称17人,中级职称67人,初级职称142人,分别占6.97%、27.46%、58.20%。设住院床位120张,设有职能科室13个、临床保健科室9个、医技科室6个。

业务工作 2018年,完成门诊149997人次,比上年下降13.92%;急诊4411人次,比上年下降12.17%。收住院病人4353人次,比上年下降17.31%;床位使用率61.1%,比上年下降18.97%;床位周转43.60次,比上年下降17.11%;入院与出院诊断符合率100%,手术前后诊断符合率100%,治愈率88.60%,好转率10.70%,院内感染率为0。

业务收入 2018年,总收入5739.99万元,同比下降16.31%。

固定资产 2018年,固定资产总值5080.58万元,同比上升88.41%。

医疗设备更新 2018年,新增添全自动血凝仪、全自动尿沉渣分析仪、麻醉机、彩超等设备各1套。

基础建设 2018年,装修改造孕产保健部;门诊楼室内重新刷乳胶漆;综合楼更换暖气片和外窗。

医疗特色 2018年,创建儿童早期发展示范基地,建立胎儿医学体系、高危儿管理体系、新筛疾病儿童随访体系、心理行为异常儿童筛查诊疗体系、残疾儿康复体系、乡镇医院转诊体系等多种跨专业、跨学科、跨机构的协作形式,建立儿童健康发育档案信息,并开展儿童综合发展评估项目,如儿童身高促进门诊等,守护儿童健康成长。积极开展腹腔镜、宫腔镜、阴式手术等微创手术及无痛分娩、无痛人流、孕妇学校、盆底康复、心身健康门诊等。

科研工作 2018年,撰写论文24篇并在国家级期刊上发表,完成《实用临床急救学》论著2部,授权新型实应专利2项;申报青岛市科学技术局立项4项;完成山东省科学技术局立项3项;按计划组织实施全院性业务培训12次,派到院外进修3人次。

继续教育 2018年,医院职工积极参加各种形式的继续医学教育,卫生技术人员参加继续医学教育覆盖率达100%,年度学分达标率达100%,"三基"培训考核合格率达100%。

精神文明建设 2018年,成立精神文明建设工作领导小组,建立医德医风档案,开展医德规范、"三好一满意"等系列教育活动。顺利完成工会换届工作。持续开展理论学习、思想教育、技能培训活动,举办医疗、护理、消防、应急等技术培训和技能竞赛10余次。开展文体活动,陶冶职工情操,组织职工参加新区运动会等比赛。在"三八妇女节""护士节""医师节"等节庆活动中,组织开展丰富多彩的活动。

大事记

1月24日,中心获得"国家级及山东省妇幼健康优质服务示范区"称号。

7月,中心成为青岛市第三批国医馆建设合格单位,康复训练指导中心加入半岛儿童康复联盟。

11月15日,中心成为山东省儿童早期发展示范基地。

荣誉称号 2018年,中心总务科荣获青岛市高校文化单位保卫组织"集体嘉奖"等。中心在全区基层妇幼健康服务技能竞赛中,获得助产机构团体第二名;获得社区卫生服务中心及乡镇卫生院组第一名。在青岛市基层妇幼健康服务技能竞赛市级竞赛中荣获团体三等奖。

党总支书记、主任:贾　晓
党总支副书记、副主任:王立港

副 主 任：魏本荣
院办电话：86163065　86176363
总机号码：86163065
传真号码：86176333
电子信箱：jnfby@163.com
邮政编码：266400
地　　址：青岛西海岸新区东楼路168号

（撰稿人：纪　青）

青岛西海岸新区妇幼保健计划生育服务二中心

概况　2018年，青岛西海岸新区妇幼保健计划生育服务二中心占地面积2165平方米，业务用房面积2310平方米。在岗在职职工22人，其中，卫生技术人员19人，占在岗职工的86.4%；行政工勤人员3人，占在岗职工的13.6%。卫生技术人员中，高、中、初级技术职称分别为5人、5人和9人，分别占卫生技术人员的26.3%、26.3%和47.4%。设有一级业务科室5个（包括围产保健部、妇女保健部、儿童保健部、计划生育服务部、生殖健康部），其他辅助性科室8个。

业务工作　2018年，完成门诊量181162万人次，孕产妇系统管理率95.04%，早孕建册率97.78%，围产儿死亡率3.33‰，新生儿疾病筛查率99%，新生儿听力筛查率为99%，2018年门诊工作量比上年增长2.31%。

业务收入　2018年，业务收入1682.78万元，比2017年下降1.31%。

固定资产　2018年，固定资产总值3152.52万元，比2017年增加8.24%。

医疗设备更新　2018年，新增添磁刺激仪、阴道显微镜。

医疗特色　2018年，引进数字化儿童专用骨龄测试工作站。应用无创产前DNA检测项目，引入产前筛查胎儿非整倍体疾病最先进的无创技术。产前筛查11445例。筛查出高风险孕妇1019例，风险率为8.9%。其中"21-三体"高风险孕妇901人，风险率7.9%；无创产前基因检测筛查9347人，高风险孕妇25例。采取中西医结合、心理疏导、基因诊断等方面科学综合诊疗方法，专门针对高龄促孕和不孕症开展诊疗工作。10月，加入由山东大学附属生殖医院构建的"山东省妇科内分泌专科联盟"。生殖门诊接诊5900余人次，通过微信解决服务对象咨询问题3000余人次，帮助320余对夫妇成功孕育宝宝，逐渐形成"暖心精致助孕"的特色关爱妇幼诊疗品牌。荣获全国避孕药具不良反应监测督导三等奖。6月27日，国家督导组在青岛西海岸新区妇幼保健计划生育服务二中心会议室召开避孕药具不良反应监测督导评估座谈会，督导组组长、江苏省镇江市卫生计生委副主任郭军对西海岸新区东区避孕药具不良反应监测工作给予"起步早、起点高、规范好、工作实，数据翔实、工作扎实"的高度评价。11月9日，青岛市卫计生委、青岛市妇女儿童医疗中心组成的专家考核组来到西海岸新区对妇幼卫生工作、重大公共卫生妇幼项目绩效考核及母婴安全等进行督导检查，对新区妇幼卫生工作给予充分肯定和高度评价。

科研工作　2018年，申报省级科研项目1项，荣获二等奖。

继续教育　2018年，派出参加国家级培训4次，省、市级培训15人。

精神文明建设　2018年，开展以"爱岗敬业，忠于职守"为主题的演讲授课活动。开展庆"三八"趣味文体活动。举办学雷锋志愿服务活动。开展青春期心理健康科普讲座。举办"5·12"护士节技术比武和优秀护理案例展示活动。

荣誉称号　2018年，荣获"青岛市文明单位标兵""山东省卫生先进单位""青岛市青年文明号""国家避孕药具不良反应监测三等奖""妈妈小屋示范点""青岛市基层妇幼服务技能竞赛市级竞赛团体三等奖"等称号和奖项。

主　　任：巩向玲
党支部书记、副主任：李　艳
副 主 任：隋媛媛、陈凤芹
办公室电话：86996639
传真号码：86996637
电子信箱：qdhdfuyou@163.com
邮政编码：266555
地　　址：青岛市黄岛区富春江路236号

（撰稿人：延羽依）

青岛西海岸新区急救中心

概况　青岛西海岸新区急救中心是隶属于西海岸新区卫生健康局的全额事业编制单位。2018年，职工总数28人，其中卫生技术人员22人，占职工总数的78.6%；行政人员2人，占职工总数的7%；高级职称2人，中级职称7人，初级职称12人，分别占职工总数的7%、25%、42%。设有指挥调度科、急救科、综合办3个科室,急救服务范围覆盖西海岸新区面积约2096平方千米,服务人口180余万,采取与医院协办模式,设23个急救站、30个急救单元。

业务工作 2018年,区急救中心总计受理急救电话94372个,出车26883次,铃响3声之内响应率达100%,1分钟内受理完成率达100%,调度差错率、纠纷为0。调度员平均等待用时2.78秒,平均受理用时39.57秒,平均调度用时8.17秒,车组平均出诊速度2.15分,平均到达现场时间22.62分。参加重要会议及活动保障任务77次,保障车次269次,保障人数73万余人。急救技能培训率达100%,培训2100多人次。设计和制作宣传挂图和宣传彩页,累计发放6000余份,张贴17个版次。通过《半岛都市报》等多种媒体定期发表以应急宣传为核心的媒体消息,在各级各类媒体发表文章、急救知识104篇次。

固定资产 2018年,政府投资480万元,购置6辆救护车,并配置呼吸机、除颤监护一体机及负压吸引器等先进设备,增设宝山、红石崖、胶河、藏南、海青、灵山卫6个急救单元,青岛西海岸新区急救站达到23处,30个急救单元。

医疗特色 2018年,完善陆地医学救援力量。西海岸新区增加6处急救站,设有30个急救单元,达到平均急救半径约6千米。建立高危孕产妇及新生儿转运急救通道,实现院前信息与院内信息的互联互通。开通新区老年人院前"直通车",区急救中心与中康颐养护理院建立院前急救"医联体"合作,将一键启动式系统接入院前急救网络,搭建"一键三呼"急救平台。新增空中医学救援力量。新建直升机停机坪。

大事记

6月10~18日,急救中心派28个急救单元共计84人次,对上合组织国家电影节进行急救医疗保障。

7月18日~8月26日,急救中心派40个急救单元共计160人次,为第28届青岛国际啤酒节进行急救医疗保障。

8月18日,急救中心派6个急救单元共计21人次,为2018西海岸夜间国际马拉松赛进行急救医疗保障。

9月2~9日,急救中心派6个急救单元共计24人次,为2018东亚海洋合作平台青岛论坛进行急救医疗保障。

12月,西海岸新区新增6处急救站正式运行。

荣誉称号 2018年,荣获"青岛市文明单位""青岛市院前急救先进集体"称号。

党支部书记、副主任(主持工作):陆蕾蕾
副　主　任:刘立军
办公室电话:86701152
电子信箱:hdq120jjzx@163.com
邮政编码:266400
地　　址:青岛市西海岸新区灵山湾路567号

(撰稿人:薛　钊)

即 墨 区

青岛市即墨区卫生和计划生育局

概况 2018年,即墨区全面推进"防治康养体"五位一体大卫生大健康各项工作。"医共体"建设工作在全省予以推广。有各级各类医疗卫生机构1047个,其中:公立医疗卫生机构61个,含一级综合医院1个,二级综合医院2个,三级中医医院1个,镇(街道)卫生院19个,社区卫生服务中心1个,专业公共卫生机构37个(区疾病预防控制、卫生监督、卫生应急、妇幼保健、健康教育、急救指挥、精神卫生、结核病及皮肤病防治、卫生信息及会计核算中心、计划生育协会办公室、计生技术管理办公室、计划生育药具管理站、流动人口计划生育管理办公室各1个,疾病预防控制工作站22个);非公立医疗机构272个,含民营医院28个,门诊部20个,个体诊所190个,医务室17个,社区卫生服机构22个;村卫生室714个(规划内660个)。卫生计生系统人员总数5346人,其中编制内3554人,备案制131人,编外1661人。全区有注册执业(助理)医师2696人;注册执业护士2823人;医疗卫生机构总床位5379张。全区医疗机构完成门诊648.8万人次,住院14.44万人次,住院病人手术33309例。

医政管理 2018年,重点引进首都医科大学附属北京天坛医院与区人民医院建立技术合作医院,3名脑科专家常驻即墨开展手术、带教等工作。印发《医共体内人才支援工作方案(试行)》,区人民医院、区中医医院选派115名优质专家下沉基层服务。组织全区二级医疗机构参加青岛市胸痛中心联盟成立大会暨中国胸痛中心规范化建设培训会,加入青岛市胸痛中心联盟。区人民医院通过标准版胸痛中心认证并被正式授牌;卒中中心品管圈入选山东省品管圈大赛。每月组织二级医院专家随机抽查3~5家基层医疗机构,对存在问题整改情况进行"回头看"检查。印发《即墨区卫生和计划生育局三基三严培训通知》,组织各医疗卫生单位制定培训考核计划。完成医疗保障工作70余次,累计安排医务人员80余人、120急救车辆50余次进驻保障现场。接待人访、信访、电话投诉250余人次,委托青岛医学会组织医疗事故技术鉴定1起,受理并调解医患纠纷40余起,满意率90%。办理政府信箱、青岛市政务热线、直通联办、电话咨询投诉600余起。

医养结合 2018年,印发《即墨区创建医养结合示范区实施意见》。段泊岚卫生院取得养老许可。5家乡镇卫生院设置养老病房并备案。建立长期护理保险制度,有7家医养结合机构签订服务协议,开展专护、院护、家护和巡护。建立"公立医院+公立养老机构""公立医院+民营养老机构""公立医院+居家养老""民营医院+民营养老机构"等多种医养结合模式。区人民医院珑湖院区投入使用,与青岛德馨珑湖养生公寓共同开展医养结合工作。南泉社区北泉中心卫生室试点居家智慧医养结合服务,由维普养老公司提供居家照料服务。

基本公共卫生服务 2018年,推进14项国家基本公共卫生服务项目,加强精细化管理。落实每年人均56元国家基本公共卫生服务项目经费。完成12.11万名老年人体检工作。为全区家庭医生团队和村卫生室配备智能家庭医生随访箱900台。成立基层医疗卫生机构家庭医生服务团队222个,签约65岁及以上老年人12.53万人,签约率73.15%。推行部分慢性病免费基本药物政策,向家庭医生签约的高血压、糖尿病、高脂血症患者提供7种免费基本药物,累计减免2.62万门诊人次,减免费用合计16.46万元。设立高血压患者管理模块,居民血压情况远程上传至平台,签约高血压患者10.06万人,累计向居民发放无线传输电子血压计1850台。总体高血压管理数下降1.5%,正常血压增长16.62%,1级高血压增长11.48%,2级高血压下降3.31%,3级高血压下降4.35%。全区9家低保老年人免费安装义齿定点医疗机构,累计完成71名低保老年人镶牙工作。全区10家儿童口腔项目定点医疗机构为12324名学生进行口腔检查,口腔检查率达到98.17%,涂氟防龋12323人,窝沟封闭10696人,封闭牙35096颗,窝沟封闭率85.20%,窝沟封闭完好率在95%以上,早期龋充填牙2762颗。

妇幼管理 2018年,举办母婴保健技术培训班,全区200余人参加。启用电子考试系统,组织全区333名业务人员参加母婴保健技术服务考核。组织专家为区人民医院、区妇幼保健院、区第二人民医院、区第三人民医院、区蓝村卫生院机构母婴保健证换发进行现场评审验收。定期召开季度妇幼大主任例会、死亡评审会;协调区120急救中心、区血站献血服务部,实行危重孕产妇转诊"先转诊后付费"政策。定期组织公立医疗机构专家对各助产医疗机构产科质量、高危和危重孕产妇管理、孕产妇妊娠风险评估和管理工作落实情况进行督导检查。组织助产医疗机构和部分基层医疗机构人员召开研讨会,制订《即墨区孕产妇妊娠风险评估和管理工作实施方案(试行)》。举办基层妇幼健康服务技能选拔赛。推动国家重大妇幼公共卫生服务项目开展。为2.8万余目标人群进行"两癌"检查,并完成对阳性病例的随访;为6家助产医疗机构12292名孕妇完成HIV抗体、乙肝和梅毒检测。落实免费孕前优生健康检查,目标人群覆盖率达106.99%。开展产前筛查13769人,产筛率120.32%,发现"21-三体"高风险1259例,"18-三体"87例,神经管缺陷68例。审核报销孕妇产前筛查8396人,新生儿听力筛查8752人,新生儿疾病筛查87593人,全区新生儿疾病筛查率达到100.22%、听筛率101.90%,共计免费330.24万元;3家采血机构孕妇产前筛查高风险基因检测费用报销1519人,产前诊断羊水穿刺费用报销353人,共计免费217.20万元。

中医药工作 2018年,在镇级,鳌山卫等14家基层医疗机构完成国医馆建设,通过青岛市验收。全区累计有23家基层医疗机构建设国医馆。丰城卫生院在国医馆基础上建设精品国医馆并顺利通过青岛市验收。区中医医院顺利通过三级中医医院等级评审。建设中医药重点(特色)专科,区中医医院有国家级农村医疗机构中医特色专科1个(肛肠科),山东省中医药重点专科1个(推拿科),山东省中医药预防保健服务中心1个(预防保健科),青岛市中医特色专科2个(肛肠科、骨伤科),青岛市国医示范门诊2个(肛肠科、针灸推拿科），青岛市中医药类B类重点学科（诊疗中心）1个（颈肩腰腿痛针推诊疗中心），青岛市医疗卫生C类重点学科3个（肛肠科、骨伤科、妇产科），青岛市中医专病（专技）特色门诊10个。即墨区通过"全国基层中医药工作先进单位"复审验收，灵山镇成功申建为青岛市第一批中医药特色小镇建设项目单位，即墨古城成功申建为青岛市第一批中医药特色街区建设项目单位。全区有山东省五级师承教育师承老师2名，继承人4名；全国中药传承人才1名，国家中医药管理局龙砂医学流派传承人2名；拥有宋传荣、祝明浩山东省名中医专家工作室2个。祝明浩被评为全国基层名老中医药专家传承工作室建设项目专家。全区开设1个区级养生保健基地和21个养生保健指导门诊，初步形成中医药预防保健服务网络，开展第三届"三伏养生节"和第七届"膏方节"等活动。与上海道生医疗科技有限公司共建"互联网＋中医药服务全覆盖"项目，在区中医医院安装"道生四诊仪""中医体质辨识健康管理系统"；在普东、移风店、和平社区等10家单位安装"舌面象仪""中医体质辨识健康管理系统"。

深化医改 2018年，即墨区医改办由设在区发展改革局调整到区卫生计生局，根据要求先后调整即墨区深化医药卫生体制改革领导小组，成立由区长任组长的即墨区公立医院管理委员会，建立"三医联动"协调机制。推进县级公立医院综合改革全省示范。加强二级及以上公立医院医疗费用控制。制定《2018年公立医院医疗费用控制与考核办法》，区人民医院医疗费用增幅由2016年的19.82％下降到－1.47％，下降幅度达20.75％；区中医医院由2016年的30.24％下降到2.02％，下降幅度达28.04％。全区医保报销费用超支额度由2017年的2亿元减少到2018年的8700万元，止损近1.1亿元。

信息化建设 2018年，制订网络安全事件处置预案，保证上合组织青岛峰会期间全区医疗卫生机构业务系统安全运行。通过区域卫生信息平台，完成全区公立医疗机构与青岛市级平台对接，实现诊疗信息的采集和上传。改造医疗机构信息化系统，实现全区贫困人口精准识别。与区医保系统进行接口改造，实现医保异地就医联网结算。研究制订公共卫生网络系统、家庭医生平台、HIS系统互联互通工作方案，三个系统实现基础信息的共享和查询。启动"互联网＋医疗健康"便民惠民百日行动。

社区卫生 2018年，推进中心卫生室建设，建成运行64处，全区累计104处。落实老年乡村医生生活补助发放工作，新增到龄乡医224人，发放总人数约3500人，累计发放补助资金1500余万元。改善基层工作条件，为200处村卫生室更换电脑、打印机及仪器设备。加强社区卫生服务机构标准化建设，全区22处社区卫生服务机构在房屋面积、科室设置、设备配备、运行管理、服务功能方面实现达标，并且按照青岛市要求统一门头标识。

社会办医疗机构管理 2018年，对全区全部社会办医院的安全生产、医疗质量、依法执业等进行集中检查，对违反法律法规行为由综合监督执法局立案查处。安排相关科室针对集中检查进行"回头看"，对成绩较差机构的整改情况进一步检查落实。召开社会办医疗机构会议，并对检查结果较差的机构进行约谈。做好上合青岛峰会医疗保障工作，对全区所有非公立医疗机构先后组织3次拉网式督导检查，进一步规范依法执业、价格公示、环境卫生、医疗文书、医疗废物处置等，确保峰会期间的医疗质量及医疗安全。

健康教育 2018年，对全区各医疗卫生单位健康教育人员进行两次专项培训，共计90余人次。为全区医疗卫生单位编印发放12种健康教育宣传画和12种健康教育处方(类)6种健康教育光碟共96万余份。组织相关医疗卫生单位开展世界结核病日、世界卫生日、世界无烟日、高血压日等国家法定卫生节日宣传活动10余次，发放各类宣传材料30000余份，摆放宣传牌110块，受益群众9000余人。开展健康教育"五进"活动。组织健康教育宣讲团专家举办各类知识讲座300场，群众受益1万余人。各医疗卫生单位全年累计举行各类健康教育讲座5200余场，受益群众10万余人。开展各类技能比武。举办"医共体"融合运动处方大赛，全系统27家单位、300多名职工参加比赛。开展健康技能比赛。推进青岛市级健康促进示范区(市)创建。成立即墨区创建健康促进示范区领导小组，定期召开成员单位联络员工作会议。制定健康促进学校、健康促进企业、健康医院创建标准，并组织有关单位开展示范创建。有112所学校、136家企业、28家医院、190个家庭、143家餐厅、5处市场通过验收。建设健康主题公园1处、健康步道3条、运动小游园9个，健康小屋655个。为全区社区、居委会配备健康教育宣传栏700余个。

基本建设 2018年，区卫生健康局投资约899.51万元配备设施设备，加强基层医疗卫生机构硬件建设。为卫生院的一线诊疗科室(抢救室、治疗室)更新基础医疗设备项目和基础办公和家具项目；为市北医院和南泉卫生院分别购置精神专科设备和口腔全景仪；为23处卫生院购置五分类血液分析仪；为南泉、刘家庄、灵山卫生院安装中心供养及呼叫系统；为13处基层医疗卫生单位配备治疗室橱柜及配套建设；为龙泉卫生院改造空调线路。投资约653.26万元，改善基层医疗卫生机构环境条件。对南泉卫生院、灵山卫生院、刘家庄卫生院、田横岛省级旅游度假区卫生院进行内部装修，包括内墙装饰、地面铺装、顶棚吊顶、门窗更换、走廊及楼梯扶手更换、卫生间、护士站及药房等房间改造，强弱电系统改造等。

人口均衡发展 2018年，即墨区出生人口12209人，其中男孩6227人、女孩5982人，出生人口性别比104.10，人口出生率10.4‰，自然增长率2.5‰，人口出生率和自然增长率分别比上年同期降低3.88和2.1个千分点，实现人口均衡发展的目标。

优化生育服务管理 2018年，印发一次性办好事项服务指南，生育登记21261人，生育登记覆盖率92.63%，生育审批239人，再生育审批办结及时率达到100%。为12171名符合计划生育政策的育龄妇女发放住院分娩补助608.55万元。在符合条件的单位和公共场所建设爱心母婴室和爱心妈妈小屋39处，全区母婴设施建设率达92.8%。

奖励扶助 2018年，符合农村奖励扶助对象为53279人，发放扶助金5098万元；符合计划生育特殊家庭特扶对象为1907人，发放扶助金1319万元；共有城镇其他居民奖扶对象1746人，发放金额近300万元。

健康产业 2018年，引进王陇德院士、美籍华人解维林博士和中国工程院原副院长樊代明院士等多位国家"千人计划"专家。先后到天坛医院、北京门头沟医院、华润集团、京东方、银江集团、海口国际先行示范区、上海银江集团、上海银诺医药、中国投资协会等国内多家企业、单位开展招商引资和企业走访活动。与中国投资协会新兴产业中心、中国医体整合联盟开展合作。与中国医体整合联盟、国家体育总局体育科学研究所体医融合促进与创新研究中心洽谈合作，联合组建"体医融合产业研究院"，打造全区体医融合研发、管理、产业成果转化的全产业链。举办高端论坛，扩大即墨大健康产业招商的知名度。成功举办"2018年中日科学家高层对话——智能科技应对老龄化社会"论坛。正式签约修正药业、上海道生医疗科技、北京天坛医院、青岛惠科伟业生物引进新药研发平台等8个项目。

精神文明建设 2018年，开展医务人员正面形象，传播正能量"双周一星"评选活动，全年上报推荐候选人50余人，其中1人获即墨区道德模范、1人获即墨区道德模范提名、4人获即墨区好人之星及青岛最美天使2人、青岛十大最美母亲1人、青岛最美家庭1个等。加强与报社、报刊编辑部、电视台、电台及各大网站等媒体的交流，开展卫生计生宣传工作近900次，青岛市级以上媒体（包括报纸、广电、网络等）宣传460余次，其中党报党刊类国家级媒体3次，《大众日报》8次，《青岛日报》10次，山东卫视新闻栏目2次、青岛电视台10次、即墨电视台宣传40余次。

大事记

2月1日，区爱国卫生运动委员会办公室由隶属区卫生计生局整建制调整为区城乡建设局的内设机构，核定行政编制3名，配主任1名。

2月8~10日，国家卫生计生委卫生发展研究中心副主任杨洪伟一行13人，到即调研慢性病防控工作。山东省疾控中心慢病所副所长张吉玉、青岛市疾控中心党委书记李善鹏陪同。

3月16日，山东省卫生计生委主任袭燕一行3人，在青岛市卫生计生委主任杨锡祥陪同下，到即调研县域"医共体"建设情况。先后调研人民医院大沽河院区、道头村中心卫生室，听取"医共体"建设情况专题汇报。

3月27~28日，山东省卫生计生委副主任马立新一行6人，在青岛市卫生计生委副主任周长政陪同下，到即调研"医联体"建设工作。先后现场调研区人民医院、移风店镇道头村中心卫生室、人民医院大沽河院区，并进行专题座谈。

4月1~4日，中国监察学会卫生分会关跃进会长一行2人，到即调研总结即墨区"医共体"建设经验。先后进行2次座谈，并现场调研人民医院、西扭社区中心卫生室、温泉卫生院、田横镇卧龙中心卫生室、田横中心卫生院、滨海社区中心卫生室、丰城卫生院、栾埠中心卫生室、南泉卫生院、北泉中心卫生室、中医医院等11个单位。

4月15~17日，中国工程院院士、中华预防医学会会长王陇德一行13人先后调研区人民医院急诊楼、胸痛卒中中心、神经内外科、东部医疗中心、和平社区卫生服务中心、北泉中心卫生室等单位，并召集专题会议。随后出席首都医科大学附属北京天坛医院与即墨区人民医院技术合作框架协议签约仪式。

5月8~10日，国家卫生健康委法制司委托国家卫生健康委卫生发展研究中心朱兆芳副研究员一行4人到即墨区专题调研按人头付费工作开展情况。

5月16~18日，即墨区卫计局局长杨岩一行4人参加2018（13th）中国卫生信息技术/健康医疗大数据应用交流大会暨软硬件与健康医疗产品展览会，并在"家庭健康与科学健身分论坛"上作"健康即墨·健康家——健康中国建设试点案例汇报"的专题介绍。

6月1日，青岛市政府副秘书长王哲带领青岛市市容环境卫生第七督导组，到区人民医院督导检查创城复审准备工作。

7月5日，中国城镇化促进会智能社会专业委员会彭晓光会长一行4人，到即洽谈合作事宜。区委书记张军、区委常委、办公室主任袁瑞先会见。

7月15～17日，中国疾控中心原主任王宇教授一行7人，在青岛市疾控中心高汝钦主任等陪同下，到即调度推进健康中国研究院相关工作。先后考察灵山中心卫生院、卫东村中心卫生室、普东卫生院等单位，并召开专题会议。

7月18～19日，全省"医共体"建设培训班召开，区卫计局局长杨岩在会上就即墨"医共体"建设情况作经验介绍。

7月19日，中国投资协会新兴产业中心副主任王涛一行4人，到即洽谈体医融合合作事宜。

7月21～24日，承接中国协和医学院医学信息研究所暑期社会实践活动项目，专题调研医养健康服务情况。

7月31日，北京天使在线科技有限公司总经理邵庆莉、副总经理陈常进到即洽谈项目合作事宜。

8月9～11日，国家卫生健康委卫生发展研究中心游茂主任、上海道生科技李春清总经理一行6人，到即调研"健康中国"即墨试点工作推进情况，并签署《健康即墨·健康家"互联网＋中医药服务全覆盖"建设项目框架协议》。现场调研区中医医院、南泉卫生院、北泉村中心卫生室、银色世纪集团康尔生物产业园。

8月17日，召开"首届中国医师节"表彰大会暨半年工作总结会议，医师代表宣誓并颁奖。

8月18日，副区长宋宗军专题调度不合格疫苗后续处置工作，听取情况汇报并部署下步处置工作。

9月14日，局长杨岩在2018中国健康质量高峰论坛会议——健康产业和健康评估分论坛就即墨大卫生大健康工作作经验介绍。

10月19～21日，2018"中日科学家高层对话"论坛在即墨召开，会议主题为"智能科技应对老龄化社会"。区卫计局受邀在分论坛上作典型经验介绍。

11月2日，区人大常委会领导一行8人，在卫生计生局召开推进"一次办好"改革工作座谈会。卫计局、人社局总结汇报贯彻落实"一次办好"改革工作情况并座谈。

11月5～8日，英国利兹大学Louise教授、Francisco教授、Gong yunyun教授来即考察访问。先后考察青岛银色世纪健康产业集团、南泉社区北泉村中心卫生室等单位，就食品安全与疾病研究合作情况进行交流洽谈。

11月15日，局长杨岩受国家卫生健康委卫生发展研究中心邀请参加基层卫生政策研讨会，并就即墨卫生改革工作作经验介绍。

11月29日，文县卫生计生局李明勤副局长一行16人，到即墨考察学习，并根据对口支援协议，安排12名医务人员驻即墨进修学习。

11月30日，召开医养结合现场观摩会议暨作风建设专项整治工作会议。

12月12日，山东省发改委动能推进处二级调研员吕庆奎、省卫生健康委规划与信息处副处长李磊、省科技厅科技处副处长刘瑛、省教育厅科技处副处长曾宪文、省发改委动能推进处一级主任科员刘光良在青岛大学有关领导陪同下，前往南泉卫生院、北泉村中心卫生室等地，现场调研考察健康医疗大数据等工作情况。

12月12～13日，健康中国研究院院长王宇到即墨专题讨论研究院研究项目进展及研究院下步发展情况，前往蓝色硅谷核心区现场考察。

荣誉称号 2018年，荣获"全国流动人口动态监测工作先进县""全省卫生计生系统先进集体"称号。《加快医共体建设打造分级诊疗"即墨模式"》收录到2017年青岛市政府系统创新工作案例汇编。

党委书记、局长：杨 岩
副 局 长：梅亦工、于朝晶、姜 杰、王 娟
纪委书记：王希良
办公室电话：88512617
传真号码：88539893
邮政编码：266200
地 址：青岛市即墨区新兴路78号

青岛市即墨区人民医院

概况 2018年，职工总数1746人，其中，卫生技术人员1438人，占职工总数的82%；行政工勤人员308人，占职工总数的18%。卫生技术人员中，高级职称125人、中级职称783人、初级职称530人，分别占8.6%、54.4%、36.8%。床位总数1280张。单位新增业务用房面积7200平方米。招录首批备案制人员

75人。

业务工作 2018年，门、急诊135.16万人次，同比增长3.2%，其中急诊16.36万人次。收住院55983人。开展住院手术16212台。床位使用率90.4%，床位周转次数43.7，入院与出院诊断符合率99.5%，手术前后诊断符合率99.5%，抢救危重病人12122人次，抢救成功率95.6%、治愈率40.6%、好转率56.9%、病死率0.5%、院内感染率1.3%，甲级病案符合率95%。

业务收入 2018年，业务收入8.51亿元。

固定资产 2018年，固定资产总值4.2亿元，同比增长9.41%。

医疗设备更新 2018年，引进宫腔镜、医用血管造影X射线系统、CT等价值30万元以上医疗设备14台件，总价值5498万元。

基础建设 2018年，启用新急诊楼，建筑面积1.06万平方米。拆除旧急诊楼，改建为停车场。

卫生改革 2018年，推行医、护、患一体化临床路径，制定修订、不断完善临床路径模板，实现入组率50%、入组完成率70%以上。建立HIS、远程会诊中心、医学影像中心、消毒供应中心、胸痛中心、脑卒中中心、医学检验中心等，实现网络互通、优质医疗资源共享，结果互认。实行门诊电子病历。实施多功能于一体的"综合支付云平台"系统。运行血液透析信息系统和医院感染管理系统等多个信息系统软件。完成医院信息系统安全防护等级测评。开展移动护理工作模式。实现住院患者实时监控和重点警示，开通山东省细菌耐药监测网，上报院感监测数据。实行慢病（脑卒中、冠心病、肿瘤）和外伤的信息化采集、上报。实行药品扫码入库。实现委托消毒供应器械全程质量电子追溯。完善网络心电图系统。引进医保智能监控软件。门诊大病就诊人次比2017年增长14.46%，而统筹额仅增长4.06%，统筹次均下降46元。作为青岛市首个实行按区域人头总额预付支付方式改革的"医共体"建设试点单位，与17家基层医院成立"医共体"，其包干额度以参保居民医疗保险当年筹资总额的95%确定。医疗保险病人住院费用各项指标增长幅度如统筹额、次均费用、药占比等都明显低于2017年。截至11月结算单病种776例，费用总额804.58万元，总额结余28万余元。

医疗联合体建设 2018年，遴选技术过硬，服务意识强的26名骨干作为固定帮扶专家，帮扶13家"医共体"成员单位。协助基层医院开展各项技术比武活动20余次。完成由基层医院向区医院转诊670余人次，完成由区医院向基层医院转诊90余人次。医学影像中心进行远程影像会诊1430人次，消毒供应中心对"医共体"单位19653件设备进行消毒。建立20余种常见病多发病基层版诊疗常规。完成专家帮扶门诊量8750余人次，开展大小手术475台次，内外科查房550次，开展大型集中培训1次，专业精准培训50余次，处方点评140余次。选派张道敬、崔美英两名医生赴贵州紫云卫生帮扶，选派皮卫明、赵峰两名医生赴甘肃文县卫生帮扶，选派王宏波、江水两名医生赴山东鄄城卫生帮扶。联姻北京天坛医院，建立技术合作医院，着力打造山东脑科最强基地。11月6日，首都医科大学附属北京天坛医院与即墨人民医院技术合作医院揭牌仪式举行。

慢性病监测 2018年，伤害病例监测报告3029份，肿瘤新发病例监测报告2297份，医学死亡证明审核、登记并通过网络直报586份，脑卒中、冠心病新发病例报告2856例。完成临床艾滋病病毒抗体检测27868人，其中术前检测27839人，自愿检测24人，发现初筛阳性HIV病例16例，及时通知相关临床科室，指导做好病人信息搜集、血样采集、人员防护等各项工作。

医疗特色 2018年，耳鼻咽喉头颈外科加入山东省睡眠医学专科联盟；消化内科获得山东省幽门螺杆菌（HP）联盟设立分中心，成立专病门诊；肿瘤一科成为山东省肿瘤支持与康复专科联盟副主任委员单位，启动国内首家安宁疗护试点工作；儿科获山东省第一批儿童哮喘标准化门诊授牌，成为半岛儿科联盟常委单位；普外科（胃肠）加入中国疝病专科联盟，成为山东半岛为数不多的联盟单位之一。建立胸痛中心、卒中中心并通过国家级认证挂牌。院前医疗急救机构与各中心形成网络，实现患者信息院前院内共享。耳鼻咽喉头颈外科与脊柱外科被评为青岛市医疗卫生C类重点学科。加强多学科诊疗模式，持续MDT活动。推行"按需培训约课制"，建立"专病护士人才库"。试点推行"快速康复外科（ERAS）"新理念。完成3.0TMR、DSA、64排CT、DR、呼吸机等大型新设备的论证、采购、安装、验收、培训工作，并顺利启用。开展小儿支气管镜检查、ESD内镜诊疗、成人支气管镜的镜下治疗，独立完成甲状腺结节的微波消融，提升胎儿心脏超声诊断，开展新生儿颅脑超声、肌骨关节的超声诊断等。

科研工作 2018年，完成微创通道下椎管减压治疗腰椎管狭窄症、氨基酸腹膜透析对腹膜透析患者脱水量和营养状况的影响、直接前路髋关节置换

(DAA)等科研项目。开展新技术：胃肠外科完成首例腹腔镜下经自然腔道取出标本直肠癌根治术（NOTES手术）。骨外一科开展3例改良Stoppa入路治疗髋臼骨折。胸外科掌握完全腔镜下的肺叶切除加系统性淋巴结清扫术，腔镜被动中转开胸率降低；开展单孔胸腔微创技术，有效减少病人创伤。肝胆外科独立开展腹腔镜肝切除手术多例、腹腔镜脾切除多例、腹腔镜胰体尾切除术多例，拓展了腹腔镜应用范围。神经外科新开展神经内镜下脑内血肿清除术，积极开展脑出血的手术，开展自发性蛛网膜下腔出血的介入造影及治疗。手足显微外科独立完成马蹄内翻足的矫形手术，经跗骨窦入路治疗跟骨骨折手术。儿科累计完成144例小儿支气管镜检查。

继续教育 2018年，选派外出进修11人，组织青岛市继续教育项目4个，院内科研立项20项，国内发表论文37篇。

精神文明建设 2018年，启动"众心"志愿服务品牌的创建工作，申报26个项目，参与科室34个。有7个科室开设微信公众号，定期在公众号推动疾病防治知识，并提供咨询服务。有25个项目，开展125次活动，参与近400人次，服务1013.5小时，直接服务7746人次，花费44172.72元，服务范围辐射15个镇、村庄及多个街道，1家残疾人综合服务中心，3家养老院，2家幼儿园，7所学校，13家卫生院。在院内开展各类活动30余次。在各级各类新闻媒体上刊登医院宣传报道300多条次，其中"急诊医生高帅趴地救人"的新闻先后被《齐鲁晚报》《半岛都市报》、山东电视台等媒体集中报道，并引起中央电视台关注，在《新闻直播间》《朝闻天下》栏目播出。医生高帅被评为青岛市文明市民、即墨区道德模范，护士宋竹格被评为"即墨好人之星"。开展全院"微视频大赛"活动，收到各科室自主拍摄的微视频10多部；在微信公众号上举办医院文化主题征文比赛，收到征文20余篇；医院拍摄的2部反映优质服务的微电影作品参加青岛市卫计委庆祝医师节微视频大赛，包揽一等奖前两名。

大事记

1月5~6日，通过二甲复审现场评审。

3月3日，启动"众心"志愿服务品牌创建活动。

3月10日，在青岛市胸痛中心联盟大会暨中国胸痛中心规范化建设培训会上，医院作为即墨区胸痛急救治疗中心首批入盟。

3月16日，山东省卫生计生委主任、党组书记袭燕来院视察"医共体"建设情况。

4月7日，新门诊楼投入使用。总建筑面积10600平方米，将院急诊楼内各科室搬到新楼，设置床位105张，直线加速器、ECT、模拟定位机等医疗设备搬至地下一层。

4月24日，即墨区人民医院代表队荣获青岛市第六届"健康杯"卫生应急保障（紧急医学救援）技能大赛团体一等奖。

10月17日，珑湖院区举行揭牌仪式，成为即墨首家将医疗服务与养生保健相结合的医院。开放床位36张，配备先进的康复治疗设备50余台(件)。

11月6日，首都医科大学附属北京天坛医院与即墨人民医院技术合作医院揭牌仪式举行。作为天坛医院迁址扩张后的第一所技术合作医院，医院与天坛医院在技术、人才、管理等方面进行全方位合作，共同打造青岛乃至山东地区最强的脑科基地。

11月，卒中中心在青岛地区率先获得国家认证挂牌。

12月14日，胸痛中心通过国家级胸痛中心认证。

荣誉称号 2018年，被国家卫健委授予"全国改善医疗服务优秀医院"称号；获评"山东省节约型公共机构示范单位"；急诊科荣获国家卫健委"改善医疗服务优秀科室"称号；党委书记、理事长吕杰荣获国家卫健委"2018年中国优秀院长"荣誉称号。

党委书记、理事长：吕　杰
院　　　　　长：宋启京
副　书　记：孙吉书
副　院　长：王克明、丛　莉、潘延涌
纪委书记：邢强强
院办电话：88512122
传真号码：88513933
邮政编码：266200
地　　址：即墨区健民街4号

（撰稿人：李　馨）

青岛市即墨区中医医院

概况 2018年，即墨区中医医院单位占地面积4.5万平方米，建筑面积6.34万平方米。职工总数1056人，其中，卫生技术人员895，占职工总数的84.75%；行政工勤人员109人，占职工总数的15.25%。卫生技术人员中，高级卫生技术人员58人，中级卫生技术人员378人，初级卫生技术人员391人，分别占卫生技术人员的6.48%、2.23%、43.49%。全院医生与护士比为1∶1.23。医院床位总数926张，设职能科室22个，开设17个病区，临床一级科室

17个,专病专科门诊22个,医技科室12个。

业务工作 2018年,门、急诊量60.46万人次,同比增长5.48%,其中急诊6.1万人次,同比增长19.6%。收住院2.81万人次,同比减少2.44%;床位使用率91.86%,同比增长1.3%;床位周转次数33.99,同比减少2.2%。

业务收入 2018年,业务收入4亿元,同比增长2.85%。

固定资产 2018年,固定资产总值2.19亿元,同比增长14.51%。

医疗设备更新 2018年,引进1台西门子64排128层高端CT;购置并启用可容纳16人同时治疗的方形高压氧舱;引进1台德国西门子ACUSON S3000全数字化多功能彩色多普勒超声诊断仪。

基础建设 2018年,完成院内9号楼维修改造及针灸科、推拿科病房迁入,开设床位144张。

医疗特色 2018年,祝明浩主任医师入选"全国基层名老中医药专家传承工作室建设项目专家"名单。医院中医妇科继承人矫琰庆,被评为青岛市中医药类优秀青年医学人才;骨伤科王希强被评为青岛市优秀青年医学专家。成立中医教研室。聘请山东省名中医专家到医院坐诊、授课。开展第六届即墨区养生膏方节活动。首次开展"冬病冬防"三九贴。实施中医药应用考核激励政策,肛肠科中医参与率100%,中药使用率98%以上。碎石科和制剂室合作研制的"金葵排石合剂"获得山东省食品药品监督管理局批准的自制制剂文号。设立中药标本馆,收集700余种中药标本。妇产科和骨伤科被评为2018年青岛市医疗卫生C类重点学科。推广"针灸全科化",增设中医经络检测仪、中频电疗仪等中医诊疗设备。启用新中医四诊仪和中医体质辨识健康管理系统。创建成为三级中医医院。开展"养生保健进万家"活动,组织中医专家进社区、进乡村、进企业,开展养生保健知识讲座等。在青岛市卫生计生委公布的2018年度全市中医(中西医结合)医院医疗质量考评中,获得青岛市第三名,医院医疗质量信誉等级晋升为AAA级。正式加入山东中医药大学医疗集团。

西医学科建设 2018年,骨伤科开展新技术B超定位动脉微创治疗复杂骨盆髋臼骨折、自制骨打压器治疗胫骨平台塌陷骨折等。脊柱外科开展多段胸腰椎压缩骨折的椎体成形术、陈旧性腰椎压缩骨折的椎体成形术等。泌尿外科成功完成医院首例腹腔镜输尿管癌根治性切除术、首例腹腔镜肾上腺嗜铬细胞瘤切除术、首例肾实质切开取石术。神经外科开展颅内压监测技术。普外科开展腹腔镜直肠癌根治手术,并独立操作完成4例,无并发症。乳腺血管外科开展医院第一例介入下下腔静脉滤器植入术;开展即墨区首例乳腺肿瘤微创旋切术。微创普外科免气腹悬吊系统腹腔镜阑尾切除术、腹腔镜胆道镜双镜联合胆囊切除+胆总管切开取石+T管引流术等。胸外科开展胸腔镜下肺叶切除术、胸腔镜下肺大泡切除术、食管癌根治术等。眼科顺利开展玻璃体切除联合视网膜激光光凝术21例,独立开展玻璃体腔穿刺注药术16例,开展中药定向离子导入近50例。针推科开展腰大肌间沟神经阻滞治疗腰痛、椎间盘盲穿注射疗法治疗极外侧型腰椎间盘突出。耳鼻喉科开展切除钩突尾端开放上颌窦、筛窦手术。麻醉科开展可视喉镜气管插管技术。放射科开展的颅脑血管(MRA、MRV)、磁共振水成像(MRCP、MRU)、磁共振弥散成像DWI、肝脏肿瘤、妇科良恶性肿瘤、消化道肿瘤、梗阻性黄疸、急性消化道出血等介入治疗,开展肝转移瘤的个体介入治疗。检验科增加降钙素原(PCT)的常规检验和高血压3项及醛固酮和儿茶酚胺的检测增加甲状腺相关抗体等7项检验。CT室在胸外科的协作下开展肺癌微波消融技术,填补即墨区微波消融在肺肿瘤微创治疗方面的空白;开展即墨区首例脑内肿瘤的粒子植入术;利用新128层CT独立开展及颅脑动脉CTA心脏冠状动脉CTA。病理科新上ALK和BRAF基因检测,对非小细胞肺癌和结直肠癌的靶向用药给予参考,是即墨区属首家开展此项检测的单位。B超室开展胎儿NT测量,此项技术的开展对胎儿"18-三体"和"21-三体"等疾病的筛查有很重要的参考价值。

"医共体"建设 2018年,推进"医共体"建设,与通济卫生院、蓝村中心卫生院、大信中心卫生院、丰城卫生院、龙山卫生院、南泉卫生院、田横中心卫生院、普东卫生院8家成员单位建立新机制,派40名医疗专家驻8家卫生院,构建分级诊疗机制。

大事记

1月19日,青岛市第五届"健康杯"技能大赛颁奖仪式隆重举行。在医院感染管理技能大赛中医院荣获团体一等奖,杨翠翠和王信信获得个人二等奖,解彩丽获得个人优秀奖;在影像诊断技能大赛中宋爱芹获得个人二等奖;在急诊急救技能大赛中韩先涛获得个人三等奖。宋爱芹、韩先涛、杨翠翠和王信信获青岛市卫生计生系统岗位技术能手称号。

1月26日,召开即墨区中医医院第一届理事会第二次会议。医院党委书记、理事长祝明浩主持会议,医院理事会、监事会相关人员参加会议,医院党政领导班子成员列席会议。

5月9日,举行中医药师承教育"师带徒"拜师仪式。

5月25日,举行霍乱疫情应急处置模拟演练。

6月26日,中药标本馆被评定为"即墨区科普教育示范基地"。

7月30日,国家中医药管理局公布2018年全国基层名老中医药专家传承工作室建设项目专家名单,青岛市即墨区中医医院党委书记、理事长祝明浩被确定为全国基层名老中医药专家传承工作室建设项目专家。

7月,作为理事单位正式加入山东中医药大学医疗集团。

8月2日,通过创建三级甲等中医医院现场评审工作。

9月3日,骨伤科联合制剂室的科研项目"丹参接骨胶囊促进骨折愈合的基础及临床研究",获得山东省药学会科学技术三等奖。

9月20日,在青岛市第六届"健康杯"中药传统技能大赛上荣获团体二等奖(第三名),李延瑞获得个人三等奖,吴彩霞获得个人优秀奖。

10月12日,举行卒中中心建设启动仪式。

11月6日,举办第七届膏方节。

11月27日,正式成为三级甲等中医医院。

荣誉称号 2018年,获"青岛市文明标兵单位""青岛市院前急救先进集体""山东省中西医结合康复医疗先进单位"等荣誉称号。

党委书记、理事长:祝明浩
院　　　长:赵成欣
党委副书记:王存哲
副　院　长:李瑞生、张秀芹
纪委书记:王希强
监事会主任:钟振球
工会主席:韩　珺
院办电话:88555086
传真号码:88515132
电子邮箱:xuanchuanke2960@163.com
邮政编码:266200
地　　　址:青岛市即墨区蓝鳌路1281号

(撰稿人:王圣先)

青岛市即墨区第二人民医院

概况 2018年,医院占地21300平方米,建筑面积15000平方米,现有职工300人,设有临床科室15个、医技科室12个、职能科室11个,开设床位260张。

固定资产 2018年,医院科室设置齐全,技术力量雄厚,设备先进,拥有西门子16排螺旋CT、大型数字胃肠机、菲利普X线数字成像系统(DR)、三维彩超、全自动生化分析仪、彩色经颅多普勒、心电监护除颤仪、胎心监护仪、呼吸机、激光治疗仪等大型设备。其中1万元以上医疗设备90余件(台)、100万元以上医疗设备7件。

医疗特色 2018年,医院以其雄厚的技术力量、较低的医疗收费、完善的服务措施,成为即墨东部区域性医疗中心。医院坚持"以人为本,科技兴医"的发展战略,坚持"情系农民,医惠万家"的服务理念,廉洁行医,无私奉献,以精湛的技术,崭新的风貌,服务于广大人民群众。

党总支书记、院长:刘兆瑞
副　院　长:李中珂、赵庆沛
纪检组长:于　坤
院办电话:85501012
传真号码:85501012
邮政编码:266214
电子信箱:JMSEY@163.com
地　　　址:即墨区金口镇即东路122号

青岛市即墨区第三人民医院

概况 2018年,即墨区第三人民医院占地面积1.7万平方米,医疗用房7763平方米。职工总数263人,其中,卫生技术人员237人,占职工总数的90%;行政工勤人员26人,占职工总数的10%。卫生技术人员中,高级职称8人、中级90人、初级148人,分别占职工总数的3%、34%、56%;医生与护士比1:0.6。床位110张。设职能科室11个、临床科室14个、医技科室3个。

业务工作 2018年,门诊量21.40万人次,比上年增加3.82%。收住院2573人次,比上年增加1.82%。床位使用率79.9%。入院与出院诊断符合率为100%。手术前后诊断符合率99.9%。抢救危重病人85人次,抢救成功率98.8%。甲级病案符合率100%。

业务收入 2018年,业务收入6544万元,比上年增长12.18%。

固定资产 2018年,固定资产总值1748.29万元,比上年增长1.25%。

医疗设备更新 2018年,购入全身彩色多普勒超声诊断仪(进口);全自动凝血分析仪(进口)、白内障超声乳化仪(进口)、纤维喉镜(进口)、眼科A超测量仪、电脑验光仪等设备,总价值288.6万元。

大事记

11月10日,医院党支部改为党总支,赵志坚兼任党总支书记。

党总支书记、院长:赵志坚

副 院 长:于启方、褚存超、王德帅

副 站 长:王亚东、于钦波、张吉胜

院办电话:88512156

传真号码:88530109

电子邮箱:jimoshisanyuan@126.com

邮政编码:266200

地　　址:即墨市嵩山二路129号

（撰稿人:巩志松）

青岛市即墨区卫生计生综合监督执法局

概况 2018年,单位有职工33人,其中,卫生技术人员14人,占职工总数的42.4%。卫生技术人员中高级职称5人、中级职称6人、初级职称3人,分别占卫生技术人员的35.7%、42.9%和21.4%。单位内设综合科、卫生监督稽查科、公共卫生监督科、医疗卫生监督一科、医疗卫生监督二科、学校卫生监督科、计划生育监督科等7个科室。

业务工作 2018年,实施口腔诊疗机构依法执业规范提升行动。举办全区口腔诊疗机构消毒管理专题培训班,对辖区内50家口腔诊疗机构进行了专项检查,2家口腔诊疗机构被评为青岛市A级单位。开展城区及城乡接合部无证牙科诊所专项整治。开展公立医院医疗污水专项监督检查。开展医疗机构医疗废物处置情况抽查工作。开展"问题疫苗"调查工作,对全区29家接种门诊及疾控中心疫苗配送情况进行全面排查。开展生活饮用水卫生监督提升行动,采集水样43份,其中合格37份,不合格6份,经复检后全部合格。对涉水产品生产企业、经营单位及使用单位进行拉网式检查,检查涉水产品生产企业5家,经营单位12家,市政水厂5家,农村水厂8家,下达监督意见书30份,检查产品71件,合格71件。开展游泳场所专项检查。联合区综合检测检验中心开展即墨市学校直饮水卫生专项监督检查,检查学校185所,幼儿园30所,抽检直饮水250份。开展智慧卫监行动,配备卫生计生监督业务应用系统并投入使用。加强公共场所卫生监管,召开迎接国家卫生城市复审动员大会,成立督导组对"四小"行业进行拉网式检查,出动执法人员800余人次,监督检查"四小"单位1208家,下达监督意见书1208份。办理卫生许可证870个,发放"致居民一封信"1000余份,发放公示栏共1000余张,发放皮肤病专用工具箱600多个。

党支部书记、局长:兰国新

副 局 长:王凤越、杨军功

电　　话:88539526

传　　真:88515555

电子信箱:jmwsjds@126.com

邮政编码:266200

地　　址:即墨区通济街144号

青岛市即墨区疾病预防控制中心

概况 2018年,即墨区疾病预防控制中心占地面积5400平方米,业务用房面积2700平方米。职工总数51人,其中,卫生技术人员44人,占职工总数的86.3%;行政工勤人员7人,占职工总数的13.7%。卫生技术人员中,高级职称8人,中级职称17人,初级职称19人,分别占卫生专业技术人员的18.2%、38.6%、43.2%。中心内设传染病防制科、慢性病地方病防制科、计划免疫科、病媒生物防制消杀科、劳动与学校卫生科、检测检验科、结核病防制科、艾滋病性病防制科和综合科9个科室。

传染病防制 2018年,定期开展艾滋病病人随访及CD4检测,检测940余人次,对2252名看守所羁押人员进行艾滋病病毒抗体检测,与"阳光行服务中心""青岛青同防艾志愿防艾中心"签订艾滋病防治工作项目协作书,利用社会组织协作开展暗娼人群及男男性行为人群的干预宣传工作。访视病人1152人次,发放免费抗结核药品100012粒,筛查密切接触者811人。督导重点学校50余次。确诊手足口病病例1197例,严重病症病例0例,聚集疫情84起,均比上年同期下降。

慢性病地方病防控 2018年,对2017年死亡、肿瘤、心脑血管、伤害等全年抓取的监测数据进行统计分析,出具分析报告;组织开展健步走和减重大赛,组织"健康家庭""我家的健康食谱"评选活动;开展碘缺乏病流行病学调查和碘水平监测,完成地方性氟中毒的调查监测,完成疟疾及寄生虫病调查;对6处城区生活饮用水末梢水和33处农村饮用水开展丰水期、枯水期监测,并完成网络直报。病媒生物消杀和食源性疾病处置工作。开展鼠、蚊、蟑、蝇和蜱的监测工作。哨点医院上报433例食源性疾病病例;有效处置24起疑似食源性疾病暴发事件。6月20日,组织食源性疾病应急处置演练。10月15日至11月12日,在北安和吞山开展水产品及含油盐糖食物消费状况调查。

重点职业病监测与评估 2018年,对全区的重点职业病危害因素企业数、企业职业病危害因素接触人数、企业职业病危害风险分类企业数、辖区内监测病种分布情况,以及重点职业病危害信息汇总等进行梳理和整理。每季度对辖区内职业健康检查机构进行现场督导。

计划免疫 2018年,为10处预防接种门诊安装电子签核设备,26处预防接种单位配备台式冰箱。免疫规划儿童基础免疫接种率均在95%以上,接种228423剂次;二类疫苗接种7万余剂次。通过实地调研,优化疫苗购置配送流程。举办首届妈妈课堂说课比赛。

体检工作 2018年,为全区142884名学生体检,其中PPD实验共检测出阳性6名。

固定资产 2018年,固定资产总值834.34万元,比上年增长0.3%。

基础建设 2018年,面积6000平方米的新疾控中心大楼开始装修。

卫生改革 2018年,推行"5S"管理,提升人员素养。5月份,在即墨区卫生计生系统开展并推广疾控"5S"管理模式。

科研工作 2018年,在北安和吞山开展水产品及含油盐糖食物消费状况调查,为评估青岛市居民摄入水产品及含油盐糖食物的健康风险提供数据,补充完善海洋食品技术合作中心食品安全风险评估食物消费量数据库。

大事记

4月23日,在山东大学青岛校区联合举办传染病(艾滋病、结核病)三级防控网络培训开班暨暖尘社社团嘉年华"预防传染病,健康伴我行"系列活动启动仪式。

8月13~14日,山东省卫生计生委科长刘玉海、山东省疾控中心副主任周景洋一行5人到即墨区督导食源性疾病监测工作。

9月11日,中国疾病预防控制中心职业卫生与中毒所俞文兰一行到青岛酷特智能有限公司开展女职工职业风险监测与干预策略调研。

9月21日,青岛大学公共卫生学院和即墨区疾控中心教学实践基地揭牌。

12月1日,中心和青岛血站联合在山东大学青岛校区开展艾滋病宣传日活动。

荣誉称号 2018年,获得"山东省传染病信息与突发公共卫生事件报告管理先进集体"、"山东省艾滋病防治工作先进集体"称号,青岛市第六届"健康杯"卫生应急检验监测技能大赛团体三等奖。

主　　任:宋卫东
党总支书记:邵永源
副　主　任:华泽凯、孙允义
电　　话:86657816
电子邮箱:jmcdc7816@163.com
邮政编码:266200
地　　址:即墨区通济街144号

（撰稿人:卢朝霞）

青岛市即墨区妇幼保健院

概况 即墨区妇幼保健院是一所集医疗、保健、计划生育技术服务于一体的专科医院,是全区妇女儿童医疗保健和计划生育技术服务中心,是国家级的爱婴医院。2018年,医院占地面积6667平方米,在职职工180人,其中中级职称以上技术人员69人。设有妇产科、儿科、妇女保健科、儿童保健科、生殖健康科、婚姻保健科、乳腺科、特检科、检验科、放射科等10多个临床和医技科室,开放床位40张。是区免费婚前医学检查、免费孕前优生健康检查及免费计划生育手术的定点医院,是区医疗保险定点单位。

固定资产 2018年,医院拥有西门子四维彩超、飞利浦四维彩超、奥林巴斯腹腔镜、宫腔镜、超声骨质分析仪、美国产钼靶X光机、美国进口大型全自动液基细胞制片设备、进口HPV/DNA检测设备、迈瑞大型生化免疫流水线、五分类血液分析仪、全自动化学发光仪、全自动凝血仪、微量元素检测仪等先进的仪器设备

业务工作 2018年,门诊量达到16.19万余人次。妇产科全年共住院分娩920例,妇科手术病人22人,儿科全年报告药物不良反应25例,接诊病人62000余人次。全年全区宫颈癌筛查28049例、乳腺癌28059例,查出宫颈癌及癌前病变8人、乳腺癌10人。全年孕前优生免费查体共建家庭档案4858份,为辖区内1500余名新生儿建立纸质和电子健康档案。

医疗特色 主要开展住院分娩、无痛分娩、孕期

保健、产前筛查、出生缺陷监测、新生儿疾病筛查、儿童健康查体、区直单位企业职工健康查体等工作。在妇幼卫生服务方面，医院在妇女和儿童常见病、多发病、疑难病防治，以及乳腺病、不孕不育、妇科内分泌疾病诊治、妇女儿童健康促进等方面独具特色，优势突出，医疗保健服务辐射范围广。

院　　　长：于可战
院办电话：88510766
邮政编码：266200
地　　　址：青岛市即墨区通济街37号

青岛市即墨区急救指挥中心

概况　2018年，单位职工总数15人，其中，卫生技术人员15人，占职工总数的100%；高级职称3人，占职工总数的20%；中级职称5人，占职工总数的33.33%；初级职称7人，占职工总数的46.67%。

业务工作　2018年，接听电话55158次，派车19887次，院前救治转运病人17213人次，出诊量较2017年增长0.16%；院前救治转运病人比2017年增长7.27%。调度员平均等待用时4秒，平均调度用时1分钟，车组平均出诊速度2分6秒，平均到达现场时间16分26秒。圆满完成大型活动保健任务78次，累计出动急救单元312次，参加保健急救人员936人次。

固定资产　2018年，固定资产总值为233.40万元，无形资产从中划出。

信息化建设　2018年，开通"微急救"拨打120功能，利用手机的录屏技术制作视频资料。

科研工作　2018年，参与青岛大学附属医院孙锦萍博士负责的国家重点研发计划子课题"心脑血管疾病急诊绿色通道建设与示范"项目的组织实施，在区人民医院、兰村、二院、田横、移风五家急救站试点使用心脑绿色通道APP，救护车上配备救助仪，探索建设中国心脑血管疾病急诊救治的绿色通道，顺利通过国家胸痛中心验收。

社会化培训　全年累计培训396场次，培训11184人次，覆盖幼儿教师、小学生、酒店员工、社区居民、高血压患者、糖尿病患者等人群。

大事记

2月6日，中心主任迟春兰在青岛市急救中心院前急救年终质控会议上作典型发言。

4月23～24日，在青岛市第六届"健康杯"卫生应急保障（紧急医学救援）技能大赛中，区人民医院获得团体一等奖并包揽了个人前四名，区中医医院获得团体三等奖。

5月8日，即墨市120急救调度指挥中心正式更名为青岛市即墨区急救指挥中心。

5月22日～6月12日，灵山急救站参与上合青岛峰会保障。

5月31日，台湾航空救援专家徐震宇莅临中心探讨非紧急救护相关工作，平度市卫健局副局长郭雅丽和平度市120急救中心主任姜建新参加。

8月15日，选举孙坚担任中心工会负责人。

8月17日，兰瑞红、白琳分获即墨首届医师节"最美医师""优秀医师"称号。

荣誉称号　2018年，获"青岛市文明单位标兵""青岛市院前急救工作先进集体""2017年度科学发展先进单位""创新突破工作先进单位""宣传思想暨精神文明工作先进单位"称号，职工苗伟伟和区人民医院院前急救科获得"2017年敬业奉献道德模范"称号。

主　　　任：迟春兰
副　主　任：周珍萍
办公室电话：88518996
传真号码：88518996
电子邮箱：jimo120@126.com
邮政编码：266200
地　　　址：即墨区疾病预防控制中心四楼

（撰稿人：兰瑞红）

青岛市即墨区精神卫生中心

概况　即墨区精神卫生中心位于即墨区北安街道烟青路1000号，占地面积10227平方米，建筑面积为10379平方米，为区属公立医院，一级甲等医院。2018年，职工总数140人，其中，卫生专业技术人员121人，占职工总数的86.4%，行政公勤人员19人，占职工总数的13.6%。卫生技术人员中高级职称11人，中级职称44人，初级职称35人，分别占卫生专业技术人员的9%、36.3%、29%。有临床医师34名，护理人员62名，医师与护理人员之比为1∶1.8。即墨区精神卫生中心拥有床位190张，下设临床科室6个（全科医疗科、内科、外科、精神一科、精神二科、托养中心）、诊疗科3个（预防保健科、医学检验科、医学影像科）。

业务工作　2018年，门、急诊量40829人次，其中急诊315人次。收住入院810人，出院819人，住院床日数51766天，病床使用率64%，病床周转率

1.4%,入院与出院诊断符合率98%,好转率98%,院内感染率为0。

业务收入 2018年,业务收入3605.07万元,比上年同期上升9.8%。

固定资产 固定资产总值2359.63万元,比上年增加2.6%。

医疗特色 2018年,投资10万元建设国医馆。设立中医健康宣教室、针灸理疗室、中医科门诊、中医康复治疗室,总面积160余平方米。在中医康复室内增设中频治疗仪4台、TDP治疗仪10台、牵引椅2张、牵引床1张。在针灸理疗室内配备电针治疗仪10台。推行医院"5S"管理,邀请区人民医院帮扶专家进行全院培训并现场指导医院"5S"工作开展。加强精神专科建设,继续实施"心灵救助"行动。组织业务骨干到全区各镇街进行免费服药活动,救助免费服药病人1100余次。开展"心灵港湾"行动,对50余名青少年进行心理疏导和心理矫治。开展"温馨家园"活动,对全区各种重度贫困精神类残疾病人进行托养,对全区39名贫困精神残疾病人实施托养。

院　　长:刘振杰
副 院 长:孙先广、孙吉序
院办电话:87502117
传真号码:87502117
电子邮箱:jmssbyyyj@126.com
邮政编码:266200
地　　址:即墨区北安街道烟青路1000号

（撰稿人:张彩英）

青岛市即墨区环秀医院

概况 2018年,即墨区环秀医院(即墨区结核病防治中心)职工总数58人,其中,卫生技术人员50人,占职工总数的86%;行政工勤人员8人,占职工总数14%。卫生技术人员中高、中、初级职称分别为2人、14人、34人,分别占职工总数的3%、24%、58%,医生与护士之比为1:2。床位90张,设职能科室6个、临床科室3个、医技科室4个。

业务工作 2018年,门诊量4280人次,比2017年增长0.8%;住院610人次,比2017年下降0.9%;床位使用率54%,比2017年下降8%;床位周转6.74次,比2017年下降5%;入院和出院诊断符合率100%;病人好转率99%。

业务收入 2018年,业务总收入851.1万元,比2017年增加2%。

固定资产 2018年,固定资产总值625万元,比2017年增加7%。

医疗设备更新 2018年,将三分类血分析仪更新为全自动五分类全血分析仪,生化分析仪更新为全自动生化分析仪。

卫生改革 2018年,开展"5S"管理工作。组织中层以上干部到疾控中心参加学习,并邀请区疾控中心宋卫东主任对全院职工进行培训。

医疗特色 2018年,为40名结核病患者配备电子药盒。

科研工作 2018年,在国家级杂志上发表论文2篇。

大事记

7月,医院通过青岛市安全生产标准化创建评审。

11月,医院成为山东省心肺专科医联体成员单位。

荣誉称号 2018年,获得青岛市文明单位标兵称号。

党支部书记、院长:林忠贤
副 院 长:史坛芳、李　松
院办电话:58556068
邮政编码:266200
地　　址:即墨区烟青路95号

（撰稿人:李　松）

胶　州　市

胶州市卫生和计划生育局

概况 2018年,全市共有医疗卫生机构982个,其中,医院27家,包括公立医疗机构5家(三级综合医院1家,二级综合医院2家,二级专科医院2家);民营、厂企医院23家(二级综合医院1家,二级专科医院4家,一级专科医院1家、一级综合医院16家、血液透析中心1家）；专业公共卫生机构4家（卫生计生综合监督执法局、疾病预防控制中心、120急救中心、卫生计生干部培训中心）；基层医疗卫生机构951家〔镇（街）卫生院14家，社区卫生服务中心4家，村卫生室715家，门诊部、诊所、卫生所、医务室218家〕。全市医疗卫生机构共有床位5200张，每千人口医疗床位达到5.9张，现有床位中，公立医疗机构床位3644张，民营医疗机构1556张，民营床位数占总床位数的42.7%。全市执业医师2962人，执业护士3237人，每千人拥有执业（助理）医师3.3人，每千人拥有注册护士3.7人。全市有全科医师123人。全市出生人口性别比106：91，违法生育多孩率2.2%，违法生育处理率90.11%，社会抚养费缴纳率71.56%，孕环情监测率99.8%，孕情上报及时率为89.3%，超过青岛考核指标9.3个百分点。

医政管理 2018年，发挥16个质控中心作用，组织开展专项质控检查，提升医疗机构质控水平。处理医疗纠纷、投诉、举报、咨询300余件，有力防止事态蔓延及矛盾的进一步升级。继续做好乡村医生退出工作，累计发放乡医补助3112人，发放金额4724.988万元。提升中医药服务能力，推广中医药适宜技术，推进国医馆建设项目，全市建成18处国医馆，覆盖率居青岛各区（市）第一。开展卫生院标准化建设与管理工程。

公共卫生服务 2018年，建立规范化电子健康档案76.8万份，建档率87.7%；开展健康教育讲座3622次，受教人群达7.6万余人；新生儿建卡、建证率100%，"八苗"基础免疫接种率均在94%以上；卫生监督协管信息报告率达98%以上；规范管理高血压患者7.76万人、糖尿病2.7万人；免费为8.9万余名老年人进行了健康体检；系统管理0~6岁儿童6.2万人、孕产妇10286人；管理重性精神病患者3883人；累计8.1万名老年人接受中医体质辨识服务，2.1万名儿童接受中医调养指导；规范管理冠心病人10190人、脑卒中6318人。

疾病预防控制 2018年，传染病发病率保持全国较低水平，重点传染病发病率呈下降趋势。免疫针对性疾病得到有效控制，充分利用"互联网+"，通过"琴岛微苗"微信公众服务号智能化功能向家长推送活泼多样的信息，宣传免疫规划政策和育儿防病知识。顺利通过山东省慢性病综合防控示范区验收，继续开展中央财政转移支付国家冠心病高危人群早期筛查与综合干预项目、脑卒中高危人群筛查和干预项目、国家意外伤害监测项目、山东省糖尿病"防、治、管"融合项目等工作，积极开展全民生活方式行动及山东省"一评二控三减四健"专项行动等。推动健康教育和健康促进工作扎实开展，获全省健康教育宣传工作先进集体称号。

药政管理 2018年，继续规范实施国家基本药物制度，全市18处卫生院、社区卫生服务中心和规划内村卫生室严格药品集中采购工作，除精麻药品等国家另有规定的药品外，配备使用的药品全部通过山东省药品集中采购平台集中采购，严格执行零差率销售，网上采购率达100%。各基层医疗卫生机构都能够按时结算基本药物账款。每月和每季度经过绩效考核，及时足额发放乡医基本药物补助。二级以上公立医院基本药物和常用药品销售额占全部药品销售额的比例均达到40%以上。严格执行临床用药监测、评价和超常预警制度，开展处方点评，保证用药合理、规范。安排专人负责药管系统对接工作。

妇幼保健 2018年，加强妇幼保健工作，孕产妇系统管理率97.37%，3岁以下儿童系统管理率96.55%，住院分娩率100%，孕产妇死亡率0，婴儿死亡率1.06‰，5岁以下儿童死亡率2.34‰。完成孕产妇免费产前筛查、新生儿疾病筛查、新生儿听力筛查工作。建立健全三级妇幼卫生服务网络，明确各级职责；健全妇幼监督管理机制，实行不定期抽查、每季度督导、年终总评的工作模式；开展免费孕前优生保健服务；投入资金170余万元，为产前筛查高风险和临界风险孕妇免费提供基因检测或产前诊断，其中羊水穿刺296例，外周血DNA1085例。投入30万元，为已婚育龄群众免费提供计划生育技术服务4853例。与市财政局联合出台《关于调整计划生育免费技术服务费用标准的通知》。为5例病残儿家庭提供优质的再孕指导服务。针对0~12岁儿童开展多项特色保健服务，针对残疾儿童进行免费康复指导；做好"两癌"筛查工作，农村孕产妇补助工作及叶酸补服工作，发放叶酸20584瓶，增补叶酸人数为3311人；对艾滋病、梅毒、乙肝阳性患者做到及时母婴阻断和随访。实施区域协同人口健康素质提升工程。加入"中国宫颈癌防治工程"，定期开展妇幼卫生数据监测和情况分析。

卫生应急 2018年，制订《胶州市卫生和计划生育局突发生物恐怖袭击事件卫生应急预案》《胶州市突发事件心理危机应急预案》《胶州市卫生和计划生育局地震应急预案》等卫生应急预案。建立应急专家库，组织综合性演练2次，大型应急宣传活动6次，应急知识宣传培训152期，发放宣传材料30万余份。

公共卫生事件报告率、及时率、完整率均达到100％。

行政许可和审批 2018年,受理办结1754件。其中公共场所卫生许可123件,集中式供水卫生许可2件,医疗机构执业登记33件,医疗机构变更69件,医疗机构注销54家,医师注册、变更共284人,护士注册、变更共271人,对全市918家各级各类医疗机构开展年度校验工作。出台《胶州市医疗机构、医师、护士电子化注册工作实施方案》。组织全市医疗机构、医师、护士电子化注册联络员开展业务培训。完成医疗机构电子化注册账号940家,护士账户注册3061人,账户激活2935人,账户注册激活率达95.94％;医师账户注册2669人,账户激活2407人,账户注册激活率达90.18％。

卫生执法监督 2018年,制定出台《卫生计生综合监督工作要点》和《卫生计生综合监督规范年活动实施方案》。开展卫生计生综合监督规范年活动宣传周、"3·15"消费者权益日、食品安全宣传周等法律法规宣传活动,在山东省卫计委、山东信息港等网站、报纸发表信息80篇次。全面推进落实国家"三项制度"试点工作,购买9台执法记录仪和1台摄像机用于推行音像记录。联合市环保局开展医疗废物、医疗废水处置专项执法检查;深入开展医疗机构医疗质量安全专项监督检查、医疗机构依法执业专项监督检查、人类辅助生殖技术专项监督检查、采供血机构及医疗机构临床用血专项监督检查、产前诊断与筛查技术专项监督检查、打击非法医疗美容专项整治和放射卫生监督专项整治等多项专业执法检查;开展一级以上医疗机构传染病防治分类监督综合评价试点工作。抽检水质117份,其中市政供水出厂水2份,末梢水20份,二次供水16份,农村供水64份,投诉举报水质15份,全部进行水质常规项目检测。加强夏季现制现供饮用水卫生监管,抽检水质200份,覆盖率100％。开展公共场所监督执法检查,巩固卫生城市的成果;开展学校卫生专项检查;有效规范餐饮具集中消毒单位的经营行为。加大行政处罚和投诉举报案件的查处力度,受理投诉举报案件100起,其中医疗类75起、生活饮用水类18起和公共场所类7起。实施立案处罚12起,罚款金额3.4万元,没收违法所得4250元,吊销口腔诊疗科目1起,对5家无证行医单位进行现场取缔。投诉人满意度达100％。实施行政处罚立案91起,其中医疗类62起、公共场所类25起、生活饮用水4起,罚没款20余万元,吊销医疗机构许可证2起,结案73起。

科教兴医 2018年,公开招考大学毕业生86名,其中全日制研究生5名。在市人民医院、心理康复医院、市第三人民医院成立理事会,召开理事会议,审议通过章程和议事规则。与陕西省宁陕县卫生计生局签订《对口帮扶合作协议》,选派中心医院王世礼、人民医院赵树林、心理康复医院栾栋梁到宁陕医院开展合作帮扶工作,建立对口合作长效机制。拓展乡村医生岗位培训形式和内涵,累计开展集中理论培训181期,自学进度达100％。创新开展乡村全科执业医师考前培训50期、乡村医生素质提升培训1期和乡村医生临床信息化技能培训6期、乡村医生临床技能实习16期,培训乡医11000余人次。应用远程网络视频教学系统,以教师授课地为主会场,各培训点作为分会场与主会场同步培训。申报青岛市级继续医学教育课题11个(含两期临时性继续教育项目即一次学术峰会和一次高峰论坛),申请Ⅱ类继续教育学分41分,举办继续教育培训11期,培训3000余人次。有83名医师取得全科医生培训合格证书,在培40名。里岔卫生院急救分中心开工建设。按照国家标准规划建设10个专业实验室,其中,HIV初筛实验室、理化试验室、微生物实验室完成建设。完成市人民医院新建病房楼和市心理康复医院重症精神病人监护中心的建设。同济大学附属东方医院胶州医院建设项目于10月24日主体封顶。

卫生支农 2018年,正式启动城乡医院对口支援工作,12家二级以上医疗卫生机构的50名医务人员支援19家基层医疗卫生机构。

"医联体"建设 2018年,将"医联体"建设列为年度重点工作,实现卫生院和社区卫生服务中心全覆盖。市人民医院、第三人民医院、心理康复医院与18家卫生院、社区卫生服务中心分别组建20多个"医联体",制定双向转诊制度、转诊流程,签订工作协议,充分发挥城区医院的运营管理和技术优势,实现人才共建、管理共融、技术共享。14处卫生院还分别与青岛大学附属医院、青岛市海慈医疗集团、青岛市市立医院、青岛阜外医院等医院建立"医联体",先后有300多名知名专家到基层坐诊,服务群众3万多人次。

健康扶贫 2018年,全市22家公立医疗机构确定为"健康扶贫定点医疗机构",各定点医疗机构在执行医保政策的同时,严格执行"先诊疗、后结算""三免两减半"等优惠政策,实现基本医疗保险、大病保险、疾病应急救助、医疗救助"一站式"即时结算。

家庭发展 2018年,把城镇失业无业独生子女父母参照农村部分计划生育家庭奖励扶助标准纳入年老奖励范围,实现城镇独生子女父母年老奖励全覆盖，累计奖励对象1841人，发放奖励费176.7万元；对计划生育特殊困难家庭扶助关怀工作进行责任分解，建立计生特殊困难家庭扶助关怀统筹协调机制，全面落实农村部分计划生育家庭奖励扶助政策，全市有30041人符合奖励扶助政策，1170人符合特别扶助政策，全部通过直通车形式发放到位，全年发放资金3710.232万元。

流动人口管理　2018年，全市全员流动人口29465人（流入23143人，流出6322人），其中已婚育龄妇女12028人（流入8966人，流出3062人）。先后4次进行流动人口清理巡查和驻街单位抽查考核。完善流动人口生育服务登记制度，简化工作流程，累计为流动人口办理生育登记58例。国家抽取胶州市3个街道的6个村居作为动态监测样本点，先后入户核实上报花名册300户，开展问卷调查并通过手机终端实时在线录入国家系统120户，在年终总评中，该项成绩稳居全国前五。申报流动人口示范企业2家，示范学校2所，健康家庭5户，流动人口社会融合示范区3个。11月6日，山东省《人口健康报》二版头条对胶东街道首胜实业有限公司进行专题报道。

计划生育基层指导　2018年，创新完善计划生育管理服务体制，建立基层指导工作新机制。全面开展育龄妇女基础信息核查。稳妥实施"全面两孩"政策，广泛开展生育政策宣传，开设便民服务绿色通道。实施生育第一个或第二个子女的夫妻免费生育登记制度，建立并落实计划生育奖励优惠和技术服务预先告知制度。

党建工作　2018年，推进"两学一做"学习教育常态化制度化，组织开展解放思想大讨论，"大学习、大调研、大改进"工作。邀请农业局专家赴王疃小井村举办专题讲座。成立民营医疗行业党委管理民营医院，门诊部、个体诊所等民营医疗机构由所在辖区卫生院、社区卫生服务中心选派党建指导员。组织开展医疗卫生行业作风整治专项行动。

精神文明建设　2018年，开展文明单位、文明服务窗口等创建活动，顺利通过省级文明单位复审。组织开展卫生计生系统"身边人讲身边事"宣讲活动。组织开展优秀护理团队、"南丁格尔"突出奉献护士、最美护士评选活动。组织开展最美医生、最美乡村医生评选活动。组织开展全系统安全生产知识竞赛活动。参加青岛市健康杯技能竞赛活动。建立全市统一的服务礼仪规范，编印《服务礼仪规范手册》。深入推进"服务对象（出院患者）满意度回访"工作，建设胶州市卫生计生健康客服中心，各单位服务对象（出院患者）总满意度达到90%以上。开展"居民满意度调查大走访"，入户走访群众30余万人，发放"看病就医"工作满意度调查问卷约23万份，回收20余万份，收到意见建议220余项，全部落实整改到位。在青岛市卫生计生系统群众满意度调查中位居十区（市）第三名。

党委书记、局长：周　刚
党委委员、副局长、市计生协会常务副会长：牟学先
副　局　长：刘汝芳
党委委员：李　亮
党委委员、市第三纪工委派出委员：贾维放
党委委员、副局长：孙卫刚
党委委员、市人民医院理事长、院长：张建顺
党委委员、工会主席：张吉祥
副主任科员：赵金凤
市计生协会副会长：杨维昂
副科级干部：吴淑芹
电　　话：82289077
传　　真：82289076
电子邮箱：jiaozhouweisheng@126.com
邮政编码：266300
地　　址：胶州市行政服务中心东楼

胶州市人民医院

概况　2018年，胶州市人民医院占地面积6.7万平方米，总建筑面积5.8万平方米，在编职工594人，其中卫生技术人员521人（高级职称79人，中级职称290人，初级职称152人），其他技术人员30人，管理岗人员21人，行政工勤人员22人，备案制人员110人。床位设置970张。

业务工作　2018年，门、急诊518731人次，收住院35667人次，开展手术6403人次。床位使用率83.9%，床位周转率35.8%，入院与出院诊断符合率99.8%，手术前后诊断符合率100%，抢救危重病人8958人次，抢救成功率为96.5%，治愈率12.6%，好转率83.3%，病死率0.5%。

业务收入　2018年，完成总收入48779.34万元，比上年增加2546.62万元，增长5.51%。

固定资产　2018年，固定资产总值23833.98万元，比上年增加1068.61万元，增长4.69%。

医疗设备更新　2018年，投资949.91万元先后购置超高清电子内窥镜、C形臂X光机、腹腔镜、超声内镜、多功能呼吸机、麻醉深度监护仪、多功能意识促

醒仪、神经外科内镜、血液透析机、裂隙灯显微镜、心肺复苏机,多功能监护仪等45台医疗设备。

基础建设 2018年,投资614.4万元对保健楼、南院3层病房楼等多处进行装修改造,投资132.3万元对南院外墙等进行装饰改造。

卫生改革 2018年,加强医疗控费,医疗费用增幅较上年下降2.29%,实际减轻群众负担2036万余元。选择25个专业217个病种实施临床路径管理,开展临床路径20959例,入径率达到66.2%。以组建医疗联合体为突破口,与北京大学人民医院、山东省肿瘤医院、青岛市市立医院、青岛市眼科医院建立"医联体",与11家乡镇卫生院、社区服务中心建立"医共体",签订双向转诊协议书。接收基层医院转诊病人296人次,转回基层医院康复治疗患者322人。召开第一届第三次理事会、监事会成员会议,理顺中层干部管理机制。建立一卡通、异地医保结算、跨省新农合联网结算等36个信息一体化子系统,完成跨省新农合联网结算工作。推进胶州市区域远程影像中心建设。推进智慧医院建设。

医疗质量管理 2018年,筹备组建胶州市胸痛中心、卒中中心、创伤中心、危重孕产妇救治中心、危重儿童和新生儿救治中心、癌症中心"六大中心",胸痛、卒中、危重孕产妇救治中心顺利通过青岛市卫计委综合评价。开展急性缺血性脑卒中溶栓新技术69例,胸痛中心收治108例患者。新增"老年病专业""康复医学科""介入放射学专业""查体中心"4项诊疗科目,顺利通过青岛市卫生计生委考核验收。开展DSA介入治疗。利用"互联网+"开展远程会诊20余次,建立远程医疗会诊中心。组织开展多学科整合门诊(MDT)。优化外出就医绿色通道,协助转院50余人。邀请北京协和医院、北京天坛医院等数十所北京知名医院的专家来院坐诊、手术、查房、授课。组织全院临床科室、医技科室签订医疗质量管理暨核心制度落实责任书。加强对病历质量的管控,督查运行病历6787份、终末病历8195份。开展中医适宜技术,将针灸、推拿、拔火罐、熏洗、灌肠、耳穴压豆、中医定向透药治疗等技术,纳入中医诊疗常规,实现中医药服务全覆盖。

护理服务 2018年,正式成立IV-team静疗团队,制定留置针规范固定流程图,固定规范率达到96%,留置针使用率从36.4%上升至46%。开展B超下PICC置管术,完成PICC穿刺48例,完成PICC维护1064例。开设造口护理门诊。

公共卫生服务 2018年,推进公共卫生项目落实,加强慢病管理,上报脑卒中、冠心病病例1240例,肿瘤病例135例,意外伤害病例9812例,死亡病例334例。开展上消化道癌筛查及早诊早治420例,覆盖5个乡镇、20个自然村。开展健康教育专兼职人员技术培训,创建省级健康促进医院。开展查体工作,完成各类查体30748人次,职业病查体6700人次,高考学生查体5386人次。上报传染病365例。开展产前筛查1677人次、糖尿病筛查1794人次、胎心监护6957人次、无创DNA产前检测352人次。

医疗特色 2018年,制订《胶州市人民医院学科建设实施方案》《学科建设三年规划任务书》。神经外科被确定为青岛市医疗卫生C类重点学科,并顺利通过届中期建设评估。消化内科、中医肾病科通过青岛市特色专科复审。组织召开2018年医院学术委员会会议;完成新技术新项目院内立项审议,13项新技术新项目获院内立项。在青岛市二级医院中属首次开展"超声内镜诊疗技术"。"普通调强适形放射治疗"使用瓦里安CX放疗机器,填补胶州市精准调强放射治疗的空白。在胶州市率先开展"植入式静脉输液港""超声引导下PICC置管术""伤口造口护理"3项护理技术。开展"臭氧治疗技术临床应用""带袢钢板及带线铆钉修复喙锁韧带治疗肩锁关节分离及锁骨远端骨折""Key hole在神经外科中的应用""冠状动脉造影及支架植入术""非创伤性血管成像技术""腹腔镜胃癌、结肠癌根治术""踝关节锻炼器在神经外科应用""人工膝关节置换术"等新技术。

科研工作 2018年,发表各级各类学术论文58篇,出版著作33部,研发专利10项。对2项科研课题开展进度审查,其中"中药制剂治疗脑卒中后昏迷的临床研究"取得青岛市科技成果标准化评价报告。56名业务骨干被选为青岛市以上专业学会委员。

继续教育 2018年,组织继续教育学习15次,合格率100%。举办院内业务讲座12次,外请专家业务讲座8次,远程同步视频讲座8次。选派业务技术骨干到上海东方医院等上级医院进修学习62人次,252人次外出参加新知识、新技术学习班及学术交流活动。开展教学工作,带教实习、见习学生82人。参加滨州医学院组织的微课教学比赛荣获一等奖,并经滨州医学院推荐参加省级竞赛。接收12名徽县卫生人员来院进修,制定详细学习计划,实行"一对一"带教。

精神文明建设 2018年,开展服务礼仪规范创建活动,建立常态化服务礼仪规范培训考核和督查机制。在门诊推行"流动导诊"服务。特邀北京同仁医院、青岛眼科医院专家来院指导,开展微创白内障超声乳化手术,有663名患者享受此项免费政策。组织院外志愿服务活动19次,服务1588人次。组织派出各类医疗保障服务80余次。积极响应市妇联"春蕾计划",为"春蕾女童"捐助13400元。98名患者享受到"两免两减半"优惠政策,共减免费用14419.18元,联合泰康保险、人寿保险为贫困人口提供特惠医疗保险"一站式"报销服务。开展群众满意度提升活动,病人满意度达到99.5%。被胶州市精神文明建设委员会办公室授予胶州市"文明创建示范岗"称号。

大事记

1月23日,召开首届理事会第二次会议。

3月6日,开展首例远程会诊,充分利用"互联网+",建立远程医疗会诊中心。

3月22日,举行"文明创建示范岗"挂牌仪式。

3月30日,成立首个IV Team静脉治疗团队。

4月22日,举行胶州市心脑血管疾病研讨会暨胶州市胸痛、卒中中心启动仪式。

5月16日,神经外科被评为青岛市医疗卫生C类重点学科。

9月4日,顺利通过输血质控考评。

9月27日,召开首届理事会第三次会议。

12月20日,召开"医共体"理事会成立大会。

12月26日,召开"阳光卫计各界人士"座谈会。

荣誉称号 2018年,先后荣获国家级流感监测哨点医院,山东省县级医院服务能力建设联盟常务理事单位,青岛市院前急救、医疗质量管理工作先进单位;胶州市文明创建示范岗、胶州市"送温暖工程"先进单位、卫生计生系统综合考核优秀单位等荣誉称号。

院长、理事长:张建顺

党委书记:庄爱霞

党委委员、副院长:韩 松、侯湘波

理 事:朱建勋、王勤学

院办电话:58656111

传真号码:58656228

电子信箱:rmyybg@163.com

邮政编码:266300

地 址:胶州市湖州路180号(南院)、胶州市广州北路88号(北院)

(撰稿人:张丽娜)

胶州市心理康复医院

概况 2018年,胶州市心理康复医院占地面积2.3万平方米,业务用房1.2万平方米。职工总数271人,其中,在职在编职工125人,编外用工146人。卫生专业技术人员222人,占职工总数的82%;行政工勤49人,占职工总数的18%。卫生专业技术人员中,正高级职称7人,副高级职称18人,中级职称56人,初级职称141人,分别占卫生专业技术人员的3.15%、8.11%、25.23%、63.51%。医生与护士之比为1:2.4。编制床位400张,有11个职能科室、11个临床科室和8个医技科室。

业务工作 2018年,门诊量66861人次,比上年同期增长10.79%;收治住院病人5295人次,同比增长4.96%;床位使用率为103.9%,床位周转次数为12.6,好转率为94.7%。2018年固定资产总值2384万元,与上年同期相比增长1.58%。医保结算出院患者5401人次、3502万余元;门诊大病签约4803人,结报26419人次,总金额789万元。异地联网结算9例,其中省外1例、省内8例。

基础建设 2018年,重性精神病人监护中心大楼正式启用。总建筑面积8167平方米,投资2800余万元,增加床位200张。投资约300万元建立医院消防水池,安装消防安全门、安全报警系统等。与三里河派出所联合建立警卫室。对警卫室监控系统进行全面升级。建设党群教育活动中心。

医疗特色 2018年,扩建重性精神病人监护中心。精神残疾人托养中心实现"进得来、出得去"的托养预期。深入企事业单位、社区和学校开展社会心理咨询服务。在北京举行的第11次全国心理卫生学术大会上作《社会心理服务中心建设运行初探》的典型发言。《人口健康报》《医院论坛报》《半岛都市报》等多家媒体给予深度报道。实施MECT(无抽搐电休克)、经颅磁刺激、生物反馈等新技术,改变精神疾病单一药物治疗的途径。结合脑功能检查仪,实现脑部诊断与治疗的结合。成立国医馆,聘请知名中医坐诊。

继续教育 2018年,制订《人员外进进修管理办法》,选派医护药骨干到北京、青岛等能力提升40余人次;业务培训49次2650余人次;开展技术比武5次,带教滨州心理学专业学生12人,长期聘用5名专家坐诊讲学,新招医护药专技人员12名。年内开展咨询指导7600余人次,举办心理健康讲座5次,心理危机干预30余人次。

精神疾病防治 2018年,在册严重精神障碍患者3898人,检出率0.431%,在管患者3894人,管理率达到99.74%,规范管理3833人,规范管理率

98.33%。组织全市培训2次,参加市级培训4次,技术督导3次。据12月统计,住院精神障碍患者438人,其中严重精神障碍患者288人。享受"中央补助地方重性精神疾病管理治疗686项目"54名,免费发放药品价值7万余元;落实低保或低保边缘贫困精神病人900元免费门诊服药和常规检查约1200人,价值45万余元;贫困精神病人住院救助85人,10万余元。

精神文明建设　2018年,开展"主题党日+"、学习研讨、讲党课、专题教育72次,参加市、院级考试2次,36名干部通过党纪党规和德廉知识测试,灯塔党建参与达100%。结合"大学习、大调研、大改进",开展解放思想大讨论。建成党群教育活动中心。宣传健康知识、医改政策、"国家卫生城市建设"、"世界献血日"、"世界精神卫生日"等内容。组织职工开展丰富多彩的文体活动。组织爱心献血总计80余人次,献血28900毫升。开展治安巡逻、峰会维稳、协助交通、扶老助幼、送医送药等志愿服务1000余人次。"慈善一日捐"2.5万元。召开阳光卫计座谈会,开展满意度大走访。出院患者回访率100%,发放住院病人满意度调查表720份、基本医疗和看病就医满意度测评1700份,总满意度达100%。

大事记

5月,胶州市重性精神病人监护中心正式启用。

6月,胶州市心理康复医院党群教育活动中心成立。

9月,党总支书记、理事长匡如应邀出席在北京举行的第11次全国心理卫生学术大会并作《社会心理服务中心建设运行初探》典型发言。

12月,床位增加至500张。

12月,开设睡眠医学门诊。

12月,启用国医馆。

荣誉称号　2018年,荣获"胶州市卫生应急技能竞赛第一名",被评为"胶州市无偿献血先进单位";团支部被评为"胶州市五四红旗先进支部";医院被评为青岛市文明单位。

党总支书记、理事长:匡　如
副　院　长:张道强、王广金
纪委书记:王炳来
院办电话:58566619(日间)　58566600(夜间)
电子信箱:xk3535@163.com
邮政编码:266308
地　　址:胶州市扬州西路93号

(撰稿人:陆　梅)

胶州市疾病预防控制中心

概况　2018年,胶州市疾病预防控制中心总建筑面积3200平方米,其中实验室建筑面积1600平方米。中心设有综合科、检验科、免疫规划科、病媒生物科、疾病防制科、健康教育科、职业卫生监测科、慢性病防制科共8个职能科室。人员编制82人,在编职工57人,其中专业技术人员39人,本科及以上学历27人,正高级职称1人,副高级职称6人,中级职称14人。

基础建设　投资900万元采购电感耦合等离子体发射光谱仪、气相色谱仪、高效液相色谱仪等69台(套)仪器设备。建设完成10个标准化实验室,实验室的建筑面积由原来的1000平方米增加到1600平方米。

体系建设　2018年,新考录大中专毕业生9人,其中卫生检验3人、预防医学6人。在实验室建设方面,建设完成10个标准化实验室,实验室A类设备达标率100%,B类设备达标率100%,C类设备达标率100%。

传染病防制　2018年,报告法定报告传染病15种,计2045例。分别为:手足口病694例,肝炎634例,肺结核234例,梅毒238例,猩红热74例,其他感染性腹泻55例,出血热27例,布病20例,淋病20例,流行性感冒17例,流行性腮腺炎10例,艾滋病11例,痢疾5例,百日咳2例,疟疾2例。处理传染病自动预警信息系统信息116次。完成中国疾病预防控制信息系统数字证书部署实施相关工作及证书使用操作工作。

重点传染病监测与防控　2018年,无重症和死亡病例及暴发疫情发生。开展手足口病流行规律、主动搜索监测疫情与报告。对11起手足口病聚集性疫情进行流行病学调查处置。对各镇(街道)卫生院社区卫生服务中心及托幼机构、小学等重点部位和重点场所的督导和检查。村卫生室建立和完善婴幼儿家长手足口病防控知识宣教制度、转诊治疗登记制度。联合教体局对全市200多家托幼机构管理人员和医务人员开展手足口病防控知识培训,要求加强落实日常防控和突发疫情处置措施;并通过微信平台宣传手足口病的预防知识,对基层医疗机构、托幼机构和中小学等重点单位和重点场所发放宣传材料2万余份。出血热发病27例,同比(22例)上升22.7%。布鲁氏菌病发生布病20例,个案调查处置率、疫点处置及时率100%。流感监测哨点医院采样670例，流感样病例报告及时率、标本采集完成率达到100%。猩红热发病74例，进行实时疫情分析，特别是对学校、托幼机构等集体单位进行健康宣传教育。对17处狂犬病暴露处置门诊进行督导检查，开展狂犬病暴露处置门诊工作培训。

艾滋病防制 2018年，建设艾滋病初筛实验室、VCT门诊、社会组织工作室为一体的艾滋病工作综合功能区。依托胶州市第一家正式注册的公益社会组织——胶州市爱心健康中心门诊开展艾滋病高危人群的生殖健康、性病艾滋病健康教育和行为干预，"门诊—外展—社群活动"的综合干预模式，并在全国多次学术交流活动中介绍推广。国家社会组织参与艾滋病防治基金管理委员会于12月16～21日在胶州市爱心健康中心组织开展社会组织现场培训实习活动。有艾滋病初筛实验室5个，艾滋病检测点18个。报告HIV感染者和AIDS病人21例（男性18例，女性3例），其中艾滋病病人9例。12例为男男同性传播，9例为异性传播。新发现病例中男男同性传播占52.14%，成为艾滋病主要感染途径，青年感染者比例明显上升。为艾滋病病毒感染者和病人提供医学和心理上的帮助。对本地全部121名（118例治疗）艾滋病病毒感染者和病人进行随访和查体，治疗覆盖率达到97.5%，正在接受抗病毒治疗病人，每年完成1次CD4检测的比例达到100%，每年完成1次病毒载量检测的比例达到100%。对艾滋病病毒感染者和病人的配偶/固定性伴共进行艾滋病抗体检测，检测率达到100%，对新报告和既往报告的艾滋病病毒感染者和病人进行结核病筛查，筛查率达到100%。

结核病防制 2018年，登记肺结核病人221例，其中痰涂片阳性病人63例、阴性病人158例。在青岛工学院开展"3·24世界防治结核病日"系列宣传活动和社会媒体传播活动。组织培训落实《学校结核病防控工作规范》和《山东省学校结核病防治管理办法（试行）》。胶州市卫计局和教育体育局联合对胶州市初、高中学校进行全面督导检查。登记学生病例18人，全部进行随访相关处置。

免疫规划 2018年，免疫规划接种一类疫苗273492剂次，二类疫苗28469剂次，免疫规划疫苗报告接种率均在95%以上，乙肝疫苗首针及时接种率为97.54%。召开Ⅱ型脊髓灰质炎疫苗相关病毒登记清册工作培训会。举办全市免疫预防综合技术培训班。开展预防接种单位资质认证工作。对胶州市第三人民医院、少海医院、现代医院3家单位的成人预防接种门诊进行验收，发放成人预防接种门诊资质证书。

突发公共卫生事件应急处置 2018年，报告突发公共卫生事件相关信息4起，其中出血热死亡事件相关信息2起、胶州市首例人感染猪链球菌病例事件相关信息1起、中铁十四局食源性疾病暴发事件1起。在胶北卫生院开展霍乱疫情应急演练。

慢病防制 2018年，胶州市列山东省慢病综合防控示范区创建名单公布第一位，被评为2016～2017年度山东省慢性非传染性疾病防制工作先进集体。组织参加山东省中小学"三减"健康教育主题活动，胶州市振华小学教育集团荣获"我家的健康食谱"评选活动二等奖和优秀指导教师奖。青岛市胶州中心医院HIS系统和青岛市疾控中心综合业务管理平台完成对接，胶州市2级以上综合医院慢病监测全部实现信息化管理。承担山东省糖尿病"防治管"融合试点防治项目、基层高血压防治医防融合试点项目和重点人群、重点场所减盐干预模式推广和评价项目。继续承担3项国家重大公共卫生服务慢性病防治项目。

公共卫生服务 2018年，参与基本公共卫生服务疾控项目的基层培训、质量控制工作，完成技术指导两轮次；协助市卫生行政部门开展项目督导、考核和国家基本公卫项目10年评估工作。

病媒生物防制 2018年，胶州市各监测点布鼠夹2400个，年平均鼠密度为1.54%。用捕蝇笼捕获蝇522只，年平均蝇密度为4.35只/（笼·日）。放捕蟑板600板，密度指数为0.03只/板。捕获蚊1140只，蚊密度5.94只/（人工·小时）。对部分重点场所进行调查监测。采用布鲁图指数法及路径法对伊蚊危害情况进行调查及监测，调查结果报青岛市疾病预防控制中心。

地方病防制 2018年，胶州市碘缺乏病监测覆盖5个镇（街道），采集完成碘盐检测300份，合格碘盐食用率94%。

寄生虫病防制 2018年，对全市完成寄生虫病防治规划情况进行自查，消除疟疾"三热病人"血检完成607例，阳性病人疫点处置2例。

食品风险监测 2018年，对16类食品进行21批次样品采集，样品采购点在超市、农贸市场、种植基地等地点确定，所采样品送青岛市疾病预防控制中心或李沧区疾控中心、崂山区疾控中心、城阳区疾控中心、胶州疾控中心进行检测。

健康教育与促进 2018年，开展国家级居民健康素养、成人烟草流行和中医药文化素养监测复核工作。协助胶州市卫计局做好创建省级健康促进示范市工作,被省卫生和计划委员会授予"山东省健康促进县(市、区)"称号。开展"送烟＝送危害"宣传活动,开展第31个"世界无烟日"宣传活动,在全市11所中学等开展控烟知识讲座20场。派健康教育科耿青松赴贵州省镇宁自治县开展医疗对口支援工作,被镇宁自治县卫生计划生育局评为优秀医务工作者。

质量管理和实验室检测 2018年,参加山东省质监局组织的"2018年食品微生物(大肠菌群)检测能力验证"项目。完成"2018年城市供水和农村饮用水水质安全调查"项目的水样采集工作和水样检验工作。完成胶州市卫生监督综合执法局执法检查采集的水样,公共场所、餐具、投诉举报等150多份样品的检验分析。完成山东省碘盐调查碘盐监测项目300份样品的碘含量分析。完成艾滋病日常检测600多人次和艾滋病哨点监测的血样筛查分析400余份。参加全省艾滋病筛查实验室能力考核,考核结果为优秀。改建艾滋病实验室,配备四通道全自动酶联免疫工作站。完成胶州市18个艾滋病筛查点的考核工作。完成青岛市食品污染物调查项目的110份面粉样品的3个重金属项目和40份凉拌菜等食品的4个项目的食品污染物调查检测。完成全国土壤质量调查项目20份样品的5个项目的检测分析。完成疟疾的实验室培训考核工作。完成10个新改建实验室的建设。标准化实验室配套设备69台套。

重点职业病监测与风险评估 2018年,通过中国疾病预防控制信息系统上报新发职业病4例,其中尘肺病1例、职业性噪声聋2例、职业性布鲁氏菌病1例;农药中毒32例,死亡2例,全部病例均为非生产性自服。收集安监部门企业职业病危害因素申报信息540份,辖区职业健康检查机构报告职业健康检查个案数据1336例。

疫苗管理 2018年,开展疫苗注射器出入库登记信息化管理。督导疫苗冷链系统正常运转,加强疫苗冷链设备的维护、保养和安全工作。开展向各预防接种门诊配送疫苗工作,每月全市所有门诊配送疫苗一次。

精神文明建设 2018年,严格根据上级党委的工作要求积极开展"两学一做"常态化工作。按照规范学习贯彻党的十八大,十八届四中、五中全会和习近平系列讲话精神。按照要求认真开展"三会一课",及时组织"主题党日＋"活动。组织职工积极参加"身边好党员"演讲比赛,组织"三八妇女节"女职工活动、职工健康查体等活动。

大事记

2月8日,中国疾病预防控制中心慢病社区处处长马吉祥一行5人来中心调研考察慢病防控工作和慢病防控体系建设情况,山东省疾控中心慢病所所长张吉玉,青岛市疾控中心、胶州市卫计局有关领导陪同。

5月2日,中心派出人员支援青岛市市南区疾病预防控制中心上合组织青岛峰会保障任务。

11月15日,北京性病艾滋病防治协会、西城区和通州区疾控中心及6家社会组织来胶州市参观考察社会组织参与艾滋病防治基金项目工作。

11月,中心实验室改造扩建完成,建成血清学检测实验室、HIV初筛实验室和分子生物实验室等10个标准化实验室,实验室面积达到1600平方米。投资1000万元购置69台配套设备安装调试到位,中心实验室实现了A类、B类、C类设备达标率100%。

荣誉称号 2018年,胶州市疾病预防控制中心获得2016年~2017年度山东省县区级慢性非传染性疾病防制工作先进集体、青岛市第六届"健康杯"卫生应急检验监测(公共卫生)技能大赛团体二等奖、青岛市传染病防治工作岗位技能竞赛团体三等奖、青岛市艾滋病防治工作岗位技能竞赛团体三等奖、青岛市青年文明号、胶州市五四红旗团支部等荣誉。

主　　任:赵建磊
党支部书记:王桂禄
副　主　任:李中信、张绍基、周克文
办公室电话:86620839
电子信箱:jiaozhoucdpc@126.com
邮政编码:266300
地　　址:胶州市常州路11号

（撰稿人:王良玉）

胶州市卫生计生综合监督执法局

概况 2018年,在职职工43人,离岗待退及离退休人员28人。在职职工中卫生技术人员12人,占职工总数的27.9%;管理岗位人员27人,占职工总数的62.8%;工勤岗位人员4人,占职工总数的9.3%。卫生技术人员中高级职称3人,中级职称7人,初级职称2人,分别占卫生技术人员的25%、58.3%、16.7%。内设综合科、公共场所科、职业卫生科、医疗机构科、法制科和计划生育科6个科室。承担着全市公共场所卫生、生活饮用水卫生、学校卫生、医疗卫生、职业卫生、消毒产品经营单位、餐饮具集中消毒单位以及计生执法等监督执法工作任务。

医疗卫生执法 2018年,开展打击非法行医和非法医疗美容"春雷行动"专项监督检查,执法人员现场下达责令整改卫生监督意见书56份,取缔8家,处罚6家。对各级医疗机构开展病原微生物实验室生物安全、放射防护用品配备、使用、管理、综合门诊部执法、血液透析传染病防治卫生监督、传染病防治分类监督综合评价等多个专项监督检查,累计监督检查各类医疗机构1500余家。

公共卫生监督 2018年,加强城乡供水的监督检查和水质抽检。有14家1000吨以上供水单位和3家100吨以上供水单位及8家二次供水单位,全部取得卫生许可证,持证率100%。抽检水质117份。将学校托幼机构传染病防控工作、学校饮用水卫生管理以及学校卫生状况作为监督重点全面排查。累计出动卫生监督执法人员650人次,出动执法车辆220车次,监督检查各类学校、托幼机构490余家。顺利完成中高考卫生安全保障任务。对餐饮用具集中消毒单位开展严格执法检查,将餐饮具集中消毒单位规模由以前的7家整合为2家。

卫生监督规范化建设 2018年,开展监督执法业务理论培训。全面启用卫生监督应用系统,采购手持执法终端25台、蓝牙打印机6台用于日常监督执法,并通过青岛市验收。

上合峰会保障任务 2018年,全力做好上合组织青岛峰会的外围安全保障工作,开展公共场所专项整治行动,累计出动卫生监督执法人员612人次,出动执法车辆197车次,对全市7个大型商场、52家住宿单位和185家"三小行业"进行全面监督检查。对20家存在严重违法行为的监督单位实行立案处罚,罚款18500元。安排3人到李沧区实施对口支援。

卫生监督动态宣传 2018年,在国家法定节假日、"3·15"消费者权益日、"三八"妇女节等节日,普及《传染病防治法》《公共场所管理条例》《消毒管理办法》等法律法规知识,发放宣传材料8000余份。累计在各类新闻媒体上宣传卫生监督执法信息80余篇次,其中《人口健康报》等省级以上重要媒体50余篇次。

行政执法 2018年,受理投诉举报案件100起,其中医疗类75起、生活饮用水类18起和公共场所类7起。对存在严重违法行为的经营单位实施立案处罚12起,罚款3.4万元,没收违法所得4250元,吊销口腔诊疗科目1起,对5家无证行医单位进行现场取缔。投诉人满意度达100%。实施行政处罚立案91起,其中医疗类62起、公共场所类25起、生活饮用水4起,罚没款20余万元,吊销医疗机构许可证2起,结案73起。

卫生监督信息报告 2018年,制定卫生监督信息培训计划,将40学时网上培训任务落实到人。组织18处镇(街道)卫生院、社区卫生服务中心卫生监督信息报告员培训2次,实施督导检查4次,规范上报工作的时间、流程。对系统录入的被监督单位实施动态管理。国家下达"双随机"任务118家,完成率和完结率均为100%。报告系统有效被监督单位信息卡2663张,监督信息卡4396张,案件查处卡73张。

荣誉称号 获青岛市文明单位、2018年度公共卫生工作先进单位称号。

局　　长:陈永奎
党总支书记:高友兴
副　局　长:李新静、宋志磊、王海波
办公电话:82289028
传真号码:82289028
电子邮箱:jzswsjds@163.com
邮政编码:266300
地　　址:胶州市常州路13号

（撰稿人:郑艳凤）

胶州市妇幼保健计划生育服务中心

概况 2018年,胶州市妇幼保健计划生育服务中心占地7722平方米,建筑面积6701平方米。有职工308人,其中,卫生技术人员247人,占职工总数的80%;其他专业技术人员61人。卫生技术人员中,高级职称19人,中级职称47人,初级职称181人,分别占卫生技术人员的7.69%、19%、73.31%;医护之比是1:1.6。共设床位121张,设职能科室6个、临床科室6个、医技科室4个、保健科室2个。

业务工作 2018年,门诊量17.51万人次;收住院7501人次;出入院诊断符合率100%,手术前后诊断符合率100%,疾病治愈率100%,病死率0,院内感染发生率0,甲级病案符合率100%。

业务收入 2018年,业务收入7508万元,与2017年基本持平。

医疗设备更新 2018年,引进5D彩超、日立生殖专用超声、孕产妇营养分析仪、乳汁分析仪、Sysmex全自动血凝仪等高端仪器设备。

卫生改革 2018年,理顺科室设置,将30余个科室精简合并为18个。

医疗特色 2018年,在胶州市首家成立生殖健康科。与潍坊医学院生殖医院建立"医联体"。联手山东中医药大学生殖与遗传中心,制定系统、规范的中西医结合诊疗方案。接诊不孕不育患者7000余人次,成功助孕100余例。建设特色分娩医院。胶州市独家开设孕妇营养门诊。投入200余万元引进胶州市第一台韩国三星5D彩超、乳汁分析仪、人体营养分析仪等设备。荣获青岛市护理技能竞赛和胶州市新生儿窒息复苏技能竞赛第一名的好成绩。成立高危产科,制订《危重孕产妇、危重新生儿救治应急预案》。接产量占胶州市总接产量的33%。成功抢救脐带脱垂、羊水栓塞等危重患者20余例。与北京仁医集团合作共建青岛市妇幼卫生系统首家微创中心。成功开展全子宫切除、子宫肌瘤挖除、输卵管妊娠、卵巢肿瘤、子宫内膜异位症、瘢痕憩室修复、生殖道畸形纠正等妇科微创手术300余台次。引进广东一方中药配方颗粒智能调配系统,对接医院HIS系统,自动下载处方、换算调剂和智能纠错,将中药饮片剂量转换成中药配方颗粒。中医妇科新开展以膏方配合中药塌渍内外结合治疗青春期痛经服务;独创"彩虹疗法",治疗慢性盆腔炎、输卵管不通、积水引起的不孕症;进行中药保胎治疗早孕先兆流产;采用"中西医结合六步法"治疗产后缺乳和哺乳期急性乳腺炎;开发出月子病膏方,治疗产后恶露不尽、体虚多汗等。中医儿科研制"小儿退黄汤"治疗小儿黄疸。创建为山东省妇幼健康中医药特色服务示范单位。

妇幼健康 2018年,牵头实施政府实事"优孕优生工程",为高龄和有致病基因的待孕夫妇,再增加三项基因免费检测项目。利用四维彩超开展胎儿畸形排查。引进耳聋基因、先天性髋关节、新生儿神经行为测定和先心病检查,并将遗传代谢病筛查由最初的4项增加到29项。完成全市农村妇女"两癌"筛查38137人次。率先引进O6"i"成长儿童健康管理系统。胶州市孕产妇死亡率0,婴儿死亡率1.3‰,出生缺陷发生率0.34%。

人才队伍建设 2018年,创新实施"群星计划"。返聘终身专家3名,引进山东省、青岛市"三甲"医院享受国务院特殊津贴和高级职称的专家6名作为首席专家。举办建院65周年庆典和胶州市妇幼健康高峰论坛。创新举办为期4个月的"未来之星"护理人才训练营。

科研工作 2018年,申报青岛科研课题6项。发表论文3篇,其中省级2篇。

继续教育 2018年,派出进修人员3人,参加长、短期培训班、学术会议及学术交流40余次。参加培训315人次。

大事记

4月10日,与潍坊医学院生殖医院签约,成立生殖健康科,并举行潍坊医学院生殖医院技术指导单位揭牌仪式。

10月20日,通过青岛市文明单位标兵复审。

12月28日,举办建院65周年庆典暨胶州市妇幼健康高峰论坛。

12月28日,与北京仁医集团签订共建胶州市妇幼微创中心合作协议。

精神文明建设 2018年,开展"创优秀科室、夺服务标兵、促满意度提升"活动。加强职工医德医风建设,积极开展职业道德讲堂活动。开展志愿服务500余小时,结合主题宣传日和群众健康需求开展义诊活动、健康讲座。开设错峰门诊和延时门诊,开设无障碍通道和导医导诊服务。与胶州广电中心签署战略合作协议,在"民生20分""乐享健康"等节目中,推出小儿春冬季节常见疾病的预防、孕前优生优育检查、最美护士风采、微创技术及儿科中医服务优势等节目20余期。举办摄影比赛、原创微文学比赛、趣味运动会、文艺汇演、临床技能竞赛等。

荣誉称号 2018年,荣获青岛市文明单位标兵、胶州市公共卫生工作先进单位称号。

党总支书记、主任:杨　青
副　主　任:孙永霞、张德俊
党总支副书记、主任助理:李湘霞
院办电话:87292055
传真号码:58651501
电子信箱:jzfybjy@163.com
邮政编码:266300
地　　　址:胶州市农场路26号

（撰稿人:周　伟、相　鹏）

胶州市第三人民医院

概况 2018年,胶州市第三人民医院占地13861.93平方米,建筑面积10530.47平方米。有职工267人,其中,卫生专业技术人员196人,占职工总数的73.41%;行政工勤人员71人,占职工总数的26.59%。其中在职在编职工95人,卫生专业技术人员75人,占在职在编职工总数的78.95%。高级技术职称12人,中级技术职称44人,初级技术职称19人,分别占卫生专业技术人员的16%、58.67%、25.33%。行政工勤人员20人,占在职在编职工总数的21.05%。开放床位220张,设职能科室11个、临床科室23个、医技科室5个。

业务工作 2018年，门诊就诊9.9万人次，收治住院病人5946人次，出院6048人次，床位使用率75.2%，治愈好转率98.7%，临床诊断符合率99%。

业务收入 2018年，完成业务收入4998.46万元。

固定资产 2018年，固定资产总值4569.16万元，与2017年同比增长74.58%。

医疗设备 2018年，投资1600余万元引进飞利浦磁共振、腹腔镜、宫腔镜、超声刀。投资30余万元购置耳鼻喉科综合治疗台、脉冲压力灭菌器、麻醉机、数字十二导心电图、心电血压记录仪、自动蛋白印迹仪、全自动化学发光测定仪A200、hp-afs测定蛋白分析仪、二氧化碳培养箱、微生物鉴定药敏分析、bhf-Ⅵ核酸芯片检测仪等。

基础建设 2018年，投资200余万元改善就医条件，完善胸痛中心建设、成人接种门诊改造、增设停车场车辆出入识别系统等。投资20万元对院内所有消防栓进行检查更新，对46具干粉灭火器进行加粉，新购灭火器16具。完善微型消防站建设。投资10余万元进行监控系统扩容优化维修等。

卫生改革 2018年，实施价格调整机制、落实药品和耗材统一招标采购、推进临床路径管理、规范诊疗行为等措施，合理控费，为群众减少费用360万元。出院患者平均住院日10天，药占比29.67%，检查占比13%，检验占比17.64%。

医疗特色 2018年，成立胸痛中心委员会，逐步完善由院内专家、院前急救、镇卫生院组成的区域协同救治体系建设。与青岛大学附属医院、青岛市中心医院、青岛阜外心血管病医院签订"绿色通道"协议。顺利通过成人接种门诊的验收工作，开展成人疫苗接种业务。急诊科累计出诊2360次，有效救治病患2200余人次，成功为160余例创伤、骨折患者进行清创、内固定术、关节置换等手术。邀请青岛三甲医院专家来院先后成功开展各种复杂骨折手术、全髋置换、关节镜手术等。开展肌腱、神经、血管吻合术，上肢动静脉内瘘术、血液透析等。心脑血管内科成功救治重症心梗病人30余人。

医疗质量 2018年，定期开展质量考评督查。加强"医共体"建设。12月30日，胶州市第三人民九龙分院揭牌仪式在胶州市九龙镇卫生院隆重举行，标志着"医共体"完成组建。与青岛大学附属医院、齐鲁医院青岛院区、青岛市中心医院、青岛市海慈医疗集团等上级三甲医院开展双向转诊、分级诊疗工作，上转患者20余例，培训基层医务人员50余人次。

继续教育 2018年，派出10名医护人员到三甲医院进修深造。邀请省、市级专家学者来院授课、教学、查房等达40余次，直接受益1000余人。

传染病防治 2018年，先后承办"世界防治麻风病日"、"世界防治结核病日"暨"病有良医·服务百姓健康行动"、"胶州三医健康节"等大型义诊活动，承办胶州市麻风病、结核病防治知识培训会议等。确诊为结核病的有175例，为符合条件的肺结核病169人全部给予免费抗结核药物治疗，免费拍胸片、查痰。做好全市麻风病人密切接触者的查体工作。及时随访慰问麻风病人。被授予"全省麻风病防治先进单位"称号。

信息化建设 2018年，在胶州市率先开展信息化建设，完成HIS业务系统切换，系统增加EMR、LIS、PACS、胶州市诊疗"一卡通"、全民健康信息平台、办公OA、合理用药、物资管理、不良反应、院感等服务功能。开展"阳光卫计·智慧健康""互联网＋医疗健康"便民惠民服务。

精神文明建设 2018年，组织开展"诚信医疗、拒收红包"、医药购销商业贿赂不正之风专项整治等活动。开展"健康胶州·阳光卫计"、创建全国文明城市、创建人民满意医疗卫生计生机构、服务礼仪规范培训、志愿服务活动等。完善"第三方监督评价"管理体系，组建一支由8人组成监督评价队伍。第三方监督评价工作人员定期开展满意度测评，不定期对医院各科室进行明察暗访。建立工作台账，并定期召开专题会议，通报测评结果，制定整改措施，逐步形成第三方监督评价—结果反馈—整改落实—满意度提高四个阶段的循环周期。

荣誉称号 2018年，被授予"胶州市文明创建示范岗"称号、青岛市总工会授予"先进职工之家"称号。

党支部书记、院长：叶　钝
副　院　长：陆锡奎、周瑞清
院办电话：82237812　82238783
传真号码：82236307
电子信箱：sy2237812@163.com
邮政编码：266300
地　　址：胶州市福州南路98号

（撰稿人：孙丽丽）

胶州市卫生计生干部培训中心

概况 2018年，胶州市卫生计生干部培训中心，建筑面积400平方米，业务用房300平方米。职工总数13人，其中，卫生技术人员8人，占职工总数的

61.53%；行政工勤人员3人，占职工总数的23.1%。卫生技术人员中，副高职称1人，中级职称5人，初级职称2人，分别占12.5%、62.5%及25%。

业务工作 2018年，在西安交通大学举办2期胶州市卫生计生系统干部综合能力提升研修班。开展青岛市级课题的继教培训9项，青岛市级临时继续教育项目2期，卫生计生大讲堂1期，培训人数达3000余人次。开展乡村全科执业医师考前培训50期、乡村医生素质提升培训1期和乡村医生临床信息化技能培训6期、乡村医生临床技能实习16期，累计开展乡村医生集中培训181期，培训乡医11000余人次。对18处培训点的乡村医生岗位培训工作进行现场督导检查。12月20日至22日，利用三天的时间首次实现网上考试考核，参考率达到98%。累计开展各类培训199期，培训15000余人次。

业务收入 2018年，业务收入8万元。

固定资产 2018年，固定资产总值62万元。

大事记

4月18日，胶州市"卫计系统优秀护理管理人员高级研修班"分两期在北京大学开班。

7月5日，举办卫生计生大讲堂。特别聘请中国政法大学证据科学研究院、卫生法研究中心教授、硕士研究生导师，北京大学法学院硕士研究生导师刘鑫教授现场授课。

7月12~17日，在中国中医科学院举办胶州市2018年中医从业人员高级进修班。

10月8~21日，胶州市卫生计生系统干部综合能力提升研修班分两批次在西安交通大学开班。

11月22日，举办2018年度个体诊所从业人员培训班。

12月16日，承办全国妇产科学术峰会和高峰论坛。

12月28日，承办全国妇产科诊疗技术新进展学术峰会和高峰论坛。

精神文明建设 2018年，建立学习制度。加强对职工职业道德、职业纪律、职业规范教育。打造服务品牌。开展文明创建活动。

荣誉称号 2018年，获青岛市"文明单位"称号。

党支部书记、主任：张　敏
副　主　任：李黎明
联系电话：82289563
电子邮箱：wsjpxzx@126.com
邮政编码：266300
地　　址：胶州市常州路13号五楼

（撰稿人：李黎明）

胶州市急救中心

概况 2018年，胶州市急救中心占地面积900平方米，业务用房面积600平方米。全额编制10人，其中卫生专业技术人员8人，高级职称1人，中级职称3人，初级职称4人；行政工勤人员1人；财务人员1人。

业务工作 2018年，接听急救电话51012个，有效电话18698个，有效派车18698次，救治患者15681人，抢救危重病人1982人，受理突发事件313起，突发事件中救治伤员650人。完成机场拆迁、第24届省运会足球预决赛、WERC电竞大赛、信访保障、青岛第28届啤酒节等保障任务及二甲醚泄露安全生产事故应急演练、青岛新机场消防救援演练等各级各类应急演练150余次。

固定资产 2018年，固定资产总值92.99万元，比2017年增加23.49万元。

急救体系建设 2018年，里岔急救站正式启用，服务辐射近70个村庄、6万多居民，填补胶州市西南区域急救空白。投入近200万元，在营海、胶北两处卫生院增设急救站。升级120调度指挥系统，全面推出互联急救APP及微急救服务，"互联网+"全新呼救模式正式开启。先后投入240余万元，购置3辆救护车（包括1辆负压救护车），车上配备先进的车载急救设备。制发《胶州市院前急救"六统一"标准化建设实施方案》，开展院前急救"标准化建设年"活动。先后投入20余万元购置培训设备，高标准建设急救技能培训基地。建立胶州市心脑卒中"微信群"，推广心脑卒中APP。完成冠脉介入手术560余例，其中PCI 340例，急诊冠脉介入手术220例；溶栓130余例。在青岛市院前急救工作会议上就心脑卒中联合救治方面的工作作典型发言。

质控管理 2018年，采用明察暗访形式对各急救站进行质控检查，下达督查意见书限期整改，检查结果列入季度考核中。定期召开院前急救质控例会。

急救培训 2018年，制定年度培训计划，累计开展各类新技能新理论培训16次、常规业务培训40余次。坚持"周学习、月考试"制度，制定调度员考核标准，设立奖惩机制，实现调度派车"零失误"；实施科学电话指导，累计电话指导近2000次。开展社会急救培训。全面启动乡医应急救护知识培训，制发关于乡医培训的文件，完成7期近300名乡医的培训。

急救宣传 2018年，发表各类宣传稿件218篇次,电视台宣传报道10余次。其中,《最温暖的托举!》《救护车上的新生》《噎食危在旦夕,电话指导妙手回春》等稿件被中国急救网、凤凰网、《半岛都市报》等10余家媒体广泛转发报道。

大事记
2月7日,中心召开胶州市2017年院前急救质控工作会议。

3月5日,青岛市妇联通报,中心荣获"青岛市三八红旗集体"荣誉称号。

3月22日,中心组织召开胶州市急性心脑卒中院前院内联合救治工作推进会。

4月17日,平度市卫计局副局长郭雅丽、平度市急救中心主任姜建新一行4人来中心参观交流。

5月4日,共青团胶州市委下发通报,中心获"2017年度青年志愿服务先进集体"荣誉称号。

6月20日,青岛院前急救质控专家对胶州市进行2018年上半年院前急救质控检查。

7月10日,受青岛市公安局委托,胶州市公安局政工室主任王英一行3人来到急救中心送来感谢信,以此感谢中心在上合峰会安保工作中所作出的贡献。

7月26日,中心被共青团山东省委授予"山东省五四红旗团支部"荣誉称号。

7月25~27日,互联急救和微急救调试运行。中心调度系统再升级。

9月29日,胶州市里岔急救站启动。胶州市副市长高燕,胶州市卫生计生局党委书记、局长周刚出席启用仪式并共同为里岔卫生院急救站揭牌。

10月30日,根据胶州市卫计局印发的《关于开展胶州市乡村医生应急救护知识培训的通知》承担胶州市乡医的培训工作。

12月12日,青岛市院前急救质控检查组对胶州市院前急救工作进行年终质控检查。

12月28日,参加2018年青岛市院前急救工作会议,胶州市铺集急救站等3个单位体获青岛市院前急救工作先进集体;贺晶等6人获青岛市院前急救工作先进个人。

精神文明建设 2018年,召开职代会。在"三八"国际妇女节、"五四青年节"等重要时间节点举办踢毽子、跳绳等职工工会活动。组织动员中心广大职工以志愿服务的方式积极参与创优美环境、优良秩序、优质服务和各种社会公益援助行动。组织开展一系列志愿服务活动,结对"春蕾女童"7名。

荣誉称号 2018年,获"山东省五四红旗团支部""青岛市三八红旗集体""青岛市院前急救工作先进集体""胶州市先进党组织""胶州市青年志愿服务先进集体"等荣誉称号。

主　　任:陈蕾
党支部书记:戴丰顺
办公室电话:87209120
传真号码:87209120
电子信箱:jiaozhou120@126.com
邮政编码:266300
地　　址:胶州市常州路13号

(撰稿人:王淑艳)

平　度　市

平度市卫生和计划生育局

概况 2018年,平度市有各类医疗机构1104处,其中公立医院6处,镇(街道)卫生院29处,村卫生室875处,民营医院23处,门诊部25处,个体诊所133处,厂企、学校卫生室13处。市人民医院达到国家"三级乙等医院"标准,市中医医院达到国家"二级甲等中医医院"标准,市妇幼保健院达到国家"二级妇幼保健院"标准,市第三人民医院达到国家"二级甲等医院"标准,市第二人民医院达到"二级综合医院"标准。全系统有在职卫生专业技术人员4167名,其中医师1393名,护士862名,乡村医生1200名,其他卫生专业人员662名。专业技术人员中获得高级职称223人,中级职称1246人。各医疗机构有编制床位5376张,医生3174人,千人口床位3.8张,千人口医生2.3人。

医疗项目建设 2018年,青岛北部医疗中心建设主体施工完成95%,累计建设面积13万平方米。新建以呼吸专科为主的市第七人民医院;投资9488

万余元扩建市妇幼保健院,新建优生保健综合楼及新门诊楼,建设规模20800平方米。

"医共体"建设 2018年,深入推进县域"医共体"试点,多点推进"医共体"建设。以平度市人民医院、平度市中医医院、平度市第二人民医院、平度市第三人民医院为牵头单位,与相关卫生院及民营医院组建四个"医共体",签署对口帮扶协议。安排专家到成员单位坐诊120余人次。组建专科联盟,成立平度市脑卒中治疗中心、创伤治疗中心、泌尿系结石微创治疗中心、胸痛治疗中心4个专业治疗中心。建立平度市危重孕产妇救治中心和新生儿救治中心,均设在平度市人民医院,接受全市各医疗机构危重孕产妇和新生儿抢救会诊和转诊,抢救治疗危重新生儿946例,危重孕产妇44例,参与现场会诊和电话会诊100余次。建立远程医疗合作。平度市人民医院向李园、田庄、张舍、灰埠、新河和崔召卫生院提供诊断,建立远程会诊、远程监护等远程医疗服务;平度市第二、三、四、五人民医院与青岛阜外心血管病医院建立远程心电诊断和远程会诊,建立双向转诊。实施远程心电诊断5194例,远程影像诊断464例,远程病理诊断70例。平度市胸痛中心批准成为国家级胸痛中心,诊治胸痛患者2200余例,完成经皮冠状动脉介入治疗(PCI)手术650余例,其中急诊PCI手术297例。

分级诊疗 2018年,印发分级诊疗制度的实施意见,以二、三级医院为重点,健全转诊工作机构,完善双向转诊程序。完善家庭医生签约工作组织体系,全市成立216个家庭医生签约团队,由90名全科医生、227名专科医生、272名护士、137名公卫医生、1009名乡村医生组成。各单位建立家庭医生工作室、健康驿站、家庭医生工作点。推进人口健康信息化建设,居民健康信息平台建设工作稳步推进。

疾病防控 2018年,实施政府实事项目,投入1000万元对基层医疗设施进行逐步更新。在全市院前急救开展"六统一"标准化建设工程,新建大泽山、新河两处急救站并正式启动运行。分阶段实施卫生应急工作规范化建设。积极稳妥应对"疫苗"事件,确保社会稳定,按照山东省卫生计生委《关于长春长生201605014-02批次效价不合格百白破疫苗补种工作技术方案》要求,开展201605014-02批次效价不合格"百白破"疫苗补种。

人口发展 2018年,为44317名符合发放条件的农村计划生育家庭发放奖扶金4254万元,发放准确率、及时率均达到100%;为842名城镇独生子女父母发放一次性年老补助1118万元;为1634名城镇其他居民参照农村奖扶发放独生子女父母年老补助170万元。

卫生监督 2018年,不断改进监管模式,将依法执业检查结果列入医疗机构综合考核,逐步建立违法执业、违规经营异常名录和严重失信"黑名单"制度,推动相关部门对严重危害正常医疗秩序的失信行为实施联合惩戒。立案110余起,上交罚款20余万元,吊销医疗科目2家。推进智慧卫监,实施卫生计生监督执法提升工程。投入60万余元全面启动行政执法全过程记录。全面落实"双随机一公开"制度。

党员教育 2018年,开展"大学习、大调研、大改进"回头看活动。建立"三会一课"调阅评审制度,推动基层党建工作制度化、规范化建设。印发《关于2018年落实全面从严治党主体责任实施方案》。增强"健康彩虹"品牌效应,突出党建工作实效。"七一"期间,以党员志愿者为骨干,深入基层开展"进基层 讲奉献"主题活动,举行健康讲座、义诊活动30余次。

健康教育 2018年,推进健康教育"六进"活动。5月,启动"健康青岛促进工程暨健康教育'六进'活动",组织卫计系统各单位积极开展丰富多彩的健康教育"六进"活动,定期对"六进"活动进行调度和评估,各医疗机构开展健康教育"六进"活动300余次,受益群众5万余人。

精神文明建设 2018年,红十字会发动基层组织和团体会员单位,组织志愿者、会员无偿献血,有9264人次进行无偿献血,累计献血量达394.18万毫升,创历年同期新高。完成造血干细胞采样登记57人份;遗体捐献登记8人,有2人完成捐献。组织21名红十字救护培训师资人员到青岛红十字会参加"第一响应人'四个能力'提升培训班"。投资9.75万元,购置10个婴儿心肺复苏模拟人和13台全自动除颤仪(AED)学习机,全部分到基层医疗卫生单位,作为"第一响应人"培训和医疗技术水平训练教具。改善基层医疗卫生单位的饮水条件,将深圳万泉达科技有限公司捐赠的净水器安装到基层卫生院和村卫生室。规范博爱卫生站和博爱驿站管理,实行红十字会领导、卫生院监管、卫生站(驿站)自主开展工作的管理模式。开展常见病防治和应急救护知识宣传,为孤寡和空巢老人上门义诊。开展玫瑰基金关爱女性生命和健康活动,筛选21名贫困患病女性给予每人3000元救助。

大事记

8月19日,在平度市人民医院召开平度市首个

"中国医师节"庆祝大会,平度市副市长于敬军出席大会并致辞。

10月24日,平度市政府和青岛大学附属医院正式签订《青岛市平度中心医院托管协议》。

10月26日,青岛市卫生和计划生育委员会在平度召开"规范落实年"家庭医生签约服务现场观摩会。

12月8日,平度市政府研究决定成立平度市医疗共同体建设工作领导小组,由市长李虎成任组长。

12月27日,平度市召开民营医疗机构行业党委成立大会。

党委书记、局长:赵旭军
计生协会专职副会长:王锡海
党委委员、二级调研员:贾学胜
副　局　长:丁勇力、郑美英、郭源圣、邢德相、郭雅丽
红十字会副会长:吴　洲
电　　话:80810918
电子信箱:bgs2415@163.com
邮政编码:266700
地　　址:平度市杭州路56号

平度市人民医院

概况　2018年,平度市人民医院,占地面积13.36万平方米,业务用房面积14.55万平方米。年内职工1620人,其中,卫生技术人员1439人,行政工勤人员181人,分别占职工总数的88.83%、11.17%。卫生技术人员中,高级职称113人,中级职称377人,初级职称949人,占卫生技术人员的7.9%、26.2%、65.9%,医生520人,护士771人,医护比为1:1.5。床位总数1507张,设职能科室29个、临床科室39个、医技科室8个。

业务工作　2018年,门、急诊总量104.2万人次,其中急诊11.5万人次,收治住院病人5.9万人次,比2017年增加0.9%;床位使用率82.59%,比2017年增加1.1%;床位周转43.7次,入院与出院诊断符合率90.5%,手术前后诊断符合率99.4%,与2017年持平;抢救危重病人2664人次,抢救成功率88.1%,治愈率65.9%,好转率25.5%,病死率0.5%;院内感染率0.93%,甲级病案符合率99.11%。

业务收入　2018年,业务收入7.6亿元,与上年持平。

固定资产　2018年,固定资产总值3.7亿元,比2017年增长4%。

基础建设　2018年,污水处理改造项目、高压氧改造项目、医疗垃圾暂存点改造项目竣工,临床技能训练中心和危重孕产妇及新生儿救治中心基本建设项目顺利完成并通过验收。顺利启动北关商业楼建设项目。加强项目的组织实施和过程管理工作,确保各项目如期、保质完成并投入使用。

卫生改革　2018年,医院药占比由35.53%降至32.05%,药品总费用比上年同期减少3200余万元,住院次均费用比上年同期减少390元。医院积极推进"医联体""医共体"建设工作。开展北京专家帮教活动,邀请北京专家来院坐诊115人次,实施手术41例,1200余名患者受益。与11家基层医院建立优质护理帮扶联系。以创建成为国家级乡医培训中心为平台,与全市1200余名乡村医生建立交流联系,组织7期乡村医生培训班,12个临床科室、2800余人次乡医参与培训。加强对品管圈和"5S"管理推广运用,多个科室在多项大赛中获奖。组织完成首次校园招聘工作,录用53名工作人员。

医疗特色　2018年,新增麻醉科、心内科、卒中中心、医学影像中心4个青岛市级医学C类重点学科,青岛市级重点学科达到5个。开展新技术新项目50项,其中:"DSA机下经皮椎体成形术治疗椎体压缩性骨折临床疗效研究"获得山东省医学科技奖(三等奖);"低辐射技术结合超低浓度碘对比剂在全身多部位血管成像研究"通过青岛市科技成果鉴定。9月,医院顺利通过国家级胸痛中心总部现场核查,并于11月正式通过认证。诊治胸痛患者2200余例,完成PCI手术703例,其中急诊PCI手术364例,单纯冠状动脉血管造影检查365例。卒中中心通过青岛市三级医院卒中中心评审,完成急性缺血性卒中静脉溶栓122例,并举办平度市脑卒中学术交流会。泌尿系统结石微创治疗中心开展经膀胱镜、肾镜、输尿管镜、钬激光碎石取石术。心电网络中心实施远程心电图会诊4888例。危重孕产妇和新生儿救治中心验收投入使用,收治孕产妇7158例,完成990例危重孕产妇和新生儿救治任务。

科研工作　2018年,发表各类学术论文228篇、出版著作22部;申报的3项"青岛市医学会2018年度科技成果评价"中,"DSA机下经皮椎体成形术治疗椎体压缩性骨折临床疗效研究"获得三等奖;5个"2018年度山东省保健科技协会科学技术课题"全部获批,准予立项。

精神文明建设　2018年,学习专题片7部、重要文件讲话20余篇,院党委及各支部组织学习90余次。进一步落实党委会议制度,对"三重一大"事项进

行集体研究、集体决策。严格落实"三会一课"制度。发展预备党员4名,对5名预备党员转正。2018年医院收到患者来信来函131封,收到锦旗186面,经监察室记录的医务人员拒收红包信息116次。先后举办春节健康年货大集、"三八"妇女节活动等活动40余次。其中,2项活动得到青岛文明网的转发和赞扬。全院有三人获得山东好人、青岛市文明市民、平度好人称号,一人获得青岛市最美天使提名奖,两人入选"感动平度"十佳道德模范候选人。

大事记

1月14日,于燕平担任平度市人民医院党委委员、副院长职务。

2月26日,医院通过卒中中心评审。

6月21日,医学大讲堂邀请国际顶级权威医学杂志NEJM(新英格兰医学杂志)编委照日格图教授来院讲学。

7月11日,医院消毒供应中心荣获山东省消毒供应质量控制指标上报先进单位。

11月2日,医院成功创建国家级胸痛中心。

11月29日,医院在中国胸痛中心急救地图上列名。

12月27日,医院荣获2018年度复查合格省级文明单位称号。

12月,医院被授予青岛市胸痛中心单位、青岛市卒中中心单位、青岛市创伤中心单位。

荣誉称号 2018年,获国家级胸痛中心、全国职工劳动安全卫生防护与自救逃生知识普及竞赛活动优秀组织单位、山东省细菌耐药监测数据报送先进单位、山东省消毒供应质量控制指标上报先进单位、青岛市最美巾帼志愿服务团队、青岛市院前急救先进集体称号。

党委副书记、院长:李　鹏
纪委书记:燕智松
副　院　长:岳忠勇、刘金旭、于燕平
院办电话:87362016
传真号码:87362016
电子信箱:pdyy2016@163.com
邮政编码:266700
地　　址:平度市扬州路112号

（撰稿人:陈　磊）

平度市中医医院

概况 2018年,平度市中医医院占地面积17526平方米,建筑面积13573平方米,编制床位399张,实际开设床位296张,设有28个临床与医技科室、120急救分中心和14个专科门诊。在职职工295人,其中,卫生技术人员266人,占职工总数的90.17%。卫生技术人员中,高、中、初级技术人员分别为47人、167人和52人。

业务工作 2018年,门诊量256908人次,与上年同比增长3.5%,收治住院病人12672人次,与上年同比增长3.4%,手术2811台,与上年同比减少1.4%。

业务收入 2018年,业务收入20425万元,与上年同比增长2.2%。

医疗设备更新 2018年,根据业务发展需求,投资500余万元购置胶囊内窥镜、眩晕治疗机、钼靶X线机、呼吸机、皮肤镜、脱水机等医疗设备。

医疗特色 2018年,有国家重点专科一个、省级重点专科两个、青岛市重点专科一个。针推科被评为青岛市中医整脊门诊、浮针门诊,儿科被评为中医小儿外治门诊。积极开展新技术、新项目,提高医院核心竞争力。医院建立介入治疗室,开展心脏、血管、肿瘤的介入,同时利用离子植入、射频消融等技术来进行常见病、多发病的治疗。成功开展冠状动脉造影、冠状动脉支架植入术及心脏起搏器安装术,填补医院空白。积极开展针刺、推拿、浮针疗法、六合针、脐针、拔针、督灸、脐疗、中药熏蒸、三伏贴、三九贴等中医非药物治疗,充分发挥中医药简、便、验、廉的优势。

党总支书记、院长:张绍初
副　院　长:李宝山、崔仁刚、姜义飞
院办电话:87362265　88322001
传真电话:87361017
电子信箱:pdzyy2001@163.com
邮政编码:266700
地　　址:平度市杭州路38号

（撰稿人:孙升军）

平度市第二人民医院

概况 2018年,平度市第二人民医院占地3.5万平方米,建筑面积28124.8平方米,业务用房面积15421平方米。年内在职职工155人,其中,卫生技术人员153人,占职工总数的98.71%。行政人员2人,占职工总数的1.29%。卫生技术人员中,高、中、初级职称分别为18、65、70人,分别占卫生技术人员的11.76%、42.48%、45.76%。医生与护士之比为1.88:1,开放床位255张。设职能科室15个,临床科室12个,医技科室8个。

业务工作 2018年,门、急诊量113692人次,其中急诊17325人次。收住院7550人,床位使用率67.67%,床位周转34次,入院与出院诊断符合率98.6%。手术1049例,手术前后诊断符合率98%。抢救危重病人213人次,抢救成功率91.55%。住院病人治愈率14.6%,好转率85.01%,病死率0.24%,院内感染率0.91%,甲级病案符合率100%。

业务收入 2018年,总收入(含拨款)7509.30万元,其中业务收入5093.64万元,比上年增加90.07万元,增幅达1.80%。

固定资产 2018年,固定资产总值6279.28万元,比上年增加558.05万元。

医疗设备更新 2018年,投资150余万元,为新建成的重症监护室配备5张病床,引进中心供氧、中心监护、中心吸引系统,配备多功能监护仪、多功能呼吸机、除颤仪、输液泵、肠内营养泵等一批先进的仪器设备。12月,投资348万余元引进联合UCT530医学影像设备,投资119万余元引进电子胃肠镜。

基础设施 2018年,投资20余万元引进临床药学管理系统,升级临床路径系统。投资6万余元在门诊大厅安装液晶电子宣传屏。投资7万余元进行家属院变压器增容。投资10万余元进行锅炉改造生物质燃烧系统。投资60余万元建成新CT室。投资1.6万元在医院大厅新安装两台居民健康档案自助查询机。投资250余万元建成高标准、现代化的重症监护科,建筑面积为216平方米,设有病床5张,配备先进的医疗设备。

医疗特色 2018年,医院整合优质医疗资源,将中医理疗科与高压氧科室合并为中医康复科,推广小儿推拿、针灸、康复理疗等中医特色理疗项目。顺利通过青岛市首批精品国医馆建设项目合格单位评审。成立青岛市级特色专科——卒中中心,成功溶栓救治5例急性缺血性脑血管疾病患者,并与青岛市立医院建立协作关系,为2例不适应溶栓的急性期患者进行时间窗介入治疗。医院引进先进医疗技术。在内二科开展新生儿黄疸检测及黄疸蓝光治疗技术,建立儿童雾化吸入室,开展儿童雾化吸入治疗技术。妇产科开展孕14周以上的中孕流产,开展cook球囊促宫颈成熟技术。口腔科全年筛查全市低保老人1万余人,成功为低保无牙颌老人免费安装义齿54人次,完成辖区内5603名小学生窝沟封闭及早期龋齿充填工作,并在青岛市窝沟封闭项目检查中居全市第一名。

继续教育 2018年,选派15名医疗技术骨干到三甲医院进修学习。中层干部分两批走进威高管理学院进行封闭式管理知识培训。医院与青岛大学医学部签订"招收同等学力申请硕士学位人员协议书",在医院开展在职研究生班学习,结束平度无在职研究生班的局面。

精神文明建设 2018年,医院举办"升级跨越谋发展,砥砺前行谱新篇"2018迎春晚会。派科室骨干力量参加"暖冬关爱"健康扶贫活动、学雷锋志愿服务活动、健康"六进"活动、服务百姓健康行动、金秋送健康等活动。举办多项活动迎接第107个"5·12国际护士节"。开展"大学习、大调研、大改进"系列活动、党员集中夏季培训活动、解放思想大讨论等活动。以"尊医重卫,共享健康"为主题,组织开展庆祝医师节系列活动,拍摄《我们不一样》微视频。参加平度市卫生计生系统第二届职工运动会,荣获团体总分第二名的好成绩和精神文明单位荣誉称号。在全院开展新时代文明实践中心建设暨"知我平度·爱我家乡"主题教育系列活动。

大事记

1月,医院举行"优质服务我先行"优秀案例展示活动。

4月21日,医院与潍坊医学院附属医院联合主办"胆石症的微创治疗学术会议",并签订"潍坊医学院附属医院医联体合作协议书"。

4月,医院派护理技术骨干参加青岛市"标准化沟通情景剧"、说课比赛、"健康杯"护士长技能大赛,获得个人二等奖、团体优秀奖等优异成绩。

4~5月,医院选派10名护士长对辖区内一级医院进行帮扶工作。

8月14日,医院顺利通过安全生产标准化达标三级单位验收。

12月10日,医院与崔家集中心卫生院、蓼兰镇万家卫生院举行医疗共同体签约仪式,成立平度市第二人民医院医疗共同体。

荣誉称号 2018年,获先进基层党组织荣誉称号、"全市优质护理服务标准化沟通情景剧展示赛"优秀组织奖、世界睡眠日公益项目优秀开展单位荣誉称号、青岛市文明单位荣誉称号。

党支部书记、院长:刘书君
党支部副书记:王玉敏
副 院 长:马祥平
院办电话:58825255
传真号码:58825254
电子信箱:pingdueryuan@163.com
邮政编码:266731

地　　址：平度市蓼兰镇政府驻地（高平路22号）

（撰稿人：焦　辉）

平度市第三人民医院

概况　2018年，平度市第三人民医院有职工380人，其中，卫生技术人员331人，高级职称40人，已聘16人，中级职称129人，已聘57人，是平度西北地区的医疗、科研、教学、保健服务中心。

业务工作　2018年，完成门、急诊137450人次，比2017年增加15393人次。其中急诊3871人次，比2017年减少724人次。收住院病人11629人次，比2017年增加1000人次。床位使用率为78.00%，比2017年增长3%。床位周转32次，比2017年增加2次。入院与出院诊断符合率为99.40%，比2017年降低0.01%。手术前后诊断符合率为99.80%，比2017年降低0.01%。抢救危重病人420例，比2017年增加40例，抢救成功率为88%。院内感染率为1.20%，比2017年提高0.14%。甲级病案符合率为95.70%，与2017年持平。

业务收入　2018年，完成业务收入11443.22万元，比2017年增长7.60%。

固定资产　2018年，固定资产总值为16400万元，比2017年增长6.36%。

医疗设备更新　2018年，投资1723万元用于基础设施建设和购置医疗设备，包括美国产1.5TGE核磁共振、四维彩超、等离子灭菌器、可视人流内窥镜、盆底康复仪、冰毯冰帽、监护仪、排痰器、低温阅读器、重症监护室电动床、便携超声探头、血液透析机等60余项设备。

基础建设　2018年，投资415万元进行手术室层流净化改造、门诊住院综合楼9楼加建、核磁共振室土建改造、2号住院楼新风建设、宿舍楼楼面修补和修缮。

卫生改革　2018年，投资97.66万元用于医院信息化建设，购买合理用药软件、杀毒软件、PACS系统、病案首页、临床路径等软件。正式启动中心摆药程序。对通过公开招聘进入的24名新职工，进行全方位的岗前培训。

医疗特色　2018年，开展新项目、新技术：胃肠内镜下治疗技术；椎间孔镜技术治疗腰椎间盘突出症；腹腔镜下胃穿孔修补术＋阑尾切除术；PICC置管术；保留直肠上动脉的直肠癌根治术；低位直肠癌前切除＋预防性回肠造瘘术；DVT危险因素评估方法及预防性治疗措施的实施；降低低分子肝素皮下注射瘀斑发生率方法改进；聚酯泡沫辅料应用于气管切开患者防渗出；心源性栓塞（房颤）患者抗凝治疗疗效观察；弹力绷带纠正脑卒中患者足内翻、足下垂中的应用；P16，Ki67，HPV联合诊断宫颈上皮内瘤变；康复八段锦、球囊扩张、形状神经节阻滞、认知疗法、镜像疗法、左病右治、强迫训练、弹力绷带、针药等技术在康复病人中的应用；富血小板血浆制备治疗皮肤缺损；关节镜微创技术创新应用；乳腺癌术后康复功能锻炼操；盆底治疗仪进行盆底筛查、治疗及催乳的应用；四维彩超及胎儿心脏彩超检查；血栓弹力图；碳13胃幽门螺杆菌检测；网织红细胞计数＋网织红细胞分型；BNP（钠尿肽）试验；HCY检测；B-MG微球蛋白检测；磁共振成像。

科研教学工作　2018年，发表论文34篇，均发表于国内杂志。完成了潍坊医学院、潍坊护理职业学院、莱阳卫生学校等院校各专业57名实习学生的带教工作，3人被院校评为优秀带教老师。

继续教育　2018年，派出18名医护人员到青岛市以上三甲医院进修学习，派出人员参加国家、省、市有关部门组织的学术活动和培训班。

精神文明建设　2018年，举办"不忘初心，逐梦远航"迎新春文艺晚会、登山系列活动、"唱响红歌，放飞梦想"红歌大合唱比赛等多项活动。组织参加第二届平度市卫生计生系统职工运动会获团体第三名，参加平度市组织的"知我平度，爱我平度"知识竞赛、演讲比赛等系列活动获得优异成绩。以"5·12"护士节、首届中国医师节为契机举办各项理论技术竞赛，评选技术、职业道德标兵等活动。

大事记

4月2日，医院成功举办第一届品管圈成果汇报交流大会。

4月7日，平度市第三人民医院检验科艾滋病筛查实验室挂牌，标志着三院艾滋病筛查技术得到专业性认证。

4月10日，情景剧《暖情沟通启融冰之旅》参加全市优质护理服务标准化沟通情景剧展示赛，获得优秀奖。

4月24日，医院成功举行平度市第三人民医院第一届品管圈评比大赛。

4月25日，平度市第三人民医院外二科加盟半岛创面联盟。

5月9日，医院举办青岛市继续教育项目"异常子宫出血的诊治进展"学术讲座培训班。

7月29日,医院投资近1000万元新引进的美国GE1.5T超导核磁共振正式进场装机。

8月16~17日,医院携手青岛多家三甲医院开展"送医送健康"大型联合义诊活动。

9月8日,医院举办青岛市继续教育项目"消化道早癌的筛查与诊治"学术讲座培训班。

10月12日,医院开启自助智能打印胶片,结束病人排队等待取片的历史。

11月1日,医院与青岛市中心医院签署"医联体"。

11月22日,医院承办青岛市政协医药卫生组赴店子镇开展"送医送药送健康"助力活动,与青岛市口腔医院、青岛市思达心脏医院建立"医联体",与山东紫荆医疗护理有限公司签署共建护理员培训基地。

11月24日,医院承办青岛市麻醉与疼痛质控工作会议,并举行青岛市疼痛专家工作站揭牌仪式。

荣誉称号 2018年,荣获青岛市室间质活动优秀奖、中国卒中学会优秀数据管理卒中中心、"3·15"诚信金榜百姓放心医院、平度市绩效考核先进单位、平度市卫生健康系统综合考核先进单位、"金秋送健康,共圆中国梦"活动先进单位等荣誉称号和奖项。

党支部书记、院长:代国泽
党支部副书记:段玖彝
副　院　长:高明祥、郭述财、刘伟明
院办电话:85311079
传真号码:84328100
电子邮箱:sdpdsy@163.com
邮政编码:266753
地　　　址:山东省平度市店子镇三城路36号

（撰稿人:李　青）

平度市第四人民医院

概况 2018年,平度市第四人民医院有正式职工123人,其中,卫生技术人员120人,占职工总数的97.56%;工勤人员3人,占职工总数的2.43%。卫生技术人员中,高、中、初级职称分别为50人、39人、31人,分别占卫生技术人员的41.7%、32.5%、25.8%,医护之比为1:1.12。开放床位136张,设职能科室8个、临床科室13个、医技科室6个。

业务工作 2018年,门、急诊10930人次,比2017年增长8.12%,其中急诊5500人次。住院人数4297人,床位使用率65.61%,床位周转次数31.60,入院与出院诊断符合率98.92%,手术前后诊断符合率99.03%,抢救危重病人232人次,抢救成功率为96.86%,治愈率为98.07%,好转率25.81%,病死率0.8%,院内感染率0.16%,甲级病历符合率100%。

业务收入 2018年,完成业务总收入3228.76万元,比2017年增长7.43%。

固定资产 2018年,固定资产总值2392.88万元,比2017年增长24.00%。

医疗设备更新 2018年,由卫生健康局统一配发贝朗PV470腹腔镜系统和迈瑞DC-38彩超。

基础建设 2018年,投资408866元新建污水处理及在线监测系统。

卫生改革 2018年,对医院信息化系统进行研发升级,制定符合医院发展的人才培养和重点学科的发展规划,继续加大新技术、新项目的引进开发力度,选派业务骨干到外出进修学习,进一步扩大业务范围,加大重点学科的建设力度,提升医院综合竞争力。

医疗特色 2018年,正式开展腹腔镜新技术。

继续教育 2018年,外科选派业务骨干到青岛市市立医院进修(普外科)腹腔镜技术。妇产科选派业务骨干到青岛市市立医院进修(产科)腹腔镜技术。外科选派业务骨干到青岛大学附属医院进修(普外科)腹腔镜技术。内科选派业务骨干到青岛大学附属医院进修学习新技术。

精神文明建设 2018年,先后开展"大学习、大调研、大改进"暨"新时代、新作为、新四院"主题演讲比赛,"彬彬有礼迎省运——文明出行"大型主题签名活动,承办卫生计生系统"最美平医人"四赛区演讲比赛。涌现出外科主任利用下班时间义务帮助卧床不起的村民换胃管、90后"美小护"参与救落水老人、陪无家属患者就医等感人事迹,赢得社会各界的广泛赞誉。

大事记

1月5日,山东省消防总队参谋朱波一行到医院督导检查消防安全工作。

4月26日,医院启动二级医院评审达标信息化系统研发升级工作。

10月30日,医院职工许钰梅参与救落水老人事迹获评2018年第三季度德润平度"季评好事"。

12月1日,在青岛市第六届健康杯技能竞赛"基层卫生岗位基本技能项目"比赛中喜获团体一等奖。

12月,开展腹腔镜新技术。手术室升级改造投入使用。

荣誉称号 2018年,获得平度市"院前急救"先进集体、"最佳新时代文明实践志愿服务组织"、"最佳新时代文明实践志愿服务项目"等荣誉称号。

党支部书记、院长：刘洪海
党支部副书记：崔志军
副　院　长：范文星
院办电话：83391009
急诊电话：83391560
电子邮箱：nc83391009@163.com
邮政编码：266736
地　　　址：平度市南村镇双泉路97号

（撰稿人：李瑞兵）

平度市第五人民医院

概况　2018年，平度市第五人民医院职工总数125人，其中，卫生技术人员123人，占职工总数的98%；行政工勤人员2人，占职工总数的2%。卫生技术人员中，高、中、初级职称分别为30人、59人、34人，分别占卫生技术人员的24%、48%、28%。医生49人，护士42人。核定床位100张，实际使用床位140张。

业务工作　2018年，收治门、急诊病人88764人次，其中急诊19286人次，收住院病人5509人次，开展大型手术900多例，床位使用率90%，床位周转76次，入院与出院诊断符合率99.9%，手术前后诊断符合率100%，抢救危重病人成功率96%，治愈率94%，好转率18.1%，病死率1.1%，院内感染率0，甲级病案符合率100%。

业务收入　2018年，医疗收入2766万元。

固定资产　2018年，固定资产总值3761万元。

医疗设备更新　2018年，引进宫腹腔镜系列设备（含摄像系统、冷光源、液晶监视器、膨宫泵等设备），引进肺功能监测仪，更新除颤监护仪和CT球管。

基础建设　2018年，投资近100余万元，对医院各类建筑设施进行维修改造。改造会议室和多功能教室；改扩建检验科，增设微生物实验室；将手术室内的木质门全部更换为自动感应门，增加缓冲门，增设室外污物升降通道，使手术室内的布局更加规范。

卫生改革　2018年，医院继续深化卫生事业改革，搞活内部运行机制。各类试剂、中药、医用耗材的购入公平、公正、公开。严格执行国家基本药物制度，合理控制药占比，继续向社会宣传国家基本药物制度，及时公布基本药物价格。高度重视村卫生室管理，加强对辖区卫生室各个方面的培训，做好基层卫生服务机构的职能转型。

医疗服务　2018年，推行"病人选医生"和"一日清单制度"，推行责任制护理模式，完善畅通急救"绿色通道"，救护车24小时值班，出动救护车抢救危急重病人967次，为特困及"三无"病人减免医疗费近5.7万元。开展中小学生、幼儿园儿童、政府机关干部、村干部查体；幼儿园儿童涂氟；冬病夏治"三伏贴"活动；农村妇女"两癌"筛查等活动。开展"健康彩虹"志愿活动和新时代文明实践活动。积极做好"健康扶贫"工作。

继续教育和人才培养　2018年，定期开展讲座，年内共组织业务学习16次，开展全院性业务培训讲座25次。派人外出进修和参加各类短期培训班，有11人分别到齐鲁医院、潍坊医学院附属医院、青岛市市立医院、青岛市中心医院进行长期和短期进修学习。

科教工作　2018年，医院继续与青岛市中心医疗集团、青岛海慈医院等知名医院保持合作关系，与青岛阜外医院、山东齐鲁医院建立"医联体"合作关系，与市人民医院建立"医共体"合作关系。与市人民医院建立病理远程会诊，继续开展CT远程会诊的服务。

精神文明建设　2018年，开展"两学一做"学习教育，深入学习贯彻党的十九大精神，学习先进典范事例，推进医院党风廉政建设和反腐倡廉工作，落实"三会一课"制度。加强医院文化建设，开展丰富多彩的文体活动，加强对外宣传工作。做好"健康扶贫"工作，落实"八个一"工程及"三免两减半"，全年共计体检800余人次，家庭医生签约800余人次，落实健康扶贫信息12次，报销600余元，为健康扶贫对象节省体检及报销费用10000余元。医院开展的"金秋送健康"中秋节慰问活动，赠送慰问品价值达1000余元。积极开展"健康彩虹"志愿服务活动和新时代文明实践志愿活动。组织义务献血、免费查体义诊、健康讲座和急救知识培训、妇科检查和"两癌"筛查等活动。

荣誉称号　2018年，获得"平度市卫生计生工作先进单位""平度市院前急救先进单位""平度市先进团支部"等荣誉称号。

党支部书记、院长：姜兴茂
党支部副书记：李培讯
副　院　长：代淑妍、吴真锴、王　丽
院办电话：83361085
传真电话：83361085
急诊电话：83363999
电子信箱：dwrmyy@163.com
邮政编码：266742
地　　　址：平度市古岘镇沽河路160号

（撰稿人：吴真锴）

平度市精神病防治院

概况 2018年,平度市精神病防治院(平度市第六人民医院)职工总数为132人,其中,卫生技术人员118人,占职工总数89%;行政工勤人员14人,占职工总数11%。卫生技术人员中,高级专业技术人员6人,中级专业技术人员21人,初级专业技术人员91人,分别占卫生技术人员的5%、18%、77%,医生护士之比为1:4。编制床位120张,设职能科室6个、临床科室6个、医技科室9个。

业务工作 2018年,门诊42615人次,比2017年增长3.35%;收住院病人1859人,比2017年增长47.31%;床位使用率97.9%,床位周转5.2次,入院与出院诊断符合率99%,治愈率5%,好转率94.5%。

业务收入 2018年,业务收入3259万元,比2017年增长18.51%。

固定资产 2018年,固定资产总值3522万元,比2017年增长31.76%。

医疗设备更新 2018年,引进飞利浦16排CT机1台。

基础建设 2018年,投资30万元完成食堂、实验室搬迁改造工程。

卫生改革 2018年,医院加入平度市人民医院"医共体",实现优质的医疗资源互补和共同发展的目标。

医疗特色 2018年,在无抽搐电休克治疗、认知治疗、行为治疗、生物反馈治疗、重复经颅磁刺激等方面有特别的优势。8月,医院加入山东省精神卫生专科联盟,充分利用精神卫生专科联盟平台。

继续教育 2018年,选派1名医师到威海市立医院进行住院医师规范化培训,有2人研究生在读,派出参加各类短期培训班、研讨会20余人次。

精神文明建设 2018年,利用微信、电子屏、宣传栏等多个平台深入开展健康教育、讲文明树新风公益传播、社会主义核心价值观教育等活动。利用助残日、世界精神卫生日、世界卫生日等特殊节日开展相关主题宣传,举办各种义诊活动,发布健康教育知识,承担宣教责任。积极开展下乡结对帮扶贫困户、"慈善一日捐"、无偿献血、"金秋送健康,共圆中国梦"等活动。医院工会自编自导的情景剧《与爱同行》在2018年青岛市首届职工文化艺术节戏曲曲艺项目中荣获一等奖和优秀创作奖。在平度市卫生计生系统第二届运动会中,荣获团体总分第四名和精神文明先进单位称号。

大事记

1月8日,医院成立E病区,主要收治男性精神障碍患者。

1月15日,经平度市卫生和计划生育局批准,招聘录用合同制大中专毕业生10名。

3月22日,医院举办平度市精神医学交流培训会议。

8月19日,医院加入山东省精神卫生专科联盟。

11月2日,医院加入平度市人民医院"医共体"。

荣誉称号 2018年,获得"平度市先进团支部"荣誉称号,继续保持"平度市文明单位"称号。

党支部书记、院长:刘继鹏
副 院 长:许增波、金海君、韩春芳
院长助理:葛彩英
院办电话:88311268
电子信箱:pdjsby@126.com
邮政编码:266700
地   址:平度市高平路249号

(撰稿人:毛伟东)

平度市卫生和计划生育综合监督执法局

概况 2018年,平度市卫生和计划生育综合监督执法局有职工35人,其中,卫生技术人员23人、行政工勤人员12人,分别占职工总数的66%、34%。卫生技术人员中,高、中、初级职称分别是4人、12人、7人,占职工总数的11%、34%、20%。内设综合科、监督稽查科、医疗服务监督一科、医疗服务监督二科、医疗服务监督二科、公共卫生监督科、传染病防治监督科、妇幼计生监督科8个职能科室。

业务收入 2018年,业务收入90.57万元,比2017年增长47.86%。

固定资产 2018年,固定资产总值229.15万元,比2017年增长0.91%。

业务工作 2018年,监督3013户次,监督覆盖率99.96%;完成案件186件,监督员人均办案7.15件,完成非税收入90.57万元。全面实施"双随机、一公开"抽查制度,落实专业"双随机"和行业"双随机"抽查机制,国家"双随机"完成率100%。规范投诉举报处理,受理投诉举报193件,全部进行查处。全面应用国家卫计监督信息报告系统,落实"全国卫生计生监督调查制度",未发生迟报、漏报现象。完成44家一级医疗机构、820家诊所和村卫生室等监督执法检查。其中,严肃查处2起医疗机构出借《医疗机构执业许可证》案和某门诊部医师兰某利用超声技术为他人进行非医学需要的胎儿性别鉴定案。依法查处某药业有限公司分店、天津市某设备租赁站未取得《医疗机构执业许可证》擅自执业案,某中学未取得《医疗机构执业许可证》擅自开展诊疗活动案等案件。完成重点公共场所监督检查960余家,下达监督意见书920余份,立案处罚97起。实施孕情消失月报制度和打击"两非"、代孕有奖举报制度,依法查处"两非"案件4件。加大社会抚养费征收力度,下达社会抚养费征收告知书330例,缴纳国库社会抚养费208.59万元。申请法院强制执行311例,申请执行款额2697万元。

卫生改革 2018年,创新工作模式,将监督检查结果与医疗机构校验、评审、不良执业行为记分管理等挂钩,将依法执业检查结果列入卫计局对医疗机构综合考核。推进卫计信用体系建设,对严重危害正常医疗秩序的失信行为实施联合惩戒。探索建立违法执业、违规经营异常名录和严重失信"黑名单"制度,完善综合监督协调机制,强化卫计系统部门间信息共享制度。加强监督执法主体资格管理,完善资格认证、上岗培训、持证上岗等制度。落实行政处罚事项"公示"制度和执法全过程记录、重大行政处罚案件法制审核制度。

重大活动保障 2018年,积极助力上合青岛峰会等重大活动保障行动。选派三批9人赴李沧区监督局协助工作,参与上合组织青岛峰会和国家卫生城市复审工作,圆满完成峰会卫生监督保障任务。在中高考、省第二十四届运动会预决赛等重大活动期间,提前介入,认真履职,对各考点生活饮用水、住宿酒店宾馆、新建成体育馆等进行监督检测,发现问题,及时督改,确保重大活动的圆满成功。

精神文明建设 2018年,党支部认真抓好"两学一做"学习教育,开展经常性的思想政治、理想信念和党性教育,落实党支部理论中心组学习制度、"三会一课"制度。加强纪律和作风建设,贯彻落实廉洁自律准则、纪律处分条例、党内监督条例等,落实中央八项规定及实施细则精神。落实党风廉政建设责任制,强化党内监督,自觉接受社会监督。参加青岛市卫计监督系统监督执法办案能手评选活动和技能大赛。评选出省级2017年行政处罚执法办案能手1名;选拔4名优秀监督员参加青岛市卫监系统比赛,取得团体二等奖、个人二等奖好成绩。2018年度1项工作成果、1个调研报告分别获得青岛市卫生监督执法优秀工作成果、调研报告三等奖。

党支部书记、局长:刘翠寿
副 局 长:丁玉珍、郭万和
电 话:80818918
电子信箱:pdswsjds@126.com
邮政编码:266700
地 址:平度市青岛路123号

(撰稿人:尹 磊)

平度市疾病预防控制中心

概况 2018年,平度市疾病预防控制中心职工总数58人,其中,卫生专业人员51人,占职工总数的88%;行政工勤人员7人,占职工总数的12%。卫生技术人员中,高级职称6人,中级职称16人,初级29人,分别占卫生专业人员的12%、31%、57%。

业务收入 2018年,业务收入2694.22万元,比2017年增长33.53%。

固定资产 2018年,固定资产总值1554.62万元,比2017年增长41.38%。

医疗设备更新 2018年,新安装实验室污水处理系统设备。

传染病防控 2018年,平度市报告甲、乙、丙类法定传染病18种共1947例,死亡病例8人(4例艾滋病,1例乙肝,2例出血热,1例肺结核),传染病总报告发病率为141.84/10万,比上年同期(146.24/10万)下降3.01%。报告447例手足口病,对于辖区内的聚集病例、重症病例均进行流调采样并录入数据库,平度市人民医院共采集62份手足口病例咽拭子样品,完成采样目标。

慢性病防控 2018年,收到死亡报告卡10600份,并进行审核上报;收到伤害报告卡8600份,录入8600份;收到肿瘤报告1203份,录入1203份;脑卒中与冠心病报告2689份,录入2689份。

免疫规划 2018年,平度市接种率为94.52%,接种一类疫苗306507剂次,接种二类疫苗43270针次,12月龄儿童基础免疫疫苗接种率均达到99%以上。按照山东省卫生计生委《关于长春长生201605014-02批次效价不合格百白破疫苗补种工作技术方案》要求,全市开展201605014-02批次效价不合格"百白破"疫苗补种。疫苗事件全市有5494人接种201605014-02批次效价不合格"百白破"疫苗5822剂次,其中接种1剂次的5169人,接种2剂次的322人,接种3剂次的3人。5494人全部告知,同意补种

5403人,拒绝补种69人,犹豫22人。应补种5188人,补种5115人,补种率达到98.59%。开展入托入学查漏补种工作,共计查验幼儿园335所、小学114所、中学42所,查验率达到100%。共计查验28849人,补种4021人,补种率达到90%以上。

结核病防治 2018年,发现活动性肺结核病人318人,比上年同期增长5.3%,其中新发涂阳病人135人,复发病人19人,涂阴病人113人;胸膜炎病人25人;其他肺外结核病人10人。全年筛查初诊患者4241人。为183名结核病人筛查HIV,确诊阳性患者1名,其他均为阴性,肺结核病人的HIV筛查率达到57.5%。为涂阳病人的密切接触者进行筛查,密切接触者筛查率达到100%。为318名结核病人免费提供抗结核药品。2017年登记肺结核患者304人,其中涂阳病人166人,经过6~8个月的治疗,治愈152人,完成疗程127人,结核死亡5人,非结核死亡6人,初治失败4人,转入耐多药治疗1人,治愈率达到91.6%。系统管理率达到100%。2018年11月,网络直报患者为175人,除去重报患者和住院患者58人,转诊到位37人,追踪到位77人,有1人无地址电话无法追踪,2人死亡。总体到位率为96.6%。

艾滋病防治 2018年,全市各VCT点完成VCT 1000余人。各医疗卫生单位相继开展手术五项检测(包括HIV)和孕产妇HIV筛查,完成主动检测4200余人。对全市高危行为人群进行外展服务,与草根组织一起对52个娱乐场所400余名暗娼进行艾滋病知识培训和干预工作。

健康危害因素监测 2018年,各校平均应报告189次,104所学校合计应报告19656次,实报告17910次,报告率为99.04%,直报上报率91.12%,缺课率0.104%。全市查体102所学校,实检115120人,参检率与上报率均为100%。上报职业健康检查个案卡2341份,尘肺病17例,职业病报告卡5例,农药中毒47例,疑似职业病30例。完成全市农药中毒网络直报员的备案工作以及放射卫生监测工作任务(公立医疗机构32家,民营医疗机构12家),收集上报665例病例信息。

健康教育 2018年,启动新一轮国家级健康素养与烟草流行监测工作。平度市烟草流行监测涉及2个镇,2个监测点;健康素养监测涉及5个乡镇,6个监测点,共计440户。开展烟草危害宣传活动,印制"烟草和心脏病"手册4000本,制作展板4块。录制电视节目,扩大宣传覆盖面。与平度市电视台签订协议,在《民生直通车》栏目搭建平台,开辟《健康园地》专栏,制作播出节目15期。积极开展重点卫生日宣传活动,累计发放宣传材料17000份,为市民提供免费咨询约600次。

重大活动保障 2018年,派出7名专业技术人员助力青岛上合峰会公共卫生保障工作。制订重大活动及各类传染病应急预案,加强培训及应急善战演练。成立3个专项的应急处置队伍,分别是传染病应急处置队伍、食源性疾病应急处置队伍、急性化学中毒应急处置队伍。全年实行24小时值班制度。

检验检测 2018年,完成5个乡镇居民户盐碘、尿碘检测各341份。完成1000户改建厕的大便样品检验工作。对婴幼儿配方食品、婴幼儿谷类辅助食品、外卖配送餐、学生餐及学校周边流动餐中的卫生指示菌、食源性致病菌等指标进行检测。完成监测点水样采集,并进行水质常规指标监测检验工作。

其他 2018年,通过事业单位考录引进专业技术人才4人。

精神文明建设 2018年,中心党支部紧紧围绕中心发展目标和主要任务,以"开展创先争优活动"为主线,全力做好支部的各项工作。积极组织党员干部做好"三会一课",相继开展迎"七一"主题党日活动、退休干部职工"走访慰问"活动,积极参加局组织运动会、"最美平医人"演讲比赛等活动。

荣誉称号 2018年,获山东省艾滋病防治工作先进集体、平度市事业单位绩效考核A级先进单位等荣誉。

党支部书记、主任:戴　冰
副　主　任:崔成祥
办公室电话:88329430
电子信箱:pdcdcbgs@163.com
邮政编码:266700
地　　　址:平度市常州路222号

(撰稿人:刘洪涛)

平度市妇幼保健计划生育服务中心

概况 2018年,平度市妇幼保健计划生育服务中心在职人员195人,其中,卫生技术人员163人,占在职人员的83.5%。行政后勤人员21人。卫生技术人员中,高级职称13人,中级职称69人,初级职称92人。临床医生与护士比为0.95:1。有住院床位100张。设有职能科室10个,临床科室7个,医技科室3个。

业务工作 2018年,完成门诊129323人次(不包括健康查体），比上年减少0.61%。住院3558人次，比上年减少12.9%。出入院诊断符合率98.1%，治愈率97.8%，病床使用率60.5%，床位周转40.1次。开设孕产妇绿色通道，开展一站式服务。加强妇幼卫生工作管理，2018年，全市孕产妇系统化保健管理率达95.27%，孕产妇住院分娩率100%，0～3岁儿童系统化保健管理率91.89%，婴儿死亡率2.56‰，4～6个月婴儿纯母乳喂养率85.48%。全年开展"两癌"筛查66364人次，查出宫颈癌及癌前病变患者9例，确诊乳腺癌患者8例。年内完成婚检6271.5对，查出患病者545人，患病率为4.35%。完成新生儿疾病筛查采血1444例，采血率99.93%，可疑患者追访率100%，诊治疗5例。

业务收入 2018年，业务收入4341万元，比上年下降4.6%。

固定资产 2018年，固定资产总值4896万元，比上年增加391万元。

医疗设备更新 2018年，新增全功能儿童体检工作站1套、全自动清洗母乳分析仪1台、儿童营养膳食分析系统1套、骨密度分析仪1台、视力测试仪1台、微电脑控制系统的冲浪、泡泡浴大型泳池1个、洗礼池4个、小型游泳池6个、宫腔双极电切镜1台。

基础建设 2018年，推进平度市妇幼保健计划生育服务中心扩建项目，在单位现有建设用地上，建设分别为五层建筑面积4800平方米和七层建筑面积16000平方米的优生保健楼和综合楼。

卫生改革 2018年，实施"引进来"战略，选优配强儿保发展队伍。全面加强产科、儿科、助产等专业技术人才培养。实施"走出去"战略，加强业务培训。选派骨干人才到三级甲等医院进修学习、业务培训。实施"大赶超"战略，增加投入改善医疗条件。建设儿童保健科医生诊治室、骨密度测试室、视力筛查室、听力筛查室、身高体重测量室、早期干预训练室，并规划妇幼保健院建设项目。

医疗特色 2018年，成立盆底康复治疗中心，全年近3000名妇女进行治疗和预防性盆底功能障碍训练，并将女性盆底健康问题列入孕期保健宣教的内容。新引进麦默通真空辅助乳腺微创旋切系统，提升乳腺癌筛查的效果。开展腹腔镜手术。成立儿童保健科，对儿童保健工作进行规范化要求。引进先进设备成立婴幼儿洗浴中心，新开展婴幼儿游泳、抚触、洗澡、被动操、皮肤护理等系列服务项目，能够满足0～6岁宝宝的游泳需求。

继续教育 2018年，举办业务培训班17次，外派短期培训80余人次。

精神文明建设 2018年，组织志愿者"走进乡村、走进社区、走进集市、走进学校、走进养老院"开展义诊服务活动、健康讲座30余次，"温馨妇幼"服务品牌得到社会的广泛认可。

大事记

1月，平度市妇幼保健扩建项目被平度市政府列为重大实事项目。

1月，平度市计划生育服务中心妇产科护士长、主管护师孙彩霞获评青岛市"文明市民"称号。

荣誉称号 2018年，被评为"青岛市文明单位"。

院　　　长：温海鲲
党支部书记：高正刚
副　院　长：高正刚、孙　华
院办电话：88382900
传真号码：88382900
电子邮箱：qdpdfby@126.com
邮政编码：266700
地　　　址：平度市青岛东路17号

（撰稿人：李　宁）

平度市皮肤病防治站

概况 2018年，平度市皮肤病防治站（平度市性病专科医院、平度田泽康复医院）有职工31人，其中，卫生专业技术人员25人，高级职称2人，中级职称7人，初级职称16人，高、中、初级职称分别占卫生专业技术人员的8%、28%、64%。有政工师2人，财务人员2人，工程技术人员中级1人、初级1人。

业务工作 2018年，接诊各类皮肤性病患者2.12万人，收治偏瘫等患者341人次，与上年持平。5种监测性病报告例数由高到低依次为：梅毒169例、尖锐湿疣64例、淋病22例、生殖器疱疹15例、生殖道沙眼衣原体感染14例。与上年相比，报病例数下降7.49%，其中上升的是：梅毒（12.67%），生殖道沙眼衣原体感染（133.33%）；下降的是：尖锐湿疣（38.46%），淋病（21.43%），生殖器疱疹（21.05%）。对平度市20例治完现症麻风病人进行随访，给予防护鞋20双、溃疡包30包，并为麻风溃疡者给予现场溃疡清创处理；对存活的153例治完现症病人进行自我护理培训。

业务收入 2018年，业务收入1320万元，其中康复医院收入195万元，较上年相比下降13.89%。

固定资产 全年固定资产净值900万元。

基础建设 2018年，投资30余万元对康复医疗区进行绿化。投入资金近30万元安装污水处理设备,对医院产生的所有废水进行汇集处理。

卫生改革 2018年,积极进行公立医院改革,成立医院理事会、监事会,促进医院的转型发展。

医疗特色 2018年,负责平度市皮肤病、性病、麻风病的防治工作,经过几代人50余年的时间积累丰富的防治经验,对皮肤病方面的治疗形成自己特色的技术方案,对性病能准确地给予最科学合理的诊断与治疗。开展性病、艾滋病的咨询服务。麻风病近几年发病每年不足1例,但愈后存活病人较多。继续重点打造新组建成立的康复专科,为各类神经损伤和肢体损伤患者提供康复医疗和锻炼。

精神文明建设 2018年,注重医院文化的建设,每月开展党员教育活动,全体职工加入"学习强国",单位形象与个人素质紧密结合进行宣教,以更好的道德和法规来规范职工的言行,树立自己的服务品牌。

荣誉称号 2018年,获青岛市文明单位和平度市文明标兵荣誉称号。

党支部书记、站长:王奎军

副站长:付云进、王卫东

电　　话:87362855

邮政编码:266700

地　　址:平度市杭州路40号

（撰稿人:周京伟）

平度市呼吸病防治所

概况 2018年,平度市呼吸病防治所(平度市第七人民医院,简称呼防所)在编职工22人、聘任制3人、合同制管理15人。卫生技术人员36人,占职工总数的90%;行政工勤人员4人,占职工总数的10%。卫生技术人员中,副高级职称2人,中级职称9人,初级职称25人,分别占卫生专业技术人员的5.56%、25%、69.44%。实际开放床位78张,设有门诊、病房、护理、药剂科、财务科以及影像科、检验等7个科室。

业务工作 2018年,承担着疫情上报、登记上案、痰检、耐药筛查、报病奖励兑现等任务。与平度市疾控中心配合做好学校结核病的疫情处理工作,开展密切接触者的筛查。与平度市疾控中心合作开展世界防治结核病日宣传和学校结核病防治宣传。健全医疗质量管理组织体系,完善医疗质量安全风险隐患排查制度。对急危重病人畅通住院服务通道,医护就近一站式服务。在所有住院病人的病程记录中能够体现出三级医师查房制度,急危重病人的病程记录随时观察随时记录。未发生一起医疗事故。

业务收入 2018年,总收入1733万元,其中医疗收入1171万元,比2017年增长0.43%;医疗结余283万元,比2017年增长114%。

固定资产 2018年,固定资产总值782万元,比上年增加107万元。

医疗设备更新 2018年,更新放射科的医用X线诊断设备,引进珠海普利德医疗设备有限公司生产的全新DR医用诊断X线设备。

基础建设 2018年,完成平度市第七人民医院整体搬迁项目选址、建筑设计和工程预算等前期工作。

卫生改革 2018年,对原有的岗位职责进行修订。

精神文明建设 2018年,组织开展"解放思想大讨论"、党员夏训和"当初入党为什么,现在为党做什么"党性教育主题实践活动。组织学习贯彻党的十九大精神和十九届一中、二中、三中全会精神。

荣誉称号 2018年,在平度市2017年度事业单位绩效考核中,被评为"绩效考核先进单位";评选为2017年度全省结核病防治工作先进单位;护理团队获得平度市妇联"十佳巾帼文明岗"荣誉称号。

党支部书记、所长:马顺志

副　所　长:董辰元、张云涛

院办电话:88328419

门诊电话:88328427

电子信箱:tbpingdu@163.com

邮政编码:266700

地　　址:平度市常州路224号

（撰稿人:张云涛）

平度市120急救调度指挥中心

概况 2018年,平度市急救中心有职工21人,其中,专业技术人员20人,占职工总数的95.24%;工勤技能人员1人,占职工总数的4.76%;中级职称13人,占职工总数的61.9%;初级职称6人,占职工总数的28.57%。

固定资产 2018年,固定资产总值为342.36万元,比上年增长113.60%。

急救调度指挥工作 2018年,平度市接到"120"呼救电话41572个,急救派车18185车次,转送患者15644人次,分别较上年增长－4.34%、2.04%和4.69%。

重大活动医疗保障工作 2018年,平度市重大社会活动医疗保障任务异常繁重,院前急救工作人员先后参与上合组织青岛峰会、省运会、残运会、涉军重大事件、拆迁安置以及食在平度美食节、啤酒节、花生博览会等全市性的各种节庆活动、重要会议医疗保障。完成全市重大活动医疗保障任务50多次,出动保障急救车辆219次,参与保障急救人员657人次。

院前急救体系建设 2018年,为进一步完善平度市院前急救体系,强化行业管理,规范执业行为,全面提升"急速行动,救护生命"服务品牌和"时间、质量、生命"服务理念,在平度市院前急救行业开展"六统一"标准化建设。

应急预案演练 2018年,在泸州路与红旗路路口组织开展突发医疗救护应急演练。此次演练以事故现场形式进行,演练模拟背景为一辆大客车与一辆拖挂车相撞导致客车翻车,造成多人不同程度受伤。整个模拟应急演练现场反应迅速、秩序井然、措施得当、程序合理,救护有效。现场指挥部、120指挥中心、各急救站、各网络医院协同作战,密切配合,高效、科学、合理地完成救护任务。

急救知识社会化培训 2018年,设立培训科,安排专人牵头抓好全市院前急救知识宣传培训工作。联合平度市红十字会,积极开展"第一响应人"培训工作,组织选拔业务能力出色的人员参加"第一响应人"救护师资培训,全年开展救护培训1500人,涉及人群包括机关人员、企业人员、学生、社区居民等。深入开展健康教育"六进"(进家庭、进校园、进社区、进村庄、进机关、进企事业单位)活动。组织培训师资深入幼儿园、中小学、社区村庄、机关等地方开展救护技能培训工作,宣传普及急救知识和健康常识,增强人民群众的自我保护能力和健康意识。

继续教育 2018年,举办平度市院前急救培训班。组织全市院前急救技术骨干87人参加青岛市紧急医学救援培训班,学习突发公共事件紧急医学救援、国际创伤生命支持(ITLS)、心血管基础生命支持(BLS)、高级生命支持(ACLS)等。

精神文明建设 2018年,全面学习贯彻党的十九大精神。认真履行"第一责任人"职责,坚持党建工作与业务工作同谋划、同部署、同考核,齐抓共管。积极选拔培养党组织的后备力量。公开向社会承诺提供满意的院前急救服务,确保"120"电话24小时畅通,确保3分钟之内出车。以建立培养一支政治强、业务精、纪律严、作风正、行动快的急救队伍为目标,全面提升"急速行动,救护生命"服务品牌和"时间、质量、生命"服务理念。

大事记

5月16日,平度市急救中心新建大泽山急救站、新河急救站正式启动运行。

7月31日,平度市农工党和致公党组织政协委员在平度市院前急救系统开展"政协委员走基层·看变化"主题活动。

党支部书记、主任:姜建新
单位电话:80819120
电子信箱:pd120.120@163.com
邮政编码:266700
地　　址:平度市青岛路123号

(撰稿人:吴克强)

莱 西 市

莱西市卫生和计划生育局

概况 2018年,莱西市有各级各类医疗卫生机构831处。其中,医疗机构819处,包括市直医疗机构5处,基层卫生院16处,社区卫生服务机构8处,厂企医院1处,民营医院21处,村卫生室710处,个体诊所50处,医务室(卫生所)7处,门诊部1处;卫生机构12处,包括市疾病控制中心、卫生计生综合监督执法局、120急救调度指挥中心、青岛血站莱西采血点各1处,基层公共卫生与计划生育管理所8处。莱西市有卫生专业技术人员4969人(包括公立医疗卫生机构3412人,民营医院598人,乡村医生870人,其他医疗机构89人),平均每千人拥有卫生人员6.5人;核定床位3399张,实际开放病床4162张,平均每千人拥有床位5.5张。全市卫生总资产达到13.39亿元。

重点工作 2018年,承担的重点工程、市办实事顺利推进。推进基层医疗卫生机构标准化建设,完成工程设计的公开招投标；为基层卫生院招录专业技术人员64人；申请北京健和公益基金会以精准扶贫名义捐助设备价值2562.3万元；市财政配套安装运输费用532.9万元全部到位。院前急救单元建设进展顺利，完成施工图的设计、工程概算编制，施工单位于10月进驻4处中心卫生院开始施工建设。

卫生改革 2018年，探索"医共体"建设新模式。莱西市3家二级医院分别与青岛市级医院签约"医联体"协议，以市内3家二级医院为龙头的"医联体"模式日趋完善，初步形成小病不出镇（街道）、大病到市级医院、康复回基层的良好就医格局。加快"医共体"建设步伐，拟订莱西市区域"医共体"建设实施方案和财务、人员、耗材采购等6个具体配套方案。

疾病预防控制 2018年，加大预防接种门诊督导检查力度，重点加强接种人员信息化培训工作，有4家接种门诊配备电子签核系统。疫苗补种工作有序开展。长春长生公司疫苗问题涉及莱西市4287名接种儿童，通过签订责任书等方式，有4217名儿童家长同意补种。其中3628名儿童的补种工作结束，其余儿童将根据各自接种时间节点进行补种。严重精神障碍患者收治工作进展良好。为保障重大活动期间安全稳定工作，莱西市市立医院自行垫付80余万元，满足莱西市严重精神障碍患者救治需求。优化妇幼健康服务体系，提高母婴安全保障能力。组织专家对全市86名技术人员进行母婴保健技术培训，并进行现场考核。考核合格后发放《母婴保健技术服务合格证》，严格实行准入制度。莱西市疫情直报网络实现全覆盖，网络畅通。全市26家传染病网络直报单位及时上报率达到100%。完善辖区中小学校因病缺课症状监测网络直报工作，强化疫情管理、预警预测，使传染病患者得到及时规范的流调、治疗，有效应对手足口病、禽流感、甲流、埃博拉出血热等疫情，实现全市不发生重大传染病暴发的目标。报告法定传染病病例1907例，无H7N9疑似病例，无突发公共卫生事件发生。

妇幼保健 2018年，调整充实危重孕产妇救治专家组，定期对各助产机构进行产科质量检查。各助产机构每月进行2次急救演练，建立急危重症绿色通道。截至10月底，莱西市有4953名产妇分娩，出生4968名新生儿，无产妇死亡案例，新生儿死亡3例，孕产妇死亡率为0，新生儿死亡率为0.6‰。实行"市镇二级联动"，将免费孕前优生健康检查工作分解到各镇街，同时将目标人群覆盖率纳入计划生育人口目标责任制考核。加大对出生缺陷防治工作的宣传力度。有6737人进行免费孕前优生健康检查，目标人群覆盖率为108.9%；4921名孕妇进行免费产前筛查，筛查率为99.35%；4933名新生儿接受新生儿疾病筛查，筛查率为99.3%；出生缺陷综合防治率为101.95%。

公共卫生 2018年，巩固基本公共卫生服务体系。加强健康素养的引导和宣传。举办全市第二届结核病防治网络知识竞赛。制作发放海报11期、展板60面，发放各类宣传资料11万份；累计举办健康教育讲座和咨询活动2080场，受益群众26万人。完善公共卫生专业指导团队。制订《莱西市基本公共卫生服务项目专业指导团队工作方案》，建立《莱西市基本公卫知识题库》，组织专业公共卫生机构对各基层医疗单位开展项目培训。截至10月底，累计为63.11万名城乡居民建立规范化的电子健康档案，电子档案建档率达到82.58%；精细管理65岁及以上老年人、孕产妇、0~6岁儿童、严重精神障碍患者、高血压和糖尿病患者等重点人群21.75万人。北京健和公益基金会赠送莱西市4辆查体车（包括生化工作站、彩超、心电图工作站等车载设备）价值960万元

监督执法 2018年，推进"智慧卫监"行动，提升监督执法水平。继续保持打击非法行医和非法美容的高压态势，在青岛地区率先推行手持执法终端在市、镇两级的正式运行，同时在莱西市二级医疗机构试点对医院的医疗废物暂存处、消毒供用中心安装实时监控系统并运行。行动开展以来，立案34起，吊销并注销《医师执业证书》1起，责令停业整顿1起，罚没款35万元，移交公安机关1人，移交食药部门1人，清理非法医疗广告85处，全市医疗市场得到进一步净化。

信息化建设 2018年，建立"互联网＋医疗健康"服务体系，助推互联网与医疗健康服务相融合。与农商银行莱西支行签订项目建设合作协议，总投资1153万元，用于全民健康信息平台建设及基层信息系统升级改造工作，将区域内镇、村两级基层医疗机构的信息系统完全统一，实现区域内医疗与基本公共卫生服务系统高度融合。完成莱西市妇保中心、皮肤病医院以及16处卫生院、4处民营医院系统升级建设。开通运行家庭医生签约系统。与微医集团"互联网＋健康莱西"项目的战略合作。

"医养"结合 2018年，打造"医养结合"养老服务体系。结合莱西市医疗养老资源实际，创建全省"医养结合"示范市，并通过省专家督导组现场考核评估。莱西市有4家养老中心内设卫生院或开办一级

医院。"一键三呼",打造智慧健康养老社区。加强"医养结合"服务体系智能化建设,以智慧健康养老信息平台及综合服务中心为基础,培育2家(青岛路社区卫生服务中心和月湖街社区卫生服务站)以一站式医疗养老服务平台为依托的智慧健康养老社区。以市中医医院为龙头,以16家卫生院国医馆为分支,开展中医体质辨识、中医诊疗等服务,把中医治未病、中医药保健、康复医疗融入健康养老全过程。

健康扶贫　2018年,构建全方位"健康扶贫"体系。全面落实健康扶贫便民惠民政策。为全市6165名贫困人口印制《健康扶贫明白纸》。在各基层医疗机构实现"三免两减半"费用直接减免,各医疗机构减免4188人次。开通贫困人口就医"绿色通道",实现"一站式"结算,加大医疗入户巡诊或定点义诊覆盖范围。为贫困人口制定免费健康查体项目、建立健康档案,各基层卫生院为3312名贫困人口进行免费查体,高血压免费治疗2.32万人次,糖尿病免费治疗2100人次。

招商引资　2018年,引进优质医疗资源,做好三甲医院的引进工作。为填补莱西市没有二级以上医疗机构的空白,莱西市政府与国药集团签订合作意向书,约定在莱西市市立医院基础上投资5亿元,新建一所三级综合医院。国药青岛器械公司申请在莱西设立分公司,开展仓储物流业务。协调北大新世纪言鼎(青岛)医疗产业园项目建设,该项目总投资17亿元,主建中西医结合专科医院、"医养结合"项目,并配套建设小学、幼儿园。对接"中华中医昆仑"项目,在莱西市建设中华中医昆仑高峰论坛永久会址。培育、建设国家级中医药特色小镇,打造中医药种植园区;引进名中医打造中医特色专科。首批名中医2名于10月进驻莱西市中医医院坐诊。"妆字号"药品项目正在报批,11月完成科研立项。

精神文明建设　2018年,加大对医务人员医德医风知识培训,全面做好门诊和住院患者满意度调查,积极探索门诊和住院患者电话回访、电子问卷调查等多种形式的满意度调查方式,完善社会评价指标体系。做好行风投诉举报的受理、反馈、报告等工作,按照"管行业必须管行风"和"谁主管,谁负责"的原则,做好分管职责范围内的行风投诉举报的处理工作。对各医疗单位整改落实情况进行全面检查和督导,对整改不力、行动滞后、消极对待群众反映问题的单位,定期通报,并在年终考核中予以奖罚。

党组书记、局长:何贤德
党组成员、市红十字会常务副会长:郭　坤
党组成员、市老龄委办主任:徐鹏程
党组成员、副局长:张代波、田晓芳
党组成员:臧田华
党组成员、副局长:徐玉华
党组成员:李　宏
办公电话:88484209
传真号码:88408111
电子信箱:lxchuxiao@gd.shandong.cn
邮政编码:266600
地　　址:山东省青岛市莱西市烟台路76号

莱西市人民医院

概况　2018年,莱西市人民医院年内占地面积6.5万平方米,业务用房面积5.4万平方米。职工总数1356人,其中,卫生技术人员1172人,占职工总数的86.4%,行政工勤人员184人,占职工总数的13.6%。卫生技术人员中高级职称的87人,中级职称的517人,初级职称的512人,分别占卫生技术人员的7.4%、44.1%、43.7%。医生360人,护士669人,医生与护士的比例0.54∶1。床位总数1225张。医院下设职能科室27个,临床科室37个,医技科室18个。

业务工作　2018年,门、急诊量599169人次,同比增长3.6%,其中急诊87853人次,同比增长27.3%。住院病人41187人,同比下降7.1%。床位使用率66.4%,同比下降3.2%。病床周转次数33.6,同比下降7.4%。入、出院诊断符合率99.9%,同比增长0.1%。手术前后诊断符合率96%,同比增长0.4%。治愈率27.7%,同比增长7.4%。好转率69.4%,同比下降3.3%。病死率0.7%,同比增长40%。院内感染率达到0.91%。甲级病案符合率达到97%。

业务收入　2018年,业务收入4.3895亿元,同比下降14.6%。

固定资产　2018年,固定资产总值2.7305亿元,同比增长2.7%。

设备更新　2018年,新增添医疗设备79(台)件,其中20万元以上设备6(台)件,主要有脉动真空灭菌器2台、肌电图诱发电位仪1台、电子输尿管肾盂镜1台、手术显微镜1台。

基础建设　2018年,通过政府招标平台,完成保洁、司梯、院区绿化养护、电梯维护和工作手机的招标实施工作。投资487万元的污水处理工程竣工并投入运行。完成行政办公楼的装修改造工程。

卫生改革 2018年，调整充实公立医院改革领导小组成员，选拔6名临床科室主任为成员。领导小组结合医院"十三五"发展规划，制定年度改革发展目标计划，明确分工，落实职责。由党总支、理事会、监事会召开会议，专题研究《莱西市人民医院绩效工资考核分配方案》，经职代会讨论表决通过。

医疗特色 2018年，普外二科与肿瘤科、内镜室、介入科合作开展晚期梗阻性大肠癌的转化治疗，取得良好疗效。急诊医学科率先在莱西市开展消化内镜技术及消化道早癌筛查技术。10月肌电图室成立，完成神经电生理检查70人次。胸外科和神经外科开展鼻窦镜下微创高血压出血手术，切口小，愈后好，缩短住院时间，减少病人费用。骨一科成功开展15例肩关节镜手术，拓宽关节微创手术在骨科疾病的应用范围。

继续教育 2018年，举办青岛市级医学继续教育项目呼吸慢病治疗新进展、二级卒中中心脑血管病规范化诊疗等8个项目。年内安排山东医专等6所院校实习学生100余人。全年外派12人到上海、济南、青岛等地三甲医院进修学习。接收乡镇卫生院49名医护药及管理人员在本院进修学习。

精神文明建设 2018年，制定"十三五"精神文明建设规划，并制定创建计划和实施方案及评估办法，纳入重点工作目标管理，明确分工职责和要求。参加青岛市文明城市创建和多主题文明创建活动。在医院内部，开展"文明示范窗口""文明服务明星""创服务名牌，树青岛卫生形象""共铸诚信、优质服务""平安医院""质量万里行""人民满意的医疗机构"等活动。门诊收款室、急诊科、中西药房被评为青岛市卫生系统"文明示范窗口"。参与开展"文明旅游""网络文明传播""医疗卫生三下乡""文明城市""志愿者服务世界休闲体育大会""文明演讲""广场舞、太极拳大赛"等活动。举办大型运动会和文艺晚会，开展篮球赛、乒乓球赛和排球赛等活动。

荣誉称号 2018年，被青岛市院前急救评为"青岛市院前急救先进集体"，莱西市总工会授予"工会工作优秀单位""年度工会工作先进单位"称号。

党总支书记、理事长：吕　勇
党总支副书记、院长：崔钦利
党总支副书记：姜连文
副　院　长：赵浩民、李　涛
工会主席：慕卫东
院办电话：81879222
传真电话：81879222
电子信箱：lxsrmyy001@126.com
邮政编码：266600
地　　址：烟台路69号

（撰稿人：刘志平、王云文）

莱西市市立医院

概况 2018年，莱西市市立医院占地面积2.6万平方米，建筑面积1.8万平方米。年内在编职工343人，其中，卫生技术人员291人，占职工总数的84.8%，行政工勤人员52人，占职工总数的15.2%。卫生技术人员中，高级技术人员38人，中级技术人员182人，初级技术人员56人，分别占卫生技术人员的13.1%、62.5%、19.2%，医生与护士之比为2.46∶1。开设床位550张，设有职能科室9个、临床科室23个、医技科室9个。

业务工作 2018年，门、急诊量为484519人次，与2017年相比增长21.39%；其中急诊7038人次，与2017年相比增长34.8%；收住院13424人次，与2017年相比下降3.79%；床位使用率为83.70%，床位周转次数为26.31，入、出院诊断符合率为100%，手术前后诊断符合率为100%，抢救危重病人126人次，抢救成功率78%，治愈率21%，好转率为66%，病死率为0.32%，院内感染率为0.097%，甲级病案符合率为99.8%。

业务收入 2018年，医院业务收入2.1亿元，与2017年相比增长18.41%。

固定资产 2018年，医院固定资产总值1.12亿元，与2017年相比增长5.66%。

医疗设备更新 2018年，投资300余万元引进腹腔镜及配套手术器械，成功开展各类腹腔镜手术；透析科新增7台透析机、2台血滤机，更新水处理机；更新购置胃镜、BC超、空气消毒机、AB超、ABS双摇床、针灸理疗机、脑电图机等设备。

基础建设 2018年，将原精神科三楼改造为中医科，设置独立病区，扩大病房面积，增加床位至30张；重新改扩建血液透析科、内窥镜室、产房，透析科规模可容纳30台透析设备。对住院外墙和玻璃幕墙进行粉刷和清洗，更新一部住院楼电梯，配备两部爬楼梯电动轮椅。在门诊病房走廊和卫生间安装扶手，为后勤职能科室、精神科病房及医护场所、康馨护理中心安装空调。

卫生改革 2018年，加强基础学科建设，设立无假日门诊,深入开展改善医疗服务行为活动,建立门诊服务中心,优化门诊设施布局。建立"医联体",并逐步开通远程会诊系统,开通转诊绿色通道。

医疗特色 2018年,骨科开展关节镜手术,外科、妇产科开展腹腔镜手术,超声科在超声引导下行肿瘤的射频消融术,心血管内科、肝胆外科在X线引导下行介入手术,心胸外科在X线引导下行肺肿瘤穿刺活检术等。

继续教育 2018年,医院安排内科、外科、骨科、妇产科13名医师外出进修学习;申报并获批青岛市级继续医学教育项目6项,全部顺利开展。

精神文明建设 2018年,组织开展"灯塔—党建在线"学习,组织党员学习《中国共产党纪律处分条例》《中国共产党支部工作条例(试行)》等并进行考试。利用党员主题日活动,每月开展集中教育。每半年开展一次廉政谈话提醒。组织党员开展解放思想大讨论活动。

大事记

1月23日,医院理事会召开第二次会议。

3月2日,医院被评为2017年度科学发展综合考核先进单位。

4月1日,医院扩建病房,增加康复科并购进针灸理疗机等。透析科完成一期扩建,购进水处理机,并增加新透析机9台。

5月21日,医院胸痛中心成立。

6月,莱西市市立医院党总支被中共莱西市委评为莱西市先进基层党组织。

6月15日,医院理事会召开第三次会议。

8月16日,根据上级要求,为做好接种长春长生公司"百白破"疫苗续种补种工作,医院成立"百白破"疫苗续种补种工作领导小组和专家组,并结合医院实际按照国家卫生健康委、国家药监局印发的补种工作技术方案以及市卫健局相关要求开展工作。

8月20日,医院制订"百白破"疫苗补种工作应对处置预案。

10月24日,医院残疾人托养服务中心名称变更,同时增加托养范围。

党总支书记、理事长、院长:付斐珍
党总支副书记:张德全
副 院 长:吴明松、兰付胜、徐春太
工会主席:王秀梅
院办电话:88438353
传真号码:88438353
电子信箱:qdlxslyy@163.com
邮政编码:266600
地　　址:莱西市威海西路8号

(撰稿人:姜绍磊)

莱西市中医医院

概况 2018年,莱西市中医医院开设床位399张,床位使用率为80%;医院职工总数519人,其中,卫生技术人员443人,占职工总数的85.4%,行政工勤人员76人,占职工总数的14.6%。卫生技术人员中,高级职称38人,中级职称187人,初级职称218人,分别占卫生技术人员的8.6%、42%、49.4%。医生149人,护士182人,医护比为1∶1.2。

业务工作 2018年,完成门、急诊量164109人次,其中急诊14797人次,分别比2017年增长0.03%和0.0016%,收住院病人10995人次,比2017年增长0.001%,入院与出院诊断符合率为100%,治愈率为27.8%,好转率为70.8%,死亡率为0.3%,院内感染率为0.017%,甲级病案符合率为99%。

业务收入 2018年,业务收入11150万元,比上年同期下降1.29%。

固定资产 2018年,全院固定资产总值8583万元,比上年同期下降3%。

医疗设备更新 2018年,新购置1.5T超导核磁共振、美国贝克曼全自动生化分析仪。

医疗特色 2018年,突出现代治未病医疗特色,全方位做好孕产相关工作。以针推康复科业务为主线,设立疼痛、骨伤整体解决颈肩腰腿疼痛、疾患。把运动健康纳入慢性病的治疗,成立运动医学康复中心,与体育中心联合成立全民健身指导中心。建成徐瑞荣、毕荣修、郭宝荣、耿立东4个青岛市级名老中医工作室,成立中风病、督灸、六合埋线、针刀4个青岛市中医专病门诊。成立莱西市中医医院"医联体",定期派专家到"医联体"成员单位查房、帮助解决疑难病例。

基础建设 2018年,医院继续加强信息化建设,HIS基本医疗系统、LIS检验系统、PACS影响系统、EMR电子病历系统趋于完善,不断补充后续模块。建设基于大数据管理的"互联网+医疗"模式,开发患者智能服务系统。

人才队伍建设 2018年,医院派出8名业务骨干到北京、济南、青岛等地医院进行重点培训、进修;选派68人参加各类培训班、学术会议;安排院内知识讲座28场次、理论考试及技术比武19次。

大事记

8月,张吉雷任市中医医院党总支部副书记、副理事长。

10月,王德刚、耿英连任市中医医院副院长。

党总支副书记、副理事长:张吉雷
党总支专职副书记:郦兴涛
院　　　长:徐　玲
副 院 长:王德刚、耿英莲
工会主席:崔召红
电　　　话:88483698
邮　　　编:266600
地　　　址:莱西市文化中路11号

（撰稿人:吴鹏程）

莱西市卫生计生综合监督执法局

概况　2018年,莱西市卫生计生综合监督执法局设医疗卫生科、公共卫生科、综合科、财务科、卫生协管科、健康产品监管科、宣传科7个职能科室。在职职工15人,其中专业技术人员10人,占职工总数66.7%;中级以上职称7人,占职工总数46.7%;初级职称3人,占职工总数20%。

业务工作　2018年,查处无证行医55起,吊销并注销《医师执业证书》1起,罚款64.6718万元,没收违法所得24.5718万元,没收药品39箱,没收器械90件。医疗机构综合监督检查立案190起,罚款28.32万元,责令停业整顿1起。开展疫苗专项监督检查工作,出具监督意见书26份,提出整改意见40余条。开展生活饮用水监督检查和水质监测工作,向13个镇街和单位发送《关于整改饮用水卫生安全隐患的函》和《关于催报饮用水卫生安全隐患整改情况的函》,通报检测结果。对直管的自来水公司4个水厂开展多频次检查,对不合格指标予以罚款4.2万元,并将存在问题和水质检测结果向莱西市水利局发送整改函。检测集中式供水279份,供水的感官和一般化学指标、毒理学指标、微生物指标合格率分别为85.30%、58.42%、71.68%,合格率呈逐年上升态势;检测现制现供水、学校和托幼机构直饮水1075份,合格率分别为75.47%、73.63%、51.09%。开展游泳场所、集中空调通风系统、住宿服务场所等公共场所卫生专项整治活动,督促办理卫生许可证119个,变更延续3个,对58个单位进行立案处罚,罚款7.3万元。组织开展以传染病防控为主的学校卫生综合检查工作,共检查190所,对存在问题向莱西市教体局发送《莱西市卫生和计划生育局关于学校托幼机构呼吸道传染病防控工作监督检查情况的函》。推进"智慧卫监"行动,在青岛地区率先推行手持执法终端在市、镇两级的正式运行。投资2.56万元,在1家二级医疗机构安装监控系统,实时对医疗废物暂存处、消毒供应室进行监控。投资11.87万元购进电离室巡测仪、有效氯测定仪等6件快检设备和2套放射防护服。确保上海合作组织青岛峰会和中高考考试顺利进行,出动保障车辆100车次,保障人员270人次,检查医疗机构47家,公共场所180家,委托检测机构检测集中式供水36份,现场取得快检数据408个,下达监督意见书1001份。中高考考试期间,检测学校直饮水215份,快检312份,发现风险隐患160个,向教体局发出整改函,经教体局督促,所有检测饮用水不合格的学校均经复检合格并恢复供水。加强培训,提高执法人员业务水平。定期召开医疗机构负责人、口腔、放射工作人员专项等多次培训会议。强化法制宣传,扩大社会影响力。开展监督检查工作,随机抽取单位173家,其中,国家"双随机"108家、莱西"双随机"65家,完成100%。受理举报投诉案件85起,查处率、回复率均达100%。

党建工作　2018年,召开主题党日活动12次,讲党课8次,开展党风廉政谈话2次,认真学习党章、党内政治生活若干准则、纪律处分条例等党内法规和郑德荣、许步忠等同志的先进事迹。

荣誉称号　2018年,荣获"青岛市文明单位标兵"荣誉称号。

党支部书记、局长:张为杰
副 局 长:赵树民、李　斌
办公电话(传真):66031797
电子信箱:jdszhk@163.com
邮政编码:266600
地　　　址:莱西市石岛东路10号

莱西市疾病预防控制中心

概况　2018年,莱西市疾病控制中心在职职工67人,其中,卫生技术人员48名,占职工总数的72%;行政工勤人员19名,占职工总数的28%。卫生技术人员中,正高级职称1人,副高级职称6人、中级职称21人,初级职称12人。

业务工作　2018年,积极应对长春长生生物"疫苗事件",加强对疫苗接种点的监督检查工作。停用、封存该公司生产狂犬病疫苗及其他疫苗,使用其他公司同类疫苗代替。做好长春长生狂犬病疫苗接种者跟踪观察、咨询服务和疫苗补种等相关工作。搜寻所有接种过问题"百白破"的儿童，并电话告知其补种，告知率100%，应补种儿童3903人，实际补种儿童3822人，补种率达到97%以上。全市预防接种不良反应无异常增加情况。改善结核病防治所办公条件。市政府斥资1000余万元，将莱西市梅花山卫生院扩建为莱西市结核病防治所。新建的结核病防治大楼投入使用。重点加强结核病防治知识宣传，加强确诊患者的管理。重点推广使用电子药盒，全程监控病人服药。在全市30多家医疗单位同时开展"一评二控三减四健"专项行动。通过微信、报纸传播、广播电视宣传活动内容和知识，全市医疗卫生单位举办培训班，进入社区和农村集市宣传50余次，通过教育部门开展学校健康教育。规范开展食源性疾病监测工作。组织召开各哨点医院主管领导参加的全市食源性疾病监测工作会议，印发工作方案，统一检测方法和上报形式。举办全市食源性疾病监测工作培训会。先后组织开展2次定期督导，重点对采样办法、信息审核、资料填写等进行指导。对全市17家哨点医院食源性疾病监测情况进行每月通报，通报5次。将市直3家哨点医院（莱西市人民医院、莱西市市立医院、莱西市中医医院）食源性疾病监测工作列为卫计系统年度绩效考核。成功处置16起疑似食源性疾病事件。全市17家哨点医院上报907例食源性疾病病例监测信息。

固定资产 2018年，固定资产总值1038.83万元，比上年增长1%。

基础建设 2018年，中心实验室升级改造工程项目开工。

荣誉称号 2018年，获得青岛市文明单位称号。中心被山东省疾病预防控制中心授予"病毒性传染病防制工作先进集体""全省传染病信息与突发公共卫生事件报告管理工作先进集体"称号。

党支部书记、主任：李言禹
副　主　任：崔文杰、韩德岗
工会主席：王庆玺
总机电话：88499800
传真号码：88499800
电子信箱：lxcdc@163.com
邮政编码：266600
地　　　址：莱西市石岛东路10号

（撰稿人：王庆玺）

莱西市妇幼保健计划生育服务中心

概况 2018年，莱西市妇幼保健计划生育服务中心职工总数86人，其中，卫生技术人员57人，占职工总数66.2%；行政工勤人员29人，占职工总数的33.8%。卫生技术人员中，高级技术人员9人，中级技术人员31人，初级技术人员21人，分别占卫生技术人员的11%、54%、36%。医生与护士之比是1.2：1。设床位40张，职能科室4个，临床科室5个，医技科室3个，保健科室2个，社区卫生服务中心1个。

业务工作 2018年，门诊总量为98913人次，比2017年减少29977人次，收住院病人2101人次，比2017年增加93人次，增长8.3%，床位使用率62%，较2017年增长11.8%，床位周转52.5次，抢救成功率99%，治愈、好转率99.5%，病死率为0，院内感染率为0，甲级病案符合率99.7%。

业务收入 2018年，业务总收入为2273.37万元，比2017年增加247.26万元，增长15.36%。

固定资产 2018年，固定资产总值3014.47万元，比2017年增加33万元，增长8%。

医疗设备更新 2018年，进一步完善全院的HIS软件系统，完成病毒防护工作。完成中心发热门诊、肠道门诊建设项目。启用北京健和公益基金会捐赠的美国四维彩超VOLUSON P8、电阻抗乳腺诊断仪，妇女发展基金会捐赠的超早期宫颈癌筛查系统、远程母婴监护系统。

妇幼保健 2018年，配合莱西市卫生和计划生育局对从事母婴保健技术服务的单位进行综合性检查，对从事母婴保健技术服务的人员进行培训和考核。执行新生儿疾病筛查制度。全年新生儿疾病筛查5873人，筛查率为100%。听力筛查5868人，筛查率为100%。产前筛查8020人，筛查率为73.44%。出生缺陷23例，出生缺陷发生率为0.392%。围产儿死亡率3.75‰，婴儿死亡率1.50‰。孕产妇死亡率为0。孕产妇系统管理率96.10%，儿童系统管理率94.33%。做好农村妇女"两癌"筛查工作，妇幼保健计划生育服务中心是莱西市农村妇女"两癌"筛查医疗机构定点之一，全年筛查13000人次，筛查出宫颈癌41例，乳腺癌7例，高度病变144例。

继续教育 2018年，选送业务骨干参加上级业务部门组织的托幼卫生保健知识、儿童保健及婚姻保健知识培训。在全院开展岗位大练兵活动，鼓励职工参加各类再教育。

精神文明建设 2018年,开展爱国主义、集体主义、社会主义教育和社会公德教育。医患关系得到进一步改善,群众满意度达到98%以上。

大事记

5月9日,北京健和公益基金会会长刘建军、副会长刘智坤一行,在莱西市委书记庄增大、副市长丁朝霞、卫计局局长何贤德的陪同下,莅临市妇幼保健计划生育服务中心对基金会捐赠设备的管理使用情况进行实地考察。

10月15日,莱西市人民政府西政〔2018〕66号文任命仇忠伟为莱西市妇幼保健计划生育服务中心主任。

党支部书记、理事长、主任:仇忠伟
党支部副书记:曲永安
副　主　任:程丰年
工会主席:赵淑芹
院办电话:88495796
传　　真:88495796
邮政编码:266600
地　　址:莱西市泰山路8号

（撰稿人:崔玉贤）

莱西市120急救调度指挥中心

概况 2018年,莱西市120急救调度指挥中心占地面积135平方米,建筑面积227平方米,业务用房面积227平方米。下设市人民医院、市中医医院、市市立医院、姜山中心卫生院、夏格庄中心卫生院、院上中心卫生院、马连庄中心卫生院、南墅中心卫生院、沽河中心卫生院、日庄中心卫生院、河头店中心卫生院、惠民医院12个急救分站16个急救单元。现有职工13人,其中,卫生技术人员12人,占职工总数的92.3%,卫生技术人员中,高级职称1人,中级职称5人,初级职称7人,分别占卫生技术人员的7.69%、38.46%、53.85%。

业务工作 2018年,莱西市120急救调度指挥中心接报警电话37120起,派车14653次,空车1515次,救治病人12572人,其中,车祸2939起,心脑血管1939起,化学中毒454起,一氧化碳中毒104起,分娩131起,处置突发事件145起;中心平均等待受理用时4秒,平均受理用时1分7秒,平均调度用时1分3秒;各急救站出车平均院内反应用时35秒,平均院前到现场用时11分56秒。在河头店中心卫生院、日庄中心卫生院、沽河中心卫生院和夏格庄中心卫生院各增加一个急救单元。

固定资产 2018年,固定资产总值51万元,比2017年增长19.16%。

基础设备更新 2018年,更换华为USG6000 V5.3(千兆)防火墙;将四楼会议室改造为多功能应急指挥室,内设大屏幕以及同六楼同步的视频会议设备。

大事记

10月29日,莱西市120急救调度指挥中心申请财政30万元,由黄海路19号正式搬迁至烟台路76号。

荣誉称号 2018年,获得"青岛市院前急救先进集体"荣誉称号。

主　　任:温艳艳
副　主　任:郝美仙
办公电话:88485120　88486120
电子信箱:evr120@163.com
邮政编码:266600
地　　址:山东省青岛市莱西市烟台路76号

（撰稿人:崔菁华）

莱西市皮肤病医院

概况 莱西市皮肤病防治所始建于1955年,2002年7月更名为莱西市皮肤病医院,坐落于莱西市广州路6号,是莱西市政府举办的一所集医疗、科研、预防、健康教育于一体的皮肤病、性病、美容理疗专科医院。莱西市皮肤病医院是莱西市城镇职工医疗保险和城镇居民医疗保险(含原"新农合")定点医院。医院占地面积2987平方米,建筑面积2157.45平方米,其中业务用房2157.45平方米。

2018年,有职工50人(在职36人,合同聘用制11人,退休返聘2人,临时工1人),其中,卫生技术人员35人,占职工总数的70%;行政工勤人员15人,占职工总数的30%。卫生技术人员中,高级职称4人,中级职称16人,初级职称15人,分别占卫生技术人员的11%、46%、43%。设置皮肤科、性病科、中医科、护理科、理疗科、医技科、药剂科、患者服务中心、医保办、收款室、财务科、办公室等12个职能科室。以公立医院延伸服务的形式设立泰安路社区卫生服务站(团岛路汇景苑1号楼),承担1万余名市民的全科医学和基本公共卫生服务。

业务工作 2018年,门诊30222人次,比2017年增长6.43%。开放床位40张,床位使用率66.96%,比2017年增长31.04%。人均住院日196天,入院与出院诊断符合率100%。

业务收入 2018年,医疗收入430.87万元,比2017年增长49.49%。

固定资产 2018年,固定资产总值406.4万元,其中,专用设备106.52万元。

卫生改革 2018年,加强合理用药管理,加强抗菌药物使用管理,建立健全药品用量动态监测及超常预警制度,每月对药占比以及抗菌药物进行专项检查,并纳入医生绩效考核管理。医院以护士临床实践与服务能力为考核重点,将奖励分配与护士岗位责任、工作量、工作质量、患者满意度、技术职称等多要素挂钩。HIS系统全机上线使用,门诊电子处方、电子病历在全院使用。医生工作站全面启用,检验结果全部实现自助打印。全院启用支付宝、微信等电子支付方式,方便患者缴费。

继续教育 2018年,外派人员到南京市皮肤病研究所、山东省皮肤病研究所、青岛大学附属医院、青岛市市立医院等三级甲等医院进修学习。

医疗特色 2018年,医院突出专科优势,擅长治疗常见皮肤病以及泌尿生殖系统疾病。引进国内外先进设备和技术,开展多种美容项目。实验室设备齐全,可查找32种常见过敏原。

精神文明建设 2018年,开展精神文明创建活动,开展道德讲堂、培养社会主义核心价值观心得交流会等。组织参加莱西市首届人民医院杯"我眼中的白衣天使"抖音短视频大赛,并荣获最佳创意奖。组织干部职工拔河比赛。

院　　长:曲志华
党支部书记:张　静
副 院 长:姜庆廷、刘晓东
工会主席:邹文云
院办电话:88437019
电子信箱:lxspfbyy@126.com
地　　址:莱西市水集街道广州路6号

莱西市水集中心卫生院

概况 2018年,莱西市水集中心卫生院有职工82人,其中,卫生技术人员66人,占职工总数的80.5%;行政工勤人员16人,占职工总数的19.5%。卫生技术人员中,副高级职称7人,中级职称31人,初级职称15人,分别占卫生技术人员的13.2%、58.5%、28.3%。临床科室医生与护士之比为1:3。

业务工作 2018年,门诊量39738人次,比2017年增长24.4%。收住院1131人,比2017年减少14.1%;床位使用率30.9%,比2017年减少3.7%;平均日门诊77人,比2017年增长1.5%;入院与出院诊断符合率100%,手术前后诊断符合率100%,抢救危重病人成功率100%,治愈率100%,好转率100%,病死率0,院内感染率0,甲级病案符合率100%。

业务收入 2018年,业务收入986万元,比2017年增长46.9%。

固定资产 2018年,固定资产总值873万元,比2017年增长1.6%。

基础建设 2018年,向水集街道办申请资金397万元,用于安装空气能、病房楼装修等项目。

卫生改革 2018年,对单位内部行风建设制度进行改革。

医疗特色 2018年,着重发展针灸推拿项目,全年收治住院病人130人次,做督灸450余次,小儿推拿及针灸日均30余人次,开展"三伏贴"、"三九贴"及脐灸疗法。

继续教育 2018年,组织内科、外科、中医科医生参加莱西市上级医院开展的临床医学讲座,对医护人员进行急救和"三基"培训。

预防接种 2018年,辖区人口50145人,年出生儿童580人,实建接种证1059人,门诊接种12044人,共计42888剂次,其中接种乙肝疫苗2503剂次,灭活脊灰疫苗2125剂次,二价脊灰滴剂4320剂次,麻风1362剂次,无细胞百白破疫苗5396剂次,白破疫苗2017剂次A+C流脑疫苗2468剂次。A群流脑疫苗2706剂次,麻腮风疫苗3800剂次,乙脑疫苗3235剂次,甲肝疫苗1744剂次,接种收费疫苗Hib1784剂次,水痘疫苗3629剂次,轮状病毒349剂次,23价肺炎疫苗405剂次,成人乙肝疫苗933剂次,五联5剂次,AC结合199剂次,四价流脑231剂次,甲肝灭活144剂次,EV71疫苗1330剂次,ACHIB疫苗279剂次,流感疫苗1365剂次,四联8剂次,五价轮状病毒4剂次,13价肺炎49剂次,2价HPV27剂次,4价HPV351剂次,补种无细胞百白破577剂次。入学、入托儿童《预防接种证》查验和查漏补种工作中共计查验儿童3658人,其中持有接种证儿童3658人,应补种儿童92人,实补种儿童92人;其中补种A+C群流脑疫苗63人,乙脑减毒疫苗1人,"白破"疫苗23人,麻腮风15人,脊灰减毒疫苗27人。

党支部书记、院长:崔中林
副 院 长:王世言、史本海、赵人峰
院办电话:88462940

电子信箱:lxssjzxwsy@163.com
邮政编码:266600
地　　址:莱西市石岛路69号

（撰稿人:王盛琪）

莱西市南墅中心卫生院

概况　2018年,莱西市南墅中心卫生院占地面积17601平方米,业务用房面积6166平方米。职工总数106人,其中,卫生技术人员88人,占职工总数83%;行政工勤人18人,占职工总数17%。卫生技术人员中,高级职称3人、中级职称26人、初级职称45人,分别占卫生技术人员的3.41%、29.55%、51.14%;医护比1.31:1。开放床位158张,设职能科室22个、临床科室8个、医技科室3个。

业务工作　2018年,门、急诊量5.8万人次,其中急诊2930人次。收住院3747人次,床位使用率60%,床位周转次数23.7,入院与出院诊断符合率100%,手术前后诊断符合率100%,抢救危重病人15人,抢救成功率66.6%,治愈率22%,好转率80%,病死率0.09%,院内感染率0,甲级病案符合率99.6%。

业务收入　2018年,业务收入1268万元,同比增长4.4%,其中,门诊收入391万元,同比增长11%,住院收入877万元,同比增长1.6%。

固定资产　2018年,固定资产总值1530万元,同比增长8%。

医疗设备更新　2018年,新增超声波清洗机、智能电脑诊治系统、牙科X射线机、自动洗胃机、去离子超纯净水机、澳华电子胃镜及其配套的内窥镜清清洗消毒设备、单门储镜柜、幽门螺旋杆菌测试仪等先进设备。

基础建设　2018年,对门诊楼、病房楼进行整体装修,重新优化科室布局,增加走廊各类扶手、无障碍设施,更新病床、床头柜等。成立胃镜室、督灸室等新科室、医养结合病房的创建以及按照青岛市标准打造的中医煎药室。全面使用市卫计委统一的信息系统,实现就诊、处方、病历、查询、结算全面信息化。

卫生改革　2018年,举行核心制度考核,定期或不定期进行督导检查。建立落实危急值管理制度,不断完善医院质量控制体系,建立医疗质量检查通报制度。深入开展病历质控活动,健全医疗质量管理体系,落实知情同意制度。建立健全应急预案、指挥系统和工作机构,完善院内外协调机制,积极开展应急演练。加强医疗废物流程监督,建设医院污水处理系统。与莱西市市立医院、青岛阜外医院建立"医联体"合作关系,实行双向转诊合作。成立6个家庭医生团队,每月进行家庭医生巡诊。

医疗特色　2018年,实施国医馆项目建设,开展中药、针灸、拔罐、艾灸、刮痧等20多项传统中医药服务项目。提供中药代煎和"送汤药上门"服务,成为青岛市首批37家"送汤药上门"服务试点单位之一。

继续教育　2018年,完成院内培训29次,外出培训学习156人次,邀请上级医院专家讲课咨询坐诊22次。医务人员完成年度继续教育100%,达标率100%。

精神文明建设　2018年,定期召开行风评议会,深入开展反商业贿赂活动。11月注册成立莱西市山里红公益服务中心,前身是"阳光南医"志愿者服务团队,有志愿者276人,积极打造健康教育品牌,成功开办"糖尿病、高血压、冠心病大讲堂"系列讲座,开展活动15次,受惠人群达1000余人次。

大事记

5月3日,青岛市儿童口腔项目组一行到医院进行考核。

5月9日,北京健和公益基金会一行到医院考察调研。

11月1日,山东省医养结合示范创建评估小组到医院考察。

荣誉称号　2018年,荣获"青岛市敬老文明号"、"市民最满意医疗单位"等荣誉称号。

党支部书记、院长:赵　霞
副　院　长:吴文杰、韩　华、张金环
院办电话:83431051
传真号码:83431051
电子信箱:lxsnszxwsy@163.com
邮政编码:266613
地　　址:莱西市南墅镇山秀路9号

（撰稿人:李　坤）

莱西市夏格庄中心卫生院

概况　2018年,莱西市夏格庄中心卫生院职工总数208人,其中,卫生技术人员185人,占职工总数的88.9%;行政工勤人员23人,占职工总数的11.1%。卫生技术人员中,高级职称6人,中级职称36人,初级职称129人,分别占卫生技术人员的3.2%、19.5%、69.7%。

业务工作　2018年,门诊量12.7万人次,比

2017年增长3%，年住院量8147人次，比2017年下降12%，床位使用率50%，入院与出院诊断符合率94.4%，抢救危重病成功率60%，治愈好转率94.8%、病死率0.02%，甲级病案符合率94.4%。

业务收入 2018年，业务收入3598.7万元，比2017年增长8.7%，其中，医疗收入2651.6万元，比2017年增长8.4%。

固定资产 2018年，固定资产总值2811.7万元，比2017年增长3.3%。

医疗设备更新 2018年，新增非接触眼压计、全自动配液机、空气消毒机、超声刀、无影灯、消毒锅、制氧机等仪器设备。

基础建设 2018年，规划改造门诊区域，诊室、治疗室重新装修，设置隔帘、屏风等私密性保护措施。扩建独立的卫生间区域，增加厕位，安装洗手盆、仪表镜、暖气、排气扇等设施。新设家庭签约医生工作室及健康驿站。增加急救单元，急诊区迁至门诊一楼。安装家庭医生签约服务系统；启用特检科室电子叫号系统。

医疗特色 2018年，骨科新开展腰椎压缩骨折椎体成形术、钉棒系统内固定术，填补医院此类手术空白。

继续教育 2018年，外派10人次到青岛市市立医院、青岛海慈医院、莱西市人民医院进修学习。

院　　　长：吴峰文
党支部书记：何晓蕾
副　院　长：徐　涛
院办电话：86433120
电子信箱：lxsy6@163.com
邮政编码：266606
地　　　址：莱西市青烟路158号

（撰稿人：唐　风）

莱西市马连庄中心卫生院

概况 2018年，莱西市马连庄中心卫生院有职工79人，其中，卫生技术人员71人，占职工总数的89.87%；行政工勤人员5人，占职工总数的6.33%。卫生技术人员中，高级职称3人，中级职称29人，初级职称37人，分别占卫生技术人员的4.23%、40.85%、52.11%。医生与护士之比为1.5∶1。

业务工作 2018年，门、急诊量46680人次，比2017年增长1.17%，其中急诊115人次。收住院2130人，比2017年减少16.58%，床位使用率68%，床位周转次数6.9，入院与出院诊断符合率99%，手术前后诊断符合率98%，抢救危重病人18人，抢救成功率99%，治愈率90%，好转率10%，病死率0.5%，院内感染率0，甲级病案符合率97%。

业务收入 2018年，业务收入664.321万元，比2017年增长2.3%。

固定资产 2018年，固定资产总值858.12万元，比2017年增长0.89%。

基础建设 2018年，新病房楼及附属用房主体工程完工。该项目投资688万余元，其中马连庄镇政府出资青岛扶贫资金400万元，莱西卫计局出资专项基建资金200万元，其余资金由卫生院承担。病房楼设计为三层三个护理单元，总床位110张。

医疗特色 2018年，新开展"三伏贴"、银质针和膏方治疗。发展中医适宜技术，开展中医中药、针灸、拔罐、热敷、牵引、小针刀等诊疗项目，在治疗颈肩腰腿痛、风湿痛、神经痛、顽固性头痛、习惯性便秘等方面效果显著。

镇村卫生服务一体化 2018年，制定村医培训计划，每月召开两次例会，每季度进行四次培训。建立健全卫生室管理制度，制定乡村医生工作目标和公共卫生考核分配方案。规划设置一体化卫生室28处，覆盖率达到100%。

窝沟封闭工作 2018年，完成9所学校356人次检查，窝沟封闭防龋受益学生347人，封闭牙1251颗，涂氟防龋受益学生356人，早期龋充填受益4人，充填牙5人，完成率98.54%。

继续教育 2018年，外派5名医师到二级以上医院进修。

精神文明建设 2018年，定期组织院务会、中层干部会和党员会议，适时召开形势报告会，开展一系列关爱、健康扶贫等活动，接受社会监督。

荣誉称号 2018年，获评国家卫计委2015～2016年群众满意乡镇卫生院、山东省爱卫会"山东省卫生先进单位"。获评莱西市卫生计生系统科学发展综合考核先进单位。

院　　　长：周国举
党支部书记：周国举
副　院　长：闫保成、王晓刚、吴瑞梅
工会主席：赵雪霞
院办电话：85431217
邮政编码：266617
地　　　址：莱西市马连庄镇驻地

（撰稿人：于如宏）

莱西市李权庄中心卫生院

概况 2018年,莱西市李权庄中心卫生院在职职工28人,其中,卫生技术人员26人,占在职职工的93%;行政工勤人员2人,占在职职工的7%。卫生技术人员中高级职称1人、中级职称7人、初级职称12人,分别占卫生技术人员的38%、27%、46%,医生14人,护士9人,医护比1.56∶1。

业务工作 2018年,门诊量12620人次,比2017年增长50%;收住院患者220人,比2017年减少21%;床位使用率21%,比2017年减少5%;入院与出院诊断符合率99%,治愈率和好转率96%,病死率院内感染率均为0。

业务收入 2018年,收入736.16万元,比2017年增长6%,其中医疗收入76.03万元,比上年下降20%。

固定资产 2018年,固定资产总值621万元,比2017年增长5%。

医疗设备更新 2018年,新增24孔离心机1台、黄疸测试仪1台。

基础建设 2018年,对医院外漏电线及供水管道进行维修,对排污管道进行改善。

卫生改革 2018年,实施全员绩效工资发放方案,规范合同制职工管理办法,医院和村卫生室加大一体化管理力度,加强乡村医生规范化培训。

医疗特色 2018年,以内科为中心,重点开展高血压、糖尿病、冠心病、脑梗死等常见病、多发病的诊治。启用国医馆,结合公共卫生服务,开展慢性病的康复诊疗工作。

基本公共卫生 2018年,加强内部管理,调整公共卫生科室人员及配置,实行科室人员包片划区,规划设置一体化卫生室,累计建立居民健康档案30108份,建档率99.39%,高血压患者规范管理2538人,免费随访2400人次,糖尿病规范化管理1117人次,免费随访1000人次,精神病患者管理160人次,免费随访160人次,老年人管理3136人次,免费查体3000人次,孕产妇管理354人次,随访354人次,0~6岁儿童管理3709人次,免费查体3709人次。

党支部书记、院长:姜洪北
副　院　长:刘雅丽
工会主席:赵爱英
院办电话:86491100
总机电话:86491100
传真号码:86491100
电子信箱:596424972@qq.com
邮政编码:266604
地　　址:山东省青岛莱西市李权庄镇振兴路101号

（撰稿人:赵志文）

莱西市沽河中心卫生院

概况 2018年,莱西市沽河中心卫生院有职工66人,其中专业技术人员56人,占职工总数的84.8%。专业技术人员中,副高级职称3名,中级职称17人,占专业技术人员的35.7%。医生23人,护士19人,医护比1∶1.2。开放床位50张。

业务工作 2018年,门诊量19457人次,比2017年下降9.5%;收住院患者801人次,比2017年下降21.7%。

业务收入 2018年,业务收入261.1万元,比上年下降13%。

固定资产 2018年,固定资产总值668万元,比2017年增长2%。

医疗设备更新 2018年,购置牙科综合治疗仪1台、婴儿体检仪1台、24孔离心机1台。

基础建设 2018年,改建120急救中心。

基本公共卫生服务 2018年,建立居民健康档案34957份,管理65岁老年人4070人、高血压患者3621人、糖尿病患者1617人,小学二年级学生做窝沟封闭331人次,为2051名适龄儿童接种各类疫苗7072剂次。

大事记

7月,完成青岛市政协的基层卫生院调研。

8月,完成天津市政府参事调研组医疗精准扶贫调研。

12月,完成120急救中心科室装修。

荣誉称号 2018年,荣获莱西市卫计局科学发展综合先进单位称号。

党支部书记、院长:张晓琳
副　院　长:吕利华、荆　伟、吴巧辉
工会主席:张云芝
院办电话:87461290
传真号码:87461290
电子邮箱:76778806@qq.com
邮政编码:266611
地　　址:山东省青岛市莱西市沽河街道水牛路11号

（撰稿人:张云芝）

莱西市河头店中心卫生院

概况 2018年，莱西市河头店中心卫生院占地1.1万平方米，建筑面积5000平方米。有职工54人，其中，卫生技术人员40人，占职工总数的74%；行政工勤人员14人，占职工总数的26%。临床医师占比30%，护士占比25%。床位设置37张，设置内科、外科、妇科、中医科、妇女儿童保健科、理疗科、公共卫生科、医技（彩超室、心电图室、检验室、透视室）等科室。担负着全镇70个自然村共计4.5万人的医疗、保健、公共卫生、预防保健、健康教育指导工作。

业务工作 2018年，门诊量18440人次，比2017年下降4%，人均费用65.13元，比2017年上升11.98%；收住院病人135人，比2017年下降36.32%，人均费用2522.03元，治愈率100%，未发生院内感染。

业务收入 2018年，医院总收入936.4万元，比2017年上升0.38%。

固定资产 2018年，固定资产总值792.64万元，比2017年的783.94万元增长1%。

基础建设 2018年，更新防火防盗设施，加强安全生产。加强放射科防护。整治医院环境，更新部分办公用具，更新污水处理设施，更换环保取暖锅炉。

卫生改革 2018年，深化收入分配制度改革，实施绩效工资制度。

医疗特色 2018年，医学影像诊断特色突出，对妇科、泌尿系、肝胆胰脾等相关检查确诊率极高，达二级以上医疗机构诊断水平。发展中医特色，将我国沿用至今的一些确有疗效的成方投入临床使用。以中医科达标为契机，提高中医科人员的业务能力，加强医院中医软硬件建设。

精神文明建设 2018年，加强思想道德建设和医院文化传承，开展"三好一满意"、"服务百姓大型义诊"、创建"人民满意的医疗机构"等系列活动，提高辖区居民对医院服务的认知度和满意度。

大事记

7月，更新HIS系统，启用所有子程序，实现就诊一卡式服务。

9月，落实精准扶贫举措，引进富血小板血浆疗法（PRP疗法），为45名腰腿疼的贫困户患者兜底治疗。

11月，完成120急救分中心硬件建设。

党委书记、院长：孙振香

党委副书记：张杰政

副院长：孙绍江

院办电话：85483033

总机电话：85483369

传真号码：85483369

电子信箱：715405643@qq.com

邮政编码：266621

地　　址：莱西市河头店镇驻地

（撰稿人：张杰政）

莱西市姜山中心卫生院

概况 2018年，莱西市姜山中心卫生院有职工118人，其中，卫生技术人员92人，占职工总数的78%；行政工勤人员26人，占职工总数的22%。卫生技术人员中，高级职称3人，中级职称24人，初级职称65人，分别占卫生技术人员的3%、26%、71%。医生37人，护士35人，医护比1.06：1。

业务工作 2018年，门诊量42303人次，收住院患者3739人，床位使用率52%，床位周转25.8次，治愈率和好转率98.6%；病死率和院内感染率均为0。

业务收入 2018年，全年业务收入1003万元。其中医疗收入705万元；药品收入298万元。

固定资产 2018年，固定资产总值1988万元，比2017年增长1.7%。

医疗设备更新 2018年，新增经皮黄疸检测仪1台、DP-20便携黑白B超1台、HDR-500数字化口腔X射线成像系统、YJ20/1+1煎药包装一体机1台、JTF-10P牙科X射线设备1台、C-FILL热熔牙胶充填仪1台、C-SMART-I根管治疗仪1台、UNK-055口腔内窥镜多媒体1台。

卫生改革 2018年，加强基层医疗机构规范化建设，开展"三好一满意"等系列活动，提高辖区居民对医院服务的认知度和满意度；搞好绩效工资考核，结合实际，落实绩效工资的发放。

医疗特色 2018年，以中医科、肛肠科、妇产科为特色科室，产科增设产后保健"一条龙"服务。

公共卫生 2018年，管理档案38222份，老年人规范管理4902人，高血压患者规范管理4101人，糖尿病患者规范管理1647人，严重精神障碍患者管理216人，冠心病管理420人，脑卒中管理256人，残疾人管理882人，儿童管理2934人，孕产妇管理666人，产后访视800人，管理率均达到上级要求。孕环情检测6638人。完成444名贫困人口查体工作，为高血压、糖尿病患者免费提供降压、降糖药物。12月，家庭医生签约达37290人次。

大事记 3～9月,分别完成儿童、中小学生、老年人查体工作。

4月10日,实行《出生医学证明》首签。

10月,在全市妇幼健康服务技能竞赛中,妇产科获团体二等奖,任秀云获个人二等奖。

12月,安全生产标准化顺利达标。

荣誉称号 获2018年度科学发展综合考核先进单位、山东省卫生先进单位、青年文明号、青岛市文明单位标兵称号。

党支部书记、院长:朱化儒
副　院　长:徐高远、刘　磊、林　群
工会主席:于　萍
院办电话:82499333
传真号码:86461700
电子信箱:jsyybgs@163.com
邮政编码:266603
地　　址:山东省青岛市莱西市姜山镇杭州路169号

（撰稿人:董　政）

莱西市日庄中心卫生院

概况 2018年,莱西市日庄中心卫生院有职工78人,其中,卫生技术人员64人,占职工总数的82%;工勤人员14人,占职工总数的18%。卫生技术人员中,高级职称2人,中级职称18人,初级职称38人。医院开放床位79张,设职能科室9个、临床科室7个、医技科室3个,辖区内卫生室34处。

业务工作 2018年,门诊30487人次,比2017年提高0.1%;收治住院1116人次,比2017年提高0.2%;床位使用率75%,比2017年提高0.5%。

业务收入 2018年,医疗收入496万元,比2017年提高1%。

固定资产 2018年,固定资产总值752万元,比2017年增加15万元,提高1.5%。

医疗特色 2018年,发挥中医特色卫生院特长,开展针灸、推拿、理疗等中医适宜技术;重点建设五官科,引进多种国内外先进眼科设备及先进技术,并长期聘请国内眼科专家会诊指导手术。

精神文明建设 2018年,开展"群众满意的乡镇卫生院"活动,组织全院干部职工学习党的基本理论、基本路线、基本纲领和基本经验。组织职工参加无偿献血、"慈善一日捐"等公益活动。

党支部书记、院长:刘希广
副　院　长:韩吉作、高英娜、赵丽丽
工会主席:李　伟
院办电话:83481788
电子邮箱:155153686@qq.com
邮政编码:266614
地　　址:莱西市日庄镇驻地

（撰稿人:李　伟）

莱西市院上中心卫生院

概况 2018年,莱西市院上中心卫生院有职工人数72人,其中,卫生技术人员59人,占职工总数的82%;行政工勤人员13人,占职工总数的18%。卫生技术人员中,高级职称3人,中级职称17人,初级职称39人,分别占卫生技术人员的5%、29%、66%。医生31人,护士19人,医护比1.63:1。开放床位60张。设内科、外科、中医科、公共卫生、计划生育服务站等5个临床科室,检验科、放射科、药房、B超室等4个医技科室,办公室、财务科、医保办、信息科、收款室等5个职能科室。

业务工作 2018年,门诊量3万人次,比2017年增长25%;收住院患者676人,比2017年减少11%;床位利用率19%,平均住院日5.9天;入院与出院诊断符合率99%;开展手术21例,手术前后诊断符合率100%;院内感染率0;甲级病案符合率98%。

业务收入 2018年,总收入353万元,比2017年增长12.42%。

固定资产 2018年,固定资产总值963万元,比2017年增长1%。

医疗设备更新 2018年,新增5180-CRP血细胞分析仪、经皮黄疸检测仪、婴幼儿医学测听仪等医疗设备。

基本公共卫生工作 2018年,累计建立居民健康档案31221份,合格率达96.7%,累计有动态记录的29299份。微信对外开放3591人,血型复核18421人。开展健康教育讲座228次,健康咨询9次,宣传栏更新240次,乡医培训23次,发放12种宣传材料共计37500多份。接种疫苗共5538针,合计1632人。开展家庭医生签约15462人。

继续教育 2018年,医务人员参加继续教育培训达标率100%。选派2名医师到莱西市市立医院进修,3名医师到青岛中心医院参加全科医师培训,1名医师到青岛市立医院参加住院医师规范化培训。

大事记

1月22日,隋树森任院上中心卫生院院长。

1月22日,解聘吴盛文院上中心卫生院院长职务。

8月29日,接收大中专毕业生3名。

其他 2018年,与院上镇政府完成对医院门诊楼提升建设工程一期初步规划,12月进行招标。积极探索新模式,与院上镇丽馨家居养老服务中心建立居家养老医疗救治合作项目,为60周岁以上老人遇有急诊情况提供随叫随到救治服务。

党支部书记、院长:隋树森

副 院 长:崔钦英、张　健、张大磊

院办电话:82431399

传真号码:82431399

电子信箱:1309310268@qq.com

邮政编码:266609

地　　址:山东省青岛市莱西市院上镇永平路21号

（撰稿人:刘付正）

莱西市望城卫生院

概况 2018年,莱西市望城卫生院（莱西市精神残疾人托养中心）占地面积9482.08平方米,业务用房面积2205.44平方米。职工总数32人,其中,卫生技术人员26人,占职工总数的81.3%;行政工勤人员6人,占职工总数的18.7%。卫生技术人员中,副高级职称2人,占7.7%;中级职称11人,占42.3%;初级职称13人,占50%。医生与护士之比1:1。床位28张。设职能科室11个,临床科室4个,医技科室2个。

业务工作 2018年,门、急诊8960人次,其中急诊8960人次。2017年门、急诊7724人次,其中急诊7724人次,2018年门诊量比2017年增长16%。

业务收入 2018年,全年业务收入17.76万元,2017年全年业务收入9.93万元,与上年对比增长78.85%。

固定资产 2018年,固定资产总值421.64万元,2017年固定资产总值403.9万元,与上年对比增长4.39%。

基础建设 2018年,对托养中心学员房间增设衣柜,对医院餐厅进行粉刷装修。

继续教育 2018年,选派4名医技人员到莱西市市立医院进修学习。

精神文明建设 2018年,加强党风、党建工作。积极开展各项社会公益活动,组织职工义务献血、免费查体,"慈善一日捐""冬季送温暖"等公益活动。

荣誉称号 2018年,获青岛市卫生先进单位称号。

党支部书记、院长:吴莎莎

副 院 长:王大喜

工会主席:王寿芹

院办电话:58010787

电子信箱:lxswcwsywsq@163.com

邮政编码:266601

地　　址:莱西市望城街道办事处驻地（福山路12号）

（撰稿人:王寿芹）

莱西市店埠卫生院

概况 2018年,莱西市店埠卫生院有卫生技术人员40人,其中高级职称1人,中级职称7人,90%工作人员拥有大专以上学历。内设内科、外科、妇科、中医科、公共卫生科、妇幼保健计划生育服务站及多个医技科室。设病床20余张,拥有彩色B超、心电图工作站、DR机、全自动生化分析仪、全自动尿液分析仪、全自动免疫发光分析仪、中药煎药机、中药熏蒸器、针灸治疗仪、除颤仪等先进医疗设备。

业务工作 2018年,实现门诊量20000余人次,比上年同期增长0.8%;住院154人次,比上年同期下降34%;建立居民健康档案46277份,规范管理高血压患者5203人、糖尿病患者2123人,65周岁及以上老年人健康查体5679人。

业务收入 2018年,业务收入1995845.52元,比上年增长8.8%。

固定资产 2018年,固定资产总值4498204.71元,比上年增长0.2%。

医疗设备更新 2018年,新引进DR数字化医用X线摄影系统、半自动尿液分析仪、BS-800全自动生化分析仪等先进仪器设备。

基础建设 2018年,国医馆在原有基础上进行改造建设,占地面积600余平方米,开展多种形式的中医药诊疗服务,顺利通过青岛市首批精品国医馆评审。

医疗特色 2018年,店埠卫生院开展多种形式的中医药诊疗服务,国医馆加大引进中医药人才及中医骨病四联疗法、中药穴位贴敷、中药治鼻炎等中医新技术。同时结合基本公共卫生服务项目,开展中医体质辨识,实现辖区内中医服务全覆盖,提升了卫生院的服务水平。

卫生改革 2018年,加强与医联体单位合作,推进医药卫生改革。与"医联体"单位积极合作,开展多种形式的义诊活动。"医联体"医院专家到医院进行查房、授课,先后安排8名医务人员到"医联体"医院进修。

基本公共卫生服务 2018年,为全镇居民建立更新健康档案46277份,农村居民健康档案建档率达到80.7%。举办各类知识讲座和健康咨询活动,发放各类宣传材料32124份,更换健康教育宣传栏306次。对辖区内3170名0～6岁儿童按照服务规范进行查体、随访,管理率达到95%,其中422名新生儿访视2次,新生儿访视率达到96%以上。对全镇4087名学生进行健康查体,完成1086名儿童的涂氟防龋工作。对辖区内360名孕妇建立《孕产妇保健手册》,管理率达到95%,孕产妇的孕期保健达到5次,产后访视达到2次。对5679名辖区内65岁以上常住居民实施健康管理,按照服务规范进行1次老年人健康查体,对4940余名65岁以上老年人进行中医体质辨识和相应的健康指导。定期对本单位人员和乡村医生进行传染病知识的培训。对辖区内35岁以上居民进行高血压和Ⅱ型糖尿病筛查,对9515名高血压患者和7632名糖尿病患者按照服务规范提供面对面随访,对登记的病人进行一次免费的健康体检。对辖区内诊断明确、在家居住的263名重性精神疾病患者建立健康档案,对纳入重性精神病管理的患者,完成全年随访任务。

人才队伍建设 2018年,专业技术人员继续教育任务完成率达100%。加大乡村医生在岗培训力度,举办乡医培训班30余次,培训人员1200余人次。

其他 2018年,开展家庭医生签约服务工作,49个村卫生室累计签约34420余人,签约率61.4%。创建"平安医院"。完善各项规章制度,召开医疗安全专题会议12次。

党支部书记、院　长:李　利
副　院　长:孙立云、王晓力
工会主席:李　刚
电　　话:82461090
地　　址:莱西市店埠镇兴店路63号
邮政编码:266607

(撰稿人:张　霞)

莱西市武备卫生院

概况 2018年,莱西市武备卫生院职工总数45人,其中,卫生技术人员38人,占职工总数的84%;行政工勤人员7人,占职工总数的16%。卫生技术人员中,高级职称1人,中级职称12人,医生与护士之比1.5∶1。开放床位24张。

业务工作 2018年,门诊量21945人次,比上年同期的17210人次增加4735人次,增长28%;住院319人次,床位使用率24%。

业务收入 2018年,全年医疗收入208万元,比2017年增长16%。

固定资产 2018年,固定资产总值444万元。

医疗设备更新 2018年,新增全自动血液分析仪。

基础建设 2018年,对门诊厕所和院内暖气进行改造。

医疗特色 2018年,设立国医馆,配备针灸治疗仪、频谱治疗仪、牵引治疗床、药物导入治疗仪等相关设备,并聘请知名中医常年逢集坐诊。提供包括中医中药、预防保健、健康教育、慢性病中医药治疗康复、儿童中医保健等服务,更好地满足辖区居民的中医药保健服务。

院　　长:于继贞
副　院　长:尚　涛、李振福
院办电话:82411036
邮政编码:266612
地　　址:莱西市院上镇新华街

(撰稿人:孙国娟)

莱西市孙受卫生院

概况 2018年,莱西市孙受卫生院编制人数45人,编制床位27张,现有编制35人,开放床位38张。辖区内一体化卫生室32个。承担着辖区内50个行政村、34030人的公共卫生、医疗救治、村卫生室一体化管理等任务。

业务工作 2018年,门诊量18973人次,收治住院病人276人次。

业务收入 2018年,全年业务总收入82.4万元。比2017年增长8.1%。

固定资产 2018年,固定资产总值551.6万元,比2017年增长4.1%。

基础建设 2018年,对门诊楼前平房加封彩瓦进行漏雨改造,对病房楼一楼进行吊顶,并加装电动门。对化验室进行扩建和改造。对病房楼一楼护士站进行升级改造。对消防安全隐患进行整改,并对所有线路加装保护槽。

基本公共卫生服务 2018年,累计建立居民健康活动档案27848份,建档率80%;辖区内65岁以上老年人4875人,为3441名老年人进行免费查体;规范管理高血压患者2828人、糖尿病患者1228人、严重精神障碍患者126人,完成辖区内孕产妇228人和儿童2439人的保健管理工作。举办健康知识讲座及咨询活动232次,发放宣传资料21000余份,发放控油壶、控盐勺3200余套,参加8100余人次。

预防接种 2018年,新出生儿童280人(其中在本辖区建卡144人,非本辖区建卡136人),建卡建证率100%,"五苗""八苗"接种率均达到95%以上,一类疫苗接种3270人,3930次(其中三联疫苗426人723次,白破疫苗151人151次,麻风疫苗187人187次,麻腮风疫苗452人452次,A群流脑150人197次,A+C流脑107人107次,乙脑疫苗429人429次,甲肝疫苗233人233次,水痘疫苗346人347次,乙肝疫苗276人392次,脊灰减毒活疫苗336人435次,脊灰灭活疫苗177人277次)。二类疫苗接种906人,1140人次(其中23价肺炎疫苗44人44次,宫颈癌疫苗12人30次,四价流脑疫苗187人187次,HIB疫苗77人80次,成人乙肝疫苗14人16次,流感疫苗270人287次,AC-HIB疫苗86人124次,A+C(结合)疫苗41人51次,EV71疫苗175人330次)。

党支部书记、院长:许思力
工会主席:赵少红
院办电话:87483981
电子邮箱:hrg963@163.com
邮政编码:266611
地　　址:山东省青岛市莱西市沽河街道办事处驻地聚平路8号

（撰稿人:胡仁纲）

莱西市梅花山卫生院
（莱西市结核病防治所）

概况 2018年,莱西市梅花山卫生院有职工39人,其中,卫生技术人员34人,占职工总数的87.2%;行政工勤人员5人,占职工总数的12.8%。卫生技术人员中,副高职称2人,中级职称8人,初级职称25人,分别占职工总数的5.1%、20.5%、64.1%。医师与护士的比例为1:1。

业务工作 2018年,门诊量12733人次,比2017年减少1.82%;收治住院病人146人次,比2017年下降23.96%;为19267名居民建立健康档案,其中,登记管理高血压患者2320人,规范管理2167人;登记管理糖尿病患者862人,规范管理798人;登记管理重性精神病患者102人,规范管理75人;累计为65岁及以上老年人规范查体2620人;按规范要求管理孕产妇245人,0～6岁儿童1374人;完成老年人中医药保健服务2043人,0～3儿童中医体质调养567人;发放健康教育宣传材料15623份,举办健康教育讲座和健康教育咨询活动380余场。

业务收入 2018年,总收入1507.36万元,其中医疗收入54.69万元,药品收入53.06万元,公共卫生经费142.67万元,财政拨款1397.93万元。

固定资产 2018年,固定资产总值637.22万元,比2017年增长23.48%。

医疗设备更新 2018年,医疗设备资产总值达302.57万元,比2017年增长54.48%。

基础建设 2018年,莱西市结核病防治所改组迁建项目(1期工程)投资278万元;配套工程(2期工程)投资1400.67万元。

卫生改革 推进标准化卫生院建设工作,完善科室布局,更新各种必需的医疗设备。结合实际建立健全相应的管理档案,规范各种制式的档案管理资料盒;完善各种管理规章制度,制定绩效奖惩办法、工作人员请休假规定等制度,理顺管理体系。推进市结防所的启动准备工作。成立"全面改善医疗服务专项行动"领导小组,建立由院领导分工负责,科室、人员层层负责的逐级责任制。实行门诊"一站式"服务。以家庭医生指导团队和优秀乡村医生为核心,组建老年人查体反馈小组,深入每个村庄对老年人查体结果进行"一对一"的反馈。辖区居民综合满意度达到90%,居民知晓率达到90%以上。实行传染病网络直报及零报告制度,对全院职工和辖区内乡医进行传染病医院感染防控等知识培训。

医疗特色 2018年,充分发挥国医馆特色诊疗服务,运用传统疗法、针刺、艾灸、按摩、拔罐、贴敷、刮痧及中药治疗一些常见、多发病。特色项目:冬病夏治,耳穴贴压。擅长治疗胃炎、溃疡、气管炎、颈肩腰腿痛、不孕、前列腺炎等疾病。

继续教育 2018年,全院职工积极参加继续教育,取得本科学历有28人,大专学历有10人。派出5名医务人员到青岛市胸科医院进修学习。

大事记

12月,莱西市结核病防治所改组迁建工程(1期工程)、莱西市结核病防治所配套工程(2期工程)全面竣工,并初步验收通过。

荣誉称号 2018年,被中共莱西市卫生健康局委员会授予"2018年度科学发展综合考核先进单位"荣誉称号。

党支部书记、院长:王炳胜
副　院　长:赵德伟、刘永杰、崔成宝
工会主席:李永燕
院办电话:87431798　87431797
传真号码:87431798
电子信箱:LXSMHSWSY@163.com
邮政编码:266623
地　　址:莱西市水集街道泉水路7号

莱西市经济开发区卫生院

概况 2018年,莱西市经济开发区卫生院在职职工34人,其中,卫生技术人员28人,占职工总数的82%;副高级职称1人,中级职称9人,初级职称18人;医生与护士比例1.5∶1。下设内科、外科、中医科(国医馆)、公共卫生科、药房、护理、放射科、医学检验室、B超室等科室。开放床位20张。

业务方面 2018年,门诊量7341人次,收住院194人,床位使用率31%,床位周转次数19.4次,入院与出院诊断符合率100%,院内感染率0,甲级病案符合率100%。

业务收入 2018年,业务收入73万元。其中门诊收入46万元,住院收入27万元。

固定资产 2018年,固定资产总值394万元。医院拥有全自动生化分析仪、血液细胞分析仪、尿液分析仪、X光机、颈颅多普勒、心电工作站、深圳维尔德B超、中医熏蒸机等医疗设备。

卫生改革 2018年,开展基本公共卫生服务,为农村居民建立莱西市居民健康档案,对高血压、糖尿病等重点人群进行系统管理、健康指导。继续实行基本药物制度,全面推行基本药物零差价销售。

党支部书记、院长:姜松林
副　院　长:张海杰、仇淑莉
工会主席:张晓军
院办电话:87421022
电子信箱:1194918238@qq.com
邮政编码:266622
地　　址:莱西市经济开发区平安路26号

(撰稿人:张晓军)

卫生计生界人物

2018年青岛市卫生和计划生育委员会机关人员名单

姓名	处室	职务
孙敬友		党委副书记（正局级）
周长政		党委委员、市计生协会常务副会长（正局级）
魏仁敏		二级巡视员
张 华		党委委员、副主任
杜维平		党委委员、副主任
张 艳		党委委员、市纪委驻市卫生计生委纪检组组长
宣世英		副主任、农工党青岛市委主委、市市立医院院长
赵国磊		市中医药管理局专职副局长
吕富杰		副巡视员、医政医管处处长
王 伟	办公室	主任、一级调研员
王丽华	办公室	副主任、三级调研员
王振合	办公室	副主任、三级调研员
孙 坤	办公室	三级调研员
王文佳	办公室	二级主任科员
刘 珂	办公室	一级主任科员
王广斌	办公室	试用期工作人员
张 岚	离退休干部工作处	处长（主持信访安监工作）、一级调研员
李俊玺	办公室	二级调研员
李书强	办公室	二级调研员
张 东	办公室	二级调研员
林经伟	办公室	四级调研员
徐琳娜	办公室	一级主任科员
武迎春	组织人事处	处长
侯德志	组织人事处	副处长、二级调研员
李双成	组织人事处	副处长、三级调研员
徐春红	组织人事处	二级调研员
陈 捷	组织人事处	二级调研员
赵明东	组织人事处	四级调研员
张 进	组织人事处	一级主任科员
贾杉杉	组织人事处	二级主任科员
吕坤政	发展规划处	处长
孙建军	发展规划处	二级调研员
薛 刚	发展规划处	四级调研员
毕 磊	发展规划处	二级主任科员
华烨平	发展规划处	一级主任科员
杨少梅	财务处	二级调研员（主持工作）
别清华	财务处	副处长、三级调研员
刘善坤	财务处	三级调研员
石向林	财务处	四级调研员

姓 名	处 室	职 务	姓 名	处 室	职 务
韩卫红	财务处	一级主任科员	李红军	计划生育基层指导处	处长
苏 怡	财务处	一级主任科员	纪红红	计划生育基层指导处	副处长
于文雅	财务处	四级主任科员	王贵凤	计划生育基层指导处	四级主任科员
刘正英	财务处	试用期工作人员	丁 虹	计划生育家庭发展处	处长
李传荣	政策法规处	处长	徐 艺	计划生育家庭发展处	四级调研员
许万春	政策法规处	副处长	官 琳	计划生育家庭发展处	一级主任科员
隋思汨	政策法规处	三级调研员	卢 阳	计划生育家庭发展处	一级科员
王景宏	政策法规处	副处长	刘 原	流动人口计划生育服务管理处	处长
刘梦龙	政策法规处	二级调研员			
陈 睿	政策法规处	四级调研员	苗支军	流动人口计划生育服务管理处	四级调研员
吴炳君	政策法规处	三级调研员			
王泽蛟	政策法规处	一级主任科员	张 妮	流动人口计划生育服务管理处	一级主任科员
孙 堃	政策法规处	四级主任科员			
刘可夫	卫生应急办公室	主任	田 宇	宣传处	处长、一级调研员
刘 茜	卫生应急办公室	副主任	吕祖华	宣传处	副处长、二级调研员
金志善	疾病预防控制处	处长	贾建军	宣传处	二级调研员
杨 军	疾病预防控制处	副处长	李 兵	科技教育与交流合作处	处长
王 浩	疾病预防控制处	二级调研员	郑 俊	科技教育与交流合作处	一级主任科员
邹娅萍	疾病预防控制处	二级调研员	徐 欢	科技教育与交流合作处	一级主任科员
于建政	疾病预防控制处	四级调研员	汪运富	中医药处	处长
李 惠	疾病预防控制处	四级主任科员	范存亮	中医药处	一级主任科员
张充力	医政医管处	副处长、三级调研员	王璟珺	中医药处	一级主任科员
薛松宝	医政医管处	二级调研员	赵士振	市保健办公室	副主任（正处级）
李维维	医政医管处	二级调研员	耿毅敏	市保健办公室	副处长、二级调研员
李静漪	医政医管处	四级调研员	赵 曜	市保健办公室	副处长
郑德霞	医政医管处	一级主任科员	孙寿祥	市保健办公室	一级主任科员
徐大韬	医政医管处	一级主任科员	邴瑞光	市保健办公室	一级主任科员
张万波	农村与社区卫生处	处长	程 毅	机关党委	副处长、二级调研员
吕素玲	农村与社区卫生处	副处长、二级调研员	刘宇峰	机关党委	副处长
卢凤辉	农村与社区卫生处	一级主任科员	周世荣	机关党委	专职副书记、一级调研员
于 淼	农村与社区卫生处	一级主任科员			
杨 晶	妇幼健康服务处	处长	孙小莉	机关党委	二级调研员
刘习武	妇幼健康服务处	副处长、二级调研员	于 波	机关党委	二级调研员
张 荔	妇幼健康服务处	副处长	安传京	机关党委	二级调研员
于 飞	综合监督与食品安全监测处	处长、一级调研员	王 军	机关党委	保留原职级待遇
			叶 扬	机关党委	一级主任科员
孙 铭	综合监督与食品安全监测处	副处长	张玉清	离退休干部工作处	二级调研员（主持工作）
梁 诚	综合监督与食品安全监测处	二级调研员	刘国强	离退休干部工作处	二级调研员
			孙艳青	离退休干部工作处	一级主任科员
陈美文	药政管理处	处长	邢迎春	工会	主席、一级调研员
吴绍文	药政管理处	四级调研员	李学军	工会	三级调研员
王常明	药政管理处	四级调研员	周 晓	团委	书记（副处级）

2018年青岛市卫生和计划生育委员会委机关干部及委属单位领导干部任免名单

2018年1月23日青卫任〔2018〕1号，市卫生和计划生育委员会党委研究决定：

徐茂香同志任青岛市深化医药卫生体制改革领导小组办公室（青岛市公立医院管理委员会办公室）综合处处长；

王荣平同志任青岛市深化医药卫生体制改革领导小组办公室（青岛市公立医院管理委员会办公室）综合处副处长；

宋海霞同志任青岛市深化医药卫生体制改革领导小组办公室（青岛市公立医院管理委员会办公室）医改处副处长；

王景宏同志任青岛市卫生和计划生育委员会政策法规处副处长；

以上干部因青岛市医药卫生体制改革工作体制调整，原任青岛市深化医药卫生体制改革领导小组办公室职务自然免除。

李传荣同志兼任青岛市深化医药卫生体制改革领导小组办公室（青岛市公立医院管理委员会办公室）医改处处长；

于华同志兼任青岛市深化医药卫生体制改革领导小组办公室（青岛市公立医院管理委员会办公室）医管处副处长（主持工作）；

许万春同志任青岛市深化医药卫生体制改革领导小组办公室（青岛市公立医院管理委员会办公室）医改处副处长，不再担任青岛市卫生和计划生育委员会政策法规处副处长职务。

2018年1月30日青卫任〔2018〕2号，市卫生和计划生育委员会党委研究决定：

程显凯同志任青岛市卫生和计划生育委员会综合监督执法局副局长（正处级），不再担任青岛市卫生和计划生育委员会综合监督执法局二级调研员；

温继英、刘景杰、亓蓉同志任青岛市卫生和计划生育委员会综合监督执法局副局长（正处级）；

那娜同志任青岛市卫生和计划生育委员会综合监督执法局法制稽查处处长（副处级）；

任瑞美同志任青岛市卫生和计划生育委员会综合监督执法局行政审批受理处处长（副处级）；

王元林同志任青岛市卫生和计划生育委员会综合监督执法局公共场所卫生监督处处长（副处级）；

周锡科同志任青岛市卫生和计划生育委员会综合监督执法局放射与职业卫生监督处处长（副处级）；

刁绍华同志任青岛市卫生和计划生育委员会综合监督执法局医疗卫生监督处处长（副处级）；

杨鸿宾同志任青岛市卫生和计划生育委员会综合监督执法局传染病与消毒卫生监督处处长（副处级）；

赵煜同志任青岛市卫生和计划生育委员会综合监督执法局预防性卫生监督处处长（副处级）；

陈永生同志任青岛市卫生和计划生育委员会综合监督执法局学校卫生监督处处长（副处级）；

邵先宁同志任青岛市卫生和计划生育委员会综合监督执法局计划生育监督处处长（副处级）。

2018年2月26日青卫任〔2017〕3号，市卫生和计划生育委员会党委研究决定：

王丽华、王振合、孙坤、程毅、侯德志、李双成、别清华、许万春、邹娅萍、张充力、李维维、吕素玲、刘习武、耿毅敏、赵曜、于波同志晋升为三级调研员；

刘珂、徐琳娜、赵明东、张进、侯佳林、毕磊、华烨平、韩卫红、苏怡、王泽蛟、郑德霞、徐大韬、卢凤辉、于淼、王常明、官琳、张妮、郑俊、范存亮、孙寿祥、邝瑞光、于宁宁、叶扬、孙艳青同志晋升为一级主任科员；

于文雅同志晋升为四级主任科员。

2018年2月26日青卫任〔2018〕4号，市卫生和计划生育委员会党委研究决定：

吕志宏同志晋升为三级调研员；

郭辉、曲延慧、李胜根、付广聚同志晋升为一级主任科员；

吴鹏同志晋升为三级主任科员。

2018年2月26日青卫任〔2018〕5号，市卫生和计划生育委员会党委研究决定：

林连浪、侯方辉、李静同志晋升为三级调研员；

梁学汇同志晋升为三级调研员，原任领导职务随机构规格调整自然免除；

王建昌、王璟珺、孔国栋、司茜、刘永林、刘桂斌、孙显军、牟森、李岩、李桂荣、李淑清、杨洋、杨嵘、杨聚在、张正洋、张竹青、张明飞、张真真、邵琦、赵建国、姜敏、贾东亮、徐欢、栾力、郭晓涛、蒋娜、韩莹莹、管丽丽、滕顺红同志晋升为一级主任科员；

马红、王俊东、王琳、毛茂、亢培培、刘迁、江秀、孙梅林、纪经纬、杨云刚、张晓坤、苗园园、徐雪、殷梦琪、傅聪、魏磊同志晋升为三级主任科员；

刘文涛、刘洋、孙晓丽、李辉、杨春慧、宋作娟、张洪磊、陈菲菲、董建磊同志晋升为四级主任科员。

2018年3月1日青卫任〔2018〕6号，市卫生和计划生育委员会党委研究决定：

王伟、邢迎春、于飞、张岚、周世荣、田宇同志晋升一级调研员。

2018年3月21日青卫任〔2017〕7号，市卫生和计划生育委员会党委研究决定：

程毅、侯德志、邹娅萍、李维维、吕素玲、刘习武、耿毅敏、于波同志晋升为二级调研员；

刘善坤、隋思泪、林琦、吴炳君、吕祖华、李学军同志晋升为三级调研员；

赵明东、王常明同志晋升为四级调研员。

2018年3月21日青卫任〔2018〕8号，市卫生和计划生育委员会党委研究决定：

吕志宏同志晋升为二级调研员；

邱松同志晋升为三级调研员；

郭辉同志晋升为四级调研员。

2018年3月21日青卫任〔2018〕9号，市卫生和计划生育委员会党委研究决定：

侯方辉、林连浪同志晋升为二级调研员；

郭常军同志晋升为三级调研员；

王建昌、刘永林、张竹青、李岩、李桂荣、赵建国、管丽丽、滕顺红同志晋升为四级调研员；

刘迁、杨云刚、苗园园同志晋升为二级主任科员。

2018年3月23日青卫任〔2018〕10号，市卫生和计划生育委员会党委研究决定：

程毅同志任青岛市卫生和计划生育委员会机关党委副处长（主持工作），不再担任青岛市卫生和计划生育委员会组织人事处副处长职务；

周世荣同志不再担任青岛市卫生和计划生育委员会机关党委专职副书记职务；

隋思泪同志不再担任青岛市卫生和计划生育委员会政策法规处副处长职务。

2018年3月23日青卫任〔2018〕11号，市卫生和计划生育委员会党委研究决定：

刘双梅同志任中共青岛市市立医院纪律检查委员会书记、中共青岛市北九水疗养院总支部委员会副书记，不再担任青岛市市立医院副院长职务，不再挂职兼任青岛市保健办公室副处长职务；

吴振军同志不再担任中共青岛市市立医院委员会委员、中共青岛市市立医院纪律检查委员会书记职务，保留原职级待遇；

张文理同志任青岛市海慈医疗集团副院长，不再担任中共青岛市海慈医疗集团纪律检查委员会书记、青岛市海慈医疗集团工会主席（按照工会章程办理）职务；

李志荣同志任中共青岛市海慈医疗集团委员会委员、中共青岛市海慈医疗集团纪律检查委员会书记，不再担任青岛市卫生计生发展研究中心副主任（主持工作）职务；

邢泉生同志任中共青岛市妇女儿童医院委员会书记，不再兼任青岛市妇幼保健计划生育服务中心主任职务；

单若冰同志兼任青岛市妇幼保健计划生育服务中心副主任（主持工作）；

任明法同志不再担任中共青岛市妇女儿童医院委员会书记、委员职务，保留原职级待遇；

盛雷同志不再担任中共青岛市妇女儿童医院委员会委员、青岛市妇女儿童医院副院长职务，保留原职级待遇；

徐建同志任青岛市卫生和计划生育人才综合服务中心主任；

侯德志同志不再挂职兼任青岛市卫生和计划生育人才综合服务中心副主任（主持行政工作）职务；

张万波同志挂职兼任青岛市卫生计生发展研究中心主任。

2018年4月17日青卫任〔2018〕12号，市卫生和计划生育委员会党委研究决定：

安传京同志任青岛市卫生和计划生育委员会二级调研员；

林京伟同志任青岛市卫生和计划生育委员会四级调研员；

刘夫振同志任青岛市卫生和计划生育委员会综合监督执法局四级调研员。

2018年4月23日青卫任〔2018〕13号，市卫生和计划生育委员会党委研究决定：

王继平同志挂职任青岛市卫生和计划生育委员会综合监督执法局副局长，挂职时间一年。

2018年5月4日青卫任〔2018〕14号，市卫生和计划生育委员会党委研究决定：

王璟珺、徐欢同志任青岛市卫生和计划生育委员会一级主任科员；

贾杉杉、王文佳同志任青岛市卫生和计划生育委员会二级主任科员。

2018年7月5日青卫任〔2018〕15号，市卫生和计划生育委员会党委研究决定：

刘宇峰同志任青岛市卫生和计划生育委员会综合监督与食品安全监测处副处长（试用期一年），不再担任中共山东省青岛卫生学校委员会委员、山东省青岛卫生学校工会主席（按照工会章程办理）职务；

兰立强同志任中共青岛市第八人民医院委员会委员、青岛市第八人民医院副院长（试用期一年），不再担任青岛市第八人民医院院长助理职务；

江崇祥同志不再担任中共青岛市第八人民医院委员会委员、中共青岛市第八人民医院纪律检查委员会书记（正处级）职务，保留原职级待遇；

王伟力同志不再担任中共青岛市第八人民医院委员会委员、青岛市第八人民医院工会主席（按照工会章程办理）职务，保留原职级待遇；

张栋同志任青岛市第八人民医院院长助理，实行聘任制，自2018年7月开始，聘期3年。

2018年7月17日青卫任〔2018〕16号，市卫生和计划生育委员会党委研究决定：

根据个人自愿申请，经市卫生和计划生育委员会党委研究，王玉玲同志不再担任中共青岛市卫生计生科技教育中心支部委员会委员、青岛市卫生计生科技教育中心副主任职务，办理退休手续。

2018年7月23日青卫任〔2018〕17号，周晓同志自2017年5月调任市卫生和计划生育委员会机关任职以来，试用期已满一年，经民主评议、组织考察，市卫生和计划生育委员会党委研究决定：

周晓同志正式任青岛市卫生和计划生育委员会团委书记（副处级）。

2018年7月23日青卫任〔2018〕18号，根据山东大学齐鲁医院党委研究意见，市卫生和计划生育委员会党委研究决定：

马祥兴同志兼任青岛山大齐鲁医院院长，不再兼任青岛山大齐鲁医院副院长职务；

刘玉欣同志不再担任青岛山大齐鲁医院院长职务。

2018年9月30日青卫任〔2018〕19号，池一凡等10名同志自2017年任职以来，试用期已满一年，经民主评议、组织考察，市卫生和计划生育委员会党委研究决定：

池一凡同志正式兼任中共青岛市第九人民医院委员会书记；

谭兰同志正式兼任青岛市北九水疗养院院长；

王国安同志正式任青岛市市立医院副院长；

刘振胜同志正式任青岛市市立医院副院长兼青岛市第九人民医院副院长；

吴静同志正式任青岛市第六人民医院（传染病医院）副院长；

宋玲同志正式任青岛市精神卫生中心总会计师兼中共青岛市精神卫生中心纪律检查委员会书记；

魏秀娥同志正式任青岛市胶州中心医院副院长兼工会主席；

张红艳同志正式任青岛市口腔医院副院长；

孙健平同志正式任青岛市疾病预防控制中心副主任；

刘一雯同志正式任青岛市精神卫生中心财务科副科长（主持工作），实行聘任制，聘期至2019年6月。

2018年9月30日青卫任〔2018〕20号，市卫生和计划生育委员会党委研究决定：

武迎春同志任青岛市卫生和计划生育委员会组织人事处处长；

李中帅同志不再兼任青岛市卫生和计划生育委

员会组织人事处处长职务；

王广斌同志任青岛市卫生和计划生育委员会四级主任科员。

2018年10月16日青卫任〔2018〕21号，市卫生和计划生育委员会党委研究决定：

孙堃同志任青岛市卫生和计划生育委员会四级主任科员；

卢阳同志任青岛市卫生和计划生育委员会一级科员。

2018年12月3日青卫任〔2018〕22号，根据《中华人民共和国公务员法》《公务员辞去公职规定（试行）》，经市卫生和计划生育委员会党委研究决定：

同意孙晓丽同志辞去公职。

2018年12月11日青卫任〔2018〕23号，市卫生和计划生育委员会党委研究决定：

免去徐兵同志青岛市中心（肿瘤）医院院长助理兼财务科科长职务。

2018年12月29日青卫任〔2018〕24号，市卫生和计划生育委员会党委研究决定：

姜兴祥同志任青岛市卫生和计划生育委员会二级主任科员；

高悦茗同志任青岛市卫生和计划生育委员会四级主任科员；

孙旭亮同志任青岛市卫生和计划生育委员会综合监督执法局二级调研员；

史华芳同志任青岛市卫生和计划生育委员会综合监督执法局一级科员。

2018年度青岛市卫生技术职务资格高级评审委员会评审通过人员名单

正高级（117人）：

丁宁	于晓丽	马雷	马锴	王文先
王玉胜	王立杰	王永顺	王光华	王伟民
王会忠	王会玲	王学先	王虹	王美娟
王勇	王敬东	王新	王韶玉	王德欣
牛兆青	邓悦	帅训军	代国泽	毕元兑
朱武晖	朱明真	朱凌华	朱崇晖	任立军
伊丽安	刘春雷	刘凌	刘海宁	刘彩兴
江海涛	孙士营	孙立新	孙华	孙芳珍
孙秀芬	孙勇	孙维会	孙瑞玲	李心国
李正光	李光善	李军	李玮	李建英
李健	李湘霞	李颖	杨学财	吴瑞英
何旭	辛乐忠	初晓	张云府	张立岩
张民	张伟	张延伦	张红芹	张秀芹
张泉三	张培芹	张锐	张颖	张慧
张磊	陈正岗	武瑞美	林海玲	罗梅凤
周春和	周晨虹	泮思林	赵新和	段海平
侯波	逄锦忠	施永新	姜山	姜涛
袁文娟	袁百胜	柴湘婷	徐世红	徐晟伟
徐涛	徐梅	徐琳	殷翠芝	栾红
高贞伟	高传平	高祁贤	高霞	郭妮
黄强	曹建华	常瑜	崔福秀	葛磊
董丽丽	董晓光	程海	谢春红	满国玉
褚存超	臧惠芬	滕以亮	戴冰	魏文先
魏玉兰	瞿正旭			

副高级（670人）：

丁曰丽	丁仕艳	丁兆勇	丁艳华	丁菊
丁盛	丁淑红	丁徽	卜祥茂	于卫平
于子文	于龙丽	于东	于冬丽	于永军
于旭昌	于江燕	于丽梅	于宏伟	于学东
于宗学	于妮妮	于笑峰	于倩倩	于萌
于野	于朝霞	于瑞霞	于新娟	于燕平
万宗芬	万晓红	万晓娜	万瑞民	万磊
万蕾	卫丽妍	马利丹	马学雷	马树民
马轶群	马晓莹	马晓维	马爱辉	马腾
马磊	王丰顺	王月惠	王丹	王凤卿
王文莉	王世淑	王术国	王宁	王百灵
王同兴	王伟	王兆美	王旭	王红艳

王志伟	王　丽	王　秀	王秀芹	王秀娟	李科芬	李　娜	李振东	李　莉	李晓川
王秀霞	王谷子	王怀玉	王　坤	王　坤	李晓华	李晓峰	李　峰	李爱平	李雪梅
王　林	王林昌	王　欣	王金莉	王金菊	李维玉	李　琳	李琳琳	李　晶	李　锐
王育花	王宗玲	王建青	王建鹏	王春华	李　斌	李富江	李　强	李　媛	李　蓉
王美芳	王美霞	王洪娟	王素辉	王桂菜	李　蓉	李　颖	李　靖	李慧志	李　鑫
王晓英	王晓燕	王晓蕾	王　晔	王息花	杨文荣	杨丽英	杨春霞	杨荣华	杨　昱
王爱英	王　展	王　萍	王　彬	王　敏	杨　峰	杨爱琴	杨　海	杨继芳	杨梅坤
王清华	王淑叶	王维卿	王　琴	王　琳	杨雪芹	杨淑英	杨淑玲	杨　萱	杨　磊
王瑞清	王锦生	王　键	王　鹏	王　鹏	步向阳	肖古华	肖吉业	肖志芳	吴金波
王　燕	王　燕	王　霞	王霞霞	牛星光	吴　峰	吴海军	吴继霞	岑　文	邱兆友
仇世钦	公慧敏	尹向平	尹纪梅	尹　艳	邱志磊	何宝国	余　慧	邹丽华	况宝萍
孔守芳	左玉英	左　丽	石红玉	石志刚	况晓文	辛启霞	辛　颖	宋　云	宋正英
龙建文	卢　丹	卢治宇	卢冠凡	卢爱华	宋东坡	宋永宁	宋伟杰	宋　华	宋守霞
卢　琳	申秋霞	田玉环	史凤磊	史丽华	宋志刚	宋松山	宋金莲	宋学军	宋宝刚
史　磊	生　伟	付浴东	付　鹏	代丽丽	宋春雷	宋保连	宋爱华	宋　敏	宋瑞红
代秀芝	代秀峰	代秀菊	代珍娟	代常彩	宋瑞英	初向华	初远萍	初香芝	迟　炘
白艳艳	白绪成	冯元法	冯国昌	冯佩青	迟增凤	张　月	张文君	张世涛	张付民
冯智慧	宁爱华	司卫锋	台秀丽	台　磊	张　冬	张冬梅	张永芳	张亚峰	张　阳
匡　涌	匡　鹏	邢成岗	巩汉香	毕淑娜	张　进	张进美	张　克	张丽坤	张　岚
毕维美	曲成明	曲宪双	吕正燕	吕奕璇	张迎迎	张迎秋	张灼忠	张君功	张　青
吕晓丽	吕晓辉	吕慧芹	乔　彦	乔　蕾	张林君	张　杰	张国英	张欣红	张采欣
任志盛	任　萍	全举玲	刘元超	刘　云	张孟娟	张　妮	张　玲	张玲华	张显胜
刘玉江	刘玉昊	刘民辉	刘芝梅	刘　伟	张　昱	张勋丽	张秋菊	张胜伟	张　亮
刘伟莉	刘　冰	刘　军	刘　军	刘红英	张彦妹	张美芹	张　泰	张　莉	张　莉
刘志芳	刘志娟	刘　丽	刘丽萍	刘助先	张倩倩	张　娟	张崇荣	张淑美	张淑霞
刘秀英	刘作春	刘　妍	刘明华	刘　佳	张　瑛	张瑞芝	张瑞娟	张　雷	张腾龙
刘治峰	刘　建	刘　栋	刘美玲	刘美香	张　颖	张　静	张　静	陈月华	陈　凤
刘　艳	刘晓军	刘晓玲	刘　峰	刘爱丰	陈　平	陈冬红	陈立云	陈　华	陈金艳
刘爱莲	刘悦香	刘　雪	刘雪梅	刘彩霞	陈宜辉	陈　玲	陈俊卿	陈　洁	陈　娟
刘鸿坚	刘智梅	刘　鹏	刘新英	刘福军	陈　娴	陈淑英	陈　晶	邵　惠	武　晓
刘　震	刘　毅	衣文淑	衣　磊	闫玉芬	苗积国	苑爱云	范广慈	范　勇	林爱华
闫志兴	闫志梅	闫秀萍	关　鸽	安仲兰	林　彬	尚景峰	明　洁	岳　金	金春华
安　茜	许　波	许　波	许桂青	孙中志	周少红	周田田	周立岩	周丽君	周秀菊
孙书平	孙立芬	孙吉波	孙守栈	孙秀琴	周茂腾	周垂宝	周　炜	周保国	周桂芳
孙贤记	孙明辉	孙　波	孙治涛	孙承洪	郑向前	郑秀丽	郑春玲	郑桂花	郑爱珍
孙春蕾	孙美琴	孙真美	孙晓红	孙晓红	郑锦春	单香兰	法庆莲	宗　煜	孟庆梓
孙爱娣	孙　涛	孙　渊	孙　森	孙　颖	封振玲	赵小英	赵凤秋	赵自云	赵军绩
孙殿荣	孙翠花	孙慧文	纪红玉	纪志娴	赵希高	赵　宏	赵明强	赵　凯	赵荣华
纪常生	纪淑霞	纪　强	苏晓婷	杜希梅	赵真宗	赵爱英	赵清叶	赵淑芬	赵瑞婷
杜淑清	李云国	李玉平	李玉娣	李　召	赵　鹏	郝　文	郝海涛	郝　磊	荆云娣
李发红	李　伟	李延利	李　华	李　会	胡中岳	胡中娥	胡文超	胡全君	胡俊青
李庆淑	李　军	李红岩	李克梅	李秀雁	胡　勇	胡敏岚	相爱香	柳丽艳	柳建强
李作芬	李宏伟	李　坤	李　松	李　欣	咸会波	钟金妍	钮自宇	段书华	段沛涛
李　波	李宝山	李建绪	李春华	李　荣	修青娟	侯文菊	侯方杰	侯建媛	侯蓉蓉

逄桂英	逄 晓	逄淑萍	逄锦军	姜广平	崔文杰	崔方正	崔玉殿	崔传江	崔春丽
姜兰芳	姜金玲	姜炳强	姜晓丹	姜淑杰	崔显霞	崔 超	崔 磊	梁丽萍	梁 岩
姜淑玲	宫朝霞	宫蕾蕾	姚 勋	姚 静	梁 磊	逯广龙	隋春菊	隋福梅	彭卫清
贺亚杰	贺延新	袁 青	贾进奎	贾美珍	彭剑晖	葛 波	葛洪奎	葛洪洲	葛 楠
贾健美	夏良绪	夏宝国	夏玲芹	夏树召	葛毅萍	董大海	董礼艳	董红岩	董利平
夏 颖	顾延淑	顾恩燕	顾 峰	顾雪萍	董 静	韩凤红	韩玉瑞	韩志华	韩秀迪
徐广荣	徐正章	徐永新	徐兴强	徐忠芬	韩金花	韩 波	韩祎迪	韩建东	韩 静
徐春生	徐炳才	徐晓伟	徐海滨	徐清娟	韩增文	程远建	程 峰	傅志海	傅桂霞
徐淑梅	徐 婕	徐 磊	殷军波	殷育蕙	傅 强	焦春兰	焦海英	温学莲	温艳华
栾 响	栾 雷	栾照敏	高玉霞	高 伟	谢 涛	楚晓玲	解丽娟	解淑梅	解维峰
高华琴	高丽华	高美香	高晓燕	高 梅	廉忠学	褚言琛	綦旭英	綦振滇	綦爱菊
高绪莲	高 源	郭玉岩	郭永祥	郭 华	綦雷芹	蔡 琰	臧红玉	臧建华	臧艳君
郭华娟	郭克军	郭佃强	郭信文	郭晓燕	裴凤敏	管延元	管喜峰	阚 红	谭守刚
郭彩宏	郭 璐	唐仲良	唐秀欣	唐晓春	谭丽凤	谭雪莹	翟玉云	翟玉娥	樊建婧
唐淑美	谈绍峰	陶桂叶	黄晓艳	黄彩峰	颜春霞	潘云春	潘 文	潘 杰	潘显玉
黄维站	黄德章	菅 敏	梅亦民	曹凤霞	潘娜娜	薛令法	薛连荣	薛淑芳	薛淑娜
曹文娟	曹丽丽	曹英志	盛典秋	常 宏	穆宝玺	戴新波	鞠姜华	魏 峰	魏彩虹

2018年度青岛市基层卫生技术职务资格高级评审委员会评审通过人员名单

正高级(31人):

王世言	王明利	邓俊林	田振红	乔美芳
任香兰	刘兴同	刘家明	祁春青	许翠霞
孙振林	孙新颖	李增梅	冷建智	张万明
张维虎	张慧中	张 蕾	季加明	周瑞红
屈晓原	赵顺理	荣素华	胡海德	倪连春
徐建好	栾炳翊	高述脉	高爱玲	黄绪昆
崔钦英				

副高级(121人):

丁玉锋	于飞翔	于如宏	于克清	于秀英
于 翠	马锦敏	马滢滢	王开军	王仁彬
王玉芹	王玉霞	王仕源	王永莲	王丽艳
王清华	王淑珍	王鹏政	孔庆建	付丰波
付敏杰	兰春艳	曲朝霞	吕晓朋	朱红娣
任文睦	庄秀霞	刘文娟	刘为超	刘书坚
刘旭宗	刘秀美	刘君昌	刘 欣	刘建兴

刘祥昌	刘雪香	刘新红	衣喜梅	闫保成
孙长宇	孙吉滨	孙成俊	孙红霞	孙俊芝
孙艳丽	孙桂芸	孙惠芝	孙翠芹	孙 蕾
牟秀霞	牟雁飞	杜文彬	李华丽	李钦信
李 彬	李德峰	杨红蕾	杨 明	杨 波
杨俊峰	杨瑞军	时泽华	吴珍英	吴 健
辛文成	宋卫敏	宋丽丽	张秀华	张秋霞
张海妮	陈彩凤	陈维玲	邵林竹	林大红
林 振	岳海燕	金玉英	金光盛	周怀星
周相华	周洪莲	郑秀波	郑晓棠	单丽艳
赵明凯	赵承刚	相爱珍	战绪海	段 勇
姜占才	秦兆堂	夏 强	徐 梅	徐新旭
栾正英	栾绍琰	高秀云	高建萍	郭建娟
黄举奎	黄桂芝	黄淑贞	戚彩虹	崔文芳
崔 钊	崔振升	崔强贞	鹿培学	隋维涛
彭会芹	葛学民	董玉玲	董俊红	董洪燕
董 娜	韩世刚	韩秀芹	韩妮妮	蔡 超
暴秀梅				

2018年全国卫生专业中、初级技术资格考试青岛市合格人员名单

中级（2604人）：

丁 丹	丁守梅	丁志红	丁 丽	丁秀欣
丁秀霞	丁 良	丁秉昊	丁欣艳	丁金玲
丁 娜	丁桂芬	丁 浩	丁 彬	丁雪倩
丁 超	丁雯芝	丁 静	丁 慧	丁 蕾
丁 蕾	卜凡坤	卜凡春	卜林红	卜晓佳
卜 磊	刁泽园	于 凤	于文广	于文静
于令利	于 成	于 刚	于江州	于红娟
于丽丽	于丽娜	于丽艳	于妙妙	于青青
于 坤	于 佳	于佳佳	于学娟	于建伟
于春理	于珍珍	于玲玲	于盼盼	于 洁
于 洋	于洋洋	于 津	于晓飞	于晓明
于晓燕	于 浩	于海玲	于海晶	于海滨
于 萍	于 鸽	于超锋	于 鹏	于 静
于 禛	于 慧	于 蕊	于 磊	于露露
万玉芳	万丞丞	万欢欢	万 欣	万修梅
万 涛	马子阳	马 玉	马玉静	马 宁
马旭峰	马红敏	马丽红	马丽娜	马利利
马秀萍	马玫丽	马林林	马明春	马 凯
马佳越	马春凤	马玲丽	马 顺	马真真
马晓诚	马晓雯	马晓静	马爱华	马 骏
马 晨	马淑艳	马淑媛	马绪辉	马 晶
马 强	马慧珺	马蕾媛	丰 彦	王乃福
王 力	王小利	王小艳	王小清	王广峰
王子龙	王 飞	王 飞	王天瑞	王天毅
王元元	王 云	王 云	王云坤	王云霞
王艺颖	王 戈	王仁鹏	王化淳	王 月
王风晓	王 丹	王丹萍	王凤君	王文华
王文君	王文娟	王文娟	王文静	王文静
王双英	王玉佩	王玉婵	王玉静	王巧艳
王 卉	王世杰	王世杰	王 平	王东飞
王占宇	王占图	王 帅	王叶新	王 田
王田田	王丛丛	王 宁	王永玲	王永鑫
王丝丝	王亚莉	王亚梅	王存勇	王存涛
王尘白	王 伟	王传华	王 延	王伦伦
王华华	王华颖	王会宾	王旭东	王旭杰
王兴娟	王宇飞	王 军	王红玉	王红艳
王红霞	王纪彩	王孝伟	王志英	王志锁
王志强	王 芸	王 芳	王 芳	王杉杉
王 丽	王 丽	王丽丽	王丽丽	王丽娜
王丽娜	王丽娜	王 男	王秀贞	王秀丽
王秀香	王秀琦	王 彤	王 灿	王宏晶
王诒焓	王陈玲	王 妍	王 妍	王环环
王 青	王青君	王 坤	王 坤	王 坤
王 英	王 英	王松翠	王 杰	王国华
王国栋	王明飞	王明皓	王忠奎	王 凯
王凯丽	王和峰	王佳佳	王 佩	王依彩
王金凤	王金霞	王育娟	王 泽	王泽娜
王怡琴	王学芹	王宗岭	王诗博	王 建
王建玉	王 妮	王春芳	王春明	王春燕
王春霞	王 玲	王 珊	王 茜	王 荟
王荣环	王思思	王修杰	王 娈	王娈英
王美卉	王美丽	王 烁	王 洁	王洪霞
王 恺	王祝芹	王娜娜	王 艳	王艳霞
王素青	王素梅	王振华	王 哲	王 莲
王 莉	王莉莉	王莉莉	王莉雪	王莉惠
王晋鲁	王 莹	王莹莹	王 晓	王 晓
王晓凤	王晓东	王晓刚	王晓囡	王晓丽
王晓丽	王晓君	王晓佳	王晓朋	王晓玲
王晓娜	王晓倩	王晓倩	王晓烜	王晓娟
王晓萍	王晓梅	王晓晨	王晓超	王晓斐
王晓辉	王晓辉	王晓程	王晓翠	王晓慧
王 峰	王倩倩	王倩倩	王健蓉	王 涛
王海宁	王海菊	王海燕	王海燕	王祥凤
王 娟	王 娟	王 娟	王通艳	王继华
王 菲	王 菲	王 萌	王 萌	王 萍
王梦纯	王梦珺	王梦楠	王 梅	王 爽
王雪兵	王雪松	王雪娇	王雪艳	王雪莲
王铭娜	王银艳	王彩玉	王彩艳	王 堃
王焕松	王清梅	王淑娟	王淑萍	王 密
王婉霖	王维维	王 琪	王琪珺	王 琳

王琨	王琼	王琛	王超	王超	曲凤	曲亚斐	曲志彤	曲欣	曲秋娟
王朝晖	王森	王惠	王雁飞	王雯英	曲婷婷	曲微	曲靖	曲韵	曲静
王雯雯	王雅婧	王斐斐	王晶	王晶媛	吕小斐	吕少聪	吕文哲	吕臣兰	吕达
王鲁梅	王翔	王富钰	王婷	王婷婷	吕伟	吕伟伟	吕丽	吕秀云	吕张坤
王瑞红	王瑞昆	王瑞娟	王瑜	王雷	吕苗苗	吕波	吕建新	吕绍静	吕珍珍
王照奇	王鹏	王鹏	王新叶	王新民	吕玲霞	吕研	吕虹虹	吕修娟	吕彦美
王新华	王滨	王福胜	王群	王静	吕莎	吕真	吕晓洁	吕晓静	吕晓凝
王静	王静静	王静静	王瑶康	王蕾	吕雪娜	吕婷婷	吕婷婷	吕蒙蒙	吕慧
王翠	王翠翠	王慧	王慧娟	王慧敏	吕鑫	朱乃存	朱丰梅	朱凤雷	朱石男
王璇	王聪	王蕊	王樱蓓	王磊	朱立立	朱永玲	朱亚妮	朱伟	朱兴爱
王磊	王德芝	王德华	王璠璠	王蕾	朱丽丽	朱丽丽	朱丽娟	朱现员	朱迪
王蕾	王蕾	王璐	王璐	王耀	朱春芳	朱洁	朱娜	朱娜娜	朱桓
王巍	王麟杰	王鑫	亓艳	亓晓莹	朱晓燕	朱晓霞	朱海燕	朱家瑜	朱萌芽
韦菲菲	尤东	尤青青	牛立园	牛兆峰	朱琪	朱瑞	朱瑞刚	朱赛	朱肇黎
牛庆艳	牛志娜	牛诚诚	牛娇娇	毛沛	朱燕宁	乔云静	乔显美	乔艳	仲华
毛杰	毛国花	毛莹	毛桂杰	毛峪泉	仲晓惠	仵俊宇	任凤	任文兰	任田梅
毛娟娟	毛彩英	毛雅梅	毛静静	仇兆升	任乐园	任旭炳	任希琳	任青	任青梅
仇海霞	仇晶磊	仇舒苇	公海童	方帅	任国君	任国荣	任胜全	任亮	任晓东
方建峰	方雪娟	方慧慧	尹弘霁	尹肖宏	任晓君	任晓婷	任晏辉	任爱平	任海涛
尹晓琳	尹倩倩	尹海	尹常萍	尹崇娇	任福超	任璐	庄茜	刘乃斌	刘小华
尹辉	尹巍	孔艺蓉	孔予杰	孔维英	刘小庆	刘小晨	刘凡凡	刘飞飞	刘丰姬
孔德贤	孔繁茂	邓文卿	邓平平	邓冰	刘升芳	刘月东	刘丹玲	刘凤	刘凤娟
邓辛	邓良	邓庭娟	邓恩惠	邓萍	刘文龙	刘文晓	刘文斐	刘玉	刘玉
邓雪银	邓康	邓睿童	左英超	左金玉	刘玉花	刘玉锋	刘巧玲	刘正茂	刘正美
左晓丽	左晓莉	左晓赟	石林吉	石岩	刘平	刘平平	刘田田	刘冬	刘宁
石佳佳	石学新	石惠姗	石歌	石锴	刘宁	刘宁	刘发云	刘扬	刘扬帆
石德道	龙文娟	卢冉	卢芳	卢丽莎	刘亚芳	刘成慧	刘乔	刘伟伟	刘伟丽
卢岩松	卢承慧	卢春燕	卢玲	卢玲玲	刘兆才	刘冰	刘汝华	刘兴旺	刘守胜
卢娜	申光华	申旭倩	田力	田文娟	刘阳	刘阳	刘阳	刘欢	刘欢
田乐	田芳	田艳	田莲莲	田莉	刘欢	刘红	刘红	刘红卫	刘孝升
田凌燕	田敏	田臻	由经超	史少婷	刘均杰	刘芳	刘芳	刘芳兵	刘克松
史文斋	史玉桃	史治新	史建叶	史晓伟	刘苏	刘杏杏	刘丽	刘丽平	刘丽丽
史海燕	史彩凤	史淑君	史静	付丽玉	刘丽丽	刘丽娜	刘丽琼	刘秀芹	刘彤
付利娜	付林林	付洁	付雪	付辉辉	刘君亮	刘青	刘青	刘苗苗	刘苗苗
付锦	代伟	代环环	代岩	代朋飞	刘英俊	刘杰	刘杰	刘国峰	刘国涛
代学强	白玫	白香文	白艳	白慧然	刘明	刘明明	刘忠华	刘忠霞	刘佳
丛丹	丛林	丛金鹏	包卫东	冯文婷	刘佳	刘佳	刘佳	刘佳	刘佳
冯卉琴	冯岁岁	冯丽平	冯波	冯娇	刘佳	刘佳佳	刘佩佩	刘欣	刘欣
冯彩霞	冯琨	冯程程	玄甜甜	兰贤海	刘欣欣	刘朋国	刘泽霞	刘学燕	刘宗娟
兰宗辉	兰琳琳	宁彤彤	宁秋红	宁雪青	刘建玉	刘建龙	刘妮妮	刘春	刘春
宁超	司空银河	司新	尼洁	匡艳梅	刘春凤	刘春晓	刘春梅	刘春媚	刘春雷
邢云香	邢丹	邢宇玲	邢丽洁	邢宝相	刘春霞	刘珍	刘珊珊	刘珊珊	刘茜
邢莎莎	邢晓敏	邢曼	邢琳琳	吉鹏	刘盼盼	刘虹波	刘泉	刘俊翠	刘俊磊
朴昶植	毕兆明	毕耘枫	毕晓瑜	毕翠霞	刘衍君	刘衍霞	刘亭雪	刘前前	刘洁

刘洪也	刘洪卉	刘洪霞	刘洋	刘娇娇	孙睿	孙精	孙黎明	孙德政	孙臻
刘姣	刘贺	刘艳	刘艳	刘艳军	孙霞	孙曙光	牟丽娜	牟莎	牟晓梅
刘艳琳	刘素阳	刘素萍	刘素霞	刘莎	纪玉叶	纪玉佳	纪平	纪竹秋	纪旭欣
刘莹	刘真	刘配佩	刘晓飞	刘晓东	纪宝娟	纪建磊	纪庭金	纪津津	纪艳茹
刘晓冬	刘晓华	刘晓红	刘晓芳	刘晓辉	纪晓龙	纪晓彤	纪健健	纪海月	纪博硕
刘晓燕	刘峰妍	刘钰	刘倩	刘涛	纪静	纪毓钊	纪翠翠	纪德江	芦昕
刘海玉	刘海燕	刘娟	刘娟	刘娟	芦织	苏文	苏安娜	苏畅	苏晓艳
刘娟	刘珺	刘萌	刘萌萌	刘雪	苏晓菲	苏爱红	苏燕	杜心静	杜兆东
刘雪亮	刘雪涛	刘雪晴	刘晨	刘铭	杜玮	杜现法	杜佳	杜娜	杜继鹏
刘甜甜	刘彩萍	刘焕霞	刘鸿霞	刘淇	杜甜甜	杜瑛培	杜鑫	李士勇	李卫康
刘淑欣	刘淑洁	刘淑萍	刘婧	刘琦	李卫清	李王娟	李少玲	李少茜	李中芝
刘超	刘超	刘博实	刘喜云	刘雅荔	李仁辉	李凤	李凤	李凤英	李凤英
刘辉	刘辉	刘晶晶	刘港	刘强润	李文君	李文贤	李文科	李文涛	李文娟
刘媛	刘媛媛	刘婷婷	刘登妙	刘瑞珍	李文娟	李文萍	李文婷	李玉成	李玉萍
刘瑞婷	刘勤	刘照军	刘锦锦	刘鹏光	李巧巧	李平平	李平原	李田田	李冉冉
刘新娜	刘新艳	刘歆	刘滨	刘福丽	李宁	李宁	李宁	李永兰	李扬
刘静	刘静	刘静	刘静	刘静	李亚飞	李存玺	李光辉	李伟	李伟
刘静	刘静文	刘静静	刘嘉龙	刘赫	李旭燕	李安	李安莉	李欢妮	李红红
刘慧敏	刘黎萍	刘德一	刘潘红	刘燕	李红铭	李志	李丽	李丽	李肖肖
刘燕	刘燕燕	刘霞	刘霞	刘鑫	李园	李利燕	李秀男	李言华	李宏超
齐春凤	闫玉红	闫丽丽	闫建勃	闫相友	李君霞	李纲	李玮	李青	李茂茂
闫洪苗	闫洪恩	闫晓辉	闫慧	米海利	李苗苗	李林莉	李杰	李国英	李明义
江华	江冰	江明明	江佩佩	江萌萌	李昂	李昂	李岩	李佳	李欣
江婵玉	江瑾	江霞	江霞	安丰华	李金苓	李金波	李金喆	李金鹏	李金霞
安少杰	安宇	安宏	安娜	安娜	李建华	李建君	李春明	李春霞	李玲
安燕燕	祁兆娜	许丹丹	许文兵	许宁	李玲	李玲玲	李荣荣	李思云	李香
许丽	许丽琳	许明	许金超	许晓迪	李修平	李俊	李俊	李剑	李胜男
许靖	孙小芡	孙义芳	孙飞	孙元君	李亮	李亮杰	李彦静	李美云	李洁
孙元春	孙少侠	孙凤	孙凤玲	孙文龙	李洪波	李洪波	李娜	李娜	李娜
孙文妮	孙为堂	孙玉玲	孙玉霞	孙正娣	李勇	李艳	李艳	李艳丽	李艳秋
孙亚楠	孙成伟	孙乔	孙延东	孙红	李素芹	李振凤	李振福	李莉	李莉
孙红巧	孙红菊	孙红梅	孙志华	孙芳芳	李桂芹	李桂体	李晓	李晓帆	李晓帆
孙克青	孙丽	孙丽红	孙丽丽	孙丽丽	李晓妮	李晓玲	李晓梅	李晓鹏	李晓慧
孙丽娜	孙丽娜	孙丽莎	孙沙沙	孙茂艳	李晓燕	李倩	李健	李健	李健
孙国栋	孙明旭	孙朋朋	孙建龙	孙建业	李爱芹	李海岩	李海岩	李海玲	李海玲
孙妮	孙珊珊	孙树强	孙盼盼	孙秋芹	李海婷	李娟娟	李培军	李萌萌	李萍萍
孙美岩	孙洁茹	孙洪云	孙洋	孙恺涓	李梅	李雪洁	李雪梅	李常虹	李甜甜
孙素香	孙哲	孙晓彤	孙晓通	孙晓琳	李甜甜	李章慧	李婧	李琳	李琦
孙晓燕	孙圆圆	孙倩倩	孙健	孙涛	李超	李斐斐	李辉	李辉	李晶
孙海莲	孙娟娟	孙培培	孙菁	孙菲	李晶晶	李智	李程	李斌	李温温
孙菲菲	孙萌	孙梅	孙雪	孙崇娟	李富红	李强	李絮絮	李媛媛	李媛媛
孙甜甜	孙敏	孙得义	孙渊华	孙婧	李婷	李婷	李婷婷	李婷婷	李婷婷
孙琳	孙琦	孙博喻	孙敬	孙雅文	李瑞江	李鹏	李鹏林	李腾飞	李颖
孙辉	孙程程	孙鲁宁	孙雷雷	孙颖	李新政	李新梅	李群	李静	李静

李静欣	李潇箫	李慧贤	李璇	李增凤	张玉盈	张玉超	张巧倩	张世超	张丕丰
李增杰	李磊	李德乐	李德霜	李毅	张龙宵	张业飞	张业华	张丛丛	张立
李毅	李燕	李璐	李霞	李霞	张立娜	张兰平	张扬扬	张刚	张伟
李麟	杨飞飞	杨文静	杨玉红	杨代霞	张伟	张伟	张伟伟	张伟红	张全记
杨丛丛	杨扬	杨帆	杨伟	杨庆亚	张旭	张冲	张冲	张庆江	张军锋
杨安宁	杨红霞	杨英彩	杨林辉	杨昆	张红	张红磊	张志刚	张志刚	张芹
杨岩	杨金钊	杨金亮	杨建宁	杨建妮	张芳	张克杰	张丽	张丽	张丽
杨孟	杨姗	杨珊珊	杨柳溪	杨美英	张丽彦	张连连	张利萍	张秀华	张秀萍
杨洁	杨洪芬	杨恺	杨娜	杨晓慧	张宏	张宏	张宏磊	张启凤	张君
杨海龙	杨海波	杨萌	杨雪	杨雪梅	张君霞	张坤	张坤扬	张其胜	张苗
杨婉莹	杨琳	杨超	杨博瑜	杨敬岩	张述文	张国良	张国森	张国强	张明
杨雯茹	杨晶	杨媛媛	杨蓓	杨楠楠	张明华	张明磊	张和平	张佩佩	张依夏
杨新秀	杨群	杨静	杨静	杨慧英	张金枝	张怡	张祎	张祎丹	张妮
杨蕊	杨燕	杨燕子	杨蕾	杨薇	张春妮	张春亭	张春艳	张春霞	张政斐
杨璐	杨霞	杨瀚涛	邧建华	来庆花	张郝龙	张树刚	张俊杰	张美琳	张炯
来守花	肖林鹰	肖雨婧	肖易辰	肖佳佳	张艳	张艳	张艳华	张艳改	张振芳
肖梅	肖赛	时明波	吴云立	吴长昱	张振瑜	张振霞	张莉	张莉英	张莎莎
吴亚楠	吴岁寒	吴坤	吴相周	吴柳赓	张莹莹	张栩	张晓化	张晓凤	张晓龙
吴香平	吴晓雯	吴峰	吴倩楠	吴海华	张晓军	张晓红	张晓杰	张晓峰	张晓菲
吴海辉	吴悦	吴娴娴	吴培	吴菲	张晓燕	张晓燕	张钰浛	张倩	张倩
吴雪梅	吴彩梅	吴婕	吴鹏飞	吴颖文	张倩	张倩	张竞美	张益怡	张烨
吴燕	别欣欣	邱吉娜	邱佩佩	邱佩佩	张浩	张海红	张海艳	张悦	张祥
邱建娟	邱俊英	邱娅	邱晨	邱晶	张娟	张继生	张菲菲	张萌	张萌萌
邱慧娟	何珊	何娜娜	何晓涵	何倩	张萍萍	张营	张营营	张雪	张雪敬
何爱先	何婷婷	何鑫	佐晶	伯大阳	张敏	张敏	张敏	张敏	张敏
余东	余喜茹	邹田伟	邹亚秀	邹启帅	张彩芸	张婧	张婕	张绪特	张维
邹晓辉	邹敏	邹维红	邹静	况琳琳	张琴琴	张琳	张琳琳	张琦	张超
应阳	应彩兄	冷雪屏	辛广伟	辛宇	张葆康	张敬龙	张森	张雅淇	张辉
辛欢	辛丽丽	辛利	辛杰	辛国华	张景壮	张舒	张强	张婷	张瑜新
辛岩	辛姗姗	辛艳春	辛桂萍	辛海	张蓉	张献芝	张雷	张路秀	张颖
汪小琳	汪帅	汪贺	宋乂	宋玉梅	张颖颖	张新生	张新芳	张群	张群群
宋宁宁	宋伟	宋伟伟	宋安	宋丽萍	张静	张静	张静	张静	张静
宋青	宋幸楠	宋佳佳	宋春艳	宋珊珊	张静毅	张瑶	张翠	张翠翠	张增霞
宋树娟	宋俊良	宋美玲	宋晓	宋晓杰	张聪聪	张影	张德凤	张毅	张璟
宋晓霞	宋健	宋爱丽	宋颂	宋高峰	张燕	张燕	张燕	张薇	张薇薇
宋海涛	宋海滨	宋梦琳	宋雪芬	宋敏	张霞	张瀚亓	张鑫	张鑫	陆美玲
宋维芹	宋超	宋喜凤	宋媛媛	宋楠楠	陈大伟	陈大勇	陈小妮	陈元滨	陈云庆
宋翠雪	宋磊	宋燕	宋燕	宋霞	陈凤云	陈凤祥	陈文俊	陈世相	陈帅
初风华	初文文	初淑丽	初蕾	迟文娟	陈光	陈伟	陈传荣	陈兆波	陈芳
迟文韬	迟志萍	迟杰钟	迟爱青	迟雪梅	陈丽	陈丽红	陈沙沙	陈阿妮	陈苗苗
迟琳	张一帆	张小龙	张子文	张子青	陈英	陈英英	陈林嵩	陈佳	陈炜
张天宏	张天津	张云梅	张艺	张少君	陈诗露	陈妮娜	陈珊珊	陈荣华	陈南南
张升华	张升美	张长姣	张月君	张丹霞	陈相真	陈修艳	陈美娜	陈晓艺	陈晓萍
张文俊	张文雅	张玉	张玉芬	张玉杰	陈晓梅	陈晓琴	陈涛	陈浩	陈娟

陈梦	陈晨	陈野	陈淑红	陈维维	赵家红	赵娟	赵娟	赵萍	赵雪峰
陈琳琳	陈媛媛	陈登勇	陈蒙蒙	陈鹏	赵敏	赵敬龙	赵嵌嵌	赵斌	赵婷
陈静	陈静	陈静	陈豪	陈聪玲	赵蓉蓉	赵蒙	赵雷娜	赵暖	赵鹏展
陈燕	陈薪全	陈壐	陈瞳	陈露	赵新娟	赵静	赵静	赵静	赵静
邵丽萍	邵珊珊	邵茜	邵闻冲	邵桂丽	赵静静	赵璟阳	赵璐	赵鑫	郝东东
邵群	武双全	武杰	苗立平	苗成琼	郝冉冉	郝红霞	郝志远	郝秀玉	郝秀珍
苗丽	苗萌萌	苗梓宸	苗清松	英庆龙	郝岩	郝贵亮	郝娜	郝晓英	郝瑞雪
苑伏香	苑姗姗	范丰艳	范长欣	范丹	郝赛	荆佳	荆荣武	荣斯嘉	胡文娟
范书园	范志军	范连斌	范利芳	范美玲	胡冰冰	胡孝星	胡杰	胡育	胡承军
范艳	范晓君	范晓敏	范海芸	范继龙	胡春晓	胡贻浩	胡桂芝	胡晓妮	胡晓峰
范琳	范赟	林丹	林文娟	林红梅	胡晓萍	胡恩杰	胡峰峰	胡倩倩	胡涛
林秀杰	林冻冰	林罗春	林沼君	林姗姗	胡菲	胡雪	胡琳琳	胡琼瑶	相世菊
林秋苹	林娜	林晓燕	林涛	林梦婷	相沙	相春华	柳洪丽	柳洋	柳晓倩
林琳	林琳	林辉	林静	林静	咸绍妍	战义梅	战松丽	钟俊	种静
林慧明	欧慧慧	尚宝璐	尚钱钱	国彩	段卫波	段升磊	段芳婷	段秀颖	段春楠
罗丹	罗永梅	罗华	罗坤	罗美娟	段海园	段崇锋	段雯娟	段雅男	段瑶
罗晓飞	季金霞	季祥云	季瑞杰	岳丽伟	修芹芹	修恒善	修雪梅	侯成程	侯梦林
岳秀春	岳玮	岳菲菲	岳琳	岳鹏飞	侯雅暖	侯翠翠	律雪苹	逄小玮	逄冲
金正	金欣	金绍鑫	金香花	金艳青	逄建美	逄春燕	逄树君	逄俊杰	逄菲
周三敏	周小芳	周丹	周玉峰	周廷廷	逄淑霞	逄增军	饶畅	姜子涛	姜文霞
周庆全	周庆国	周庆福	周兴卓	周杨	姜玉婷	姜帅	姜兰	姜亚丽	姜成成
周丽艳	周丽萍	周利升	周青	周明志	姜华	姜旭	姜亦秀	姜丽	姜丽
周明超	周建华	周春莲	周春梅	周美芳	姜丽维	姜秀玲	姜沛青	姜英霞	姜松林
周洪丽	周振兴	周振锋	周晓红	周晓艳	姜国萍	姜岩	姜珊珊	姜品	姜津杰
周晓雯	周健	周珺	周彬	周梦	姜娜	姜振涛	姜莎莎	姜爱萍	姜海龙
周雪	周琳	周敬洲	周雯	周雅琪	姜菲	姜晨	姜银萍	姜清宇	姜鸿
周瑞林	周蒙	周楠	周楠	周静静	姜淑芹	姜淑艳	姜婧怡	姜绪涛	姜超
周慧敏	周璇	郇艳艳	庞丹丹	庞东亮	姜禄	姜瑞	姜蓓	姜新科	姜静
庞蔚莉	郑文倩	郑雨	郑恒睿	郑娜	姜翠萍	姜燕君	姜露露	娄帅帅	娄建坤
郑晓艳	郑彩凤	郑蕾	单泓	法海霞	宫阳阳	宫春燕	宫萍萍	宫雪成	宫淑香
泮燕	泥吉娟	泥安兰	宗屹	官尧娟	宫静	宫模江	宫慧	祝艳萍	祝琳
官晓萍	官淑霞	郎盼盼	房敏	房静	祝福珑	费圣强	费璇	胥培培	姚文俐
屈丹阳	孟凡刚	孟飞飞	孟令伟	孟珍珍	姚虹	姚菲菲	姚惠慧	姚黎晖	姚遵丽
孟品	孟祥雷	孟彬	孟彩燕	孟琪	姚魏魏	姚耀	贺妮娜	贺茜	贺筱
孟琳	封春娜	封晓洁	项紫霓	赵元	秦凤丽	秦妮革	秦晓辉	秦培明	秦甜甜
赵云霞	赵文	赵文文	赵文超	赵方莉	秦雅楠	秦鹏飞	班彦红	袁红蕾	袁宏薇
赵玉丽	赵玉晓	赵巧	赵正杰	赵冬梅	袁妮妮	袁玲	袁树芬	袁亭亭	袁峰
赵圣霞	赵达	赵伟	赵伟杰	赵延刚	袁静静	袁磊	耿凡琪	耿亚静	耿孝琴
赵庆爽	赵宇阳	赵许杰	赵阳	赵志臣	耿英超	耿昕	耿春梅	耿颖春	聂莹莹
赵杨	赵丽	赵丽莉	赵君露	赵林英	桂晓蕾	贾卫娜	贾文洁	贾圣杰	贾丽
赵杰	赵忠娜	赵金刚	赵波	赵妮	贾丽君	贾林川	贾佳	贾宗洋	贾春杰
赵春玉	赵珊娜	赵显杰	赵洋	赵姣姣	贾娜娜	贾艳杰	贾晓慧	贾晓蕾	贾盛佼
赵娜	赵艳婷	赵桂欣	赵夏	赵晓龙	贾跃伟	贾朝阳	贾雯雯	贾晶晶	贾锡涛
赵晓燕	赵倩	赵健	赵浩慧	赵海平	贾鹏远	贾愿超	夏伟	夏守燕	夏秀荣

夏厚栋	夏接弟	夏 梦	夏蓓艺	夏 蔚	崔祥宇	崔菁华	崔雪莲	崔淑萍	崔 超
夏 霖	顾枭成	顾培娟	顾朝凤	柴海全	崔 雯	崔鲁霞	崔 颖	崔鹤鹤	矫亚男
柴清香	晁袁袁	钱延利	倪 川	倪晓燕	矫恒强	麻 宁	康 闪	康恩豪	康翠屏
倪萍萍	徐小梅	徐 丹	徐文龙	徐玉姣	鹿文丽	鹿金磊	鹿雪莉	鹿 鹃	章晟敏
徐叶丽	徐 宁	徐永芝	徐吉英	徐吉美	章 璐	商付明	商庆鑫	商学峰	阎蓓蓓
徐光红	徐伟伟	徐伟程	徐 江	徐 红	盖 凯	梁志娟	梁 坤	梁 岩	梁春芳
徐志健	徐丽华	徐丽莉	徐秀玲	徐 宏	梁荣芳	梁秋颖	梁 俊	梁娜娜	梁菲菲
徐林玲	徐杰玲	徐凯芳	徐朋飞	徐建飞	梁路霞	寇连云	寇暖暖	宿文荣	宿丽燕
徐珍忠	徐玲玉	徐思齐	徐顺娟	徐洪艳	密 叶	扈小青	逯 云	逯玲伟	尉洪利
徐 艳	徐艳蕾	徐 莎	徐桂华	徐桂清	隋丰秋	隋文霞	隋丽丽	隋 杰	隋洪娇
徐桂强	徐逢春	徐海英	徐海萍	徐海霞	隋晓晴	隋 静	彭元彦	彭丽丽	彭丽丽
徐培凤	徐 萍	徐 敏	徐 敏	徐 敏	彭丽娜	彭 岩	彭显秀	彭 莉	彭温暖
徐 敏	徐 敏	徐彩霞	徐 焕	徐焕风	彭 燕	葛昆文	葛佳佳	葛彩凤	葛 程
徐 情	徐 琪	徐瑛蕾	徐 琳	徐 琰	董文超	董正璇	董石英	董东方	董立平
徐雅楠	徐 辉	徐景盛	徐婷婷	徐瑞霞	董立伟	董阳阳	董红艳	董志伟	董丽娟
徐 锦	徐 鹏	徐颖婕	徐 靖	徐静静	董秀云	董秀萍	董君秀	董 杰	董明慧
徐 慧	徐 蕾	殷 刚	殷 娜	殷雪华	董妮娜	董茹婷	董 娇	董艳艳	董 倩
殷德英	凌世伟	栾飞娜	栾 天	栾佩杰	董海凤	董 梅	董 雪	董淑菲	董绪英
栾琳琳	高一珲	高义凤	高 凤	高玉芳	董 裙	蒋成梅	蒋倩倩	蒋爱丽	韩 双
高付芹	高 扬	高 伟	高 旭	高 军	韩 龙	韩乐乐	韩 华	韩旭凯	韩宇飞
高芳芳	高 玮	高 英	高 欣	高金玲	韩 欢	韩红梅	韩秀娟	韩苗苗	韩 佳
高诗静	高 姗	高姗姗	高 洁	高振瑛	韩秋菊	韩顺顺	韩晓华	韩晓璇	韩 笑
高晓莎	高 健	高海瑞	高培淞	高雪伟	韩 涛	韩海斌	韩 雪	韩雪梅	韩 琳
高绪娥	高晶晶	高程程	高 媛	高 媛	韩敬娜	韩雅琳	韩 斌	韩婷婷	韩 蕊
高 媛	高雷燕	高 群	高德荣	郭小平	韩 璐	韩馨馨	遇 璇	程伟利	程伟青
郭云蕾	郭少巍	郭从从	郭记敏	郭 青	程秀燕	程珍华	程莉洁	程晨晨	程淑华
郭 欣	郭 建	郭 虹	郭 品	郭 香	程 霞	傅 兰	傅春芳	傅 琨	焦旭峰
郭秋白	郭美玲	郭 晓	郭晓英	郭隽玮	焦琰洁	舒 芹	鲁恩彤	鲁海涛	温大蔚
郭 涛	郭甜甜	郭雯晶	郭 辉	郭程程	温东东	温 伟	温 荣	游祥磊	谢吉朋
郭颖珺	郭 静	郭 静	郭 静	郭 慧	谢基娜	谢 锟	谢聪聪	靳 君	蓝天娇
郭耀广	席 强	唐永芹	唐军卫	唐 孝	蓝宝翠	蓝 蕾	蒙 超	甄晓玲	雷鸿天
唐姣姣	唐 艳	唐绪梅	唐盟云	唐翠萍	雷 婧	鉴 超	路 义	路 飞	路金明
展久林	陶 丞	陶丽倩	陶林青	陶莉莉	詹 琪	解美玲	解维星	满月珍	满邹娟
陶翠玉	姬戎媛	姬皓轩	桑昌美	桑 瑶	窦永婷	綦孝堃	綦晓飞	綦 琦	慕庆玲
黄小桐	黄卫洪	黄 方	黄 竹	黄传淑	蔡洪刚	蔡晓梅	蔡 超	臧小翠	臧 帅
黄庆先	黄宝燕	黄妮娜	黄彦蓉	黄倩倩	臧汝霞	臧 洁	臧真燕	臧翊辰	臧 琳
黄海玉	黄 斌	黄 鹏	黄 磊	黄黎霞	裴宝艳	管见莹	管玉婷	管红红	管明明
曹 帅	曹阵学	曹英男	曹明祥	曹春燕	管 泱	管晓萍	管海燕	管雯雯	谭长芹
曹重阳	曹亮波	曹 莹	曹桂珍	曹晓玮	谭 文	谭成玲	谭 诺	谭 婕	谭 雯
曹雪梅	曹雪蕾	曹 曼	戚李娜	戚 艳	禚 伟	翟文婷	翟 龙	翟兆娜	翟丽娟
戚静静	龚伟玲	龚 蕊	盛中华	盛 阳	翟 玮	翟英辰	翟 杰	翟晓慧	樊永帅
盛维青	常 飞	常方媛	常晓艳	崔 凤	樊建玲	樊晓伟	樊彩云	滕万礼	滕吉双
崔秋娟	崔洋洋	崔振文	崔桂香	崔晓华	滕美霞	滕 荷	潘云洁	潘友美	潘友艳
崔晓梅	崔晓清	崔爱芳	崔效妮	崔海龙	潘 龙	潘 岩	潘怡萍	潘香丽	潘莹莹

潘晓斐 潘雪 潘斐 潘蕾 薛飞
薛艺 薛志刚 薛利强 薛秀儒 薛君
薛青 薛雨健 薛忠凯 薛宝梅 薛建杰
薛珊珊 薛莉莉 薛莎 薛晓萍 薛浩然
薛海蓬 薛娴 薛珺 薛萍 薛梅
薛超 薛蛟 薛程川 薛翠玲 薄玉爱
冀秋霞 穆建秀 穆冠华 戴世晓 戴秋红
戴娜 戴晓良 戴鲁浩 戴静 戴蕾
戴霏 鞠光秀 鞠录艳 鞠俊艳 鞠倩
鞠萍 鞠强 魏从现 魏秀萍 魏青政
魏现伟 魏爱芸 魏蒙蒙 魏霞

初级（师）（2667人）：

丁一丹 丁云霞 丁文静 丁伟 丁芳
丁丽丽 丁丽丽 丁丽晖 丁林凤 丁金梅
丁玲 丁珊珊 丁济梅 丁姝静 丁娜
丁莉 丁晓 丁晓晓 丁倩倩 丁培洁
丁雪梅 丁晶晶 丁静 刁晓莉 刁爱明
于小云 于子慧 于飞飞 于艺伟 于贝
于丹 于丹 于文钦 于文洁 于文慧
于本君 于田 于亚妮 于亚南 于欢
于汰加 于君朕 于林均 于杰 于明辉
于佳 于佳佳 于佩佩 于法毅 于波
于宝军 于姗姗 于姗姗 于珊 于洁
于洋 于娜 于艳阳 于艳利 于莎莎
于桉 于晓凤 于晓坤 于晓菲 于笑笑
于倩 于倩倩 于爱迪 于爱静 于润泽
于萌萌 于梦鸽 于雪 于雪 于雪
于雪晴 于跃 于甜 于敏 于淑
于淑君 于琳 于喜水 于雅洁 于淼
于童 于婷婷 于雷 于锦铭 于鹏飞
于颖琪 于潇 于慧慧 于蕊 于澄
于璟璟 于燕 于璐 于璐璇 万力瑛
万乐文 万丽丽 万宗尼 万玲玉 万群群
弋维娜 门晓东 马大龙 马万里 马云晶
马文秀 马汉成 马刚 马伟 马兆平
马冲 马冲 马坤 马林静 马明
马明旸 马泳怡 马珊珊 马艳竹 马素梅
马莉 马晓飞 马晓红 马晓洁 马晓娜
马晓艳 马晓菲 马晓敏 马晓慧 马海蓝
马菁华 马超 马粟 马颖夏 马腾
马靖 马群 马静 马慧敏 马蕙
丰吉锐 王一茗 王小龙 王小敏 王小琪
王广宁 王广燕 王卫 王卫卫 王天凤

王艺 王艺洁 王艺晓 王友云 王月月
王丹 王丹 王丹 王丹 王丹丹
王凤 王文文 王文玉 王文立 王文秀
王文清 王为亚 王玉冰 王玉红 王玉娇
王玉莲 王巧娣 王平 王帅帅 王申超
王田玉 王令梅 王乐 王立雪 王宁
王宁 王永永 王永智 王永瑞 王扬
王亚 王亚妮 王亚萌 王帆 王乔丽
王传春 王华英 王华菲 王旭 王冰洁
王安妮 王如冰 王如意 王如潇 王欢
王孝月 王志蒙 王芳 王芳 王芳琦
王杉杉 王丽 王丽媛 王园园 王彤
王彤彤 王辛申 王灿灿 王沛沛 王宏宇
王君霞 王玮 王若兰 王苗 王范
王雨晨 王非凡 王非非 王昕 王岩
王岩 王凯凤 王凯雯 王佳 王佳童
王佳熠 王佩华 王欣 王欣 王欣
王金凤 王金海 王金萍 王泳璇 王怡婷
王宜欣 王建贞 王建华 王孟瑶 王妮
王春红 王春萍 王玲 王玲 王珊
王珊珊 王思铭 王勋 王钧淑 王顺艳
王信懿 王俊 王衍男 王衍茹 王胜男
王姿雅 王姿晴 王美玉 王美兰 王美菊
王炳翔 王洁 王洁 王洁俐 王洪梅
王洪敏 王洋 王娜 王娜 王娜
王骁云 王艳红 王艳丽 王艳玲 王起
王莹 王莹莹 王晓 王晓 王晓
王晓凤 王晓伟 王晓芳 王晓彤 王晓彤
王晓迪 王晓妮 王晓娜 王晓艳 王晓艳
王晓莉 王晓晓 王晓倩 王晓娟 王晓梦
王晓雪 王晓晨 王晓敏 王晓婕 王晓琳
王晓静 王笑飞 王倩 王倩 王倩
王倩 王倩 王倩 王倩 王健
王爱玲 王爱美 王海姣 王海峰 王海燕
王海鑫 王悦 王悦 王悦 王娟娟
王继春 王菁 王菲 王菲 王菲菲
王萌 王萍 王彬如 王梦 王梦
王梦寒 王硕 王盛 王雪 王雪梅
王雪康 王晨 王跃 王敏 王敏
王敏 王皎 王彩云 王彩燕 王彩霞
王随鹏 王婉茹 王绪兵 王维文 王琳
王琳 王琦琦 王琛 王超 王超
王超 王雅 王雅文 王雅男 王雅萍
王雅涵 王斐 王斐彦 王紫越 王晴

王晶雪	王舜良	王鲁云	王鲁光	王 翔	曲秋健	曲美芳	曲 津	曲雯靓	曲 辉
王翔翔	王媛莉	王媛媛	王 婷	王 婷	曲 翔	曲薪惠	吕一帆	吕云龙	吕文静
王婷婷	王婷婷	王婷婷	王婷婷	王 瑜	吕双双	吕志浩	吕丽华	吕昊燃	吕欣然
王 瑜	王瑜瑜	王蓓蕾	王 楠	王楠楠	吕绍婷	吕爱莲	吕海夏	吕停停	吕 婧
王楠楠	王暖暖	王筱晗	王鹏鹏	王 新	吕道恺	吕新伟	吕 燕	朱小改	朱凤娇
王煜炘	王 群	王 群	王 群	王 静	朱文华	朱传龙	朱 兴	朱 青	朱岷玉
王静雯	王 瑶	王瑶瑶	王嘉怡	王翠娟	朱佳妮	朱欣欣	朱建霞	朱 珊	朱美玲
王 慧	王慧子	王慧敏	王 璇	王 樱	朱 洁	朱娜训	朱艳艳	朱素雯	朱莹莹
王震宇	王德燕	王 蕾	王 蕾	王 薛	朱桂珍	朱倩倩	朱 涛	朱萌萌	朱萌萌
王 赞	王 璐	王 霞	王馨婕	王 曦	朱崇宽	朱焕焕	朱 清	朱程程	朱路宁
韦丹妮	尤 静	车 帅	车 奎	车彦晓	朱意超	朱燕燕	乔秀秀	乔春红	伏晓彤
车鑫悦	牛玥岩	牛艳庆	牛 倩	牛 晨	仲 杰	仲雅静	任小莉	任春飞	任彦军
牛鲁平	牛婷婷	牛嘉慧	毛文卿	毛宁宁	任姣姣	任晓婷	任晓露	任继业	任 梦
毛亚静	毛贞贞	毛连峰	毛笑笑	毛海妮	任常荣	任雯雯	任雅丽	任晴晴	任慧丽
毛静怡	毛嘉琳	毛黎明	仇春艳	仇翔宁	任慧慧	任 鹤	华晓云	向 蓉	全 虹
仇晓彤	公方香	方立钊	方学艳	方 姝	庄绪臻	庄静静	庄嘉昕	刘 一	刘小可
方晓露	方雪丰	尹文超	尹玉梅	尹丽红	刘小荷	刘小萌	刘小燕	刘 飞	刘云娜
尹利祥	尹晓翔	尹 宽	尹增翠	孔凡巧	刘云霞	刘艺斌	刘中一	刘长青	刘 丹
孔天娇	孔亚楠	孔晓晓	孔瑶瑶	邓 杰	刘 丹	刘丹丹	刘丹青	刘文君	刘文杰
邓 玲	邓清华	邓 蓬	甘新盼	左云华	刘文琳	刘文超	刘文静	刘玉芳	刘玉秀
左美凤	左容凤	左梦雪	左彩莲	石仁龙	刘玉香	刘玉香	刘玉霞	刘 业	刘帅帅
石玉玲	石艾于	石立超	石 妮	石茜竹	刘田丽	刘冬梅	刘冬梅	刘冬雪	刘 宁
石 荣	石 洁	石娇娇	石真真	石晓梅	刘宁宁	刘永林	刘永婷	刘亚东	刘亚男
石璐璐	卢 欣	卢欣钰	卢 洪	卢娜娜	刘亚妮	刘 芝	刘芝彩	刘刚刚	刘 伟
卢艳平	卢莹飞	卢晓倩	卢 琴	卢 琼	刘 伟	刘 伟	刘伟丽	刘伟玲	刘华芳
卢嘉敏	卢 霞	叶 荃	叶思雨	申姗姗	刘兆凤	刘兆慧	刘 壮	刘庆华	刘 阳
田云云	田 艺	田艺辉	田肖肖	田 园	刘 欢	刘欢欢	刘红云	刘芸萍	刘芷瑞
田 园	田沅鑫	田 琪	田辈辈	田婷婷	刘 芳	刘 丽	刘 丽	刘丽华	刘丽丽
田婷婷	田 露	史小娟	史文凤	史文静	刘丽荣	刘 钊	刘秀秀	刘希梅	刘沙沙
史先志	史炎炎	史俊兰	史晓丽	史晓娜	刘君伟	刘君秀	刘 玮	刘 玮	刘林杰
史琳琳	史 琦	史然然	付卫卫	付丛丛	刘 奇	刘 昊	刘 畅	刘 迪	刘 岩
付顺顺	付恒霞	付晓玉	付 婕	付 琳	刘凯华	刘凯丽	刘 佳	刘 佳	刘 欣
付赛赛	付蕾蕾	代凤双	代文文	代文嘉	刘金秀	刘怡然	刘宗艳	刘 妮	刘春萍
代圆圆	白云星	白 林	白潇光	包汉伟	刘玲耀	刘 珊	刘珊珊	刘珊珊	刘挪亚
包会平	冯云飞	冯立君	冯庆芬	冯君杰	刘相群	刘树莹	刘俐君	刘 胚	刘胜楠
冯忠玉	冯茹荔	冯 莉	冯海燕	冯 爽	刘 洋	刘娅楠	刘姝姝	刘 娇	刘 娜
冯雪英	冯潇萌	冯熠辉	冯 蕾	玄 敏	刘 娜	刘 艳	刘艳娜	刘 素	刘 莉
兰红梅	兰春燕	兰梦瑶	兰维宁	兰 翔	刘莎莎	刘真真	刘桂莉	刘栗玫	刘夏夏
宁文萍	宁乐乐	宁 佼	宁 雪	宁雪丹	刘 晓	刘晓飞	刘晓贝	刘晓彤	刘晓林
宁 静	台梦圆	母 琳	匡凤娇	匡文斐	刘晓明	刘晓艳	刘晓晓	刘晓娟	刘晓梅
匡严娜	匡 慧	邢亚双	邢兆萍	邢金鑫	刘晓敏	刘晓琼	刘晓辉	刘晓婷	刘晓蕾
权丽娜	成映姿	毕迎春	毕晓蕾	毕 慧	刘晓霞	刘晓霞	刘 峰	刘笑彤	刘 倩
毕璎炜	毕 磊	曲少玲	曲文太	曲冬晓	刘 倩	刘倩倩	刘倩倩	刘爱苹	刘爱婷
曲亚楠	曲钊瑢	曲凯娣	曲 柳	曲秋佳	刘 涛	刘海田	刘海博	刘海燕	刘祥鑫

刘娟	刘娟娟	刘萍萍	刘营营	刘梦玄	纪贝贝	纪文娇	纪宁	纪成诚	纪乔乔
刘梦亚	刘梦菁	刘梅	刘雪梅	刘雪梅	纪伊	纪合侦	纪旭	纪芮	纪佳慧
刘铠	刘康丽	刘淑慧	刘绪涛	刘琪	纪泉泉	纪衍树	纪晓伟	纪晓朋	纪晓甜
刘琪琪	刘琳琳	刘超	刘朝辉	刘朝霞	纪祥	纪梦娣	纪甜甜	纪婷婷	纪筱筱
刘惠	刘雯	刘雅文	刘雅文	刘雅丽	严小霞	苏一	苏小芳	苏广平	苏东敏
刘雅慧	刘辉	刘晶	刘程程	刘舒敏	苏立苓	苏贤	苏娜	苏素	苏莹
刘谦谦	刘婷	刘婷	刘婷婷	刘婷婷	苏桐桐	苏钰莹	苏爱华	苏雅洁	苏静仪
刘瑞英	刘鹏飞	刘腾腾	刘煜	刘静	苏蝉娟	杜世梅	杜亚男	杜芳华	杜秀丽
刘静涵	刘瑶	刘嘉荟	刘毓	刘潇	杜秀秀	杜林桐	杜昭弘	杜洋	杜晓薇
刘翠婷	刘慧	刘慧	刘慧	刘慧	杜倩	杜培	杜喜娟	杜蓓蓓	杜翠侠
刘慧宇	刘慧岩	刘璇	刘璇	刘聪聪	杜薇	李一铭	李小彤	李小涵	李千
刘震	刘毅	刘燕	刘燕容	刘翰腾	李仁豪	李月	李丹	李丹丹	李丹丹
刘璐	刘璐	刘璐	刘霞	刘馨遥	李凤英	李文平	李文佳	李文娟	李文静
刘鑫娜	齐露	衣珍欣	闫文文	闫青	李文慧	李文璇	李书恩	李玉杰	李帅帅
闫欣	闫俐莉	闫娇	闫晓彤	闫铎	李帅帅	李丛琴	李乐乐	李宁	李亚
闫琪	闫聪	闫鑫	米建楠	江双双	李亚平	李亚宁	李亚茹	李亚琦	李臣臣
江玉军	江玉洁	江世照	江亚男	江竹筠	李帆	李伟	李伟英	李华	李华侨
江红超	江佩	江佩佩	江欣燕	江雪	李冰	李安翠	李欢	李红	李志远
江裴	江翠翠	江薇	池艳娟	汤怀德	李芹	李芳	李芳	李芳芳	李丽
汤春玲	安丽娜	安洋敏	安梦	安靖靖	李丽丽	李丽婷	李园园	李作芬	李彤彤
安静	许亚宁	许旭	许汝雪	许君昊	李彤彤	李妍	李青	李幸幸	李英敏
许佳佳	许珍健	许洋洋	许莹莹	许晓蕾	李林娜	李昊艳	李国兰	李明钰	李明璐
许钰梅	许健	许竣皓	许媛媛	许靖	李佳星	李佳鑫	李侨侨	李依蔚	李欣欣
许燕艳	孙小媛	孙小磊	孙义鑫	孙飞	李金颖	李金静	李枭萌	李京京	李泽然
孙云田	孙贝贝	孙欠	孙凤凤	孙文茜	李怡敏	李承强	李承橙	李孟孟	李春阳
孙文清	孙文斌	孙文静	孙文静	孙玉洁	李春燕	李玲	李珊珊	李政溱	李盼盼
孙玉娟	孙巧妮	孙帅	孙乐	孙宁	李昭雨	李贵华	李贵兴	李思琪	李思颖
孙宁	孙宁	孙亚飞	孙亚丽	孙亚楠	李秋瑶	李修锦	李保娜	李俊霞	李姿绮
孙亚暖	孙成凤	孙成秀	孙成林	孙帆	李美	李美萍	李炳辉	李洪霞	李姣阳
孙伟	孙伟杰	孙守宁	孙如丰	孙丽艳	李娜	李娜	李娜娜	李艳	李艳
孙丽婷	孙彤彤	孙国芬	孙佳慧	孙欣	李艳红	李振芹	李振岚	李真真	李桂菲
孙建辉	孙茜茜	孙俊	孙洁	孙洁	李晓	李晓杰	李晓玲	李晓晖	李晓琳
孙洪梅	孙娜	孙娜	孙娜	孙盈飞	李晓辉	李晓静	李钰钰	李笑笑	李笑笑
孙勇	孙艳凤	孙艳丽	孙莉	孙莎莎	李倩	李倩	李倩	李粉莲	李海燕
孙莹	孙桂芝	孙桂林	孙晓	孙晓艺	李悦	李祥萍	李娟	李娟娟	李培宇
孙晓宁	孙晓彤	孙晓佩	孙晓晓	孙晓梅	李萍	李萍	李萍	李萍萍	李彬
孙晓辉	孙晓晶	孙晓新	孙倩倩	孙家秀	李梦双	李梦如	李梦梦	李硕	李爽
孙捷	孙萌	孙萌萌	孙萌媛	孙梦云	李雪	李雪飞	李雪君	李雪健	李雪斐
孙梦梦	孙梅榕	孙雪珺	孙雪梅	孙铭晗	李雪燕	李唯佳	李甜甜	李彩霞	李清
孙琳	孙琳琳	孙琦	孙萱	孙厦厦	李清霞	李鸿翔	李鸿蕾	李淑勤	李涵
孙雯娇	孙雅欣	孙景芝	孙瑞月	孙楠	李婧	李琪虹	李琳	李琦	李琦润
孙静	孙嘉欣	孙睿	孙赛赛	孙慧	李敬	李惠	李雯	李雅莉	李雅梦
孙慧霞	孙璐	孙璐璐	孙霞	孙麒	李紫婧	李晶	李晶	李蛟	李童童
孙馨语	孙鑫	牟芳慧	牟童	牟静静	李媛	李媛	李媛	李媛媛	李媛媛

李婷婷	李婷婷	李瑞玉	李蓓蓓	李楚君	张文晓	张文婧	张文静	张文静	张文翠
李照琳	李新娟	李嘉欣	李 豪	李 潇	张文慧	张文慧	张文霞	张玉环	张玉玲
李 潇	李潇桐	李翠玲	李翠艳	李 慧	张玉洁	张玉钰	张玉萍	张玉超	张玉磊
李 慧	李 聪	李聪聪	李磊涛	李德玲	张玉霞	张巧巧	张世园	张世美	张世健
李德香	李臻臻	李罂雯	李 霞	李 鑫	张龙鹤	张东芹	张业强	张 田	张 乐
李 鑫	李鑫鑫	杨士杰	杨卫卫	杨 月	张立强	张永艳	张召民	张亚男	张亚涛
杨文燕	杨田田	杨立贤	杨 帆	杨帆远	张先艳	张 伟	张 伟	张伟丽	张 旭
杨廷婷	杨伟东	杨冰川	杨冰心	杨庆兰	张庆凤	张庆芬	张 兴	张 宇	张 宇
杨丽琼	杨阿敏	杨佩蕾	杨 欣	杨春霞	张宇辰	张宇纳	张安然	张 迅	张杏芳
杨 洁	杨 洋	杨 娇	杨 艳	杨艳君	张 丽	张丽杰	张丽萍	张丽霞	张辰榕
杨 通	杨培培	杨梦婷	杨彩霞	杨 旋	张 肖	张园园	张阿丽	张妍妍	张青青
杨淑馨	杨敬芝	杨媛媛	杨婷婷	杨瑞芳	张现娟	张茂茂	张苗苗	张英莉	张 杰
杨 楠	杨 颖	杨 颖	杨新鹏	杨 静	张雨丽	张雨欣	张 昕	张明月	张明明
杨翠娜	杨 璇	杨 影	杨 澜	杨 蕾	张明明	张 迪	张 岩	张佳伟	张佳佳
杨 璐	杨 霞	邢小恬	邢文亚	邢文彦	张佳佳	张欣欣	张欣欣	张金凤	张宝波
邢文素	邢张燕	邢晓琳	邢雅丽	肖元元	张建云	张建巧	张 函	张绍艳	张春艳
肖 丽	肖诗慧	肖树然	肖思颖	肖桂娟	张 玲	张 玲	张 珊	张珊珊	张 茜
肖银凤	肖善辉	肖 媛	时长芳	时汝梦	张 荣	张轶男	张思宇	张秋林	张俊玲
吴飞飞	吴 帆	吴 欢	吴志皎	吴丽波	张姿涵	张 洁	张 洁	张洁琼	张 娜
吴 彤	吴苗苗	吴林洁	吴凯琳	吴金霞	张绘颖	张 艳	张 艳	张 莉	张莎莎
吴学莉	吴春艳	吴映宏	吴晓菲	吴家炳	张莹莹	张 晓	张晓双	张晓庆	张晓明
吴继璇	吴 萍	吴雪燕	吴 越	吴慧萍	张晓波	张晓玲	张晓茹	张晓娜	张晓菲
吴蕊蕊	邱立升	邱 红	邱欣欣	邱 茹	张晓萍	张晓梅	张晓雯	张晓溪	张晓燕
邱昱环	邱俏伟	邱娇艳	邱 硕	邱喜媛	张 钰	张笑雪	张 倩	张 倩	张 倩
何江彬	何 远	何园园	何苗苗	何明佳	张倩文	张倩倩	张倩倩	张倩倩	张 健
何佳慧	何春妮	何春晓	何晓丽	何晓彤	张留洋	张 涛	张海萍	张海燕	张 悦
何倩楠	何 雪	何雪梅	何 晴	何慧艳	张 悦	张 娟	张菲菲	张 萍	张梦颖
位彤彤	谷圣娜	谷晓彤	邹 青	邹雨蒙	张梦霞	张 梅	张梓彤	张 雪	张雪艳
邹 珍	邹莉莉	邹捷思	邹 甜	邹 琪	张雪梅	张铭轩	张甜甜	张 敏	张 敏
冷冰冰	冷晓男	冷雅静	冷 慧	辛伟华	张敏芳	张彩凤	张彩虹	张彩霞	张 婧
辛 苹	辛凯莉	辛金媚	辛建婷	辛海杰	张婧菲	张婉卿	张 琳	张敬文	张敬思
辛 萍	辛雅慧	辛婷婷	辛蓓蓓	辛 颖	张 雯	张雅奇	张雅琦	张 晶	张景华
汪 媛	沈仕莲	沈彦东	沈淑秀	宋 韦	张 然	张善梅	张 翔	张湘艳	张 婷
宋亚男	宋亚琦	宋 伟	宋 伟	宋 伟	张婷婷	张蓓蓓	张蒙蒙	张 楠	张路芳
宋 阳	宋 严	宋丽侠	宋丽娜	宋秀秀	张锡辉	张鹏飞	张颖丽	张新伟	张新潇
宋沛霖	宋阿雪	宋 松	宋 佳	宋 佳	张 静	张 静	张 静	张 静	张 瑶
宋 佳	宋金凤	宋春雷	宋 玲	宋衍芳	张瑶瑶	张瑶瑶	张嘉豪	张嘉璇	张熙燕
宋美蓉	宋 艳	宋 莹	宋晓军	宋晓彦	张箫天	张 赛	张 赛	张蜜蜜	张翠翠
宋晓梅	宋晓慧	宋晓慧	宋海燕	宋鸢鸢	张 慧	张 慧	张 慧	张 慧	张聪聪
宋锐敏	宋 媛	宋 瑞	宋 静	宋 瑶	张 蕊	张 燕	张 燕	张 霞	张曦之
宋慧慧	宋聪聪	宋聪聪	迟文倩	迟娇娇	张 露	张露旬	陆可燕	陆晓欣	陈云飞
迟素素	迟晓伟	张力文	张小丽	张小青	陈午童	陈风霞	陈丹丹	陈东旭	陈 帅
张小娇	张广玉	张 义	张天恩	张艺凡	陈立娟	陈亚宁	陈亚男	陈亚梦	陈 伟
张长凯	张 月	张 月	张 月	张文华	陈许萍	陈欢欢	陈 丽	陈园园	陈秀秀

陈灿辉	陈青云	陈　雨	陈　佳	陈佩芝	赵　纯	赵青云	赵　玥	赵松丽	赵枫琳
陈欣宇	陈京美	陈孟娇	陈春林	陈春霞	赵佳一	赵佳慧	赵金香	赵治远	赵春华
陈　玲	陈珊珊	陈盼盼	陈香玉	陈俊彤	赵春蕾	赵　玲	赵　茜	赵　荣	赵　昱
陈彦秀	陈美伶	陈美然	陈姝彤	陈　娜	赵昱宁	赵思彤	赵思源	赵　选	赵秋艳
陈艳飞	陈晓日	陈晓炯	陈晓婷	陈笑笑	赵信超	赵美芬	赵美雪	赵洪燕	赵　娜
陈继莲	陈　硕	陈　雪	陈雪伟	陈雪金	赵艳君	赵艳敏	赵　莹	赵晟妤	赵晓静
陈　铭	陈淑梅	陈　琳	陈媛媛	陈瑞彤	赵　倩	赵倩倩	赵　萌	赵梓焱	赵　硕
陈瑞婷	陈筱旻	陈　静	陈翠翠	陈　慧	赵晨汝	赵晨秀	赵甜甜	赵彩鸿	赵康召
陈德莉	陈　燕	陈　璐	陈　鑫	邵丹丹	赵琳琳	赵　越	赵联利	赵　雯	赵瑞雪
邵　伟	邵美华	邵　娜	邵晓君	邵萌萌	赵　楠	赵路悦	赵翠平	赵　慧	赵　慧
邵　磊	邵　磊	武　一	武正润	武丽丽	赵　蕊	赵　磊	赵　璐	赵璐萍	赵　鑫
武姗姗	武善玉	武　静	苗京宇	苗冠蕾	郝丽娟	郝建茹	荆玉蝶	荆　俐	荆菲菲
苗　艳	苗　倩	苗　静	苟梦露	苑仁勇	胡大同	胡小明	胡文文	胡玉丽	胡丽超
苑妮娜	范　荣	范思羽	范晓波	范晓娜	胡佳茜	胡佳楠	胡春桃	胡美方	胡振秋
范甜甜	范　磊	范耀月	林玉婷	林玉群	胡梦梦	胡　敏	胡婷婷	胡翠凤	胡翠娥
林志凤	林岐峰	林欣萍	林诗文	林春雨	胡　璇	胡聪慧	胡　磊	相文娟	相绿竹
林晓娇	林晨晨	林甜甜	林雅敏	林瑞艳	柳玉政	柳亚妮	柳　杨	柳　珊	柳晓艳
林璐璐	欧阳瑶	尚卫波	尚青青	尚贤娴	柳　笑	柳　璀	战立敏	战彤彤	战爱茹
尚　晓	尚　雪	尚　琦	尚瑶菲	明　月	钟　政	钟晓莎	钟雅兰	钟翔宇	郜凤玲
罗　红	罗晓峰	罗　瑶	季文真	岳　彤	郜雅静	段贝贝	段玉娴	段亚飞	段丽婷
岳春柳	金　田	金丽萍	金虎林	金秋霞	修一梅	修　欣	修燕燕	修　鑫	皇甫贝贝
金洋洋	金　婵	周云云	周云露	周丹丹	侯飞杰	侯方华	侯方岩	侯成鑫	侯同元
周文文	周文文	周冬雪	周亚青	周成成	侯英楠	侯建瑜	侯晓秀	俞凤霞	逄万杰
周　华	周　宇	周丽莉	周丽湛	周肖丽	逄　丽	逄周丽	逄　笑	逄海燕	逄理斐
周　彤	周明艳	周易红	周泽公	周姗姗	逄超群	姜于青	姜文娟	姜文蕾	姜　宁
周春丽	周昭红	周　亮	周　洋	周莎莎	姜召弟	姜伟清	姜　欢	姜　红	姜丽娜
周真珍	周晓蕾	周　倩	周　浩	周萌蕾	姜园园	姜林萍	姜　欣	姜春燕	姜俏俏
周　敏	周鸿晨	周　婧	周雅梦	周雅璐	姜振爱	姜莎莎	姜莎莎	姜　晓	姜晓凡
周媛媛	周　楠	周暖暖	周　慧	周　燕	姜晓云	姜晓楠	姜笑笑	姜倩倩	姜健健
周　鑫	郁海娥	庞　蕙	郑亚楠	郑华虹	姜　悦	姜　菲	姜萌甜	姜　萍	姜　雪
郑仰思	郑芳宁	郑　极	郑林玉	郑依荣	姜雪丽	姜彩云	姜盟盟	姜　静	姜　静
郑泽钰	郑轲心	郑莎莎	郑　晓	郑晓菲	姜慧建	姜　璇	姜黎黎	姜　蕾	娄飞飞
郑菲菲	郑雪娇	郑　晨	单晓芹	单　涛	宫亚莉	宫成芳	宫兆红	宫红霞	宫茹茹
单静静	法晓坤	法鸿鸽	宗　佳	宗晓琳	宫晓娜	宫娟娟	宫硕矫	宫婷婷	宫韵斐
宗爱君	官旭倩	官　洁	房子琳	房丹丹	祝青青	祝荣贤	祝淑琴	姚可忻	姚　雨
房红岩	房洪波	房　磊	房露露	孟力娜	姚婷婷	姚楠楠	姚静静	贺英杰	贺荟静
孟　云	孟成真	孟丽慧	孟宪玲	孟　鸽	贺莎莎	贺　璟	秦文娜	秦建华	秦　笑
孟　琦	孟　璐	孟　鑫	封昱如	封　娇	袁　宁	袁青青	袁珊珊	袁俊俊	袁格格
项　鑫	赵小玮	赵化智	赵　丹	赵丹丹	袁　钰	袁瑞敏	袁歌来	袁睿涵	袁慧琳
赵丹丹	赵凤艳	赵凤梅	赵文瑞	赵文静	耿文萍	耿　帅	耿伟杰	耿栋平	耿秋玉
赵方静	赵心瑗	赵双军	赵玉蕙	赵田田	耿　莉	耿　笑	耿　梅	耿　慧	耿德三
赵吉祥	赵亚琪	赵　冰	赵庆雪	赵　阳	聂伟利	莘秀芳	贾飞飞	贾化芳	贾双飞
赵阳阳	赵志成	赵　芳	赵芳芳	赵丽丽	贾乐琪	贾立晨	贾荣超	贾美雪	贾艳华
赵丽晖	赵丽慧	赵丽霞	赵宏浩	赵启彧	贾倩倩	贾梦欣	贾密密	贾　瑛	贾琳琳

贾雲舒	贾 雯	贾 然	贾 鹏	贾 慧	崔 迪	崔 欣	崔玲玲	崔玲玲	崔树宝
夏 宇	夏佳怡	夏姗姗	夏 琳	夏婷婷	崔俊敏	崔 姣	崔艳丽	崔艳艳	崔 莹
顾嘉鑫	柴文芳	柴 菁	晁小茜	钱 程	崔晓玮	崔晓莉	崔晓寒	崔 萌	崔 爽
徐子淋	徐艺嘉	徐凤娇	徐双双	徐正萍	崔铭慧	崔 敏	崔橞乐	崔雯雯	崔景康
徐正琨	徐丛丛	徐吉丽	徐亚群	徐岁艳	崔 程	崔媛媛	崔媛媛	崔 楠	崔 鹏
徐伟桂	徐欢欢	徐秀娟	徐彤彤	徐英英	崔 鹏	崔新玉	崔 燕	崔 燕	矫 健
徐明花	徐明鹏	徐 佳	徐 品	徐俊俊	矫腾飞	麻 君	鹿兆凤	鹿洪菲	阎树婷
徐美余	徐 洁	徐洪超	徐 娜	徐晓宇	梁小燕	梁世杰	梁亚然	梁园园	梁 纯
徐晓丽	徐晓娜	徐晓娜	徐晓艳	徐晓莉	梁 俊	梁 晓	梁 燕	宿梅杰	隋书媛
徐倩倩	徐效清	徐娟娟	徐 菁	徐萌婷	隋丽娟	隋佳轩	隋晓璐	隋 健	隋 琳
徐菡誉	徐梦一	徐 跃	徐婧霞	徐 琳	隋 晶	隗 闯	隗艳明	彭子倩	彭文卓
徐琼雪	徐超超	徐超蓝	徐敬元	徐雅楠	彭园园	葛双煜	葛 青	葛 佳	葛 欣
徐 程	徐 强	徐婷婷	徐 楠	徐筱潇	葛建华	葛梦华	葛 甜	葛照洁	葛 新
徐颖琼	徐靖雯	徐 静	徐静静	徐静静	葛瑶瑶	葛鑫翔	董元凤	董丹丹	董丹丹
徐静静	徐潇潇	徐嫚钰	徐慧洁	徐慧莹	董 华	董俊俊	董 艳	董晓美	董 雪
徐 蕾	徐 璐	殷延玲	殷 丽	殷其芳	董 雪	董彩芳	董惠文	董 群	董慧芳
殷 倩	殷 悦	殷雪琳	殷 蕾	栾飞飞	董 蕊	董 耀	蒋小天	蒋晓珊	蒋 琪
栾亚明	栾名洋	栾庆娇	栾学雯	栾甜甜	蒋 辉	蒋媛媛	韩 飞	韩飞飞	韩 月
栾璐璐	高小敏	高小涵	高 山	高 平	韩文达	韩文丽	韩玉梅	韩芦芦	韩邵敏
高 帅	高帅帅	高冉冉	高成磊	高 伟	韩苗苗	韩苗苗	韩明英	韩诗雨	韩建秋
高运凤	高 杨	高丽萍	高丽萍	高 岩	韩荣华	韩 南	韩俊俊	韩恒阳	韩晓翠
高 凯	高 凯	高凯旋	高佳佳	高 欣	韩 凌	韩 硕	韩爽爽	韩 雪	韩雪松
高建莉	高 荣	高秋艳	高莎莎	高 莹	韩 琛	韩福锦	韩 磊	惠荣凤	程云洁
高晓川	高晓伟	高晓岩	高晓萌	高 晖	程丹妮	程文娇	程亚兰	程秀红	程 序
高钰淘	高 倩	高凌云	高菲菲	高 晨	程春春	程荣梅	程美凤	程 笑	程梦醒
高唯伟	高 敏	高 琨	高 瑜	高 静	程 梅	程 琳	程琳琳	程 智	程 霞
高 瑶	高慧珊	郭小靖	郭田田	郭 宁	傅秋红	傅 晓	傅钰惠	傅楚云	傅璐璐
郭 圳	郭亚敏	郭传明	郭华玲	郭阳阳	焦艳艳	焦 莉	焦 彬	焦梦竹	焦 琳
郭丽莎	郭 杰	郭 雨	郭明月	郭欣宜	焦 雯	焦 颖	焦燕飞	焦赠蓉	储丹丹
郭盼盼	郭莎莎	郭晓霞	郭笑含	郭倩倩	鲁子辉	鲁欣欣	曾娇娇	曾婷婷	温 静
郭鲁蒙	郭 斌	郭婷婷	郭筱红	郭 静	雇甜甜	谢小菲	谢金宏	谢春秀	谢柏凤
唐兴凤	唐宝玉	唐春霞	唐 荷	唐敏敏	谢盼红	谢 娜	谢莹春	谢晓娜	谢 晨
展 羽	展丽丽	陶秀兰	陶新怡	姬生娇	谢豪娜	强馨亿	靳路路	蓝晶晶	楚钱钱
姬得文	接 铄	黄文卿	黄心悦	黄建梅	赖维娜	甄甜甜	路杉杉	解飞洋	解 丹
黄姗姗	黄晓冬	黄晓蕾	黄倩倩	黄倩倩	解田田	解西双	解兵兵	解雨婷	解 津
黄玺霖	黄祥美	黄梦瑶	黄绪龙	黄雅芝	解桂清	解晴晴	解皓月	解 静	廉 辉
黄辉云	黄 暖	黄 慧	黄 慧	黄 燕	廉 静	綦振娣	蔡文丽	蔡玉婷	蔡卓仪
曹圣男	曹亚楠	曹志梅	曹洪英	曹 娜	蔡孟秋	蔡娅男	蔡 垒	蔺 筱	蔺翠翠
曹 莹	曹海妮	曹 梦	曹 雪	曹雪燕	臧文文	臧彤彤	臧虹远	臧 超	臧雅楠
曹增志	曹 磊	戚丹梅	戚慧阳	龚梅轩	裴秀霞	管云辉	管 华	管 红	管 丽
盛 菊	常 杰	常煜晨	崔子英	崔少娇	管春阳	管美玲	管栩彤	管 雪	管 淑
崔凤玉	崔文蕾	崔书唯	崔玉双	崔玉梅	管誉誉	阚宝霞	谭罗珂	谭建成	谭萌祺
崔 帅	崔 华	崔向伦	崔冰堃	崔 红	谭 婧	谭联鑫	谭颖博	谭 蕾	禚秋艳
崔志伟	崔丽萍	崔沁芳	崔灵灵	崔 坤	翟汉晓	翟永健	翟 琳	熊聪林	樊丹丹

樊传慧	樊媛媛	樊 雷	樊 颖	滕小敏	刘天慧	刘文博	刘亚楠	刘汝君	刘 杨
滕江梅	滕晓艳	滕 超	滕福君	滕瑶瑶	刘苗苗	刘 昊	刘 佳	刘佳蓓	刘 炜
颜 宁	颜亚博	颜丽丽	潘月帅	潘丽莹	刘 妮	刘玲玲	刘珊珊	刘 城	刘荣琨
潘金金	潘妮娜	潘晓彤	潘晓杰	潘 浩	刘虹雁	刘 娜	刘艳姿	刘 莎	刘 晓
潘 琦	潘 婷	潘 颖	潘 蕾	薛飞帆	刘晓妍	刘晓慧	刘峰柏	刘 娟	刘彬彬
薛 丰	薛风雷	薛 丹	薛丹妮	薛 冰	刘雪梅	刘 晗	刘 敏	刘涵涵	刘 琳
薛 冰	薛 冰	薛军玉	薛 阳	薛 芸	刘敬云	刘腊梅	刘颖琪	刘慧贤	齐红艳
薛丽双	薛丽娜	薛 秀	薛 松	薛佳宁	齐欣怡	齐 鲁	闫伟周	江洋洋	安文妍
薛金菲	薛泰霖	薛振宇	薛晓娜	薛晓慧	许 娜	许 娜	许桂清	孙 艺	孙文静
薛 涛	薛珺丽	薛 梦	薛 雪	薛 雪	孙书芳	孙臣瑛	孙 阳	孙进强	孙丽超
薛 琪	薛雯杰	薛雅甜	薛舜航	薛 婷	孙 昊	孙明慧	孙 岩	孙 佳	孙佳慧
薛颖萃	薛群群	薛 璐	薄建峰	霍会萍	孙虹虹	孙剑飞	孙 洁	孙 洋	孙娜娜
霍晓洁	穆瑞玲	戴忠浩	戴姗姗	戴 萌	孙 浩	孙梦瑶	孙雪霏	孙 婕	孙 晶
戴筱赟	戴瀚钊	鞠冰琦	鞠美杰	鞠 斐	孙 翔	孙 瑶	孙 燕	纪 帅	纪欢欢
魏贝贝	魏文倩	魏兆娜	魏豆豆	魏园园	纪沛姗	纪松花	纪彩霞	杜佳梦	李 凡
魏 岩	魏欣欣	魏建霞	魏 洁	魏艳艳	李艾青	李 平	李 帅	李亚婷	李存波
魏晓楠	魏海霞	魏萌悦	魏 晨	魏琳琳	李 伟	李岐霞	李 君	李 佳	李 佳
魏 喆	魏 晶	魏 静	魏慧慧	魏 蕾	李昱辰	李思奇	李盈霏	李晓恬	李祥梅
魏鑫鑫	蓬 颖				李 梦	李 雪	李雪梅	李甜甜	李康莉

初级（士）（472人）：

					李 堃	李婉婧	李 楠	李颖颖	李 璇
丁壮丽	丁丽玮	丁 玮	丁 恩	丁 铄	李 燕	杨玉龙	杨志启	杨启志	杨佳文
丁雯梅	于云娜	于文文	于文澜	于 宁	杨珊珊	杨 钰	杨 梅	杨雪娇	杨竟仪
于丽娟	于 雨	于 荣	于 茹	于娇蕊	杨遂遂	杨婷婷	杨蒙欣	杨蒙南	肖伟伟
于海霞	于 静	于 濛	马凤超	马明洋	吴泽坤	吴 茜	谷元孟	邸田田	辛乐乐
马钧元	马美兰	马 爽	马盛楠	马鑫鑫	宋玉梦	宋占新	宋亚超	宋亚楠	宋雨桐
王艺静	王文娟	王文静	王 玉	王玉霞	宋春花	宋炳瑶	宋 涛	宋 磊	宋赢洲
王玉霞	王本成	王 帅	王亚萍	王年训	迟志超	迟钰峰	张丹丹	张文双	张 宁
王伟伟	王兆祥	王 宇	王志远	王丽辉	张训钦	张 扬	张 向	张向晓	张 众
王连娇	王 玥	王 雨	王 卓	王欣欣	张 旭	张 宇	张 芮	张丽娜	张 雨
王宝玺	王 祉	王建鸣	王艳丽	王莲莲	张所斌	张春红	张春霞	张 珊	张胜男
王晓斌	王晓婷	王 晔	王健伟	王 豹	张 洁	张 莹	张 晓	张 倩	张 健
王 浩	王海蓉	王浚钊	王甜甜	王敏敏	张 硕	张雪莹	张 敏	张 琳	张 瑞
王琪琪	王雅馨	王 皓	王 楠	王 楠	张 楠	张锡馨	张 静	张 静	张 燕
王 路	王新杰	王慧平	王 磊	车鹏飞	张 燕	张 璐	陆 瑶	陈一鸣	陈 凤
毛李岩	仇 贺	方艺璇	尹山琦	尹广升	陈仲生	陈彤彤	陈彤彤	陈 林	陈 虹
尹维维	尹皓琳	孔繁达	邓荣荣	邓睿修	陈俏如	陈俊婷	陈俞希	陈美红	陈琦琦
左福琛	石孝丽	石宗宝	龙 汝	叶子琳	陈道飘	陈翠翠	陈慧敏	陈 蕾	陈 璐
叶宁静	田丽云	付亚倩	付丽洁	代 飞	陈耀东	陈 曦	邵琪琪	邵 斌	邵 婷
包 镇	兰光慧	司运鹏	邢祝斌	巩晓静	邵婷婷	武荣笑	苗连新	苗 欣	范 丽
毕云菲	毕健帅	毕景灵	曲丹阳	曲亚宾	范晓燕	林 晶	易 杰	季欣荣	金斌霞
曲绘真	吕亚琳	朱晓玉	朱晓萌	乔晴雯	金 鑫	周 莹	周晓丽	周爱国	周颂春
乔聪聪	乔 磊	任子杰	任 冬	任星昱	周 嵩	周新飞	周 赛	庞春晖	於 敏
任晓琳	任高飞	庄龙翔	庄绍奉	庄绪慧	郑云龙	郑 杰	单小慧	宗绍君	孟宪梅
					封超文	赵丹丹	赵 刚	赵国娇	赵顺顺

赵 倩	赵倩倩	赵 彬	赵雪莲	赵 楠	郭国建	郭胜男	郭晓丹	郭雪霞	郭 燕
郝子欣	胡亚特	胡伟利	南梦迪	段 钰	陶琦斌	黄孟月	黄清燕	黄绪硕	曹力文
段 硕	段道玲	侯 崑	侯 瑜	逄传红	曹星月	曹 莉	曹晓凤	龚雪莲	崔小楠
逄添秀	逄舒婷	施赛花	姜文娇	姜文谦	崔仁宇	崔洪燕	崔慧渊	矫 禛	盖伟华
姜东宁	姜 帆	姜肖肖	姜泳慧	姜 颂	梁玉莹	梁玉莹	梁京梅	隋丽丽	彭学洋
姜翔娜	姜婷婷	姜 微	宫小惠	宫小惠	彭 静	葛方旭	葛 政	葛俊英	葛 媛
宫克克	姚小玲	秦海娜	袁从健	袁晟旸	董佳蕾	董春秋	董静静	蒋佳慧	蒋淑雯
袁晓康	都凤平	耿晓雨	耿楚楚	索晓宇	韩莹莹	韩 浩	遇 阳	程 恬	程晓磊
贾肖雪	贾晓琪	夏俊婷	夏 菁	顾春蕾	傅 婕	傅渝婍	鲁琳琳	解金秀	解 洋
柴左敏	倪 菲	徐于人	徐冰洁	徐 杰	蔡双营	蔡钰杉	臧晓飞	臧 静	管小涵
徐 鸣	徐佳琪	徐艳彩	徐 涵	徐 婧	管云峰	管永欣	管丽君	管雪玉	管腾飞
徐静远	徐 蕾	殷晓妮	栾希梅	栾绍睿	滕蓓蓓	潘思慧	薛一琛	薛 贝	薛文静
栾维敏	栾 超	高亚林	高梦华	高 涵	薛心雨	薛 娇	薛梦璐	薛 媛	穆婷婷
高婧文	高雯青	高黎明	郭兴隆	郭 林	戴婷婷	魏 杰			

典型经验材料与调研报告

以医疗价格改革为切入点 推动建立公立医院科学补偿机制

青岛市卫生和计划生育委员会

（全国卫生计生工作会议交流材料）

近年来，青岛市大力推进公立医院综合改革，按照"腾空间、调结构、保衔接"的路径，以医疗价格改革为切入点，加强改革政策联动，破除以药补医机制、建立科学合理的补偿新机制。自2016年7月1日全面推开公立医院综合改革、取消药品加成以来，基本实现了新旧机制的平稳转换，全市65所公立医院总体运行良好，群众就医负担水平降低，医院可持续发展能力增强，医保支付压力减轻。

一、主要做法

（一）强化组织保障，稳步推动医疗价格改革。青岛市成立了由卫生计生、物价、财政、人力资源和社会保障、民政等部门组成的医疗服务价格改革项目办公室，建立联动工作机制，协同推进医保支付、财政补助、费用控制等工作，加强宣传引导，强化医疗服务价格监管，确保医疗服务价格调整顺利实施。

（二）建立动态调整机制，逐步理顺医疗服务比价关系。结合全市公立医院改革进程，2013年分3批调整县级公立医院诊察费、护理费、床位费和手术费等2114项医疗服务价格，并调整了基层医疗机构一般诊疗费。2015年以来先后8次调整了7200余项医疗服务价格，重点调增了诊察、手术等项目价格，其中综合类增长42%、手术类增长128.6%、中医类增长196.8%、检验类下降7.8%、影像类下降20%以上（其中降幅较大的是CT和MR检查，3.0T MR检查由原来的1000元/次下降到280元/次，降幅达72%）。青岛市的医疗服务价格调整，严格按照《全国医疗服务价格项目规范（2012版）》要求，对服务项目定价成本结构进行了优化，促进医院改善经济管理、加强成本控制，引导服务行为改变；同时与省会和周边城市价格水平相衔接，既坚持合理补偿成本又兼顾群众和医保承受能力。改革后，全市公立医院取消药品加成的价格补偿比例平均达到93%。

（三）实行分级、分类定价，引导群众合理诊疗。按照医疗机构的等级（二级和三级）和医生职级（普通、副主任、主任、知名专家4个职级）实行分级定价，主任医师门诊诊查费在二、三级医院分别定价23元/次、26元/次。对市场竞争充分、个性化需求强的医疗服务，确定了218项市场调节价，实行医疗机构自主定价，知名专家诊查费最高可达300元/次，并对儿科、中医诊疗予以倾斜。

（四）实行耗材"打包"收费，规范医疗服务行为。在医疗服务价格调整中，将原来允许在医疗服务项目收费之外另行收费的低值耗材，按照耗材的进价打包计入服务项目定价成本，不允许另行收费，一方面倒逼公立医院加强成本管理与控制，降低成本；另一方面有效控制单独收费耗材的品种和数量,避免耗材过度使用。

(五)降低药品流通环节虚高价格,为动态调价"腾空间"。完善公立医院药品集中采购工作,成立公立医院药品采购联合体,开展药品采购联合议价,2017年,全市公立医院从省集中采购平台采购药品61.6亿元,节约采购成本18.48亿元,平均降幅达20%;公立医院高值耗材全部实现网上采购,采购率和采购金额居全省第一,采购总金额5.05亿元,平均降幅21%,让利群众1亿元。自11月1日起,在全市各级公立医疗机构全面实施"两票制"。

(六)完善财政、医保配套政策,保障医院正常运行。在全面落实公立医院6项财政投入政策,并对在职人员5项社会保险费用给予补助的基础上,对公立医院全部取消药品加成减少的收入政府补偿不低于10%,对胸科医院、传染病医院、精神病医院等承担公共卫生职能较多的专科医院,价格补偿不足80%的部分,由市、区财政给予兜底补助。2016年,各级财政对公立医院补助资金达17.06亿元,同比增长38%。同步完善医保支付政策,将医疗服务项目价格调整后的9000余个子项目按规定纳入医保支付范围,并调整了医保周转金管理制度,增加一倍周转金以缓解医院运行压力。

二、初步成效

与公立医院全面推开改革前的2016年上半年相比,主要取得了三个方面的成效。

(一)患者负担有所减轻。全市公立医院医疗费用增幅控制在10%以下(截至11月底降至8.1%),较上年同期下降4.93个百分点;门诊均次费用289元,住院均次费用12521元,同比增幅分别为1.39%、2.61%。改革后,门诊病人、医保住院病人就医负担有所下降。

(二)收入结构得到优化。2017年上半年,全市公立医院医药总收入112亿元,药占比(不含中药饮片)32.94%(截至11月底降至32.1%),同比下降8.17个百分点;医疗服务收入占比29%,较上年同期增加8个百分点,其中诊察、治疗、手术、护理收入同比增幅均在50%以上。

(三)医院可持续发展能力得到提高。2017年上半年,全市公立医院收支结余8.9亿元,同比增长89%;扣除财政拨款影响,医疗结余由-0.2亿元增加至1.8亿元,同比增加2亿元。在总收入增幅明显放缓的情况下,公立医院可持续发展能力进一步增强。

落实政府责任　强化投入保障
持续深化公立医院综合改革

青岛市人民政府

(2018年10月19日全省医改电视电话会议)

近年来,青岛市坚决贯彻党中央、国务院,省委、省政府的部署要求,全面落实政府办医责任,不断强化投入保障,持续深化公立医院综合改革,基本实现新旧机制平稳转换,医疗服务整体效能、人民群众主要健康指标、群众满意度稳步提升。

一、全面落实财政投入政策,不断提升公立医院服务能力

全面落实公立医院基本建设和设备购置、重点学科发展、人才培养等6项国家财政投入政策,2015~2017年共投入公立医院财政补助资金47亿元。其中,市财力投入资金10.8亿元,支持市立医院东院区二期、青大附院东院区、市民健康中心等项目建设,改善服务设施条件;安排设备购置资金3亿多元,用于提高公立医院诊断水平;补助重点学科建设和人才培养资金1.1亿元,用于提高公立医院技术水平。截至上年底,全市有43个医学学科荣登全国学科百强榜单,眼科手术、小儿心脏病治疗、新生儿危重病救治等一批项目达到国内领先水平。

二、积极出台取消药品加成财政补偿政策,加快建立公立医院补偿机制

出台《公立医院取消药品加成财政补助资金管理暂行办法》。市、区(市)两级财政严格按照不少于所属公立医院取消药品加成减少收入10%的资金安排年度财政预算,并实行差异化财政补助。同时,实行医疗服务价格动态调整,确保公立医院得到合理补偿、正常运行。2016年以来,两级财政投入取消药品加成补助资金4.3亿元,财政补偿比例达到10%以上。2017年,城市公立医院价格补偿率平均达到97.2%,县级公立医院价格补偿率平均达到89.6%;全市公立医院收支结余5.24亿元、同比增加近4亿元,可持续发展能力进一步增强。

三、着力完善财政补助政策,探索建立公立医院公益性运行机制

一是降低大型设备检查服务价格。从2015年起对公立医院购买的CT、MR等大型检查设备实行政府"回购",按照存量设备净值给予全额补偿,投入资金1.4亿元。二是对应由医院承担的编制控制总量内的所有在职人员的五项社会保险缴费用给予全额补助。2018年预算安排约4.8亿元。三是将财政资金更多向传染病、精神病、儿科、中医等承担公益性任务较重的医疗机构倾斜。2018年市财政安排政策性亏损补贴1755万元。四是探索建立以公益性为导向的公立医院绩效考核制度。2018年在14家市属公立医院先行试点,市财政出资1300万元专门用于绩效考核奖励。

下一步,我市将认真贯彻落实全国、全省医改工作会议要求,进一步深化医药卫生体制改革,努力将各项改革举措落细落小落地落实,不断增强群众的获得感幸福感。

青岛市推进建立现代医院管理制度研究

市卫生计生委政策法规处
(2018年11月20日)

现代医院管理制度是中国特色基本医疗卫生制度的重要组成部分。建立现代医院管理制度是医疗卫生领域政府转变职能、推进治理能力和治理体系现代化的重要措施,是适应社会主义市场经济要求、改变公立医院传统管理模式的一项重大改革,也是公立医院运行新机制持续有效发挥作用的制度保障。2017年7月14日,国务院办公厅印发《关于建立现代医院管理制度的指导意见》(国办发〔2017〕67号,以下简称《意见》),提出到2020年基本建立权责清晰、管理科学、治理完善、运行高效、监督有力的现代医院管理制度。当前,我市公立医院改革进入了攻坚期和深水区,机制改革的突破需要体制创新和引领,综合改革的成果需要通过制度安排来巩固,加快推进建立现代医院管理制度,对于处理好医院和政府关系,实现政事分开、管办分开,充分释放医院活力,更好地满足人民群众看病就医需求,实现医院治理体系和治理能力现代化,推进健康青岛建设都具有十分重要的意义。为此,我们组织人员对我市的现代医院管理制度建设情况进行了专题调查研究。

一、现代医院管理制度建设总体情况

自2012年以来,我市的公立医院综合改革经历了县级公立医院综合改革试点、全面启动、巩固完善和城市公立医院综合改革全面实施等阶段,由打好基础迈向了综合推进的全面实施阶段。2016年5月,我市被确定为公立医院综合改革第四批国家联系试点城市,从管理体制、运行机制、医保支付、人事薪酬、中医改革、体系建设、分级诊疗、信息化建设和改善服务等9个方面实施了综合改革。从2016年7月1日起,市区范围内的32所二级以上城市公立医院(含驻青医院、军队医院、企业医院、行业医院等)全部启动改革,四市和黄岛区的25所县级公立医院同步深化改革,实现了城市与县级公立医院综合改革全覆盖。全面实施改革两年来,初步实现了人民群众得实惠、医务人员受鼓舞、公立医院得发展和医疗保障可持续的改革目标。我市的公立医院综合改革经验与做法受到国务院医改办充分肯定,2017年在国家医改简报上予以刊发推广,在2018年1月召开的全国卫生计生工作会议上作书面交流,在2018年10月省政府召开的深化医改电视电话会议上作典型发言。全面推开公立医院综合改革以来,我市围绕建立现代医院管理制度,重点实施了以下改革。

(一)公立医院治理体系改革

1. 在市、区(市)两级成立了公立医院管理委员会。由政府主要领导或分管领导担任主任,将分散在相关部门的公立医院举办权、发展权等集中起来,由政府统一履行办医职能。

2. 建立了党委、政府主导的考核评价机制。2017年将"公立医院综合改革任务完成率"纳入市本级对区(市)政府的综合考核内容,面向所有区(市)、所有参与改革公立医院开展了改革效果评价考核,依据考评结果与中央补助区(市)财政资金进行了挂钩,与区(市)政府考核名次进行了挂钩;各区(市)均建立了以公益性为导向的公立医院绩效考核管理制度,考核结果与公立医院负责人、财政补助、医保资金拨付等挂钩。2018年,由市公立医院管理委员会办公室牵头,对14所市属公立医院开展绩效考核,实现了对公立医院运营管理情况的动态化、常态化监测、评估和监督;并将区(市)建立公立医院绩效考核管理制度纳入综合考核,巩固提升破除以药补医成效,推动建立公益性运行新机制。

3. 探索建立了以理事会为主要形式的法人治理结构。2017年,在市、区(市)两级政府直接举办的41所公立医院建立了理事会、管理层、监事会"三位一体"的组织架构,并按照新机制运行。

4. 基本落实政府办医主体责任。加强规划执行力建设。市政府出台了《青岛市区域卫生规划(2016—2020年)》,各区(市)政府出台了辖区医疗服务体系发展建设规划。基本建立了依据规划投入、建设的工作机制,对纳入规划的公立医院,政府全面落实"基本建设和设备购置、重点学科发展、人才培养"等国家规定的6项财政投入政策,2015~2017年,全市投入公立医院财政补助资金47亿元加强公立医院能力建设。

(二)公立医院运行机制和管理制度改革

1. 推进建立科学补偿机制。取消药品加成以来,市、区(市)政府积极落实"811"补偿政策,医疗服务价格补偿、财政投入两条渠道构成的公立医院补偿机制初步建立,医疗服务价格实现了动态调整。自2015年以来,分步调整了7批11930项医疗服务项目价格,自主定价218项,其中,影像类检查价格下降20%以上,在副省级城市中率先与国家新版服务项目全面对接,57所公立医院通过调价补偿总体达到了80%以上。

2. 推进落实公立医院经营管理自主权。全面实行编制备案管理,市、区(市)公立医院共备案人员控制总量46341人,其中:市级医院备案22721人,较原编制数增加8225人,县级医院共备案12810人,较原编制数增加2229人。下放用人自主权,出台了公立医院人员聘用管理办法,控制总量内的人员由医院自主聘用,全部执行事业单位社会保险政策。放宽了公立医院绩效工资总量管理,2017年全市参与改革的公立医院年度内人员经费支出占比为35.65%,同比提高5.03个百分点。

3. 健全医院内部管理制度。加强了公立医院精细化管理,出台了加强财务和预算管理的实施意见,在公立医院全部实行了全面预算管理,三级公立医院全部建立了总会计师制度。加强医院党的建设、法治建设和文化建设,结合医院等级评审,建立健全内部管理制度,推进依法管理经营,提高了管理水平和运行效率。

4. 开展了医院章程制定工作。从2018年11月份开始,组织各医疗机构开展了医院章程制定工作,以制定完善医院章程切入点,进一步厘清医院和政府的管理,推动内部制度完善。计划到2018年底,市属医院,驻青医疗机构,城阳区、西海岸新区、即墨区、胶州市、平度市、莱西市人民医院及中医医院,非公立医疗机构协会会长、副会长单位(非营利性)和青岛惠康医院完成医院章程制定修订工作。

二、现代医院管理制度建设面临的挑战

公立医院综合改革涉及的相关部门多、各方利益交织、体制机制性矛盾突出,是深化医改这个世界性难题中最难啃的硬骨头。建立现代医院管理制度,既与事业单位分类改革密切相关,也涉及人事、编制、薪酬等多个领域,是系统性改革。其核心是要再造和重构组织和制度,建立决策、执行、监督相互协调、相互制衡、相互促进的公立医院管理体制和治理机制,在突出公益性导向的基础上,提高管理绩效,提升运行效率,实现公立医院办院目标,让患者和群众受益,让医生受激励,让医院良性发展,让财政和医保筹资可持续。在我市推进现代医院管理制度建设中还存在政事不分、管办不分,所有权与经营权界限不清,政府举办、监管缺位、越位,公立医院自主权未能有效落实,以及管理粗放等问题。

一是公立医院的治理体系需要进一步完善。我市于2017年8月重新调整了市医改领导小组和公立医院管理委员会成员,分别由市长和常务副市长担任组长和主任,将市医改办由市发展改革委调整至市卫生计生委,与公立医院管理委员会办公室合署办公,统筹全市医改和公立医院综合改革工作,在一定程度上加强了对公立医院综合改革的领导,但对于涉及公立医院的财政投入、人事薪酬、价格调整、医保管理等权限仍分散于各部门,权责清单只停留在纸面,医院经营自主权没有落实到位,政府相关部门往往从部门管理需要出发向医院发布政府指令("红头文件"),要求医院实施公共政策及遵守有关人事管理、资金及资产的使用、物品采购等方面的公共管理规定。由于没有清楚界定政府和公立医院的职能、责任和问责,且颁布指令的政府部门自己的政策和利益关注点不一致,这些指令有时相互冲突,难以形成合力。此外,部分区(市)虽然建立了公立医院管理委员会,但仅仅局限于文件制定层面,办事机构尚未成立,人员力量薄弱,需加快推进组织领导机构建设,健全工作推进机制,以充分发挥公立医院管理委员会的作用。

二是公立医院管理制度缺乏有效落实机制。目前,我市多数医院内部管理粗糙,尚未实施以成本和质量控制为中心、以增效降耗为目的、统一规范的精细化管理模式。政府虽然对公立医院管理和服务要求较高,但实际工作中在改善服务安全性、质量、效率及患者满意度等方面,政府及相关部门对医院的监管较弱,这些方面的改进也没有纳入各部门的工作重点。政府相关部门很少监督医院管理人员是否遵守政府指令,即使医院违反了政府政策或没有达到事先约定的目标,也很少为此受到处罚。同时,由于各级政府对大部分公立医院的补助占其收入的比例微乎其微(平均不到10%),使得各方普遍认为公立医院并不对公共主管部门负责,而往往是从自身利益出发。改革以来,我市出台了很多新政策,各种创新发展的新技术、新方法、新手段也层出不穷,特别是在大型公立医院中被广泛应用。但对政策落地和新技术实施的执行效果尚缺乏一套较为科学、有效、可量化的评估评价体系。同时,部分公立医院对内对外的信息公开公示制度落实不到位,社会监督作用形同虚设。此外,行业协会的专业培训、监管作用发挥不力,第三方评价仍处于探索阶段。

三是公立医院及其医务人员的激励机制亟待改进。目前,我市所有公立医院虽然全部取消了药品加成,但是服务仍由政府定价,医院很大比例的收入来自于医保及患者自付,通常是通过按项目付费的方式支付,收入盈余是通过不很透明的奖金制度,依据科室的业务量和所实现的收入在员工中分配,这种情况下对医院及临床医生的激励机制实际是鼓励通过增加服务量、提供不必要的服务、多收住院病人及延长住院时间等方式将收入最大化。现有的激励机制是获取更多患者,医院没有与下级医疗机构开展一体化服务和向下转诊的动力,缺乏履行其社会职能的积极性。与此同时,公立医院的创收机制容易造成医患双方的不信任。我市虽然在市中心医院和市口腔医院开展了薪酬制度改革试点,但既体现公益性、又调动服务积极性的医务人员薪酬分配制度尚未破题,一方面影响了医务人员积极性,同时也不利于服务行为规范。

四是公立医院补偿机制需要进一步完善。我市从取消公立医院的药品加成入手,通过医疗服务价格调整、加大财政投入、医院自行消化的方式,初步建立起了公立医院新的补偿机制。但价格调整和财政投入的补偿只是对取消药品加成减少的收入的"平移",按照改革的要求,还需要不断深化药品生产流通使用领域改革,通过药品耗材集中采购、推行"两票制"、规范诊疗行为等,进一步挤压药品耗材的价格"水分",为调整医疗服务价格腾出空间;青岛市的医疗服务价格调整仍需按照"小步快走不停步"的原则进行调整,价格逐步向价值靠拢,使改革后建立起来的由服务收费和政府补助两个渠道的公立医院补偿新机制更加成熟、完善,从而实现公立医院医疗服务收入占业务收入比重的提升,促进公立医院持续健康发展。

三、推进现代医院管理制度建设的政策建议

建立现代医院管理制度是建设中国特色基本医疗卫生制度"立柱架梁"的关键制度安排,党中央、国务院高度重视,习近平总书记在2016年8月召开的全国卫生与健康大会上强调指出,要加快建立现代医院管理制度,处理好医院和政府关系,实行政事分开、管办分开,推动医院管理模式和运行方式转变。2017年7月,国务院办公厅印发了《关于建立现代医院管理制度的指导意见》(以下简称《意见》),《意见》从完善医院管理制度、建立健全医院治理体系和加强医院党的建设三个方面提出了推进现代医院管理制度建设的20项任务。结合我市实际,建立现代医院管理制度应把握好五个核心内容。

(一)进一步厘清政府和医院的关系,落实政府责任

厘清政府和医院的关系是建立现代医院管理制度的核心要义。过去政府对公立医院是"九龙治水",公立医院的所有权和经营权界限不清,政府举办和监

督公立医院在不同程度上有时缺位、有时越位。《意见》以问题为导向，明确了建立现代医院管理制度要坚持政事分开、管办分开的基本原则。

"政事分开"的"政"是指政府作为出资人的举办、监督职责，"事"是指医院的经营管理自主权，核心是厘清政府和医院的权力清单，政府把主要精力放在管方向、管政策、管引导、管规划、管评价上来，该放的权要放，该收的权要收，医院依法依规享有经营管理自主权，在权力范围内开展活动，提供医疗服务，实现所有权与经营权分离。"管办分开"的"管"是指政府部门按照职能对医院进行监管，"办"是指政府举办医院，核心是将政府的举办权和部门的监管权分开，将举办权集中，实现权责一致。

厘清政府和医院的关系，实现"政事分开"和"管办分开"，首先政府作为公立医院的举办主体，要制定并落实好政府的权力清单和责任清单。举办主体行使公立医院举办权、发展权、重大事项决策权、资产收益权等，具有审议公立医院章程、发展规划、重大项目实施、收支预算、选拔任用公立医院领导人员等权力（权力清单）；同时，履行好制定区域卫生规划和医疗机构设置规划、落实政府投入责任、建立以成本和收入结构变化为基础的医疗服务价格动态调整机制、深化编制人事制度改革、建立适应行业特点的薪酬制度、建立以公益性为导向的考核评价机制的责任（责任清单）。

其次，作为医药行业的监管主体，要制定并落实好监管清单。政府及其相关部门要建立健全全行业、多元化综合监管制度，重点加强对各级各类医院医疗质量安全、医疗费用、大处方、欺诈骗保、药品回扣等行为的监管，建立"黑名单"制度和问责机制，完善机构、人员、技术、装备准入和退出机制，对公立医院床位规模、建设标准和大型医用设备配备等进行监管，加强医保对医疗服务行为和费用监管，加强对公立医院经济运行和财务活动的会计和审计监督，加强对非营利性社会办医院产权归属、财务运营、资金结余使用等的监管，加强对营利性社会办医院赢利率的管控。

落实政府办医责任，需要建立有效的组织形式。从各地实践探索的经验看，政府牵头建立公立医院管理委员会，建立统一高效的办医体制，将分散在政府相关部门的公立医院举办权、发展权、资产收益权等集中，打破多部门"九龙治水"的局面，落实好政府领导、保障、管理、监督等各方面的责任，是一种较为有效的形式。

（二）进一步落实医院运营管理自主权，实现公立医疗机构的自主管理

建立现代医院管理制度，政府要集权更要放权，优化公立医院外部运行政策环境。政府重在加强宏观管理，把主要精力放在管方向、管政策、管引导、管规划、管评价上，真正下放医院的内部决策和运营管理自主权。从实际需求看，公立医院依法依规进行经营管理和提供医疗服务，需要进一步下放内部人事管理、机构设置、中层干部聘任、人员招聘和人才引进、内部绩效考核与薪酬分配、年度预算执行等经营管理自主权。

按照《意见》确定的改革路径，以建立健全医院章程作为理清政府和医院关系，落实医院运营管理自主权的切入点。医院章程包括医院性质、办医宗旨、功能定位、办医方向、管理体制、经费来源、组织结构、决策机制、管理制度、监督机制、文化建设、党的建设、群团建设，以及举办主体、医院、职工的权利义务等内容。我市应该高度重视各级各类医院章程制定工作，指导医院以章程为统领，建立健全内部管理机构、管理制度、议事规则、办事程序等，规范内部治理结构和权力运行规则，实现医院内部运行和监督有章可循、有据可依；建立健全内部激励与约束机制，加强公立医院职工代表大会制度建设，组织职工参与医院的民主决策、民主管理和民主监督，在医院内部形成高效的决策机制和民主的管理制度，提高医院运行效率。

（三）进一步完善内部管理制度，提高医院管理的规范化、精细化、科学化水平

一是加强现代医院管理体系建设。现代医院管理体系包括两大类体系建设：一类是业务技术管理体系，主要涉及医疗、教学和科研。另一类是经济和经营管理体系，主要涉及人事制度、财务制度、后勤制度、信息管理、绩效管理等。《意见》对医院内部医疗质量安全、人力资源、财务资产、绩效考核、人才培养培训、科研、后勤、信息等八大领域的管理制度建设提出了原则要求，覆盖了这两大领域。过去，我市医院管理做了非常有价值、有意义的探索，也达到了一定的医院管理水平，但坦率地说，不规范的情况时有发生。各医院要结合实际细化、实化相关管理制度，建立岗位工作规范，依制度、规范医疗行为，不断提高服务能力，确保医院良性运行和服务提供的质量、安全、高效、便民。同时，政府及相关部门要根据《意见》及时调整完善相关政策，加强指导和考核，始终做到人民群众和医务人员关心什么、期盼什么，改革就抓住什么、推进什么。

二是加强医院职业化管理能力建设。在新时期，我市的公立医院面临提高效率和改进质量的挑战。与此同时，我们正在推进公立医院治理改革，探索管办分开的有效实现形式。没有高质量的医院管理（领导力），就不可能提高效率与质量，或成功实施改革。管理人员需要有很强的规划能力，确定组织发展目标，制定年度及多年规划，高效分配资源，监测绩效，建立责任明确的行政管理系统，确保有有效的机制履行筹资、人力资源、信息流、后勤和物料管理、质量保证方面的管理职能。这种系统需要具备各种必要能力和专业知识的管理人员，应当建立职业化、专业化的培训制度和机制，加强教育培训，推动实现公立医院的专业化管理。

（四）进一步健全考核评价问责机制，加强多方监管

一是要建立完善以公益性为导向的考核评价问责机制，加强对公立医院和院长的绩效考核，考核结果与医院财政补助、医保支付、工资总额、院长薪酬、任免、奖惩等挂钩，激发机构内部自主管理的活力，实现社会效益和经济效益双提升。

二是建立与公众目标及问责制度相一致的激励机制。任何医院的行为都受到激励机制的影响，激励因素通常体现在如何对医院和医务人员进行补偿，但这些激励因素可能是经济或非经济的，同时也包含卫生服务机构和更广泛意义上的卫生服务体系的文化对行为的激励作用。应当建立以服务量、质量和效率目标等绩效为导向的总额预算制，让医院承担预算超支或低绩效（如服务质量与效率及患者满意度）的财务风险，杜绝任何激励机制鼓励医院多提供服务或减少服务，彻底改变目前公立医院的创收趋利运行机制。

三是要健全多元化的评估与监管体系。加强细节管理、科学实施卫生政策与卫生技术评估，加大行业技术管理与培训力度，下大力气改革医疗技术、质量安全、评估认证制度，建立健全第三方评价制度，为各层次决策者提供合理选择卫生政策与卫生技术的科学信息与决策依据，对新技术的开发、应用、推广与淘汰实行政策干预，从而合理配置卫生资源，提高有限卫生资源的利用质量和效率。

（五）进一步加强党的建设，为公立医院改革发展强化组织保障

党的领导是中国特色社会主义制度的最大优势，是实现经济社会持续健康发展的根本政治保证。公立医院是我国医疗服务体系的主体，承担着党和政府为人民提供基本医疗服务，保障公平享有、维护健康的重要责任。党的主张、意志以及路线方针政策在各级医院得到贯彻落实，这既是公立医院的属性，也是公立医院的独特优势。长期以来，党组织在公立医院的各项重大工作中都发挥着核心作用、先锋作用。充分发挥这种政治优势，全面提升公立医院党建工作水平，将公立医院党的建设与业务工作紧密结合，构建起具有中国特色的现代医院管理制度，可以更加有力地确保公立医院的公益性，确保党的卫生与健康工作方针政策的贯彻落实。

一是充分发挥公立医院党委的领导核心作用。党委要抓好对医院工作的政治、思想和组织领导，把党的领导融入公立医院治理结构，医院党组织领导班子成员应按章程进入医院管理层或通过法定程序进入理事会，医院管理层或理事会内部理事中的党员成员一般应进入医院党组织领导班子，全面贯彻执行党的理论和路线方针政策，确保医院改革发展正确方向，统筹推进医院改革发展、医疗服务、医德医风等各项工作，坚持党管干部、党管人才，加强党风廉政建设，确保党的卫生与健康工作方针和政策部署在医院不折不扣落到实处。

二是全面加强公立医院基层党建工作，充分发挥党支部的政治核心作用。加强和完善党建工作领导体制和工作机制，在医院合理设置党建工作机构，配齐配强党建工作力量，建立科学有效的党建工作考核评价体系，进一步落实管党治党主体责任，推进党组织和党的工作全覆盖，建立健全医院内设机构党支部，选优配强党支部书记，把党支部建设成为坚强战斗堡垒，发挥党员在改革中的模范带头作用。

三是加强社会办医院的党组织建设。社会办医院是医疗服务体系不可或缺的一部分，在追求发展的同时，党建工作不容忽视，不可淡化、弱化和边缘化。要同步加强党的建设、同步设置党的组织、同步开展党的工作。健全完善社会办医院党建工作管理体制，规范党组织隶属关系，落实党建工作主体责任，为社会办医院的发展提供坚强有力的政治保证和组织保证。

青岛市"全面两孩"政策执行情况研究

市卫生计生委基层指导处
2018 年 10 月 24 日

为了进一步评估我市落实党中央、国务院关于调整完善生育政策、改革完善计划生育服务管理的结果,指导全市稳妥推进"全面两孩"政策实施,创新完善服务管理措施,促进生育政策与相关经济社会政策配套衔接,按照全委统一部署安排,我处对全市"全面两孩"政策执行情况进行了深入调研,完成了相关研究课题。

一、"全面两孩"政策实施效果

2016 年 1 月 1 日"全面两孩"政策实施后,在育龄妇女(15～49 周岁)持续减少的情况下,全市出生人数增长明显,符合政策预期。

据市卫生计生委统计:2016 年全市住院分娩(含外地来青生育)14.69 万人,同比增长 85%,户籍人口出生 11.84 万人,同比增长 88%。育龄妇女总和生育率达到 1.99,接近更替水平。2017 年全市住院分娩(含外地来青生育)13.97 万人,同比减少 4.9%,户籍人口出生 11.57 万人,同比下降 2.31%;育龄妇女总和生育率达到 1.87。从"全面两孩"政策实施后两年数据看,无论住院分娩数还是户籍出生人数,增长趋势和增长幅度基本一致,符合我市对"全面两孩"政策实施的预期。我市政策执行有三个显著特点:

一是出生增幅大。我市出生增幅明显高于同期全国、全省增幅。根据公开资料,2016 年全国住院分娩 1846 万人,同比增加 131 万人,山东住院分娩 177 万人,同比增加 53 万人,我市住院分娩 14.69 万人,同比增加 7 万多人,占全省 12.5%,占全国 5%,增长人数甚至超过许多省。2017 年全市出生人数和生育率仍继续保持了较高水平,2016 年、2017 年全市出生人数较"全面两孩"政策实施前的 2015 年增幅均在 80% 以上。

二是二孩比例高,政策效果明显。以户籍人口出生为例,2016 年共出生二孩 6.44 万个,同比增加 4.05 万,增长 143%,占出生总数的 54%,远高于全国 45% 的比例。2017 年共出生 7.2 万个二孩,是历史上生育二孩最多的一年,占总出生的 62%,2016、2017 两年全市出生 23.4 万人,其中二孩占 58%。这是在育龄妇女人数和一孩生育人数明显减少的情况下实现的。

出生增幅大、二孩占比例高的原因有四个:一是符合政策人群基数大。据 2015 年我市开展的"全面两孩政策实施对全市出生人口影响"的有关研究,全市约有 100 万个已经生育过一个孩子的已婚育龄妇女符合"全面两孩"政策,占已婚育龄妇女的 67.6%,说明我市多年来计划生育工作成效显著,独生子女人数多、比例高,符合政策人群存量较大。二是二孩生育意愿高。2008 年我市进行人口战略研究,调查育龄群众平均理想生育子女超过 1.9。部分区(市)在 2014 年、2015 年"全面两孩"政策实施前做的生育意愿调查,约有三成的育龄群众愿意生育二孩。2017 年全省生育状况抽样调查显示,我市育龄妇女生育二孩的意愿由"全面两孩"政策实施前的 27.3% 提高到了 2017 年的 47.5%。按照全省生育意愿调查结果(以下为全省调查数据,省尚未反馈我市调查结果),想要两个孩子的家庭比例达到 85.6%,其中 59% 向往一男一女的孩子结构,"儿女双全"仍是广泛认同的理想孩子结构。愿意生育二孩的主要因素中,"两个孩子更利于孩子成长和家庭幸福"所占比例最高,占第二位的是"想儿女双全",再次是"将来年老有更好的保障""考虑到一个孩子有一定的风险"。不愿意生育二孩的主要因素,依次为"年龄身体原因""经济负担重""养育孩子太费心""觉得现有子女数挺好"。较高的生育意愿成为我市"全面两孩"政策实施效果明显的支撑条件。三是属相偏好影响大。2015 年羊年户籍人口出生 6.29 万,同比减少 2.7 万。较往年偏少的主要原因是群众不愿在羊年生育。2016 年回升到 11.84 万,一个重要因素是羊年推迟生育的补偿性生育。四是政策环境较好。我市围绕"全面两孩"政策落实配套了相关政策措施,比如女职工生育二孩产假期间工资由保险支付,减轻了企业负担,也让育龄妇女可以安安心心生育二孩。

三是流动人口生育年龄低,二孩生育比例上升快。根据卫生计生流动人口动态监测调查数据,我市流动人口平均育有子女为1.17~1.3个。自2016年实施"全面两孩"政策后,流动人口生育二个孩子的比例逐年上升,其中2016年为20.22%,比2015年提升了近3个百分点,2017年为34.8%,较2016年提升了14.58个百分点;生育3个以上子女的人数约占1.9%。流动人口女性平均初婚年龄为23.98岁,25岁前生育子女的已婚女性占42.7%,女性初婚和初育年龄均大幅低于户籍人口。2016年调查的已婚有偶且目前只有一个孩子的流动人口中愿意再生育一个孩子的比例为31.41%,不打算再生育的比例为33.98%,还有近三成流动人口尚未考虑好。不打算不愿意生育第二个孩子的原因选择最多的是经济负担过重,占比为65.6%;其次是年龄太大和没人照顾孩子,占比分别为28.89%和20.87%;此外,认为一个孩子好、养育孩子太费心和影响工作也占了一部分比例。

按照市卫计委的测算,如果当前符合政策人群中30%生育二孩的话,预计未来几年我市每年二孩出生能达到5万~7万,加上每年4万~5万的一孩出生,未来全市户籍人口每年出生人数还将保持在9万~12万的较高水平,住院分娩数为12万~15万。

二、十年全市人口指标变动特点及分析

(一)总人口持续增长

通过2008~2017年全市总人口变动数据可以看出,全市户籍人口、常住人口都在逐年增长,而且增幅在不断扩大。按照"十三五"人口规划,到2020年全市户籍人口将达到850万;常住人口规模增加幅度更大,预计到2020年常住人口将接近1000万。

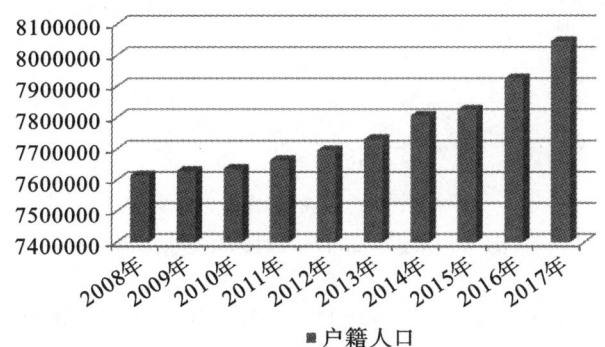

图1-1 青岛市2008~2017年户籍人口变动情况

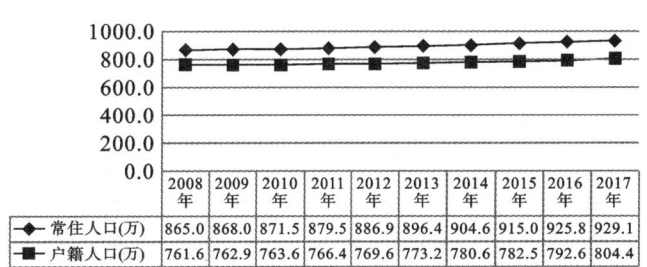

图1-2 青岛市2008~2017年总人口变动情况

数据来源:各年度统计公报、WIS数据,其中2008、2009年常住人口数量为推算数

(二)生育水平提高符合政策预期

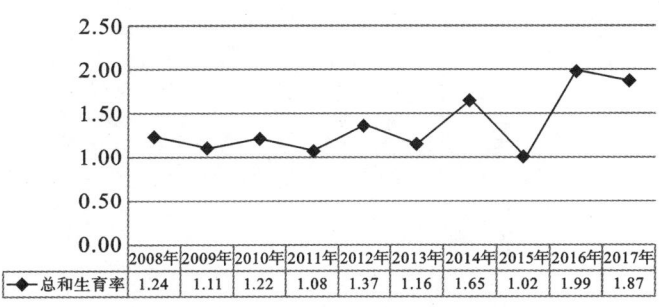

图2 青岛市2008~2017年总和生育率变动情况

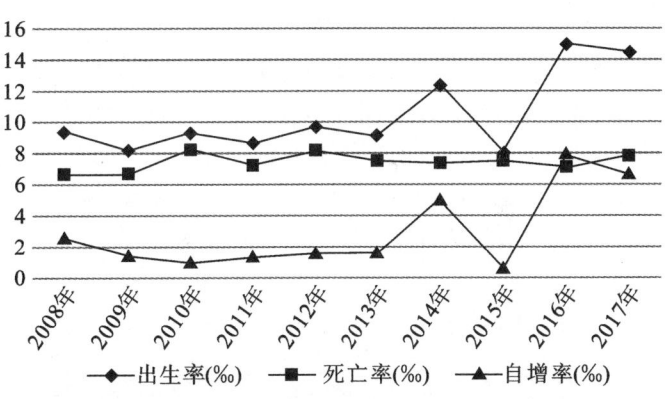

图3 青岛市2008~2017年人口自然变动情况

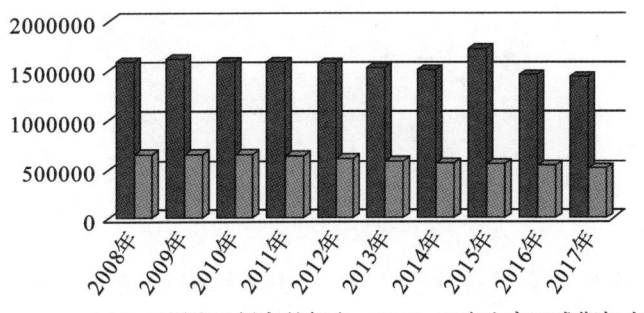

图4 青岛市2008~2017年已婚育龄妇女及生育旺盛期育龄妇女数量对比

2008年~2013年,全市妇女总和生育率在1.2的超低水平小幅波动,平均为1.2。2014年以后,随着二孩生育间隔取消、"单独两孩"政策和"全面两孩"

政策实施,生育率迅速升高,虽然因生育属相偏好影响,2015年的总和生育率只有1.02,但2014~2017年的平均总和生育率达到了1.63。"全面两孩"政策落地的2016、2017年更是达到平均1.93的水平,接近更替水平,达到了政策调整的目标。按现有生育政策不变,预计未来几年,随着全市育龄妇女特别是生育旺盛期育龄妇女人数逐步下降,我市生育率将在1.8左右水平持续几年后,平稳下降。

(三)二孩生育比例大幅提高

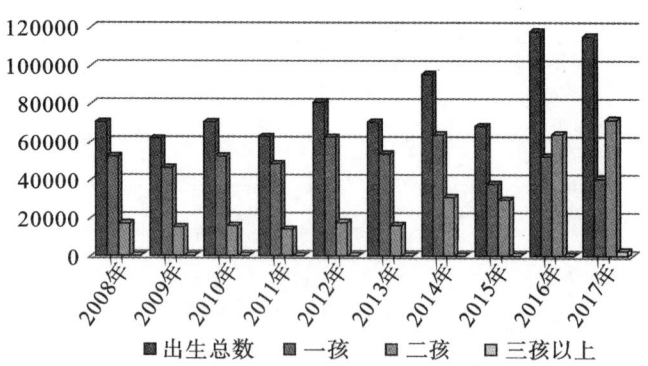

图5 青岛市2008~2017年分孩次生育情况

2008年~2015年,全市二孩占出生总数比例均低于一孩占比,2013年前各年二孩占比在23%左右,2014年开始逐年提高,2016年开始二孩比率超过一孩,达到62.2%,2017年二孩占比仍高达58.25%。按育龄妇女结构、符合一、二孩政策人数符合政策人群生育意愿推算,未来几年二孩生育人数仍将高于一孩。

(四)妇女初婚初育呈高龄化趋势

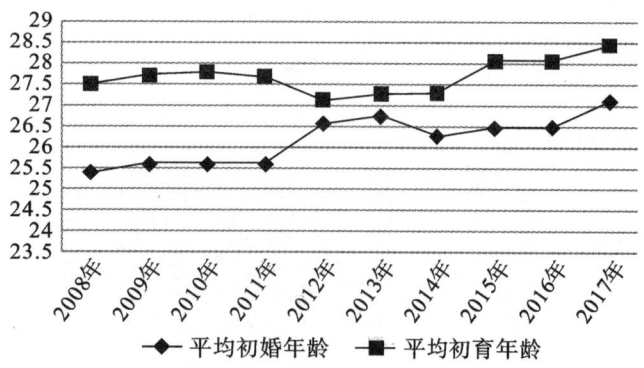

图6 青岛市2008~2017年平均初婚年龄、平均初育年龄

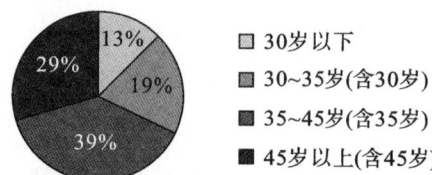

图7 青岛市2017年已婚育龄妇女构成

根据卫生计生部门统计,2008年全市妇女平均初婚年龄25.4岁,平均初育年龄27.5岁,到2017年则分别达到27.1和28.4岁。十年妇女平均初婚年龄提高1.7岁,妇女平均初育年龄提高0.9岁。妇女推迟初婚、初育,反映了经济社会发展对群众婚育观念和结婚生育年龄选择的影响,也直接导致生育旺盛期妇女参与生育数量的减少和初次生育年龄的高龄化,对按政策生育两个孩子也会产生一定影响。

(五)出生性别比回归正常

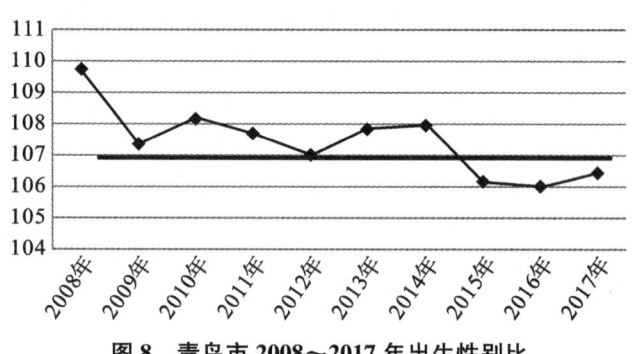

图8 青岛市2008~2017年出生性别比

我市出生性别比10年来基本在正常值范围(103~107)上限附近波动,2008~2014年均略高于107的正常值,2015年后的三年则连续保持在了正常范围内。以2017年全市出生人口性别比为例分析,出生性别比106.43,同比提高0.43。其中一孩性别比104.91,二孩性别比106.08,多孩性别比140.73。出生性别比随孩次增高而升高,违法生育特别是多孩性别比仍然明显偏高,说明存在极个别人进行性别选择的违法行为。全市性别比下降到正常范围以内,主要原因一是"全面两孩"政策实施对性别比回归正常有明显作用,二是全市综合治理出生性别工作成效显著。

(六)人均预期寿命保持较高水平

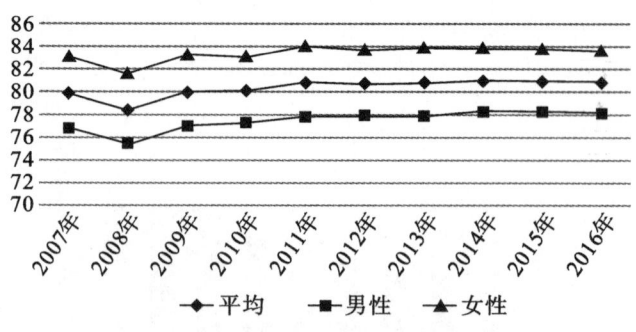

图9 青岛市2007~2016年预期寿命

据卫生计生部门统计,2007~2016年我市人口的平均预期寿命从79.83岁缓慢提高到80.85岁,10年提高了1.02岁。女性平均预期寿命从83.08岁提高到了83.64岁,提高0.56岁,男性平均预期寿命从

76.8 岁提高到了 78.15 岁，提高 1.35 岁。据预测 2017 年在 80.9 岁左右，较全国 75 岁的平均预期寿命高出近 6 岁。今后几年全市平均预期寿命将保持在 80 岁以上，预计到 2020 年全市平均预期寿命达到 81.5 岁。

从影响因素看，预期寿命受到社会制度、经济、教育、医疗卫生、环境等多种因素影响，随着经济社会的发展和预期寿命的不断提高，每年增幅会相对收窄。"全面两孩"政策实行后，随着高龄产妇的增多，新生儿死亡率会有所波动甚至是提高，对预期寿命会有微弱的负面影响。

（七）流动人口规模不断加大

据卫生计生部门统计，2017 年末全市流动人口达 200 余万（包括本市区之间流动），占常住人口的五分之一，流动人口的规模较十年前大幅增长。流入我市的流动人口以省内流动为主，省内流动人数占总流动人口总数的 78.55%，其中，省内跨市流动的人口占 64.89%，市内跨县流动的人口占 13.66%；跨省流动比例为 21.45%。流入我市的流动人口主要以青壮年为主，其中 15～59 岁的达到 69.24%，0～14 岁的占 29.1%，60 岁以上的仅占 1.66%。流动人口的流动主因是经济性原因，其中因工作或务工而流动的人口占 56.45%，因经商而流动的人口占 31.86%，因家属随迁而流动的人口占 9.38%，因娶嫁而流动的人口占 2.16%。举家流动成为主流趋势，流动人口在现居住地的家庭规模为 3.09 人。在现居住地的家庭户以 2～3 人户为主。1 人户占 9.9%，2 人户占 23.35%，3 人户占 51.55%，4 人户占 12.85%，5 人及以上户占 2.35%。

三、问题和意见建议

（一）存在的突出问题和风险

一是人口发展面临复杂局面。近期，一方面生育政策调整带来的生育反弹势能较大，出生堆积、妇幼保健压力增大；另一方面历史形成的计划生育家庭和独生子女总量大、比例高，计划生育特殊家庭和困难家庭数量多，家庭发展支持体系和养老保障服务体系有待完善。与"全面两孩"政策实施后相适应的社会公共服务特别是妇幼保健服务、母婴设施亟待加强，计划生育服务管理体制机制亟待理顺，实现人口均衡发展的任务十分艰巨。长期看，人口年龄结构的矛盾仍然突出。较同类城市，我市人口结构性矛盾更加突出，老龄化程度高于全国同类城市平均水平。（青岛市是全国老龄化发展速度快、基数大、程度高、高龄化和空巢化突出的城市之一。截至 2017 年底，全市 60 岁以上老年人口 175.93 万，老龄化率达到 21.9%，分别高出全国、全省 4.6 个、0.6 个百分点；80 岁以上老年人口 26 万，占老年人口的 15.4%）。随着"全面两孩"政策生育势能的释放，人口老龄化还将不断加深，是城市发展面临的重要挑战和风险因素。

二是整个社会对新时期计划生育工作的新任务、新要求认识不足。多数人包括一部分党员干部认为计划生育作为国策完成了历史使命，随着生育政策的调整完善，现在已经没事干了，部门可以撤销了。有些党政领导和部门对新时期计划生育工作转型发展的方向把握不准，在基层卫生计生机构改革中明显弱化了计划生育工作，有的镇街计划生育工作职责不落实，人才流失，承接卫生计生工作转型融合发展的能力削弱。有的村级计生主任待遇落实不到位、达不到标准，村级计生人员的工作主动性和积极性不高。

三是生育政策调整完善带来的衔接问题仍比较突出。独生子女伤残死亡家庭越级集体上访严重，城镇其他居民、个私企业、困难企业独生子女父母待遇落实等问题不断显现。政策调整前的违法生育处理困难，一票否决的口径等，都面临现实问题，也成为社会不稳定的因素。

（二）有关意见建议

一是应加快生育政策调整完善。从青岛的情况看，群众的生育意愿生育政策基本一致，育龄妇女绝对数在不断减少，出生人数在消化了"全面两孩"政策存量后会逐步回落。除了积极构建鼓励按政策生育的制度环境，继续实施好"全面两孩"政策，进一步调整完善生育政策应提上议事日程。就青岛而言，进一步放开生育限制，对生育水平不会产生太大影响，不会出现大规模的生育堆积现象，对全市人口年龄结构和优化会有一定的促进作用。让群众有更多的选择自由，群众会有更多获得感和对国家政策的认同感，有利于计划生育部门彻底转型发展，更好为群众做好生育全程服务和对计划生育家庭的服务，营造更和谐美好的社会氛围。

二是提高领导重视程度，在转型发展中明确和加强基层计生干部网络队伍建设。解决新、老计生干部的养老、待遇问题，调动基层工作人员积极性，确保有人干事。

三是加强家庭发展支持体系和养老保障服务体系建设，建立与"全面两孩"政策实施，鼓励按政策生育相适应的社会公共服务特别是妇幼保健服务和计划生育服务管理体制机制。

四是尽快研究出台失独、伤残家庭政策衔接和扶助措施。对"全面两孩"政策出台前违法生育未处理的情况和对违法生育个人各类先进、资格"一票否决"的口径，尽快给出相对统一的法律、法规界定和处理意见。

统计资料

青岛市 2018 年卫生健康统计信息简报

一、卫生健康资源概况

（一）卫生健康机构

2018年，青岛市各级各类卫生健康机构8028个（含村卫生室4283个）。其中：医院318个（按等级分：三级医院23个、二级医院123个、一级医院138个、未定级医院34个；按床位数量分：800张以上的有16个、500～799张的有6个、100～499张的有75个、100张以下的221个）；卫生院103个；社区卫生服务机构280个（其中：卫生服务中心72个、社区卫生服务站208个）；村卫生室4283个；门诊部、诊所、卫生所、医务室2918个；妇幼保健机构12个；疾病预防控制机构26个；卫生监督机构11个；计划生育技术服务机构23个；其他医疗卫生机构54个。

注：23个三级医院中包含市立医院东院、青岛市肿瘤医院。

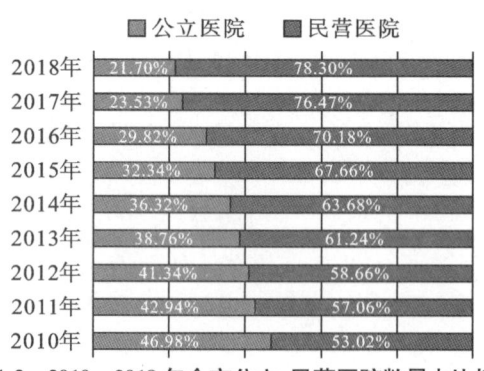

图1-2 2010～2018年全市公立、民营医院数量占比情况

（二）医疗床位

2018年，全市各级各类卫生健康机构实有医疗床位57837张。其中：医院实有床位48638张、卫生院实有床位6912张。全市每千常住人口医疗床位数6.16张。

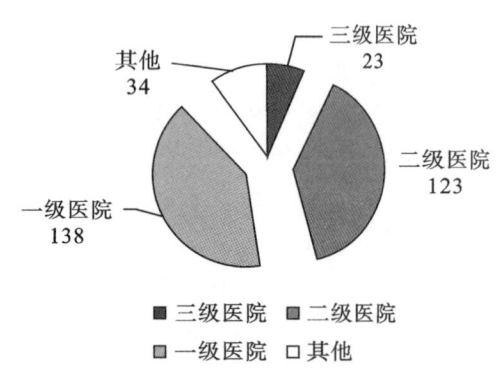

图1-1 青岛市2018年各类医院等级情况（单位：个）

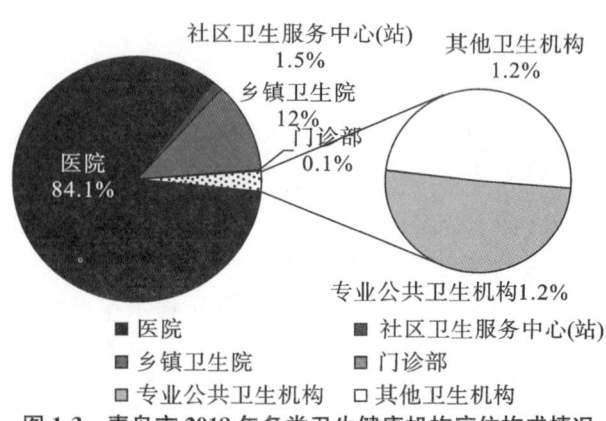

图1-3 青岛市2018年各类卫生健康机构床位构成情况

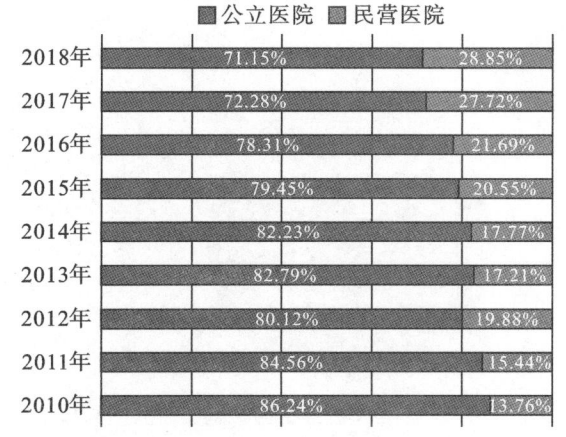

图 1-4 2010～2018 年全市公立、民营医院床位占比情况

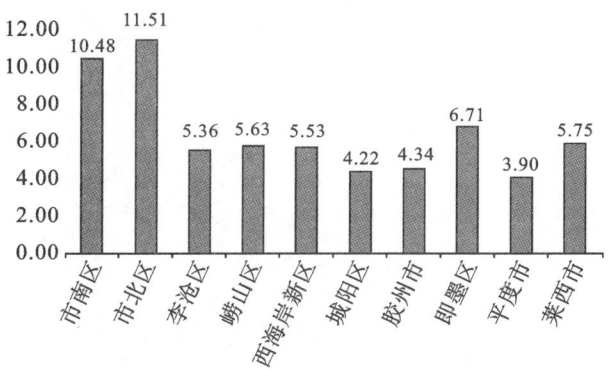

图 1-5 2018 年青岛市分地区每千常住人口床位情况（单位：张）

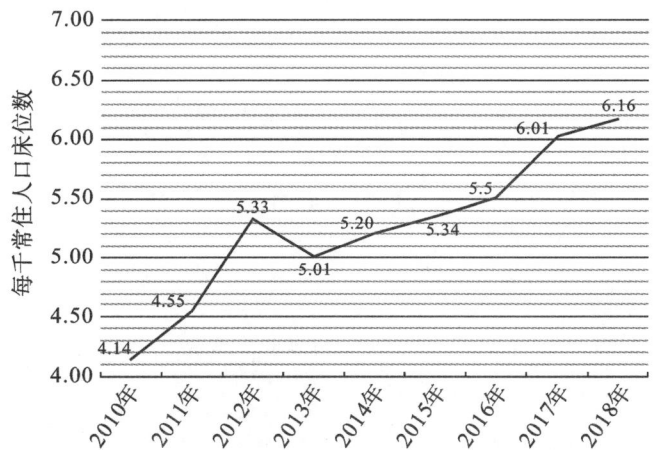

图 1-6 2010～2018 年全市每千常住人口床位数（单位：张）

（三）卫生健康人员

2018 年，全市各级各类卫生健康在岗职工总数 102991 人。其中：卫生技术人员 83975 人，占 81.54%；其他技术人员 5118 人，占 4.97%；管理人员 3949 人，占 3.83%；工勤技能人员 5179 人，占 5.03%；乡村医生和卫生员 4770 人，占 4.63%。全市每千常住人口卫生技术人员 8.94 人，每千常住人口执业（助理）医师 3.68 人，每千常住人口注册护士 4.08 人。

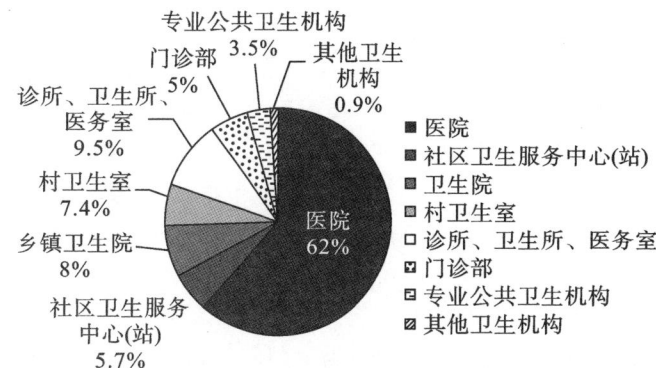

图 1-7 青岛市 2018 年各类卫生健康机构在岗职工构成情况

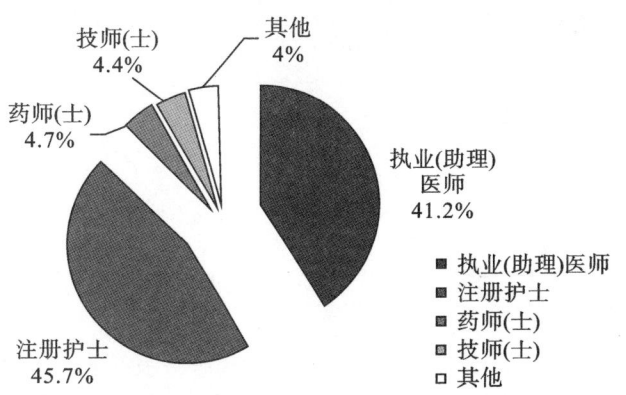

图 1-8 青岛市 2018 年各级各类卫生健康技术人员构成图

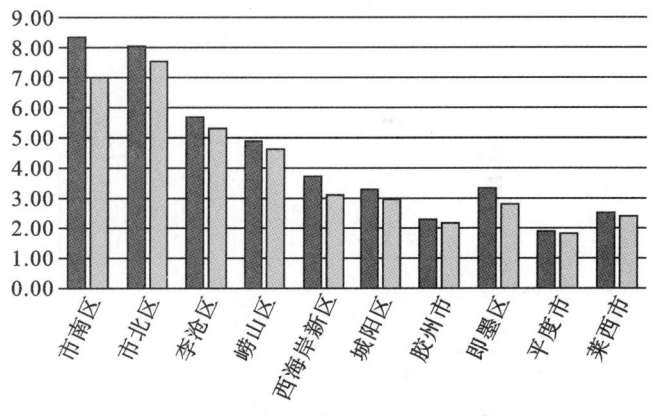

图 1-9 2018 年青岛市分地区每千常住人口医师、注册护士数（单位：人）

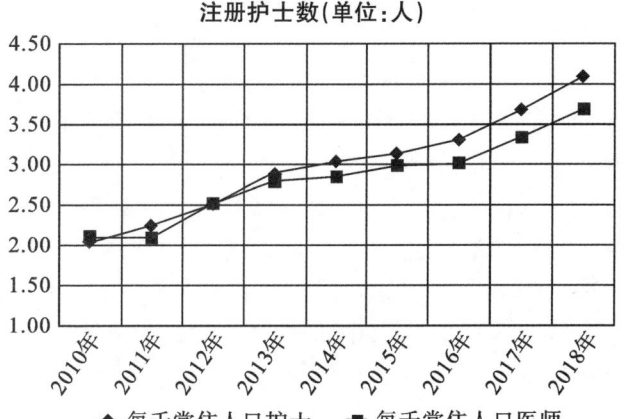

图 1-10 2010～2018 年青岛市每千常住人口医师、护士数（单位：人）

(四)房屋与设备

2018年末,全市各级各类卫生健康机构房屋建筑面积共522.03万平方米。其中:医院348.33万平方米,基层医疗卫生机构147.95万平方米,专业公共卫生机构19.06万平方米,其他卫生机构6.69万平方米。全市各级各类卫生计生机构1万元以上设备5.52万台,总价值约89.74亿元。

(五)资产总量

2018年末,全市各级各类卫生健康机构资产总值311.75亿元,其中:固定资产总值128.70亿元。在固定资产总值中,医院97.68亿元、基层医疗卫生机构19.86亿元、专业公共卫生机构9.37亿元、其他卫生计生机构1.79亿元。

二、医疗服务开展情况

(一)门诊服务情况

2018年,全市医疗卫生机构提供诊疗服务6587.35万人次(含村卫生室861.11万人次)。其中:医院3150.58万人次,占47.83%;基层医疗卫生机构3285.69万人次,占49.88%;专业公共卫生机构140.32万人次,占2.13%;其他卫生机构10.76万人次,占0.16%。

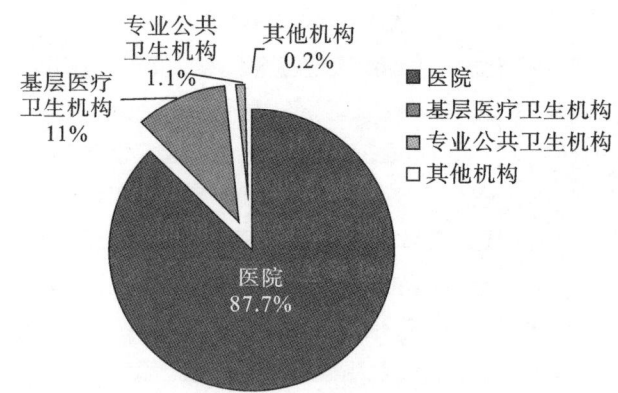

图2-2 2018年各类医疗卫生机构出院人数构成情况

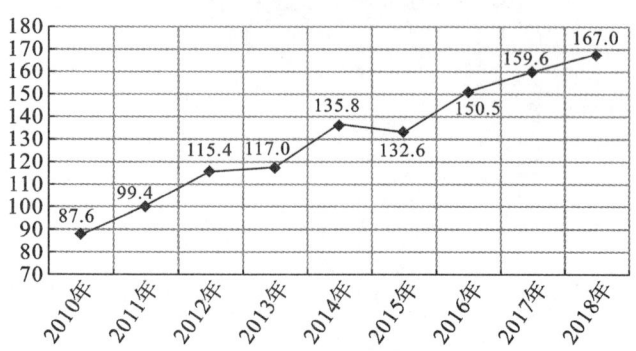

图2-3 2010～2018年全市医疗机构出院人数(单位:万人次)

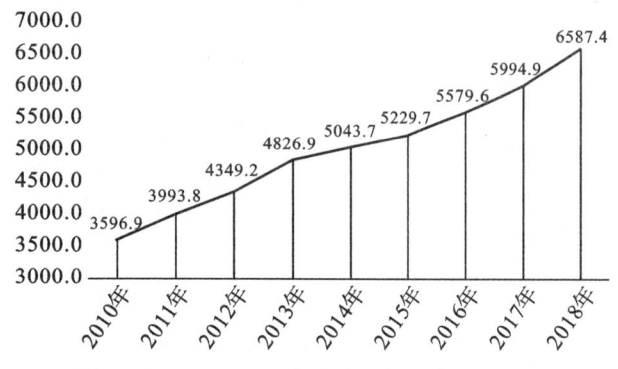

图2-1 2010～2018年全市医疗机构总诊疗量(单位:万人次)

(二)住院服务情况

2018年,全市医疗卫生机构提供住院服务167.00万人次。其中:医院146.40万人次,占87.67%;基层医疗卫生机构18.34万人次,占10.98%;专业公共卫生机构1.87万人次,占1.12%;其他卫生机构0.38万人次,占0.23%。全市医疗卫生机构每百名门急诊入院人数为3.76人。其中:医院4.73人、基层医疗卫生机构1.50人、专业公共卫生机构1.47人、其他卫生机构4.70人。

(三)病床使用情况

2018年,全市医疗卫生机构病床使用率为79.39%。其中:医院83.48%,卫生院58.41%。全市出院者平均住院日为8.8天。其中:医院9.0天,卫生院7.3天。全市病床周转次数为31.7次。其中:医院32.9次,卫生院27.2次。全市病床工作日为289.8天。其中:医院304.7天,卫生院213.2天。

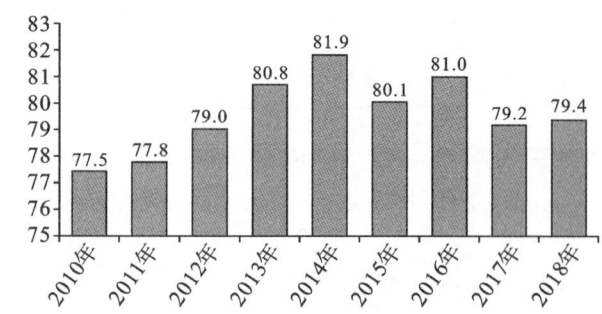

图2-4 2010～2018年全市医疗机构病床使用率(单位:%)

三、门诊和住院病人医疗费用

2018年,全市医疗卫生机构门诊次均费用为196.0元。其中:医院289.1元,基层医疗卫生机构

77.4元,专业公共卫生机构128.3元。全市医疗卫生机构住院次均费用10343.4元。其中:医院11408.8元,基层医疗卫生机构2637.5元,专业公共卫生机构3706.5元。

四、居民健康情况

2018年,青岛市婴儿死亡率为2.21‰,孕产妇死亡率为8.7/10万。

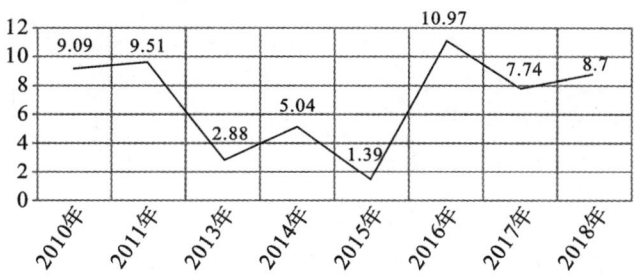

图4-1　2010~2018年全市孕产妇死亡率(单位:1/10万)

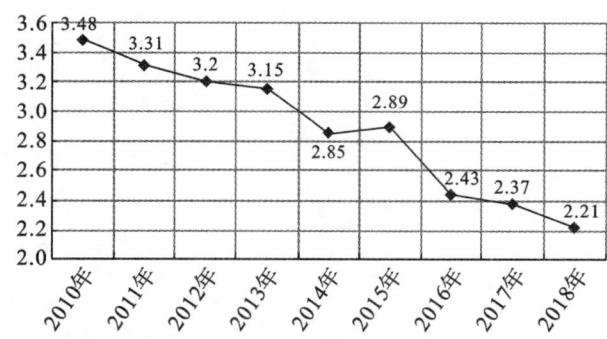

图4-2　2010~2018年全市婴儿死亡率(单位:‰)

五、人口出生情况

2018年,全市户籍人口中:已婚育龄妇女140.60万人,女性初婚2.69万人,出生8.86万人(其中:出生一孩3.62万人、二孩4.97万人、多孩0.27万人),合法生育率98.29%(其中:一孩合法生育率99.46%、二孩合法生育率99.86%),出生性别比105.77,人口出生率为10.92‰,人口自然增长率为3.70‰。

2018年青岛市医疗卫生机构、床位、人员数

机构分类	机构个数	编制床位数	实有床位数	编制人数	在岗职工 合计	卫生技术人员 小计	执业(助理)医师 小计	执业医师	注册护士	药师(士)	技师(士) 小计	检验师	其他 小计	见习医师	其他技术人员	管理人员	工勤技能人员
总计	8028	53154	57837	56932	102991	83975	34578	30954	38360	3988	3699	2615	3350	519	5118	3949	5179
一、医院	318	45136	48638	40889	63621	53583	18999	18013	27581	2660	2490	1745	1853	360	3581	2642	3815
综合医院	179	27718	31005	29707	42017	35891	12873	12328	18595	1666	1627	1114	1130	185	2312	1492	2322
中医医院	35	6028	6150	4950	8012	6816	2515	2344	3285	453	290	202	273	94	488	254	454
中西医结合医院	6	762	761	467	932	774	268	252	358	77	62	44	9	4	75	32	51
专科医院	95	10433	10502	5761	12562	10035	3318	3069	5314	456	507	383	440	76	696	853	978
护理院	3	195	220	4	98	67	25	20	29	8	4	2	1	1	10	11	10
二、基层医疗卫生机构	7584	6370	7840	11352	34792	27171	14381	11816	9853	1236	902	601	799	140	1044	835	972
社区卫生服务中心(站)	280	664	854	2752	5849	4841	2232	2031	1850	419	221	141	119	9	439	288	281
社区卫生服务中心	72	616	519	1990	3009	2516	1098	998	974	223	149	92	72	4	251	114	128
社区卫生服务站	208	48	335	762	2840	2325	1134	1033	876	196	72	49	47	5	188	174	153
卫生院	103	5706	6912	6544	7592	6703	2813	2255	2363	505	445	305	577	123	387	209	293
村卫生室	4283	—	0	—	6070	1300	1179	395	121	0	0	0	0	0	0	0	0
门诊部	364	0	74	1623	5461	4672	2317	2002	1863	199	222	143	71	4	181	260	348
诊所、卫生所、医务室	2554	0	0	433	9820	5840	5133		3656	113	14	12	32	4	37	78	50

(续表)

机构分类	机构个数	编制床位数	实有床位数	编制人数	合计	在岗职工 卫生技术人员 小计	执业(助理)医师 小计	执业医师	注册护士	药师(士)	技师(士) 小计	检验师	其他 小计	见习医师	其他技术人员	管理人员	工勤技能人员
三、专业公共卫生机构	82	748	689	3394	3640	2628	973	906	761	73	248	215	573	13	351	391	270
疾病预防控制中心	26	0	0	1391	966	719	354	328	50	15	86	79	214	4	89	126	32
专科疾病防治院(所、站)	6	224	301	219	253	202	92	84	66	14	16	14	14	2	7	21	23
妇幼保健院(所、站)	12	524	388	879	1499	1113	410	384	498	43	91	67	71	7	155	113	118
急救中心(站)	3	0	0	155	178	112	45	43	62	1	3	3	1	0	13	11	42
采供血机构	1	0	0	220	253	183	51	51	79	0	52	52	1	0	30	13	27
卫生监督所(中心)	11	0	0	399	373	263	0	0	0	0	0	0	263	0	27	60	23
计划生育技术服务机构	23	0	0	131	118	36	21	16	6	0	0	0	9	0	30	47	5
四、其他卫生机构	44	900	670	1297	938	593	225	219	165	19	59	54	125	6	142	81	122
疗养院	4	900	670	997	432	272	112	110	97	14	12	8	37	1	67	37	56
临床检验中心(所、站)	3	0	0	42	202	98	7	6	3	0	42	42	46	4	26	20	58
统计信息中心	1	0	0	12	11	0	0	0	0	0	0	0	0	0	11	0	0
其他	36	0	0	246	293	223	106	103	65	5	5	4	42	1	38	24	8

注：本表人员合计中包括乡村医生4680人和卫生员90人；不含乡镇卫生院在村卫生室工作的执业(助理)医师、注册护士数。

2018年青岛市医疗卫生机构收入与支出

机构分类	总收入(万元)						总支出(万元)							总支出中:
	总计	财政补助收入	科教项目收入	上级补助收入	医疗收入/事业收入	医疗收入中:药品收入	总计	医疗业务成本/医疗支出/事业支出	公共卫生支出	科教项目支出	管理费用	财政项目补助支出	药品费	人员支出(万元)
总计	3491065.9	487377.5	2177.2	16843.3	2906884.0	1025084.2	3383867.0	2714534.3	46982.0	2080.5	259232.2	195122.1	934333.1	1293698.9
一、医院	2822497.8	204263.7	2177.2	0.0	2581271.8	840355.0	2758864.8	2330926.4	0.0	2080.5	247096.8	90756.6	790016.7	1013348.3
综合医院	2084210.6	147647.2	1738.6	0.0	1908161.6	625881.7	2023792.4	1762919.1	0.0	1390.9	159101.1	65597.2	599079.8	716116.3
中医医院	273281.9	24058.5	34.0	0.0	245930.1	95213.3	277905.1	233794.3	0.0	29.0	29728.5	8178.6	87157.1	106099.6
中西医结合医院	20515.4	3164.2	2.5	0.0	16781.2	8664.0	23136.9	17996.2	0.0	2.5	4432.8	682.9	7537.5	8603.4
专科医院	441529.7	29393.8	402.1	0.0	408388.7	109995.9	434011.8	316212.7	0.0	657.1	53833.4	16297.9	96238.3	182521.2
护理院	2960.2	0.0	0.0	0.0	2010.2	600.1	18.6	4.1	0.0	1.0	1.0	0.0	4.0	7.8
二、基层医疗卫生机构	495389.2	156010.6	0.0	15795.7	294617.4	178681.4	456720.2	340532.3	46982.0	0.0	0.0	6460.1	139413.3	211954.3
社区卫生服务中心(站)	146341.3	42278.4	0.0	803.6	102040.3	84270.0	139243.7	137225.1	18927.7	0.0	0.0	896.3	59946.7	44867.0
社区卫生服务中心	84556.3	38136.1	0.0	630.5	45182.5	34029.8	82863.5	81391.6	14250.4	0.0	0.0	862.1	27525.4	31612.0
社区卫生服务站	61785.0	4142.3	0.0	173.1	56857.8	50240.2	56380.2	55833.5	4677.3	0.0	0.0	34.2	32421.3	13255.0
卫生院	212160.3	113732.2	0.0	1257.8	93452.4	40810.2	209933.4	203277.2	28054.3	0.0	0.0	5563.8	40212.6	111049.2
村卫生室	29129.8	—	—	13734.3	14399.3	10186.6	23053.2	—	—	—	—	—	9451.4	12206.5
门诊部	53077.9	0.0	0.0	0.0	39406.9	18838.6	45313.6	0.0	0.0	0.0	0.0	0.0	15269.7	22788.6
诊所、卫生所、医务室	54679.9	0.0	0.0	0.0	45318.5	24576.0	39176.3	30.0	0.0	0.0	0.0	0.0	14532.9	21043.0

(续表)

机构分类	总收入(万元)						总支出(万元)						总支出中：人员支出(万元)
	总计	财政补助收入	科教项目收入	上级补助收入	医疗收入/事业收入	医疗收入中:药品收入	总计	医疗业务成本/医疗支出/事业支出	公共卫生支出	科教项目支出	管理费用	财政项目补助支出	药品费	
三、专业公共卫生机构	141605.4	112555.7	0.0	898.7	25129.9	5814.8	137908.7	32318.8	0.0	0.0	4364.5	91804.8	4658.2	54184.6
疾病预防控制中心	59897.7	57782.9	0.0	698.0	205.9	0.0	58632.8	534.8	0.0	0.0	0.0	55434.4	0.0	17772.4
专科疾病防治院(所、站)	6418.8	2970.6	0.0	0.0	3329.5	1626.8	6118.5	5158.4	0.0	0.0	315.3	424.0	1570.6	3517.8
妇幼保健院(所、站)	41896.7	19197.8	0.0	0.0	21592.0	4188.0	40048.5	25750.5	0.0	0.0	4049.2	5121.6	3087.6	18701.2
急救中心(站)	8306.6	8002.1	0.0	0.0	0.0	0.0	8306.6	0.0	0.0	0.0	0.0	8002.1	0.0	2441.0
采供血机构	12173.0	12170.5	0.0	0.0	2.5	0.0	12171.4	0.9	0.0	0.0	0.0	12170.5	0.0	3605.9
卫生监督所(中心)	9981.4	9906.6	0.0	74.7	0.0	0.0	9969.8	0.0	0.0	0.0	0.0	9897.2	0.0	6924.2
计划生育技术服务机构	2931.2	2525.2	0.0	126.0	0.0	0.0	2661.1	874.2	0.0	0.0	0.0	755.0	0.0	1222.1
四、其他卫生机构	31573.5	14547.5	0.0	148.9	5864.9	233.0	30373.3	10756.8	0.0	0.0	7770.9	6100.6	244.9	14211.7
疗养院	17073.8	8112.3	0.0	0.0	5807.3	233.0	16924.4	5585.6	0.0	0.0	6983.8	2124.9	244.9	8963.3
临床检验中心(所、站)	7721.8	0.0	0.0	0.0	0.0	0.0	6725.4	4303.3	0.0	0.0	787.1	0.0	0.0	1221.9
统计信息中心	232.9	232.9	0.0	0.0	0.0	0.0	232.9	0.0	0.0	0.0	0.0	232.9	0.0	154.6
其他	6545.0	6202.3	0.0	148.9	57.6	0.0	6490.6	867.9	0.0	0.0	0.0	3742.8	0.0	3871.9

2018年青岛市医疗卫生机构门诊服务情况

机构分类	总诊疗人次数		门急诊人次				家庭卫生服务人次数	互联网诊疗服务人次数	观察室留观病例数			健康检查人数	总诊疗人次数 预约诊疗人次数	上级医院向下转诊人次数	向上级医院转诊人次数	急诊死亡率(%)	观察室病死率(%)	预约诊疗人次占总诊疗人次百分比(%)
	总计	小计	门诊人次	急诊人次 小计	死亡人数				小计	死亡人数								
总计	65873514	63718694	60770138	2948556	3003	677305	24651	268039	1822	5636938	7713321	5759	29405	0.10	0.68	11.71
一、医院	31505814	30870871	28187820	2683051	2913	78419	6808	233562	1822	1955413	7713321	0	0	0.11	0.78	24.48
综合医院	22983355	22508403	20443044	2065359	2601	62562	6393.00	192949	1457	1678902	5928829	0	0	0.13	0.76	25.80
中医医院	3446101	3371991	3086228	285763	254	3460	70.00	23303	307	153661	474411	0	0	0.09	1.32	13.77
中西医结合医院	238703	234358	225604	8754	0	0	0.00	0	0	15228	9213	0	0	0.00	—	3.86
专科医院	4806649	4736913	4413938	322975	58	597	345.00	16950	58	107922	1300568	0	0	0.02	0.34	27.06
护理院	31006	19206	19006	200	0	11800	0.00	360	0	700	300	0	0	0.00	0.00	0.97
二、基层医疗卫生机构	32856888	31400396	31236343	164053	90	598886	17843	29155	0	1416767	0	5759	29405	0.05	0.00	0.00
社区卫生服务中心(站)	7404806	6802456	6717473	84983	0	329316	14016.00	9742	0	590654	0	5182	20346	0.00	0.00	0.00
社区卫生服务中心	3816954	3431123	3403130	27993	0	154572	14010.00	7000	0	368936	0	1670	2538	0.00	0.00	0.00
社区卫生服务站	3587852	3371333	3314343	56990	0	174744	6.00	2742	0	221718	0	3512	17808	0.00	0.00	0.00
卫生院	5706739	5363760	5284690	79070	90	265780	3827.00	19413	0	511180	0	577	9059	0.11	0.00	0.00
村卫生室	8611144	8332904	8332904	—	0	0	0.00	—	—	—	0	0	0	—	—	0.00
护理站	3800	10	10	0	0	3790	0.00	0	0	0	0	0	0	0.00	—	0.00
三、专业公共卫生机构	1403233	1366066	1264614	101452	0	0	0.00	5322	0	324713	0	0	0	0.00	—	0.00
专科疾病防治院(所、站)	63309	63214	63214	0	0	0	0.00	0	0	10600	0	0	0	0.00	—	0.00
妇幼保健院(所、站)	1242883	1205811	1201400	4411	0	0	0.00	5322	0	314113	0	0	0	0.00	—	0.00
内:妇幼保健院	717557	699651	695240	4411	0	0	0.00	0	0	41288	0	0	0	0.00	—	0.00
急救中心(站)	97041	97041	0	97041	0	0	0.00	0	0	0	0	0	0	0.00	—	0.00
四、其他机构	107579	81361	81361	0	0	0	0.00	0	0	1939045	0	0	0	—	—	0.00
疗养院	107579	81361	81361	0	0	0	0.00	0	0	20648	0	0	0	—	—	0.00

2018年青岛市医疗卫生机构病床使用情况

机构分类	实际开放总床日数(床日)	平均开放病床数(张)	实际占用总床日数(床日)	出院者占用总床日数	观察床数(张)	全年开设家庭病床总数(张)	病床周转次数	病床工作日(日)	病床使用率(%)	出院者平均住院日
总计	19249928	52740	15282439	14699272	2500	4897	31.7	289.8	79.39	8.8
一、医院	16241681	44498	13559149	13160770	1839	1362	32.9	304.7	83.48	9.0
综合医院	10556848	28923	8907403	8691692	891	1000	36.9	308.0	84.38	8.1
中医医院	2118004	5803	1734348	1687997	173	199	27.5	298.9	81.89	10.6
中西医结合医院	213515	585	117483	117351	5	0	15.5	200.8	55.02	12.9
专科医院	3307712	9062	2781249	2645934	741	53	25.1	306.9	84.08	11.6
护理院	45602	125	18666	17796	29	110	4.8	149.4	40.93	29.6
二、基层医疗卫生机构	2568549	7037	1506071	1337309	635	3535	26.1	214.0	58.64	7.3
社区卫生服务中心(站)	219333	601	133812	65398	411	2165	11.4	222.7	61.01	9.5
社区卫生服务中心	126296	346	65862	50655	204	513	15.8	190.3	52.15	9.2
社区卫生服务站	93037	255	67950	14743	207	1652	5.4	266.6	73.04	10.8
卫生院	2349216	6436	1372259	1271911	224	1370	27.2	213.2	58.41	7.3
三、专业公共卫生机构	233995	641	146190	131598	26	0	29.1	228.0	62.48	7.0
专科疾病防治院(所、站)	93105	255	69548	57873	10	0	8.2	272.6	74.70	27.6
妇幼保健院(所、站)	140890	386	76642	73725	16	0	43.0	198.6	54.40	4.4
内：妇幼保健院	140890	386	76642	73725	16	0	43.0	198.6	54.40	4.4
四、其他机构	205703	564	71029	69595	0	0	6.7	126.0	34.53	18.4
疗养院	205703	564	71029	69595	0	0	6.7	126.0	34.53	18.4

2018年青岛市妇女常见病筛查情况

地区	妇女常见病筛查覆盖情况				妇女病筛查		宫颈癌筛查人数	乳腺癌筛查人数	妇女常见病患病		妇女常见病患病情况										
	20~64岁妇女人数	应查人数			妇女病总人数	筛查率%			总人数	患病率%	阴道炎		急性子宫颈炎		尖锐湿疣		子宫肌瘤		宫颈癌		乳腺癌		卵巢癌	
	总人数	总人数									人数	患病率%	人数	患病率%	人数	患病率1/10万	人数	患病率%	人数	患病率1/10万	人数	患病率1/10万	人数	患病率1/10万
总计	2054344	1777559			1480140	83.27	344242	336952	228069	15.41	102764	6.94	68957	4.66	57	3.85	67733	4.58	143	41.54	125	37.10	11	0.74
市南区	156280	156280			126688	81.06	47031	39905	23818	18.80	6207	4.90	6351	5.01	6	4.74	4918	3.88	7	14.88	6	15.04	6	4.74
市北区	225538	225538			184905	81.98	64805	64622	35331	19.11	20020	10.83	18597	10.06	30	16.22	17172	9.29	21	32.40	22	34.04	5	2.70
李沧区	65568	65568			53454	81.52	28298	26497	8342	15.61	3896	7.29	430	0.80	6	11.22	4952	9.26	4	14.14	4	15.10	0	0
崂山区	81894	81894			66217	80.86	8875	9330	5675	8.57	1763	2.66	1549	2.34	0	0	1358	2.05	1	10.72	6	67.61	0	0
开发区	92176	92176			74450	80.77	10000	10000	4510	6.06	1239	1.66	1034	1.39	2	2.69	1054	1.42	17	170.00	5	50.00	0	0
城阳区	152674	105445			89891	85.25	43385	46506	6019	6.70	1591	1.77	81	0.09	0	0	4152	4.62	3	6.91	2	4.30	0	0
即墨区	297460	199440			170349	85.41	28049	28059	39491	23.18	22140	13.00	12681	7.44	2	1.17	7416	4.35	16	57.04	9	32.08	0	0
胶州市	154644	154644			131788	85.22	30381	30421	9313	7.07	3596	2.73	874	0.66	1	0.76	1080	0.82	15	49.37	11	36.16	0	0
平度市	396914	396914			318008	80.12	33082	33284	48480	15.24	18034	5.67	13194	4.15	0	0	13716	4.31	12	36.27	10	30.04	0	0
西海岸新区	207708	207708			184521	88.84	23839	22698	28371	15.38	17623	9.55	8939	4.84	10	5.42	8606	4.66	6	25.17	39	171.82	0	0
莱西市	223488	91952			79869	86.86	26042	26085	18719	23.44	6655	8.33	5227	6.54	0	0	3309	4.14	41	157.44	11	42.17	0	0

2018年青岛孕产妇保健和健康情况

地区	产妇数	孕产妇管理									产妇孕产期血红蛋白检测			孕产妇死亡										
		产妇建卡		产妇产前检查情况								检测	贫血		死亡人数	死亡率 1/10万	产科出血		妊娠高血压疾病		内科合并症		羊水栓塞		其他原因	
				产检		产检≥5次		早检																	
		人数	%	人数	%	人数	%	人数	%			人数	%			人数	%	人数	%	人数	%	人数	%	人数	%
总计	79769	78621	98.56	79641	99.03	77495	96.36	77799	96.74	79768	2173	2.72	7	8.7	0	0	1	14.29	1	14.29	0	0	5	71.43
市南区	4006	3896	97.25	4006	99.06	3896	96.34	3896	96.34	4006	95	2.37	0	0	0	0	0	0	0	0	0	0	0	0
市北区	6757	6654	98.48	6654	97.38	6512	95.30	6512	95.30	6757	190	2.81	2	29.27	0	0	0	0	0	0	0	0	2	100
李沧区	4664	4592	98.46	4664	98.83	4564	96.72	4564	96.72	4664	108	2.32	0	0	0	0	0	0	0	0	0	0	0	0
崂山区	3250	3236	99.57	3249	98.96	3217	97.99	3225	98.23	3249	61	1.88	0	0	0	0	0	0	0	0	0	0	0	0
开发区	6224	6086	97.78	6224	98.97	5977	95.04	6007	95.52	6224	100	1.61	0	0	0	0	0	0	0	0	0	0	0	0
城阳区	7035	6996	99.45	7032	98.90	6933	97.51	6950	97.75	7035	142	2.02	1	14.06	0	0	0	0	0	0	0	0	1	100
即墨区	10474	10214	97.52	10474	99.52	10168	96.62	10205	96.97	10474	445	4.25	3	28.51	0	0	1	33.33	1	33.33	0	0	1	33.33
胶州市	9359	9326	99.65	9338	99.16	9160	97.27	9216	97.87	9359	76	0.81	0	0	0	0	0	0	0	0	0	0	0	0
平度市	12813	12479	97.39	12813	99.33	12383	96.00	12457	96.57	12813	522	4.07	0	0	0	0	0	0	0	0	0	0	0	0
西海岸新区	8582	8579	99.97	8582	99.25	8305	96.04	8372	96.82	8582	300	3.50	1	11.56	0	0	0	0	0	0	0	0	1	100
莱西市	6605	6563	99.36	6605	99.23	6380	95.85	6395	96.08	6605	134	2.03	0	0	0	0	0	0	0	0	0	0	0	0

2018年青岛市七岁以下儿童保健和健康情况

地区	活产数 合计	活产数 男	活产数 女	儿童数 7岁以下	儿童数 5岁以下	儿童数 3岁以下	6个月内婴儿母乳喂养情况 调查人数	母乳喂养 人数	母乳喂养 %	纯母乳喂养 人数	纯母乳喂养 %	7岁以下儿童保健服务 新生儿访视 人数	新生儿访视 %	7岁以下儿童健康管理 人数	7岁以下儿童健康管理 %	3岁以下儿童系统管理 人数	3岁以下儿童系统管理 %
总计	80421	41363	39058	575051	446251	301251	46654	44418	95.21	37177	79.69	77865	96.82	545971	94.94	285747	94.85
市南区	4044	2084	1960	32182	23588	14463	1469	1361	92.65	1068	72.70	3896	96.34	30964	96.22	14174	98.00
市北区	6833	3428	3405	53800	39607	25063	2034	1932	94.99	1526	75.02	6512	95.30	51175	95.12	23814	95.02
李沧区	4719	2415	2304	26180	20519	14320	2395	2280	95.20	1707	71.27	4707	99.75	24896	95.10	13950	97.42
崂山区	3283	1605	1678	21496	17235	12090	1402	1289	91.94	1214	86.59	3234	98.51	20263	94.26	10899	90.15
开发区	6289	3254	3035	38471	30813	22186	6091	5652	92.79	4362	71.61	6008	95.53	35729	92.87	20616	92.92
城阳区	7110	3671	3439	49220	41001	27289	4154	3904	93.98	3274	78.82	7003	98.50	46489	94.45	25497	93.43
即墨区	10524	5460	5064	88746	66630	45575	7989	7532	94.28	5901	73.86	10183	96.76	85459	96.30	43896	96.32
胶州市	9417	4866	4551	67775	55050	38116	6554	6407	97.76	5205	79.42	9201	97.71	66683	98.39	36801	96.55
平度市	12899	6662	6237	88851	65203	42128	5882	5667	96.34	5028	85.48	12208	94.64	80862	91.01	38713	91.89
西海岸新区	8647	4488	4159	58916	47870	35072	3383	3325	98.29	2937	86.82	8582	99.25	57607	97.78	33979	96.88
莱西市	6656	3430	3226	49414	38735	24949	5301	5069	95.62	4955	93.47	6331	95.12	45844	92.78	23408	93.82

2018年青岛市各区(市)居民粗死亡率(1/10万)

区(市)	粗死亡率		
	合计	男性	女性
市南区	632.98	741.65	531.85
市北区	784.63	890.18	683.07
李沧区	555.32	633.44	479.28
西海岸新区	661.99	768.17	556.72
崂山区	574.21	676.80	477.32
城阳区	643.01	741.65	551.40
即墨区	802.09	920.76	685.14
胶州市	722.16	827.08	619.12
平度市	813.00	929.59	694.91
莱西市	857.42	975.34	739.92
合计	733.72	843.26	626.46

2018年青岛市各年龄组人群性别死亡人数及死亡率(1/10万)

年龄别	合计		男性		女性	
	死亡人数	死亡率	死亡人数	死亡率	死亡人数	死亡率
0-岁	173	198.35	99	219.74	74	175.49
1-岁	72	17.37	36	16.72	36	18.08
5-岁	48	12.58	30	15.14	18	9.82
10-岁	60	15.38	36	17.87	24	12.72
15-岁	77	22.44	43	24.57	34	20.22
20-岁	112	28.72	85	43.10	27	14.01
25-岁	162	33.18	114	46.59	48	19.71
30-岁	238	38.85	164	55.32	74	23.41
35-岁	406	63.41	271	86.97	135	41.08
40-岁	735	125.17	497	171.68	238	79.95
45-岁	1605	214.18	1096	295.09	509	134.68
50-岁	2398	345.64	1659	484.97	739	210.12
55-岁	2809	497.11	2015	721.61	794	277.79
60-岁	5015	816.13	3468	1142.21	1547	497.65
65-岁	5558	1209.79	3719	1664.59	1839	779.23
70-岁	6008	2080.84	3899	2767.01	2109	1426.74
75-岁	7334	3757.52	4446	4712.39	2888	2864.08
80-岁	10123	6556.60	5431	7809.78	4692	5529.56
85+岁	17070	13884.03	7010	14954.03	10060	13224.66

2018年青岛市居民主要死因减寿年数（年）及平均减寿年数（年）

顺位	合计 疾病名称	减寿年数	平均减寿年数	男性 疾病名称	减寿年数	平均减寿年数	女性 疾病名称	减寿年数	平均减寿年数
1	心脏病	40090.00	2.18	恶性肿瘤	62969.00	5.46	心脏病	10516.00	1.16
2	恶性肿瘤	97308.00	5.50	心脏病	29574.00	3.17	恶性肿瘤	34339.00	5.56
3	脑血管病	23270.00	2.34	脑血管病	16017.50	3.00	脑血管病	7252.50	1.58
4	呼吸系统疾病	9199.50	2.26	呼吸系统疾病	5882.00	2.49	呼吸系统疾病	3317.50	1.94
5	伤害	35089.00	14.87	伤害	25961.50	15.89	伤害	561.00	0.52
6	内分泌和营养代谢疾病	1856.00	1.03	消化系统疾病	5476.00	6.90	内分泌和营养代谢疾病	9127.50	12.57
7	消化系统疾病	4574.00	3.66	内分泌和营养代谢疾病	1295.00	1.76	消化系统疾病	1825.00	2.57
8	神经系统疾病	6489.00	5.40	神经系统疾病	2749.00	5.08	神经系统疾病	1013.00	2.49
9	泌尿生殖系统疾病	4789.50	9.56	泌尿生殖系统疾病	3021.50	11.36	泌尿生殖系统疾病	1768.00	7.52
10	传染病和寄生虫病	2488.50	10.50	传染病和寄生虫病	1899.50	10.98	传染病和寄生虫病	510.00	7.08
11	血液、造血器官及免疫疾病	1139.00	7.91	血液、造血器官及免疫疾病	847.00	10.08	血液、造血器官及免疫疾病	589.00	9.20
12	精神障碍	862.50	6.44	精神障碍	352.50	5.69	精神障碍	292.00	4.87
13	先天畸形、变性和染色体异常	4986.00	53.04	先天畸形、变性和染色体异常	2498.50	54.32	先天畸形、变性和染色体异常	2487.50	51.82
14	肌肉骨骼和结缔组织疾病	739.50	8.91	肌肉骨骼和结缔组织疾病	227.00	5.68	肌肉骨骼和结缔组织疾病	512.50	11.92
15	起源于围生期的某些情况	4515.00	69.46	起源于围生期的某些情况	2571.50	69.50	起源于围生期的某些情况	1943.50	69.41
16	妊娠、分娩和产褥期并发症	60.00	30.00	妊娠、分娩和产褥期并发症	—	—	妊娠、分娩和产褥期并发症	60.00	30.00
17	诊断不明	2362.00	6.54	诊断不明	1724.50	8.29	诊断不明	637.50	4.17

2018年青岛市人口一般情况表

地区	人口总数 期初	人口总数 期末	已婚育龄妇女人数	领取独生子女证人数	其中18周岁及以下人数	女性初婚 人数	女性初婚 其中:19岁以下人数	女性初婚 其中:23岁以上人数	死亡人数	往年初婚未报
合计	8044255	8177995	1406047	434410	218731	26878	0	22726	58522	7195
市南区	549618	555124	96639	32898	18940	2949	0	2896	3492	133
市北区	890167	898694	155514	58224	35967	3114	0	3021	7062	719
李沧区	374945	401129	75996	25449	14467	1355	0	1262	2335	297
崂山区	293128	301674	52473	15813	8885	1144	0	1020	2185	443
西海岸新区	1248588	1295062	229680	66562	32095	4403	0	3656	7030	1837
城阳区	519974	544004	97797	28718	14032	1800	0	1537	3362	680
即墨区	1169826	1177917	198180	57923	25227	3072	0	2388	9349	539
胶州市	851119	859718	148960	39926	18843	2429	0	1712	6294	1128
平度市	1401719	1400244	230536	71662	32346	3956	0	3079	10718	1186
莱西市	745171	744429	120272	37235	17929	2656	0	2155	6695	233

附　录

重点学科、学科带头人名单

青岛市医疗卫生 A 类重点学科名单

申报单位	学科名称	申报类别	学科带头人
青岛市市立医院	口腔科	西医临床重点学科 A 类	袁　晓
青岛市市立医院	麻醉与危重病医学	西医临床重点学科 A 类	曲　彦
青岛市中心医院	肿瘤中心	西医临床重点学科 A 类	兰克涛
青岛市妇女儿童医院	小儿内科	西医临床重点学科 A 类	单若冰
山东大学齐鲁医院(青岛)	骨科中心	西医临床重点学科 A 类	李建民
青岛市疾病预防控制中心	慢性病及危险因素预防与控制	公共卫生重点学科 A 类	高汝钦

青岛市医疗卫生 B 类重点学科名单

申报单位	学科名称	申报类别	学科带头人
青岛市市立医院	消化内科	西医临床重点学科 B 类	姜相君
青岛市市立医院	心脏中心	西医临床重点学科 B 类	池一凡
青岛市市立医院	神经外科	西医临床重点学科 B 类	李　洛
青岛市市立医院	眼科	西医临床重点学科 B 类	周占宇
青岛市市立医院	临床药学	西医临床重点学科 B 类	闫美兴
青岛市市立医院	肿瘤血液科	西医临床重点学科 B 类	岳　麓
青岛市市立医院	内分泌科	西医临床重点学科 B 类	刘元涛
青岛市市立医院	病理科	西医临床重点学科 B 类	陈　桦

(续表)

申报单位	学科名称	申报类别	学科带头人
青岛市市立医院	儿科学	西医临床重点学科B类	张瑞云
青岛市市立医院	免疫风湿科	西医临床重点学科B类	邢倩
青岛市市立医院	疼痛科	西医临床重点学科B类	艾登斌
青岛市市立医院	医学影像学	西医临床重点学科B类	郁万江
青岛市市立医院	神经内科	西医临床重点学科B类	谭兰
青岛市市立医院	肝胆外科	西医临床重点学科B类	史光军
青岛市市立医院	呼吸内科	西医临床重点学科B类	唐华平
青岛市市立医院	普外科	西医临床重点学科B类	毛伟征
青岛市市立医院	妇科中心	西医临床重点学科B类	陈龙
青岛市市立医院	泌尿外科中心	西医临床重点学科B类	侯四川
青岛市市立医院	骨科	西医临床重点学科B类	滕学仁
青岛市市立医院	产科	西医临床重点学科B类	徐风森
青岛市海慈医疗集团	神经脑病微创诊疗学科	西医临床重点学科B类	刘隆熙
青岛市海慈医疗集团	外周血管病中心	西医临床重点学科B类	姜桂喜
青岛市海慈医疗集团	中医康复诊疗中心	中医药重点学科B类	唐明(刘立安)
青岛市海慈医疗集团	中西医结合骨伤诊疗中心	中医药重点学科B类	陈德喜
青岛市海慈医疗集团	中药炮制与制剂中心	中医药重点学科B类	张伟(张恒)
青岛市海慈医疗集团	治未病中心	中医药重点学科B类	戴淑青
青岛市海慈医疗集团	小儿推拿外治诊疗中心	中医药重点学科B类	葛湄菲
青岛市海慈医疗集团	中西医结合肿瘤诊疗中心	中医药重点学科B类	高志棣
青岛市海慈医疗集团	中医老年病诊疗中心	中医药重点学科B类	魏陵博
青岛市中心医院	结核肺病科	西医临床重点学科B类	张春玲
青岛市中心医院	血液科	西医临床重点学科B类	王玲
青岛市中心医院	乳腺医学中心	西医临床重点学科B类	王启堂
青岛市中心医院	临床医学检验	西医临床重点学科B类	牟晓峰
青岛市中心医院	职业病学	公共卫生重点学科B类	陈艳霞
青岛市中心(肿瘤)医院	中医肿瘤诊疗中心	中医药重点学科B类	徐嫩
青岛市第三人民医院	消化科	西医临床重点学科B类	张宁
山东青岛中西医结合医院	中西医结合风湿病骨病诊疗中心	中医药重点学科B类	李爱民
青岛市第八人民医院	心内科	西医临床重点学科B类	曹庆博
青岛市第八人民医院	崂山点穴诊疗中心	中医药重点学科B类	王成喜
青岛市胶州中心医院	脑血管病康复治疗专科	西医临床重点学科B类	胡日光
青岛市胶州中心医院	微创骨科	西医临床重点学科B类	赵希春
青岛市妇女儿童医院	儿童心脏中心	西医临床重点学科B类	邢泉生
青岛市妇女儿童医院	生殖医学中心	西医临床重点学科B类	邹淑花

(续表)

申报单位	学科名称	申报类别	学科带头人
青岛市妇女儿童医院	妇产科	西医临床重点学科B类	赵淑萍
青岛市妇女儿童医院	小儿外科	西医临床重点学科B类	泮思林
青岛市妇女儿童医院	唇腭裂治疗中心	西医临床重点学科B类	杨学财
青岛市妇女儿童医院	出生缺陷防控中心	公共卫生重点学科B类	俞冬熠
青岛市妇女儿童医院	中西医结合儿科诊疗中心	中医药重点学科B类	徐 涛
青岛市胸科医院	结核病科	西医临床重点学科B类	李同霞
青岛市口腔医院	口腔临床	西医临床重点学科B类	王万春
青岛市口腔医院	中西医结合牙周黏膜病诊疗中心	中医药重点学科B类	吴迎涛
青岛市第六人民医院	感染性疾病科	西医临床重点学科B类	范天利
青岛市第六人民医院	中西医结合肝病诊疗中心	中医药重点学科B类	吴 玮
青岛市精神卫生中心	老年精神病科	西医临床重点学科B类	王春霞
青岛市疾病预防控制中心	重大传染病防控	公共卫生重点学科B类	张华强
青岛市疾病预防控制中心	健康促进与教育	公共卫生重点学科B类	李善鹏
青岛市中心血站	输血医学	公共卫生重点学科B类	逄淑涛
山东大学齐鲁医院(青岛)	神经内科	西医临床重点学科B类	焉传祝
山东大学齐鲁医院(青岛)	耳鼻咽喉头颈外科	西医临床重点学科B类	潘新良
青岛阜外医院	心脏中心	西医临床重点学科B类	凤 玮
解放军第四〇一医院	青岛市重症骨伤救治中心	西医临床重点学科B类	陶春生
青岛市市南区人民医院	中医外科病诊疗中心	中医药重点学科B类	宋培铎
青岛市城阳区人民医院	骨外科	西医临床重点学科B类	马建林
经济技术开发区第一人民医院	口腔科	西医临床重点学科B类	邵 丹
青岛市黄岛区中医医院	中医肝胆病诊疗中心	中医药重点学科B类	王科先
即墨市人民医院	新生儿科	西医临床重点学科B类	赵桂娟
即墨市中医医院	颈肩腰腿痛针推诊疗中心	中医药重点学科B类	祝明浩
平度市人民医院	肝胆外科	西医临床重点学科B类	李哲夫

青岛市医疗卫生优秀学科带头人名单

姓名	专业	所在单位	类别
杨 芳	口腔科	青岛市市立医院	临床医学类学科带头人
郁金泰	神经内科	青岛市市立医院	临床医学类学科带头人
董全江	消化病实验室	青岛市市立医院	临床医学类学科带头人
张 伟	急诊神经内科	青岛市市立医院	临床医学类学科带头人
胡 丹	重症医学	青岛市市立医院	临床医学类学科带头人
闫美兴	药学	青岛市市立医院	临床医学类学科带头人

(续表)

姓名	专业	所在单位	类别
陈 龙	妇科	青岛市市立医院	临床医学类学科带头人
郭大伟	口腔科	青岛市市立医院	临床医学类学科带头人
周占宇	眼科	青岛市市立医院	临床医学类学科带头人
侯四川	泌尿外科	青岛市市立医院	临床医学类学科带头人
孙立新	麻醉科	青岛市市立医院	临床医学类学科带头人
郁万江	放射科	青岛市市立医院	临床医学类学科带头人
张瑞云	儿科	青岛市市立医院	临床医学类学科带头人
黄维清	病理科	青岛市市立医院	临床医学类学科带头人
逄明杰	耳鼻喉科	青岛市市立医院	临床医学类学科带头人
周少飞	普外科	青岛市市立医院	临床医学类学科带头人
葛 忠	肝胆外科	青岛市市立医院	临床医学类学科带头人
张 哲	胸外科	青岛市市立医院	临床医学类学科带头人
许 琳	消化内科	青岛市市立医院	临床医学类学科带头人
王伦青	胸外科	青岛市市立医院	临床医学类学科带头人
张 昱	眼科	青岛市市立医院	临床医学类学科带头人
瓮占平	产科	青岛市市立医院	临床医学类学科带头人
孙 梅	乳腺外科	青岛市市立医院	临床医学类学科带头人
郑飞波	核医学科	青岛市市立医院	临床医学类学科带头人
姜霄辉	眼科	青岛市市立医院	临床医学类学科带头人
戴红艳	心血管内科	青岛市市立医院	临床医学类学科带头人
姜文青	呼吸科	青岛市海慈医疗集团	临床医学类学科带头人
姜传武	影像科	青岛市海慈医疗集团	临床医学类学科带头人
纪文岩	中医心内科	青岛市海慈医疗集团	中医药类学科带头人
付文胜	中医肿瘤科	青岛市海慈医疗集团	中医药类学科带头人
冉雪梦	中医妇科	青岛市海慈医疗集团	中医药类学科带头人
牟晓峰	检验科	青岛市中心医院	临床医学类学科带头人
王寿世	麻醉科	青岛市中心医院	临床医学类学科带头人
王 玲	血液科	青岛市中心医院	临床医学类学科带头人
孙荣丽	呼吸科	青岛市中心医院	临床医学类学科带头人
吕少萍	康复科	青岛市中心医院	临床医学类学科带头人
徐青镭	骨科	青岛市中心医院	临床医学类学科带头人
鞠 芳	肿瘤科	青岛市中心医院	临床医学类学科带头人
张 华	职业病科	青岛市中心医院	公共卫生类学科带头人
张春玲	中医妇科	青岛市中心医院	中医药类学科带头人
杨 嵘	耳鼻咽喉科	青岛市第三人民医院	临床医学类学科带头人

(续表)

姓名	专业	所在单位	类别
张增强	中医肛肠科	青岛市第三人民医院	中医药类学科带头人
徐文刚	中医肺病科	山东青岛中西医结合医院	中医药类学科带头人
樊潇健	乳腺外科	青岛市第八人民医院	临床医学类学科带头人
徐炜志	烧伤整形科	青岛市胶州中心医院	临床医学类学科带头人
李自普	重症医学中心	青岛市妇女儿童医院	临床医学类学科带头人
黄 煜	妇科	青岛市妇女儿童医院	临床医学类学科带头人
梁 卉	小儿血液科	青岛市妇女儿童医院	临床医学类学科带头人
胡友斌	妇科	青岛市妇女儿童医院	临床医学类学科带头人
陈作雷	麻醉科	青岛市妇女儿童医院	临床医学类学科带头人
张风华	儿童保健科	青岛市妇幼保健计划生育服务中心	公共卫生类学科带头人
李同霞	结核科	青岛市胸科医院	临床医学类学科带头人
赵明伟	骨科	青岛市胸科医院	临床医学类学科带头人
吕洪清	中医内科	青岛市胸科医院	中医药类学科带头人
吴迎涛	口腔科	青岛市口腔医院	临床医学类学科带头人
王炳玲	环境与职业卫生	青岛市疾病预防控制中心	公共卫生类学科带头人
段海平	慢性病及危险因素预防与控制	青岛市疾病预防控制中心	公共卫生类学科带头人
孙健平	社区公共卫生	青岛市疾病预防控制中心	公共卫生类学科带头人
姚桂华	心血管内科	山东大学齐鲁医院(青岛)	临床医学类学科带头人
张 磊	内分泌科	青岛内分泌糖尿病医院	临床医学类学科带头人
方建红	产科	青岛市城阳区人民医院	临床医学类学科带头人
杨兆辉	呼吸内科	青岛经济技术开发区第一人民医院	临床医学类学科带头人
刘阳川	中医肿瘤科	青岛市西海岸新区中医医院	中医药类学科带头人
逄 艳	中西医结合肿瘤科	青岛市西海岸新区第二中医医院	中医药类学科带头人

青岛市医疗卫生优秀青年医学人才名单

姓名	专业	所在单位	类别
卢恕来	口腔科	青岛市市立医院	临床医学类优秀青年医学人才
刘海飞	脊柱外科	青岛市市立医院	临床医学类优秀青年医学人才
步向阳	肝胆外科	青岛市市立医院	临床医学类优秀青年医学人才
李庆淑	重症医学科	青岛市市立医院	临床医学类优秀青年医学人才
张 磊	医院感染科	青岛市市立医院	临床医学类优秀青年医学人才
李 会	麻醉科	青岛市市立医院	临床医学类优秀青年医学人才
原江水	检验科	青岛市市立医院	临床医学类优秀青年医学人才
吴 帅	泌尿外科	青岛市市立医院	临床医学类优秀青年医学人才

(续表)

姓名	专业	所在单位	类别
徐 迈	骨科	青岛市市立医院	临床医学类优秀青年医学人才
王莉莉	中心实验室	青岛市市立医院	临床医学类优秀青年医学人才
崔永军	肾内科	青岛市市立医院	临床医学类优秀青年医学人才
王 昊	肿瘤科	青岛市市立医院	临床医学类优秀青年医学人才
刘 文	口腔科	青岛市市立医院	临床医学类优秀青年医学人才
谭雪莹	细胞及肝胆胰实验室	青岛市市立医院	临床医学类优秀青年医学人才
荣瑷瑷	老年医学科	青岛市市立医院	临床医学类优秀青年医学人才
邱志磊	泌尿外科	青岛市市立医院	临床医学类优秀青年医学人才
孔庆暖	病理科	青岛市市立医院	临床医学类优秀青年医学人才
周建华	口腔科	青岛市市立医院	临床医学类优秀青年医学人才
侯增涛	骨科	青岛市市立医院	临床医学类优秀青年医学人才
胡海燕	产科	青岛市市立医院	临床医学类优秀青年医学人才
杨 健	运动医学	青岛市市立医院	临床医学类优秀青年医学人才
沈 毅	干部保健科	青岛市市立医院	临床医学类优秀青年医学人才
刘文东	儿科	青岛市市立医院	临床医学类优秀青年医学人才
卢瑞春	神经内科	青岛市市立医院	临床医学类优秀青年医学人才
马福国	麻醉科	青岛市市立医院	临床医学类优秀青年医学人才
夏 伟	心血管内科	青岛市市立医院	临床医学类优秀青年医学人才
朱 健	眼科	青岛市市立医院	纳入优青管理的援坦队员
谢伟峰	内科	青岛市市立医院	纳入优青管理的援坦队员
孙 龙	心脏外科	青岛市市立医院	纳入优青管理的援坦队员
仵 妍	妇科	青岛市海慈医疗集团	临床医学类优秀青年医学人才
韩 波	血液科	青岛市海慈医疗集团	临床医学类优秀青年医学人才
韩 晶	中医内科	青岛市海慈医疗集团	中医药类优秀青年医学人才
姜 婷	中医心内科	青岛市海慈医疗集团	中医药类优秀青年医学人才
韩 萍	中医内科	青岛市海慈医疗集团	中医药类优秀青年医学人才
薛 辉	中医妇科	青岛市海慈医疗集团	中医药类优秀青年医学人才
梁 超	中医皮肤科	青岛市海慈医疗集团	中医药类优秀青年医学人才
王 慧	中医全科医学科	青岛市海慈医疗集团	中医药类优秀青年医学人才
朱金强	骨科	青岛市海慈医疗集团	纳入优青管理的援坦队员
赵 鹏	生物治疗中心	青岛市中心医院	临床医学类优秀青年医学人才
赵自云	医学检验	青岛市中心医院	临床医学类优秀青年医学人才
徐 静	病理科	青岛市中心医院	临床医学类优秀青年医学人才
张 超	内分泌科	青岛市中心医院	临床医学类优秀青年医学人才
张海英	消化科	青岛市中心医院	临床医学类优秀青年医学人才

(续表)

姓名	专业	所在单位	类别
张方华	内分泌科	青岛市中心医院	临床医学类优秀青年医学人才
王志伟	胃肠肛肠外科	青岛市中心医院	临床医学类优秀青年医学人才
王小艳	肿瘤内科	青岛市中心医院	临床医学类优秀青年医学人才
贺延新	消化内科	青岛市中心医院	临床医学类优秀青年医学人才
武 晓	呼吸内科	青岛市中心医院	临床医学类优秀青年医学人才
聂克克	肿瘤科	青岛市肿瘤医院	临床医学类优秀青年医学人才
王俊杰	妇瘤科	青岛市肿瘤医院	临床医学类优秀青年医学人才
高 朝	中医内科	青岛市中心医院	中医药类优秀青年医学人才
姜玉瑞	急诊科	青岛市第三人民医院	临床医学类优秀青年医学人才
马照琳	中医科	青岛市第三人民医院	中医药类优秀青年医学人才
刘忠森	中医科	青岛市第三人民医院	中医药类优秀青年医学人才
董 娟	中医科	山东青岛中西医结合医院	中医药类优秀青年医学人才
李筱媛	中医神经内科	山东青岛中西医结合医院	中医药类优秀青年医学人才
李 芬	血液透析中心	青岛市第八人民医院	临床医学类优秀青年医学人才
李红艳	妇科	青岛市第八人民医院	临床医学类优秀青年医学人才
王永久	神经内科	青岛市第八人民医院	临床医学类优秀青年医学人才
陈立梅	中医科	青岛市第八人民医院	中医药类优秀青年医学人才
王 芳	中医内科	青岛市第八人民医院	中医药类优秀青年医学人才
司卫锋	耳鼻喉科	青岛市第八人民医院	纳入优青管理的援坦队员
李克泉	儿科	青岛市胶州中心医院	临床医学类优秀青年医学人才
王庆亮	麻醉科	青岛市胶州中心医院	临床医学类优秀青年医学人才
张 磊	小儿血液科	青岛市妇女儿童医院	临床医学类优秀青年医学人才
孙 勇	外科	青岛市妇女儿童医院	临床医学类优秀青年医学人才
高 强	小儿外科	青岛市妇女儿童医院	临床医学类优秀青年医学人才
莫晓媚	药剂科	青岛市妇女儿童医院	临床医学类优秀青年医学人才
张 蔼	产科	青岛市妇女儿童医院	临床医学类优秀青年医学人才
苑爱云	儿童康复科	青岛市妇女儿童医院	临床医学类优秀青年医学人才
王金菊	儿科学	青岛市妇女儿童医院	临床医学类优秀青年医学人才
武 钦	儿童心脏中心	青岛市妇女儿童医院	临床医学类优秀青年医学人才
曲先锋	小儿内科	青岛市妇女儿童医院	纳入优青管理的援坦队员
邹 悦	结核内科	青岛市胸科医院	临床医学类优秀青年医学人才
马广仁	骨科	青岛市胸科医院	临床医学类优秀青年医学人才
王珍丽	肝病科	青岛市第六人民医院	临床医学类优秀青年医学人才
孙 平	老年精神病科	青岛市精神卫生中心	公共卫生类优秀青年医学人才
綦 斐	健康促进与教育	青岛市疾病预防控制中心	公共卫生类优秀青年医学人才

(续表)

姓名	专业	所在单位	类别
宁锋	慢性病及危险因素预防与控制	青岛市疾病预防控制中心	公共卫生类优秀青年医学人才
石学香	食品安全风险监测与评估	青岛市疾病预防控制中心	公共卫生类优秀青年医学人才
陈辣	健康促进与教育	青岛市疾病预防控制中心	公共卫生类优秀青年医学人才
薛白	重大传染病防控	青岛市疾病预防控制中心	公共卫生类优秀青年医学人才
冯智慧	输血医学	青岛市中心血站	公共卫生类优秀青年医学人才
田海龙	神经外科	山东大学齐鲁医院（青岛）	临床医学类优秀青年医学人才
胡文超	内分泌科	山东大学齐鲁医院（青岛）	临床医学类优秀青年医学人才
姜英杰	消化内科	山东大学齐鲁医院（青岛）	临床医学类优秀青年医学人才
蔡美娟	检验医学	山东大学齐鲁医院（青岛）	临床医学类优秀青年医学人才
朱淑珍	检验医学	山东大学齐鲁医院（青岛）	临床医学类优秀青年医学人才
付鹏	麻醉科	青岛阜外医院	临床医学类优秀青年医学人才
张涛	内科	青岛阜外医院	临床医学类优秀青年医学人才
方英	中医妇科	青岛市市南区人民医院	中医药类优秀青年医学人才
冯广义	中医科	青岛市市南区人民医院	中医药类优秀青年医学人才
代先慧	呼吸内科	城阳区人民医院	临床医学类优秀青年医学人才
于春华	儿科	城阳区人民医院	临床医学类优秀青年医学人才
韩明辉	胸泌外科	青岛经济技术开发区第一人民医院	临床医学类优秀青年医学人才
崔磊	口腔科	青岛经济技术开发区第一人民医院	临床医学类优秀青年医学人才
王坤	神经外科	黄岛区人民医院	临床医学类优秀青年医学人才
韩培海	中医脑病科	青岛市西海岸新区中医医院	中医药类优秀青年医学人才
乔真理	脊柱外科	即墨市人民医院	临床医学类优秀青年医学人才
矫琰庆	中医妇产科	即墨市中医医院	中医药类优秀青年医学人才
刘颖卉	呼吸内科	平度市人民医院	临床医学类优秀青年医学人才
郭秀辉	血液肿瘤科	平度市人民医院	临床医学类优秀青年医学人才
马玉杰	中医科	平度市人民医院	中医药类优秀青年医学人才

青岛市第二届"最美天使"获选名单

一、青岛市第二届"最美天使"获得者

（一）医生（10 名）

王　波　胶州市第三人民医院急诊外科主任
王　革　山东大学齐鲁医院（青岛）急诊科副主任
刘春雷　青岛市中心医院泌尿外科主任
刘高利　青岛大学附属医院西海岸院区心血管外科主任
宋士强　城阳区人民医院泌尿外科主任、主任医师
陈桂芝　青岛市胶州中心医院内分泌血液科主任
周兆山　青岛市海慈医疗集团主任医师
姜法春　青岛市疾病预防控制中心传染病防治科主任
赵淑萍　青岛市妇女儿童医院妇科中心主任

滕　琦　青岛市口腔医院东部分院副主任

（二）护士（8名）

孙艳荣　李沧区永清路社区卫生服务中心主管护师

位兰玲　青岛市市立医院急诊科总护士长

林爱霞　青岛市第八人民医院普外科主管护师

范　巍　山东青岛中西医结合医院护士长、主管护师

徐世红　西海岸新区第二中医院护理部主任、副主任护师

郭云霞　青岛市第三人民医院产房护士长

曹玉蓉　青岛市精神卫生中心精神六科护士长

蒋　敏　青岛市第六人民医院ICU护士长、主管护师

（三）乡医（2名）

盛化彬　平度市旧店镇祝沟卫生院乡医

何锦香　崂山区北宅街道河东卫生室乡医

（四）团队（1个）

青岛市援坦医疗队

孙　龙　青岛市市立医院心脏外科主任医师

朱　健　青岛市市立医院眼科副主任医师

谢伟峰　青岛市市立医院内科ICU主治医师

朱金强　青岛市海慈医疗集团骨科副主任医师

司卫锋　青岛市第八人民医院耳鼻喉科主治医师

曲先锋　青岛市妇儿医院小儿内科副主任医师

二、青岛市第二届"最美天使"提名奖获得者

（一）医生（11名）

仇伟涛　青岛市第九人民医院五官科主任

郑占杰　青岛市精神卫生中心老年科主任

孙丽梅　青岛市胸科医院胸三科主任

孙彦华　市北区辽源路街道社区卫生服务中心主治医师

孙祥恩　市南区人民医院急诊科副主任

李爱民　山东青岛中西医结合医院风湿病科主任

别慧玲　平度市人民医院儿二科主任

张立坤　青岛市急救中心主治医师

张　静　崂山区王哥庄街道社区卫生服务中心医师

侯秋雨　青岛市第八人民医院胸外二科主任

韩　伟　青岛市市立医院东院呼吸内二科主任兼国际医学部主任

（二）护士（6名）

于桂玲　青岛市妇女儿童医院护理部主任

冯明明　即墨区人民医院神经外科护士长、主管护师

李沂红　青岛市海慈医疗集团脊柱外科护士长、副主任护师

李　玲　莱西市人民医院产科护士长

姜丽丽　青岛市中心医院中医科护士长、主管护师

盖玉彪　青岛大学附属医院西海岸院区重症医学科副护士长

（三）乡医（2名）

孙正温　西海岸新区红石崖街道福莱社区中心乡医

刘兆龙　即墨区蓝村镇四里村卫生室乡医

（四）团队（1个）

青岛阜外心血管病医院"山海共建心心相连"团队

吕振乾　青岛阜外心血管病医院心外科主任

陆　敏　青岛阜外心血管病医院超声科主任

张　浩　青岛阜外心血管病医院放射科主任助理

王丽君　青岛阜外心血管病医院心脏中心总护士长

黄　静　青岛阜外心血管病医院外联部护士

2018年国家级媒体新闻宣传报道条目

标题	媒体名称	报道日期	媒体级别	版次/栏目	字数/时长
青岛一年返还血费260万元	健康报	2018.1.12	国家级传统媒体	3/新闻	300字
青岛成立企业流动血库	健康报	2018.2.12	国家级传统媒体	3/新闻	300字
青岛万人血库再启动	健康报	2018.2.22	国家级传统媒体	3/新闻	300字

(续表)

标题	媒体名称	报道日期	媒体级别	版次/栏目	字数/时长
青岛初步形成脑卒中急救圈	健康报	2018.3.21	国家级传统媒体	2	275字
青岛失眠门诊接诊量增长快	健康报	2018.3.23	国家级传统媒体	2	800字左右
"新市民健康城市行"精彩瞬间(五)接力山东	人口与计划生育杂志	2018.2	国家级传统媒体	封3	800字
即墨医生趴地抢救呼吸心跳骤停病人	中央电视台	2018.4.13	国家级重点传统媒体	朝闻天下	2分钟
小小随访箱"大显身手"	经济日报	2018.4.26	国家级重点传统媒体	4	1000字
孕妇患肺结核应果断拍片	健康报	2018.4.9	国家级传统媒体	4版	555字
青岛重度口腔疾病纳入"日间病房"	健康报	2018.4.18	国家级传统媒体	3	200字
青岛建爱心献血驿站	健康报	2018.4.19	国家级传统媒体	3	300字
市北区接种门诊推出"周末服务"	中国人口报	2018.4.20	国家级传统媒体	2	300字
青岛市市北区提升家庭医生服务水平,随访箱大显身手	经济日报	2018.5.13	国家级重点传统媒体	13	1000字
青岛启动天使妈妈训练营	健康报	2018.5.3	国家级传统媒体	3版	272字
小医院有"大担当"	健康报	2018.5.1	国家级传统媒体	8	200字
坚持中西医并重打造区域诊疗中心	中国中医药报	2018.6.13	国家级传统媒体	7	3000字
五运六气结合推拿治疗儿科疾病	中国中医药报	2018.6.4	国家级传统媒体	4	1500字
青岛:孵化全生命周期中医康养的标本	健康报	2018.6.19	国家级传统媒体	3	1500字
青岛评选十大爱心献血故事	健康报	2018.6.15	国家级传统媒体	3/新闻	300字
青岛设无偿献血科普月	健康报	2018.6.19	国家级传统媒体	4/综合	300字
手术室里的"个人演唱会"	健康报	2018.6.22	国家级传统媒体	8版	600字
"两癌"筛查 健康护航千万家——鳌山卫街道卫计中心携手区人民医院开展"两癌"筛查工作	人民网	2018.6.25	国家级网络媒体	社会	1181字
网络流传各种防蚊虫叮咬靠谱吗	中央电视台	2018.7.26	国家级重点传统媒体	第一时间	2分钟
青岛首个三方合作医院开业	健康报	2018.7.30	国家级传统媒体	3	150字
城阳区:健康服务紧跟流动人口步伐	中国人口报	2018.7.12	国家级传统媒体	2	900字
父女俩一起学中医	中国中医药报	2018.7.25	国家级传统媒体	2	图文
山东青岛中西医结合医院选派医生赴黔帮扶	中国中医药报	2018.7.5	国家级传统媒体	综合新闻	326字
青岛:误服蚊香液女童已苏醒 病情仍需进一步观察	新华网	2018.7.20	国家级网络媒体	山东频道	500字
咀嚼喂饭两岁娃患胃溃疡 确诊感染幽门螺杆菌	新华网	2018.7.18	国家级网络媒体	山东频道	800字
一岁娃误喝蚊香液中毒 三次洗胃仍未脱离生命危险	新华网	2018.7.18	国家级网络媒体	山东频道	800字

(续表)

标题	媒体名称	报道日期	媒体级别	版次/栏目	字数/时长
青岛改变患者就医体验:平均就医时间缩至45分钟	新华网	2018.7.24	国家级网络媒体	山东频道	1000字
青岛街头献血屋提供"爱心饮品"	健康报	2018.8.14	国家级传统媒体	综合	300字
青岛血费报销实现线上办理	健康报	2018.8.11	国家级传统媒体	综合	300字
青岛交叉互查公共卫生项目	健康报	2018.8.16	国家级传统媒体	3版新闻	280字
胶州市:健康扶贫暖民心	中国人口报	2018.8.9	国家级传统媒体	02版新闻	1200字
胶州市:药具发放服务"无缝隙"	中国人口报	2018.8.16	国家级传统媒体	02版新闻	890字
打造中医药经济管理的王牌军	中国中医药报	2018.8.10	国家级传统媒体	1	2500字
山东省青岛市12台饮用水设备抽检水质不合格	新华网	2018.8.28	国家级网络媒体	山东	1273字
"爱牙牙天使行动"启动	健康报	2018.9.5	国家级传统媒体	3	400字
青岛市市立医院儿科:以服务为本提高医疗服务质量	人民网	2018.9.29	国家级网络媒体	人民网健康	1777字
青岛市市立医院东院呼吸二科:为病人提供"人性化服务"	人民网	2018.9.29	国家级网络媒体	人民网健康	1690字
扎实推进医养结合 青岛市北助力健康养老	人民网	2018.9.11	国家级网络媒体	山东频道	600字
青岛国际精神医学高峰论坛举办	健康报	2018.10.12	国家级传统媒体	2	300字
中日科学家共话职能养老	健康报	2018.10.22	国家级传统媒体	2	500字
山东青岛市第二届国医大师论坛举行	中国中医药报	2018.10.01	国家级传统媒体	2	1000字
山东省青岛市举办中药传统技能大赛	中国中医药报	2018.10.11	国家级传统媒体	2	1000字
市北区"三个创建"提升托幼卫生保健水平	中国人口报	2018.11.27	国家级传统媒体	头版	300字
市北区打造医养结合特色服务品牌	中国人口报	2018.12.24	国家级传统媒体	2版	500字
南京路小学与海慈携手搭建校园科普站	健康报	2018.12.1	国家级传统媒体	新闻	1000字

2018年青岛市个体医疗机构概况

市南区个体医疗机构

概况 2018年,市南区有个体医疗机构293家,其中一级医院4家、门诊部38家、综合诊所75家、口腔诊所79家、中医诊所39家、社区卫生服务中心和站24家、其他34家。从业人员4867人。全年总收入116701.6万元。2018年新增个体医疗机构48家,注销30家。

市南区2018年新增个体医疗机构

机构名称	地址	负责人
青岛海信光学眼镜有限公司市南眼科诊所	市南区江西路36号乙	侯玲梅
青岛亲青社会工作服务中心市南你我之家诊所	市南区江西路171号11栋3单元101-102户	王远萍
青岛杏林医药连锁有限公司市南中医门诊部	市南区南京路129号	黄 辉
青岛善悦医疗投资有限公司市南优悦诊所	市南区新湛一支路13号、15号	孙伦功
青岛欣博海医疗咨询管理有限公司市南奥帆口腔诊所	市南区东海中路16号1号楼2单元101户	杨 洁
青岛心仪口腔医疗有限公司市南心仪口腔诊所	市南区闽江路140号甲乙网点	王小利
青岛市市南区残疾人阳光安养服务中心国金诊所	市南区瞿塘峡路34号一楼西侧	徐 立
青岛众元康医疗有限责任公司市南众元康诊所	市南区嘉祥路89号	张其胜
青岛瑞程佳华医疗管理有限公司市南香港中路口腔门诊部	市南区香港中路8号乙中铁青岛中心广场四楼L4-004	李建业
青岛东和医疗管理有限公司市南江西路口腔门诊部	市南区江西路66号甲	陈新贺
市南丁原亮口腔诊所	市南区秀湛路8号2单元101户	丁原亮
市南恒海联医院	市南区延安三路101号10号楼一楼和二楼东侧	宫子超
青岛菩提医疗医院管理集团有限公司东海路诊所	市南区东海中路20号丙-2	叶大伟
青岛善悦医疗投资有限公司市南慈悦诊所	市南区江西路35号12号楼4#网点	孙玉玲
青岛聚安康医疗管理有限责任公司市南诊所	市南区宁夏路345号和市南区香港中路167号2号楼2单元101户	张 荆
青岛灏钰春天医疗美容有限公司市南医疗美容诊所	市南区江西路35号6号楼一、二层网点	孙 伟
青岛澳玛星光医疗美容诊所有限公司市南澳玛星光医疗美容诊所	市南区闽江路2号国华大厦1、2层西侧	戴淑琴
青岛美丽世界医疗美容有限公司市南美丽世界医疗美容诊所	市南区宁国路1号乙	徐国士
青岛丰裕和医疗管理有限公司市南丰裕和诊所	市南区高田路21号	邓泽珍
青岛优康医疗有限责任公司银川西路诊所	市南区银川西路7-6号1-2层	王彩丽
青岛丰硕堂医药连锁有限公司市南江苏路诊所	市南区江苏路29号地上一层3号	孙爱华
青岛名仕医疗管理有限公司市南名仕口腔诊所	市南区闽江路78号甲	李冬梅
青岛雍禾医疗美容诊所有限公司市南医疗美容诊所	市南区江西路156号甲	于文成
青岛青悦医疗管理有限公司市南青悦口腔门诊部	市南区福州南路42号甲	张圣军
青岛普瑞固德医疗管理有限公司市南雅固美口腔诊所	市南区延吉路117-25号网点一层	黄布和
青岛壹莱美医疗有限公司市南医疗美容诊所	市南区宁国二路4号甲	薛海松
青岛维乐佳医疗管理有限公司市南澳门路口腔门诊部	市南区东海西路48号4号楼2单元102号	朱 琳
青岛瑞慈瑞城健康管理有限公司市南门诊部	市南区闽江路2号4层	张晓萍
青岛德尔美客百合医疗管理有限公司市南美容门诊部	市南区山东路6号甲华润中心万象城第L1层第N111号房屋	王国荣
青岛市南香港中路街道南京路社区卫生服务中心	市南区南京路88号	纪新伟
青岛福瑞诺康医疗管理有限公司市南福瑞诺康口腔诊所	市南区香港中路126号齐鲁石化公司疗养院内	张 军

(续表)

机构名称	地址	负责人
青岛金泰诺美容管理咨询有限公司市南华璞诺美医疗美容诊所	市南区高邮湖路26号1号楼2层网点	王勇军
青岛铭医国际医学美容有限公司市南铭医医疗美容诊所	市南区江西路35号戊4号楼一至二层	刘世明
青岛三顺和医疗管理有限公司市南中医综合诊所	市南区高田路52、56、60、62	贾凤任
青岛致美尚美美容有限公司市南致美尚美美容诊所	市南区香港中路126号齐鲁石化疗养院院内会议中心一层101	王荣基
青岛市南杨群成中医诊所	青岛市市南区上杭路2号	杨群成
青岛市南钟大夫中医诊所	市南区台南路12号	钟志贵
山东东阿阿胶健康管理连锁有限公司青岛万象城旗舰店中医诊所	山东路6号甲华润万象城L-608商铺	闫 石
北京同仁堂山东医药连锁有限公司南京路中医诊所	市南区南京路80号1-2层3户	毛建业
青岛中和堂医药科技有限公司市南中医诊所	市南区东海一路20号三单元102	丁 赢
青岛市南陈向阳中医诊所	市南区宏大路20号3单元101	陈向阳
青岛市南侯勤中医诊所	市南区乐清路11号101户	侯 勤
青岛冠心堂医疗管理有限公司市南冠心堂中医诊所	市南区漳州路一路19号甲户网点	高庆梅
青岛山海慧医药连锁有限公司市南中医诊所	市南区秀湛路10号湛山村东小区综合楼二层商场一层网点	张耀武
青岛市南张鸣中医诊所	市南区江西路53号	张 鸣
北京同仁堂青岛药店有限责任公司市南同仁中医诊所	市南区上杭路37号	楚世禄
青岛市南战伟华中医诊所	市南区福州南路68号1栋1单元101户	战伟华
青岛市南杨吉秀中医诊所	市南区龙山路9号甲	杨吉秀

市南区2018年注销个体医疗机构

机构名称	地址	负责人
市南马京跃诊所	市南区旌德路3号3单元002户	马京跃
青岛市南大健康门诊部	市南区鄱阳湖路4号	龚 涛
市南亚太信达口腔门诊部	市南区东海西路48号4号楼2单元102户	赵 晗
青岛市南东和口腔门诊部	市南区江西路66号	曹国栋
市南孟玉凤口腔诊所	市南区延吉路口腔诊所	孟玉凤
青岛市南嘉华口腔诊所	市南区香港中路163号	李建业
市南蒋泳口腔诊所	市南区秀湛二路6号	蒋 泳
青岛市南健尔诊所	市南区泰州路1号1号楼4-102	任 瑛
市南徐国士医疗美容诊所	市南区宁国路1号乙	徐国士
青岛市南汤大夫中医诊所	市南区逍遥二路21号3单元101	汤明龙
青岛市南夕阳红老年公寓医务室	市南区基隆二路1号	刘宝琦

(续表)

机构名称	地址	负责人
山东东阿阿胶健康管理连锁有限公司青岛万象城旗舰店中医坐堂医诊所	市南区山东路 6 号甲华润万象城 L-608 商铺	闫 石
青岛市南钟大夫中医诊所	市南区台南路 12 号	钟志贵
青岛市南李坚刚中医诊所	市南区观城路 112 号	李坚刚
北京世纪华鹰医药科技有限公司青岛市南中医诊所	市南区太平角花园 1 号楼东户一层	丁 赢
市南高阳中医诊所	市南区高田路 52、56、58、60、62	高 阳
市南赵志荣口腔诊所	市南区闽江路 78 号丙	赵志荣
青岛市南向阳中医诊所	市南区宏大路 20 号 3 单元 101	陈向阳
北京同仁堂山东医药连锁有限公司青岛一店南京路中医坐堂医诊所	市南区南京路 80 号一层 3 户	毛建业
青岛全好健康管理有限公司市南南京路口腔门诊部	市南区南京路 33 号-2 号	徐 磊
市南侯勤中医诊所	市南区乐清路 11 号 101 户	侯 勤
青岛市南高慎龙中医诊所	市南区台西纬五路 5 号 103 户	高慎龙
青岛市南张鸣中医诊所	市南区江西路 53 号 101 户	张 鸣
青岛市南吉秀中医诊所	市南区龙山路 9 号甲	杨吉秀
青岛市南战伟华中医诊所	市南区福州南路 68 号 1 栋 1 单元 101	战伟华
市南铭医医疗美容门诊部	市南区江西路 35 号戊 4 号楼一至三层	刘世明
青岛市南生生堂中医诊所	市南区东海西路 51 号 1 号楼 2 单元 101 户	孙建新
北京同仁堂青岛药店有限公司香港中路中医坐堂医诊所	市南区香港中路 75 号丁	侯克勤
青岛市南瀚景堂中医诊所	市南区江西路 8 号甲单元 001 户	孙宝诚
青岛国风大药房连锁有限公司宏仁堂延安三路中医诊所	市南区延安三路 101 号丙	龙国日

市北区个体医疗机构

概况　2018 年,青岛市市北区有个体医疗机构 619 家,从业人员 5685 人。2018 年新增个体医疗机构 46 家,注销 10 家。

市北区 2018 年新增个体医疗机构

机构名称	地址	负责人
市北锦城口腔诊所	青岛市市北区海岸路 2 号戊-7 号(联城海岸锦城)一层 1 层户	曲 芳
市北董家中医诊所	青岛市市北区威海路 361 号	刘成纲
市北王新亭口腔诊所	青岛市市北区人民路 120 号	王新亭
青岛阳光丽齿健康管理有限公司市北宁化路口腔诊所	青岛市市北区宁化路 47 号-13	常立兴
市北平健兴诊所	青岛市市北区雏口路 34 号-4	杨淑华
青岛鲁医堂健康管理有限公司市北开平路诊所	青岛市市北区开平路 22-2 号	孟庆和

(续表)

机构名称	地址	负责人
市北区阜新路街道百合社区卫生服务中心	青岛市市北区鞍山一路22号乙	米 青
市北区河西街道小水清沟社区卫生服务站	青岛市市北区河西街道小水清沟花园10号楼一层网点	王开成
青岛博安康医疗管理有限公司市北博安康诊所	青岛市市北区佳木斯一路45号、47号	王 琳
青岛莘园医疗管理有限公司市北弘莘园诊所	青岛市市北区台柳路308号3-5号《泰成·玲珑郡》1层1-2层户	李抗美
市北俏天使医疗美容诊所	青岛市市北区镇江北路8-16号甲-4	郑子超
青岛艾勒凛香生物科技有限公司市北医疗美容诊所	青岛市市北区黑龙江南路2号万科中心2楼51-56	刘 俊
青岛中科友信医疗管理有限公司市北友信口腔诊所	青岛市市北区台柳路308号3号楼3-1网点	葛宇坚
市北铭医医疗美容诊所	青岛市市北区延吉路76-14-2层	刘世明
青岛诺瑞德医疗投资有限公司市北绣江诊所	青岛市市北区宁乡路266-06号	谭金国
青岛大诚中医健康管理有限责任公司市北中医门诊部	青岛市市北区南京路236-5号	张晓君
青岛叮叮健康管理有限公司市北诊所	青岛市市北区黑龙江南路10号-4地下1-1层	任慧娟
青岛善悦医疗投资有限公司市北紫台诊所	青岛市市北区宁乡路266-02号	曹国强
青岛博厚医疗管理股份有限公司市北樱花诊所	青岛市市北区开平路22-27、22-28号	刘玉冬
青岛慈爱医疗管理有限公司鞍山路诊所	青岛市市北区鞍山路108号1层商场103室	张 薇
青岛圣爱眼科有限公司市北诊所	青岛市市北区镇江北路8-16号甲	韩 臻
市北金华瑞诊所	青岛市市北区瑞昌路141号S1-1016一层1、2层户	包世华
青岛皓典健康管理有限公司市北皓典口腔诊所	青岛市市北区延吉路83号网点二层	姜 玲
青岛华康疑难不孕不育症科技开发有限公司胶州路中医门诊部	青岛市市北区胶州路6号丙	张寄青
市北祥和瑞皓口腔诊所	青岛市市北区绍兴路59-32号	李 梅
青岛旭东伟联医疗管理有限公司市北滨海康城诊所	青岛市市北区洛阳路4号小区8号楼底商3层	薛丽丽
市北军保康诊所	青岛市市北区拜泉路87-6号	倪红玲
青岛德厚堂医疗科技有限公司市北寰宇天下诊所	青岛市市北区长沙路49-152-101、49-153、49-191	董 勇
市北杰瑞米口腔诊所	青岛市市北区辽阳西路234号	袁 媛
青岛康益萍健康有限公司市北德美康诊所	青岛市市北区重庆南路128甲-4、5	杨淑芳
青岛瑞旗医疗管理有限公司市北哈尔滨路口腔诊所	青岛市市北区哈尔滨路88号乙-11	曹国栋
青岛源汇达医疗管理有限责任公司市北长沙路紫台诊所	青岛市市北区长沙路33号万科紫台15-82,15-83底商	张海明
青岛国医岐黄医疗管理有限公司市北初心诊所	青岛市市北区延安一路31号-43	赵堂伦
青岛众康社区医疗管理有限公司市北同福路诊所	青岛市市北区同福路29号(二)	于西生
市北世医堂敦化路中医门诊部	青岛市市北区敦化路23号乙-1	赵 莹
市北华新康诊所	青岛市市北区辽阳西路25号甲	王崇华
青岛丰硕堂医疗管理有限公司第七诊所	青岛市市北区齐东路42号	朱美兰
青岛允康医疗管理有限公司市北宁夏路诊所	青岛市市北区宁夏路32-1号甲	石青林

(续表)

机构名称	地址	负责人
青岛陈医针医疗有限公司市北辽阳西路诊所	青岛市市北区辽阳西路 220 号	徐记华
市北区湖岛街道瑞海社区卫生服务站	青岛市市北区瑞海北路 266 号 8-101A、8-201、8-202 号商铺	马国鼎
青岛誉丰堂医疗管理有限公司市北美寓天城诊所	青岛市市北区保张路 69 号金盛苑 B2 号楼 B1 商业网点的 13 号	邹初霞
青岛牙牙精灵口腔医疗有限公司市北瑞昌路口腔诊所	青岛市市北区瑞昌路 141 号 S4-1002	杨 惠
市北瑞仁合诊所	青岛市市北区徐州北路 201 号	刘 慧
青岛益合康医疗管理有限公司市北益瑞康门诊部	青岛市市北区人民一路 29 号-11	刘 静
市北山海慧口腔诊所	青岛市市北区山东路 171 号丁 1-1-103	张立炜
青岛华佗国医医疗投资有限公司市北第一诊所	青岛市市北区南宁路 18 号甲一层网点	宋长青

市北区 2018 年注销个体医疗机构

机构名称	地址	负责人
市北康吉尔诊所	青岛市市北区瑞安路 99 号 5 号楼二单元 103	杨 莉
市北刘玉琦中医诊所	青岛市市北区吉林支路 2 号 2 号楼 2 单元 103 户	刘玉琦
市北谦学中医诊所	青岛市市北区招远路 30 号	王振武
市北万众诊所	青岛市市北区浮山后六小区 6-44 号楼 3 单元 101 户	林亿群
市北心和堂诊所	青岛市市北区商丘路 21 号-8 号网点	于翠香
市北区兴隆路街道社区卫生服务中心	青岛市市北区兴隆路 69 号	王 敏
青岛诗碧雅健康管理有限公司市北一龄中医诊所	青岛市市北区山东路 111 号良辰美景 7 号网点	孔庆者
市北利诚诊所	青岛市市北区敦化路 23 号乙	罗定柏
市北大艾堂中医诊所	青岛市市北区徐州路 138 号西侧 D4	邹初霞
市北顺和堂诊所	青岛市市北区宝应路 36 号	孙咸茂

李沧区个体医疗机构

概况 2018 年,青岛市李沧区有个体医疗机构 459 家,从业人员 8109 人,其中,19.76% 为中专及以下学历,80.16% 为大专及以上学历,全年业务总收入 201000 万元。2018 年新增个体医疗机构 53 家,注销 24 家。

李沧区 2018 年新增个体医疗机构

机构名称	地址	负责人
李沧卓尔口腔诊所	李沧区万年泉路 63 号	刘 阳
李沧京诺口腔诊所	李沧区古镇路 16 号 1 单元 202 户	孙丰京
青岛华医健康管理有限责任公司海陪康诊所	李沧区虎山路 27-106,107 号	宋青华
李沧泽馨康诊所	李沧区唐山路 87 号 104 号楼 1-101、102 户	黄秀云
李沧吉尔康口腔诊所	李沧区虎山路 7-14 号网点	姚正志

(续表)

机构名称	地址	负责人
李沧李春祥中医诊所	青岛市李沧区峰山路 8 号乙	李春祥
青岛浩伟健康医疗有限公司李沧浩伟口腔诊所	李沧区巨峰路 173-23 号	马慧芬
李沧涵瑞康口腔诊所	青岛市李沧区汉川路 777 号 9-1 号	王屹东
青岛鑫全好口腔门诊有限公司李沧峰山路口腔门诊部	青岛市李沧区峰山路 32 号	金　晶
青岛馨雅阁医疗管理有限公司李沧尔雅口腔诊所	青岛市李沧区青峰路 60 号-29	于　丹
李沧润泽康诊所	李沧区金水路 735-36 号网点	梁淑敏
李沧恒伟康口腔诊所	李沧区夏庄路 157-13 号	申洪伟
青岛晶睿口腔医疗有限公司李沧铂睿口腔门诊部	李沧区虎山路 27-122 号	仇玉翠
李沧简致雅口腔诊所	李沧区晋中路 79 甲-27 单元 1 层 1 户	夏峥婧
李沧崔若宙口腔诊所	李沧区九水路 97 号网点	崔若宙
青岛李沧海山医院	李沧区黑龙江中路 797-50 号	李玉莲
青岛药上医疗管理有限公司李沧湖山美地小区诊所	李沧区黑龙江中路 480-34 号	沈锡亮
李沧尚苑堂中医诊所	李沧虎山路 77-28 号	孙秀芬
青岛百果山医疗管理有限公司李沧南王诊所	李沧区东川路 59 号网点	张治国
李沧双益口腔诊所	李沧区兴国路 2-4 号	林森岩
青岛海沃资健康管理有限公司李沧万达可恩口腔门诊部	青岛市李沧区巨峰路 178 号 3703、3704、3705、3706 号	王　涛
青岛康诚兴华医疗管理有限公司李沧诊所	李沧区峰山路 13 号 101 室	王立瑞
青岛亚欣企业管理有限公司李沧亚欣口腔诊所	李沧区宾川路 78-1 号	田正林
李沧君俪康口腔诊所	李沧区东山四路 36-41 号	曲　静
青岛晟鑫健医疗管理有限公司李沧鑫晟诊所	李沧区九水东路 322 号 5 号网点	付美艳
青岛全德康中医药科技有限公司李沧沧安路中医诊所	青岛市李沧区沧安路 65 号	李玉全
李沧刘宝贺口腔诊所	李沧区万年泉路 237-27 号网点	姜新朋
李沧慈仁门诊部	李沧区东川路 59 号	李玉梅
青岛航韦医疗咨询有限公司李沧航韦口腔诊所	李沧区万年泉路 112 号、112 号甲、114 号、114 号甲	甄英伟
青岛恒恩医疗管理有限公司李沧雅美康口腔诊所	李沧区临汾路 13 号	李廷海
李沧马氏中医骨科诊所	李沧区第二医院北院墙外网点 78、79 号	马翠荣
青岛李沧仁爱医院	李沧区文昌路 433 号甲	冯基业
青岛唯美口腔医疗有限公司李沧唯美口腔门诊部	李沧区金水路 181-20 号	崔飞燕
青岛东凯福华医疗投资有限公司李沧瑞鑫康诊所	李沧区九水东路 518 号 16 号楼	李加丽
青岛益华健康管理有限公司李沧永安路诊所	李沧区永安路 13 号甲	王建敏
李沧爱溢口腔诊所	李沧区金水路 183-3 号	刘　泉
李沧优诺博士叁号口腔门诊部	李沧区京口路 60 号-3 层	李勇姬
李沧海润康诊所	李沧区晋中路 79 乙-21 号,79-31 号	曲日明
李沧惠中泽口腔门诊部	李沧区延川路 2-7 号	吕　伟

(续表)

机构名称	地址	负责人
青岛杨博士医疗投资管理有限公司李沧杨博医疗美容诊所	李沧区黑龙江中路649号	李佑仁
李沧全民康诊所	李沧区振华路149号	沈慕岚
李沧齿之邦口腔诊所	李沧区秀峰路9号	赵　伟
李沧和达诊所	李沧区宾川路99号院60号和达璟城1层1户	陈月华
李沧黄海医院	李沧区永宁路18号、兴国路24号3单元102户	刘永庆
李沧金盛水口腔诊所	李沧区金水路1014号网点	吕平芳
青岛博海医疗咨询管理有限责任公司李沧博海医院	李沧区九水东路191-26、27号	董争辉
李沧曲朋海中西医结合诊所	李沧区金水路1057号42号楼6号网点	曲朋海
李沧雅美佳芮口腔诊所	李沧区晋中路4-1号	隋　昶
青岛惠晴医疗管理有限公司李沧舒芳堂诊所	李沧区湘潭路50-6号	徐翠萍
青岛文安居医疗管理有限公司李沧文安诊所	李沧区文昌路41号-1(托老所内)	沈维亭
青岛宏恩医疗有限公司李沧金山皮肤病门诊部	李沧区金水路2357号1-2楼	张文君
李沧司迈尔口腔诊所	李沧区九水路39-20号网点	安月辛
青岛诺康健康管理有限公司李沧仁德诊所	李沧区大同北路28-7-8号	路仁南

李沧区2018年注销个体医疗机构

机构名称	地址	负责人
李沧益齿口腔诊所	李沧区夏庄路196号乙	朱元龙
李沧德仁堂中医诊所	李沧区虎山路68号	董翠玲
李沧石俊庆诊所	李沧区唐山路87号35号楼4-101、102、201室	徐可德
李沧丰瑞堂中医诊所	李沧区黑龙江中路480-60号网点	孙培敏
李沧英伟口腔诊所	李沧区浮山路112号	甄英伟
李沧河南口腔诊所	李沧区九水路97号	徐淑兰
青岛文正伟业商贸有限公司李沧鑫苑诊所	李沧区金水路百通馨苑753-18	于国文
青岛市东轸综合加工厂医务室	李沧区太原路39号	董文俐
青岛宗昌大药房医药连锁有限公司第六十分店中医坐堂医诊所	李沧区唐山路87号01网点	陈维森
李沧区桃源工贸公司医务室	李沧区戴家社区	张凤英
李沧润福康诊所	李沧区金水路735-36号	陶新波
青岛李沧区黄海医院	李沧区永宁路18号、兴国路24号3单元102户	刘永庆
李沧新牡丹诊所	李沧区夏庄路157-13号	孙风新
李沧姚正志齿科诊所	李沧区虎山路7号-14号	姚正志
李沧绍军诊所	李沧区金水路长涧社区2号	臧绍军
李沧依山诊所	李沧区金水路803-9号门头	张海明
李沧李庶良诊所	李沧区邢台路12号2单元102户	滕淑云
李沧阳光浩伟齿科诊所	李沧区巨峰路173-23号	李　雪

(续表)

机构名称	地址	负责人
李沧益生堂妇科诊所	李沧区万年泉路 222 号 3 单元 201 室	姜桂花
青岛祥泰康医疗管理有限公司李沧民祥康门诊部	青岛市李沧区汉川路 777 号-1 号 2 号网点	刘海朋
李沧馨泽康诊所	李沧区唐山路 87 号翠湖馨苑 104 号楼 1-101、102 户	董代珉
李沧孙将德诊所	李沧区玉清宫路 20-1 号	徐云霞
李沧竣济堂中医诊所	青岛市李沧区金水路 1157-11 网点	肖竣元
青岛电子学校卫生保健所	李沧区兴华路 18 号	李桂阳

崂山区个体医疗机构

概况 2018 年,青岛市崂山区现有个体医疗机构 220 家。2018 年新增个体医疗机构 28 所,注销 30 家。

崂山区 2018 年新增个体医疗机构

机构名称	地址	负责人
崂山登瀛综合诊所	青岛市崂山区沙子口街道前登瀛社区 157 号	韩玉芬
青岛黄海健康管理有限公司崂山门诊部	青岛市崂山区海尔路 178-2 号裕龙国际中心 C 座	牛平光
崂山康泰口腔诊所	青岛市崂山区北宅街道孙家社区 318 号	韩 冰
崂山芳生堂诊所	青岛市崂山区北宅街道凉泉社区 7 号楼网点	赵玉兰
青岛东和口腔崂山同安路门诊部	青岛市崂山区同安路 880 号 1F-39-40 号	孙佩佩
青岛市崂山区金家岭街道金家岭社区卫生服务站	青岛市崂山区金岭新村 4 号楼 3 号网点	李 魁
崂山禾青馨医疗美容诊所	青岛市崂山区同兴路 710 号 45 号网点	王素青
精艺鑫口腔诊所	崂山区王哥庄街道王哥庄社区商业街南	李晓静
崂山千和家口腔诊所	崂山区麦岛路 9 号弘信花园 1 号楼 1 单元 G01	肖晓秋
崂山秀尔医疗美容诊所	青岛市崂山区麦岛路 1 号 9 号楼 3-4 网点	于惠青
青岛崂山颐佳康复医疗中心	青岛市崂山区海尔路 61 号 2 号楼裙楼 1-2 层	李 玲
丽元口腔诊所	青岛市崂山区同安路 861 号-2 号	林海涛
香檬诊所	青岛市崂山区香港东路 81 号亚麦山庄 4 号楼 1 号乙	王燕维
山东电力建设第三工程有限公司职工医院	青岛市崂山区同安路 882 号 B 座 201	张瑞山
朱娇诊所	青岛市崂山区董家下庄 375 号	郭顺桢
青岛富润康元健康科技有限公司富玉堂中医诊所	青岛市崂山区山东头路 68 号海泰万丰酒店四层	王圆明
青岛崂山长生中和中医诊所	崂山区香港东路 195 号 6 号楼 707	王遥庆
青岛齐和堂医疗管理有限公司同安堂中医诊所	山东省青岛市崂山区同安路 866 号-3 商铺	张玉兰
青岛国风大药房连锁有限公司崂山永顺中医诊所	青岛市崂山区海口路 33 号-48	李振泉
崂山沐森中医诊所	青岛市崂山区崂山路翡翠花园 2 号楼 104 户	李奎喜
阳和林中医诊所	崂山区崂山路 9 号阳光山庄 11 号楼 202 户	纪战尚
汤大夫中医诊所	青岛市崂山区东海东路 5 号 20 号网点	汤明龙

(续表)

机构名称	地址	负责人
崂山杨一氏中医诊所	青岛市崂山区沙子口街道西登瀛社区3号网点	杨洪滨
窈美堂中医诊所	青岛市崂山区海安路5号1-1-402	牟仲倩
青岛靓之源健康管理咨询服务有限公司崂山一龄中医诊所	山东省青岛市崂山区同安路866号18号商铺	汤毓南
贝琪儿童中医诊所	青岛市崂山区劲松七路228号10号网点	金勇成
青岛崂山奎振堂中医诊所	青岛市崂山区山东头路58号盛和大厦2号楼801室	王奎球
颐善堂中医诊所	青岛市崂山区丰原路2号1号楼1单元102户	王雅新

崂山区2018年注销个体医疗机构

机构名称	地址	负责人
青岛海氧益百实业有限公司中医诊所	青岛市崂山区株洲路177号	侯 燕
富玉堂中医诊所	青岛市崂山区山东头路68号	王洁玫
崂山康泰口腔诊所	青岛市崂山区北宅街道孙家社区318号	
青岛崂山蒙特勒尔医疗科技有限公司崂山诊所	青岛市崂山区东海东路58号1号楼205复式商业	蔡慧杰
海康诊所	青岛市崂山区中韩街道王家村社区279号	
青岛崂山青春派外科诊所	青岛市崂山区秦岭路15号海韵东方二楼	蒋 叶
崂山宋大夫综合诊所	青岛市崂山区沙子口街道北龙口社区海大崂山校区北门(九水东路600号)	
青岛瑞泰东和口腔崂山同安路门诊部	崂山区同安路880号-1F-39-40室	曲 勃
青岛国风大药房连锁有限公司永顺药店中医坐堂医诊所	青岛市崂山区海口路33号-48	张 聪
万康中医诊所	青岛市崂山区东海东路58号	刘洪领
青岛崂山仁和苑门诊部	青岛市崂山区劲松七路228号37—39	李 鸾
金家岭街道大埠东社区卫生室	青岛市崂山区金家岭街道大埠东小区12号楼3单元101	
青岛医保城药品连锁有限公司崂山分公司中医坐堂医诊所	青岛市崂山区仙霞岭路16号金岭尚街B区3A3B	马守军
沙子口街道董家埠社区卫生室-C	青岛市崂山区沙子口街道董家埠商品楼2号楼中单元101户	
阳和林中医诊所	青岛市崂山区崂山路9号阳光山庄19号楼1单元201户	
杨家中医诊所	青岛市崂山区中韩街道王家村1号楼	
青岛崂山鸣谦堂中西医结合诊所	青岛市崂山区沙子口街道南崂社区	曲延帅
沐森诊所	青岛市崂山区沙子口街道南姜前海花园	
崂山康美圣元诊所	青岛市崂山区劲松七路237号左岸风度小区北门内圆楼	姚 琴
徐守敏中医诊所	青岛市崂山区王哥庄街道何家社区	
智竑诊所	青岛市崂山区中韩街道山东头社区	

(续表)

机构名称	地址	负责人
青岛丽元医疗美容门诊部	青岛市崂山区同安路861号	韩德沛
青岛航泰门诊部	青岛市崂山区科苑经五路128号	张伟民
山东电力建设第三工程公司医务室	青岛市崂山区同安路892号	王鲁军
青岛市崂山区王哥庄中心卫生院	青岛市崂山区王哥庄街道王哥庄社区	王明涛
沙子口街道西姜社区卫生室	青岛市崂山区沙子口街道西姜社区居民小区5号楼前处	
东海医院社区诊所	青岛市崂山区山东头	辛克平
新时代诊所	青岛市崂山区高科园山东头	
安娜诊所	青岛市崂山区沙子口街道沙子口大街	于建海
沙子口街道南宅社区卫生室-A	青岛市崂山区沙子口街道南宅社区	

城阳区个体医疗机构概况

概况 2018年,青岛市城阳区有个体医疗机构493家,从业人员2415人,其中,49%为中专及以下学历,51%为大专及以上学历,中级及以下职称占93.5%,副高及以上职称占6.5%,全年业务收入约38386.3万元。2018年新增个体医疗机构48家,注销61家。

城阳区2018年新增个体医疗机构

机构名称	地址	负责人
城阳芦英增中西医结合诊所	青岛市城阳区双元路20-1号53号楼34号网点1-2层	芦英增
城阳袁显章广善堂中医诊所	青岛市城阳区中城路182号	袁显章
城阳陈常成口腔诊所	青岛市城阳区夏庄街道前古镇社区12号	陈常成
城阳孙维送维松口腔诊所	青岛市城阳区上马街道上马社区9号楼8号网点	孙维送
城阳陈正升浦里口腔诊所	青岛市城阳区惜福镇街道院后社区商业街36号	陈正升
城阳王云辉胜康内科诊所	青岛市城阳区双元路18号157号楼05号网点	王云辉
山东省青岛第十五中学医务室	青岛市城阳区硕阳路69号	侯秀娟
城阳寻兴强民强口腔诊所	青岛市城阳区华城路496号	寻兴强
城阳王炳远雅致口腔诊所	青岛市城阳区夏庄街道郝家营商业街	王炳远
城阳矫立峰泽康口腔诊所	青岛市城阳区双元路18号189号楼04号网点1层	矫立峰
黄加功佳美华口腔诊所	青岛高新区新业路鲁商蓝岸新城107号1、2层	黄加功
城阳张玮珊雅致口腔诊所	青岛市城阳区正阳路28-3号	张玮珊
城阳吕锐锐泽内科诊所	城阳区惜福镇街道院后社区网点西三号	吕锐
城阳胡苏平真方口腔诊所	城阳区204国道95号3号楼网点103	胡苏平
青岛昶善堂医疗服务有限公司第一门诊部	城阳区春城路576、578、580号	林立科
城阳赵敏烁玥口腔诊所	青岛市城阳区文阳路600-28号1层	赵敏
城阳纪欣内科诊所	青岛市城阳区青威路689号龙湖悠山郡75-02	纪欣

(续表)

机构名称	地址	负责人
惜福镇街道松树庄社区卫生室	青岛市城阳区惜福镇街道松树庄社区北商业一号网点	张晓东
青岛市城阳区社会福利中心综合门诊部	青岛市城阳区文阳路137号	姜晓建
青岛善悦医疗投资有限公司天泰城诊所	青岛市城阳区湘潭路16-1-03、04、05号	王元玲
青岛海吉雅医疗服务有限公司海吉丽雅口腔门诊部	青岛市城阳区长城路178号	徐有权
青岛雅慈医疗有限公司雅慈口腔门诊部	青岛市城阳区春阳路88号76号楼02号网点	王凤云
城阳贺林海亚美口腔诊所	青岛市城阳区和阳路489-491号	贺林海
青岛益家安康医疗管理有限公司城阳康馨内科门诊部	青岛市城阳区后田社区国学公园北侧24号网点	魏兆坤
城阳李金贤硕宇口腔诊所	青岛市城阳区民城路477号1-2层	李金贤
城阳王鑫睿口腔诊所	青岛市城阳区中城路122-37号	王 鑫
青岛佳和健康管理有限公司城阳明阳路综合门诊部	青岛市城阳区明阳路116号一层2号铺、二层1号铺	张波涛
城阳王爱英内科诊所	青岛市城阳区中城路351号	王爱英
青岛九州福医养有限公司城阳德康综合门诊部	青岛市城阳区流亭街道赵红路中段	王金义
青岛益民昌盛中医医院有限公司城阳益民康中医医院	青岛市城阳区惜福镇街道松树庄新小区北一号网点	卢顺义
青岛和润堂健康科技有限公司综合门诊部	青岛市城阳区文阳路271号	朱国伟
青岛益家安康医疗管理有限公司城阳德康诊所	青岛市城阳区夏庄街道夏塔路与天清路交叉口西20米三层楼网点	纪家江
青岛纯逸信息科技有限责任公司城阳仁逸堂内科诊所	青岛市城阳区和阳路169-9号	林以法
青岛益良德康医疗服务有限公司益良口腔诊所	青岛市城阳区夏庄街道夏塔路477号	张鲁安
青岛家好健康管理有限公司文泰诊所	青岛市城阳区流亭街道李家女姑社区15号网点	张爱华
城阳刘赛松赛瑞口腔诊所	青岛市城阳区和阳路150-22号	刘赛松
城阳区夏庄街道夏塔路社区卫生服务中心	青岛市城阳区夏庄街道夏塔路118-1、2、3号	张亚芹
青岛日月年健康管理有限公司城阳明华德中西医结合诊所	青岛市城阳区文阳路525号世纪民生39号门头	祁本约
城阳刘春子口腔诊所	青岛市城阳区春阳路111号万科春阳花园8-10号	刘春子
青岛善悦医疗投资有限公司和阳路诊所	青岛市城阳区和阳路156-18、19号	鹿新田
城阳宁铁凤一美口腔诊所	青岛市城阳区上马街道李仙庄社区仙居花苑网点	宁铁凤
青岛东南齿科医疗管理有限公司城阳东南口腔诊所	青岛市城阳区国城路90号	张元季
青岛祥锐口腔医疗有限公司青岛祥锐口腔门诊部	青岛市城阳区夏庄街道夏庄新苑小区B5网点	王 平
城阳张玉荣仁康内科诊所	青岛市城阳区王沙路60号鑫江水青花园39号楼6号网点	张玉荣
城阳李景方爱医美医疗美容诊所	青岛市城阳区春城路563号	李景方
青岛易达康医疗管理有限公司城阳内科门诊部	青岛市城阳区双元路16号560号楼网点59	马丽英
城阳金龙泉中医诊所	青岛市城阳区崇阳路156-9青啤海都园1层1-2	金龙泉
城阳韩蕾智慧口腔诊所	青岛市城阳区正阳路333号	韩 蕾

城阳区2018年注销个体医疗机构

机构名称	地址	负责人
城阳蒲学敏君康中医诊所	青岛市城阳区春阳路19-56	蒲学敏
城阳孙开成夏塔路综合门诊部	青岛市城阳区夏塔路477号	孙开成
青岛三利集团有限公司医务室	青岛市城阳区双元路青大工业园2号	王桂永
城阳周海宁精彩口腔诊所	青岛市城阳区春城路550号	周海宁
城阳娄国惠新苏尔口腔门诊部	青岛市城阳区正阳路159-2号	娄国惠
青岛变压器集团公司医务室	青岛市城阳区城阳街道北疃社区	林以法
城阳于璋基益民康中医医院	青岛市城阳区惜福镇街道松树庄新小区北商业一号网点	于璋基
城阳刘方恩内科诊所	青岛市城阳区中城路351号	刘方恩
城阳王仕锦弘益口腔诊所	青岛市城阳区黑龙江中路187号青岛国际工艺品城210-213	王仕锦
城阳邵春香弘益内科诊所	青岛市城阳区黑龙江中路187号	邵春香
城阳苟菊花内科门诊部	青岛市城阳区城阳街道后田社区	苟菊花
城阳宋修义综合门诊部	青岛市城阳区文阳路271号	宋修义
青岛海吉雅医疗服务有限公司城阳徐有权海吉丽雅口腔诊所	城阳区长城路178号	徐有权
青岛市城阳区社会福利中心内科门诊部	青岛市城阳区文阳路137号	姜晓建
城阳区棘洪滩街道后海西卫生室1	青岛市城阳区棘洪滩街道后海西社区	矫立全
城阳区城阳街道盈福祥卫生室3	青岛市城阳区盈福祥小区	袁宪金
城阳梁平儿科诊所	城阳区流亭街道西流亭社区	梁 平
城阳区城阳街道百埠庄卫生室7	青岛市城阳区城阳街道百埠庄社区	周秀德
城阳区城阳街道小寨子卫生室5	青岛市城阳区城阳街道小寨子社区	张玉利
泰科电子(青岛)有限公司医务室	青岛市城阳区河套街道出口加工区内	臧国凤
城阳区城阳街道城阳村卫生室3	青岛市城阳区城阳街道城阳村社区	袁杰盛
城阳区流亭街道夏家庄卫生室3	青岛市城阳区流亭街道夏家庄村	于美兰
青岛城阳文光中医诊所	青岛市城阳区正阳东路341号	杨海滨
城阳区城阳街道中城路卫生室5	青岛市城阳区中城路	王玉香
城阳区城阳街道栾家沟岔卫生室5	青岛市城阳区城阳街道栾家沟岔社区	王兴云
孙志岭内科诊所	青岛市城阳区流亭街道双埠工业园	孙志岭
城阳区城阳街道华城路卫生室12	青岛市城阳区城阳街道华城路社区	孙淑平
城阳区流亭街道东蓝家庄卫生室2	青岛市城阳区流亭街道东蓝家庄社区	宋修准
城阳区流亭街道安乐卫生室1	青岛市城阳区流亭街道安乐社区	任恒睦
城阳区河套街道罗家营卫生室2	青岛市城阳区河套街道罗家营社区	刘晓丽
刘喜昌内科诊所	青岛市城阳区夏庄街道华阴社区	刘喜昌
城阳区河套街道孙哥庄东卫生室2	青岛市城阳区河套街道孙哥庄东社区	刘淑芳
刘海松耳鼻喉科诊所	青岛市城阳区城阳街道皂户社区1757号	刘海松

(续表)

机构名称	地址	负责人
城阳区城阳街道华城路卫生室11	青岛市城阳区城阳街道华城路社区	李 琳
青岛喜盈门集团公司医务室	青岛市城阳区城阳街道	李军鹏
城阳区城阳街道大北曲西卫生室2	青岛市城阳区城阳街道大北曲西社区	纪毓佐
城阳区城阳街道华城路卫生室8	青岛市城阳区城阳街道华城路社区	纪秀诺
城阳区城阳街道南疃卫生室1	青岛市城阳区城阳街道南疃海棠苑13号4单元	纪伟伟
城阳区城阳街道城阳村卫生室5	青岛市城阳区城阳街道城阳村社区	纪美玉
青岛安普泰科电子有限公司医务室	青岛市城阳区环海经济技术开发区仙山路1号	纪经丽
城阳区城阳街道南疃卫生室7	青岛市城阳区城阳街道南疃社区	郭仕锡
段彩永内科诊所	青岛市城阳区城阳街道前桃林社区	段彩永
城阳赵凤荣中医诊所	青岛市城阳区康城路277号	赵凤荣
城阳陈在威昶善堂综合门诊部	青岛市城阳区春城路576-580号	陈在威
城阳夏敦茂锐泽内科诊所	青岛市城阳区惜福镇街道院后社区	夏敦茂
城阳张欢泽康口腔诊所	青岛市城阳区双元路18号189号楼04号网点1层	张 欢
城阳赵晓莉民强口腔诊所	青岛市城阳区长城路496号	赵晓莉
城阳区棘洪滩街道北万卫生室1	青岛市城阳区棘洪滩街道北万社区	于向群
韩同伦中医诊所	青岛市城阳区渤海湾花园A座1号楼105号网点	韩同伦
城阳区河套街道赵家岭卫生室3	青岛市城阳区河套街道赵家岭社区	赵思汶
城阳宋宗巧中医诊所	青岛市城阳区城阳街道西郭庄社区	宋宗巧
青岛龙泰中医药科技有限公司中医诊所	青岛市城阳区河东路368号8号楼	杜学菊
青岛市城阳区疾病预防控制中心	青岛市城阳区山城路201号	柳维林
青岛市城阳区棘洪滩街道公共卫生与计划生育管理所	青岛市城阳区棘洪滩街道办事处驻地	刘洽先
青岛市城阳区红岛街道卫生监督与疾病控制工作站	青岛市城阳区红岛街道办事处驻地	矫欣本
青岛市城阳区流亭街道卫生监督与疾病控制工作站	青岛市城阳区流亭街道南流路318号	姜丰强
青岛市城阳区河套街道卫生监督与疾病控制工作站	青岛市城阳区河套街道办事处驻地	尹翠艳
青岛市城阳区惜福镇街道卫生监督与疾病控制工作站	青岛市城阳区惜福镇街道办事处驻地	秦作星
青岛市城阳区上马街道卫生监督与疾病控制工作站	青岛市城阳区上马街道办事处驻地	王孔日
青岛市城阳区城阳街道卫生监督与疾病控制工作站	青岛市城阳区文阳路137号	孙 丽
青岛市城阳区夏庄街道卫生监督与疾病控制工作站	城阳区夏庄街道夏塔路16号	郝淑杰

青岛西海岸新区个体医疗机构

概况 2018年,青岛西海岸新区有个体医疗机构415家,从业人员1836人,其中,高级职称256人,中级职称635人,初级职称936人;本科及以上学历894人,专科以下学历942人。业务收入约3236万元。2018年新增个体医疗机构40家,注销16家。

青岛西海岸新区 2018 年新增个体医疗机构

机构名称	地址	负责人
山东科技大学校医院	青岛市西海岸新区前湾港路 579 号	任廷琦/许英顺
山东省青岛第六中学医务室	青岛市西海岸新区云台山路 19 号	张瑞海/黄树胜
山东省青岛第九中学医务室	青岛市西海岸新区七星河路 559 号	马志平/张 新
黄岛杨同山中医诊所	青岛市西海岸新区嘉陵江西路 311-23 号 1 层	杨同山
黄岛韩桓口腔诊所	青岛市西海岸新区五台山路秀兰禧悦山东门 1699-24 号	韩 桓
黄岛沈吉龙口腔诊所	青岛市西海岸新区长江东路 369-3 网点	沈吉龙
青岛皓博堂中医门诊部	青岛市西海岸新区滨海大道 627 号云龙港湾 2 号楼	吴 强/张立群
黄岛王冬口腔诊所	青岛市西海岸新区武当山路 35-17 号	王 冬
黄岛王微微口腔诊所	青岛市西海岸新区武当山路 35-14	王微微
黄岛邝守志中医诊所	青岛市西海岸新区湄洲岛街 45-1 号 53 号 55 号	邝守志
青岛君安医疗管理有限公司唐丁秀中西医结合诊所	青岛市西海岸新区王台镇巨洋路 167 号	李 超/唐丁秀
黄岛王晓燕口腔诊所	青岛市西海岸新区太行山路绿岛印象欣苑 26 号	王晓燕
青岛国风大药房连锁有限公司黄岛井冈山路曲翠香中医诊所	青岛市西海岸新区井冈山路 380 号	张 聪/曲翠香
黄岛区长江路街道佳家康社区卫生服务中心	青岛市西海岸新区富春江路盛世江山南区 5 号楼一、二层	李晓玲/裴利君
黄岛艾菲医疗美容门诊部	青岛市西海岸新区庐山路 2 号	刘瑞明/韩德香
青岛蓝石医疗美容门诊部	青岛市西海岸新区香江路 126 号	杨 彦/郁传民
黄岛丁逊聚内科诊所	青岛市西海岸新区灵山岛街(路)150 号网点栋	丁逊聚
黄岛张春玉内科诊所	青岛市西海岸新区开拓路 277 号二区商业 32 号	张春玉
黄岛薛增节内科诊所	青岛市西海岸新区江山北路 66 号网点 20-2	薛增节
黄岛封锡升口腔诊所	青岛市西海岸新区北港路 51 号 1-2 层	封锡升
青岛市黄岛区灵山卫街道办事处南门里村村委会	青岛市西海岸新区灵山卫街道南门里村	王开昌/毕秀霞
青岛中康爱邻里智慧医养服务有限公司医务室	青岛市西海岸新区庐山路 36 号内 1、2、3 号房间	苏亚勒/刘 磊
黄岛徐春波口腔诊所	青岛市西海岸新区泰山路 4218-6 号	徐春波
青岛赞奇中医门诊部	青岛市西海岸新区萧山路 7 号	王 涛/陶 清
黄岛周桂萍内科诊所	青岛市西海岸新区崇明岛东路 251 栋 1 楼 1-1 号	周桂萍
青岛英兰堂健康管理有限公司黄岛傅会先中医诊所	青岛市西海岸新区珠江路 1539 号 1-2 层	佟胜兰/傅会先
青岛世纪民康医疗管理有限公司黄岛钟昊口腔诊所	青岛市西海岸新区北江支路 58 号网点 9 号商铺	钟 昊
青岛皓博堂中医医院	青岛市西海岸新区滨海大道 627 号云龙港湾 2 号楼	孙 伟/董超华
黄岛区长江路街道荒里社区卫生服务站	青岛市西海岸新区荒里社区居委会活动中心一楼	苏亚勒/冯文婷
黄岛曲为霞中医诊所	青岛市西海岸新区海港路 205 号	曲为霞
青岛西海岸新区薛家岛街道衡山路社区卫生服务站（智慧医疗全科中心）	青岛市西海岸新区衡山路与滨海大道交界处	殷 富/杨 杰
黄岛姚爱荣中医诊所	山东省青岛市西海岸新区辛安街道江山中路 184 号内 2 号楼一层 17 号	姚爱荣
青岛爱美丽医疗美容门诊部	青岛市西海岸新区庐山路 36-13# 商业网点、36 号 6 栋商业 102# 房屋	孙大坤/刘大宏

(续表)

机构名称	地址	负责人
青岛医寿康综合门诊部	青岛市西海岸新区团结路1231号	闫春香/徐春梅
黄岛兰顺龙内科诊所	青岛市西海岸新区银沙滩路70号南岛小镇G3区121号	兰顺龙
青岛圣诺口腔医疗有限公司黄岛刘波口腔诊所	青岛市西海岸新区五台山路609-69号219商铺	聂威/刘波
青岛薄荷口腔门诊部	青岛市西海岸新区富春江路1505号薛辛庄社区23号楼801-2	宋云渤
太博医院综合门诊部	青岛市西海岸新区丹江路62、64号	巍峨尊
青岛明德康中医医院	青岛市西海岸新区北江路139号	邓式明
青岛市黄岛区富春江路社区卫生服务中心	青岛市西海岸新区富春江路236号	巩向玲

青岛西海岸新区2018年注销个体医疗机构

机构名称	地址	负责人
黄岛纪胜师口腔诊所	青岛市西海岸新区五龙河路43号网点	纪胜师
青岛涵璟医疗美容门诊部	青岛市西海岸新区九龙山路277号涵碧楼4楼L4-(10+12+14)	崔寓植
李化强内科诊所	青岛经济技术开发区富春江路208号6号楼4号网点	李化强
青岛市黄岛区灵珠山街道唐家埠社区卫生室	青岛市西海岸新区灵珠山街道唐家埠社区	佟岩松
开发区李伊丽内科诊所	青岛经济技术开发区紫金山路35号	李伊丽
青岛市黄岛区长江路街道办事处武夷山路社区卫生室	青岛市西海岸新区长江路街道武夷山小区18号楼内33幢202	薛英淑
黄岛王微微口腔诊所	青岛市西海岸新区武当山路35-14	王微微
开发区王秀生内科诊所	青岛经济技术开发区红石崖山李社区37号	王秀生
开发区殷增民内科诊所	青岛经济技术开发区红石崖街道大窑华丰公寓7号楼102室	殷增民
陈海林内科诊所	青岛经济技术开发区长江中路72号	陈海林
青岛武船重工有限公司医务室	青岛市西海岸新区金沙滩路168号	王晓庆
青岛市黄岛区灵珠山街道柳北社区卫生室	青岛市西海岸新区灵珠山街道柳北社区	张存美
北海医院黄岛门诊部	青岛市西海岸新区华顶山路10号	李少阳
青岛市黄岛区灵珠山街道小南庄社区卫生室	青岛市西海岸新区灵珠山街道小南庄社区	薛大同
青岛市黄岛区灵珠山街道大南庄社区卫生室	青岛市西海岸新区灵珠山街道大南庄社区89号	丁纪堂
青岛皓博堂中医门诊部	青岛市西海岸新区滨海大道627号云龙港湾2号楼	张立群

即墨区个体医疗机构

概况 2018年,青岛市即墨区有个体医疗机构176家,其中口腔诊所54家,中医综合诊所28家,中医备案诊所9家,中西医结合诊所9家,医疗美容诊所1家,普通诊所78家。2018年新增个体医疗机构60家,注销13家。

即墨区 2018 年新增个体医疗机构

机构名称	地址	负责人
即墨柳同顺中西医结合诊所	即墨区文化路 719 号附 1 号	柳同顺
即墨胡炜玲诊所	即墨区蓝鳌路 782-4 号	胡炜玲
即墨王建军口腔诊所	即墨区蓝鳌路 341 号	王建军
即墨和洋口腔门诊部	即墨区鳌山卫街道西里村 807 号	宋青山
即墨刘竹英诊所	即墨区青石路 402 号	刘竹英
即墨孟宪俊中医综合诊所	即墨区黄河三路启翰苑 186 号	孟宪俊
青岛佑康企业管理有限公司即墨佑康诊所	即墨区温泉街道东夼村	徐正家
青岛佑康企业管理有限公司即墨全康诊所	即墨区田横镇西王村	任文巧
青岛国奥源生物工程技术集团有限公司赛奥诊所	即墨经济开发区蓝色新区宁东路 168 号 B 区楼 4 楼北侧	杨晓莉
即墨高光伦诊所	即墨区泰山二路与文化路十字路口南路东 50 米	高光伦
青岛蓝博医疗管理有限公司吉康诊所	即墨区青石路 418 号一、二层	张丽君
即墨刘宁诊所	即墨区通济街道办事处华山二路 579 号 15 号楼一单元 102-103	刘 宁
即墨瑞康口腔门诊部	即墨区潮海街道办事处景岱街 218 号 5 号楼 5 号网点	刘海燕
青岛启辰医疗管理有限公司鹤兴诊所	即墨区黄河三路 480 号	代红云
即墨于帅瑞口腔诊所	即墨区崂山一路 1-10	于帅瑞
即墨孙始超口腔诊所	即墨区龙泉街道河北杨头村 106 号	孙始超
即墨新茂口腔门诊部	即墨区蓝鳌路 871 号	崔美珍
青岛裕鑫医疗管理有限责任公司即墨康裕诊所	即墨区泰山一路 232 附 2 号	万久英
青岛安合盛医疗管理有限责任公司康德诊所	即墨区环秀街道青石路 85 号	朱春丽
即墨马介眉诊所	即墨区龙泉街道玉石苑小区南 6 号门市	马介眉
青岛德尔美客瑞韩医疗管理有限公司美容门诊部	即墨区鹤山路 369 号	郑淑云
即墨康齿馨口腔门诊部	即墨区环秀街道信义街 62 号	杨 阳
即墨董春旭诊所	即墨区通济街道青威路 1860 号	董春旭
即墨陈美英诊所	即墨区鹤山路 1 号	陈美英
青岛悦美医疗管理有限公司墨香郡医疗美容门诊部	即墨区嵩山三路 268 号 7 号楼 56 号	吴德纲
即墨张泰祥口腔诊所	即墨区大信镇信华街 206 号	张泰祥
青岛鑫玉冠医疗管理有限公司雅美康口腔诊所	即墨区环秀街道王家官庄长江一路 122 号网点	孙玉华
青岛即墨区民意口腔健康管理有限公司华侨口腔诊所	即墨区通济街道华侨村	刘霁云
青岛启辰医疗管理有限公司太祉庄诊所	即墨区移风店镇西太祉庄村 18 号甲	林合涛
青岛康鑫医疗管理有限公司即墨康鑫口腔诊所	即墨区城北一路 151 号甲幸福苑小区网点	陈绪华
青岛蓝博医疗管理有限公司第二蓝博诊所	即墨区长江二路 188 号岘山花城东区一、二期 99 号楼 6 号网点	宋 娟

(续表)

机构名称	地址	负责人
青岛蓝博医疗管理有限公司蓝博诊所	即墨区移风店镇七级西南村府前街42-42号	黄东兴
即墨李峰口腔诊所	即墨区泰山二路316号	李 峰
即墨朱志惠口腔诊所	即墨区潮海街道鹤山路166号万科四季花城3号楼2单元103户	朱志惠
青岛爱乐维医疗管理有限公司和益口腔诊所	即墨区通济街道长江一路695号	李 卫
即墨刘慧云诊所	即墨区通济街道黄河三路528号九九花园南门	刘慧云
即墨崔焕玲中医诊所	即墨区长江二路375号永合鼎泰丰1层12户	崔焕玲
青岛即墨区民意口腔健康管理有限公司西元庄口腔诊所	即墨区通济街道西元庄新城二路75-1	秦玉珠
即墨于聪志口腔诊所	即墨区龙泉街道修家街村349号	于聪志
青岛跃臣医疗器械有限公司跃洪诊所	即墨区华山二路577号11号楼208户	闫兴龙
即墨刘鑫口腔诊所	即墨区通济街道鳌蓝路888号	刘 鑫
即墨张超中医综合诊所	即墨区北安街道营东村	张 超
即墨德元口腔门诊部	即墨区潮海街道古城D4区东关街11号	袁 贝
青岛聚德堂健康咨询管理有限公司即墨聚德堂诊所	即墨区环秀街道三里庄村海河路	于洪淑
即墨王彩芝诊所	即墨区振华街199号	王彩芝
即墨孙云功中医诊所	即墨区灵山镇宝灵路40号	孙云功
青岛蓝博医疗管理有限公司第三蓝博中医诊所	即墨区嵩山二路882号附5	蔡光明
即墨时亚男口腔诊所	即墨区通济街道仇家沟岔云海路101号	时亚男
青岛浩尚颐康医疗管理有限公司永兴诊所	即墨区通济街道朝阳路313号	朱崇香
青岛昌德妇女儿童医院昌德世贸门诊部	即墨区鹤山路882号	李淑云
青岛裕鑫医疗管理有限责任公司即墨裕康综合门诊部	即墨区潮海街道古城北东关街西莲花东路32号	李 宏
即墨李建中医诊所	即墨区灵山镇东三泉庄村296号	李 建
即墨王志强中医诊所	即墨区龙山街道后东葛村21号	王志强
即墨张显潍中医诊所	即墨区坊子街东区9号楼26号	张显潍
青岛宝业保康大药房连锁有限公司大华中医诊所	即墨区鳌蓝路428号	宁竹君
青岛芭东菁古堂养生文化有限公司即墨芭东菁古堂中医诊所	即墨区温泉街道府东一路9号	张桂花
即墨李丰伟中医诊所	即墨区文化路151号	李丰伟
即墨宋文君中医诊所	即墨区朝阳小区9号楼西户	宋文君
即墨孙振国中医诊所	即墨区鳌蓝路600号附1号	孙振国
青岛恩泽医疗管理有限公司康馨中医诊所	即墨区湘江三路172号	董振泉

即墨区2018年注销个体医疗机构

机构名称	地址	负责人
青岛宝业保康大药房连锁有限公司即墨大华正信中医坐堂医诊所	即墨区鳌蓝路428号	于恒全
即墨陈室好中医诊所	即墨区通济街道鳌蓝路1319-2号（深化小区28号楼）	陈室好
即墨雪皑诊所	即墨区环秀街道新民小区52-53号楼之间门头房	郑喜蓉
青岛古城大药房有限公司即墨区鳌蓝路中医坐堂医诊所	即墨区鳌蓝路600号	崔 伟（孙振国）
青岛芭东菁古堂养生文化有限公司即墨芭东菁古堂中医诊所	即墨区温泉街道府东一路9号	杨晨光（张桂花）
即墨王鹤燕口腔诊所	即墨区黄河三路583号	王鹤燕
即墨代红云诊所	即墨区黄河三路480号	代红云
即墨康裕诊所	即墨区泰山一路232附2号	万久英
即墨朱文英诊所	即墨区通济街道仇家沟岔村382号	朱文英
即墨范广义诊所	即墨区环秀街道三里庄村	范广义
即墨秦玉珠口腔诊所	即墨区西元庄村新城二路75号楼1单元101户	秦玉珠
即墨夕阳红综合门诊部	即墨区嵩山三路北首688号	董良越
即墨薛忠卿中医诊所	即墨区金口镇大官庄东街	薛忠卿

胶州市个体医疗机构

概况　2018年，胶州市有个体医疗机构140家，其中，40家口腔诊所，22家中医科诊所，49家内科诊所，其余为外科及其他诊疗科目。2018年新增个体医疗机构26家，注销12家。

胶州市2018年新增个体医疗机构

机构名称	地址	负责人
胶州九芝堂中医诊所	胶州市徐州路2号永福花园小区4号楼217-219网点	张文海/刘文艳
胶州韩承志中医诊所	胶州市胶州西路305号怡和家园三期小区4号商业楼106	韩承志
胶州赵慧慧中医针灸诊所	胶州市澳门路映月园小区南大门西侧5号网点	赵慧慧
胶州杨帆口腔门诊部	胶州市胶州东路888号	滕 荷
胶州吕平中口腔诊所	胶州市马店镇东王延村	吕平中
胶州齐庆东中医诊所	胶州市南坦大街518号正北馨苑小区1号楼商业1-104	齐庆东
胶州王凤口腔诊所	胶州市阜安街道财富中心公寓	王 凤
胶州于翠杰中医综合诊所	胶州市李哥庄镇李哥庄村	于翠杰
胶州西湖社区综合诊所	胶州市中云街道寺门首路517（西湖郡）	王 曦/李秋贵
胶州刘复太中西医结合诊所	胶州市胶莱镇嘉进园小区	刘复太
胶州永济康综合诊所	胶州市兰州路561号国都名城17-109号	钟明世

(续表)

机构名称	地址	负责人
胶州薄荷口腔门诊部	胶州市三里河街道福州南路 99 号新城渤海湾网点 1-107	慈玉清/庞洪军
胶州王情义中医(综合)诊所	胶州市胶西镇李旺屯村	王情义
青岛九芝堂中医门诊部有限公司胶州九芝堂综合诊所	胶州市徐州路 2 号永福花园小区 4 号楼 217-219 网点	张文海
胶州刘翠萍中医诊所	胶州市三里河街道宝佳中央湖岸北区小区 22 号楼商业单元 1 层 101 户	刘翠萍
胶州孙盟口腔诊所	胶州市常州路 191 号	孙盟
胶州匡愉内科诊所	胶州市北关街道砚里家园 4 号网点	匡愉
胶州张文龙内科诊所	胶州市胶州西路 377 号南单身楼一层临街	张文龙
胶州颐和综合诊所	胶州市泰州路与青州路交界	宋同涛
青岛如宁健康管理咨询有限公司胶州李晓春中医诊所	胶州市九龙街道海尔大道蓝水假期 B 座	田莉敏/李晓春
胶州瑾睿口腔门诊部	胶州市九龙街道九龙花园小区 1-4 网点	王贤达/张中辉
胶州杜长虹中医诊所	胶州市胜利花园小区内 27 号网点房	杜长虹
胶州慈云堂中医门诊部	胶州市三里河街道澳门路 167 号高家台子小区 1-5 号网点	李运廷/李胜华
胶州启航口腔门诊部	胶州市胶东街道小麻湾西村商业街路西	马孝伟/姜亚玲
胶州袁秀秀口腔诊所	胶州市兰州西路西湖丽景小区网点	袁秀秀
胶州鑫康综合诊所	胶州市阜安街道扬州东路 163 号	薛富强

胶州市 2018 年注销个体医疗机构

机构名称	地址	负责人
胶州孙伟峰中医诊所	胶州市杜村镇工业园	孙伟峰
胶州徐百秀中医针灸诊所	胶州市澳门路 445 号映月园小区 5 号网点房	徐百秀
胶州高祀田中医诊所	胶州市胶西镇雅会村	高祀田
胶州鲁孟芬内科诊所	胶州市杭州路 588 号丰裕状元阁小区 1 号楼 17、18 号网点	鲁梦芬
胶州市第三人民医院常州路门诊部	胶州市常州路	叶钝/崔相明
青岛九芝堂中医门诊部有限公司胶州九芝堂诊所	胶州市徐州路 2 号永福花园小区 4 号楼 217-219 网点	张文海/刘文艳
胶州崔连梅内科诊所	胶州市寺门首路 517 号	崔连梅
胶州石艳婷口腔诊所	胶州财富公寓北网点房	石艳婷
胶州市邓效和中医诊所	胶州市站西街 16 号	邓效和
胶州李恒敏内科诊所	胶州市西外环七公司对面	李恒敏
胶州姜阳阳口腔诊所	胶州市兰州东路西湖丽景小区 1 号楼 76 号网点	姜阳阳
胶州王新莲内科诊所	胶州市规划支路 2 号盛天国际 2 号楼一单元网点房	王新莲

平度市个体医疗机构

概况 2018年,平度市有个体医疗机构42家,其中,20家口腔诊所,7家中医科诊所,11家内科诊所,其余为外科及其他诊疗科目。2018年新增个体医疗机构33个,注销9个。

平度市2018年新增个体医疗机构

机构名称	地址	负责人
平度任召锁口腔诊所	平度市李园街道李家市社区门市房	任召锁
平度房静口腔诊所	平度市云山镇康德路	房 静
平度姜英英外科诊所	平度市南村镇兰底兰花路69号	姜英英
平度高卫亮口腔诊所	平度市常州路168-3号	高卫亮
平度张宝峰口腔诊所	平度市白沙河街道人民路101号	张宝峰
平度孙培杰口腔诊所	平度市店子镇步行街37号	孙培杰
平度袁学勇精神卫生诊所	平度市福州路8-6号	袁学勇
平度正康堂中医诊所	平度市新河镇通达街24号	韩守和
平度滕孝成诊所	平度市南京路519-1号	滕孝成
平度满晓丽内科诊所	平度市李园街道段家疃村兴华街	满晓丽
平度柳典杰中医诊所	平度市温州路10-3号	柳典杰
平度张宗卿中医诊所	平度市大泽山镇长乐商业街59号	张宗卿
平度王建口腔诊所	平度市李园街道紫荆路44号	王 建
平度颐康诊所	平度市东阁街道常州路248号	李春丽
平度谭光辉口腔诊所	平度市大泽山镇长乐长辛路53号	谭光辉
平度鲁人榕口腔诊所	平度市大泽山镇长辛路农贸公司商住楼南数第4、5间	徐晓龙
平度李重尧诊所	平度市兰州路555号	李重尧
平度李兴伟中医诊所	平度市李园街道西安路西阁村120号	李兴伟
平度王匡国口腔诊所	平度市明村镇明村西村391号1号楼3号房	王匡国
平度奇鳌医疗美容诊所	平度市苏州南路18号29号楼106号212	张 伟
平度秀卫口腔诊所	平度市常州路259-3号	董秀英
平度夏波内科诊所	平度市南村镇亭兰丘东北街68号	夏 波
平度荷馨医疗美容诊所	平度市荷香新天地4号楼网点B栋10号房	王 莉
平度百众康口腔诊所	平度市同和街道同和路102号	刘 泉
平度贡参宝中医诊所	青岛平度市凤台街道香港路48号	高红梅
平度惠宜康诊所	平度市天津路112号	吕培义
平度蔡生泽口腔诊所	平度市仁兆镇顺达街152号	蔡生泽
平度泰泓诊所	平度市南京路18号10-4	马书明
平度孙凤新口腔诊所	平度市蓼兰镇和平村	孙凤新

(续表)

机构名称	地址	负责人
青岛玉杰口腔医疗有限公司南村口腔诊所	山东省青岛市平度市南村镇建设路18号	刘玉杰
平度崔凯口腔诊所	平度市人民东路316号	崔 凯
平度雅致口腔诊所	平度市红旗路28-17	徐少波
青岛玉杰口腔医疗有限公司郭庄口腔诊所	山东省青岛市平度市南村镇国泰路18号	李 蕊

平度市2018年注销个体医疗机构

机构名称	地址	负责人
平度马书明诊所	平度市南京路18号10-4	马书明
平度市李园卫生院郑州路口腔诊所	平度市郑州路121号	付兴盛
平度蒲海林口腔诊所	平度市郑州路中端	蒲海林
北京同仁堂山东医药连锁有限公司平度福州路中医坐堂医诊所	平度市福州路80号	谢金臣
平度代贤诊所	平度市人民路33号	代 贤
平度张建业诊所	平度市常州路248号	张建业
平度张瑞泉诊所	平度市人民路203-7号	张瑞泉
平度刘玉杰口腔诊所	平度市南村镇建设路18号	刘玉杰
平度市人民医院红旗路超凡口腔诊所	平度市红旗路19—5号	崔玉召

莱西市个体医疗机构

概况 2018年,莱西市有个体医疗机构55家,从业人员126人,其中,33%为中专学历,67%为大专及以上学历。全年业务收入约为702万元。2018年新增个体医疗机构13家,注销2家。

莱西市2018年新增个体医疗机构

机构名称	地址	负责人
莱西林春杰中西医结合诊所	莱西市南墅镇东泥牛庄村	林春杰
莱西徐琴口腔诊所	莱西市琴岛路77号15号网点1单元1-220	徐 琴
莱西刘文亮口腔诊所	莱西市重庆中路长安人家网点1-2层44-45户	刘文亮
莱西邹维红口腔诊所	莱西市水集街道香港路27号日新香港公馆22栋一层110户	邹维红
莱西王洪云口腔诊所	莱西市水集街道石岛中路66-2网点	王洪云
莱西市言林健康居家护理医务室	莱西市重庆路17号32栋1单元11	郑华友
莱西李中莲口腔诊所	莱西市龙口中路10号甲洙河花园14栋19号	李中莲
莱西辛琴口腔诊所	莱西市香港路御苑枫景东向网点10号	辛 琴
莱西鹏程口腔诊所	莱西市水集街道重庆路金田花园网点5-6#	杨 恩
莱西徐建华诺德口腔诊所	莱西市烟台南路7-5号	徐建华
莱西陈燕口腔诊所	莱西市青岛路118号	陈 燕

(续表)

机构名称	地址	负责人
莱西丁秀文内科诊所	莱西市姜山镇泰光路金玉商城 1 号楼东数 48 号网点	丁秀文
青岛源盛健康管理有限公司莱西源盛口腔诊所	莱西市青岛路 76-5 号	于海龙

莱西市 2018 年注销个体医疗机构

机构名称	地址	负责人
莱西郑艳鹏程口腔诊所	莱西市重庆路金田花园网点 5-6#	郑艳
莱西窦应元中医诊所	莱西市杭州路水岸花园网点 26 号	窦应元

2018 年中等医学教育情况一览表

	青岛卫生学校	青岛第二卫生学校
在校生数	2906	2570
招生数	569	630
毕业生数	759	506
教职工数	161	108
专职教师数	122	86
高级讲师人数	43	22
中级讲师人数	59	38

索 引

C

财务管理(P51)
城阳区(P137—146)

D

大事记(P24—29)
典型经验材料与调研报告(P241—251)

F

法制建设(P32—33)
附录(P268—300)
妇幼保健(P43—44)

G

高等医学院校附属医院(P83—88)
工作进展(P30—59)
工作要点(P11—16)
规划发展与信息化建设(P33—34)

H

行业安全管理(P48—49)

J

疾病预防控制(P35)
基层卫生(P38—39)
机关党委工作(P52—54)
即墨区(P163—175)
健康教育与宣传(P45—46)
胶州市(P175—188)

K

科技教育与交流合作(P40—42)

L

莱西市(P201—218)
崂山区(P127—137)
李沧区(P122—127)
离退休干部工作(P54—55)

P

平度市(P188—201)

Q

青岛市区(市)卫生健康工作概况(P108—218)
青岛市卫生健康机构工作概况(P60—107)
青岛西海岸新区(P137—163)

R

人口监测与家庭发展(P44—45)
人事管理(P50—51)

S

市北区(P105—122)
市南区(P108—114)

T

特载(P1—7)
体制改革(P30—32)
统计资料(P252—267)

W

卫生计生界人物(P219—240)
卫生应急(P39—40)
委属事业单位(P91—107)

X

学术团体活动(P55—59)

Y

医疗保健工作(P49—50)

医药管理(P36—38)

Z

职工医院(P89—91)
中医药工作(P46—48)
专科医院(P72—82)
专文(P8—16)
综合监督与食品安全监测(P42)
综合医院(P60—72)
综述(P17—23)

图书在版编目(CIP)数据

青岛卫生健康年鉴. 2019 / 青岛市卫生健康科技教育中心编. —青岛：中国海洋大学出版社，2019.11
ISBN 978-7-5670-1239-4

Ⅰ.①青… Ⅱ.①青… Ⅲ.①卫生工作－青岛－2019－年鉴 Ⅳ.①R199.2-54

中国版本图书馆 CIP 数据核字(2019)第 289096 号

出版发行	中国海洋大学出版社		
社　　址	青岛市香港东路 23 号	邮政编码	266071
出 版 人	杨立敏		
网　　址	http://pub.ouc.edu.cn		
电子信箱	coupljz@126.com		
订购电话	0532—82032573（传真）		
责任编辑	李建筑	电　　话	0532—85902505
印　　制	青岛国彩印刷股份有限公司		
版　　次	2019 年 12 月第 1 版		
印　　次	2019 年 12 月第 1 次印刷		
成品尺寸	210 mm×285 mm		
印　　张	20		
插　　页	60		
字　　数	600 千		
印　　数	1～1000 册		
定　　价	198.00 元		

发现印装质量问题，请致电0532-58700168，由印刷厂负责调换。